Hagers Handbuch

der Pharmazeutischen Praxis
5., vollständig neubearbeitete Auflage

Folgewerk

Herausgeber Folgewerk
W. Blaschek, F. von Bruchhausen, E. Hackenthal, R. Hänsel,
U. Holzgrabe, K. Keller, J. Reichling, H. Rimpler, H. Schneemann,
G. Schneider, G. Wurm

Herausgeber Hauptwerk
F. von Bruchhausen, G. Dannhardt, S. Ebel, A. W. Frahm,
E. Hackenthal, R. Hänsel, U. Holzgrabe, K. Keller, E. Nürnberg,
H. Rimpler, G. Schneider, P. Surmann, H. U. Wolf, G. Wurm

Wissenschaftlicher Beirat
R. Braun, S. Ebel, G. Franz, P. Fuchs, H. Gebler, G. Hanke,
G. Harnischfeger, H. Sucker

Springer-Verlag Berlin Heidelberg GmbH

Dr. WALTER REUSS
Springer-Verlag GmbH & Co. KG
Tiergartenstraße 17
69121 Heidelberg

ISBN 978-3-642-62937-2   ISBN 978-3-642-57008-7 (eBook)
DOI 10.1007/978-3-642-57008-7

CIP-Titelaufnahme der Deutschen Bibliothek
Hagers Handbuch der pharmazeutischen Praxis [Medienkombination] /
Hrsg. F. von Bruchhausen ... – 5., vollst. neubearb. Aufl. – Berlin ; Heidelberg ; New York ;
Barcelona ; Hongkong ; London ; Mailand ; Paris ; Singapur ; Tokyo : Springer
   ISBN 3-540-52688-9
[*Folgew.].*
Folgebd. 6 Register / Walter Reuß
Buch. . – 2000

Hagers Handbuch der pharmazeutischen Praxis [Medienkombination] /
Hrsg. F. von Bruchhausen ... – 5., vollst. neubearb. Aufl. – Berlin ; Heidelberg ; New York ;
Barcelona ; Hongkong ; London ; Mailand ; Paris ; Singapur ; Tokyo : Springer
[*Folgew.].*
Folgebd. 6 Register / Walter Reuß
CD-ROM. . – 2000

Dieses Werk ist urheberrechtlich geschützt. Die dadurch begründeten Rechte, insbesondere die
der Übersetzung, des Nachdrucks, des Vortrags, der Entnahme von Abbildungen und Tabellen,
der Funksendung, der Mikroverfilmung oder der Vervielfältigung auf anderen Wegen und der
Speicherung in Datenverarbeitungsanlagen, bleiben, auch bei nur auszugsweiser Verwertung,
vorbehalten. Eine Vervielfältigung dieses Werkes oder von Teilen dieses Werkes ist auch im
Einzelfall nur in den Grenzen der gesetzlichen Bestimmungen des Urheberrechtsgesetzes der
Bundesrepublik Deutschland vom 9. September 1965 in der jeweils gültigen Fassung zulässig.
Sie ist grundsätzlich vergütungspflichtig. Zuwiderhandlungen unterliegen den Strafbestimmungen des Urheberrechtsgesetzes.

Springer-Verlag ist ein Unternehmen der Fachverlagsgruppe BertelsmannSpringer.

© Springer-Verlag Berlin Heidelberg 2000

Die Wiedergabe von Gebrauchsnamen, Warenbezeichnungen usw. in diesem Werk berechtigt
auch ohne besondere Kennzeichnung nicht zu der Annahme, daß solche Namen im Sinn der
Warenzeichen- und Markenschutzgesetzgebung als frei zu betrachten wären und daher von jedermann benutzt werden dürften.

Produkthaftung: Für Angaben über Therapieanweisungen und -schemata, Dosierungsanweisungen und Applikationsformen kann vom Verlag und vom Herausgeber keine Gewähr übernommen
werden. Derartige Angaben müssen vom jeweiligen Anwender im Einzelfall anhand anderer
Literaturstellen auf ihre Richtigkeit überprüft werden.

Satz: Mitterweger & Partner Kommunikationsgesellschaft mbH, Plankstadt
SPIN: 10515594   14/3134/AG-5 4 3 2 1 0 – Gedruckt auf säurefreiem Papier

W. Reuß

Register des Folgewerks

Folgeband 6

Unter Mitarbeit von
S. Blago, K. Felixberger, U. Hinspeter, B. Kircher, M. Lieser, T. Mager,
A. Neumann, T. Scheid, P. Segräfe, D. Seiler

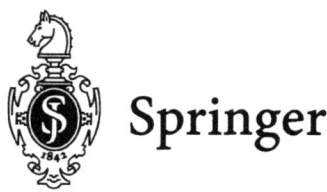

Vorwort

Dieser Registerband zum Folgewerk von HAGERS HANDBUCH DER PHARMAZEUTISCHEN PRAXIS schließt die Druckversion der 5. Auflage. Es berücksichtigt die Bände 1 bis 5 des Folgewerks und ist wie das Register des Grundwerks gegliedert in:

- Sachverzeichnis
- Indikations- und Stoffgruppenregister
- Formelabbildungsregister
- Summenformelregister
- Chemical-Abstracts-Service-Registry-Number-Register

Die Datenbasis der Teilregister ist ebenso wie die zugehörigen Anwendungshinweise jeweils am Beginn der Sektionen erläutert.

Zwar beschränkt sich dieser Registerband auf das Folgewerk der 5. Auflage, doch ist dem Buch eine CD-ROM beigelegt, die eine elektronische Version des **Gesamtregisters** dieser Auflage von HAGERS HANDBUCH enthält. Sie umfaßt sämtliche 14 Textbände des Handbuchs und ermöglicht sowohl ein „Blättern" als auch eine Volltext-Suche über den gesamten Registerinhalt.

Zusätzlich enthält die CD einige Monographien des Handbuchs in elektronischer Form; selbstverständlich Volltext-suchfähig mit allen (Formel-)Abbildungen. Sie stellt gleichzeitig die zukünftige Form des Handbuchs vor, das regelmäßig ergänzt und aktualisiert werden wird. Ein Register in dieser Form wird dann nicht mehr notwendig sein. Dem Leser wird der Inhalt des Handbuchs sofort recherchierfähig zur Verfügung gestellt. Die elektronische Version von HAGERS HANDBUCH ist ab dem Frühsommer 2000 lieferbar.

An dieser Stelle möchten wir uns nochmals bei den Herausgebern und den vielen engagierten Autoren bedanken, ohne deren Fleiß dieses Werk nicht möglich gewesen wäre. Gleichzeitig bedanken wir uns bei den zahlreichen Hager-Benutzern in Offizin, Industrie und Hochschule für das entgegengebrachte Vertrauen.

März 2000 Springer-Verlag

Inhaltsverzeichnis

Sachverzeichnis 1

Indikations- und Stoffgruppenregister 327

Formelabbildungsregister 353

Summenformelregister 421

Chemical-Abstracts-Service-Registry-Number-Register 451

Sachverzeichnis

Bearbeitet von
S. BLAGO, U. HINSPETER, B. KIRCHER,
A. NEUMANN, W. REUSS, T. SCHEID, P. SEGRÄFE
und D. SEILER

Auswahl der Stichwörter: Das nachfolgende Sachverzeichnis berücksichtigt die Textbände 1–5 von HAGERS HANDBUCH DER PHARMAZEUTISCHEN PRAXIS, 5. Auflage, Folgewerk.
Es beinhaltet Monographietitel sowie Synonyme und sonstige Bezeichnungen der beschriebenen Gattungen und Stoffe. Von den in den Drogenbänden monographierten Arten und Drogen wurden die gleichen Angaben in das Sachverzeichnis übernommen. Ebenso finden sich Bezeichnungen wichtiger Inhaltsstoffe, Verwechslungen und Verfälschungen, Rezepturen und die in Monographiesammlungen geläufigen Bezeichnungen der Drogen. Von den in den Stoffbänden enthaltenen Informationen wurden weiterhin Decknamen, wichtige Edukte und Zwischenprodukte der Arzneistoffsynthese als Stichwort übernommen. Weitere wesentliche Begriffe wurden – wie die Gesamtheit der Stichwörter aus Band 1 – nach Auswahl registriert. Das Sachverzeichnis ist im Zusammenhang mit dem anschließenden Indikations- und Stoffgruppenregister zu sehen. Es besteht eine Verknüpfung über den dort für die Einteilung verwendeten ATC-Code, der sich beim Eintrag des Monographietitels im Sachverzeichnis wiederholt; gleichfalls wurden die Kategorien der ATC-Einteilung in das Sachverzeichnis aufgenommen. Unter den Einträgen zu »Anwendungsgebiete von Stoffen und Zubereitungen« finden sich zu den wichtigsten Indikationen die zugehörigen Gruppen des Indikations- und Stoffgruppenregisters, welches eine übersichtlichere Darstellung gleichartig verwendeter Pharmaka gibt.

Anordnung und Behandlung der Stichwörter: Für die alphabetische Sortierung der Registerbegriffe wurden enthaltene Leerzeichen berücksichtigt, Bindestriche hingegen je nach Übersichtlichkeit und Kontext, um sinnvolle Wortgruppen zu erhalten. Umlaute wurden wie ihre zugrundeliegenden Vokale behandelt und eingeordnet, 'ß' wie 'ss'. Präfixe und Bezifferung in den Stichwörtern wurden für die alphabetische Einordnung des Eintrags vernachlässigt und zweitrangig für die Sortierung gleichlautender Bezeichnungen herangezogen. Genitivartikel – vor allem bei Drogenbezeichnungen in romanischen Sprachen – wurden bei der Sortierung nicht berücksichtigt.

Zeichen von besonderer Bedeutung: Zur Verbesserung der Übersicht, vor allem bei chemischen Bezeichnungen mit ihren Derivaten und Salzen, wurden oftmals Unterstichwörter gebildet, die durch einen Unterführungsstrich gekennzeichnet sind, der das übergeordnete Stichwort unverändert repräsentiert. Die Tilde '~' steht ebenso für das übergeordnete Stichwort, das dem Unterstichwort nachgestellt als zusammengeschriebenes Wort in den Textbänden wiedergefunden werden kann; gleiches gilt für den nachgestellten Bindestrich, der jedoch auch an der Fundstelle in den Textbänden so steht.

Doppel- und Mehrfacheinträge: Wenn das Präfix eines Begriffs suchrelevant erschien, wurde dieser als zusätzlicher Eintrag unter Berücksichtigung der Vorsilbe eingeordnet. Pflanzenorgane und galenische Zubereitungen wurden mit ihren lateinischen und deutschen Bezeichnungen auch durch Bildung von Unterstichwörtern mehrfach eingetragen und geordnet.

Stichwort und Information: Das Stichwort gibt neben der Fundstelle in den Textbänden, die die Bandzahl in halbfetter arabischer Ziffer mit nachfolgendem Punkt und die normal gesetzte Seitenzahl angibt, noch weitere Informationen: Abkürzungen werden mit Hilfe von *[Erläuterungen]* erklärt. Der ATC-Code, wenn vorhanden, gibt Auskunft über pharmakologische Wirkung und Anwendung des jeweiligen Stoffes oder der Droge. Bei Drogen kennzeichnet der Zusatz 'hom.' das Stichwort als Bezeichnung einer homöopathischen Drogenmonographie. Einträge von Monographietiteln sind mit dem Unterstichwort 'Monographie' gekennzeichnet. Ebenso ist der Themenkreis, in dessen Rahmen das Stichwort in den Textbänden auftaucht, oftmals in einem Unterstichwort genannt.

A

A 41–304 *[Desoximetason]* **F4.**319
A 2205 *[Profadol]* **F5.**461
A 3508 *[Mirfentanil]* **F5.**188
Aartappelbos **F3.**348
Abamectin, Monographie P02CF, QP52A **F4.**1
Abbaubarkeit, biologische **F1.**607, 617
Abbeizmittel, Entfernung von Farben und Lacken **F1.**795
Abbott Nutrimix **F1.**274
Abciximab, Monographie B01AC **F4.**2
Abciximabum **F4.**2
ABC-Trieb (Backpulver) **F1.**841
Abé **F2.**274
Abecarnil, Monographie **F4.**3
Abendländische Platane **F3.**411
Abfall **F1.**667, 671
– ausgeschlossener **F1.**672
– Grenz- und Richtwerte **F1.**653
– krankenhausspezifischer **F1.**700
– – Einteilung (Gruppen A–E) **F1.**700
– überwachungsbedürftiger **F1.**701–702
Abfallarten **F1.**672
Abfallartenkatalog **F1.**673
Abfallgesetz **F1.**594, 671
Abfall- und Reststoffüberwachungs-Verordnung **F1.**674
Abfallverwertung, Grenzen **F1.**669
Abfallwirtschaft, Grundzüge **F1.**667
AbfKlärV *[Klärschlammverordnung]* **F1.**653
Abflußreiniger **F1.**776
Abführmittel A06, A06A
Abies larix **F3.**38
Abietaldehyd **F3.**42
Abietin **F3.**39
Abietinsäure **F3.**40, 42
Abietol **F3.**42
Ableitungssysteme **F1.**1013
Abmagerungsmittel A08, A08A
Abrasin **F2.**62
Abrasinbaum **F2.**62
Abrasinöl **F2.**62
Absorptionsgeschwindigkeitskonstante **F1.**180, 377
Abtötungsrate **F1.**83
Abu Gotna **F2.**801
Aburagiku **F2.**510, 515
Abura-giri **F2.**54
Abushaharee Hing **F2.**701
Abwasser **F1.**710
Abwasserabgabengesetz **F1.**652
Acacia catechu, Verwechslung mit Gambir **F3.**695
Acadesin, Monographie C01E **F4.**4

Acafrao F2.438
Acalyfa F2.8
Acalypha, Monographie F2.1
Acalypha amentacea F2.2
Acalypha bailloniana F2.5
Acalypha betulina F2.2
Acalypha canescens F2.5
Acalypha capitata F2.2
Acalypha caroliniana F2.5
Acalypha chinensis F2.5
Acalypha chrysadenia F2.2
Acalypha ciliata F2.5
Acalypha densiflora F2.4
Acalypha fruticosa F2.1–3
– Monographie F2.2
Acalypha-fruticosa-Blätter, Monographie F2.2
Acalypha-fruticosa-Wurzel, Monographie F2.3
Acalypha guatemalensis F2.1, 3
– Monographie F2.3
Acalypha-guatemalensis-Blätter, Monographie F2.3
Acalypha hispida F2.1, 4
– Monographie F2.4
Acalypha-hispida-Blätter, Monographie F2.4
Acalypha illustris F2.8
Acalypha indica F2.1, 5, 7–8
– Monographie F2.5
Acalypha indica hom., Monographie F2.8
Acalypha-indica-Blätter, Monographie F2.7
Acalypha-indica-Wurzel, Monographie F2.7
Acalypha kilimandscharica F2.2
Acalypha macafeeana F2.8
Acalypha musaica F2.8
Acalypha paxiana F2.2
Acalypha rubra F2.4
Acalypha somaliensis F2.5
Acalypha somalium F2.5
Acalypha spicata F2.5
Acalypha torta F2.8
Acalypha tricolor F2.8
Acalypha wilkesiana F2.1, 9
– Monographie F2.8
Acalypha-wilkesiana-Blätter, Monographie F2.9
Acalyphae herba F2.5
Acalyphae indicae herba, Monographie F2.5
Acalyphamid F2.5
Acalyphe F2.5
Acalyphin F2.1, 5–6
Acamprosat, Monographie V03AA F4.5
Acanthopanacis senticosi radix F2.559
Acanthopanax asperatus, Verwechslung mit Eleutherococcus senticosus F2.557
Acanthopanax chiisanensis, Verwechslung mit Eleutherococcus senticosus F2.557
Acanthopanax divaricatus f. nambuensis, Verwechslung mit Eleutherococcus senticosus F2.557
Acanthopanax koreanus, Verwechslung mit Eleutherococcus senticosus F2.557
Acanthopanax rufinervis, Verwechslung mit Eleutherococcus senticosus F2.557
Acanthopanax senticosus F2.557
– Verwechslung mit Eleutherococcus senticosus F2.557

Acanthopanax senticosus f. inermis, Verwechslung mit Eleutherococcus senticosus F2.557
Acanthopanax seoulensis, Verwechslung mit Eleutherococeus senticosus F2.557
Acanthopanax sessiliflorus, Verwechslung mit Eleutherococcus senticosus F2.557
Acanthopanax sieboldianus, Verwechslung mit Eleutherococcus senticosus F2.557
Acceptable Daily Intake [ADI] F1.70, 592
Accoromba tricolor F2.741
AccuVac-System F1.604
ACD [Dactinomycin] F1.262
ACE-Hemmer, Antihypertensiva C09AA, †C02EA
Acecainidhydrochlorid, Monographie C01B F4.6
Aceclofenac, Monographie M01AB F4.7
Acefyllin
– Monographie C01CE, C03BD, C04, R03DA F4.10
– Piperazinsalz, Monographie C01CE, C03BD, R03DA F4.11
Aceite de Chenopodio F2.345
Aceite de madera de tung F2.58
Aceitilla F2.233
Acepifyllin F4.11
Acer, Monographie F2.11
Acer fauriéi F2.11
Acer fraxinifolium F2.11
Acer grandidentatum F2.13
Acer leucoderme F2.13
Acer negundo F2.12–13
– Monographie F2.11
Acer negundo hom., Monographie F2.12
Acer nigrum F2.13
Acer palmifolium F2.13
Acer platanoides, Verwechslung mit Platanus hispanica F3.408
Acer pseudoplatanus, Verwechslung mit Platanus hispanica F3.408
Acer rubrum F2.13
Acer saccharinum F2.13
Acer saccharoforum F2.13
Acer saccharum F2.13
– Monographie F2.13
Acer spicatum, Verfälschung von Viburni opuli cortex F3.772
Acerocin F2.12
Acerotin F2.12
Acertannin F2.12
Acesulfam-Kalium F1.97
Acetaldehyd, Monographie V07AZ F4.11
Acetamidderivate
– Antiphlogistika M01AB
– Antirheumatika M01AB
3-Acetamido-5-acetamidomethyl-2,4,6-triiodbenzoesäure F4.695
4-Acetamidobenzolarsonsäure, Natriumsalz Tetrahydrat, Monographie L03A F4.12
Acetamidocapronsäure, Zinksalz F5.748
3-Acetamido-3-O-[(R)-[[(R)-carbamoyl-3-[[(S)-1-carboxy-5-stearamido-pentyl]carbamoyl]propyl]-carbamoyl]ethyl]carbamoyl]ethyl]-2-deoxy-D-glucopyranose F5.534

L-2-Acetamidoglutarsäure **F4.**17
6-Acetamidohexansäure, Zinksalz **F5.**748
(*S*)-2-Acetamido-3-(4-hydroxyphenyl)propionsäure **F4.**23
4-Acetamidophenyl-*N*,*N*-diethylglycinathydrochlorid **F5.**463
3-Acetamido-1-propansulfonsäure **F4.**5
2-[3-Acetamido-2,4,6-triiodo-5-(*N*-methylacetamido)benzamido]-2-desoxy-D-glucose **F5.**178
(±)-2-{[2-(3-Acetamido-2,4,6-triiodphenoxy)ethoxy]methyl}buttersäure **F4.**710
Acetanhydrid, Monographie **V07AZ** **F4.**13
Acetas kalii **F4.**736
Acetat **F1.**203
Acetoacetamid **F1.**98
Acetoacetamid-*N*-sulfonsäure **F1.**98
Acetochlor **F4.**242
Aceton **F1.**787
– Monographie **V07A, V07AZ** **F4.**13
– deuteriertes, Monographie **V07AZ** **F4.**15
Acetonfällung **F1.**472
Acetonitril, Monographie **V07A, V07AZ** **F4.**15
Acetonum **F4.**13
7-Acetonyl-1,3-dibutylxanthin **F4.**315
Acetophenon **F3.**711, 717
Acetoxid **F4.**13
5-Acetoxy-2-[4-(acetoxy)phenyl]-1-ethyl-3-methyl-1*H*-indol **F5.**747
3β-Acetoxyatractylon **F2.**221
17α-Acetoxy-6-chlor-2-oxapregna-4,6-dien-3,20-dion **F5.**360
4-Acetoxy-4′-fluor-biphenyl-3-carbonsäure **F4.**528
(±)-α-3-Acetoxy-6-methylamino-4,4-diphenylheptan **F5.**331
3-Acetoxyphenol **F5.**502
2-[4-(Acetoxy)phenyl]-1-ethyl-3-methyl-5-indolylacetat **F5.**747
(*RS*)-2-Acetoxypropyltrimethylammoniumchlorid **F5.**139
2-Acetoxy-4-(trifluormethyl)benzoesäure **F5.**678
DL-Acetoxy-1,7,7-trimethylbicyclo[2.2.1]heptan **F4.**725
Acetum Mylabris **F3.**227
Acetylacetat **F4.**13
Acetyl-*p*-amidophenylarsinsaures Natrium **F4.**12
5-Acetylamino-3-acetylaminomethyl-2,4,6-triiodbenzoesäure **F4.**695
4-[Acetylamino)-*N*-[2-(diethylamino)ethyl]benzamid **F4.**6
8-Acetylamino-1-hydroxy-2-[4-(4-sulfophenylazo)-7-sulfo-1-naphthylazo]-3,5-naphtalidinsulfonsäure, Tetranatriumsalz **F4.**168
(*RS*)-2-Acetylamino-3-(3-indolyl)propionsäure **F4.**21
N-Acetyl-2-amino-3-mercapto-3-methylbutansäure **F4.**17
Acetylaminonitropropoxybenzen, Monographie **N02BE** **F4.**16
4-(Acetylamino)phenyl-diethylamino(acetat)hydrochlorid **F5.**463

(7*S*,9*S*)-9-Acetyl-7-[(3-amino-2,3,6-trideoxy-α-L-*lyxo*-hexopyranosyl)oxy]-7,8,9,10-tetrahydro-6,9,11-trihydroxy-5,12-naphthacendion **F4.**665
(7*S*-*cis*)-9-Acetyl-7-[(3-amino-2,3,6-trideoxy-α-L-*lyxo*-hexopyranosyl)oxy]-7,8,9,11-tetrahydro-6,9,11-trihydroxy-5,12-naphthacendion **F4.**665
Acetylatractylodinol **F2.**222
Acetylchlorid, Monographie **V07AZ** **F4.**16
Acetylcholin **F2.**415; **F3.**711–712, 716–717, 733
Acetylcholinesterase **F3.**593–594
Acetyl-CoA **F1.**18, 38
Acetyl-CoA-Cholin-*O*-Acetyltransferase **F4.**244
Acetylcodein **F1.**479
Acetyldihydrocodein **F1.**479
5-[Acetyl(2,3-dihydroxypropyl)amino]-*N*-(2,3-dihydroxypropyl)-*N*′-(2-hydroxyethyl)-2,4,6-triiodo-1,3-phenyldicarboxamid **F4.**714
Acetylentetrachlorid **F5.**632
Acetylen-VO **F1.**728
N-Acetyl-L-glutaminsäure, Monographie **V06B, V06DD** **F4.**17
(1*S*,3*S*)-3-Acetyl-1,2,3,4,6,11-hexahydro-3,5,12-trihydroxy-6,11-dioxo-1-naphthacenyl-3-amino-2,3,6-trideoxy-α-L-*lyxo*-hexopyranosid **F4.**665
5-[Acetyl(2-hydroxy-3-methoxy-propyl)amino]-*N*,*N*′-bis(2,3-dihydroxypropyl)-2,4,6-triiodo-1,3-benzendicarboxamid **F4.**707
Acetylhydroxyprolin **F5.**365
(–)-1-Acetyl-4-hydroxy-L-prolin **F5.**365
Acetyllithosenin **F3.**80
7-Acetyllycopsamin **F2.**87–88, 90
D-*N*-Acetyl-3-mercaptovalin **F4.**17
N-Acetyl-3-mercapto-D-valin, Monographie **V03AB** **F4.**17
Acetylmethionin **F4.**18
N-Acetyl-DL-methionin, Monographie **A05BA** **F4.**18
Acetyl-β-methylcholinchlorid **F5.**139
(±)-α-[2-[Acetyl(1-methylethyl)amino]ethyl]-α-(2-chlorphenyl)-1-piperidinbutanamid **F4.**153
N-Acetyl-D-muramyl-L-alanyl-D-iso-glutaminyl-L-alanyl-2-(1′,2′-dipalmitoyl-*sn*-glycero-3′-phosphoryl)ethylamid **F5.**226
Acetyl-3-(2-naphthyl)-D-alanyl-4-chlorphenyl-D-alanyl-3-(3-pyridyl)-D-alanyl-L-seryl-L-tyrosyl-*N*′-carbamoyl-D-ornithyl-L-leucyl-L-arginyl-L-prolyl-D-alaninamid **F4.**237
133-[*O*-[*O*-(*N*-Acetyl-α-neuraminosyl)-(2→3)-[*O*-β-D-galactopyranosyl-(1→3)]-2-acetamido-2-deoxy-β-D-galactopyranosyl]-L-threonin]-Kolonie-stimulierender Faktor **F5.**17
N-Acetylneuraminsäure, Monographie **V07AZ** **F4.**19
δ-Acetyl-L-ornithin **F2.**207
N-Acetylornithin **F2.**207
(*RS*)-2-(Acetyloxy)-*N*,*N*,*N*-trimethyl-1-propanaminiumchlorid **F5.**139
N-Acetyl-D-penicillamin **F4.**17
N-Acetylprocainamid **F4.**6
3-Acetylpropionsäure **F5.**15
Acetylresorcinol **F5.**502
2′-*O*-Acetylsalicin **F3.**471, 473, 483

6'-O-Acetylsalicin F3.479
Acetylsalicortin F3.471
2'-O-Acetylsalicortin F3.473, 479, 481–483
Acetylsulfafurazol, Monographie J01EB F4.19
Acetylsulfamethoxypyridazinyl, Monographie J01EC F4.20
Acetylsulfisoxazol F4.19
2-Acetyl-4(5)-tetrahydroxybutylimidazol F1.82
N-[3-(Acetylthio)-2-(1,3-benzodioxol-5-yl-methyl)-1-oxopropyl]-phenylmethylester F4.41
7α-Acetylthio-15β,16β-methylen-3-oxo-1,4-pregnadien-21,17β-carbolacton F5.129
Acetyltributylcitrat, Monographie V07AZ F4.20
Acetyl-4-trifluoromethylsalicylsäure F5.678
Acetyltryptophan, racemisches F4.21
N-Acetyl-DL-tryptophan, Monographie V06B, V06DD F4.21
N^1-Acetyl-DL-tryptophan, Monographie V06B, V06DD F4.21
N-Acetyl-L-tryptophan, Monographie V06B, V06DD F4.21
Acetyltyrosin F4.23
– ethylester, Monographie V06B, V06DD F4.24
N-Acetyl-L-tyrosin
– Monographie V06B, V06DD F4.23
– ethylester Monohydrat F4.24
Achira F2.282–285, 288
Achira roja F2.285
Achylia F1.124
Acid red 51 [Erythrosin] F4.447
Acidämie F1.338
Acidophilus-Bakterien F3.4
Acidosen F1.341
Acidoton fluggeoides F2.725
Acidoton obovatus F2.730
Acidoton virosus F2.730
Acidum aceglumicum F4.17
Acidum aceticum, Monographie F4.24
Acidum aminoaceticum F4.593
Acidum caprylicum F5.341
Acidum diprogulicum F4.377
Acidum glycyrrheticum F4.595
Acidum iocarmicum F4.694
Acidum iodoxicum F4.701
Acidum iopanicum F4.705
Acidum levulinicum F5.15
Acidum methansulfonicum F5.142
Acidum octanoicum F5.341
Acidum phenylchinolincarbonicum F4.259
Acidum phosphoricum F5.428
Acidum picronitricum F5.437
Acidum tannicum F4.578
Acidurie, paradoxe F1.213
Acinosolsäure F3.361
Aciphenocholinum F4.259
Acitretin, Monographie D05BB F4.25
Ackerdistel F2.382
Ackerhonigklee F3.199
Ackerkraut F2.46
Ackermennig F2.45
Acker-Rittersporn F2.418
Acker-Rittersporn-Blüten F2.419

Acker-Steinsame F3.72
Ackerwurz F2.26, 608
Aclacinomycin A [ACM] F1.258
Aclaplastin® F1.258
Aclarubicin F1.258
ACM [Alacinomycin A] F1.258
ACNU® 50 F1.267
Acokanthera, Monographie F2.15
Acokanthera deflersii F2.16
Acokanthera friesiorum F2.16
Acokanthera laevigata F2.15
Acokanthera longiflora F2.15
Acokanthera oblongifolia F2.15
Acokanthera oppositifolia F2.15, 17–18
– Monographie F2.15
– Verwechslung mit Acokanthera schimperi F2.17
Acokanthera ouabaio F2.16
Acokanthera rhodesica F2.15
Acokanthera rotundata F2.15
Acokanthera schimperi F2.15, 17–18
– Monographie F2.16
– Verwechslung mit Acokanthera oppositifolia F2.16
Acokanthera venenata F2.15, 18
Acokantherae lignum, Monographie F2.16–17
Acokantherae venenatae semen, Monographie F2.18
Acokantheraholz F2.17
Acokantherasamen F2.18
Acolongiflorodis K F2.16
Aconitsäure F2.122
trans-Aconitsäure F2.35–36
Aconitum pardalianches F3.314
Aconitum salutiferum F3.314
Aconitum sp., Verfälschung von Calami rhizoma F2.27
Acoradin F2.20
Acoragermacron F2.20
Acorban F5.119
Acore F2.18
Acore herbeux F2.32
Acore vrai F2.18, 26
Acorenon F2.20
Acori graminei rhizoma, Monographie F2.32
Acoro odoro F2.26
Acoro vero F2.26
Acoron F2.20
Acorus, Monographie F2.18
Acorus aromaticus F2.18, 32
Acorus asiaticus F2.18
Acorus benageri F2.18
Acorus calamus F2.19, 26, 31–32
– Monographie F2.18
Acorus calamus hom., Monographie F2.31
Acorus casia F2.18
Acorus commersonii F2.18
Acorus commutatus F2.18
Acorus gramineus F2.32
– Monographie F2.32
– Verfälschung von Calami rhizoma F2.27
Acorus griffithii F2.18
Acorus humilis F2.32

Acorus japonicus **F2.**32
Acorus odoratus **F2.**18
Acorus pseudoacorus **F2.**32
Acorus root **F2.**26
Acorus spurius **F2.**18
Acorus terrestris **F2.**18
Acorus triqueter **F2.**18
Acorus vernus **F2.**18
Acorus vulgans **F2.**18
Acorus vulgaris **F2.**18
Acovenosid **F2.**16
Acovenosid A **F2.**18
Acrid agaric **F3.**465
Acrifolin **F3.**122
Acrimidex **F4.**87
Acrivastin, Monographie R06A **F4.**30
Acrostichum ruta-muraria **F2.**211
Acrylamid, Monographie V07AZ **F4.**31
Acrylatklebstoffe **F1.**807
Acrylharz **F1.**809
Acrylharzlack **F1.**811
Actaea, Monographie **F2.**35
Actaea acuminata **F2.**35
Actaea alba, Verfälschung von Cimicifugae racemosae rhizoma **F2.**375
Actaea asiatica **F2.**35
Actaea cimicifuga **F2.**373, 378
Actaea corymbosa **F2.**36
Actaea dahurica **F2.**370
Actaea erythrocarpa **F2.**35
Actaea frigida **F2.**373, 378
Actaea gyrostachya **F2.**374
Actaea monoyna **F2.**374
Actaea orthostachya **F2.**374
Actaea pachypoda **F2.**35
Actaea pterosperma **F2.**370
Actaea racemosa **F2.**373–374, 378
Actaea racemosa hom., Monographie **F2.**378
Actaea rubra **F2.**35
Actaea spicata **F2.**35–37
– Monographie **F2.**36
Actaea spicata hom., Monographie **F2.**36–37
Actaea walichii **F2.**373
ACTD *[Dactinomycin]* **F1.**262
Actée en épi **F2.**36
Actée à grappet **F2.**374
Actein **F2.**370, 375
Acteosid **F3.**27
ACTH *[Adrenocorticotropes Hormon]* **F1.**545
ACTH 4–9, Monographie H01AA **F4.**32
Actinodaphnin **F3.**51
Actinomycin D **F1.**262
Actinospora dahurica **F2.**370
Actinospora frigida **F2.**373, 378
Actinospora wallichii **F2.**378
Acyl-CoA NADP$^+$-Oxidoreductase **F4.**32
Acyl-CoA-dehydrogenase **F4.**32
– Monographie A16A, V07A **F4.**32
Acyldehydrogenase **F4.**32
Acytylhomotaurin **F4.**5
Adadawe **F3.**832
Adafenoxat, Monographie C04 **F4.**34

Adam *[Methylendioxymethamphetamin]* **F5.**157
Adam and Eve **F2.**187
2-(Adamantan-1-ylamino)ethyl-(4-chlor-phenoxy)-essisäure **F4.**34
6-[3-(1-Adamantyl)-4-methoxyphenyl]-2-naphthoesäure **F4.**35
Adam's needle **F3.**804
Adapalen, Monographie D10AD **F4.**35
Additionsazidose **F1.**211, 341
DNA-Addukte **F1.**237
Adelbodner Spezial **F1.**307
Adelfa **F3.**240
Adelfilla **F2.**499
Ademetionin, Monographie A16A, M01AX **F4.**36
Ademil **F4.**529
Adenin **F2.**512, 786; **F3.**63
Adenium, Monographie **F2.**38
Adenium arabicum **F2.**40
Adenium arboreum **F2.**40
Adenium boehmianum **F2.**38–39
Adenium-boehmianum-Latex, Monographie **F2.**39
Adenium-boehmianum-Stengel, Monographie **F2.**39
Adenium-boehmianum-Wurzel, Monographie **F2.**39
Adenium coetaneum **F2.**40
Adenium crispum **F2.**40
Adenium honghel **F2.**40
Adenium lugardi **F2.**42
Adenium micranthum **F2.**40
Adenium multiflorum **F2.**38, 40
– Monographie **F2.**39
Adenium-multiflorum-Samen, Monographie **F2.**40
Adenium obesum **F2.**38–39, 41
– Monographie **F2.**40
Adenium-obesum-Latex, Monographie **F2.**41
Adenium oleifolium **F2.**38, 42
– Monographie **F2.**42
Adenium-oleifolium-Sproß, Monographie **F2.**42
Adenium-oleifolium-Wurzel, Monographie **F2.**42
Adenium socotranum **F2.**40
Adenium somalense **F2.**40, 42
Adenium speciosum **F2.**40
Adenium swazicum **F2.**38
Adenium tricholepis **F2.**40
Adenosin **F2.**93, 103, 755; **F3.**727
Adenosintriphosphat *[ATP]* **F1.**18, 25
Adenosylcobalamin **F1.**37
Adenosyl-L-methionin **F4.**36
Adenylat-Kinase **F1.**351
Adergon **F4.**765
ADH *[Antidiuretisches Hormon]* **F1.**194
Adhäsionsklebstoffe **F1.**804
Adhäsionsklebung **F1.**802
ADI *[Acceptable Daily Intake]* **F1.**70, 592
Adianti rubri herba, Monographie **F2.**214
Adianto rojo **F2.**213
Adidi **F2.**554
Adigal **F5.**8
Adinazolam **F1.**475
Adiphala **F3.**343

5,5'-(Adipoyldiamino)bis(2,4,6-triiod-*N*-methylisophthalamsäure) **F4**.694
Aditoprim, Monographie J01EA **F4**.37
Adlerblume **F2**.419
Adlergiftblume **F2**.419
Adlerholz **F2**.677
ADM *[Doxorubicin]* **F1**.263
Adolit M flüssig **F1**.798
Adormideira **F3**.291
ADR *[Doxorubicin]* **F1**.263
Adrafinil, Monographie N06BX **F4**.39
Adrenalin **F1**.9
Adrenalin Oxidase **F5**.217
Adrenocorticotropes Hormon **F1**.545
β-Adrenorezeptorenblocker C07, C07A
Adriamycin **F1**.263
Adriblastin® **F1**.263
Adsorbentien, intestinale, Antidiarrhoika A07B
Adstringentia X06
Aduadu **F2**.731
Adynerigenin **F3**.234
Adynerin **F3**.238, 241
Aegilops speltoides **F3**.678
Aegilops tauschii **F3**.678
Aer medicinalis **F5**.68
Aeschrion excelsa **F3**.379
Aesculetin **F2**.646; **F3**.775
Aesculin **F3**.659
Aesculindimethylether **F3**.832
Aethazolum **F5**.595
Aether **F4**.457
Aether nitrosus **F4**.473
Aetheroleum Calami **F2**.19
Aetheroleum Chenopodii **F2**.345
Aetheroleum Copaivae **F2**.422
Aetheroleum Hyssopi **F2**.870
Aetheroleum Saturejae (hortensis) **F3**.523
Aetheroleum Sinapis syntheticum **F4**.50
Aethiops antimonialis **F4**.637
Aethiops mercuralis **F4**.638
Aethiops mineralis **F4**.638
Aethoheptazin **F4**.460
Aethylium nitrosum **F4**.473
AF-DX 116 *[Otenzepad]* **F5**.363
AF-DX 116 BS *[Otenzepad]* **F5**.363
Affen-Knabenkraut **F3**.280
Affodil **F2**.201, 204
Affodill **F2**.204
– kleinfrüchtiger **F2**.203
– röhriger **F2**.202
– weißer **F2**.200
Affodilwortel **F2**.205
Afid® **F1**.885
Afid® plus **F1**.885
Aflatoxin **F1**.130
AFNOR-Richtlinie, Viruzidie, Prüfung **F1**.902
African arrowroot **F2**.282–283
African coffee **F2**.893
African Copaiba, Verwechslung mit Copaivae balsamum **F2**.423
African elemi **F2**.275
African milk bush **F3**.590

African oil palm **F2**.547
African ordeal bean **F3**.353
African pellitory **F2**.74
Afrifolin **F3**.129
Afrikanische Ölpalme **F2**.547
Afrikanischer Sandarac **F3**.656
Afrikanischer Sonnentau **F2**.537
Afrikanisches Elemi **F2**.275
Afrikanisches Sonnentaukraut **F2**.537
Afserin **F3**.830
Aftersalbe **F3**.631
Afzelin **F3**.661, 668
Aga **F3**.832
Agalloche **F2**.677
Agaporniden **F1**.563
Agar **F2**.778, 782
– Monographie V07AZ **F2**.778, 782; **F4**.39
– bakteriologischer **F2**.779
– China **F2**.779
– Kobe 1 **F2**.779
– Korea 1 **F2**.779
Agar-Agar **F2**.778; **F4**.39
Agaric blanc **F3**.33
Agaric bulbeux **F2**.70
Agaric champ **F2**.43
Agaric mouceté **F2**.66
Agaric officinal **F3**.33
Agaric purgatif **F3**.33
Agaricinsäure **F3**.33
Agarico panterino **F2**.69
Agaricum **F3**.35
Agaricum officinale **F3**.32
Agaricus **F2**.67
– Monographie **F2**.43
Agaricus hom., Monographie **F2**.67
Agaricus albus **F3**.33, 35
Agaricus bulbosus **F2**.70–71
Agaricus campester **F2**.43
Agaricus campestris **F2**.43
– Monographie **F2**.43
Agaricus campestris hom., Monographie **F2**.43
Agaricus citrinus **F2**.65
Agaricus citrinus hom., Monographie **F2**.65
Agaricus emeticus **F3**.465–467
Agaricus emeticus hom., Monographie **F3**.466–467
Agaricus muscarius **F2**.69
Agaricus muscarius hom., Monographie **F2**.68–69
Agaricus pantherinus **F2**.69
Agaricus pantherinus hom., Monographie **F2**.69
Agaricus phalloides **F2**.71, 73
Agaricus phalloides hom., Monographie **F2**.73
Agaridoxin **F2**.43
Agaritin **F2**.43
Agaritinal **F2**.43
Agarizinsäure **F1**.99
Agaropektin **F2**.780; **F3**.73
Agarose **F2**.780
– Monographie V07AZ **F4**.40
Agarose-Polyacrylamid, Monographie V07AZ **F4**.40
Agartang **F2**.778
Agaru **F2**.677

Agaru gandhamu F3.419
Agathis dammara F3.546
Agathodes chirata F3.584
Agelhout F2.677
Agelhoutboom F2.677
Agiao F3.397
Agmatin F2.182
Ago F2.304
Agoho F2.304
Agoko F2.304
Agoo F2.304
Agoso F2.304
Agrimol F2.50
Agrimol B F2.49
Agrimonia F2.45–46
– Monographie F2.45
Agrimonia adherens F2.45
Agrimonia adscendens F2.45
Agrimonia conopsea F2.48
Agrimonia dahurica F2.48
Agrimonia elata F2.45
Agrimonia eupatoria F2.46, 48
– Monographie F2.45
Agrimonia eupatoria hom., Monographie F2.48
Agrimonia eupatoria ssp. dahurica F2.48
Agrimonia eupatoria flos F2.48
Agrimonia eupatoria flos hom., Monographie F2.48
Agrimonia goetectiana F2.48
Agrimonia lanata F2.45
Agrimonia nepalensis F2.45
Agrimonia odorata F2.46, 51–52
Agrimonia odorata flos F2.52
Agrimonia odorata flos hom., Monographie F2.52
Agrimonia officinalis F2.45
Agrimonia officinarum F2.45
Agrimonia parviflora F2.45
Agrimonia pilosa F2.45, 49
– Monographie F2.48
Agrimonia-pilosa-Kraut, Monographie F2.49
Agrimonia procera F2.45–46
– Monographie F2.51
Agrimonia repens F2.46, 52
– Monographie F2.52
Agrimonia sororia F2.45
Agrimonia vulgaris F2.45
Agrimoniae herba, Monographie F2.46, 51–52
Agrimoniin F2.49
Agrimonin F3.460
Agrimonolid F2.49
– 6-glucopyranosid F2.49
Agrimonsäure F2.49; F3.460
Agrimony F2.45
Agrimony herb F2.46
Agrimophol F2.49–50
Agroclavin F2.158–161
Ague F2.304
Ägyptische Baumwolleule F1.590
Ägyptisches Opium F3.295
Ägyptisches Rosenöl F3.457
Ahié F2.274
Ahnfeltia plicata F2.778
Ahorn, eschenblättriger F2.11–12

Ahornblättrige Platane F3.408
Ahorn-Brotaufstrich F2.14
Ahorn-Butter F2.14
Ahorn-Creme F2.14
Ahornsirup F2.13
– Monographie F2.12
– hocharomatischer F2.14
Ahornsirupkrankheit F1.168; F2.12–13
AID [Auswertungs- und Informationsdienst f. Ernährung, Landwirtschaft u. Forsten] F1.589
Aidol HK-Lasur F1.797
AIDS F1.121
Aigremoine gariot F2.45
Air obyknovennyi F2.18
Air troctnikovyi F2.18
Air Zlakowyi F2.32
Aito F2.304
Ajaconin F2.416, 418–419
Ajmalicin F3.319, 693
Ajugol F3.768
Akalbarki F2.285
Akamegashiwa F3.164
Akan F2.767
Akar charak F3.175
Akasa F2.356
Ake F3.832
Akkarakkaram F2.515
NC-Akkumulatoren
– gasdichte F1.782
– Gegenüberstellung F1.783
Akne F1.763
Aknetherapeutika D10
– topische D10A
– zur systemischen Anw. D10B
Ako F2.274
Akowa F2.319
Akpi F3.353
Akram F2.690
Aktive Implantate F1.1015
Aktive Medizinprodukte F1.1016
Aktivierte partielle Thromboplastinzeit [aPTT] F1.327–328
Akuammigin F3.690, 692–693, 700, 706
Akurka F2.515
Akuruma F2.767
Ala [β-Alanin] F4.41
A-Laboratorien F1.457
Alafe F3.832
Alahorré F3.647
Alanin F1.7; F2.182
β-Alanin, Monographie V07AZ F4.41
Alanin-Aminotransferase [ALAT] F1.356
[N-β-Alanyl-L-histidinato(2-)-N,N^N,Oa]zink F5.449
β-Alanyl-L-histidinato-zink F5.449
Alaoné F3.649
Ala-onni F3.647
Alarmpläne F1.739
Alarmvernetzungen F1.965
Alarmverzögerungszeit, Infusionspumpen F1.943
ALAT [Alanin-Aminotransferase] F1.356
Alatriopril, Monographie C09X F4.41

Alaut **F2.**304
Albero della carroba **F2.**324
Albero del sego **F3.**506
Albin **F3.**107, 109, 117–118
L-Albizzin **F5.**709
Albosid **F3.**27–28
Albumin
– Gegenanzeigen **F1.**220
– Metabolisierung **F1.**218
– pharmakologische Eigenschaften **F1.**218
– Synthese **F1.**218
– unerwünschte Wirkungen **F1.**220
– Verteilung **F1.**218
Albumine **F1.**805
Albunex, Monographie **B05AA** **F4.**42
Alchornea vanioti **F2.**469
Aldanil **F5.**275
Aldosteron-Antagonisten, Diuretika **C03DA**
Alecost **F3.**603
Alendronsäure
– Monographie **M05B** **F4.**42
– Natriumsalz Trihydrat, Monographie **M05B** **F4.**42
Aleppo-Nüsse **F3.**406
Alerce **F3.**38
Alerce Europeo **F3.**38
Aleurita **F2.**54
Aleurite du Japon **F2.**54
Aleurites, Monographie **F2.**53
Aleurites ambinux **F2.**60
Aleurites commutata **F2.**60
Aleurites cordata **F2.**53–54
– Monographie **F2.**54
Aleurites-cordata-Samenöl, Monographie **F2.**54
Aleurites fordii **F2.**53, 56, 58
– Monographie **F2.**54
Aleurites-fordii-Früchte, Monographie **F2.**56
Aleurites-fordii-Samenöl, Monographie **F2.**58
Aleurites japonica **F2.**54
Aleurites moluccana **F2.**53, 61
– Monographie **F2.**60
Aleurites-moluccana-Samen, Monographie **F2.**60
Aleurites-moluccana-Samenöl, Monographie **F2.**61
Aleurites montana **F2.**53, 58, 62
– Monographie **F2.**62
Aleurites-montana-Samenöl, Monographie **F2.**62
Aleurites remyi **F2.**53
Aleurites saponaria **F2.**62
Aleurites triloba **F2.**60
Aleurites trisperma **F2.**53, 63
– Monographie **F2.**62
Aleurites-trisperma-Samen, Monographie **F2.**63
Aleurites-trisperma-Samenöl, Monographie **F2.**63
Aleurites vernicia **F2.**62
Aleurites verniciflua **F2.**54
Aleuritin **F2.**55
Aleuritinsäure **F2.**906
Aleuritolacetat **F2.**62
Aleuritolsäure **F3.**181, 506
Alexan **F1.**261
Alfinetes-de-senhora **F3.**618
Alfonsia oleifera **F2.**553

Alfónsigo **F3.**405–406
Alfuzosinhydrochlorid, Monographie **G04CA** **F4.**44
Algarroba **F2.**324, 335
Algenverhinderung **F1.**841
Algenvertilgung **F1.**841
Alglucerase, Monographie **A16A, N07X** **F4.**46
Alglucerasum **F4.**46
Aliipeo **F2.**285
Alinamin **F5.**474
Aliphatische Diamine **F1.**882–883
Alizarin S, Monographie **V07AZ** **F4.**48
Alizarinrot S, Natriumsalz Monohydrat **F4.**48
Alizarinsulfonat Monohydrat **F4.**48
Alkaliämie **F1.**338
Alkali-Mangan **F1.**784
Alkaline-Zellen **F1.**782
Alkalische Filterelution **F1.**238
Alkalische Phosphatase *[AP]* **F1.**357
Alkalisilikate **F1.**810, 812
Alkaloid Q **F3.**753
Alkaloid Y **F3.**746
Alkaloide, pflanzliche, Zytostatika **L01C**
Alkaloidorum Opii Hydrochloridum **F3.**298
Alkalose, metabolische **F1.**213
Alkalosen **F1.**208, 341
Alkamin X **F3.**746
Alkamuls SML **F5.**572
Alkamuls SMO **F5.**573
Alkamuls SMS **F5.**576
Alkanet **F2.**86
Alkansulfonat *[SAS]* **F1.**833, 879
Alkavervir **F3.**755
Alkeran® **F1.**265
Alkohol **F1.**460; **F4.**455
– teratogene Wirkung **F1.**123
Alkoholbedingte Gesundheitsstörungen **F1.**122
Alkohole
– Desinfektion **F1.**875
– niedere **F1.**787
Alkohol-Entzugssyndrom **F1.**122
Alkoholgärung, Nebenprodukte **F1.**787
Alkoholgehalt von Getränken **F1.**498
Alkoholintoxikation **F1.**496
Alkoholische Leberzirrhose **F1.**115
Alkoholismus **F1.**122
Alkoholwirkung, Stadien **F1.**497
Alkydharze **F1.**809
Alkydharzlacke **F1.**811
Alkylantien, Zytostatika **L01A**
Alkylbenzolsulfonat(e) **F1.**831, 879
Alkylbenzolsulfonate *[LAS]*, lineare **F1.**833
Alkylbetaine **F1.**881
Alkyldaphnanorthoester **F3.**598
Alkyldimethylaminoxide **F1.**881
Alkylethersulfat(e) **F1.**833, 880
O^6-Alkylguanin-DNA-Alkyltransferase **F1.**236
Alkylphenolethoxylat **F1.**832
Alkylphenolethoxylate **F1.**890
Alkylphenolpolyethylenglycolether **F1.**880
Alkylpolyethylenglycolether **F1.**880
$C_{12/14}$-Alkylpolyglucosid **F1.**882

N-Alkylpropylen-1,3-diamin F1.883
Alkylsulfate F1.833, 879
Alkylsulfobetaine F1.881
All-in-one-Mischungen F1.286
All-in-one-System F1.271
Allantoin F1.766; F2.12–13, 86, 89–90, 171, 176, 742–743; F3.80, 87, 409
Allantoinsäure F2.12–13
Allé F2.554
Allergen-Suchdiät F1.170
Allergie F1.126
Allergisches Asthma bronchiale F1.126
Allerheiligen-Aster F2.515
Allerheiligen-Blume F2.515
Allerseelen-Aster F2.515
Allgemein-Anästhesie, Kleinnager, Kaninchen und Frettchen, Prämedikation F1.561
Allii cepae bulbus F1.819
Allium porrum, Verfälschung von Croci stigma F2.440
Allium schoenoprasum, Verfälschung von Croci stigma F2.440
Allobarbital F1.473
Allocryptopin F3.497–498, 829
Alloro F3.50
Alloro poetico F3.50
Allosecurinin F2.725, 727, 733
Alloxan, Monographie D11AX, V07AZ F4.48
all-trans-Retinaldehyd F1.29
all-trans-Retinol F1.29
all-trans-Retinolsäure F3.448
all-trans-Retinsäure F1.29
1-Allyl-1-(3α,17β-dihydroxy-2β-morpholino-5α-androstan-16β-yl)pyrrolidiniumbromid-17-acetat F5.529
1-[(6-Allylergolin-8β-yl)carbonyl]-1-[3-(dimethylamino)propyl]-3-ethylurea F4.189
5-Allyl-5-ethylbarbitursäure F4.462
Allylisorhodanat F4.50
Allylisothiocyanat F2.292
– Monographie C04, M02B F4.50
Allylsenföl F4.50
N-Allylthioharnstoff F4.52
Allylthiourea, Monographie D03, V07AZ F4.52
Allzweckreiniger, flüssige, Rahmenrezepturen F1.823
Almaciga F2.258
Almacigo amarillo F2.258
Alman pireotu F2.74
Almasilat, Monographie A02A F4.52
Almidon F3.679
Almond-leaved spurge F2.621
Aloe vera F1.766
Aloeemodin F2.200–205
Aloewood F2.677
Aloin F1.99
Alomatalo F3.353
Alosetronhydrochlorid, Monographie A04A F4.53
Alovudin, Monographie J05AB F4.54
Alpen-Hagrose F3.462
Alpenrose F3.462
– südwester F2.38

Alpen-Schwarzweide F3.480
Alpha- und Beta-Rezeptorenblocker C07AG
Alpha-beta-gamma-Carotine, gemischte F1.77
Alpha-beta-Thujon F1.99
Alphaglucosidasehemmer, Orale Antidiabetika A10BF
Alpha-Thujon F1.99
Alpidem, Monographie N05BX F4.55
Alpinia allughas, Verfälschung von Zingiberis rhizoma F3.841
Alpinia galanga, Verfälschung von Calami rhizoma F2.27
Alpinia nigra, Verfälschung von Zingiberis rhizoma F3.841
Alpiniumisoflavon F3.107
Alpinumisoflavon F3.106
Alpquell Münster F1.307
Alprazolam F1.475
Alredase F5.667
Altheae roseae flos F1.819
Altmedikamente
– Aufkommen F1.692
– Entsorgung F1.691
Altvoda F3.72
Alumina F4.57
Aluminisierte Wundauflagen F1.977
Aluminium F1.80; F3.122, 124, 128–130
– Analytik F1.629
– Richt- und Grenzwerte F1.629
Aluminiumhaltige Antacida F1.43
Aluminiumlegierungen F1.841
Aluminiummagnesiumhydroxidsulfat, wasserhaltiges F5.78
Aluminium-Magnesium-Silicat-Hydrat F4.52
Aluminiumoxid F3.125
– basisch zur Chromatographie, Monographie V07AZ F4.57
– neutral zur Chromatographie, Monographie V07AZ F4.58
Alypinhydrochlorid, Monographie F4.58
Amala fruits F3.344
Amalaka F3.343
Amangbrehia F2.254
Amanita, Monographie F2.65
Amanita citrina F2.65
– Monographie F2.65
Amanita formosa F2.66
Amanita imperialis F2.66
Amanita mappa F2.65
Amanita muscaria F2.66–69
– Monographie F2.66
Amanita pantherina F2.69
– Monographie F2.69
Amanita phalloides F2.70–71, 73
– Monographie F2.70
Amanita phalloides hom., Monographie F2.71
Amanita virescens F2.70
Amanita viridis F2.70
Amanite citrine F2.65
Amanite panthère F2.69
Amanite phalloide F2.70
Amanite sulfurine F2.65

Amanite tue-mouche F2.66
α-Amanitin F2.71
β-Amanitin F2.71
Amanitina phalloides F2.70
Amapa F3.649
Amapa rosa F3.649
Amapola F3.649
Amaranth F1.74
– Monographie V07AZ F4.58
Amaranto F3.361
Amareggiola F3.618
Amarella F3.618
Amarelosid F3.649
Amargaza F3.618
Amariin F3.342
Amarilla yema de huevo F3.649
Amarogentin F3.585, 587
Amaroswerin F3.585, 587
Amati F2.135
Amavadin F2.66
Amazonen F1.563
Ambahu F2.315
Ambahyba F2.317
Amba-i F2.315
Ambaiba F2.315
Ambaiba des Caraibes F2.321
Ambaiba peltata F2.321
Ambain F2.318
Ambauba F2.315, 317
Ambauva F2.317
Ambay F2.315
Ambayblätter, Monographie F2.316
Ambla-Baum F3.343
Amboina-Kino F3.414
Ambonia F2.304
Ambrette-Moschus F3.222
Ambrina ambrosioides F2.349
Ambroisie F2.344
Ambroisie du Mexique F2.347
Ambroisine F2.344
Ambrose F2.347
Ambrosia polypore F2.752
Ambug F2.315
AMD [Dactinomycin] F1.262
Ameisenbaum F2.315
Ameisensäure F1.88; F2.458–459, 471; F3.536, 712, 733
– amid F4.547
– ethylester F4.467
Amentoflavon F3.775
American archangel F3.141
American blackhaw F3.774
American cucumber tree F3.148
American guelder rose F3.774
American hellebore F3.754–755
American nightshade F3.361
American oil palm F2.553
American snowball F3.774
American water hemlock F2.362
American wormseed F2.344, 349
Americanin F3.363
Americanol F3.363

Amerikanische Nachtschattenwurzel F3.365
Amerikanische Nieswurz F3.754
Amerikanische Ölpalme F2.553
Amerikanische Platane F3.411
Amerikanische Schneeballbaumrinde F3.775
Amerikanische Schwertlilie F2.883
Amerikanischer Biber F2.299
Amerikanischer Moschus F3.222
Amerikanischer Schneeballbaum F3.774
Amerikanischer Wurmsamen F2.344
Amerikanisches Bibergeil F2.300
Amerikanisches Elemi F2.256, 258
Amerikanisches Wurmkraut F2.347
Amerikanisches Wurmsamenöl F2.345
Amesergid, Monographie N02CA F4.59
Amesium ruta-muraria F2.211
Ames-Test F1.236
Amethopterin F1.266
Ametriodinsäure F4.695
Amflutizol, Monographie M04AB F4.60
Amfonelinsäure, Monographie N06BX F4.60
Amfonelsäure F4.60
AMG [Arzneimittelgesetz] F5.763
Amidefrin, Monographie F4.60
6-Amidino-2-naphthyl-4-guanidinobenzoat F5.242
N^1-Amidinosulfanilamid F5.596
Amido F3.679
Amido di frumento F3.679
Amidon de blé F3.679
Amidon de froment F3.679
Amidoschwarz 10 B, Monographie V07AZ F4.61
Amifostin Monohydrat, Monographie V03AF F4.61
Amikacin, Pharmakokinetik F1.396
Amin oxygen oxidoreductase F4.328; F5.217
Amine, biogene F1.9, 127
Amineptin, Monographie N06AA F4.63
(S)-2-Amino-5-[(aminoimino)aminol]pentansäure F4.105
4-Amino-N-(aminothioxomethyl)benzensulfonamid F5.600
4-Aminoantipyrin F4.65
(±)-endo-4-Amino-N-1-azabicyclo[3.3.2]non-4-yl-5-chlor-o-anisamid F5.502
(±)-endo-4-Amino-N-1-azabicyclo[3.3.2]non-4-yl-5-chlor-2-methoxy-benzamid F5.502
7-[(1R,5S,6S)-6-Amino-3-azabicylo[3.1.0.]hex-3-yl]-1-(2,4-difluorophenyl)-6-fluoro-4-oxo-1,4-dihydro-1,8-naphthyridin-3-carbonsäure-monomethansulfonat F5.692
Aminoazobenzol, Monographie V07AZ F4.64
(RS)-α-Aminobenzenessigsäure-n-heptylester F5.427
2-Aminobenzoesäure F4.96
Aminobenzol F4.89
4-Aminobenzolsulfonylguanidin F5.596
(S)-2-Aminobernsteinsäure, Kaliumsalz F4.747
L-(+)-Aminobernsteinsäure F4.117
[2-Amino-3-(4-brombenzoyl)phenyl]essigsäure F4.171
1-Amino-5-bromuracil, Monographie N05AX F4.64
1-Aminobutan F4.187

Aminobutanol, Monographie V07AZ F4.64
2-Amino-1-butanol F4.64
γ-Aminobuttersäure F2.182, 689; F3.367, 727
4-Amino-2-(4-butyryl-1,4-diazepan-1-yl)-6,7-dimethoxychinazolin F4.181
3-[(Aminocarbonyl)amino]-L-alanin F5.709
{6R-[6α,7β(Z)]}-3-{[(Aminocarbonyl)oxy]methyl}-7-{[2-(2-amino-4-thiazolyl)-1-oxo-2-pentenyl]amino}-8-oxo-5-thia-1-azabicyclo[4.2.0]oct-2-en-carbonsäure-(2,2-dimethyl-1-oxopropoxy)methylester F4.213
(6R,7R)-3-(Aminocarbonyloxymethyl)-7-[(Z)-2-(2-aminothiazol-4-yl)-2-pentenamido]-8-oxo-5-thia-1-azabicyclo[4.2.0]oct-2-en-2-carbonsäure-pivaloyloxymethylester F4.213
[5R-[5α,6α(R*)]]-3-[[(Aminocarbonyl)oxy]methyl]-6-(1-hydroxyethyl)-7-oxo-4-thia-1-azabicyclo[3.2.0]hept-2-en-2-carbonsäure(acetyloxy)-methylester F5.523
(S)-S'-[(Amino-3-carboxylpropyl)methylsulfonio]-S'-desoxyadenosin F4.36
(RS)-(3-Amino-3-carboxypropyl)dimethylsulfoniumchlorid F5.164
S-(3-Amino-carboxypropyl)-S,S-dimethylsulfoniumchlorid F5.165
O-{(2S)-6-Amino-1-[(2S)-2-carboxypyrrolidin-1yl]-1-oxohexan-2-yl}-(4-phenylbutyl)hydrogenphosphonat F4.235
Aminochlorbenzophenon, Monographie V07AZ F4.65
(RS)-4-Amino-5-chlor-2-ethoxy-N-[4-(4-fluorbenzyl)morpholin-2-ylmethyl]benzamid F5.223
4-Amino-5-chlor-N-[3RS,4SR-[3-(4-fluorophenoxy)-propyl]-3-methoxy-piperidin-4-yl]-2-methoxybenzamid F4.263
(2-Amino-5-chlorhenyl)phenyl-methanon F4.65
2-Amino-2-deoxy-β-D-glucopyranose F4.585
2-Amino-2-desoxy-D-glucose F4.585
2-Amino-4-dichlorarsinophenol F4.339
2-Amino-4-dichlorarsinophenylhydrochlorid F4.340
4-Amino-1-β-D-2',3'-didesoxyribofuranosyl-2-(1H)-pyrimidon F5.739
5-Amino-9-(diethylamino)benzo[a]phenoxazinylimhydrogensulfat F5.319
3-Amino-9,13b-dihydro-1H-dibenz[c,f]imidazo[1,5-a]azepinhydrochlorid F4.438
4-Amino-1,2-dihydro-1,5-dimethyl-2-phenyl-3H-pyrazol-3-on F4.65
2-Amino-1,9-dihydro-9-[4-hydroxy-3-(hydroxymethyl)butyl]-6H-purin-6-on F5.400
2-[(2-Amino-1,6-dihydro-6-oxo-9H-purin-9-yl)methoxy]ethyl-(S)-2-amino-3-methylbutyrat F5.713
[6-(RS)]-L-erythro-2-Amino-6-(1,2-dihydroxypropyl)-5,6,7,8-tetrahydro-4(3H)-pteridinon F5.632
1-(4-Amino-6,7-dimethoxy-2-chinazolinyl)-4-(2,3-dihydro-1,4-benzodioxin-2-yl-carbonyl)piperazin F4.398
(RS)-N-{3-[(4-Amino-6,7-dimethoxy-2-chinazolinyl)methylamino]propyl}-tetrahydro-2-furamidhydrochlorid F4.44

1-(4-Amino-6,7-dimethoxy-2-inazolinyl)-4-butyrylhexahydro-1H-1,4-diazepin F4.181
1-Amino-3,5-dimethyladamantan F5.113
2-Amino-1,3-dimethylbenzen F4.360
(RS)-2-Amino-5-(2,4-dioxo-5,5-diphenylimidazolidin-3-yl)valeriansäure F5.427
Aminoessigsäure F4.593
2-Aminoessigsäure F4.593
Aminoethansäure F4.593
(–)-α-(1-Aminoethyl)-m-hydroxybenzylalkoholhydrogentartrat F5.135
4-Amino-N-[(1-ethyl-2-pyrrolidinyl)methyl]-5-(ethylsulfonyl)-o-anisamid F4.67
4-Amino-N-[(1-ethyl-2-pyrrolidinyl)methyl]-5-(ethylsulfonyl)-2-methoxybenzamid F4.67
3-Amino-α-ethyl-2,4,6-triiodohydrozimtsäure F4.705
DL-2-Amino-3-[4-fluorphenyl]propansäure F4.533
Aminoform F1.870
Aminoglycosiddosierung F1.392
Aminoglycoside F1.386
– Antibiotika J01G
Aminoglykosid-Antibiotika, Hund und Katze F1.537
Aminoglykosid-Dosierung, Sawchuck und Zaske F1.392
L-2-Amino-5-guanidinovaleriansäure F4.105
1-Amino-4-guanidobutan F2.182
(1R,2S)-1-(2-Amino-3,4,5,6,7,8-hexahydro-4-oxo-6-pteridinyl)-1,2-propandiol F5.632
(4-Amino-1-hydroxybutyliden)diphosphensäure F4.42
L-2-Amino-3-(5-hydroxy-1H-indol-3-yl)propionsäure F5.377
(2R-cis)-4-Amino-1-[2-(hydroxymethyl)-1,3-oxathiolan-5-yl]-2(1H)-pyrimidinon F5.6
4-Amino-5-hydroxy-3-(4-nitrophenylazo)-6-phenylazo-2,7-naphthalin-disulfonsäure, Dinatriumsalz F4.61
(6R,7R)-7-[(R)-2-Amino-2-(p-hydroxyphenyl)acetamido]-8-oxo-3-propenyl-5-thia-1-azabicyclo[4.2.0]oct-2-en-2-carbonsäure F4.226
7-[D-α-Amino-α-(4-hydroxyphenyl)acetamido]-3-(1,2,3-triazol-4(5)-ylthiomethyl)-3-cephem-4-carbonsäurepropylenglykolat F4.212
[6R-[6α,7β(R*)]]-7-[[Amino-(4-hydroxyphenyl)acetyl]amino]-8-oxo-3-[(1H-1,2,3-triazol-4-ylthio)methyl]-5-thia-1-azabicyclo[4.2.0]oct-2-en-2-carbonsäurepropylenglykolat F4.212
{6R-[6α,7β(R*)]}-7-[Amino-(4-hydroxyphenyl)acetyl]-8-oxo-3-(1-propenyl)-5-thia-1-azabicyclo[4.2.0]oct-2-en-carbonsäure F4.226
(3-Amino-4-hydroxyphenyl)arsendichlorid F4.339
[(2S,3R)-3-Amino-2-hydroxy-4-phenylbutanoyl]-L-leucin F5.703
(–)-N-[(2S,3R)-3-Amino-2-hydroxy-4-phenylbutyryl]-L-leucin F5.703
(–)-2-Amino-1-(3-hydroxyphenyl)propanolhydrogentartrat F5.135
(1R,2S)-2-Amino-1-[3-hydroxyphenyl]propan-1-ol-hydrogen(2R,3R)tartrat F5.135

1-N-[(S)-3-Amino-2-hydroxypropionyl]betamycin **F4.722**
1-N-[(S)-3-Amino-2-hydroxy-propionyl]gentamicin B **F4.722**
5-Amino-1H-imidazol-4-carboxamid-mono(1,2,3,6-tetrahydro-2,6-dioxo-4-pyrimidincarboxylat) Dihydrat **F5.351**
5-Aminoimidazol-4-carboxamid-orotat-2-Wasser **F5.351**
α-Amino-β-imidazolyl-propionsäure **F4.625**
(S)-2-Amino-3-(4-imidazolyl)propionsäure **F4.625**
DL-2-Amino-3-(4-imidazolyl)propionsäure **F4.625**
L-(+)-α-Amino-β-(4-imidazolyl)-propionsäure-monohydrochlorid **F4.627**
6-Amino-8a-methoxy-5-methyl-4,7-dioxo-1,1a,2,4,7,8,8a,8b-octahydro-azarino[2',3':3,4]pyrrolo-[1,2-a]indol-8-ylmethylcarbamat **F5.193**
4-(Aminomethyl)benzolsulfonamidacetat **F5.75**
4-Aminomethylbenzolsulfonamidhydrochlorid **F5.76**
(αS)-α-[(αS)-α-(3-Amino-3-methylbutyramido)-p-methoxyhydrocinamido]-N-[(1S,2R,3S)-1-(cyclohexylmethyl)-2,3-dihydro-5-methylhexyl]-imidazol-4-propionamid **F4.428**
3-{4[trans-4-(Aminomethyl)-cyclohexylcarbonyloxy]phenyl}propionsäure **F4.236**
1-(Aminomethyl)cyclohexylessigsäure **F4.557**
(±)-cis-2-(Aminomethyl-N,N-diethyl-1-phenyl) cyclopropancarboxamidhydrochlorid **F5.185**
[R-(R*,S*)]-α-(1-Aminomethyl)-3-hydroxybenzenmethanolhydrogen(2R,3R)tartrat **F5.135**
N-(4-Amino-2-methyl-5-pyrimidinylmethyl)-N-[2-(2-hydroxyethyl)-1-methyl-3,4-dithia-1-heptenyl]-formamid **F5.474**
3-(4-Amino-2-methylpyrimidin-5-yl-methyl)-5-(2-hydroxyethyl)-4-methylthiazolium **F1.33**
N-[(4-Amino-2-methyl-5-pyrimidinyl)-methyl]-N-[4-hydroxy-1-methyl-2-propyldithio-1-butenyl] formamid **F5.474**
(−)-cis-[(R)-2-(Aminomethyl)pyrrolidin](1,1-cyclobutandicarboxylato)platinum **F5.183**
(RS)-[^{75}Se]-2-Amino-4-methylselenobutansäure **F5.559**
2-Amino-4-(methyl[^{75}Se])seleno-buttersäure **F5.559**
S-2-Amino-4-(methylthio)buttersäure **F5.146**
(8S,10S)-10-[[3-[(S)-2-Amino-4-methylvaleramido]-2,3,6-trideoxy-α-L-lyxo-hexopyranosyl]oxy]-8-glycoloyl-7,8,9,10-tetrahydro-6,8,11-trihydroxy-1-methoxy-5,12-naphthacendion **F5.21**
(8S,10S)-10-{[(S)-2-Amino-4-methylvaleramido]-2,3,6-tridesoxy-α-L-lyxo-hexopyranosyl}-8-glycoloyl-7,8,9,10-tetrahydro-6,8,11-trihydroxy-1-methoxynaphthacen-5,12-dion **F5.21**
1-(4-Amino-4-oxo-3,3-diphenylbutyl)-1-methylpiperidiniumbromid **F4.503**
4-Aminophenazon, Monographie N02BB **F4.65**
3-Aminophenol, Monographie V07AZ **F4.65**
4-Aminophenol, Monographie V07AZ **F4.65**
m-Aminophenol **F4.65**

(6R,7S)-7-[(R)-2-Amino-2-phenylacetamido]-3-chlor-8-oxo-1-azabicyclo[4.2.0]oct-2-en-2-carbonsäure **F5.57**
[6R-[6α,7β(R*)]]-7-[(Aminophenylacetyl)amino]-3-chlor-8-oxo-1-azabicyclo[4.2.0]oct-2-en-2-carbonsäure **F5.57**
(RS)-2-Amino-2-phenylessigsäure-heptylester **F5.427**
DL-threo-2-Amino-1-phenyl-propan-1-ol und 5-Ethyl-5-phenyl-barbitursäure, äquimolare Verbindung **F4.211**
N-[(4-Aminophenyl)sulfonyl]-N-(3,4-dimethyl-5-isoxazolyl)acetamid **F4.19**
N-[(4-Aminophenyl)sulfonyl]-N-(3-methoxypyrazinyl)acetamid **F4.20**
Aminopimpelinsäure **F2.207**
β-Aminopropionsäure **F4.41**
3-Aminopropionsäure **F4.41**
S-2-[(3-Aminopropyl)amino]ethyldihydrogenmonothiophosphat **F4.61**
(S)-(−)-2-Amino-6-(propylamino)-4,5,6,7-tetrahydrobenzothiazoldihydrochlorid **F5.456**
2-[2-(2-Amino-9H-purin-9-yl)ethyl]-1,3-propandiyldiacetat **F4.485**
4-Aminopyridin **F4.487**
5-Amino-1-β-D-ribofuranosylimidazol-4-carboxamid **F4.4**
5-Amino-1-(β-D-ribofuranosyl)-1H-imidazol-4-carboxamid **F4.4**
Aminosalicylate, Antituberkulotika **J04AA**
p-Aminosalicylsäure **F1.120**
Aminosäureimbalanz **F1.149**
Aminosäuremischungen, phenylalaninfreie **F1.167**
Aminosäuren **F1.5**
– aromatische, Verminderung **F1.149**
– essentielle **F1.5**
– glucoplastische **F1.5**, 18
– Infusionslösungen **B05XB**
– limitierende **F1.5**, 18–19
– physiologische **F1.9**
– Resorption **F1.5**
– semiessentielle **F1.5**
– verzweigtkettige **F1.149**
– Zersetzung **F1.288**
L-Aminosäuren
– Hydrochloride **F1.102**
– Kaliumsalze **F1.102**
– Natriumsalze **F1.102**
Aminosäurepool **F1.5**
[^{75}Se]-2-Amino-5-selenohexansäure **F5.559**
5-[[4-(Aminosulfonyl)phenyl]azo]-2-hydroxybenzoesäure **F5.547**
9-Amino-1,2,3,4-tetrahydroacridin **F5.610**
(S)-2-Amino-4,5,6,7-tetrahydro-6-(propylamino)benzothiazoldihydrochlorid **F5.456**
(+)-(6R,7R)-7-[(Z)-2-(2-Amino-4-thiazolyl)-4-carboxycrotonamido]-8-oxo-5-thia-1-azabicyclo-[4.2.0]oct-2-en-2-carbonsäure **F4.230**
{6R-[6α,7β(Z)]}-7-{[2-(2-Amino-4-thiazolyl)-4-carboxy-1-oxo-2-butenyl]amino}-8-oxo-5-thia-1-azabicyclo[4.2.0]oct-2-en-2-carbonsäure **F4.230**

syn-7-[2-(2-Amino-4-thiazolyl)-2-hydroxyiminoacetamido]-3-vinyl-3-cephem-4-carbonsäure **F4**.215
{6*R*-[6*a*,7*β*(*Z*)]}-7-{[(2-Amino-4-thiazolyl)(hydroxyimino)acetyl]amino}-3-ethenyl-8-oxo-5-thia-1-azabicyclo[4.2.0]oct-2-en-2-carbonsäure **F4**.215
7-[(*Z*)-2-(2-Aminothiazol-4-yl)-2-methoxyiminoacetamido]-3-(1-methylpyrrolidino)methyl-3-cephem-4-carboxylat **F4**.219
(6*R*,7*R*)-7-[(*Z*)-2-(2-Amino-4-thiazolyl)-2-methoxyiminoacetamido]-8-oxo-3-[(2,3-trimethylenpyridino)methyl]-5-thia-1-azabicyclo[4.2.0]oct-2-en-2-carboxylat **F4**.225
{6*R*-[6*a*,7*β*(*Z*)]}-1-{[7-{[(2-Amino-4-thiazolyl)(methoxyimino)acetyl]amino}-2-carboxy-8-oxo-5-thia-1-azabicyclo[4.2.0]oct-2-en-3-yl]methyl}-6,7-dihydro-5*H*-cyclopentan[*b*]pyridinium, Inneres Salz **F4**.225
{6*R*-[6*a*,7*β*(*Z*)]}-1-{[7-{[(2-Amino-4-thiazolyl)(methoxyimino)acetyl]amino}-2-carboxy-8-oxo-5-thia-1-azabicyclo[4.2.0]oct-2-en-3-yl]methyl}-1-methylpyrrolidinium, Inneres Salz **F4**.219
{6*R*[3(*Z*),6*a*,7*β*(*Z*)]}-7-{[(2-Amino-4-thiazolyl)(methoxyimino)acetyl]amino}-3-[2-(4-methyl-5-thiazolyl)ethenyl]-8-oxo-5-thia-1-azabicyclo[4.2.0]oct-2-en-2-carbonsäure-(2,2-dimethyl-1-oxopropoxy)methylester **F4**.217
(6*R*,7*R*)-7-[(*Z*)-2-(2-Amino-4-thiazolyl)-2-methoxyiminoglyoxylamido]-3-methyl-8-oxo-5-thia-1-azabicyclo[4.2.0]oct-2-en-2-carbonsäure-(2,2-dimethyl-1-oxo-propoxy)methylester **F4**.222
(6*R*,7*R*)-7-[(*Z*)-2-(2-Amino-4-thiazolyl)-2-methoxyiminoglyoxylamido]-3-(1-methylpyrrolidinomethyl)-8-oxo-5-thia-1-azabicyclo[4.2.0]oct-2-en-2-carboxylat **F4**.219
(6*R*,7*R*)-7-[(*Z*)-2-(2-Aminothiazol-4-yl)-2-pentenoylamino]-3-(carbamoyloxymethyl)-3-cephem-4-carbonsäure-pivaloyloxymethylester **F4**.213
a-Amino-*p*-toluol-sulfonamid, 1-Sulfanilyl-2-thioharnstoffderivat **F5**.601
a-Amino-*p*-toluylsulfonamidyl-monoacetat **F5**.75
4-Amino-[3-(trifluormethyl)phenyl]-5-iso-thiazolcarbonsäure **F4**.60
2-Amino-6-(trifluoromethoxy)benzothiazol **F5**.519
2-(3-Amino-2,4,6-triiodbenzyl)buttersäure **F4**.705
(*RS*)-3-(3-Amino-2,4,6-triiodphenyl)-2-ethylpropionsäure **F4**.705
(*S*)-2-Amino-3-ureidopropionsäure **F5**.709
Aminoxid **F1**.832
Aminoxidase **F4**.328
Amisulprid, Monographie N05AL **F4**.67
Amixetrin
– Monographie A03A **F4**.69
– hydrochlorid, Monographie A03A, A03A **F4**.69
Amla **F3**.343
Amlag **F3**.343
Ammate **F4**.77
Ammodendrin **F3**.105, 107, 116–118
Ammoniac **F2**.531
Ammoniac gum **F2**.531
Ammoniacum **F2**.531, 533
– Verfälschung von Asa foetida **F2**.701
Ammoniacum hom., Monographie **F2**.533

Ammoniacum depuratum **F2**.532
Ammoniacum Gummi **F2**.531, 533
Ammoniacum Gummi hom., Monographie **F2**.533
Ammoniacum in lacrimis **F2**.531
Ammoniacum in massis **F2**.531
Ammoniak **F1**.357, 624
Ammoniakgummi **F2**.531, 533
Ammoniaque **F2**.531
Ammonii ferri citras **F4**.73
Ammonii ferri citrates **F4**.71, 72
Ammoniogenese **F1**.338
Ammonium
– Analytik **F1**.625
– Grenz- und Richtwerte **F1**.625
Ammonium bicarbonat **F4**.74
Ammonium bicarbonicum **F4**.74
Ammonium bituminosulfonicum, Monographie **F4**.70
Ammonium carbonicum **F1**.841
Ammonium sulfoichthyolicum **F4**.70
Ammonium vanadinicum **F4**.79
Ammoniumacetat **F2**.182
– Monographie V07AZ **F4**.70
Ammoniumalginat, Monographie **F4**.71
Ammoniumamidosulfonat **F4**.77
Ammoniumamidosulphat **F4**.77
Ammoniumcer(IV)nitrat, Monographie V07AZ **F4**.71
Ammoniumchlorid **F1**.101
Ammoniumeisen(III)citrat
– Monographie B03A **F4**.71
– braunes, Monographie **F4**.72
– grünes, Monographie V07AZ **F4**.73
Ammoniumeisen(III)sulfat Dodecahydrat, Monographie V07AZ **F4**.74
Ammoniumeisen(II)sulfat Hexahydrat, Monographie V07AZ **F4**.74
Ammoniumheptamolybdat Tetrahydrat **F4**.75
Ammoniumhydrogencarbonat **F1**.841
– Monographie V07AZ **F4**.74
Ammoniumisothiocyanat **F4**.78
Ammoniummetavanadat **F4**.79
Ammoniummolybdat Tetrahydrat, Monographie V07AZ **F4**.75
Ammoniummonohydrogencitrat, Monographie V07AZ **F4**.75
Ammoniumnitrat, Monographie V07AZ **F4**.76
Ammoniumoxalat Monohydrat, Monographie V07AZ **F4**.76
Ammoniumparamolybdat Tetrahydrat **F4**.75
Ammoniumperoxydisulfat **F4**.77
Ammoniumpersulfat, Monographie D08AX, V07AZ **F4**.77
Ammoniumrhodanid **F4**.78
Ammoniumsulfamat, Monographie V07AZ **F4**.77
Ammoniumsulfobitol, Monographie D05A **F4**.77
Ammoniumsulfocyanat **F4**.78
Ammoniumthiocyanat, Monographie V07AZ **F4**.78
Ammoniumvanadanat, Monographie V07A **F4**.79
Ammoniumverbindungen, quartäre **F1**.882
Ammonyx SO **F5**.584
Ammoresinol **F2**.531

Amnopodin F3.122
Amobarbital F1.473
Amomum zingiber F3.838
Amonia agrimonoides F2.45
Amoniaco F2.531
Amores secos F2.233
Amosulalol, Monographie C07AG F4.79
Ampelopsin F3.483
Amphenicole, Antibiotika J01B, J01BA
Amphetamine F1.483
Amphotenside F1.890
Amphotere Tenside F1.832
Ampiroxicam, Monographie M01AC, M02AA, S01BC F4.80
Amplexosid F2.191
Ampyron F4.65
AMSA [Amsacrin] F1.258
Amsacrin F1.258
Amsidyl® F1.258
Amsul F2.766
Amsulosinhydrochlorid F5.612
Amygdalae virides F3.406
Amygdalin F2.486
n-Amylacetat, Monographie V07A F4.81
Amylalkohol, tertiärer F4.82
β-Amylalkohol, Monographie V07A F4.82
iso-Amylalkohol F4.82
n-Amylalkohol F5.402
sec-Amylalkohol F5.402
Amylase F2.268
α-Amylase F1.17, 362
– Gesamt- F1.362
– Pankreas- F1.362
β-Amylase F3.843
Amylium salicylium F4.727
Amylopektin F1.17; F3.680
Amylose F1.17; F3.680
Amylotriose F5.97
Amylum Ari F2.188
Amylum Cannae F2.283
Amylum Tritici F3.679
Amyrin F3.526, 544, 635, 771–772, 775
α-Amyrin F2.60, 147, 151; F3.545, 652
β-Amyrin F2.151, 203, 205; F3.339, 349, 427, 667, 818, 832
α-Amyrinacetat F2.151
β-Amyrinacetat F2.196; F3.667
Amyrincinnamat F3.156
β-Amyrinester F3.667
Amyris elemifera, Verwechslung mit Resina Elemi F2.272
Amyris linaloe F2.256
Amyris oleosa, Verwechslung mit Resina Elemi F2.272
Amyris plumieri, Verwechslung mit Resina Elemi F2.272
Amyris ventricosa F2.257
Amyris zeylanica F2.275
Anabasin F3.249–250
Anabolika
– Hund und Katze F1.541
– zur systemischen Anw. A14

– – Steroide A14A
Anacamptis pyramidalis, Verwechslung mit Ari maculati rhizoma F2.188
Anaceto F3.628
Anacyclin F2.79
Anacyclus, Monographie F2.74
Anacyclus depressus F2.76
Anacyclus officinarum F2.75
Anacyclus × officinarum F2.75
– Monographie F2.74
– Verfälschung von Pyrethri radix F2.78
Anacyclus pseudopyrethrum F2.76
Anacyclus pulcher F2.74
Anacyclus pyrethrum F2.76–77, 80
– Monographie F2.76
Anadenanthera, Monographie F2.81
Anadenanthera colubrina F2.81–82
– Monographie F2.81
Anadenanthera-colubrina-Samen, Monographie F2.82
Anadenanthera peregrina F2.81, 83
– Monographie F2.82
Anadenanthera-peregrina-Samen, Monographie F2.83
Anagrelidhydrochlorid, Monographie B01AC F4.83
Anagyrin F2.792–793, 796; F3.106
Analgetika N02
– antiphlogistische, Hund und Katze F1.546
– Migränetherapeutika N02C
– Opioide N02A
– schwache N02B
– – Anilide N02BE
– – Pyrazolone N02BB
– – Salicylate N02BA
– starke, Hund und Katze F1.545
Analysenprotokoll F1.645
Analysenverfahren, elektrochemische F1.494
Analytik, klinisch-toxikologische F1.455
Anämie F1.119, 321
– Definition F1.119
– hämolytische F1.116
– megaloblastische F1.38
– normocytische F1.35
– perniziöse F1.120
Anaphylaktischer Schock, Hund und Katze F1.552
Anaphylaktoide Reaktion F1.222
Anaritid, Monographie C02, C03 F4.84
Anastasia F3.628
Anästhesie, Allgemein~, Kleinnager, Kaninchen und Frettchen F1.561
Anästhetika N01
– Antipruriginosa D04AB
– Hund und Katze F1.553
– Kleinnager, Kaninchen und Frettchen F1.561
– Lokalanästhetika N01B
– lokale, Kleinnager, Kaninchen und Frettchen F1.562
– Narkotika N01A
– Reptilien F1.577
– Zierfische F1.582
Anastress F5.119

Anastrozol, Monographie L02B F4.87
Anatabin F3.249–250
Anbau, resistente Pflanzen F1.590
Anchar F2.132
Anchusa, Monographie F2.85
Anchusa aegyptiaca F2.85
Anchusa affinis F2.85
Anchusa aggregata F2.85
Anchusa arvalis F2.86
Anchusa barrelieri F2.85
Anchusa caespitosa F2.85
Anchusa calcarea F2.85
Anchusa capensis F2.85
Anchusa gmelini F2.85
Anchusa italica F2.85
Anchusa macrocarpa F2.85
Anchusa microcalyx F2.85
Anchusa myosotidiflora F2.85
Anchusa neglecta F2.85
Anchusa obliqua F2.85
Anchusa ochroleuca F2.85
Anchusa officinalis F2.85, 87–88, 90
– Monographie F2.86
Anchusa sempervirens F2.85
Anchusa strigosa F2.85
Anchusa tylosa F2.85
Anchusae flos, Monographie F2.87
Anchusae herba, Monographie F2.87
Anchusae radix, Monographie F2.90
Anchusosid F2.88–89
Anda assu F2.901
Anda brasiliensis F2.901
Anda gomesii F2.901
Andaassubaum F2.901
Anda-assy-Öl F2.901
Andabaum, großer F2.901
Ande-ande F2.135
Andenlupine F3.115
Andicus pentaphyllus F2.901
Androdia simosa K. F1.795
Androfluorene F4.535
Androfluorone F4.535
Androgene, Sexualhormone G03B
Andrographis paniculata, Verfälschung von Chiratae indicae herba F3.584
Androsin F3.389
– Gehaltsbestimmung F3.390
Androsterolo F4.535
Aneiri F2.270
Anemonol F2.35
Anepu F2.135
trans-Anethol F3.229, 267
Anethole dithiolthion F4.87
Anetholtrithion, Monographie A01AD, A16A F4.87
Aneural F5.119
Aneurin F1.33
ANF *[Atrialer natriuretischer Faktor]* F4.124
Anfälligkeit von Weizensorten F1.590
Anfangsspannung F1.779
Anforderungsformular, für Zytostatikaherstellung, zentrale F1.250
Angel Hair *[Phencyclidin]* F5.418

Angel Mist *[Phencyclidin]* F5.418
Angelica
– Monographie F2.91
– purpurfarbene F2.110
Angelica acutiloba F2.92
– Monographie F2.92
– Verfälschung von Angelicae sinensis radix F2.118
– Verwechslung mit Angelica sinensis F2.117
Angelica-acutiloba-Wurzel, Monographie F2.92
Angelica anomala F2.117
Angelica archangelica F2.92, 95–100, 108–110
– Monographie F2.95, 110
– Verwechslung mit Angelica atropurpurea F2.111
– Verwechslung mit Angelica silvestris F2.121
Angelica archangelica hom., Monographie F2.110
Angelica archangelica, äthanol. Decoctum F2.109
Angelica archangelica, äthanol. Decoctum hom., Monographie F2.109
Angelica-archangelica-Blätter, Monographie F2.96
Angelica-archangelica-Früchte, Monographie F2.97
Angelica-archangelica-Fruchtöl, Monographie F2.98
Angelica-archangelica-Kraut, Monographie F2.99
Angelica archangelica spag. Zimpel F2.110
Angelica atropurpurea F2.110–111
– Monographie F2.110
– Verwechslung mit Angelica archangelica F2.103
Angelica atropurpurea hom., Monographie F2.111
Angelica di boemia F2.95
Angelica dahurica F2.111, 111
– Monographie F2.111
Angelica-dahurica-Wurzel F2.111
Angelica domestica F2.95
Angelica fallax F2.117
Angelica fruit F2.97
Angelica glabra F2.111
Angelica leaf F2.96
Angelica major F2.95
Angelica myriostachys F2.114
Angelica officinalis F2.95
Angelica oil F2.108
Angelica palustris F2.92
Angelica polyclada F2.114
Angelica polymorpha F2.117
Angelica pubescens F2.115
– Monographie F2.114
Angelica pubescens f. biserrata F2.115
Angelica pyrenaea F2.92
Angelica root F2.99–100
Angelica root oil F2.108
Angelica sativa F2.95
Angelica schishiudo F2.114
Angelica seed oil F2.98
Angelica silvestris F2.92
– Verwechslung mit Angelica archangelica F2.96
– Verwechslung mit Angelicae radix F2.101
Angelica sinensis F2.117
– Monographie F2.117
– Verfälschung von Angelica-acutiloba-Wurzel F2.93

– Verwechslung mit Angelica dahurica F2.111
Angelica triquinata F2.110
Angelica wolffiana F2.117
Angelicae aetheroleum F2.108
Angelicae dahuricae radix F2.111
– Monographie F2.111
Angelicae pubescentis radix F2.115
– Monographie F2.115
Angelicae radix F2.92, 99–100
– Monographie F2.99
Angelicae sinensis radix F2.117
– Monographie F2.117
β-Angelicalacton F2.112
Angelicarod F2.95
Angelicasamenöl F2.98
Angelicasäure F2.99, 103, 115
Angelica-tree F3.827
Angelicawurzel F2.99
Angelicin F2.97, 99, 103, 111
Angelik F2.95
Angelikablätter F2.96
Angelikafrüchte F2.97
Angelikakraut F2.99
Angelikaöl F2.108
Angelikasamen F2.97
Angelikawurzel F2.99–100
– chinesische F2.117
Angélique F2.100
Angelol F2.115
Angico F2.82
Angina pectoris F1.112
Angiopeptin F5.10
Angiotensin-II-Antagonisten, Antihypertensiva C09CA
Angolensin F3.412–413
Angophora intermedia F3.415
Angophora lanceolata F3.415
Angophora melanoxylon F3.415
Angostura F2.747, 749
Angostura bark F2.747, 750
Angostura cusparia F2.747
Angostura trifoliata F2.747
Angostura vera F2.747
Angostura-Baum F2.747
Angosturae cortex, Monographie F2.747
Angosturarinde F2.747
Angosturin F2.748
Anguläre Stomatitis F1.35
Angustata F3.650
Angustidin F3.699
Angustifolin F3.107, 113–114, 116–118
Angustin F3.690, 692, 697, 699
Angustolid F2.823
Angustolin F3.690, 699
Anguston F3.113
Angustura F2.749
Angustura vera F2.750
Angustura vera hom., Monographie F2.750
Angustura-Baum F2.747
Angusturarinde F2.747
Angusture F2.750
Angusture de Columbie F2.747

ANH [Atriales natriuretisches Hormon] F1.195
Anhydrogitalin F4.578
Anhydrol F4.455
Anhydrorugulosin F2.202
16–Anhydrostrospesid F2.40
Aniceto F3.628
Anilide, Analgetika N02BE
Anilin, Monographie V07AZ F4.89
Anilinbenzen F4.372
Anilingelb F4.64
Anilingrün F5.94
3-[4-Anilinophenylazo]benzolsulfonsäure, Natriumsalz F5.134
4-[4-Anilinophenylazo]benzolsulfonsäure, Natriumsalz F5.686
1-(3-Anilinopropyl)-4-phenylisonicotinsäureethylester F5.438
Anilinsulfat, Monographie V07AZ F4.89
Anilinviolett F4.575
Anionen, metabolisierbare F1.212
Anionenaustauscher
– Monographie V07A F4.89
– Lipidsenker C10AC, †B04AD
Anionenlücke F1.211
Anionische Tenside F1.831
Aniracetam, Monographie N06BX F4.90
Anis, wilder F3.229
Anisaldehyd F2.513
– Monographie V07AT F4.91
p-Anisaldehyd F4.91
Aniskerbel F3.229
N-p-Anisoyl-3-(cis-2,6-dimethylpiperidino)sydnonimin F5.446
1-p-Anisoyl-2-pyrrolidinon F4.90
Anistreplase, Monographie B01AD F4.91
3-(p-Anisyl)trithion F4.87
Anjani F3.387
Anjir F2.714
Anjira F2.714
Ankenblümli F2.608
Anki F2.295
Annotin F3.122
Annotinin F3.122
Anomalin F2.112
Anon F4.289
Anonymos sempervirens F2.784
Anordnungen, Durchsetzung, Zwangsmittel F1.725
Anordrin, Monographie G03A F4.94
Anorexia nervosa F1.122
Anorexie F1.121, 168
Anorganische Stickstoffverbindungen F1.621
Anpirtolinhydrochlorid, Monographie N02 F4.95
Anschat F2.2
Anschmutzungen, lipophile F1.831
Ansérine du Mexique F2.344
Ansérine vermifuge F2.344
Antacida A02A
– aluminiumhaltige F1.43
Antamanid F2.70
Antempim F3.353
Antennaire F2.126
Antennaria, Monographie F2.125

Antennaria dioica **F2.**127
- Monographie **F2.**126
Antennariablüten **F2.**127
Antennariae dioicae flos, Monographie **F2.**127
Antennariae Flos **F2.**127
Anthelminthika P02
- Cestodenmittel P02D
- Hund und Katze **F1.**543
- Kleinnager, Kaninchen und Frettchen **F1.**558
- Reptilien **F1.**576
- Trematodenmittel P02B
- veterinärmedizinische QP52A
- Ziervögel **F1.**568
Anthelmintika, Nematodenmittel P02C
Anthemis artemisiaefolia **F2.**511
Anthemis artemisiifolia **F2.**515
Anthemis colala **F3.**618
Anthemis grandiflora **F2.**515
Anthemis grandiflorum **F2.**511
Anthemis pyrethrum **F2.**76, 80
Anthemis pyrethrum hom., Monographie **F2.**80
Anthemis stipulacea **F2.**511, 515
Anthocyane **F1.**79
Anthostema, Monographie **F2.**129
Anthostema senegalense **F2.**131
- Monographie **F2.**130
Anthostema-senegalense-Rinde, Monographie **F2.**131
Anthostema-Faktor **F2.**130
Anthracen **F3.**635
9,10-Anthracendicarboxaldehyd-bis(4,5-dihydro-1H-imidazol-2-ylhydrazon)dihydrochlorid **F4.**155
1,2,10-Anthracentriol **F4.**96
Anthrachinon-1O-galactosid **F2.**203
Anthrachinon-1O-glucosid **F2.**203
Anthracycline, paravasate **F1.**252
Anthranilsäure, Monographie V07AZ **F4.**96
Anthrarobin, Monographie D01AE, D11AX **F4.**96
Anthricin **F2.**363
Anthroposophische Ernährung **F1.**175
Anti-D-Immunglobulin, Monographie J06BB **F5.**875
Antiadiposita A08, A08A
- peripher wirkende A08AB
- zentral wirksame A08AA
Antiadrenergika
- Ganglienblocker, Antihypertensiva C02B
- peripher wirksame, Antihypertensiva C02C
- zentral wirksame, Antihypertensiva C02A
Antiallergika
- Hund und Katze **F1.**551
- Ophthalmologika S01G
- Rhinologika R01AC
- zur Inhalation, Antiasthmatika R03BC
Antiallosid **F2.**133
Antianämika B03
- Eisenpräparate B03A
Antiandrogene G03H, G03HA
a-Antiarin **F2.**133
β-Antiarin **F2.**133
Antiaris, Monographie **F2.**132
Antiaris africana **F2.**132

Antiaris dubia **F2.**132
Antiaris toxicaria **F2.**132-133
- Monographie **F2.**132
Antiaris-toxicaria-Latex, Monographie **F2.**133
Antiaris-toxicaria-Samen, Monographie **F2.**133
Antiarojavosid **F2.**133
Antiaron **F2.**133
Antiarrhythmika
- Herztherapeutika C01B
- Hund und Katze **F1.**547
Antiasthmatika R03
- Anticholinergika R03BB
- zur Inhalation
- - Antiallergika R03BC
- - Glucocorticoide R03BA
- - Sympathomimetika R03A
- - Sympathomimetika *[a- und β-Agonisten]* R03AA
- - Sympathomimetika *[β-Agonisten, nicht-selektive]* R03AB
- - Sympathomimetika *[β$_2$-Agonisten, selektive]* R03AC
- zur systemischen Anw.
- - Leukotrien-Rezeptor-Antagonisten R03DC
- - Sympathomimetika R03C
- - Sympathomimetika *[a- und β-Agonisten]* R03CA
- - Sympathomimetika *[β-Agonisten, nicht-selektive]* R03CB
- - Sympathomimetika *[β$_2$-Agonisten, selektive]* R03CC
- - Xanthine R03DA
Antibeschlagmittel für Brillen und Scheiben **F1.**785
Antibiotika
- Aminoglycoside J01G
- Amphenicole J01B, J01BA
- Antiinfektiva, Antidiarrhoika A07AA
- Antituberkulotika J04AB
- Betalactam-Antibiotika J01C
- Cephalosporine J01DA
- Dermatika D06
- Hund und Katze **F1.**536
- Kleinnager, Kaninchen und Frettchen **F1.**555
- Lincosamide J01F, J01FF
- Makrolide J01F, J01FA
- Monobactame J01DF
- Peneme J01DH
- - mit Enzyminhibitoren J01DH
- Penicilline J01C
- - Beta-Lactamase-empfindliche J01CE
- - Beta-Lactamase-Inhibitoren J01CG
- - in Komb. mit Beta-Lactamase-Inhibitoren J01CR
- - Beta-Lactamase-resistente J01CF
- - Breitspektrum~ J01CA
- Rachentherapeutika R02AB
- Reptilien **F1.**574
- Streptomycine J01GA
- Tetracycline J01A, J01AA
- topische, Dermatika D06A
- Ziervögel **F1.**564
- zytotoxische, Zytostatika L01D

Anti-CD 3 *[Anti-CD 3-Antikörper]* **F5.**227
Anticholinergika, Antiasthmatika **R03BB**
Antidepressiva **N06A**
- tricyclische **F1.**480
Antidesma, Monographie **F2.**134
Antidesma acidum **F2.**135
Antidesma alexiterium **F2.**136
Antidesma bunius **F2.**134-135
- Monographie **F2.**135
Antidesma-bunius-Blätter, Monographie **F2.**135
Antidesma ciliatum **F2.**135
Antidesma cordifolium **F2.**135
Antidesma crassifolium **F2.**135
Antidesma erythrocarpum **F2.**136
Antidesma floribundum **F2.**135
Antidesma ghaesembilla **F2.**134, 136
- Monographie **F2.**135
Antidesma-ghaesembilla-Ganzpflanze, Monographie **F2.**135
Antidesma henryi **F2.**136
Antidesma heterophyllum **F2.**136
Antidesma leptocladum **F2.**136
Antidesma menasu **F2.**136
Antidesma-menasu-Blätter **F2.**136
Antidesma-menasu-Ganzpflanze **F2.**136
Antidesma montanum **F2.**134, 136
- Monographie **F2.**136
Antidesma-montanum-Blätter, Monographie **F2.**136
Antidesma-montanum-Ganzpflanze, Monographie **F2.**136
Antidesma moritzii **F2.**136
Antidesma nitidum **F2.**136
Antidesma oblongifolium **F2.**136
Antidesma ovalifolium **F2.**135
Antidesma paniculatum **F2.**135
Antidesma pentandrum **F2.**134, 137
- Monographie **F2.**137
Antidesma-pentandrum-Ganzpflanze, Monographie **F2.**137
Antidesma pubescens **F2.**135-136
Antidesma ripicola **F2.**134, 137
- Monographie **F2.**137
Antidesma-ripicola-Rinde, Monographie **F2.**137
Antidesma spicatum **F2.**135
Antidesma Stilago bunius **F2.**135
Antidesma sylvestre **F2.**135
Antidesma venosum **F2.**134, 137
- Monographie **F2.**137
Antidesma-venosum-Blätter, Monographie **F2.**137
Antidesma vestitum **F2.**135
Antidesmae folium **F2.**135
Antidesmanol **F2.**136
Antidesme **F2.**135
Antidesmin A **F2.**137
Antidiabetika **A10**
- Hund und Katze **F1.**540
- Insuline **A10A**
- orale **A10B**
- - Alphaglucosidasehemmer **A10BF**
- - Biguanide **A10BA**
- - α-Glucosidasehemmer **A10BF**

- - Sulfonamide, heterocyclische **A10BC**
- - Sulfonylharnstoffe **A10BB**
- - Thiazolindione **A10BG**
Antidiarrhoika **A07**
- Adsorbentien, intestinale **A07B**
- Antiinfektiva, intestinale **A07A**
- Entzündungshemmer, intestinale **A07E**
- motilitätshemmende **A07D, A07DA**
- Ziervögel **F1.**566
Antidiuretisches Hormon *[ADH]* **F1.**194
Antidota bei Narkosezwischenfällen, Kleinnager, Kaninchen und Frettchen **F1.**562
Antidote **V03AB**
Antiektoparasitika
- Hund und Katze **F1.**541
- Kleinnager, Kaninchen und Frettchen **F1.**559
- Reptilien **F1.**576
- Zierfische **F1.**579
- Ziervögel **F1.**570
Antiemetika **A03F, A03FA, A04, A04A**
- Hund und Katze **F1.**548
- Ziervögel **F1.**566
Antiepileptika **N03, N03A**
Antifibrinolytika **B02A**
Antiflatulentia **A02D, A02DA**
Antigentest **F1.**903
Antihämorrhagika **B02**
Antihistaminika
- Antipruriginosa **D04AA**
- Hund und Katze **F1.**552
H$_1$-Antihistaminika, zur systemischen Anw. **R06, R06A**
H$_2$-Antihistaminika, Ulkustherapeutika **A02BA**
Antihydrotika **D11AA**
Antihypertensiva **C02, C09**
- Antiadrenergika
- - Ganglienblocker **C02B**
- - peripher wirksame **C02C**
- - zentral wirksame **C02A**
- Antisympathotonika
- - Ganglienblocker **C02B**
- - peripher wirksame **C02C**
- - zentral wirksame **C02A**
- Renin-Angiotensin-System **C09A, †C02E**
- - ACE-Hemmer **C09AA, †C02EA**
- - Angiotensin-II-Antagonisten **C09CA**
- - Conversions-Enzym-Hemmer **C09AA, †C02EA**
- - Renin-Hemmstoffe **C09XA**
- Vasodilatatoren, glattmuskulär wirksame **C02D**
Antihypertonika **C02, C09**
Antiinfektiva
- Gynäkologika **G01, G01A**
- intestinale, Antidiarrhoika **A07A**
- Mund- und Rachentherapeutika **A01AB**
- Ophthalmologika **S01A**
- Otologika **S02A, S02AA**
- Stomatologika **A01AB**
- Urologika **G04A**
- zur systemischen Anw. **J, J01**
- - Chinolone **J01M**
- - Chinolone, Fluorchinolone **J01MA**
- - Sulfonamide **J01E**

– – Trimethoprim J01E
Antiirritativa **F1.**766
Antikoagulantien
– Heparine B01AB
– Vitamin K-Antagonisten B01AA
Antikonvulsiva N03, N03A
Antikörper
– einfacher (idiotypischer) **F5.**791
– Globuline **F5.**871
– – Cytomegalie **F5.**877
– – FSME **F5.**877
– – Hepatitis A **F5.**877
– – Röteln **F5.**878
– – Tetanus **F5.**878
– monoklonale
– – Herstellung **F5.**784
– – Prüfung **F5.**784
– monoklonaler **F4.**133, 295
Antil **F3.**340
Antimetabolite, Zytostatika L01B
Antimykotika
– Dermatika D01
– Hund und Katze **F1.**553
– Kleinnager, Kaninchen und Frettchen **F1.**559
– Reptilien **F1.**575
– topische, Dermatika D01A
– Ziervögel **F1.**570
– zur systemischen Anw. J02, J02A
– – Dermatika D01B, D01BA
Antineoplastika **F1.**231
Antiogenin **F2.**133
Antiogosid **F2.**133
Antiosemosid **F2.**133
Antiosid **F2.**133
Antioxydantien **F1.**766
Antiparasitika
– Hund und Katze **F1.**541
– Kleinnager, Kaninchen und Frettchen **F1.**558
– lokale, Kleinnager, Kaninchen und Frettchen **F1.**560
– Ziervögel **F1.**560
Antiparathyroidhormone H05B
Antiparkinsonmittel N04
Antiphlogistika M01
– nichtsteroidale M01A
– – Acetamidderivate M01AB
– – Butylpyrazolidine M01AA
– – Essigsäurederivate M01AB
– – Fenamate M01AG
– – Oxicame M01AC
– – Propionsäurederivate M01AE
– topische M02, M02A
– – nichtsteroidale M02AA
– – nichtsteroidale, Capsicum-Zubereitungen M02AB
– – nichtsteroidale, Salicylsäurederivate M02AC
Antiphlogistische Analgetika, Hund und Katze **F1.**546
a_2-Antiplasmin **F1.**325
Antiprotozoika P01, P01A, P01C
– Kleinnager, Kaninchen und Frettchen **F1.**559
– Malariamittel P01B

– Reptilien **F1.**575
– Ziervögel **F1.**569
Antipruriginosa D04, D04A
– Anästhethika D04AB
– Antihistaminika D04AA
Antipsoriatika D05
– topische D05A
– zur systemischen Anw. D05B
Antipyretika N02B
Antipyrin, Abbau **F1.**182
Antiquitäten, Behandlung **F1.**796
Antirachitika, Hund und Katze **F1.**541
Antirheumatika M01
– Balneotherapie M02B
– nichtsteroidale M01A
– – Acetamidderivate M01AB
– – Butylpyrazolidine M01AA
– – Essigsäurederivate M01AB
– – Fenamate M01AG
– – Oxicame M01AC
– – Propionsäurederivate M01AE
– spezifisch wirksame M01C
– topische M02, M02A
– – nichtsteroidale M02AA
– – nichtsteroidale, Capsicum-Zubereitungen M02AB
– – nichtsteroidale, Salicylsäurederivate M02AC
Antiseptik **F1.**847
Antiseptika X05
– Dermatika D08, D08A
– Gynäkologika G01, G01A
– Rachentherapeutika R02AA
Antisympathotonika
– Ganglienblocker, Antihypertensiva C02B
– peripher wirksame, Antihypertensiva C02C
– zentral wirksame, Antihypertensiva C02A
Antithrombin III *[AT III]* **F1.**325, 331
– Bestimmung **F1.**327
Anti-Thrombose-Strümpfe **F1.**1011
Antithrombotika B01, B01A
Antituberkulotika J04A
– Aminosalicylate J04AA
– Antibiotika J04AB
– Hydrazide J04AC
– Thioharnstoff-Derivate J04AD
Antitussiva R05D
– Hund und Katze **F1.**549
– Opioide R05DA
Antivarikosa C05B
Antivertiginosa N07C, N07CA
Antivitamine **F1.**27
Antong **F2.**304
Anwendungsgebiete von Stoffen und Zubereitungen
– Abdominalbeschwerden, Volksmedizin **F2.**137, 224, 434, 805
– Abdominalschmerzen, Volksmedizin **F3.**224, 418, 696
– Abort, Volksmedizin **F2.**387, 659; **F3.**329, 627, 755, 772, 776
– Abortivum **F2.**111

- – Volksmedizin F2.99, 312, 348, 471, 494, 496, 507, 652, 654, 679; F3.46, 111, 240, 252, 361, 636, 738, 782, 784, 788
- Abstillen G02CB
- – Volksmedizin F2.99, 312, 348, 471, 494, 496, 507, 652, 654, 679; F3.46, 111, 240, 252, 361, 636, 738, 782, 784, 788–789
- Abszesse, Volksmedizin F2.166, 188, 248, 494, 511, 532, 534, 652, 720, 859, 898; F3.60, 784, 819
- Abwehrschwäche, Volksmedizin F2.166, 188, 248, 494, 511, 532, 534, 652, 720, 859–860, 898; F3.60, 784, 819
- Abwehrstärkung, Volksmedizin F2.602, 884; F3.153, 450
- Acetylcholinesterase-Hemmer F4.411
- Adnexitis, Volksmedizin F2.248
- Adrenozeptor-Antagonist F4.149, 302, 448
- – – Vet. F4.120
- Adstringens, Volksmedizin F2.195, 319, 322; F3.405, 414, 416, 419, 449, 650
- Adstringenzien F4.578, 741, 773; F5.749
- Aggressionen, Volksmedizin F2.306
- Akne D10 F3.517
- – – Volksmedizin F2.606; F3.186, 188
- Akne vulgaris F4.36, 79, 735, 753; F5.239, 255, 320, 333, 495, 558, 594
- Akromegalie F5.10
- Alkalose F4.556
- Alkoholabhängigkeit F4.6, 351; F5.350
- Alkoholismus V03AA
- Alkoholkonsum, Volksmedizin F2.861
- Allergie F2.670
- – – Volksmedizin F2.670–671
- Allergien F4.365, 544; F5.26, 54, 745
- Alopecia androgenetica F4.450
- Alopezie, Volksmedizin F2.759
- Altersbeschwerden, Volksmedizin F2.163, 759
- Altersherz F3.245
- Alterskrankheiten F3.127
- Amenorrhoe F4.652
- – – Volksmedizin F2.57, 61, 254, 287, 306, 446, 473, 475, 652, 703; F3.141, 224, 324, 537, 823
- Amöbendysenterie, Volksmedizin F2.253
- Amöbenruhr, Volksmedizin F2.640
- Amöbiasis P01A
- Amoebiasis F4.173
- Anabolika F4.538
- Analekzem, Volksmedizin F3.14
- Analgetika F4.16, 65, 172, 260, 261, 324, 326, 351, 460, 461, 654, 760; F5.121, 152, 155, 175, 309, 321, 335, 384, 420, 461, 475, 491, 499, 549, 665
- Anämie B03 F4.25, 72, 414, 415, 416, 446, 510, 771; F5.100–101, 906, 909, 911, 913, 915, 917, 919, 921
- – – Volksmedizin F2.57, 446, 684; F3.46, 348
- Anaphylaktischer Schock, Hund und Katze F1.552
- Anaphylaxie F4.665
- Anasarca, Volksmedizin F2.652
- Anästhesie F4.56, 326, 425, 459, 765
- – – Vet. F5.426, 466, 468, 471, 499, 537

- Angina pectoris C01D, C07, C07A, C08 F2.829; F3.37, 254; F4.162, 262, 317, 359, 423, 446, 495; F5.315, 327, 395, 747
- – – Volksmedizin F2.638
- Angina tonsillaris F4.615
- Angst- und Spannungszustände N05B
- Angsterkrankungen F4.59, 719
- Angst- und Spannungszustände, Volksmedizin F2.226, 873; F3.155, 160
- Anogenitaljuckreiz, Volksmedizin F3.764
- Anorexie F4.401
- Anregung, Volksmedizin F3.829
- Antazida F4.53, 763; F5.79, 272
- Anthelminthika, Vet. F4.2, 340, 342, 624, 727; F5.476
- Antiarrhytmika F4.153, 387
- Antibiotika F4.148, 152, 212, 214, 216, 219, 221, 224, 226, 228, 232, 380, 489, 578, 667; F5.126, 239, 517, 524, 540, 694
- Antibiotikafolgen, Volksmedizin F3.12, 14
- Antibiotikaschäden, Volksmedizin F2.606
- Anticholinergika F5.360
- Antidepressiva F4.21, 23, 235, 273, 333, 716; F5.55, 110, 135, 182, 186, 190, 206, 306, 307, 339, 349, 379, 396, 470, 533, 719
- Antidot, Volksmedizin F3.830
- Antiemetika F4.389; F5.348
- Antiendotoxine F4.409
- Antiepileptika F4.4, 492; F5.119
- Antihistaminika F4.170, 365; F5.381
- Antihypertensiva F5.246
- Antikoagulanzien F4.298, 330, 430; F5.370, 422
- Antikonvulsiva F4.382, 455; F5.25, 119, 642
- Antimykotika F4.509, 578; F5.124, 310, 346, 562, 708
- Antiparasitika F4.70
- Antiphlogistika F4.363, 477, 494, 582, 654, 760; F5.91, 321, 665, 680
- Antipruriginosa F4.464
- Antipyretika F4.12, 461, 654; F5.175, 665
- Antirheumatika F4.172, 184, 260, 496, 507, 509; F5.623
- Antiseborrhoika F5.503
- Antiseptika F4.335, 341, 554, 577, 578, 617, 624, 741, 767, 770; F5.124, 190, 472, 721, 750
- Antiseptikum, Volksmedizin F3.382, 636, 821, 829
- Antisyphilitika F4.340
- Antitussiva F4.170
- Antriebssteigerung F3.752
- Anxiolytika F4.56, 170, 719, 757; F5.121, 398, 606
- Aphrodisiakum, Volksmedizin F2.61, 80, 188, 446, 541, 719, 735, 771, 824, 835; F3.160, 428, 831
- Aphten F5.255
- – – Volksmedizin F3.454, 537, 692
- Apoplexie, Volksmedizin F2.75, 165; F3.50, 155, 160, 224, 754
- Appendicitis, Volksmedizin F2.520
- Appetitanregung A15 F2.61

- Appetitlosigkeit F2.106; F3.216
- – Volksmedizin F2.30, 42, 106, 152, 226, 390, 420, 433, 455, 515, 546, 590, 684, 806; F3.14, 29, 57, 160, 382, 394, 398, 588, 607, 636
- Appetitsteigerung F4.401, 510
- Appetitzügler F4.39, 269, 554, 555; F5.107, 423, 424
- Aromatikum, Volksmedizin F3.820
- Arrhythmien F5.219
- Arteriosklerose C10, †B04 F5.123, 589
- – Volksmedizin F3.820–821
- Arthritis M01 F3.37; F4.9, 70, 81, 166, 308, 477, 494, 496, 507, 582, 600, 648; F5.62, 91, 112, 175, 254, 321, 352, 368, 369, 623, 625, 665
- – Volksmedizin F2.6, 163, 250, 498, 759; F3.188, 217, 224, 227, 340, 357, 627, 665, 697, 708, 723, 788, 805, 819
- Arthrose M01 F3.37; F4.81; F5.220, 229, 365, 368
- Ascites, Volksmedizin F2.476, 494, 633, 647, 652; F3.510
- Asthma R03 F2.240, 478; F3.99, 500
- – Volksmedizin F2.233, 253, 309, 317, 322, 350, 445, 468, 473, 494, 532, 618, 638, 640, 659, 703, 710, 720, 759, 820, 873, 880; F3.24, 95, 98, 259, 348, 394, 398, 405, 454, 458, 500, 627, 696, 723, 755, 764, 776, 819, 823, 831
- Asthma bronchiale F4.135, 312, 368, 444, 544, 664; F5.229, 254, 460, 585, 738, 745
- Aszites F4.599
- Atemanregung F5.53
- Atembeschwerden, Volksmedizin F2.233, 253, 309, 317–318, 322, 350, 445–446, 468, 473, 494, 532, 618, 638, 640, 659, 703, 710–711, 720, 759, 820, 873, 880; F3.24, 95, 98–99, 259, 348, 394, 398, 405, 454, 458, 500, 627, 696, 723, 755, 764, 776, 819, 823, 831
- Atemstörungen F3.99
- – Volksmedizin F3.95, 98
- Atemwegsbeschwerden, Volksmedizin F3.288
- Atemwegsentzündungen F2.167, 426, 430, 505, 535, 542, 656, 670, 675, 704, 817; F3.41, 101, 127, 193, 260, 315, 269, 503, 517, 571, 764, 767, 855
- – Volksmedizin F2.167–168, 426, 430, 505, 535, 542, 656, 670, 675, 704, 817; F3.41, 101, 127, 193, 260, 315–316, 369, 503–504, 517, 571, 764, 767, 855
- Atemwegserkrankungen F2.675; F3.94; F4.25, 128, 444, 590
- – Atemdepressionen F5.403
- – Vet. F5.701
- – Volksmedizin F2.129, 135, 186, 250, 318, 322, 348, 485, 532, 618, 880; F3.258, 398, 513
- Atemwegsinfektionen F4.380, 726, 735; F5.30, 100, 169, 251, 416, 417, 430, 437, 509, 558, 582, 585, 631, 635
- – Volksmedizin F2.515, 602
- Atemwegsreizungen F2.766
- Atemwegsspasmen F3.310
- Atonie, postinfektiöse, Volksmedizin F3.217
- Atrophie, Volksmedizin F2.57, 224

- Aufmerksamkeitsmangel F5.169
- Augenbeschwerden, Volksmedizin F2.515
- Augenentzündungen F2.478, 670; F3.571
- – Volksmedizin F2.478, 670–671; F3.571
- Augenerkrankungen F5.430, 709
- Augenflimmern, Volksmedizin F3.705
- Augenfremdkörper, Volksmedizin F3.86
- Augeninfektionen S01A F5.595, 599
- – Vet. F5.701
- Augenkrankheiten S01
- – Volksmedizin F2.7, 165, 357, 670, 873, 884; F3.181, 345, 421, 428
- Augenreizungen F2.766
- Augenschmerzen F3.518
- – Volksmedizin F2.873
- Augenverletzungen, Volksmedizin F2.236
- Augenwasser, Volksmedizin F3.450
- Ausfluß F2.639; F3.30
- – Volksmedizin F2.250; F3.11, 14
- Auswurf, starker, Volksmedizin F2.652
- Autoimmunerkrankungen, Volksmedizin F3.709
- Autoimmunkrankheiten F4.166, 649; F5.16, 229, 539
- Azidose F4.749
- – metabolische F5.272
- Badezusatz F4.726, 753
- Bakterielle Infektionen J01
- – Volksmedizin F2.6, 367, 433
- Bandwürmer P02D
- Bauchschmerzen, Volksmedizin F2.6–7, 367, 433
- Beatmung F4.765
- Beckenentzündungen F5.694
- Beinschmerzen F3.205
- Beriberi, Volksmedizin F2.211, 224, 306
- Bettnässen F2.351
- – Volksmedizin F2.47; F3.174, 461
- Beulen, Volksmedizin F2.165
- Bewußtlosigkeit F2.165–166
- Bilharziose, Volksmedizin F2.248, 253, 496, 735; F3.413, 510, 789
- Bilharziose, Schneckenbekämpfung, Volksmedizin F3.371
- Bindegewebserkrankungen, entzündliche F5.365
- Bitterstoffdroge, Volksmedizin F3.586
- Blähungen F3.24
- – Volksmedizin F2.30, 165, 425, 433, 546, 703, 710, 873, 880; F3.12, 29, 57, 160, 217, 233, 461, 523, 607, 636, 659, 672, 754, 829
- Bläschenausschlag F2.30, 165, 425, 433, 546, 703, 710, 873, 880; F3.12, 29, 57, 160, 217, 233, 461, 523, 607, 636, 659, 672, 754, 829–830
- Blasenbeschwerden, Volksmedizin F2.897
- Blasenentleerungsstörungen F2.67
- Blasenleiden, Volksmedizin F2.152, 176, 237; F3.124, 126, 636, 764
- Blasenschwäche, Volksmedizin F3.461
- Blasensteine, Volksmedizin F3.347
- Blennorrhoe, Volksmedizin F3.403
- Blepharospasmus F4.165
- Blut- und Gefäßkrankheiten F5.430
- Blutandrang F3.756

- Blutbildung **F4**.286
- – Volksmedizin **F3**.723
- Blutdruckstörungen **F2**.140
- Bluterbrechen, Volksmedizin **F2**.51
- Blutersatzmittel **F5**.410
- Blutgerinnungsstörungen **F4**.198
- Bluthochdruck C02, C03, C07, C07A, C08, C09 **F3**.37, 756
- – Volksmedizin **F2**.230, 515, 520, 711, 759; **F3**.46, 152, 403, 665, 705, 750, 755
- Bluthusten, Volksmedizin **F2**.51, 306, 318, 383, 485, 640; **F3**.452
- Blutkrankheiten, Volksmedizin **F2**.51, 306, 318, 383–384, 485, 640; **F3**.452
- Blutreinigung, Volksmedizin **F3**.29, 449, 581, 586, 723, 731, 738
- Blutstauungen **F2**.268
- – Volksmedizin **F2**.7
- Blutstuhl, Volksmedizin **F2**.897
- Blutungen **F2**.857; **F5**.252
- – Volksmedizin **F2**.137, 195, 253, 383, 448, 462, 468, 640, 788, 898; **F3**.172, 345, 450, 454, 723, 738
- Blutungen, innere, Volksmedizin **F2**.137, 195, 253, 383–384, 448, 462, 468, 640, 788, 898; **F3**.172, 345, 450, 454, 723, 738
- Blutungsneigung **F2**.268; **F5**.923, 926–927, 929–930, 932–933
- Blutvergiftungen **F3**.127
- – Volksmedizin **F3**.753
- Botulismus **F4**.608; **F5**.881
- Bradykinin-Antagonist **F4**.665
- Brechreiz, Volksmedizin **F2**.880; **F3**.696
- Bronchialbeschwerden, Volksmedizin **F2**.30
- Bronchialerkrankungen, Volksmedizin **F2**.688
- Bronchialkarzinom **F4**.552
- Bronchialverschleimung, Volksmedizin **F3**.335
- Bronchitis **F2**.240, 533; **F3**.500; **F4**.70, 444, 615; **F5**.254, 582, 694
- – Volksmedizin **F2**.4, 87, 89, 106, 120, 166, 183, 188, 198, 397, 425, 532, 618, 633, 638, 640, 703, 710, 759, 822, 872, 880; **F3**.24, 46, 98, 160, 188, 356, 500, 581, 607, 766, 821, 831
- Bronchospasmen, Volksmedizin **F2**.4, 87, 89, 106, 120, 166, 183, 188, 198, 397–399, 425, 532, 618, 633, 638, 640, 703, 710–711, 759, 822, 872–873, 880; **F3**.24, 46, 98, 160, 188, 356, 500, 581, 607, 766, 821, 831
- Brunstunterdrückung **F1**.544
- Brustknoten **F3**.538
- Brustkrankheiten, Volksmedizin **F2**.122
- Brustschmerzen **F3**.139, 260
- – Volksmedizin **F2**.434; **F3**.821
- Brustwarzenentzündungen, Volksmedizin **F3**.537
- Bulimia nervosa **F4**.63; **F5**.169
- Bursitis, Volksmedizin **F3**.357
- Calciumkanalblocker **F4**.303
- Calciummangel **F4**.198, 199
- Candidiasis **F5**.346, 562
- Candidose **F4**.167
- Cardiovaskuläre Störungen, Volksmedizin **F3**.563

- Cellulitis, Volksmedizin **F3**.665
- Cervixerosion, Volksmedizin **F2**.521
- Chemoprophylaktika, präoperative **F5**.432
- Chirurgie, plastische, Volksmedizin **F2**.856
- Cholekinetika **F4**.287
- Cholera, Volksmedizin **F2**.2, 80, 775, 884; **F3**.357, 723, 750, 755, 819, 829
- Choleretika **F4**.287, 293, 500
- Cholezystographie **F4**.181; **F5**.303
- Chondrokalzinose **F5**.368
- Claudicatio intermittens, Volksmedizin **F2**.2, 80, 775, 884; **F3**.357, 723, 750, 755, 819–821, 829
- Colitis ulcerosa **F4**.138; **F5**.229
- Conjunctivitis **F2**.824
- – Volksmedizin **F2**.2, 8, 236, 254, 472, 502, 511, 520, 638, 824, 867; **F3**.350, 367
- Cryptosporidiose **F5**.20
- Cystitis, Volksmedizin **F2**.3, 47, 283, 422, 425, 817, 835; **F3**.193, 764
- Cytomegalie-Virusinfektionen **F5**.877
- Cytoprotectivum, Volksmedizin **F3**.618
- Darmblutungen **F2**.8
- – Volksmedizin **F3**.306, 416
- Darmentleerungsstörungen **F2**.67
- Darmentzündungen, Volksmedizin **F2**.30, 89, 339, 520, 606, 775, 873; **F3**.12, 86, 186, 394, 633, 649, 723, 764, 853
- Darmerkrankungen, Volksmedizin **F2**.98, 350, 606, 647, 688, 775; **F3**.14, 450
- Darmerkrankungen, chronisch-entzündliche **F5**.344
- Darmflorastörungen, Volksmedizin **F2**.606; **F3**.12
- Darmfunktionsstörungen, Volksmedizin **F3**.12
- Darmgeschwüre, Volksmedizin **F2**.89; **F3**.402
- Darminfektionen, Volksmedizin **F2**.7, 633; **F3**.14
- Darmkrämpfe, Volksmedizin **F3**.764
- Darmoperationsfolgen, Volksmedizin **F3**.14
- Darmspasmen, Volksmedizin **F3**.633
- Darmstörungen, Volksmedizin **F3**.819
- Darmverschluß, Volksmedizin **F2**.643, 652, 720; **F3**.252
- Dekompressionskrankheiten **F5**.410, 558
- Delirium tremens, Volksmedizin **F3**.356
- Demenz **F4**.35, 90, 155, 315, 481, 668; **F5**.114, 313, 376, 512, 611
- Dengue-Fieber, Volksmedizin **F2**.685
- Depressionen N06A **F3**.541; **F4**.21, 23, 59, 60, 63, 235, 273, 333, 716, 717; **F5**.50, 55, 104, 110, 135, 169, 182, 186, 190, 206, 306, 307, 339, 349, 379, 396, 470, 533, 719, 759
- – Volksmedizin **F2**.377, 446, 734; **F3**.306, 458, 672
- Dermatitis **F4**.117, 554; **F5**.215
- Dermatomykosen **F5**.10
- Dermatophytosen **F5**. 346, 562, 592, 708
- Desinfektion **F2**.274
- Desinfektionsmittel **F4**.335, 341, 456, 587, 599, 625, 741, 770; **F5**.190, 328, 472, 631, 721
- Diabetes mellitus A10 **F4**.166, 435, 580, 582, 609, 688, 689; **F5**.539, 684, 758

- – Volksmedizin F2.47, 160, 163, 250, 253, 320, 333, 396, 398, 429, 720, 744, 895, 897; F3.46, 111, 343, 350, 357, 418, 421, 437, 653, 697, 723, 821
- Diagnosen V04
- Diagnostika F4.280, 567, 601, 654, 676, 683, 693, 695, 696, 698, 702, 704, 706, 708, 709, 711, 712, 713, 716, 768, 769; F5.38, 140, 165, 179, 265, 266, 277, 278, 279, 280, 290, 303, 404, 473, 556, 560, 728, 735
- – Asthma-Provokationstest F5.140
- – Kontrastmittel F5.410
- – Lungenfunktionsuntersuchung F5.731
- – Malabsorptionsbestimmung F5.734
- – Szintigraphie F5.616, 617, 618, 619, 620, 621, 638
- – Wachstumshormonmangel F5.570
- Dialyse F4.430, 441, 738
- Dialyselösung F5.85
- Diarrhoe A07 F2.47, 160, 163, 250, 253–254, 320, 333, 396, 398–399, 429, 720, 744, 895, 897; F3.46, 111, 343, 350, 357, 418, 421, 437, 653–654, 697, 723, 821; F4.25, 578, 735, 756; F5.254, 432, 517
- – Volksmedizin F2.90, 176, 235, 254, 306, 318, 322, 339, 357, 465, 606, 684, 734, 829; F3.12, 90, 160, 343, 345, 348, 402, 492, 636, 696, 723, 800, 819, 823, 831
- Diätetikum F3.681, 683, 714
- Diphtherie, Volksmedizin F2.294; F3.315
- Diuretika F4.642, 738, 740; F5.122, 125
- Diuretikum F2.284, 798
- – Volksmedizin F2.206, 220, 248, 282, 286, 289, 307, 318, 320, 354, 420, 425, 471, 494, 496, 532, 625, 720, 765, 810, 844, 846; F3.29, 57, 86, 124, 130, 155, 160, 343, 345, 348, 350, 361, 414, 452, 462, 636, 653, 821, 823
- Diverkulitiden F5.517
- Dopamin-Agonist F4.191
- Drüsenanregung, Volksmedizin F2.206, 220, 248, 282–283, 286, 289–290, 307, 318, 320–321, 354, 420, 425, 471, 494, 496, 532, 625, 720, 765, 810, 844, 846; F3.29, 57, 86, 124, 130, 155, 160, 343, 345, 348, 350, 361, 414, 452, 462, 636, 653, 821, 823
- Drüsenfehlfunktion, Volksmedizin F3.394
- Drüsenschwellungen F2.675
- – Volksmedizin F2.398, 520, 532; F3.595
- Drüsenverhärtungen F3.571
- Duftstoff F4.578
- Durchblutungsstörungen F3.500; F4.147, 261, 354, 517; F5.314, 467
- Durchblutungsstörungen, aurale F2.348
- Durchblutungsstörungen, periphere C04
- – Volksmedizin F2.30, 106
- Durchblutungsstörungen, zentrale F2.348
- Durchfall A07 F2.47, 71, 184, 268, 478, 606, 623, 766, 862, 893; F3.254, 305, 752, 799, 855
- – Volksmedizin F2.30, 47, 51, 90, 129, 224, 226, 250, 333, 350, 425, 485, 621, 633, 640, 688, 711, 735, 749, 775; F3.11, 14, 126, 155, 188, 275,

332, 382, 416, 454, 461, 523, 545, 649, 656, 697, 750, 764, 821, 828, 834
- Dysenterie, Volksmedizin F2.235, 250, 306, 465, 638, 749; F3.160, 345, 394, 413, 537, 800
- Dyskeratosis follicularis F4.28
- Dysmennorrhoe F4.376
- Dysmenorrhoe F5.5, 255, 321, 447, 665, 747
- Dyspepsie F2.235, 250, 306, 465, 638, 749; F3.160, 345, 394, 413–414, 537, 800
- – Volksmedizin F2.250, 287, 390, 446, 455, 606, 749; F3.12, 14, 367, 382, 394, 402, 755, 820, 831, 834
- Dyspepsie, nervöse F5.251
- Dystokie, Volksmedizin F2.250, 287, 390, 446, 455, 606, 749; F3.12, 14, 367, 382, 394, 402, 755, 820–821, 831, 834
- Dystonie F4.165
- Dystonie, vegetative F2.377, 675; F5.252
- Dysurie, Volksmedizin F2.211, 306
- Einreibungen, Volksmedizin F3.509, 649
- Eisenchelator F4.304
- Eisenmangel B03A F4.421, 423, 652
- – anämie F4.72, 414, 415, 416
- Eisenvergiftungen V03AC
- Ejaculatio praecox, Volksmedizin F2.446
- Ekelgefühl, Volksmedizin F2.880
- Eklampsie F5.92
- Ektoparasiten P03A F3.117, 253, 614, 616
- – Volksmedizin F2.59, 98, 122, 163, 418, 435, 470, 630, 771, 873; F3.60, 78, 111, 252, 382, 754, 828
- Ekzem, seborrhoisches F2.148
- – Volksmedizin F2.47
- Ekzeme F2.694; F3.247, 686; F4.70, 97, 193, 544, 590, 598, 615, 740, 753; F5.42, 215, 252, 255, 749
- – Volksmedizin F2.205, 275, 426, 775, 798, 891; F3.78, 124, 126, 151, 385, 819, 823
- Elektrolytsubstitution F4.738, 740, 746, 749
- Elephantiasis, Volksmedizin F2.163, 844; F3.428, 581
- Embolien B01, B01A F5.410
- Emetika F4.773; F5.688
- Emetikum F2.61
- – Volksmedizin F2.254, 504, 623, 627, 647, 659, 679, 765, 806, 822, 824, 859, 895; F3.98, 130, 315, 367, 394, 500, 574, 599, 750, 753, 788, 800
- Empfängnisverhütung G03
- Empfängnisregelung F1.1017; F2.254, 504, 623, 627, 647, 659, 679, 765, 806, 822, 824, 859, 895; F3.98, 130, 315, 367, 394, 500, 574, 599, 750, 753–754, 788, 800
- Empfängnisverbesserung, Volksmedizin F3.46
- Empfängnisverhütung F4.95
- – Volksmedizin F3.90, 172, 753
- Endokarditis F4.278
- Endometriose F4.95, 630; F5.243
- Endoparasiten, Volksmedizin F3.510
- Endothelin-Antagonist F4.162
- Enthaarungsmittel F4.753; F5.640

- Entzündungen M01 F4.105, 637, 638, 639; F5.123, 175, 213, 254, 321, 416, 417, 430, 459, 558, 745
- – Volksmedizin F2.3, 30, 89, 95, 146, 165, 206, 220, 251, 354, 397, 446, 515, 535, 602, 654, 734, 817, 835, 856, 884; F3.176, 341, 345, 394, 421, 618, 672, 697, 755, 788, 823, 828, 834
- Enuresis nocturna F5.383, 469
- Enzephalitis F4.690; F5.539
- Enzephalopathie, hepatische F5.517
- Enzymersatzmittel F4.47, 433
- Epilepsie N03, N03A F2.3, 30, 89, 95, 146, 165, 206, 220, 251, 354, 397, 446, 515, 535, 602, 654, 734, 817, 835, 856, 884; F3.176–177, 341, 345, 394, 421, 618, 672, 697, 755, 788, 823, 828, 834; F4.492, 558; F5.169, 190, 371, 642, 746, 747
- – Volksmedizin F2.30, 33, 80, 165, 253, 288, 387, 659, 703, 734, 873; F3.357, 599, 705, 755, 829, 831
- Epilierungsmittel F5.640
- Epstein-Barr-Virus F5.579
- Erbrechen A03F, A03FA, A04, A04A F2.30, 33, 80, 165, 253, 288, 387, 659, 703, 734, 873; F3.357, 599, 705, 755, 829, 831–832; F4.352, 376, 389, 401, 605; F5.254, 348, 688
- – Volksmedizin F2.333, 340, 711, 880; F3.329, 332, 357, 398, 750, 819, 821, 823
- Erektionsstörungen G04BE F5.569
- – Volksmedizin F3.324
- Erfrierungen, Volksmedizin F2.494, 496
- Erkältungen F4.269
- Erkältungskrankheiten R05 F3.663
- – Volksmedizin F2.2, 8, 30, 87, 113, 146, 210, 214, 224, 230, 248, 373, 412, 457, 461, 467, 520, 522, 602, 659, 720, 771, 835, 873, 884, 897; F3.46, 50, 153, 160, 174, 188, 332, 428, 430, 449, 523, 581, 664, 705, 753, 755, 764, 766, 827
- Ermüdung, Volksmedizin F2.2–3, 8, 30, 87, 113, 146, 210, 214, 224, 230, 248, 373, 412, 457, 461, 467, 520, 522, 602, 659, 720, 771, 835, 873, 884, 897; F3.46, 50, 153, 160, 174, 188, 332, 428, 430, 449–450, 523, 581, 664, 705, 753, 755, 764, 766, 827
- Ernährung V06
- – künstliche F4.24, 471, 591, 593, 627, 693; F5.98, 99, 511
- Ernährungsstörungen, Volksmedizin F3.12, 14
- Ernährungszusatz F4.106, 118, 471
- – Mineralzusatz F5.87, 98, 99
- Erregbarkeit, verminderte F2.67
- Erregungszustände F2.67, 377; F3.289
- – Volksmedizin F2.306; F3.20, 23
- Erschöpfungszustände F2.180, 342, 836; F3.310, 541, 638
- – nervöse F4.105, 511; F5.582
- – Volksmedizin F2.233, 301; F3.104, 174, 407
- Erysipel, Volksmedizin F2.233, 301–302; F3.104, 174, 407
- Eßstörungen F4.63
- Euterpflege, Volksmedizin F3.60
- Euthanasie
- – Hund und Katze F1.554

- – Kleinnager, Kaninchen und Frettchen F1.554
- – Ziervögel F1.562
- Facialisparese, Volksmedizin F1.572; F2.80, 730; F3.705
- Fadenwürmer P02C
- Faktor-VIII-Mangel F5.899
- Faktor-IX-Mangel F5.902
- Faktor-XIII-Mangel F5.905
- Fettleber F4.19
- Fettstoffwechselstörungen C10, †B04
- – Volksmedizin F3.68
- Fettsucht A08, A08A
- Fibrin-Kleber F4.515
- Fibrinolyse F4.305, 441
- Fibrositis, Volksmedizin F3.357
- Fieber N02B F2.140, 180, 738; F3.35, 219, 310, 369, 492; F4.25; F5.5, 723
- – Volksmedizin F2.289, 301, 322, 342, 354, 373, 391, 397, 399, 433, 446, 451, 461, 486, 496, 612, 643, 734, 749, 775, 788, 864, 873, 895, 898; F3.332, 394, 449, 537, 540, 578, 581, 586, 627, 632, 636, 649, 656, 664, 705, 750, 755, 800, 819, 829, 834
- Fisteln, Volksmedizin F2.289, 301, 322, 342, 354, 373, 391, 397, 399, 433, 446, 451, 461, 486, 496, 612, 643, 734, 749, 775, 788, 864, 873, 895, 898; F3.332, 394, 449, 537, 540, 578, 581, 586, 627, 632, 636, 649–650, 656, 664, 705, 750, 755, 800, 819–820, 829–831, 834
- Flatulenz A02D, A02DA
- Fleckfieber, Volksmedizin F3.160
- Fleisch, wildes, Volksmedizin F2.654
- Fluor F5.251, 255
- Fluor albus, Volksmedizin F2.51, 342, 425, 446, 465, 485; F3.28, 402, 450, 454, 461, 738, 832
- Flüssigkeitsansammlungen, Volksmedizin F2.475
- Follikelstimulierendes Hormon F4.546, 547
- Folsäuremangel B03B
- Fortpflanzungsstörungen, Volksmedizin F3.772
- Frauenleiden F2.377; F3.541
- – Volksmedizin F2.95, 120, 168, 173, 287, 348; F3.29, 564, 627
- Freßunlust, Volksmedizin F2.30
- Frigidität, Volksmedizin F2.735; F3.324
- Frostbeulen, Volksmedizin F2.188, 391, 426; F3.766
- Frostschäden, Volksmedizin F2.873
- Frühlingskur, Volksmedizin F2.14; F3.723
- Furunkel, Volksmedizin F2.4, 51, 61, 113, 367, 496, 511, 520, 802, 805, 856; F3.41, 60, 205, 227, 239, 508, 573, 595, 723
- Fußinfektionen, Volksmedizin F2.4, 51, 61–62, 113, 367, 496, 511, 520, 802, 805, 856; F3.41, 60, 205, 227, 239, 508, 573, 595, 723
- Fußschweiß, Volksmedizin F3.492
- Futtervergiftung F2.287
- Gallenbeschwerden F3.562
- – Volksmedizin F3.100, 205, 394, 523
- Gallenkoliken, Volksmedizin F3.564
- Gallenleiden A05A F2.355, 377; F3.37, 127, 564

- – Volksmedizin F2.47, 98, 106, 129, 152, 179, 391, 397, 771, 798, 835, 880, 884, 895; F3.29, 252, 421, 428, 450, 458, 517, 564, 607, 636, 659, 665, 672, 723
- Gallensteine A05A
- – Volksmedizin F2.354; F3.85, 347, 450, 452, 563, 607, 659
- Gallenwegsinfektionen, Volksmedizin F3.385
- Gallenwegsspasmen, Volksmedizin F3.293, 306
- Ganglienblocker F4.571
- Gärungsdyspepsie F5.254
- Gasbrand F5.883
- Gasembolie F5.558
- Gastritis A02B F2.876, 884; F4.376
- – chronische F5.255
- – Volksmedizin F2.33, 147, 294; F3.29, 217, 709
- Gastroenteritis F4.25
- Gastroenteropathie F4.435
- Gastroenteroptose F5.582
- Gastroparese, diabetische F5.502
- Gebärmuttersenkung F2.153, 342
- Gebärmutterspülungen, Volksmedizin F3.500
- Gebärmuttervorfall, Volksmedizin F3.461
- Geburt, Volksmedizin F2.348, 457, 462; F3.86, 500, 581, 738, 789, 834
- Geburtseinleitung, Volksmedizin F2.494, 496
- Geburtsschmerztherapie F4.313
- Gedunsenheit, Volksmedizin F2.224, 226, 633; F3.141, 510
- Gefäßerkrankungen F2.675; F4.255, 305, 517, 759
- Gefäßerkrankungen, periphere, Volksmedizin F3.827
- Gefäßverschlußkrankheiten F4.59, 441, 675, 687; F5.395
- Gefühlsstörungen F2.140
- Gehörgangsekzem, Volksmedizin F3.764
- Geisteskrankheiten, Volksmedizin F2.33, 59
- Gelenkentzündungen F4.727
- Gelenkerkrankungen F4.37
- – Volksmedizin F3.233
- Gelenkknoten, Volksmedizin F2.532
- Gelenkschmerzen M02, M02A F2.140; F5.100
- – Volksmedizin F2.6; F3.188, 361, 394, 632, 750
- Gelenkschwellungen, Volksmedizin F2.61; F3.595
- Gemütsleiden F3.752
- Genitalentzündungen F2.426
- Genitalentzündungen, weibliche F3.665
- Geriatrika F5.358
- Geruchskorrigens, Volksmedizin F3.668
- Geschlechtskrankheiten, Volksmedizin F2.197, 798, 846, 895, 898; F3.581, 753
- Geschmackskorrigens F2.44, 618, 880
- – Volksmedizin F3.668
- Geschwüre D03 F2.704
- – Volksmedizin F2.202, 205, 250, 274, 318, 391, 397, 475, 486, 494, 535, 652, 659, 679, 703, 775, 798, 805, 817, 844, 859, 867, 898; F3.60, 78, 95, 117, 186, 199, 205, 217, 227, 275, 315, 365, 367, 540, 563, 581, 653, 784, 828, 835
- Geschwüre, aphthöse F5.110
- Gesichtserysipel F5.255
- Gesichtskrämpfe F2.202, 205–206, 250, 274, 318, 391, 397, 475, 486, 494, 535, 652, 659, 679, 703, 775, 798, 805, 817, 844, 859, 867, 898; F3.60, 78, 95, 117, 186, 199, 205, 217, 227, 275, 315, 365, 367, 540, 563, 581, 653, 784, 828, 835
- Gesichtsneuralgie F2.876, 884
- Gicht M04, M04A, M04AA, M04AB F3.337, 733; F4.260, 261; F5.45, 221, 309, 368, 384
- – Volksmedizin F2.80, 152, 183, 188, 259, 261, 385, 502, 504, 719, 798, 810, 824; F3.85, 217, 233, 268, 315, 402, 449, 492, 513, 517, 569, 578, 632, 636, 665, 672, 723, 731, 750, 755
- Giftschlangenbißverletzungen F5.884
- Gifttierbisse, Volksmedizin F2.80, 152, 183, 188, 259, 261, 385, 502, 504, 719, 798, 810, 824; F3.85–86, 217, 233, 268, 315, 402, 449–450, 492, 513, 517, 569, 578, 632–633, 636, 665, 672, 723, 731, 750, 755
- Gingivitis A01AB
- – Volksmedizin F3.186
- Glaukom S01E F3.130; F4.312, 395; F5.327, 709
- – Volksmedizin F3.315, 357
- Globusgefühl, Volksmedizin F3.155
- Glomerulonephritis F4.642
- Glukokortikoide F4.308
- Glykoside F4.579
- Gonadorelin-Antagonisten F4.238
- Gonorrhoe, Volksmedizin F2.3, 163, 195, 287, 290, 322, 360, 397, 426, 451, 521, 638, 659, 734; F3.86, 347, 350, 402, 413, 581, 782, 788, 828
- Grippe R05
- – Volksmedizin F2.3, 163, 195, 287, 290, 322, 360, 397–398, 426, 451, 521, 638, 659, 734–735; F3.86, 347, 350, 402, 413, 581, 782, 788, 828
- Gurgelmittel, Volksmedizin F2.897
- Gynäkologische Erkrankungen F5.257, 447
- Gyrasehemmer F5.540
- Haar, fettiges F3.723
- Haarausfall F3.589; F5.636, 637
- – Volksmedizin F2.213, 237, 357; F3.441
- Haarerkrankungen F4.193, 450
- Haarpflege F2.213–214, 237, 357; F3.441
- Haartonikum F3.589
- Haarwuchsmittel F2.148
- – Volksmedizin F2.152, 213, 250, 446
- Haarwurzelerkrankungen, Volksmedizin F2.30
- Hakenwürmer, Volksmedizin F2.7
- Halsentzündungen, Volksmedizin F2.165, 306, 486, 872; F3.78, 348, 500, 537, 636, 753, 755, 829, 853
- Halsinfektionen, Volksmedizin F2.7, 412
- Halskrankheiten, Volksmedizin F2.485
- Halsschmerzen A01AB, R02, R02A
- – Volksmedizin F2.147, 802; F3.224, 828
- Hämatome, Volksmedizin F2.183, 188, 647, 856; F3.205

- Hämaturie **F5.**253
- – Volksmedizin **F2.**51, 384
- Hämoglobinopathien **F4.**647
- Hämoglobinurie **F5.**253
- Hämoperfusion **F4.**441
- Hämophilie A **F5.**900
- Hämophilie B **F5.**902–903
- Hämoptoe **F5.**253
- Hämorrhagische Diathese B02
- Hämorrhoiden C05A **F3.**230, 564
- – Volksmedizin **F2.**250, 288, 425, 446, 465, 498, 659, 684, 719, 788, 856; **F3.**78, 205, 315, 537, 581, 764
- Hämorrhoidenblutungen, Volksmedizin **F3.**723
- Hämostatika **F4.**514
- Hämostyptika **F4.**416, 514, 578
- Harnblasenstörungen, neurogene **F5.**383
- Harndrang **F5.**469
- – Volksmedizin **F2.**734; **F3.**78, 100
- Harninkontinenz **F5.**383
- – Volksmedizin **F2.**211
- Harnsteine, Volksmedizin **F3.**85, 227, 449, 452, 699
- Harnverhaltung, Volksmedizin **F3.**85–86, 227, 449, 452, 699
- Harnwegsentzündungen **F2.**426; **F3.**268, 541, 723
- Harnwegserkrankungen G04
- – Volksmedizin **F2.**98, 173, 611, 638; **F3.**315, 347, 350, 416, 428, 449
- Harnwegsinfektionen G04A **F4.**200, 278; **F5.**329, 416, 426, 430, 437, 602, 635
- – Volksmedizin **F2.**98, 173, 611, 638; **F3.**315, 347, 416, 428, 449–450
- Harnwegsspasmen, Volksmedizin **F3.**306
- Hautausschläge **F2.**153, 268, 478, 491, 847; **F3.**175; **F5.**558
- – Volksmedizin **F2.**6, 306, 844, 895; **F3.**368, 513, 537, 581
- Hautdurchblutungsförderung **F2.**146
- – Hautsalbe **F4.**51, 430, 473, 730
- Hauteiterungen **F2.**857
- – Volksmedizin **F2.**679
- Hautentzündungen **F2.**47, 648, 656, 694; **F4.**70, 615
- – Volksmedizin **F2.**254, 465, 638, 817, 897; **F3.**28, 188, 458, 764, 766, 821
- Hauterkrankungen **F4.**28, 468, 637, 734, 753
- Hautflecken, Volksmedizin **F2.**254, 465, 638, 817, 897–898; **F3.**28, 188, 458, 764, 766, 821
- Hautgeschwüre **F4.**735
- Hautinfektionen **F2.**368, 505; **F4.**767; **F5.**462, 495, 599, 602, 694
- – Volksmedizin **F2.**3, 8, 47, 146, 230, 367, 402, 412, 511, 520; **F3.**78, 100, 186
- Hautknoten **F3.**538
- Hautkrankheiten D **F2.**505, 694; **F3.**127, 410, 541, 686, 733; **F5.**10, 56, 95, 100, 106, 123, 215, 239, 252, 255, 269, 320, 416, 417, 444, 594
- – Volksmedizin **F2.**505, 694; **F3.**127, 410, 541, 686, 733–734
- Hautmykosen D01

- – Volksmedizin **F2.**398–399, 426, 451, 462, 486, 502, 504, 520, 549, 551, 611, 630, 647, 652, 670, 688, 775, 810, 860, 864, 867, 890–891, 902; **F3.**126, 130, 172, 174, 217, 239, 345, 382, 405, 413, 421, 428, 508, 513, 517, 537, 545, 581, 636, 692, 709, 713, 738, 764
- Haut-Peeling **F3.**686
- Hautpflege **F3.**207, 683
- Hautreinigungsmittel **F4.**734
- Hautreizmittel, Volksmedizin **F2.**75, 654; **F3.**58, 284
- Hautrissigkeit, Volksmedizin **F2.**75, 654–655; **F3.**58, 284
- Hautrötung **F2.**628
- Hautschäden, strahlenbedingte, Volksmedizin **F2.**852
- Hautschälung, Volksmedizin **F2.**472
- Hautschutzmittel **F4.**729; **F5.**154
- Hauttherapeutika **F4.**740; **F5.**31
- Hauttrockenheit **F2.**618
- Hautwucherungen, Volksmedizin **F3.**500
- Hautwunden **F4.**327; **F5.**75
- Heiserkeit **F3.**583
- – Volksmedizin **F2.**771, 872; **F3.**315
- Hepatitis **F4.**513; **F5.**7, 254, 465
- – Volksmedizin **F2.**494, 650, 752, 771; **F3.**78, 227, 350, 782
- Hepatitis A **F5.**877
- Hepatitis B **F5.**877
- Hernien, Volksmedizin **F2.**288
- Herpes, Volksmedizin **F2.**322, 891; **F3.**172, 347, 458, 755
- Herpes genitalis **F5.**714
- Herpes labialis **F5.**401
- Herpes simplex Virus **F5.**534, 579
- Herpes zoster **F5.**714, 880
- – Volksmedizin **F3.**508, 709, 755
- Herzbeschwerden **F2.**377, 709
- – Volksmedizin **F2.**87, 226, 317, 321, 873; **F3.**636, 750, 755, 821
- Herzerkrankungen **F4.**735; **F5.**219, 315, 430
- Herzinfarkt **F4.**92, 272, 305
- Herzinsuffizienz C01A, C01C **F2.**87, 226, 317, 321–322, 873; **F3.**636, 750, 755, 821; **F4.**86, 177, 207, 254, 262, 317, 392, 428, 503, 551, 579, 642, 660, 670, 680; **F5.**108, 440, 445, 500
- – Volksmedizin **F2.**51, 299, 485, 496; **F3.**224
- Herzklopfen **F3.**140, 143
- Herzkrankheit, koronare **F4.**246
- Herzkrankheiten **F2.**675; **F3.**245, 247
- – Volksmedizin **F2.**33, 42, 61, 373, 391, 446, 520, 638, 817; **F3.**117, 143, 723
- Herzkrankheiten, coronare, Volksmedizin **F2.**759
- Herzmuskelnekrosen **F4.**676
- Herzmuskelschwäche bei Infekten **F3.**245
- Herzrhythmusstörungen C01B **F3.**245; **F4.**250, 256, 258, 387, 485; **F5.**252
- – Volksmedizin **F3.**314, 750
- Herzschmerzen **F3.**161
- Heuschnupfen **F3.**99
- – Volksmedizin **F2.**638, 884; **F3.**709

- Hidrotikum, Volksmedizin   F2.98, 135, 289, 470, 623;   F3.34, 148, 340, 421, 829
- Hirnfunktionsstörungen, Volksmedizin   F2.98–99, 135, 289, 470, 623;   F3.34, 148, 340, 421, 829–831
- Hitzschlag, Volksmedizin   F3.831
- HIV-Infektionen   F4.310, 343, 381, 686;   F5.7, 311, 551, 584, 654, 740
- HNO-Erkrankungen   F5.416
- Hodenkrankheiten, Volksmedizin   F2.250
- Hordeolum, Volksmedizin   F2.520
- Hormonsubstitution   F4.450;   F5.643
- – Menopause   F5.333
- Hörstörungen, Volksmedizin   F2.759
- Hörsturz   F4.765
- Hufwachstumsförderung, Volksmedizin   F3.60
- Hühneraugen   D11AF   F4.511
- – Volksmedizin   F2.258, 320, 541, 625, 844;   F3.537
- Hundestaupe, Volksmedizin   F2.258, 320–322, 541, 625, 844;   F3.537
- Husten   R05C, R05CA, R05CB, R05DA   F2.430, 478, 541, 648;   F3.24, 663;   F4.70
- – Volksmedizin   F2.402, 420, 446, 462, 475, 486, 494, 496, 623, 633, 638, 640, 652, 670, 703, 710, 720, 771, 806, 817, 822, 835, 872, 880;   F3.20, 23, 160, 188, 205, 259, 275, 293, 306, 314, 332, 335, 345, 394, 398, 441, 461, 500, 513, 607, 764, 830, 853
- Husten, krampfhafter, Volksmedizin   F2.402, 420, 446, 462, 475, 486, 494, 496, 623, 633, 638, 640, 652, 670, 703, 710, 720, 771, 806, 817, 822, 835, 872–873, 880;   F3.20, 23–24, 160, 188, 205, 259, 275, 293, 306, 314, 332, 335, 345, 394, 398, 441, 461, 500, 513, 607, 764, 830, 853
- Hydrocele, Volksmedizin   F2.3, 547
- Hydrops   F3.269
- – Volksmedizin   F2.902;   F3.24, 268, 414, 449, 672, 731, 800
- Hydrothorax, Volksmedizin   F2.902;   F3.24, 268, 414, 449–450, 672, 731, 800
- Hyperacidität   A02A
- Hyperaktivitätsstörung   F5.169
- Hyperämisierung   F4.51, 473, 370
- Hyperazidität   F5.254
- Hyperbilirubinämie   F4.529
- Hypercalcämie   V03AG
- Hypercholesterolämie   C10A, †B04A
- Hypercholesterolämie, parenterale   F4.471
- Hypercholesterolämie, Volksmedizin   F2.333, 759;   F3.345
- Hyperhidrosis   F3.665
- – Volksmedizin   F2.220;   F3.34, 573
- Hyperkalziämie   F4.43, 233, 570, 660
- Hyperkalziurie   F4.233, 556
- Hyperkeratosen   F5.548
- Hyperlipidämie   C10, †B04   F4.137
- Hyperparathyreoidismus   F5.142, 521
- Hyperprolaktinämie   F4.191;   F5.138, 484
- Hypersexualität   F4.652
- Hypertension, okuläre   F4.395
- Hyperthyreose   H03B, H03C   F4.511, 513;   F5.252, 288, 303
- Hypertonie   C02, C03, C07, C07A, C08, C09   F4.56, 79, 140, 147, 149, 162, 163, 179, 182, 207, 236, 251, 253, 285, 354, 359, 399, 423, 428, 441, 448, 449, 503, 518, 551, 606, 670, 680, 759;   F5.2, 66, 108, 177, 210, 225, 246, 304, 327, 434, 500, 518, 581, 671, 716
- Hypervitaminosen, Volksmedizin   F3.723
- Hypnotika   F4.56, 263, 285, 425, 449;   F5.109, 262, 484
- Hypochondrie, Volksmedizin   F3.664
- Hypoglykämie   F4.582
- Hypogonadismus   F4.538
- Hypokaliämie   F4.740, 749
- Hypomenorrhoe   F5.252
- Hypothalamus-Hormon   F4.280
- Hypothyreose   H03AA, H03C
- Hypotonie   F2.836;   F3.99, 254;   F4.454;   F5.137
- – – Volksmedizin   F3.563
- Hypovitaminosen, Volksmedizin   F3.723
- Hypoxämie   F2.268
- Hypoxie   F5.558
- Hysterie, Volksmedizin   F2.301, 446, 703, 873;   F3.633, 636, 664, 828
- Ichthyosis   F4.28
- Ikterus   F4.529
- – Volksmedizin   F2.210, 230, 250, 354, 397, 902;   F3.95, 268, 350, 564, 754
- Immunglobuline   F5.879
- Immunisierung   J06, J07
- Immunmodulatoren   F4.381, 689, 690, 691, 692;   F5.226, 534, 553, 641
- Immunstimulation, Volksmedizin   F2.210–211, 230, 250, 354, 397, 902;   F3.95, 268, 350, 564, 754
- Immunsuppressiva   F4.117, 134, 166, 295
- Impfstoffkonservierung   F5.426
- Impfungen   J07
- – – Arthritis/Tenosynovitis bei Geflügel   F5.866
- – – Atemwegsinfektionen bei Kälbern, Rindern   F5.854
- – – Aujeszkysche-Krankheit bei Schweinen   F5.831
- – – Bovine Virusdiarrhoe   F5.833
- – – Cholera   F5.795
- – – Derzsysche Krankheit bei Gänsen   F5.856
- – – Durchfallerkrankungen bei Kälbern (Muttertier-Schutzimpfung)   F5.835, 862
- – – Frühsommer-Meningoenzephalitis   F5.800, 877
- – – Gastroenteritis bei Schweinen   F5.866
- – – Geflügelpocken   F5.837
- – – Gelbfieber   F5.802
- – – Haemophilus influenzae   F5.803
- – – Hämorrhagische Enteritis bei Puten   F5.838
- – – Hepatitis A   F5.804
- – – Hepatitis B   F5.806
- – – Hepatitis contagiosa canis bei Hunden   F5.845
- – – Hepatitis bei Enten   F5.836
- – – Infektionen bei Geflügel   F5.843

- – Influenza F5.808
- – Influenza bei Schweinen F5.847
- – Kanarienpocken bei Kanarienvögeln und Finkenarten F5.847
- – Kaninchenseuche F5.838
- – Katzenleukämie F5.848
- – Katzenschnupfen F5.834, 861
- – Keuchhusten F5.813
- – Krankheitsprophylaxe bei Küken F5.839
- – Krankheitsprophylaxe bei Rindern F5.841
- – Krankheitsprophylaxe bei Tieren F5.855
- – Mareksche Krankheit bei Geflügel F5.850
- – Masern F5.809
- – Maul- und Klauenseuche bei Wiederkäuern F5.851
- – Meningokokken F5.811
- – Mumps F5.812
- – Myxomatose bei Kaninchen F5.852
- – Newcastle disease bei Hühner, Puten, Tauben und Perlhühner F5.853
- – Panleukopenie bei Katzen F5.853
- – Paramunisierung F5.855
- – Parvovirose bei Gänsen F5.856
- – Parvovirusinfektionen bei Hunden F5.857
- – Pertussis F5.798, 813, 815
- – Pferdeinfluenza F5.858
- – Pneumokokken F5.816
- – Pocken F5.817
- – Poliomyelitis F5.820, 821
- – Porcines Reproductive and Respiratory Syndrom F5.860
- – Reproduktionsstörungen durch Parvoviroseinfektionen bei Schweinen F5.858
- – Respiratorische Erkrankungen des Rindes F5.832
- – Rhinopneumonitis bei Pferden F5.859
- – Rhinotracheitis bei Puten F5.846
- – Röteln F5.822
- – Schweinepest F5.849
- – Staupe bei Hunden F5.863
- – Staupe bei Nerzen, Frettchen und Füchsen F5.862
- – Tenosynovitis bei Geflügel F5.866
- – Tetanus F5.824, 824
- – Tollwut bei Menschen F5.825
- – Tollwut bei Tieren F5.864
- – Tuberkulose F5.793
- – Typhus abdominalis F5.828
- – veterinärmedizinische QJ57
- – Virusabort bei Pferden F5.859
- – Virusenteritis bei Nerzen F5.867
- – Zwingerhusten bei Hunden F5.868
- Impotenz, Volksmedizin F2.590, 659; F3.124, 275
- Induratio penis plastica F5.352
- Infekte, gastrointestinale F5.597, 598
- Infektionen F2.790; F3.369, 665; F5.462, 509, 534, 592, 635
- – Vet. F5.476
- – Volksmedizin F2.494, 515, 520; F3.227, 394, 753, 788
- Infektionsfolgen F3.127
- – Volksmedizin F2.730
- Infektionskrankheiten J F3.752; F4.97,123, 145, 147, 152, 167, 169, 173, 184, 200, 212, 214, 216, 219, 221, 224, 226, 228, 232, 269, 278, 310, 343, 380, 381, 467, 487, 489, 509, 548, 577, 690; F5.20, 30, 60, 100, 126, 227, 252, 430, 437, 592, 594, 597–598, 694
- – Vet. F4.39, 130
- – Volksmedizin F3.34, 382, 450
- Infektionsprophylaxe F5.872, 877
- – Vet. F5.701
- Infektionsschutz F1.1017
- Infektionstherapie F5.872
- Infertilität F4.546, 547, 601; F5.70
- Infertilität, männliche, Volksmedizin F2.253
- Insekten P03B
- Insektenbekämpfung F3.614, 633
- Insektenbisse, Volksmedizin F2.165, 461, 555
- Insektenpulver F3.628
- Insektenstiche, Volksmedizin F2.496, 618, 679; F3.60, 78, 186, 252, 537, 627, 764, 788, 808, 830
- Insektizide, Vet. F4.526, 531, 676
- Inselzelltumoren F5.588
- Interkostalneuralgie F5.255
- Interleukine F4.689, 690, 691
- Intertrigo F5.749
- Intoxikationen F4.17, 381, 590, 771; F5.148, 165, 272, 288, 358, 553, 558
- Irritans F2.473
- Ischämie F5.758
- Ischämie, zerebrale F5.24
- Ischialgie F2.876, 884; F5.327, 447
- – Volksmedizin F2.61, 75, 80, 129, 532, 867; F3.340, 449, 569, 664, 828
- Juckreiz D04, D04A F2.184, 491, 505, 694; F3.205, 804
- – Hund und Katze F1.553
- – Volksmedizin F2.51, 148, 367, 630; F3.124, 126, 151, 764, 823
- Juckreizstillung, Hund und Katze F1.553
- Kachexie F4.401
- Kälteunverträglichkeit F5.589
- Karbunkel, Volksmedizin F2.383, 496, 511, 520, 652; F3.224
- Karies A01AA
- – Volksmedizin F2.383–384, 496, 511, 520, 652; F3.224
- Kariesprophylaxe F3.500
- Katarakt F5.758
- – Prophylaxe F4.435
- Katarrhe, Volksmedizin F2.261, 350; F3.367, 402
- Katzenbisse, Volksmedizin F3.830
- Kaumittel, Volksmedizin F3.402
- Kehlkopfentzündung F4.105
- Keratitis F5.594
- Keratolytika F5.503
- Keratose F5.106
- Keuchhusten F2.430, 542
- – Volksmedizin F2.3, 309, 318, 463, 502, 703, 710, 788; F3.20, 23, 315, 755, 788

- Kindbettfieber, Volksmedizin F2.3, 309, 318, 463, 502, 703, 710, 788; F3.20, 23-24, 315, 755, 788
- Kinetosen F4.352
- Klimakterische Syndrome F5.350
- Klimakterium F2.377, 675; F3.503
- – Volksmedizin F2.520, 703; F3.29, 738
- Knochenbildung, Volksmedizin F3.540
- Knochenbrüche, Volksmedizin F2.590, 659, 798, 802
- Knochenerkrankungen F2.704, 749; F4.43, 613; F5.430
- – Volksmedizin F2.250; F3.227
- Knochenhautschmerzen F3.583
- Knochenschmerzen F2.505; F3.583
- – Volksmedizin F2.30
- Knoten F3.538
- – Volksmedizin F2.643
- Koagulopathie F5.923-924, 926
- Koliken F4.376
- – Volksmedizin F2.166, 179, 254, 306, 460, 638, 659, 703, 771, 873, 895; F3.124, 126, 306, 343, 357, 563, 627, 636, 738, 800, 828, 834
- Koliken des Magen-/Darmtraktes A03
- Kollapszustände F4.25
- Kolpitis, Volksmedizin F2.166, 179, 254, 306-307, 460, 638, 659, 703, 771, 873, 895; F3.124, 126, 306, 343, 357, 563, 627, 636, 738, 800, 828-829, 834
- Koma F5.114
- Komplexbildner F4.304, 381
- Konjunktivitis F5.26, 54, 254
- Konservierungsmittel F5.472
- Kontrastmittel F4.42, 181, 407, 420, 470, 561, 562, 563, 565, 566, 567, 695, 696, 698, 702, 704, 706, 708, 709, 711, 712, 713, 716; F5.473
- Kontrazeptiva F4.95; F5.332
- Konzentrationsstörungen F2.590
- Kopfhauterkrankungen, Volksmedizin F3.441
- Kopfläuse F5.444
- Kopfschmerzen N02C F2.197, 355, 704, 790; F3.207, 219, 315, 492, 518, 541; F4.382; F5.5, 50, 206, 251, 254, 327, 373, 430, 447, 558, 665
- – Volksmedizin F2.197, 355, 704, 790; F3.207, 219, 315-316, 492, 518, 541
- Kopfverletzungen F5.254
- Koronarthrombose F4.2
- Körperumstimmung, Volksmedizin F2.7-8, 30, 61, 80, 113, 117, 120, 253-254, 289, 361, 373, 387, 446, 462, 494, 511, 515, 520, 606, 771, 859, 880; F3.46, 68, 150-151, 153, 155, 160, 205, 252, 332, 413, 421, 537, 563, 607, 636, 659, 705, 754, 800
- Krampfadern C05B
- Krämpfe N03, N03A F2.180, 368, 377, 790; F3.261, 310, 359, 638
- – Volksmedizin F2.3, 75, 165, 179, 250, 261, 347, 350, 385, 398, 445, 448, 541, 549, 703, 749, 788; F3.100, 103, 607, 627, 636, 664, 705, 750, 821, 828
- Krätze P03A F2.3, 75, 165, 179, 250, 261, 347, 350, 385, 398, 445-446, 448, 541, 549, 703, 749,

788; F3.100, 103, 607, 627, 636, 664, 705, 750, 821, 828
- – Volksmedizin F2.2, 202, 205, 346, 396, 494, 496, 775, 844, 891, 898; F3.172, 239, 367, 385, 394, 636, 754, 819, 831
- Krebs L01
- Kreislaufanregung, Volksmedizin F3.764
- Kreislaufstörungen F2.268; F3.752; F4.454
- – Volksmedizin F2.373, 515, 873, 880; F3.224
- Kretinismus H03AA, H03C
- Kreuzschmerzen, Volksmedizin F3.569, 830
- Krise, hypertensive, Volksmedizin F3.750, 755
- Kropf H03AA, H03C
- Krupp F3.500
- – Volksmedizin F3.581, 755
- Kupfersubstitution F4.771, 773
- Lactation F3.260
- – Volksmedizin F2.434, 638, 644, 744; F3.413, 723
- Lactationsinduktion, Volksmedizin F2.348
- Lactationsstörungen F2.704
- Lahmen, Volksmedizin F3.227
- Lähmigkeit F3.247, 359
- Lähmungen F2.790; F3.359; F5.636
- – Volksmedizin F2.75, 80, 465, 679, 730, 844; F3.828
- Laktationshemmung post partum F5.138, 142
- Laktationsstimulierung F5.462
- Laryngismus stridulus, Volksmedizin F3.581
- Laryngitis F3.500
- – Volksmedizin F3.367, 581, 829
- Laxanzien F4.370, 428, 657, 750, 753; F5.86, 92
- Lebenselixier, Volksmedizin F3.68
- Lebensmittelzusatzstoff F4.197
- Leber-Galle-Erkrankungen F4.490; F5.82, 254
- Leberbeschwerden, Volksmedizin F2.897; F3.636, 723
- Lebererkrankungen F4.18, 37, 420, 500, 510, 511, 558, 590, 596; F5.80, 101, 148, 257
- Leberleiden A05B, A05BA F2.348, 355, 738; F3.127, 383, 562, 564, 804
- – Volksmedizin F2.33, 106, 214, 322, 354, 387, 391, 402, 433, 446, 452, 466, 515, 532, 541, 703, 719, 759, 771, 798, 810, 884, 895, 902; F3.29, 143, 205, 350, 428, 458, 500, 513, 517, 523, 563, 581, 586, 607, 659, 665, 738
- Lebermetastasen F4.523
- Leberschäden, toxische F2.33, 106, 214, 322, 354, 387, 391-392, 402, 433, 446, 452, 466, 515, 532, 541, 703, 719, 759, 771, 798, 810, 884, 895, 902; F3.29, 143, 205, 350, 428, 458, 500, 513, 517, 523, 563-564, 581, 586, 607, 659, 665, 738
- Leberschmerzen, Volksmedizin F3.562-563
- Leberschwellung, Volksmedizin F3.268
- Leberstauung, Volksmedizin F2.320
- Lebertherapeutika F5.358, 381, 585
- Leberzirrhose F4.19, 529; F5.68
- – Volksmedizin F3.402
- Leibesfrucht, unruhige, Volksmedizin F2.226
- Leishmaniasis P01C
- Leishmaniose, viszerale F5.296

- Leistenbrüche, Volksmedizin F2.590; F3.252
- Leistungsabfall F2.590
- – Volksmedizin F2.590
- Leistungssteigerung F4.349
- – Volksmedizin F3.713
- Leistungssteigerung, körperliche, Volksmedizin F3.324
- Lennox-Gastaut-Syndrom F4.492
- Lepra J04B, J04BA
- – Volksmedizin F2.61, 397, 402, 679, 805, 860, 864, 867; F3.172, 239, 595, 835
- Lethargie, Volksmedizin F2.80
- Leukämie F4.267, 409, 505,527, 647, 666; F5.705
- Leukodermie, Volksmedizin F2.535; F3.394
- Leukoplakie F4.505
- Lichen ruber planus F4.28, 505
- Lichen sclerosus F4.28
- Lichtschutzmittel F4.729
- Lidentzündungen, Volksmedizin F3.454, 537
- Liderkrankungen F3.410
- Lidödeme F2.670
- Lipidsenker F5.244
- Lokalanästhetika F4.186; F5.468, 471
- Lumbago F2.670–671
- – Volksmedizin F2.75, 129, 214, 511; F3.165, 340, 569, 829
- Lungenblutungen F2.8
- – Volksmedizin F3.723
- Lungenemphysem, Volksmedizin F3.160
- Lungenkarzinome F5.10
- Lungenkatarrhe, Volksmedizin F3.454
- Lungenkrankheiten F3.35
- Lungenleiden, Volksmedizin F2.186, 188, 259, 309, 485, 798, 852, 873, 884; F3.517, 723
- Lungenödem, Volksmedizin F3.755
- Lupus, Volksmedizin F2.860
- Lupus erythematodes F4.28, 166; F5.538
- Lymphadenitis, Volksmedizin F3.224, 227, 782
- Lymphdrüsenschwellungen F3.583
- Lympherkrankungen, Volksmedizin F2.451; F3.581
- Lymphome F4.156, 267, 647
- Lymphstauungen, Volksmedizin F3.205
- Magen-Darm-Beschwerden F2.180, 377
- – Volksmedizin F2.106, 109, 122, 152, 166, 179, 294, 347, 360, 422, 433, 446, 465, 835; F3.29, 57, 155, 160, 205, 452, 492, 523, 823
- Magen-Darm-Blutungen, Volksmedizin F2.51; F3.723
- Magen-Darm-Entzündungen F2.811; F3.35, 541
- – Volksmedizin F2.235, 771, 880; F3.385, 632, 819, 187
- Magen-Darm-Erkrankungen F4.406, 645, 657, 763; F5.12, 82, 252, 254, 386, 416, 687
- – Volksmedizin F3.513, 618
- Magen-Darm-Krämpfe F3.189, 310, 800
- – Volksmedizin F2.302, 817; F3.293, 627
- Magen-Darm-Krankheiten, Volksmedizin F2.520, 522
- Magen-Darm-Störungen F2.704
- – Volksmedizin F2.602, 618, 703; F3.306, 696, 709, 819, 823
- Magenbeschwerden, Volksmedizin F2.2, 6, 30, 220, 233, 274, 279, 387, 402, 457, 494, 502, 520, 640, 684, 873, 895; F3.46, 68, 78, 188, 217, 329, 345, 356, 394, 402, 540, 636, 664, 672, 827, 831
- Magengeschwüre A02B
- – Volksmedizin F2.2–3, 6, 30, 220, 233, 274, 279, 387, 402, 457, 494, 502, 520, 640, 684, 873, 895; F3.46, 68, 78, 188, 217, 329, 345, 356–357, 394, 402, 540, 636, 664, 672, 827, 831
- Magenkrämpfe F3.756
- – Volksmedizin F3.458, 632, 636
- Magenleiden, Volksmedizin F2.188, 248, 485, 521, 670, 749, 752, 759, 817; F3.217, 398, 738
- Magensaftmangel, Volksmedizin F2.188, 248, 485, 521, 670, 749, 752, 759, 817; F3.217–218, 398, 738
- Magensäuremangel, Volksmedizin F3.450
- Magenschmerzen F2.268, 491, 766
- – Volksmedizin F2.253, 360, 498, 659, 735, 897; F3.168, 205, 402, 633, 636, 653, 819, 821, 823, 829, 834
- Magenübersäuerung, Volksmedizin F2.253, 360, 498, 659, 735, 897; F3.168, 205, 402, 633, 636, 653, 819, 821, 823, 829–830, 834
- Magnesium-Mangel F5.85
- Malaria P01B F4.109, 111, 113, 115, 123, 147, 169, 256, 258, 649
- – Volksmedizin F2.51, 98, 211, 387, 402, 458, 463, 465, 494, 496, 612, 633, 684, 735, 846; F3.111, 148, 152, 314, 343, 347, 382, 414, 564, 754, 800, 821
- Maldigestion F5.528
- Mammaerkrankungen F2.51, 98, 211, 387, 402, 458, 463, 465, 494, 496, 612, 633, 684–685, 735, 846; F3.111, 148, 152, 314, 343, 347–348, 382, 414, 564, 754, 800, 821
- Mammakarzinome F4.87, 156, 238, 409, 483, 505, 527, 538, 655, 666; F5.199, 726
- Mandelentzündung A01AB, R02, R02A
- Mangelerscheinungen, Volksmedizin F2.719
- Manie, Volksmedizin F3.755
- Manisch-depressive Erkrankungen F4.382
- Masern, Volksmedizin F2.2, 87, 89, 146, 373, 805; F3.68, 78
- Mastalgien F5.42
- Mastitis F3.369
- – Volksmedizin F2.494, 520; F3.314, 458
- Mastopathie F4.538
- Melanom F4.552; F5.226, 570
- Meningitis F4.278; F5.254
- Menorrhagie F5.447
- Menorrhagien, Volksmedizin F2.253, 306; F3.413, 723
- Menstruationsbeschwerden F2.175, 377; F3.773
- – Volksmedizin F2.106, 122, 129, 176, 254, 302, 342, 402, 445, 461, 515, 711, 735, 873; F3.20, 23, 29, 124, 130, 141, 324, 367, 394, 458, 537, 607, 627, 632, 636, 738, 772, 776, 828

- Menstruationsstörungen F2.106, 122, 129, 176, 254, 302, 342, 402, 445–446, 461, 515, 711, 735, 873; F3.20, 23, 29, 124, 130, 141, 324, 367, 394, 458, 537, 607, 627, 632–633, 636, 738, 772, 776, 828; F4.376, 507, 652, 735
- – Volksmedizin F2.30, 176, 179, 205, 210, 214, 282, 287, 306, 342, 445, 465, 485, 535, 654, 681, 835, 897, 902; F3.111, 141, 160, 233, 324, 517, 523, 581, 738, 772, 830
- Metabolisches Syndrom F5.518
- Meteorismus A02D, A02DA
- Metrorrhagien, Volksmedizin F2.30, 176, 179, 205, 210, 214, 282, 287, 306, 342, 445–446, 465, 485, 535, 654, 681, 835, 897, 902; F3.111, 141, 160, 233, 324, 517, 523, 581, 738, 772, 830
- Migräne N02C F2.51, 383–384; F4.59, 365, 382, 715; F5.5, 62, 252, 327, 349, 373, 379, 511, 558, 665
- – Volksmedizin F2.350, 880; F3.188, 217, 293, 563, 627, 636, 664, 853
- Miktionsbeschwerden F3.731
- Miktionsstörungen F3.541
- – Volksmedizin F3.172
- Milzerkrankungen F4.510
- Milzkrankheiten F2.738
- – Volksmedizin F2.33, 210, 213, 532, 590, 703, 719, 817; F3.461, 564
- Milzvergrößerung, Volksmedizin F2.33, 210, 213–214, 532, 590, 703, 719, 817; F3.461, 564
- Miotikum F4.312
- Morbus Alzheimer F4.90, 342, 668; F5.27, 308, 313, 458, 611
- Morbus Basedow, Volksmedizin F3.723, 750
- Morbus Crohn F4.138; F5.229
- Morbus Paget F4.43, 570, 660; F5.521, 646
- Morbus Parkinson F4.60, 191, 270, 480; F5.100, 114, 211, 360, 662
- Morbus Raynaud, Volksmedizin F3.827
- Müdigkeit F2.590
- Mukolytika F5.585
- Mukoviszidose F4.394
- Multiple Sklerose F4.166, 279, 488; F5.539
- Mumps, Volksmedizin F2.146, 647; F3.367
- Munddesinfektion F5.190
- Mundgeruch, Volksmedizin F2.250
- Mundkrankheiten, Volksmedizin F2.75, 80, 109, 147, 165, 237, 250, 253, 279, 453, 457
- Mundmykosen, Volksmedizin F3.537
- Mundpflege F3.500
- – Volksmedizin F2.455; F3.416, 764
- Mundschleimhautentzündung A01AB F2.47, 167, 847
- – Volksmedizin F2.166, 520; F3.28, 275, 454, 523, 829
- Mundschleimhauterkrankungen F5.254
- Mundschleimhautulcera, Volksmedizin F2.373; F3.186, 537, 696
- Mundtrockenheit, Volksmedizin F2.75, 80, 373, 590; F3.382
- Mundwasser F3.333
- Muskel- und Gelenkschwellungen F4.363
- Muskelerkrankungen F4.494

- Muskelkrämpfe F2.749; F3.310, 638
- Muskelrelaxanzien F4.4, 174, 397, 490; F5.14, 121, 202, 530
- Muskelrheumatismus F2.749
- – Volksmedizin F3.217, 723
- Muskelschmerzen M02, M02A, M03 F3.37, 219
- – Volksmedizin F2.30, 859
- Muskelschwäche F5.582
- – Volksmedizin F2.258, 590
- Muskelspasmen, Volksmedizin F3.348
- Muttermale, Volksmedizin F2.627
- Myasthenia gravis F5.539
- – Diagnostikum F4.166, 411
- – Volksmedizin F3.750
- Mykobakterien J04
- Mykoplasmainfektionen, Vet. F5.701
- Mykosen J02, J02A
- Myödem H03C
- Myomblutungen F5.447
- Myositis, Volksmedizin F2.759; F3.98
- Myxödem H03AA
- Nabelschnurentfernung, Volksmedizin F2.555
- Nachgeburtsaustreibung, Volksmedizin F2.179
- Nachtblindheit, Volksmedizin F2.224
- Nägelkauen F3.382
- Nagelmykosen, Volksmedizin F3.186
- Nahrungsergänzung V06
- Nahrungsmittelzusatzstoff F5.390
- Nahtmaterial, chirurgisches F2.243
- Narbenkorrektur, Gewebserweichung F4.52
- Narkose F4.459, 765; F5.152, 530
- Nase, verstopfte, Volksmedizin F2.243–244
- Nasenbluten, Volksmedizin F2.287, 383, 457; F3.398, 705
- Nasenkrankheiten F2.287, 383–384, 457; F3.398, 705
- – Volksmedizin F2.57, 80, 113, 120, 659, 670, 873, 898; F3.150
- Nasenpolypen F3.500
- – Volksmedizin F3.754
- Nematoden, Hund und Katze F1.543
- Nephrotisches Syndrom F4.642
- Nervenbeschwerden, Volksmedizin F2.89
- Nervenentzündungen, Volksmedizin F3.828
- Nervenkrankheiten, Volksmedizin F2.163
- Nervenreizungen, Volksmedizin F3.357
- Nervenschwäche, Volksmedizin F2.515, 590
- Nervenstörungen, Volksmedizin F2.498
- Nervöse Störungen F2.704, 790; F3.24, 225, 776
- – Volksmedizin F2.703, 711; F3.664
- Nervosität N05C F3.638
- – Volksmedizin F2.95, 117, 232, 302; 322, 445, 455, 498, 515, 555, 759, 788, 817; F3.29, 160, 633, 636, 668
- Neuralgien F2.95, 117, 232, 302, 445–446, 455, 498, 515, 555, 759, 788, 817; F3.29, 160, 633, 636, 668; F5.5, 81, 430, 447, 558, 582, 589, 637, 747
- – Volksmedizin F2.75, 98, 109, 129, 446, 535, 659, 859; F3.188, 193, 227, 315, 356, 492, 636, 750, 755, 828

- Neurasthenie **F4**.510
- – Volksmedizin **F2**.730, 759; **F3**.513, 853
- Neurodermitis, Volksmedizin **F3**.709
- Neuroleptika **F4**.525, 539, 540; **F5**.33, 223, 759
- Neuropathie, Polyneuropathie **F5**.571
- Neuropathien **F4**.435; **F5**.42, 79, 80, 251, 571, 668
- Neurosen N05A **F5**.110
- – Volksmedizin **F3**.155, 160, 828
- Neutropenien **F5**.18, 426, 534, 553
- Niednagel, Volksmedizin **F2**.627
- Nierenanregung, Volksmedizin **F3**.421
- Nierenbeschwerden, Volksmedizin **F2**.897; **F3**.46, 654, 723
- Nierenentzündungen G04A **F2**.342; **F4**.511
- – Volksmedizin **F2**.47, 87, 89, 120, 652, 817; **F3**.218, 664
- Nierenerkrankungen G04 **F3**.733; **F4**.642; **F5**.45
- – Volksmedizin **F2**.3, 30, 98, 173, 213, 259, 312, 590, 759, 884; **F3**.124, 126, 143, 449, 513, 517, 523, 607, 764
- Niereninsuffizienz **F4**.86, 642, 663
- – Volksmedizin **F3**.461
- Nierenkoliken, Volksmedizin **F2**.89
- Nierenschmerzen, Volksmedizin **F2**.835
- Nierenstärkung, Volksmedizin **F3**.450
- Nierensteine G04BC **F2**.798; **F3**.127, 268, 723
- – Volksmedizin **F2**.197, 719, 735, 798; **F3**.347
- Nierenversagen **F4**.86; **F5**.711
- Nierenzell-Karzinom **F5**.570
- Niespulver, Volksmedizin **F3**.517
- Non-Hodgkin-Lymphom **F4**.156, 527, 647
- Nootropika **F4**.155; **F5**.25, 307
- Nymphomanie, Volksmedizin **F3**.23
- Oberbauchbeschwerden, Volksmedizin **F2**.30, 254, 498; **F3**.402
- Obstipation A06, A06A **F3**.686; **F4**.376; **F5**.80, 447
- – Volksmedizin **F2**.4, 90, 253, 433, 435, 462, 475, 652, 679, 719, 861; **F3**.12, 104, 172, 345, 367, 394, 428, 574, 636, 788
- Ödeme C03 **F2**.4, 90, 253–254, 433, 435, 462, 475, 652, 679, 719, 861; **F3**.12, 104, 172, 345, 367, 394, 428, 574, 636, 788; **F4**.642
- – Volksmedizin **F2**.113, 165, 197, 230, 254, 287, 289, 299, 322, 433, 476, 494, 590, 630, 643, 647, 650, 652, 659, 735, 765, 798, 824, 846; **F3**.95, 227, 268, 315, 357, 361, 414, 449, 672, 731, 800, 823, 831
- Ohnmachten, Volksmedizin **F2**.113, 165, 197, 230, 254, 287, 289, 299, 322, 433, 476, 494, 590, 630, 643, 647, 650, 652, 659, 735, 765, 798, 824, 846; **F3**.95, 227, 268, 315, 357, 361, 414, 449–450, 672, 731, 800, 823, 831
- Ohrenbeschwerden, Volksmedizin **F3**.545
- Ohrenentzündungen, Volksmedizin **F2**.463; **F3**.500
- Ohrenfurunkel, Volksmedizin **F3**.764
- Ohrenschmerzen S02
- – Volksmedizin **F2**.6, 235, 288, 659, 802, 873, 884; **F3**.205, 284, 537, 595, 764

- Ohrerkrankungen **F4**.615
- Oligurie, Volksmedizin **F2**.87, 89, 476, 652
- Operationen **F4**.765; **F5**.530
- Ophthalmie, Volksmedizin **F3**.357
- Opioidanalgetika **F5**.247, 439
- Opioid-Rezeptorantagonist **F5**.247
- Orchitis, Volksmedizin **F2**.735
- Organkonservierung **F4**.246, 668; **F5**.410, 426
- Organtransplantation **F4**.117, 134, 166, 295, 515; **F5**.16, 204, 228, 229, 711, 877
- Ösophaguskrämpfe **F3**.756
- Ösophagusstenose **F5**.589
- Osteoarthritis **F5**.112, 665
- Osteomyelitis, Volksmedizin **F2**.633
- Osteopathie, renale **F5**.672
- Osteoporose **F4**.43, 198, 199, 246, 660; **F5**.521, 643, 646
- Ostitis **F4**.613
- Otitis media, Volksmedizin **F2**.473; **F3**.764
- Ovarialentzündung **F4**.105
- Ovarialfunktionsstörungen, Volksmedizin **F3**.723
- Ovarialkarzinom **F5**.669
- Ovarialschmerzen, Volksmedizin **F3**.828
- Oxalurie **F5**.254
- Oxytocin-Antagonist **F4**.121
- Panaritium, Volksmedizin **F2**.856
- Pankreasinsuffizienz **F5**.528
- – Volksmedizin **F3**.723
- Pankreasleiden **F2**.355
- Pankreatitis **F2**.876, 884; **F4**.376, 433
- Parasiten P **F3**.130
- – Volksmedizin **F2**.204, 647, 688; **F3**.173, 413, 614
- Parasitenvertreibung **F3**.633
- Parasympatholytika **F4**.255, 376; **F5**.384
- Parkinson N04
- Parkinsonismus, Volksmedizin **F2**.515, 521
- Parotitis, Volksmedizin **F2**.520; **F3**.314
- Periodonitis **F4**.507
- Peritonitis, Volksmedizin **F3**.306, 755
- Perniziöse Anämie B03B
- Pestbeulen, Volksmedizin **F3**.315
- Phäochromozytom **F4**.485; **F5**.177
- Pharyngitis A01AB, R02, R02A **F2**.47, 847; **F3**.500
- – Volksmedizin **F2**.47, 233, 235, 248, 476, 647; **F3**.28, 186, 275, 428, 454, 595
- Phlebopathien **F5**.395
- Phlegmonen, Volksmedizin **F3**.784
- Pilzinfektionen J02, J02A **F4**.97, 184, 281, 467, 509, 577, 767
- – der Haut D01
- – lokale D01
- Pityriasis rubra pilaris **F4**.28
- Pityriasis versicolor **F5**.346, 562
- Plasmaexpander, Hund und Katze **F1**.548
- Plasmozytom **F5**.521
- Pleuraerguß **F4**.599
- Pleuraerkrankungen, Volksmedizin **F2**.618
- Pleuritis **F2**.199
- – Volksmedizin **F2**.8, 89, 97, 198, 633, 788; **F3**.723, 832

- Pneumonie F5.524, 694
- – Volksmedizin F2.198, 322, 455, 711, 734, 788; F3.398, 755, 831
- Pocken, Volksmedizin F2.198, 322, 455, 711, 734–735, 788; F3.398, 755, 831
- Poliomyelitis, Volksmedizin F2.730
- Polycythaemia vera F5.291
- Polymyalgie F4.308
- Polyneuropathie F5.455, 668
- Polyurie, Volksmedizin F2.342
- Postmenopause F4.450
- Potenzschwäche, Volksmedizin F3.324
- Potenzstörung G04BE
- Präcordialschmerzen, Volksmedizin F3.224
- Prämedikation F4.56, 324
- Prolaktinome F5.484
- Prostataadenom F3.731
- Prostatabeschwerden, Volksmedizin F2.457
- Prostatahyperplasie F5.246, 362, 613, 698
- Prostatahypertrophie F4.45, 511
- Prostatakarzinome F5.152, 549, 601; F5.10, 320
- Prostataleiden G04C
- Prostatitis F5.558
- – Volksmedizin F3.731
- Proteinämie F5.758
- Protozoen P01
- Pruritus F4.70, 365, 464, 529; F5.459
- Pruritus ani, Volksmedizin F3.636
- Psoriasis D05 F2.148, 430, 694; F4.28, 97, 117, 193, 195, 468, 510, 734, 753; F5.56, 215, 229, 255, 269, 609
- – Volksmedizin F2.47, 152, 396, 429, 805, 860; F3.357, 627
- Psychische Störungen F3.541
- – Volksmedizin F2.730; F3.315
- Psychopharmaka F5.493
- Psychosen N05A, N06A F4.4, 68, 539; F5.50, 67, 129, 206
- – Volksmedizin F2.734, 806
- Psychostimulanzien F5.107, 423, 424, 463
- Psychotropika F5.332
- Pubertas praecox F4.630
- Purpura, Volksmedizin F3.78
- Pustulosis F4.70
- Pyelonephritis F5.329
- Pyodermien F5.601
- Rachendesinfektion F5.190
- Rachenentzündung A01AB, R02, R02A F4.105
- Rachenulcera, Volksmedizin F2.873
- Rachitis, Volksmedizin F2.213, 357
- Radionuklidtherapie F5.280, 736
- Radioprotektoren F4.62
- Radiotherapeutika F4.599
- Rauchentwöhnung N07BA, V03AJ
- Raucherentwöhnung F5.53, 108
- Rauschmittel, Volksmedizin F2.67, 70, 84, 162, 168; F3.306
- Raynaud-Syndrom F4.441
- Rectumprolaps, Volksmedizin F2.253, 373
- Reflexzonen-Massage F3.310
- Refluxösophagitis F5.392

- Reisekrankheit A04, A04A F3.852
- – Hund und Katze F1.552
- Reizbarkeit, Volksmedizin F1.552; F2.734
- Reizhusten R05D
- Rekonvaleszenz F2.590
- – Volksmedizin F2.301; F3.104, 217
- Repellent F2.350; F3.188, 637
- – Volksmedizin F2.346; F3.240, 252, 636
- Respiratory distress syndrome F4.277
- Retardierung, mentale F5.512
- Rhesus-Sensibilisierungsprophylaxe F5.875
- Rheuma M01 F2.37, 153, 199, 377, 491, 749; F3.41, 161, 247, 369, 492, 503, 541, 564, 571, 723, 756; F4.260, 287, 308, 363,495, 496, 507, 509, 582, 586, 637,727, 735; F5.5, 45, 123, 220, 222, 252, 253, 254, 416, 417, 430, 589, 625, 665, 736
- – Balneotherapie M02B
- – Volksmedizin F2.496, 498, 502, 504, 507, 511, 535, 590, 611, 623, 633, 647, 659, 679, 688, 735, 749, 788, 798, 835, 859, 867, 884, 891; F3.188, 315, 402, 500, 627, 664, 713, 723, 731, 750, 755, 764, 788, 805, 819, 821, 827, 835, 853
- Rhinitis R01
- – Volksmedizin F2.496, 498, 502, 504, 507, 511, 535, 590, 611, 623, 633, 647, 659, 679, 688, 735, 749, 788, 798, 835, 859–860, 867, 884, 891; F3.188, 315, 402, 500, 627, 664–665, 713, 723, 731, 750, 755, 764, 788, 805, 819, 821, 827–830, 835, 853
- Rhinitis allergica F4.31, 365, 544; F5.26, 252
- Riechmittel, Volksmedizin F2.670, 771; F3.150–151, 332
- Riechstörungen, Volksmedizin F3.151
- Ringelflechte, Volksmedizin F2.555
- Roemheld-Syndrom, Volksmedizin F3.659
- Röteln F5.878
- – Volksmedizin F2.146
- Rückenschmerzen F2.351
- – Volksmedizin F2.494; F3.569, 595, 755
- Ruhr, Volksmedizin F2.259, 287, 306, 486, 775; F3.382, 398, 403, 697
- Salpingitis F5.694
- Samenverlust, übermäßiger, Volksmedizin F3.461
- Sarkome F5.226, 570
- Saugwürmer P02B
- Schädelwachstumsstörungen, Volksmedizin F2.805
- Schanker, Volksmedizin F2.3
- Scharlach, Volksmedizin F2.87, 89; F3.78, 755
- Scheinträchtigkeit F1.544
- Schilddrüsenerkrankungen F5.280
- Schilddrüsenkrankheiten F2.675
- – Volksmedizin F2.798
- Schilddrüsenüberfunktion F3.139, 143
- Schizophrenie F4.59, 68, 525, 539, 540; F5.67, 129, 223, 493, 606, 759
- Schlaflosigkeit N05C
- – Volksmedizin F3.139–140, 143
- Schlafmittel F5.755
- Schlafstörungen F3.310, 541; F4.449; F5.558, 747, 755

- – Volksmedizin F2.317, 590; F3.20, 29, 288, 458
- Schlaganfall F5.169
- – Prävention F4.272
- Schlangenbisse F2.180
- – Volksmedizin F2.7, 42, 135, 165, 176, 179, 230, 296, 397, 446, 466, 470, 475, 555, 659, 735, 802, 805, 897; F3.95, 174, 240, 314, 340, 348, 350, 398, 421, 430, 500, 599, 753, 788, 819, 821, 830
- Schleimhautblutungen F2.722
- Schleimhautinfektionen F2.368; F4.634, 635, 637, 735
- – Volksmedizin F2.3
- Schleimhautreizungen F2.478
- Schleimhauttrockenheit F2.618
- Schluckauf, Volksmedizin F3.831
- Schluckbeschwerden, Volksmedizin F2.771
- Schlundlähmung, Volksmedizin F3.828
- Schmerzen N02, N02A, N02B F2.169, 180, 377, 505, 749; F3.305; F4.9, 12, 81, 172, 477, 582, 586, 637, 735, 760; F5.45, 62, 80, 100, 321, 447, 464, 558, 589, 637, 723
- – Volksmedizin F2.8, 61, 89, 95, 113, 117, 137, 179, 197, 224, 279, 446, 457, 498, 503, 532, 555, 590, 734, 805; F3.20, 224, 232, 288, 293, 329, 421, 492, 523, 595, 632, 692, 723, 750, 755, 764, 819, 834
- Schnittverletzungen, Volksmedizin F2.6, 61, 354, 453, 638; F3.595
- Schnupfen R01 F5.254
- Schock F4.690
- Schock, postoperativer F5.589
- Schuppen F3.58, 723
- – Volksmedizin F3.441, 755
- Schuppenflechte D05
- Schüttelfrost, Volksmedizin F3.332, 823
- Schüttellähmung F2.140
- Schwäche F2.590; F3.94
- – Volksmedizin F2.30, 42, 51, 163, 224, 236, 319, 434, 463, 472, 511, 515, 590, 711; F3.29, 217, 345, 350, 405, 421, 450, 633, 672
- Schwangerschaft, Volksmedizin F2.884; F3.343
- Schwangerschaftsbeschwerden F2.377; F3.776
- Schwangerschaftserbrechen F3.99
- – Volksmedizin F2.235, 884
- Schwangerschaftserkrankungen F4.735
- Schwangerschaftshochdruck, Volksmedizin F3.750, 755
- Schwangerschaftsohnmacht, Volksmedizin F3.705
- Schwangerschaftsverhütung, Volksmedizin F2.166; F3.636
- Schweine-Dysenterie F4.13
- Schweißausbrüche, Volksmedizin F2.226
- Schweißbildung, übermäßige D11AA
- Schwellungen F3.205
- – Volksmedizin F2.59, 307, 502, 643, 652, 659, 859, 884, 895; F3.160, 165, 627, 636, 672, 723, 753
- Schwerhörigkeit, Volksmedizin F2.33; F3.537

- Schwindel N07C, N07CA F3.494; F4.352; F5.255, 416, 417
- – Volksmedizin F2.165, 226, 494, 496, 511, 515, 520; F3.315, 627, 632, 636, 705
- Seborrhoe F4.193; F5.320
- – Volksmedizin F3.441
- Sedativa F4.4, 285; F5.109, 121, 484, 755
- – Vet. F5.262
- Seekrankheit F5.327
- Sehstörungen, Volksmedizin F2.515, 759; F3.315
- Seitenstechen, Volksmedizin F2.213; F3.564
- Sekretolytika F4.726
- Sendaivirus-Infekte F5.534
- Sensibilitätsstörungen, Volksmedizin F3.224, 828
- Sepsis F4.278, 392, 409
- Sexualhormone F4.546, 547, 549
- Sexuelle Dysfunktionen F4.59
- Sexuelle Erregung, Volksmedizin F3.20
- Sinnestäuschungen F3.315
- Sinusitis F3.315–316; F5.694
- – Volksmedizin F3.150, 186
- Sklerodermie, Volksmedizin F3.150–151, 186
- Skorbut, Volksmedizin F3.217, 345
- Skorpionstiche, Volksmedizin F2.42, 230, 397, 555
- Skrofulose, Volksmedizin F2.309, 520, 798, 884, 902; F3.581, 755, 829
- Sodbrennen A02A, A02EA
- – Volksmedizin F2.309, 520, 798, 884, 902; F3.581, 755, 829–830
- Sommersprossen, Volksmedizin F2.541, 627; F3.537
- Sonnenbrand D02B
- Sonnenschutzmittel F2.339; F5.154
- Sonnenstich, Volksmedizin F2.647; F3.829
- Soor, Volksmedizin F2.4, 250; F3.458
- Spasmen F3.289, 310
- – Volksmedizin F2.703; F3.293, 306, 343, 357
- Spasmolytika F4.154, 255, 262, 312, 313, 326, 372, 376, 396, 462, 499, 501, 503, 519, 727; F5.17, 427, 687
- – Vet. F5.176
- Spondylitis ankylosans F4.9, 81; F5.62, 665
- Stärkungsmittel V03AT
- Stauungszustände, Volksmedizin F3.723
- Steinleiden, Volksmedizin F2.211, 254; F3.306, 414, 449
- Sterilität, Volksmedizin F2.254, 735
- Sterilität, männliche, Volksmedizin F2.638
- Sterilität, weibliche, Volksmedizin F3.343
- Stimmbandspasmen, Volksmedizin F2.638
- Stimmstörungen F2.167
- – Volksmedizin F2.771
- Stimulans, Volksmedizin F2.30, 446, 873; F3.823, 829
- Stoffwechselanregung, Volksmedizin F3.29, 723
- Stoffwechselerkrankheiten F3.127
- Stoffwechselstörungen, Hund und Katze F1.539
- Stomachika F5.255
- Stomatitis A01AB
- Strabismus F4.165

- Strahlenfolgen, Volksmedizin   F3.12, 14
- Strahlenprophylaxe   F5.379
- Struma   H03AA, H03C
- – Volksmedizin   F2.674;   F3.537
- Suchtfolgen   F2.67
- Suicidmittel   F2.111
- Sulfonamide   F4.20, 548
- Sumpffieber, Volksmedizin   F2.235, 688; F3.382
- Süßstoff   F3.333
- Sympathomimetika   F4.61, 121, 174, 269, 317
- Symphatomimetika   F5.137
- Synkope, Volksmedizin   F3.224
- Syphilis, Volksmedizin   F2.7, 131, 135, 163, 248, 254, 319, 360, 451, 462, 467, 502, 647, 659, 735, 824, 846;   F3.181, 284, 367, 578, 581, 647, 653, 782, 788, 828, 835
- Tachykardie, Volksmedizin   F3.343, 356
- Tachypnoe, Volksmedizin   F3.356
- Taenien, Hund und Katze   F1.543
- Taubheit   F4.511
- Tendinitis   F4.507;   F5.368
- Tendovaginitis, Volksmedizin   F1.543;   F3.227
- Tetanie   F4.198, 199
- Tetanus   F5.879
- – Volksmedizin   F2.165, 846;   F3.357, 830
- Thalassämie   F4.304
- Thrombangiitis obliterans   F4.675
- Thrombembolien   F4.687;   F5.422, 648
- Thrombophlebitis   C05B
- – Volksmedizin   F2.856;   F3.205
- Thrombosen   B01, B01A
- Thromboseprophylaxe   F4.2, 298, 305, 322, 430, 687;   F5.395, 648
- Thrombozytenaggregationshemmer   F4.147, 251, 272, 305, 441
- Thrombozythämien   F4.84, 323, 647;   F5.192
- Thyreoiditis   F4.166
- Tinnitus, Volksmedizin   F2.33, 377;   F3.627, 828
- Tollwut, Volksmedizin   F3.315
- Tonika   F4.13, 591, 593, 594
- Tonikum, Volksmedizin   F2.99, 106, 279, 282, 306;   F3.148, 160, 653, 800, 819
- Tonsillitiden   F5.221, 437
- Tonsillitis   A01AB, R02, R02A
- – Volksmedizin   F2.159, 473, 520, 602, 652, 775;   F3.186, 367, 513, 537, 753, 755
- Toxoplasmose   F4.123, 169, 690
- Tracheitis, Volksmedizin   F3.24, 766
- Trächtigkeitsabbruch, Hund und Katze   F1.544
- Tränenersatzflüssigkeit   F4.657
- Tremor   F4.401
- Trigeminusneuralgie   F5.110, 371
- – Volksmedizin   F2.788;   F3.217, 569
- Trypanosomiasis   P01C
- Tuberkulose   J04A
- – Volksmedizin   F2.51, 319, 339, 630, 633, 652, 817;   F3.24, 34, 227, 398, 454, 723, 755
- Tuberkulostatika   F4.553;   F5.30, 515
- Tumore   L01   F3.68, 533;   F4.32, 50, 87, 95, 152, 156, 176, 238, 267, 346, 385, 409, 483, 505, 523, 527, 549, 552, 599, 647, 660, 666, 673, 689, 690, 691, 692, 693, 694, 721, 771;   F5.10, 57, 169, 193, 194, 197, 199, 226, 320, 356, 367, 404, 407, 521, 556, 570, 581, 588, 615, 669, 726, 752
- – Volksmedizin   F2.261, 284, 287, 318, 363, 425, 446, 453, 470, 494, 502, 504, 529, 643, 647, 654, 659, 703, 734, 752, 817, 824, 846, 898;   F3.103, 165, 168, 172, 188, 227, 314, 365, 368, 382, 402, 405, 500, 513, 517, 533, 537, 578, 581, 697, 709, 723, 755, 828
- Tumorpromotor   F5.244
- Typhus   F2.180
- – Volksmedizin   F2.44;   F3.755
- Übelkeit, Volksmedizin   F2.873;   F3.155, 160, 332, 563
- Übererregbarkeit   F3.480
- Übergewicht   A08, A08A
- – Volksmedizin   F2.250, 320, 333, 420, 781; F3.394
- Ulcus cruris   F4.240
- Ulcus duodeni   F5.12, 79, 392, 684, 749
- Ulcus molle, Volksmedizin   F3.782
- Ulcus ventriculi   F4.237, 376, 515, 596, 622; F5.12, 79, 117, 330, 345, 386, 392, 684, 749
- Ulkusblutung   F4.515
- Umschläge, Volksmedizin   F2.148
- Umstimmungsmittel, Volksmedizin   F3.581
- Unruhe   N05C
- Unruhezustände   F3.289
- – Volksmedizin   F3.288, 407, 664
- Unterernährung, Volksmedizin   F2.590;   F3.217
- Unterhautverdickungen   F2.552
- Unterleibsbeschwerden, Volksmedizin   F3.141, 754
- Unterleibsleiden, Volksmedizin   F2.47;   F3.853
- Unterleibsschmerzen, Volksmedizin   F3.332, 823
- Urämie, Volksmedizin   F2.333
- Urethritis   F2.639;   F5.254, 694
- – Volksmedizin   F3.46
- Urogenitalentzündungen   F3.127
- – Volksmedizin   F2.775
- Urogenitalerkrankungen, Volksmedizin   F2.618;   F3.124
- Urogenitalspasmen   F3.310
- – Volksmedizin   F3.293
- Urticaria   F2.244;   F3.733;   F4.31, 740
- – Volksmedizin   F2.244;   F3.733–734
- Uterotonikum, Volksmedizin   F2.680
- Uterusblutungen   F3.738
- – Volksmedizin   F2.788;   F3.461, 829
- Uterusentzündungen, Volksmedizin   F2.214
- Uteruserkrankungen, Volksmedizin   F3.205, 800
- Uteruskräftigung, Volksmedizin   F3.46
- Uteruskrämpfe   F3.800
- Uterusneuralgien, Volksmedizin   F3.537
- Uterusprolaps, Volksmedizin   F2.373
- Uterusschmerzen   F3.800
- Uveoretinitis   F4.166
- Vaginalflorastörungen, Volksmedizin   F3.12
- Vaginalinfektionen   G01, G01A   F5.592, 602
- – Volksmedizin   F3.11, 186
- Vaginalspermizid   F5.190

- Vaginalspülungen, Volksmedizin F2.290
- Vaginitis, Volksmedizin F3.508
- Vagotonie, Volksmedizin F3.20
- Varizella-Zoster-Infektionen F5.579
- Varizellen F5.880
- Varizen C05B
- Vasodilatatoren F4.315, 354, 441, 446, 495, 495, 571; F5.438
- Vegetative Störungen F3.99, 101, 139
- Venenerkrankungen F4.79
- Venenleiden C05B F2.175, 704; F3.127, 205, 207, 230, 541, 564
- – Volksmedizin F2.463, 735, 856; F3.205, 563, 636
- Verbrennungen F5.75, 426, 601
- – Volksmedizin F2.47, 59, 183, 402, 433, 486, 638, 647, 802, 805, 884; F3.50, 78, 165, 174, 186, 188, 348, 385, 461, 537, 545, 753, 764, 830
- Verdauungsbeschwerden F3.562
- – Volksmedizin F2.360, 515, 895; F3.14, 100, 232, 259, 563, 636, 754, 800
- Verdauungsschwäche F3.24, 855
- – Volksmedizin F3.627
- Verdauungsstörungen A09, A09A F2.106, 426, 456, 505, 546; F3.127, 247, 383, 494, 541; F5.80, 253
- – Volksmedizin F2.2, 30, 42, 61, 80, 97, 122, 152, 232, 294, 387, 402, 433, 465, 476, 541, 546, 798, 873; F3.29, 258, 385, 450, 523, 588, 636, 834
- Vergiftungen V03AB
- – Kleinnager, Kaninchen und Frettchen F1.562; F2.2, 30, 42, 61, 80, 97, 122, 152, 232, 294, 387, 402, 433–434, 465, 476, 541, 546, 798, 873; F3.29, 258, 385, 450, 523, 588, 636, 834
- – Volksmedizin F2.59, 146, 496, 520, 549, 551, 638, 647, 659, 759, 817; F3.68, 314, 332, 421
- – Ziervögel F1.573
- Verhaltensstörungen F3.127
- Verhärtungen, Volksmedizin F2.165
- Verletzungen, Volksmedizin F2.214, 236, 354, 494, 498, 679, 859; F3.224, 537, 753, 834
- Verletzungen, stumpfe F2.708
- – Volksmedizin F2.129, 618, 802, 856, 867, 898; F3.205, 627, 632, 636, 766, 819, 829
- Verrenkungen, Volksmedizin F2.452, 802; F3.60, 632
- Verschleimungen, Volksmedizin F3.723
- Verspannungen, Volksmedizin F3.104, 458
- Verstauchungen F5.589
- – Volksmedizin F2.452, 466, 859, 867; F3.60, 205, 830, 834
- Verstimmungszustände F2.342, 355, 377, 847, 862; F3.24, 127, 310, 541; F5.251, 252
- – Volksmedizin F2.448; F3.458, 672
- Verstopfung A06, A06A F2.765, 902
- – Volksmedizin F2.520, 555, 606, 623, 625, 627, 630, 643, 647, 654, 659, 734, 781, 802, 805, 810, 824, 846, 859, 884, 889, 891, 895, 898; F3.14, 78, 130, 173, 181, 217, 252, 283, 315, 335, 343, 449, 462, 500, 510, 513, 517, 581, 723, 789

- Verwachsungsbeschwerden, postoperative F2.520–521, 555, 606, 623, 625, 627, 630, 643, 647, 654, 659, 734, 781, 802, 805, 810, 824, 846, 859, 884, 889, 891, 895, 898; F3.14, 78, 130, 173, 181, 217, 252, 283, 315, 335, 343, 449, 462, 500, 510, 513, 517, 581, 723, 789
- Verwirrtheitszustände F2.67; F3.310
- – Volksmedizin F2.306
- Vibrionendysenterie, Vet. F5.701
- Viren J05, J05A
- Virusinfektionen F3.68; F4.310, 343, 381, 487, 686; F5.7, 311, 551, 579, 584, 654, 714, 740
- – Volksmedizin F3.709
- Virustatika F4.487; F5.401
- Vitamin-C-Mangel, Volksmedizin F3.449, 452
- Vitaminmangel F4.197; F5.259, 511, 656
- Völlegefühl, Volksmedizin F3.449–450, 452
- von-Willebrand-Syndrom F5.900
- Wachstumsfaktoren F4.446
- Wadenkrämpfe F3.205
- Warzen D11AF F3.538; F4.511, 639
- – Volksmedizin F2.197, 204, 294, 320, 470, 541, 555, 625, 627, 630, 633, 638, 647, 650, 654, 659, 844; F3.50, 240, 500
- Wasseransammlungen, Volksmedizin F2.197, 204, 294, 320–322, 470, 541, 555, 625, 627, 630, 633, 638, 647, 650, 654, 659, 844; F3.50, 240, 500
- Wehen G02A, G02CA
- Wehen, falsche, Volksmedizin F3.772, 776
- Wehenschwäche, Volksmedizin F3.627
- Weichteilinfektionen F5.694
- Weichteilverletzungen F4.363
- Wilson-Krankheit F4.753
- Windeldermatitis, Volksmedizin F3.764
- Windpocken, Volksmedizin F3.68, 78
- Wirbelsäulenerkrankungen F4.582; F5.430, 636
- Witterungsneurosen F5.251
- Wochenbett, Volksmedizin F2.61, 460
- Wundbehandlung F4.158, 240, 515
- – Hund und Katze F1.552
- – Kleinnager, Kaninchen und Frettchen F1.552
- Wunden D03 F1.559; F2.180, 708
- – Volksmedizin F2.354, 383, 391, 412, 465, 468, 498, 520, 532, 535, 638, 674, 679, 720, 734, 771, 802, 817, 852, 860, 867, 895, 898; F3.174, 188, 315, 348, 365, 382, 413, 421, 454, 492, 537, 545, 581, 607, 632, 697, 723, 753, 755, 766, 788, 800, 819, 827, 830
- Wundinfektionen F5.601
- – Volksmedizin F2.354, 383–384, 391, 412, 465, 468, 498, 520, 532, 535, 638, 674, 679, 720, 734–735, 771, 802, 817, 852, 860, 867, 895, 898; F3.174, 188, 315, 348, 365, 382, 413, 421, 454, 492, 537, 545, 581, 607, 632, 697, 723, 753, 755, 766, 788, 800, 819, 827, 830
- Würmer F3.253
- Wurmerkrankungen P02 F2.346; F3.172, 633, 637
- – – in der Veterinärmedizin QP52A

Aqua

- – Volksmedizin F2.342, 346, 350, 357, 387, 433, 462, 502, 535, 555, 638, 681, 684, 720, 765, 824, 833, 844, 846, 860; F3.188, 368, 382, 385, 413, 421, 452, 513, 523, 537, 569, 578, 607, 614, 627, 632, 636, 653, 819, 823, 829, 831, 834
- Wurminfektionen, gastrointestinale F4.690
- Wurzelkanalbehandlung, Volksmedizin F2.342, 346–348, 350, 357, 387, 433, 462–463, 502, 535, 555, 638, 681, 684, 720, 765, 824, 833, 844, 846, 860; F3.188, 368, 382, 385, 413, 421, 452, 513, 523, 537, 569, 578, 607, 614, 627, 632–633, 636, 653, 819, 823, 829, 831, 834
- Zahnerkrankungen F4.613
- – Volksmedizin F2.412
- Zahnextraktionen, Volksmedizin F2.720
- Zahnfestigung, Volksmedizin F3.419
- Zahnfleischbluten, Volksmedizin F3.452
- Zahnfleischentzündungen A01AB
- – Volksmedizin F2.30, 735; F3.275
- Zahnfleischerkrankungen, Volksmedizin F3.413
- Zahnfüllungen, temporäre F3.656
- Zahnkitt F3.656
- Zahnpflege F3.333, 500
- – Volksmedizin F2.453, 455; F3.416, 764, 834
- Zahnpulver, Volksmedizin F2.429
- Zahnschmerzen F5.5
- – Volksmedizin F2.3, 7, 30, 75, 80, 89, 113, 188, 237, 258, 373, 385, 446, 462, 502, 625, 659, 788, 873; F3.151, 188, 252, 284, 416, 492, 537, 627, 755, 819, 821, 823, 828, 831, 834
- Zahnung, Volksmedizin F2.3, 7, 30, 75, 80, 89, 113, 188, 237, 258, 373, 385, 446, 462–463, 502, 625, 659, 788, 873; F3.151, 188, 252, 284, 416, 492, 537, 627, 755, 819, 821, 823, 828–829, 831, 834
- Zerebralsklerose F5.725
- Zerrungen, Volksmedizin F2.214
- Zervizitis F5.694
- Zink-Mangel F5.749
- Zuckerkrankheit A10
- Zugpflaster, Volksmedizin F3.789
- Zungenentzündungen, Volksmedizin F2.397
- Zungenknoten F3.538
- Zungenlähmung, Volksmedizin F2.75, 80; F3.828
- Zungenmykosen, Volksmedizin F3.517
- Zwölffingerdarmgeschwüre, Volksmedizin F3.168
- Zystitis F5.247, 253, 352
- Zytokine F4.689, 690, 691, 692
- Zytomegalievirus F5.534
- Zytoprotektoren F4.62
- Zytostatika F4.409, 483, 505, 523, 527, 552, 573, 599, 666, 667, 673, 721; F5.184, 193, 194, 197, 199, 356, 366, 615, 669
- Zytostatikanebenwirkungen V03AF

Anxiolytika N05B
Anyenle F3.832
Anzahl der Proben F1.464
Anzeige- und erlaubnisfreie Lagermengen F1.745
Anzündpasten mit Alkanolen F1.777
Anzündprodukte F1.776

Anzündwürfel in Schwämmen und Kunststoffschaum F1.776
AOAC-Methode [Ballaststoff-Bestimmung in Lebensmitteln] F1.20
Aoka F3.649
Ao-shiso F3.328
AP [Alkalische Phosphatase] F1.356–357
Apafant, Monographie R03BX, R03DX F4.98
Apakyisie F2.254
Apamate F3.649
Apasote F2.344
Apatyajiva F3.424
Apfelrose, japanische F3.463
Äpfelsäure F2.14, 122, 201, 483, 882; F3.449, 451, 536
APG 600 F1.882
Apigenin F2.47, 127, 186, 895; F3.44, 130, 133, 142, 328, 333, 411, 564, 630, 760, 762, 766
Apigenin-7-glucosid F2.75
Apigenin-7-O-glucosid F2.50
Apiol F3.257, 261
Aplopappus baylahuen F2.834
Aplopappus heterophyllus F2.836
Aplotaxen F2.149, 384
ApoB-enthaltende Lipoproteine F1.162
Apocynin F3.389
Apocynum syriacum F2.196
Apoferritin F1.4
Apogenin F2.200
Apolipoprotein A F1.14
Apolipoprotein B 100 F1.335
Apoplexie F1.113
Apothecary's rose F3.459
Apotheke
- Arbeitsschutz- und Unfallverhütungsvorschriften F1.754
- Vorratsräume F1.745

Apotheken F1.745
Apothekenbesichtigungsbericht F1.726
Apothekenpflicht F1.534
Apothekerrose F3.459
Apothekerschwamm F3.33
Appetitförderer A15
Appetitzügler A08, A08A
Applanodixinsäure F2.751
Aprikalim, Monographie F4.98
Aprobarbital F1.473
Aprosulat, Natriumsalz, Monographie B01AX F4.100
APSAC [Anisolierter lys-Plasmonogen Streptokinase Aktivator, 1:1 Komplex] F4.91
Apterin F2.97, 103
aPTT [Aktivierte partielle Thromboplastinzeit] F1.327–328
Apuscil F5.119
Apyrase F2.854
Aqua rosae F3.458
Aqua(N,N-bis[{2-(carboxymethyl)[methyl-carbamoyl]methyl}amino]ethyl)glycinato-(3-)gadolinium-1-Wasser F4.561
Aquacobalamin F1.37
Aquarien, Meerwasser F1.843

Aqui Zürich **F1.**307
Aquocobalamin **F1.**38
Arabinofuranose **F3.**684
(+)-1-β-D-Arabinofuranosyl-5-[(E)-2-bromvinyl]-2,4(1H,3H)-pyrimidindion **F5.**578
(+)-1-β-D-Arabinofuranosyl-5-[(E)-2-bromvinyl]-uracil **F5.**578
9-β-D-Arabinofuranosyl-2-fluoradenin-5'-monophosphat **F4.**526
9-β-D-Arabinofuranosyl-2-fluoro-9H-purin-6-amin-5'-monophosphat **F4.**526
Arabinogalactan **F3.**661, 762
α-L-Arabinopyranose **F4.**101
Arabinose **F1.**20; **F2.**12, 14, 207; **F3.**685
– Monographie V07 **F4.**101
α-L-Arabinose **F4.**101
D-Arabinose **F2.**205
L-(+)-Arabinose **F4.**101
Arabinoxylan **F3.**685
Arabisches Gummi **F1.**805
Ara-C *[Cytarabin]* **F1.**261
Arachidonsäure **F1.**15, 58; **F2.**421, 467, 471, 889, 891
Arachinsäure **F2.**143, 159, 162, 202, 204; **F3.**682
Arachnolysin **F2.**138; **F3.**37
Aradica **F3.**618
Aragonit-Kristalle **F3.**540
Araguaney **F3.**649
Araignée porte-croix **F2.**138
Aralia elata, Verwechslung mit Eleutherococci radix **F2.**560
Aranea diadema **F2.**138–139
Aranea diadema hom., Monographie **F2.**139
Aranea ixobola **F3.**36
Araneus, Monographie **F2.**138
Araneus alsine **F2.**138
Araneus angulatus **F2.**138
Araneus circe **F2.**138
Araneus diadematus **F2.**138–139
– Monographie **F2.**138
Araneus gemma **F2.**138
Araneus grossus **F2.**138
Araneus imaci **F2.**138
Araneus ixobolus **F2.**138; **F3.**36
Araneus ixobolus hom., Monographie **F3.**36
Araneus quadratus **F2.**138
Araneus saevus **F2.**138
Aranidipin, Monographie C08C **F4.**101
Aranin **F3.**37
Araninum hom, Monographie **F3.**37
Arara nut tree **F2.**901
Araruta bastarda **F2.**282
Aras **F1.**563
Arbeitsmedizinische Vorsorge **F1.**729
– Maßnahmen **F1.**238
– Untersuchungen **F1.**753
Arbeitsschutz **F1.**719, 722
– Ämter für ~ **F1.**721
– Aufsichtsdienste **F1.**721
Arbeitsschutzausschuß **F1.**735
Arbeitsschutzorganisation, innerbetriebliche **F1.**734

Arbeitsschutz- und Unfallverhütungsvorschriften in der Apotheke **F1.**754
Arbeitssicherheit, Fachkraft für ~ **F1.**734
Arbeitsstättenverordnung
– Fenster **F1.**740
– Fußböden **F1.**739
– Handlauf **F1.**740
– Merkblatt für Treppen **F1.**741
– Spindeltreppen **F1.**740
– Treppen **F1.**740
– Treppengeländer **F1.**741
– Türen **F1.**739
– Verkehrswege **F1.**740
– Wände **F1.**739
– Wendeltreppen **F1.**740
Arbeitsunfall, Meldeeinrichtungen **F1.**735
Arbeitsunfälle **F1.**729
Arbol-a-brea **F2.**272
Arbol del incensio **F2.**249
Arbol santo **F2.**888
Arbol del sebo **F3.**506
Arbor alba **F3.**190
Arbor alba minor **F3.**187
Arbor de hule **F2.**297
Arbre à copahu **F2.**422, 427
Arbre corail **F2.**897
Arbre au diable **F2.**858
Arbre à incens **F2.**249
Arbre de mastic **F3.**398
Arbre de melon **F2.**291
Arbre de mort **F2.**843
Arbre de neige **F2.**352
Arbre des pagodes **F2.**722
Arbre de paresse **F2.**315, 317
Arbre poison **F2.**843
Arbre à suif **F3.**506
Arbre à Toung **F2.**54
Arbutin **F2.**126, 611–612; **F3.**471, 771, 775, 822
Arcana lancea **F2.**220
Arceiro **F2.**858
Archangel **F2.**95
Archangelenon **F2.**103
Archangelica **F2.**95
Archangelica äthanol. Decoctum **F2.**109
Archangelica atropurpurea **F2.**110
Archangelica officinale **F2.**100
Archangelica officinalis **F2.**95
Archangelicin **F2.**99, 103
Archangelin **F2.**103, 122
Archangélique **F2.**95
Arctigenin **F2.**143
(+)-Arctigenin **F3.**786, 789
Arctiin **F2.**141, 143, 154, 156, 382, 385, 388
Arctinal **F2.**150
Arctinol **F2.**150
Arctinon **F2.**150
Arctinon-A-acetat **F2.**150
Arctiol **F2.**146
Arctiopicrin **F2.**146, 155–156
Arctium, Monographie **F2.**140
Arctium ambiguum **F2.**141
Arctium Bardana **F2.**155

Arctium chabertii F2.141
Arctium chaorum F2.141
Arctium cimbricum F2.141
Arctium flabrescens F2.141
Arctium lappa F2.141–142, 146, 148, 153
– Monographie F2.141
Arctium lappa hom., Monographie F2.153, 155–156
Arctium leiospermum F2.141
Arctium leptophyllum F2.141
Arctium maassii F2.141
Arctium macrospermum F2.155
Arctium majus F2.141, 153
Arctium minus F2.141–142, 146, 148, 153
– Monographie F2.154
Arctium minus ssp. nemorosum F2.155
Arctium mixtum F2.141
Arctium nemorosum F2.141–142, 146
– Monographie F2.155
Arctium nothum F2.141
Arctium officinalis F2.141
Arctium palladinii F2.141
Arctium platylepis F2.141
Arctium pubens F2.141
Arctium radula F2.141
Arctium tomentosum F2.141–142, 146, 148, 153
– Monographie F2.155
Arctiumsäure F2.150
– B-methylester F2.150
(+)-ar-Curcumen F3.843
Arcydziegel F2.95
Ardhasadhaka F3.424
Areginal F4.467
Aremonia agrimonoides F2.45
Arenariosid F2.810; F3.768
Arer F3.823
L-Arg [L-Arginin] F4.105
Argassi F2.17
Argatroban, Monographie B01AC F4.102
Argenit F2.202
Argentum colloidale, Monographie F4.104
Arginin F1.7
L-(+)-Arginin, Monographie A05BA, V06DD F4.105
L-(+)-Arginin-L-aspartat F4.118
Argininglutamat F4.106
L-Arginin-L-Glutamat, Monographie A05BA, V06DD F4.106
Argininvasopressin F1.194
L-Arginyl-L-seryl-L-seryl-L-cysteinyl-L-phenylalanyl-L-glycylglycyl-L-arginyl-L-methionyl-L-aspartyl-L-argynil-L-isoleucylglycyl-L-alanyl-L-glutaminyl-L-serylglycyl-L-leucylglycyl-L-cysteinyl-L-asparaginyl-L-seryl-L-phenylalanyl-L-arginyl-L-tyrosin, cyclisches (4→20)Disulfid F4.84
Argol F4.749
Argon, Monographie V07A F4.107
Argoussier F2.848
Argulus F1.581
Argyreia, Monographie F2.158
Argyreia abyssinica F2.158
Argyreia aggregata F2.159

– Monographie F2.159
Argyreia-aggregata-Blätter, Monographie F2.159
Argyreia argentea F2.158
Argyreia cinerea F2.158
Argyreia cuneata F2.160
– Monographie F2.159
Argyreia-cuneata-Blätter, Monographie F2.160
Argyreia glabra F2.158
Argyreia hancorniifolia F2.158
Argyreia imbricata F2.159
Argyreia lanceolata F2.158
Argyreia mollis F2.158
Argyreia nervosa F2.158, 161–162
– Monographie F2.160
– Verfälschung von Argyreia-nervosa-Samen F2.163
Argyreia-nervosa-Blätter, Monographie F2.161
Argyreia-nervosa-Samen, Monographie F2.161
Argyreia-nervosa-Wurzel, Monographie F2.162
Argyreia speciosa F2.158, 160
Argyreia-speciosa-Blätter F2.161
Argyreia-speciosa-Samen F2.161
Argyreia-speciosa-Wurzel F2.162
Argyreia tiliifolia F2.158
Ari dracunculi folium, Monographie F2.534
Ari dracunculi rhizoma, Monographie F2.535
Ari italici folium, Monographie F2.183
Ari italici rhizoma, Monographie F2.183
Ari maculati herba, Monographie F2.186
Ari maculati rhizoma, Monographie F2.187
Aricolin F2.611
Arin F2.186
Arisaema, Monographie F2.164
Arisaema amurense F2.164
– Monographie F2.164
Arisaema-amurense-Rhizom, Monographie F2.164
Arisaema atrorubens F2.166–168
– Monographie F2.165
Arisaema dracontium F2.168–169
– Monographie F2.168
Arisaema-dracontium-Rhizom, Monographie F2.168
Arisaema erubescens F2.164
– Monographie F2.169
Arisaema-erubescens-Rhizom, Monographie F2.169
Arisaema heterophyllum F2.164
– Monographie F2.169
Arisaema-heterophyllum-Rhizom, Monographie F2.169
Arisaema polymorphum F2.165
Arisaema stewardsonii F2.165
Arisaema thunbergii F2.169
Arisaema triphyllum F2.165–166
Arisaema triphyllum hom., Monographie F2.166
Arisaesterol F2.166
Arisarum italicum F2.182
Aristha F3.387
Aristolactam F2.177, 179
Aristolacton F2.180
Aristolid F2.170
Aristolindichinon F2.171

Aristoloche **F2.**171
Aristoloche ronde **F2.**179
Aristolochia **F2.**171, 175
– Monographie **F2.**170
Aristolochia clematitis **F2.**171, 175–176
– Monographie **F2.**171
Aristolochia clematitis hom., Monographie **F2.**175–176
Aristolochia cymbifera **F2.**176–177
– Monographie **F2.**176
Aristolochia cymbifera e radice **F2.**177
Aristolochia-cymbifera-Säure **F2.**176, 176
Aristolochia grandiflora **F2.**176
Aristolochia hastata **F2.**179
Aristolochia infesta **F2.**171
Aristolochia milhomens **F2.**177
Aristolochia milhomens hom., Monographie **F2.**177
Aristolochia milhomens e radice **F2.**177
Aristolochia milhomens e radice hom., Monographie **F2.**177
Aristolochia officinalis **F2.**179
Aristolochia redonda **F2.**179
Aristolochia reticulata **F2.**180
Aristolochia ringens **F2.**177
– Monographie **F2.**177
Aristolochia-ringens-Wurzel, Monographie **F2.**177
Aristolochia rotunda **F2.**179
– Monographie **F2.**179
Aristolochia rotunda hom., Monographie **F2.**179
Aristolochia-rotunda-Rhizom, Monographie **F2.**179
Aristolochia sagittata **F2.**179
Aristolochia sarracenia **F2.**171
Aristolochia serpentaria **F2.**180
– Monographie **F2.**179
Aristolochia serpentaria hom., Monographie **F2.**180
Aristolochia-serpentaria-Wurzel, Monographie **F2.**180
Aristolochiae cymbiferae radix, Monographie **F2.**176
Aristolochiae herba, Monographie **F2.**171
Aristolochiasäure **F2.**172, 177, 179
Aristolochiasäure I **F2.**170, 180
Aristolochiasäure II **F2.**179
Aristolochiasäuren, Gehaltsbestimmung **F2.**172
Aristolochy **F2.**171
Aristoloque du Brésil **F2.**176
Aristorot **F2.**180
Arjunolsäure **F2.**401
Arlacel 20 **F5.**572
Arlacel 40 **F5.**574
Arlacel 60 **F5.**576
Arlacel 80 **F5.**573
Arlacel 83 **F5.**575
Arlacel 85 **F5.**577
Arlacel C **F5.**575
Armefolin **F3.**635
Armenisches Gummi **F2.**531
Armexifolin **F3.**635
Armillaria edodes **F3.**61
Armotan ML **F5.**572
Armotan MS **F5.**576
Armotan TS **F5.**578

Arnebia euchroma **F3.**73
Arnenknollen **F2.**187
Arnica montana, Verfälschung von Croci stigma **F2.**440
Arnicae montanae radix, Verfälschung von Cimicifugae racemosae rhizoma **F2.**375
Arnottianamid **F3.**824, 829
Aro **F2.**182
Aro gigaro **F2.**184
Aro manchado **F2.**187
Arobon **F1.**138
Aroho **F2.**304
Aroides aethiopicum **F3.**808
Aromadendren **F3.**398
Aromadendrin **F3.**38
Aromastoffe **F1.**98
– EU-Richtlinien **F1.**100
– Lakritzwaren **F1.**101
– Lebensmittel **F1.**101
– Spirituosen und alkoholfreie Erfrischungsgetränke **F1.**101
– toxikologische Bewertung **F1.**101
Aromatic Fig Syrup **F2.**718
Aromatische Aminosäuren, Verminderung **F1.**149
Aromatischer Eriodictyon Sirup **F2.**618
Aromatisierung **F1.**98
Aromenverordnung **F1.**99
– Bezeichnungen und Begriffsbestimmungen **F1.**99
– Zulassungsanforderungen **F1.**99
Aron **F2.**184
– dreiblättriger **F2.**165
– gefleckter **F2.**189
Aron skornatý **F2.**184
Aronis communis **F2.**189
Aronknollen **F2.**187
Aronkraut **F2.**186
Aronnik **F2.**184
Aronsblume **F2.**184
Aronskelch **F2.**184
Aronskraut **F2.**184
Aronstab **F2.**184
– italienischer **F2.**182
– schwarzroter **F2.**165
Aronstabknollen **F2.**187
Aronstabsblätter **F2.**186
Aronstabwurzel **F2.**187
Aronstav **F2.**184
Aronswurzel **F2.**187, 189
Aropax **F5.**396
Aroro **F2.**137
Arranca pedras **F3.**341
Arrebenta pedra **F3.**345
Arrestabue **F3.**265
Arrête-boeuf **F3.**265
Arroche puante **F2.**350
Arroche vulvaire **F2.**350
Arrow poison tree **F2.**17
Arrowroot **F2.**285, 287–288
– australisches **F2.**282
– von Queensland **F2.**282–283
Arruda caprina **F2.**742
Arruda dos muros **F2.**212

Arruga F3.618
Arsacetin F4.12
Arschkratzerl F3.450
Arsen(III)iodid F4.107
Arsentriiodid, Monographie V07A F4.107
Arsenum jodatum F4.107
Artarin F3.833
Arteannuin F4.111
Artecanin F3.621
Arteflene, Monographie P01BX F4.108
Arteglasin A F2.516
Artemether, Monographie P01BX F4.110
Artemije F3.618
Artemijio F3.618
Artemisia debilis F2.510
Artemisia-dos-arvenarios F3.618
Artemisia-dos-prados F3.618
Artemisiaalkohol F3.629–630
Artemisiaketon F2.75; F3.604, 629–630, 634
Artemisiifolin F2.389
Artemisinin, Monographie P01BX F4.111
Artemorin F3.621, 630
Arteriosklerose F1.112, 155
Artesischer Aufstieg F1.302
Artesunat
– Monographie P01BX F4.113
– Natriumsalz, Monographie P01BX F4.114
Artesunicsäure F4.113
Arthritis/Tenosynovitis, virale, Impfstoff, für Geflügel J07B F5.866
Arthrothamnus tirucalli F2.656
Artichaut de murailles F3.535
Artichaut sauvage F3.535, 549
Artist's conk F2.751
Artist's fungus F2.751
Artolon F5.119
ARTS [Artesunat] F4.113
Arum, Monographie F2.182
Arum albispathum F2.182
Arum atrorubens F2.165
Arum canariense F2.182
Arum divaricatum F2.182
Arum dracontium F2.168–169
Arum dracontium hom., Monographie F2.168–169
Arum dracunculus F2.534–535
Arum dracunculus hom., Monographie F2.535
Arum-dracunculus-Blätter F2.534
Arum-dracunculus-Wurzelstock F2.535
Arum facchinii F2.182
Arum guttatum F2.534
Arum immaculatum F2.184
Arum italicum F2.183–184
– Monographie F2.182
– Verwechslung mit Ari maculati rhizoma F2.188
Arum italicum hom., Monographie F2.184
Arum-italicum-Blätter F2.183
Arum italicum Miller F2.184
Arum-italicum-Wurzelstock F2.183
Arum lily F3.808
Arum maculatum F2.184, 186, 188–189
– Monographie F2.184
Arum maculatum hom., Monographie F2.188–189

Arum-maculatum-Kraut F2.186
Arum maculatum ssp. pyrenaeum F2.184
Arum-maculatum-Wurzelstock F2.187
Arum majoricense F2.182
Arum malyi F2.184
Arum-Mannan M_1 F2.188
Arum-Mannan M_2 F2.188
Arum modicense F2.182
Arum numidicum F2.182
Arum orientale F2.182
Arum orientale ssp. amoenum F2.184
Arum ponticum F2.182
Arum provinciale F2.182
Arum pyrenaeum F2.184
Arum tacheté F2.189
Arum trapezuntinum F2.184
Arum triphyllum F2.168
Arum triphyllum hom., Monographie F2.167–168
Arum vulgare F2.184, 189
Arum zelebori F2.184
Arum-Mannan M_1 F2.188
Arum-Mannan M_2 F2.188
Árusit F2.731
Arvore de preguica F2.315, 317
Arzneibuch F5.764
Arzneihilfsstoff F3.275, 402
Arzneimittel
– Abgrenzung F1.932
– atem- und lungenwirksame, Hund und Katze F1.549
– für Hund und Katze F1.536
– für Kleinnager, Kaninchen und Frettchen F1.554
– radioaktive V10
– für Reptilien
– – Applikationsmöglichkeiten F1.574
– – Besonderheiten bei der Behandlung F1.574
– in Verbandsstoffen F1.1008
– Wirksamkeitsmodifikation, Genußmittel F1.181
– für Zierfische
– – Anwendung von Desinfektions- und Ektoparasitenmitteln F1.580
– – Applikationsmöglichkeiten F1.577
– – Besonderheiten bei der Behandlung F1.563, 577
– – Diagnostik F1.563, 577
– – Unverträglichkeiten und Nebenwirkungen F1.573
Arzneimittel-Empfindlichkeiten, Tierartliche Besonderheiten F1.535
Arzneimittelgesetz F5.763
Arzneimittelherstellung F5.768
Arzneimittelprüfrichtlinien F5.764
Arzneimittelspenden F1.694
Arzneimittelverpackung F1.677
Arzneistoffe, Blutspiegel, Verminderung durch Zigarettenrauchen F1.181
As sanânir F3.343
Asa foetida F2.700, 703–704
– Monographie F2.697, 700, 704, 710
Asa foetida hom., Monographie F2.697–698, 703, 710

Asa foetida electa in granis F2.697–698, 700, 704, 710
Asa foetida electa in massis F2.701
Asa foetida petraea F2.701
Asacumarin F2.701
Asadisulfid F2.702
Asafetida F2.700
Asakura-sanhoo F3.830
Asam F2.700
Asant F2.700
Äsärä F3.353
Asaresinotannol F2.701
Asarinin F3.818, 829
(–)-Asarinin F3.824, 826, 833
(+)-Asarinin F3.819
β-Asaron F1.99; F2.27
Asarum virginicum, Verfälschung von Aristolochia-serpentaria-Wurzel F2.180
ASAT [Aspartat-Aminotransferase] F1.356
Ascaridol F2.344–345, 347
– Gehaltsbestimmung F2.345
Aschblättrige Wucherblume F3.607
Ascites F1.149
Asclépiade incarnate F2.195
Asclépiade à la soie F2.196
Asclépiade tubereuse F2.197
Asclepiadin F2.192, 195–196, 198
α-Asclepiadin F2.196
β-Asclepiadin F2.196
Asclepiadis cornuti rhizoma F2.196
Asclepiadis curassavicae herba F2.194
Asclepiadis tuberosae rhizoma F2.198
Asclepias F2.198
– Monographie F2.191
Asclepias cornuti F2.196–197
Asclepias curassavica F2.194–195
– Monographie F2.193
Asclepias curassavica hom., Monographie F2.195
Asclepias-curassavica-Kraut, Monographie F2.194
Asclepias incarnata F2.195–196
– Monographie F2.195
Asclepias incarnata hom., Monographie F2.195–196
Asclepias syriaca F2.196–197
– Monographie F2.196
Asclepias syriaca hom., Monographie F2.197
Asclepias-syriaca-Wurzel, Monographie F2.196
Asclepias tuberosa F2.198–199
– Monographie F2.197
Asclepias tuberosa hom., Monographie F2.198–199
Asclepias-tuberosa-Wurzel, Monographie F2.198
Asclepias undulata F3.794
Asclepion F2.195–196
Asclepiosid F2.196
Asclepogenin F2.194
Ascleposid F3.797
Ascomycin, Monographie L04A F4.116
Ascorbinsäure F2.56, 87, 315, 382, 393, 395, 397, 644, 689, 720, 851; F3.54, 133, 212, 215, 261, 344, 447, 449, 451, 463, 513, 717
– Calciumsalz F4.196

– Gehaltsbestimmung F3.451
L-Ascorbinsäure F1.39, 289
– -6-hexadecanoat F5.389
– Natriumsalz F5.258
Ascorbylis palmitas F5.389
Ascorbylpalmitat F5.389
ASCribe TPN System F1.274
Ascurogenin F2.194
Ase fetide F2.700
Aseptische Herstellung F1.254
Asfodelo F2.201
Asfodelo fistuloso F2.202
Asfodelo maggiore F2.204
Asfodelo mediterraneo F2.203
Asfodelo minore F2.205
Asfodelo montano F2.201
Asfodelo ramoso F2.204
Ashantin F3.818
Ash-leaved maple F2.11
Ashoka F3.387
Ashrash F2.205
Ashwaghra F3.820
Ashwathya F2.722
Asiatic securinega F2.725
Asiatsäure F3.545, 547
Asokarahini F3.387
L-Asparaginase F1.259
Asparaginase medac F1.259
L-Asparagininsäure-L-Ornithin F5.357
Asparaginsäure F1.7; F2.207; F4.117
L-Asparaginsäure, Mono-L-argininsalz F4.118
Aspartam F1.97
Aspartamsäure F2.138–139
Aspartat-Aminotransferase [ASAT] F1.356
L-Aspartinsäure, Monographie B05XB, V06B, V06DD F4.117
Aspeciosid F2.196
Aspergillosen F1.570
Asphodel F2.200, 203–204
Asphodèle F2.200
Asphodèle rameux F2.204
Asphodelin F2.200–205
Asphodelosid F2.201–202, 204–205
Asphodelus, Monographie F2.200
Asphodelus aestivus F2.203
Asphodelus albus F2.201
– Monographie F2.200
Asphodelus-albus-Wurzel, Monographie F2.201
Asphodelus approximatus F2.202
Asphodelus cerasiferus F2.204
Asphodelus fistulosus F2.203
– Monographie F2.202
Asphodelus-fistulosus-Samen, Monographie F2.202
Asphodelus macrocarpus F2.200
Asphodelus microcarpus F2.203
– Monographie F2.203
Asphodelus-microcarpus-Wurzel, Monographie F2.203
Asphodelus racemosus F2.204
Asphodelus ramosus F2.205
– Monographie F2.204

Asphodelus ramosus ssp. albus F2.200
Asphodelus-ramosus-Wurzel, Monographie F2.205
Asphodelus tenuifolius F2.206
– Monographie F2.205
Asphodelus-tenuifolius-Samen, Monographie F2.206
Asphodil root F2.205
Asphodill F2.200, 203–204
Asphodill-Inulin F2.201–202, 204–205
Asphodillwurzel F2.205
Asplénie des murailles F2.212
Asplenium, Monographie F2.207
Asplenium adiantoides F2.210
Asplenium adiantum-nigrum F2.207–210
– Monographie F2.208
Asplenium adiantum-nigrum ssp. adiantum-nigrum F2.208
Asplenium adiantum-nigrum ssp. nigrum F2.208
Asplenium-adiantum-nigrum-Blätter, Monographie F2.209
Asplenium-adiantum-nigrum-Rhizom, Monographie F2.210
Asplenium bulbiferum F2.207, 210
– Monographie F2.210
Asplenium-bulbiferum-Rhizom, Monographie F2.210
Asplenium cuneatum F2.207
Asplenium cuneifolium, Verwechslung mit Asplenium adiantum-nigrum F2.209
Asplenium dentatum F2.207
Asplenium ensiforme F2.207
Asplenium falcatum F2.207, 211
– Monographie F2.210
Asplenium-falcatum-Blätter, Monographie F2.211
Asplenium flaccidum F2.207
Asplenium fontanum F2.207
Asplenium formosum F2.207
Asplenium hemionitis F2.207
Asplenium lunulatum F2.207
Asplenium macrophyllum F2.211
– Monographie F2.211
Asplenium-macrophyllum-Blätter, Monographie F2.211
Asplenium melano caulon F2.213
Asplenium montanum F2.207
Asplenium mucronatum F2.207
Asplenium multicaule F2.211
Asplenium muraria F2.211
Asplenium murorum F2.211
Asplenium nidus F2.207
Asplenium nigrum F2.208
Asplenium obtusatum F2.211
– Monographie F2.211
Asplenium-obtusatum-Rhizom, Monographie F2.211
Asplenium onopteris, Verwechslung mit Asplenium adiantum-nigrum F2.209
Asplenium platyneuron F2.207
Asplenium polyodon F2.210
Asplenium praemorsum F2.207
Asplenium pulchellum F2.207
Asplenium ruta-muraria F2.207, 212

– Monographie F2.211
Asplenium rutifolium F2.207
Asplenium seelosii F2.207
Asplenium septentrionale F2.207
Asplenium serratum F2.207
Asplenium sinuatum F2.207
Asplenium theciferum F2.207
Asplenium trichomanes F2.207, 214
– Monographie F2.213
Asplenium trichomanoides F2.208
Asplenium viride F2.207
Aspleno politrico F2.213
Aspleno ruta muraria F2.212
Assa fetida F2.700
Assacú F2.858
Assam-Moschus F3.222
Asservate *[Untersuchungsmaterial]* F1.458, 462
Asservatgefäße F1.462
Asthma bronchiale, allergisches F1.126
Asthma plant F2.633
Asthma weed F3.96
Astilbe thunbergii, Verfälschung von Cimicifugae simplex rhizoma F2.379
Astone F2.382
Ast-pinacy F3.603
Astragalin F2.89, 154; F3.272, 278, 346, 349, 362, 462, 507, 657, 661, 667, 716, 771
Asvatha F2.722
Aszites F1.115
AT III *[Antithrombin III]* F1.325, 331
AT-7 *[Hexachlorophen]* F4.616
Ata F3.832
Atako F3.832
Atanasia F3.628
Atanásia-das-boticas F3.628
Atanin F3.832
Atemanaleptika, Hund und Katze F1.550
Atemschutz F1.244
Atemuma F3.353
Atevirdin F4.118
– mesilat, Monographie J05AX F4.118
Athanase F3.628
Ätherisches Rosenöl F3.456
Atherophyllin F5.477
Athoxydum F4.474
Äthoxyhydroxizindihydrogenmaleat F4.478
Atipamezol, Monographie A02BC F4.119
Atitejani F3.820
Atlantische Pistazie F3.396
Atlas mastic tree F3.396
Mt. Atlas mastic tree F3.396
Atopiker F1.128
Atopisches Risikopotential F1.128
Atosiban, Monographie G02CA F4.121
Atovaquon, Monographie P01AX F4.122
Atoxoplasmose F1.569
ATP *[Adenosintriphosphat]* F1.18, 25
ATPase, Na^+/K^+- F1.41
Na^+/K^+-ATPase F1.41
Atractan F2.216
Atractylenolid F2.216, 225

Atractylis gummifera, Verfälschung von Mastix F3.400
Atractylis japonica F2.215
Atractylis lancea F2.220
Atractylis macrocephala F2.224
Atractylis oil F2.220
Atractylodes, Monographie F2.215
Atractylodes chinensis F2.221
Atractylodes japonica F2.216
– Monographie F2.215
Atractylodes lancea F2.220-221
– Monographie F2.220
Atractylodes-lancea-aetheroleum, Monographie F2.220
Atractylodes-lancea-Rhizom, Monographie F2.221
Atractylodes lyrata F2.215, 220
Atractylodes lyrata f. ternata F2.215
Atractylodes macrocephala F2.224
– Monographie F2.224
Atractylodes ovata F2.215-216, 220, 224
Atractylodes ovata f. pinnatifolia F2.215
Atractylodes ovata sensu auct. F2.215
Atractylodes rhizome F2.216, 221
Atractylodes separata F2.220
Atractylodes-Wurzel, großköpfige F2.224
Atractylodin F2.222
Atractylodinol F2.222
Atractylodis lanceae aetheroleum F2.220
Atractylodis lanceae rhizoma F2.221
Atractylodis lanceae rhizoma pulveratum F2.222
Atractylodis macrocephalae rhizoma, Monographie F2.224
Atractylodis rhizoma F2.216, 221
– Monographie F2.216
Atractylodis rhizoma pulveratum F2.217
Atractylol F2.220-221
Atractylolid F2.216, 225
Atractylon F2.216, 221, 224-225
Atractylosid F2.221
Atraxin F5.119
Atrialer natriuretischer Faktor F1.40
– Monographie C02, C03 F4.124
Atriales natriuretisches Hormon [ANH] F1.195
Atrinositol F5.680
Atriopeptin-21 F4.124
Atriplex ambrosioides F2.344
Atropa belladonna, Verwechslung mit Radix Bardanae F2.149
Atropin F1.458
ATS [T-Lymphozyten-Antiserum] F5.783
Atta F3.832
Attar of rose F3.456
Attarasu F3.670
Attractant F2.99
Attupuvarasu F3.670
Atufio F3.832
Atwater F1.22
Atwater-Faktoren F1.23
Ätzmagnesia F5.87
Ätznatron F5.273
Ätztinte(n) F1.777
Ätztinte(n) für Glas F1.828

Ätztinte(n) für Silber F1.828
Ätztinte(n) für Zinn und Kupfer F1.828
Aubier F3.474
Aubier de tilleul F3.664
Aucubin F2.666-668; F3.758-759, 762, 765-766, 768
– Gehaltsbestimmung F2.669
6-epi-Aucubin F3.647, 649
Auerkerblome F2.360
Aufbereitungsmaschinen F1.913
Aufenthaltsräume F1.747
Aufgeblasene Lobelie F3.96
Aufheller, optische F1.835
Aufkommen an Altmedikamenten F1.692
Aufschlußsysteme F1.604
Aufsichtsbeamter, technischer F1.725
Aufsichtsdienste
– für Arbeitsschutz F1.721
– technische F1.724
Aufsichtshelfer, technischer F1.725
Aufzüge F1.750
Aufzugsverordnung [AufzV] F1.728, 750
AufzV [Aufzugsverordnung] F1.728, 750
Augenkompressen, kombinierte F1.977
Augenstäbchen F1.1006
Augentrost
– echter F2.667-668
– gemeiner F2.668
Augentrostkraut F2.668
Aujeszkysche Krankheit
– Impfstoff F1.525, 529
– Verordnungen zum Schutz gegen die ~ F1.528
Aujeszkysche-Krankheit-Impfstoff, für Schweine, Monographie QJ57E F5.831
Aulekapasi F3.670
Aurapten F3.832
Aureobasidium pullulans F1.795
Auricolin F4.124
Aurin, wilder F2.808
Auro-Detoxin F4.600
Aurothiopolypeptid F4.600
Aurum chloratum natronatum F5.256
[^{198}Au]Aurum colloidale F4.599
Ausdauernde Lupine F3.117
Ausflußgesetz, Torricelli'sches F1.938
Auspicious herb F2.752
Ausscheidung, stickstoffhaltige Verbindungen F1.8
Ausscheidungsdauer F1.482
Ausschuß für brennbare Flüssigkeiten F1.746
Australian asthma herb F2.633
Australian pine F2.304
Australian Standard-Methode F1.764
Australis F2.264
Australischer Ingwer F3.840
Australischer Sandarac F2.264
Australisches Arrowroot F2.282-283
Australisches Sandaracholz F2.265
Autocomp 6 F1.278
Autocomp SVC F1.278
Autoimmunerkrankung F1.107
Automix F1.275
Autosizer II c F1.293

Avellana purgante F2.888
Avellanae purgatrices F2.898
Aveloz F2.656
Avenca negra F2.208
Avenin F1.139
Avermectin B_1 F4.1
Averrhoa acida F3.339
AVICEL F1.178
Avicularin F2.154
Avidin F1.39
Avivagemittel F1.838
Awa-koganegiku F2.510
Axiquel F5.714
Axuris F4.765
AY-27773 *[Tolrestat]* F5.667
Ayeramate F5.119
Ayo F2.304
(*RS*)-1-Azabicyclo(2.2.2)octan-3a-olbenzoat F4.140
(*RS*)-1-Azabicyclo(2.2.2)oct-3a-ylbenzoat F4.140
Azafran F2.438
Azamianserin F5.190
Azaperon, Monographie QN05AD F4.124
Azasetron, Monographie A04A F4.125
Azeite de faia F2.693
Azelainsäure F3.122, 124
Azetirelin Dihydrat, Monographie L02A F4.126
Azidose
– kompensierte F1.208
– metabolische F1.211
Azidothymidin F1.121
Azobenzol-4-amin F4.64
1,1'-Azobis-(3-methyl-2-phenyl-imidazo[1,2-a]pyridinium)dibromid F4.489
1,1'-Azobis-(3-methyl-2-phenyl-1*H*-imidazo[1,2-a]pyridin-4-ium)dibromid F4.489
Azodisal-Dinatrium F5.343
Azodisalicylsäure, Dinatriumsalz F5.343
Azofarbstoffe F1.73
Azorubin F1.74
Azurblau F5.93

B

B cell stimulatory factor-2 *[BSF-2]* **F4.**691
Ba 2673 *[Ethylnicotinat]* **F4.**472
BA$_{ECF}$ *[Basenabweichung Extrazellulärflüssigkeit]* **F1.**339–340
Baby **F1.**784
Baby Mix-System **F1.**272
Baccae Lauri **F3.**55
Baccae Mezerei **F2.**503
Baccae Solani racemosi **F3.**362
Baccellina **F2.**794
Bachelor's buttons **F3.**618
Bacilleriumerde **F4.**762
Bacillus acidophilus **F3.**4
Bacillus thuringiensis **F1.**595
Bäckerschabe **F2.**238
Backofen- und Grillreiniger **F1.**777
Backpulver **F1.**841
Baco da seta **F2.**241
Bacterium-Calmette-Guérin **F5.**793
Bad Harzburger, Juliushaller **F1.**307
Bad Kissinger Rakoczy **F1.**307
Bad Liebenwerda Mineralwasser **F1.**307
Bad Meinberger Mineralbrunnen GmbH & Co. KG **F1.**307
Bad Neuenahrer Heilwasser **F1.**308
Bad Pyrmonter Katharinenquelle **F1.**307
Bad sick **F2.**166
Badegewässer, EG-Richtlinie **F1.**651
Badenweiler **F1.**304
Badeschwamm **F2.**673–674
Badewasser-Norm DIN 19643 **F1.**652
Badiaga **F3.**569, 571
Badiaga hom., Monographie **F3.**570–571
Badiaga-Flußschwamm **F3.**571
Badil **F4.**765
Badou **F2.**470
Badoushuang **F2.**476
Badrang **F3.**820
Badwan **F3.**396
BA$_{ECF}$ *[Basenabweichung Extrazellulärflüssigkeit]* **F1.**339–340
Baga **F2.**270
Baghanchora **F3.**829
Bagilumbang **F2.**62
Bagilumbang-Öl **F2.**63
Baguilumbang-Öl **F2.**63
Bahama cascarilla **F2.**454
Bahama white-wood bark **F2.**278
Bai Huan Shu **F2.**731
Bai zhi **F2.**111
Baicalein **F3.**647

Baie de laurier   F3.55
Baila buena   F2.834-835
Bailabuen   F2.834-835
Bailahuen   F2.835
Bainá de sapo   F2.193
Bairtzyymuh   F2.309
Baizhu   F2.224
Bajarmali   F3.820
Bajarmani   F3.820
Bakoly   F2.54
Bakoly-Öl   F2.61
Bakterielle Meningitis   F1.519
Bakterien   F1.847
– Holzschädlinge   F1.795
Bakterienarten, humanpathogene   F1.848-851
Bakteriologischer Agar   F2.779
Bakteriophagen   F1.852
Bakteriostatisch   F1.854
Bakterizid   F1.854
Bala-bala   F2.731
Baldriansäure   F3.772
Baletimur   F3.817
Baliospermum, Monographie   F2.229
Baliospermum axillae   F2.229
Baliospermum Croton polyandrum   F2.229
Baliospermum Danti   F2.229
Baliospermum Dantimul   F2.229
Baliospermum indicum   F2.229
Baliospermum Jatropha montanum   F2.229
Baliospermum montanum   F2.230
– Monographie   F2.229
Baliospermum-montanum-Blätter, Monographie   F2.230
Baliospermum-montanum-Ganzpflanze, Monographie   F2.230
Baliospermum-montanum-Samen, Monographie   F2.230
Baliospermum-montanum-Wurzel, Monographie   F2.230
Baliospermum moritzianum   F2.229
Baliospermum Naga danti   F2.229
Baliospermum Nelajidi   F2.229
Baliospermum Niradimuttu   F2.229
Baliospermum polyandrum   F2.229
Baliospermum Tong taek   F2.229
Balisier   F2.281
Balisier à chapelets   F2.285
Balisier jaune   F2.284
Balisier rouge   F2.285
Balkadu   F3.387
Balkurai   F2.531
Ballaststoffe   F1.51
– Aufbau   F1.20
– Bestimmung, gaschromatographische Methoden   F1.20
– Funktion   F1.21
– gelbildende   F1.21
– Gemüse   F1.21
– nicht fermentierte   F1.21
– Obst   F1.21
– viskositätssteigernde   F1.137
– Vorkommen   F1.20

– Wirkungen   F1.21
Ballaststoffgehalt, ausgewählte Lebensmittel   F1.144
Ballaststoffisolate   F1.20
Ballaststoffmangel, Dickdarmkrebs   F1.21
Ballaststoffreiche Diätetika   F1.145
Balsam, römischer   F3.603
Balsam of Copaiba   F2.423
Balsamblatt   F3.605
Balsamita   F3.603
– Monographie   F2.231
Balsamita major   F3.603
Balsamita menor   F3.628
Balsamita suaveolens   F3.603
Balsamita vulgaris   F3.603
Balsamitae herba, Monographie   F3.605
Balsamite   F3.603
Balsamiton   F3.604
Balsamkraut   F3.603, 605
Balsamo di copaibe   F2.423
Balsamo di copaive   F2.423
Balsamo coral   F2.897
Balsamum brasiliense   F2.423
Balsamum Copaibae   F2.423
Balsamum copaivae   F1.808;   F2.423, 426
Balsamum copaivae hom., Monographie   F2.426
Balsamum Mariae   F2.261
Balsamum Terebinthinae veneta   F3.39
Balsilla bita   F3.341
Baltumri   F3.817
Balucanag Nut   F2.62
Balunsaying   F2.285
Bambagelle   F3.287
Bambagia selvatica   F2.126
Bambegelle   F2.358
Bambuterol, Monographie R03AC, R03CC   F4.127
Bamipindihydrochlorid, Monographie D04AA, R06A   F4.129
Bamo 400   F5.119
Bananeira do mato   F2.285
Bananen   F1.91
Bananerinha   F2.281
Bananes de paresse   F2.318
Banáto   F3.169
Banbianlian   F3.95
Bandagen   F1.995
Bandhani-Hing   F2.701
Bandwürmer   F1.130, 543, 580
Baneberry   F2.36
Baneh   F3.396
Bangali   F2.285
Bang-Krankheit   F1.848
Baniyuyo   F2.135
Bankesia abyssinica   F2.830
Bankul-Nußbaum   F2.60
Bankulnußöl   F2.61
Bankulnüsse   F2.60
Banukalad   F2.62
Baptifolin   F2.792-793
Baquiloprim, Monographie J01EA   F4.130
Baram-baram   F2.731
Barasiksík   F2.731

Barba di capra   F2.36
Barba di Giove   F3.535
Barbados nut   F2.888
Barbarasco   F3.759
Barbasco   F3.768
Barbasco simaron   F3.340
Barbasquillo   F3.340
Barbital   F1.473
Barbiturate   F1.483
– Biotransformation   F1.473
– Nachweismöglichkeit   F1.473
Barbitursäure, Monographie V07AZ   F4.130
Barbotine   F3.628
Barcella odora   F2.547
Bardana   F2.141
Bardana maggiore   F2.141
Bardanae radix   F2.148
Bardane (grande)   F2.148
Bardane herb   F2.146
Bardane root   F2.148
Bardane à têtes cottoneuses   F2.155
Bard-I-Cath   F1.948
Barium carbonicum   F4.131
Barium chloratum   F4.131
Bariumcarbonat, Monographie V07AZ   F4.131
Bariumchlorid Dihydrat, Monographie V07AZ F4.131
Bariumhydroxid   F4.132
– Octahydrat, Monographie V07AZ   F4.132
Bark of water elder   F3.771
Barkele   F3.832
Bärlapp   F3.125
– flachgedrückter   F3.128
– sprossender   F3.122
Bärlappkraut   F3.123
Bärlappsamen   F3.125
Bärlappsporen   F3.125
Barnetil   F5.604
Barnidipinhydrochlorid, Monographie C08C F4.133
Barnotil   F5.604
Barouaq   F2.204
Barren privet   F3.535
Barsík   F2.731
Barsít   F2.731
Barusík   F2.731
Baryta muriatica   F4.131
Basal-Bolus-System   F1.958
Basale Steroidproduktion   F1.59
Basenabweichung der Extrazellulärflüssigkeit   F1.339–340
Basenkapazität   F1.612
Basic Violet 1   F4.575
Basileum Bläueschutz wäßrig U 2200   F1.798
Basileum Grund U 2342   F1.797
Basileum-Holzschutzgrund ölig U 2161   F1.797
Basileum-Holzschutzgrund wäßrig U 2210   F1.797
Basilit-Bor-Holzschutz   F1.797
Basiliximab, Monographie L04A   F4.133
Basiment Tauchgrundierung U 4100   F1.798
Basisches arsenigsaures Eisenoxid   F4.510
Basisches kohlensaures Zink   F5.749

Basisches Kupfer(II)carbonat   F5.93
Basisches leichtes Magnesiumcarbonat   F5.83
Basisches Magnesiumcarbonat   F5.83, 83
Basisches Zinkcarbonat, Monographie D02A, V07AT   F5.749
Basisimmunisierung   F1.520
Bassorin   F2.188
Bastard cinnamon   F2.277
Bastard croton bean   F2.888
Bastardplatane   F3.408
Bastard-Teak   F3.414
Bast-small-leaved lime   F3.657
Batata de beri   F2.284
Batavia-Dammar   F3.546
Batjan-Dammar   F3.546
Baton blanc   F2.201
Batschia pilosa   F3.86
Batschia torreyi   F3.86
Batterien   F1.777
– Charakteristika   F1.778
– Entsorgung   F1.698
– Klassifizierung   F1.781
– Ni-Cd-   F1.782
Batterieprojektierung   F1.783
Batterietypen
– Anwendung und Vergleich
– – Anwendungen mit Belastungsbereichen   F1.782
– – Batterieauswahl   F1.782
– – Kapazität [Wh/Zelle]   F1.784
– – Maximalleistung und Arbeitsvermögen   F1.784
– – Primär- und Sekundärbatterien, Vergleich   F1.784
Battum   F3.398
Bauchwassersucht   F1.581
Bauchwehbusch   F2.893
Bauernkaffee   F3.112
Bauernrhabarber   F2.623–624
Bauernschminke   F3.72
Baugrubenwasser, betonangreifende Wirkung, Ermittlung   F1.647
Baul   F2.357
Baume de copahu   F2.423
Baumöl, ostasiatisches   F2.58
Baumschwamm, rotrandiger   F2.738
Baumwolleule, ägyptische   F1.590
Baumwollsamenöl, Verfälschung von Aleuritesfordii-Samenöl   F2.58
Bauordnungsrecht   F1.740
Bawele duyi   F3.353
Baxa Repeater Pump   F1.274
BAY 4512   F5.174
BAY X 1005, Monographie   F4.134
Bay   F3.50
Bay laurel   F3.50
Bay laurel berries   F3.55
Bay leaf oil   F3.57
Bay willow   F3.482
Bay wormwood   F2.459
Bayas de fitolacca   F3.362
Bayasít   F2.731
Baylahuen   F2.834

Baylahuenkraut F2.834-835
Bayna tree F3.820
Bayogenin F2.816
Bayrisches Alpenvorland F1.305
Bayrisch-österreichische Alpen F1.305
Bazinali F3.820
BBA *[Biologische Bundesanstalt für Land- und Forstwirtschaft]*
- Aufgaben F1.591
- Kannprüfungen F1.592
BCG-Impfstoff *[Bactérium-Calmette-Guérin]*, Monographie J07A F5.793
BCNU *[Carmustin]* F1.260
Bdellin F2.854
Beach apple F2.843
Bean magnum F2.898
Bean tree F2.308
Beanspruchungsprotokoll F1.235
Bear grass F3.804
Bear's weed F2.614
Beaver F2.299, 302
Beaver poison F2.362, 364
Beaver tree F3.161
Bebo-sito F2.789
Bebung F3.832
Beclobrat, Monographie C10AB F4.136
Beclosclerin F4.136
Bedarf
- essentielle Fettsäuren F1.16
- - Leistungssportler F1.58
- Fette F1.16
- Mikronährstoffe, Leistungssportler F1.55
- Mineralstoffe
- - Leistungssportler, Eisen F1.55
- - Leistungssportler, Magnesium F1.55
- - Leistungssportler, Zink F1.55
- Vitamine, Leistungssportler F1.57
Bediwunua F2.274
Beech tar F2.694
Beechnut F2.690
Beechnut oil F2.693
Beechwood sickener F3.467
Beefsteak plant F3.328
Beefwood F2.304
Beeja wood water F3.418
Beetenrot F1.80
Beggar ticks F2.233
Beggars button F2.141
Begleitschreiben zur Toxikologisch-Chemischen Untersuchung F1.463
Behaarter Odermennig F2.48
Behandlung von Paravasaten F1.253
Behensäure F2.202, 204; F3.411
Beizen F1.83
- braune F1.794
- farbige F1.794
- schwarze F1.794
Bekarol-Hausbock-FG F1.798
Belastungsversuche F1.294
Belatijau F2.304
Belbowrie F3.192
Beleuchtung F1.741

Beleuchtungseinrichtungen F1.741
Belgaum Walnut F2.60
Belladonna-Alkaloide, Hund und Katze F1.548
Bellouza F2.203
Bellyache bush F2.893
Belosepia sepioides F3.539
Belüftungskanüle F1.246
Bemesetron, Monographie A04A F4.137
Bemidon F4.653
„Benannte Stelle" F1.929
Benares-Opium F3.295
Benedictin F2.389
Benediktenkraut F2.387-388
- Monographie F2.388
Benediktenwurz F2.387
Benediktinerdistel F2.387
Benediktinerkraut F2.388
Benefat® F5.546
Bengalisches Opium F3.295
Benjamix F1.272
Benzalazin, Monographie A07EC F4.138
Benzaldehyd F2.74, 513; F3.44
- Monographie V07AT, V07AZ F4.138
Benzalkoniumacetat F1.882
Benzalkoniumchlorid F1.882
β-Benzamidopropionsäure F4.148
Benzen F4.142, 289
Benzenamin F4.89, 372
- -4-[4-aminophenyl)(4-imino-2,5-cyclohexadien-1-yliden)methyl]-2-methylmonohydrochlorid F4.553
Benzencarbonal F4.138
Benzencarbonylchlorid F4.142
1,4-Benzendiol und 2,5-Cyclohexadien, äquimolarer Komplex F4.239
1,3-Benzendiolmonoacetat F5.503
4-Benzhydryliden-1,1-dimethylpiperidiniummethylsulfat F4.371
1-Benzhydryl-4-piperonylpiperazin F5.109
Benzil, Monographie V07AZ F4.139
3-Benziloyloxy-1,1-dimethylpiperidiniumbromid F5.116
3α-Benziloyloxy-N-methyl-$1\alpha H,5\alpha H$-tropaniumchlorid F5.687
Benzilsäure-2-(1-methyloctahydroindol-3-yl)ethylester F5.176
Benzimidazole F1.834
2-Benzimidazolyl-[3-methyl-4-(2,2,2-trifluorethoxy)-2-pyridyl]methylsulfoxid F5.11
Benzin, Monographie V07A, V07AZ F4.139
Benzinum petrolei F4.139
1,2-Benzisothiazolin-3-on-1,1-dioxid, Calciumsalz Hydrat F5.543
p-Benzochinon-Hydrochinon F4.239
Benzoclidin, Monographie C02A F4.140
Benzoctamin, Monographie N05BD F4.141
Benzodiazepine F1.483
- DC-Screening F1.503
- Nachweismöglichkeit F1.475
- Screening F1.476
- Suchanalyse F1.504
(1,4-Benzodioxan-6-ylmethyl)guanidin F4.606

(*RS*)-(1,4-Benzodioxan-2-yl-methyl)guanidin **F4**.607
1-(1,4-Benzodioxan-5-yl)piperazinhydrochlorid **F4**.426
1,3-Benzodioxol-5-carbaldehyd **F5**.443
2-(1,3-Benzodioxol-5-yl)glycolamidin **F5**.343
1-(1,3-Benzodioxol-5-ylmethyl)-4-(diphenylmethyl)-piperazin **F5**.109
10-[[4-(1,3-Benzodioxol-5-ylmethyl)-1-piperazinyl]acetyl]-10*H*-phenothiazin **F4**.503
(–)-*trans*-3-[(1,3-Benzodioxol-5-yloxy)methyl]-4-(4-fluorophenyl)piperidin **F5**.396
Benzoesäure **F1**.87; **F2**.301, 493, 496, 513; **F3**.455, 593
Benzoesäure-(5,7-dibrom-2-methyl-8-chinolyl)ester **F4**.173
4-(4-Benzofurazanyl)-1,4-dihydro-2,6-dimethyl-3,5-pyridindicarbonsäurediethylester **F4**.302
3-Benzofuro[3,2-c][1]benzoxepin-6(12*H*)-yliden-*N*,*N*-dimethyl-1-propanamin **F5**.372
3-(12*H*-Benzofuro[3,2-c][1]-benzoxepin-6-yliden)-*N*,*N*-dimethylpropylamin **F5**.372
Benzoin, Monographie V07AZ **F4**.141
Benzol, Monographie V07A, V07AZ **F4**.142
1,2,3-Benzoltriol **F5**.480
N,*N*′,*N*″-{2,2′,2″-[1,2,3-Benzol(triyloxy)]triethyl}-*N*,*N*′,*N*″-tris(triethyl)tris(ammoniumiodid) **F4**.568
Benzophenone-3 **F1**.766
Benzophenone-4 **F1**.766
(*RS*)-1-(1-Benzo[b]thien-2-ylethyl)-1-hydroxyurea **F5**.744
Benzotron **F5**.260
4-(Benz[c][1,2,5]oxadiazolyl)-1,4-dihydro-2,6-dimethyl-3,5-pyridindicarbonsäurediethylester **F4**.302
4,4′-(3*H*-2,1-Benzoxathiol-3-yliden)bis(2-brom-6-isopropyl-3-methylphenol)-*S*,*S*-dioxid **F4**.172
4,4′-(3*H*-2,1-Benzoxathiol-3-yliden)bis(2-brom-6-methylphenol)-*S*,*S*-dioxid **F4**.171
4′,4-(3*H*-2,1-Benzoxathiol-3-yliden)bis(2,6-dibromphenol-*S*,*S*-dioxid) **F4**.172
N,*N*′-[3,3′-(3*H*-2,1-Benzoxathiol-3-yliden)-bis(6-hydroxy-5-methylbenzyl)]bis(iminodiessigsäure)-*S*,*S*-dioxid, Tetranatriumsalz **F5**.731
Benzoxazol **F1**.834
N-Benzoyl-β-alanin **F4**.148
Benzoylargininethylesterhydrochlorid, Monographie V07AZ **F4**.142
2-Benzoyl-4-chloranilin **F4**.65
Benzoylchlorid, Monographie V07AZ **F4**.142
(±)-5-Benzoyl-2,3-dihydro-1*H*-pyrrolizin-1-carbonsäure **F4**.759
(*RS*)-5-Benzoyl-2,3-dihydro-1*H*-pyrrolo[1,2-a]pyrrol-1-carbonsäure **F4**.759
Benzoylecgonin **F1**.478
*N*¹-Benzoylsulfanilamid **F5**.592
O-Benzoylthiamindisulfid **F4**.156
(4*S*)-*N*-[(2*S*)-3-Benzoylthio-2-methylpropionyl]-4-phenylthio-L-prolin, Calciumsalz **F5**.752
3,4-Benzpyren **F1**.100

(*RS*)-2-(*N*-Benzylanilino)ethyl-5-(5,5-dimethyl-2-oxo-1,3,2-dioxaphosphoran-2-yl)-1,4-dihydro-2,6-dimethyl-4-(3-nitrophenyl)pyridin-3-carboxylat **F4**.412
4-(*N*-Benzyl)anilino-1-methylpiperidindihydrochlorid **F4**.129
(a*R*,γ*S*,2*S*)-α-Benzyl-2-(*tert*-butyl-carbamoyl)-γ-hydroxy-*N*-[(1*S*,2*R*)-2-hydroxy-1-indanyl]-4-(3-pyridylmethyl)-1-piperazinvaleramidsulfat **F4**.684
Benzylchlorid, Monographie V07AZ **F4**.143
2-Benzyl-4-Chlorphenol **F1**.876
(*S*)-2-Benzyl-*N*-[(*S*)-1-[[(1*S*,2*R*,3*S*)-1-(cyclohexylmethyl)-3-cyclopropyl-2,3-dihydroxypropyl]carbamoyl]-2-(4-imidazolyl)ethyl]-3-[[1-methyl-1-(4-morpholinylcarbonyl)ethyl]sulfonyl]propionamid **F4**.263
Benzyl-1,6-dimethylergolin-8β-ylmethylcarbamat **F5**.138
(2*R*,4*S*)-2-Benzyl-5-{(2*S*)-2-[(1,1-dimethylethyl)carbamoyl]-4-(3-pyridylmethyl)piperazin-1-yl}-4-hydroxy-*N*-[(1*S*,2*R*)-2-hydroxy-2,3-dihydro-1*H*-inden-1-yl]pentanamidsulfat **F4**.684
(±)-*N*-Benzyl-*N*,α-dimethyl-phenethylamin-*N*-oxidhydrochlorid **F5**.374
Benzyldimethyltetradecylammoniumchlorid **F5**.189
N-Benzyl-*N*,*N*-dimethyl-*N*-tetradecylammoniumchlorid **F5**.189
7-Benzyl-1-ethyl-4-oxo-1,4-dihydro-1,8-naphthylidin-3-carbonsäure **F4**.60
Benzylglucosinolat **F2**.292
4-Benzyl-α-(4-hydroxyphenyl)-β-methyl-1-piperidinethanol **F4**.671
(1β,5β)-3a-Benzylhydryloxy-8-ethyl-8-azabicyclo[3.2.1]octan **F4**.480
Benzylisothiocyanat **F2**.292
Benzylmorphin **F1**.479
Benzylmorphinmyristat **F5**.233
3-*O*-Benzyl-6-*O*-myristoylmorphin **F5**.233
3-Benzyloxy-4,5α-epoxy-17-methyl-7-morphinen-6-ylmyristat **F5**.233
3-Benzyloxy-*N*-methyl-6-myristoyl-oxy-4,5-epoxymorphin-7-en **F5**.233
Benzylpenicillin-Procain Monohydrat, Monographie J01CE **F4**.143
4-(2-Benzylphenoxy)-*N*-methylbutylamin **F4**.154
(±)-2-(4-Benzylpiperidino)-1-(4-hydroxyphenyl)propanol **F4**.671
(+)-(3′*S*,4*S*)-1-Benzyl-3-pyrrolidinyl-methyl-1,4-dihydro-2,6-dimethyl-4-(*m*-nitrophenyl)-3,5-pyridindicarboxylat **F4**.133
Benzylsenföl **F2**.898
Benzylsuccinat **F4**.334
Beraprost, Natriumsalz, Monographie B01AC, G02AD **F4**.146
Berberin **F1**.99; **F3**.497–498, 809, 824, 826, 832–833
– Monographie N02BG, P01BX **F4**.147
– chlorid Dihydrat, Monographie N02BG, P01BX **F4**.147

Bergapten F2.97–99, 103, 111–112, 115, 118, 122, 715, 717, 719; F3.832
Bergaptol F2.103, 112
Bergbohnenkraut F3.524–525
Bergbohnenkrautöl F3.524
Bergenin F2.733; F3.164, 168–169, 174–176, 544
Bergmehl F4.762
Beri F2.274, 284
Beriberi F1.34
Berliner Bodenliste F1.653
Berliner Liste F1.653
Berliner Tinktur F3.293
Bernard-Soulier-Syndrom F1.328
Berner Komponentenschema F1.215
Bernoulli'sche Gesetz F1.938
Bernstein F1.808
Bernsteinsäure F3.536, 736
– dibenzylester F4.334
– Eisen(II)salz F4.421
Bertholdskraut F2.349
Bertram F3.618
– deutscher F2.74
– römischer F2.76
– spanischer F2.76
Bertram root F2.74
Bertramessig F2.80
Bertramwortel F2.76
Bertramwurzel F2.74, 77
– deutsche F2.75
– römische F2.77
Berufsgenossenschaft(en) F1.724
Berufsgenossenschaft für Gesundheitsdienst und Wohlfahrtspflege [BGW] F1.731
Berufshilfe F1.729
Berufskrankheit(en) F1.729
– Anzeige F1.734
Berula erecta, Verfälschung von Phellandri fructus F3.259
Bery F2.282
Beschäftigungsbeschränkungen F1.756
Beschichtungsverfahren F1.821
Beschlagen
– Feinglas F1.785
– Fenster F1.786
Besichtigungsbericht, für die BGW F1.725
Bessera inermis F2.730
Bestandteile, eiweißarme Diät F1.152
Bestimmung, Lichtschutzfaktor, DIN-Norm F1.764
Bestrahlung, ionisierende F1.861
β-Adrenorezeptorenblocker C07, C07A
Beta- und Alpha-Rezeptorenblocker C07AG
β-Laktam-Antibiotika, Hund und Katze F1.536
Beta-Asaron F1.99
Betablocker C07, C07A
– Glaukommittel S01ED
– kardioselektiv C07AB
– nichtselektiv C07AA
Beta-Carotin F1.77
Beta-apo-8'-Carotinal F1.77
Beta-apo-8'-Carotinsäureethylester F1.77
Beta-Carotinstoffwechsel F1.77

β-Glucane F1.20
Betain F1.832; F2.349–350
Betainhydrochlorid F3.551
Betamipron, Monographie F4.148
β-Monoacylglyceride F1.13
Betanidin F3.362
Betanin F3.362–363
β-Oxidation F1.18
β-Thujon F1.99
Betazellen, Erschöpfung F1.107
Betoum F3.396
Betriebsanweisung(en) F1.589, 757
Betriebsärzte F1.734
Betriebsmittel, sicherheitstechnische Anforderungen F1.748
Betriebsregelungen, unfallverhütende F1.729
Betriebssanitäter F1.735
Bettelmänner F3.72
Betulae folium F1.819
Betulasäure F3.141
Betulin F3.237, 241, 339, 348, 408, 419
Betulinaldehyd F3.408
Betulinaldehyd-Acetat F3.411
Betulinsäure F2.62, 809, 865; F3.191, 237, 348, 408, 411
Betulonsäure F3.408
Beulenbrand F3.736
Beurre de cocotier F2.404
Beurre de palme F2.549
Bevantolol, Monographie C07AB F4.149
BGW [Berufsgenossenschaft für Gesundheitsdienst und Wohlfahrtspflege] F1.728
BH 4 [5,6,7,8-Tetrahydrobiopterin] F5.632
Bhadradanti F2.897
Bharangi F3.384
Bhavarakta F2.438
Bhillaura F3.670
Bhirand F2.766
Bhuiamla F3.345
Bhurungi F3.384
BHV 1-Vakzine [bovines Herpesvirus] F5.841
BI 61012 [Sargramostim] F5.552
Biapenem, Monographie J01DH F4.149
Bibenzoyl F4.139
Biber
– amerikanischer F2.299
– europäischer F2.302
– kanadischer F2.299
– sibirischer F2.302
Bibergeil F2.300, 302
– amerikanisches F2.300
– kanadisches F2.300
– russisches F2.300
– sibirisches F2.300
Biberklee F3.211
Bicalutamid, Monographie L02B F4.152
Bicetyl F4.396
Bidens, Monographie F2.231
Bidens aurea F2.232
– Monographie F2.231
Bidens-aurea-Kraut, Monographie F2.232
Bidens campylotheca F2.232

- Monographie **F2.**232
Bidens-campylotheca-Kraut, Monographie **F2.**232
Bidens cannabina **F2.**236
Bidens cernua, Verwechslung mit Bidens tripartita **F2.**236
Bidens cernuus, Verwechslung mit Bidens tripartita **F2.**236
Bidens hirsuta **F2.**233
Bidens leucantha **F2.**233
Bidens minima, Verwechslung mit Bidens tripartita **F2.**236
Bidens pilosa **F2.**234
- Monographie **F2.**233
Bidens-pilosa-Kraut, Monographie **F2.**234
Bidens quadricornis, Verwechslung mit Bidens tripartita **F2.**236
Bidens reflexa **F2.**233
Bidens tripartita **F2.**237
- Monographie **F2.**236
Bidens-tripartita-Kraut, Monographie **F2.**237
Bidens tripartitus **F2.**236
Bidentis aureae herba **F2.**232
Bidentis campylothecae herba **F2.**232
Bidentis pilosae herba **F2.**234
Bidentis tripartitae herba **F2.**237
Bidisomid, Monographie **C01B, C01B** **F4.**153
Biebergeil, polyoxyhydriertes **F5.**453
Bienensaug **F3.**26
- roter **F3.**31
Bienensaugblüten **F3.**26
Bienenschutzverordnung **F1.**594
Biengranada **F2.**349
Bietamiverin, Monographie **A03A** **F4.**154
Bifemelan, Monographie **N06AX** **F4.**154
Biformal **F4.**598
Bigelowia rusbeyii **F2.**836
Bigitalin **F4.**578
Bignai **F2.**135
Bignonia **F2.**784
Bignonia capensis **F3.**647
Bignonia catalpa **F2.**308–310
Bignonia Catalpa hom., Monographie **F2.**309
Bignonia fructescens **F3.**650
Bignonia incisa **F3.**650
Bignonia pentaphylla **F3.**649
Bignonia sempervirens **F2.**784
Bignonia stans **F3.**650
Bignonia-Fluidextrakt **F2.**309
Biguanide **F1.**882
- Orale Antidiabetika **A10BA**
Bija **F3.**414
Bija sal **F3.**414
Bijagua **F2.**285
Bijao **F2.**282, 285
Bilevon **F4.**616
Biliäre Zirrhose **F1.**115
Bilirubin **F1.**116, 356
- direktes **F1.**356
Billroth-Magenresektion **F1.**124
Bimbu **F2.**394
Bindemittel **F3.**681
- klassische Naturprodukte **F1.**808
- veredelte Naturprodukte **F1.**809
Binden **F1.**995
- Zug-, Wirkungsweisen **F1.**996
Bing **F3.**293
Bint-el-qunsul **F2.**285
Bioburden **F1.**861
Biochemical Oxygen Demand *[BOD]* **F1.**614
Biochemischer Sauerstoffbedarf *[BSB]* **F1.**614, 616
Bioelektrizität der Zellmembran **F1.**41
Biogene Amine **F1.**9, 127
Biological-Effect-Monitoring **F1.**235
Biologische Abbaubarkeit **F1.**607, 617
Biologische Bundesanstalt für Land- und Forstwirtschaft *[BBA]*
- Aufgaben **F1.**591
- Kannprüfungen **F1.**592
Biologische Membran **F1.**11
Biologische Verfahren zur Ermittlung der Toxizität **F1.**607
Biologische Wertigkeit **F1.**9–10
- Nahrungsproteine **F1.**152
Bio-Monitoring **F1.**235, 239
Bioprodukte in der EU **F1.**596
Biosid K **F3.**239
Biotechnologie, Impfstoffherstellung **F5.**766
Biotechnologische Verfahren, Aminosäureherstellung **F1.**10
Biotin **F1.**289
- Funktion **F1.**38
- Mangelerscheinungen **F1.**38
- tägliche Zufuhr **F1.**48
- Überdosierung **F1.**39
- Vorkommen **F1.**39
Biotransformation **F1.**482
- Barbiturate **F1.**473
- Opiate **F1.**473–474
Bioverfügbarkeit **F1.**479–480
Biphenyl **F1.**91
3-(4-Biphenylcarbonyl)propionsäure **F4.**495
3,3'-[[1,1'-Biphenyl]-4,4'-diylbis(azo)]bis[4-amino-1-naphthalensulfonsäure], Dinatriumsalz **F4.**765
4-Biphenylessigsäure **F4.**491
4-(4-Biphenyl)-4-oxobuttersäure **F4.**495
Bircher-Benner, Maximilian-Oskar **F1.**175
Bircher-Benner-Kost **F1.**175
Biri boum **F3.**832
Birkenteeröl **F1.**99
Birnenöl **F4.**81
Biru manso **F2.**282
Bisabolangelon **F2.**122
β-Bisabolen **F2.**98
(−)-β-Bisabolen **F3.**843
Bisabolol **F1.**766
β-Bisabolol **F3.**57
(−)-α-Bisabolol **F5.**31
4,10β-Bis(acetoxy)-2α-benzoyloxy-5β-20-epoxy-1,7-β-dihydroxy-9-oxotax-11-en-13α-yl-(2R,3S)-N-benzoyl-3-phenylisoserin **F5.**387
1,3-Bis(acetylimino)-N,N'-bis[3,5-bis(2,3-dihydroxypropylaminocarbonyl)-2,4,6-triiodophenyl]-2-hydroxypropan **F4.**697
Bisam **F3.**221–222, 224

1,3-Bis[2-[(aminocarbonyl)oxy]-3-butoxypropyl]-5-ethyl-5-phenyl-2,4,6-(1H,3H,5H)pyrimidintrion **F4**.351
3,6-Bis(1-(N-(4-amino-2-methyl-5-pyrimidinylmethyl)-N-formylamino)ethyliden)-4,5-dithia-1,8-octadiyldibenzoat **F4**.156
Bisanthrachinon **F2**.203
3-Bisanthrachinon **F2**.203
Bisanthron-C-glykosid **F2**.200
Bisantrendihydrochlorid, Monographie **L01D F4**.155
Bisbentiamin, Monographie **A11 F4**.156
Bis-(benzimidazol-2-yl)-Derivate **F1**.834
Bis-(benzoxazol-2-yl)-Derivate **F1**.834
1,3-Bis(3-butoxy-2-carbamoyloxy-1-propyl)-5-ethyl-5-phenylbarbitursäure **F4**.351
1,3-Bis(3-butoxy-2-hydroxypropyl)-5-ethyl-5-phenylbarbitursäuredicarbamatester **F4**.351
5,7-Bis(carboxymethoxy)flavone **F4**.517
Bis-carboxymethyl-amin **F4**.681
5,8-Bis(carboxymethyl)-11-[2-(methylamino)-2-oxoethyl]-3-oxo-2,5,8,11-tetraazatridecan-13-oato(3-)-gadolin **F4**.561
(RS)-2-{2-[Bis(2-chlorethyl)amino]-2-oxo-1,3,2-oxazaphosphinan-4-ylthio}ethansulfonsäure, Cyclohexylaminsalz **F5**.77
2-[2-Bis(2-chlorethyl)amino-2-oxo-tetrahydro-2H-1,3,2-oxazaphosphorin-4-ylthio]ethansulfonsäure, Cyclohexylaminsalz **F5**.77
(RS)-3-[4-Bis(2-chlorethyl)aminophenyl]alanin **F5**.552
DL-3-[p-[Bis(2-chlorethyl)amino]phenyl]alanin **F5**.552
p-[Bis(2-chlorethyl)amino]-DL-phenylalanin **F5**.552
N-3-Bis(2-chlorethyl)tetrahydro-2H-1,3,2-oxazaphosphorin-2-amin-2-oxid **F4**.673
(±)-2-[2-[Bis(2-chlorethyl)tetrahydro-2H-1,3,2-oxazaphosphorin-4-yl]thio]ethansulfonsäure, Cyclohexylaminsalz **F5**.77
[Bis[(1,2-cyclohexandiondioximato)(1-)-O][(1,2-cyclohexandiondioximato)(2-)-O]methylborato(2-)-N,N',N'',N''',N'''',N''''']chloro [^{99}Tc]technetium(III) **F5**.617
Bis(4-diethylaminophenyl)phenylmethyliumhydrogensulfat **F4**.166
meso-1,4-Bis(3,4-dihydroxy-phenyl)2,3-dimethylbutan **F5**.105
N,N'-Bis(2,3-dihydroxypropyl)-5-[(hydroxyacetyl)-2-hydroxyethyl)amino]-2,4,6-triiodo-1,3-phenyldicarboxamid **F4**.713
N,N'-Bis(2,3-dihydroxypropyl)-5-[(hydroxyacetyl)methylamino]-2,4,6-triiodo-1,3-benzendicarboxamid **F4**.703
N,N'-Bis(2,3-dihydroxypropyl)-5-[N-(2-hydroxyethyl)glycolamido]-2,4,6-triiodoisophthalamid **F4**.713
N,N'-Bis(2,3-dihydroxypropyl)-5-[N-(2-hydroxy-3-methoxypropyl)acetamido]-2,4,6-triiodoisophthalamid **F4**.707
N,N'-Bis(2,3-dihydroxypropyl)-2,4,6-triiodo-5-(N-methylglycolamido)isophthalamid **F4**.703

4-[4,4'-Bis(dimethylamino)benzhydryliden]-N,N-dimethyl-2,5-cyclohexadienyliden-ammoniumchlorid **F4**.765
3,7-Bis(dimethylamino)phenothiazinyliumchlorid Hydrat **F5**.156
N-[4-[Bis[4-(dimethylamino)phenyl]methylen]-2,5-cyclohexadien-1-yliden]-N-methylmethanaminiumchlorid **F4**.575
a,a-Bis(4-dimethylaminophenyl)-4-(trimethylammonio)benzyliumdichlorid **F5**.162
1,3-Bis(4-ethoxyphenyl)thiourea **F4**.474
N,N'-Bis(4-ethoxyphenyl)thiourea **F4**.474
1,4-Bis(2-ethylhexyloxy)-1,4-dioxo-2-butansulfonsäure **F4**.370
Bis(2-ethylhexyl)phthalat **F4**.350
Bis(2-ethylhexyl)succinat-2-sulfonsäure **F4**.370
Bis[2-(6-fluorochroman-2-yl)-2-hydroxyethyl]amin **F5**.303
(1RS,1'RS)-1,1'-[(2RS,2'SR)-Bis(6-fluorochroman-2-yl)]-2,2'-iminodiethanol **F5**.303
6-(2-{4-[Bis(4-fluorophenyl)methylen]piperidino}ethyl)-7-methyl-5H-thiazolo[3,2-a]pyrimidin-5-on **F5**.522
2,2'-Bis[8-formyl-1,6,7-trihydroxy-5-isopropyl-3-methylnaphthalin] **F4**.601
Bis(glycinato)kupfer(II)-1-Wasser **F4**.771
O-[2,3-Bis(hexadecanoyloxy)propyl]-O'-[2-(trimethylammonio)ethyl]phosphat **F4**.276
Bis(8-hydroxychinolinium)sulfat **F4**.241
Bis(3-hydroxy-4-hydroxymethyl-2-methylpyridyl-5-methyl)disulfid **F5**.478
1,3-Bis(hydroxymethyl)-2-benzimidoazolinthion **F5**.638
2,2-Bis(4-hydroxyphenyl)propan **F4**.729
2,2-Bis(p-hydroxyphenyl)propan **F4**.729
N,N'-Bis(2-methoxyethyl)pyridin-2,4-dicarboxamid **F5**.67
3,4-Bis(p-methoxyphenyl)-5-isoxazolessigsäure **F5**.212
2-[3,4-Bis(4-methoxyphenyl)isoxazol-5-yl]essigsäure **F5**.212
N,N'-Bis[6-[(2-methoxyphenyl)methyl]amino]-hexyl-1,8-octandiamin **F5**.148
2,3 : 4,6-Bis-O-(1-methylethyliden)-a-L-xylo-2-hexulofuranosonsäure **F4**.377
a-[[Bis(1-methylpropyl)amino]methyl]-1-[(2-chlorphenyl)methyl]-1H-pyrrol-2-methanol **F5**.723
(−)-(R)-1-[4,4-Bis(3-methyl-2-thienyl)-3-butenyl]-nipecotsäure **F5**.641
(R)-(−)-1-[4,4-Bis(3-methyl-2-thienyl)-3-butenyl]-3-piperidincarbonsäure **F5**.641
Bismutgallathydroxidiodid, Monographie **D03**, **D08AX F4**.157
Bismutiodosubgallat **F4**.157
Bismut-Komplexierungsindex **F1**.643
Bismutum oxyiodogallicum **F4**.157
Bisorchis **F3**.282
O-[2,3-Bis(palmitoyloxy)propyl]phosphocholin **F4**.276
Bisphenol A **F4**.729
N,N'-Bis(3-picolyl)-4-methoxy-isophthalamid **F5**.434

7-[2,3-Bis(3-pyridinoylcarbonyl)oxylpropyl]-3,7-dihydro-1,3-dimethyl-1*H*-purin-2,6-dion   **F4.**367
(1*S*,*R*,5*R*,8*S*)-4-[(*Z*)-2,4-Bis(trifluormethyl)-styryl]-4,8-dimethyl-2,3-dioxybicyclo[3.3.1]nonan-7-on   **F4.**108
Bis(2,2,2-trifluoroethyl)ether   **F4.**542
Bis(3,5,5-trimethylhexyl)phthalat   **F4.**370
Bis(trimethylsilyl)amin   **F4.**620
Bis(2,4-6-trinitrophenyl)amin   **F4.**375
Bitkréslé   **F3.**628
Bitter bugle   **F3.**132, 141
Bitter bugle-weed   **F3.**132
Bitter buttons   **F3.**628
Bitter kola   **F2.**767
Bitter willow   **F3.**483
Bitter worm   **F3.**211
Bitterbaum   **F3.**379
Bitterdistel   **F2.**387
Bitterdistelkraut   **F2.**388
Bittere Kreuzblume   **F3.**341
Bittererde   **F5.**87
Bitterhout   **F3.**433, 794
Bitterklee   **F3.**211
Bitterkleeblätter   **F3.**213
Bitterklee-Extrakt   **F3.**215
Bitterkleerhizom   **F3.**217
Bitterkleewein   **F3.**215
Bitterkleewurzel   **F3.**217
Bitterkleewurzelstock   **F3.**217
Bitterkola   **F2.**767
Bittermandelölgrün   **F5.**94
Bittersalz   **F5.**82, 91
Bitterstoff   **F1.**101
Bittersüßstengel   **F1.**99
Bitterwood   **F3.**379, 433
Bitterwortel   **F3.**794–795
Biuret-Methode   **F1.**332
Biuret-Reagenz   **F1.**332
Bixanthon   **F3.**585
Bixin   **F1.**77
B-Laboratorien   **F1.**457
Black beetle   **F2.**238
Black catnip   **F3.**341
Black current tree   **F2.**135
Black false hellebore   **F3.**753
Black haw bark   **F3.**775
Black kino gum   **F3.**414
Black maidenhair   **F2.**208
Black parsley   **F2.**640
Black snakeroot   **F2.**374
Black spleenwort   **F2.**208
Black willow   **F3.**479
Blackwood   **F2.**827–828
Blad   **F3.**678
Bladder-podded lobelia   **F3.**96
Blasse Schwertlilie   **F2.**881
Blatta orientalis   **F2.**239
– Monographie   **F2.**238
Blatta orientalis hom., Monographie   **F2.**239
Blattasäure   **F2.**239
Blätter
– Acalypha-fruticosa-   **F2.**2

– Acalypha-guatemalensis-   **F2.**3
– Acalypha-hispida-   **F2.**4
– Acalypha-indica-   **F2.**7
– Acalypha-wilkesiana-   **F2.**9
– Ambay~   **F2.**316
– Angelica-archangelica-   **F2.**96
– Angelika~   **F2.**96
– Antidesma-bunius-   **F2.**135
– Antidesma-menasu-   **F2.**136
– Antidesma-montanum-   **F2.**136
– Antidesma-venosum-   **F2.**137
– Argyreia-aggregata-   **F2.**159
– Argyreia-cuneata-   **F2.**160
– Argyreia-nervosa-   **F2.**161
– Argyreia-speciosa-   **F2.**161
– Aronstabs~   **F2.**186
– Arum-dracunculus-   **F2.**534
– Arum-italicum-   **F2.**183
– Asplenium-adiantum-nigrum-   **F2.**209
– Asplenium-falcatum-   **F2.**211
– Asplenium-macrophyllum-   **F2.**211
– Baliospermum-montanum-   **F2.**230
– Bitterklee~   **F3.**213
– Brennessel~   **F3.**712
– Bridelia-atroviridis-   **F2.**252
– Bridelia-ferruginea-   **F2.**253
– Bridelia-micrantha-   **F2.**254
– Buchen~   **F2.**689
– Canna-coccinea-   **F2.**281
– Canna-gigantea-   **F2.**288
– Canna-glauca-   **F2.**284
– Canna-indica-   **F2.**286
– Canna-lanuginosa-   **F2.**288
– Canna-latifolia-   **F2.**288
– Canna-warscewiczii-   **F2.**290
– Casuarina-equisetifolia-   **F2.**306
– Cecropia-hololeuca-   **F2.**318
– Cecropia-mexicana-   **F2.**319
– Cecropia-obtusa-   **F2.**320
– Cecropia-obtusifolia-   **F2.**319
– Cecropia-peltata-   **F2.**322
– Chrozophora-senegalensis-   **F2.**357
– Clutia-abyssinica-   **F2.**387
– Cluytia-abyssinica-   **F2.**387
– Coccinia-indica-   **F2.**395
– Corchorus-capsularis-   **F2.**432
– Croton-caudatus-   **F2.**452
– Croton-flavens-   **F2.**457
– Croton-linearis-   **F2.**459
– Croton-macrostachys-   **F2.**461
– Croton-niveus-   **F2.**465
– Croton-pseudopulchellus-   **F2.**467
– Croton-sparsiflorus-   **F2.**468
– Croton-tiglium-   **F2.**470
– Eriodictyon~   **F2.**616
– Eriodictyon-angustifolium-   **F2.**614
– Eriodictyon-californicum-   **F2.**616
– Euphorbia-lancifolia-   **F2.**644
– Excoecaria-bicolor-   **F2.**680
– Excoecaria-oppositifolia-   **F2.**681
– Feigen~   **F2.**719
– Ficus-caricae-   **F2.**719

- Fieberklee~ **F3**.213
- Flueggea-virosa- **F2**.733
- Giftlattich~ **F3**.22
- Gnidia-kraussiana- **F2**.802
- Haplopappus-baylahuen- **F2**.835
- Hauswurz~ **F3**.536
- Hippomane-mancinella- **F2**.843
- Hura-crepitans- **F2**.859
- Jatropha-gossypifolia- **F2**.895
- Königskerzen~ **F3**.765
- Lactuca-virosa- **F3**.22
- Laurus-azorica- **F3**.50
- Linden~ **F3**.664
- Lithospermum-officinale- **F3**.80
- Loranthus-europaeus-, und -Zweige **F3**.103
- Lorbeer~ **F3**.52
- Mallotus-japonicus- **F3**.164
- Mallotus-philippinensis- **F3**.174
- Mallotus-repandus- **F3**.176
- Nectandra-coriacea- **F3**.232
- Nectandra-mollis-ssp.-mollis- **F3**.233
- Oleander~ **F3**.240, 240
- Perilla~ **F3**.329
- Phyllanthus-acidus- **F3**.339
- Phyllanthus-reticulatus- **F3**.348
- Pistacia-lentiscus- **F3**.402
- Pistazien~ **F3**.402
- Putranjiva-roxburghii- **F3**.427
- Rosenlorbeer~ **F3**.240
- Salix-purpurea- **F3**.493
- Salva~ **F3**.605
- Sapium-sebiferum- **F3**.507
- Schwarznessel~ **F3**.329
- Tabak~ **F3**.250
- Tecoma-capensis- **F3**.648
- Tecoma-pentaphylla- **F3**.650
- Tecoma-stans-Zweige mit ~ **F3**.653
- Uncaria-acida-Zweige mit ~ **F3**.692
- Uncaria-elliptica-Zweige mit ~ **F3**.693
- Uncaria-guianensis- **F3**.696
- Uncaria-lanosa-Zweige mit ~ **F3**.698
- Weiden~ **F3**.493
- Wikstroemia-chamaedaphne- **F3**.781
- Ysop~, mit Blüten **F2**.871
- Zanthoxylum-nitidum- **F3**.829
- Zanthoxylum-piperitum- **F3**.830

Blättlinge **F1**.795
Blattodea, Monographie **F2**.238
Blättrige Wolfsmilch **F2**.640
Blaue Kardinalsblume **F3**.100
Blaue Lilie **F2**.878
Blaue Liste **F1**.766
Blaue Lobelie **F3**.95
Blaue Lupine **F3**.112
Bläuepilze **F1**.795
Blaugrüne Magnolie **F3**.161
Blauholz **F2**.827–828
Blausäure **F1**.99; **F2**.183, 186; **F3**.117, 409, 411
Blausucht **F1**.623
Blazing star **F2**.341
Blazing star root **F2**.342
Blé **F3**.678

Blé d'amour **F3**.79
Blé ordinaire **F3**.678
Blei
- Analytik **F1**.630
- Richt- und Grenzwerte **F1**.630

Blei(II)acetat Trihydrat, Monographie V07AZ **F4**.158
Bleiakkumulator **F1**.779
Bleibatterien **F1**.782
Bleichaktivatoren **F1**.834
Bleichaktive Verbindungen **F1**.834
Bleichen **F1**.788
- Billardkugeln **F1**.841
- Elfenbein **F1**.841
- Gamsbartspitzen **F1**.841
- Geweihe **F1**.841
- Knochen **F1**.841

Bleiches Knabenkraut **F3**.279
Bleichmittel **F1**.834
Bleichwasser für Wäsche **F1**.788
Bleiglanz **F4**.567
Bleiglätte **F4**.160
Blei(II)iodid, Monographie V07AZ **F4**.159
Bleimonoxid **F4**.160
Blei(II)nitrat, Monographie V07A **F4**.160
Blei(II)oxid, Monographie V07A **F4**.160
Bleistiftbaum **F2**.656
Bleizucker **F4**.158
Blendbaum **F2**.677
Bleo **F1**.259
Bleomycin **F1**.259
- Sulfat **F1**.259

Bleomycinum, Mack® **F1**.259
Blessed thistle **F2**.387–388
Blind nettle **F3**.26
Blind your eyes **F2**.677
Blindbaum **F2**.677
Blindhoutboom **F2**.677
Blinding tree **F2**.677
Bliss balls **F2**.162
Blitum ambrosioides **F2**.344
Blitzpulver **F3**.125
Blockgambir **F3**.694
Blocklack **F2**.905
Blondraffinierter Schellack **F2**.905
Blood root **F3**.497
Blood sucking leech **F2**.853
Bloodroot **F3**.497
Bloublaarsoetbessie **F2**.253
Blue cardinal flower **F3**.100–101
Blue flag **F2**.883
Blue flag root **F2**.883
Blue flower de Luce **F2**.878
Blue lobelia **F3**.100
Blue lupin **F3**.112
Blue magnolia **F3**.148
Blue X *[Indigocarmin]* **F4**.682
Blumennessel **F3**.26
Blumenrohr **F2**.284
- indisches **F2**.285
- westindisches **F2**.285

Blumenrohrwurzel, indische **F2**.287

Blut **F1**.319
- Harnstoffspiegel **F1**.10
- korpuskuläre Bestandteile, Zellzahlen **F1**.320
Blutalkoholkonzentration *[s. a. Blutethanol~]*
F1.496
Blutbestandteile **B06**
Blutbild
- rotes **F1**.321
- Veränderungen **F1**.319
- weißes **F1**.322
Blutdruck, diastolischer **F1**.110
Blutdruckerhöhung, Alkohol **F1**.156
Blüte(n)
- Ackerrittersporn- **F2**.419
- Antennaria~ **F2**.127
- Bienensaug~ **F3**.26
- Chrozophora-tinctoria-, mit Früchten und -Samen **F2**.357
- Chrysanthemen~ **F2**.512; **F3**.609
- Chrysanthemum~ **F3**.609
- dalmatinische Insekten~ **F3**.609
- Daphne-genkwa-, Monographie **F2**.491
- Dendranthema-boreale-, Monographie **F2**.511
- Erica-cinerea- **F2**.611
- Erica-tetralix- **F2**.612
- Essigrosen~, rote **F3**.453
- Feldrittersporn- **F2**.419
- Glockenheide~ **F2**.612
- - graue **F2**.611
- Hagenia-abyssinica- **F2**.831
- Insekten~ **F3**.609
- - dalmatinische **F3**.609
- - kaukasische **F3**.609, 616
- - montenegrinische **F3**.609
- - persische **F3**.609, 616
- Katzenpfötchen~, Monographie **F2**.127
- kaukasische Insekten~ **F3**.609, 616
- Klatschmohn~ **F3**.287
- Klatschrosen~ **F3**.287
- Königskerzen~ **F3**.760
- Koso~ **F2**.831
- Kusso~ **F2**.831
- Larix-decidua- **F3**.42
- Lercheklau~ **F2**.419
- Linden~ **F3**.659
- Magnolia-biondii- **F3**.148
- Magnolia-denudata- **F3**.150
- Magnolia-sprengeri- **F3**.160
- Melilotus-officinalis-, Monographie **F3**.200
- montenegrinische Insekten~ **F3**.609
- Ochsenzungen~, Monographie **F2**.87
- persische Insekten~ **F3**.609, 616
- Pyrethrum~ **F3**.609
- Rainfarn~ **F3**.632
- Rittersporn~ **F2**.419
- Rosen~
- - rote **F3**.453
- - weiße **F3**.453
- Rote Essigrosen~ **F3**.453
- Ruhrkraut~ **F2**.127
- Silberlinden~ **F3**.667
- Sumpfheide~ **F2**.612
- Taubnessel~ **F3**.26
- - weiße **F3**.26
- Tecoma-pentaphylla-, Monographie **F3**.650
- weiße
- - Taubnessel~ **F3**.26
- - Zentifolienrosen~ **F3**.453
- Wikstroemia-chamaedaphne-, Monographie **F3**.782
- Wurm~ **F2**.831
- Wurmkraut~ **F3**.632
- Ysop~
- - mit Blättern **F2**.871
- - mit Kraut **F2**.871
- Zentifolienrosen~, weiße **F3**.453
Blutegel **F2**.853, 855
Blutersatzflüssigkeiten, Hund und Katze **F1**.547
Blutethanolkonzentration
- Berechnung **F1**.497
- Rückrechnungswert **F1**.498
Blutgerinnungsfaktor I **F4**.516
Blutgerinnungsfaktor VIII
- Monographie **B02BD** **F5**.897
- rekombinant, Monographie **B02BD** **F5**.898
- und von-Willebrand-Faktor, Monographie **B02BD** **F5**.900
Blutgerinnungsfaktor IX
- Monographie **B02BD** **F5**.902
- rekombinant, Monographie **B02BD** **F5**.903
Blutgerinnungsfaktor XIII, Monographie **B02BD** **F5**.904
Blutgerinnungsfaktoren, Blutstillungsmittel **B02BD**
Blutgerinnungshemmer **B01**, **B01A**
- Antikoagulantien
- - Heparine **B01AB**
- - Vitamin K-Antagonisten **B01AA**
- Enzyme **B01AD**
- Fibrinolytika **B01AD**
- Thrombozytenaggregationshemmer **B01AC**
Blutgerinnungszeit, Verlängerung **F1**.33
Blutgewinnung **F5**.889
Blutglucose **F1**.348
- Konzentration **F1**.19, 348
- Regulation **F1**.19, 348
Bluthochdruck, Übergewicht **F1**.111
Blutholz **F2**.827–828
Blutkomponenten
- Herstellung **F5**.891
- Qualitätskriterien **F5**.893
Blutkoralle **F2**.428
Blutlaugensalz
- gelbes **F4**.746
- rotes **F4**.747
Blutprodukte **B06**
- Bestrahlung **F5**.895
- Blutgerinnungsfaktor VIII
- - Monographie **B02BD** **F5**.897
- - rekombinant, Monographie **B02BD** **F5**.898
- - und von-Willebrand-Faktor, Monographie **F5**.900
- Blutgerinnungsfaktor IX
- - Monographie **B02BD** **F5**.902
- - rekombinant, Monographie **B02BD** **F5**.903

Blut

- Blutgerinnungsfaktor XIII, Monographie **B02BD F5.**904
- Erythrozytenkonzentrat **B06**
- – (PAGGS-M), Monographie **F5.**906
- – – mit 30 Gy bestrahlt, Monographie **F5.**908
- – – inline-gefiltert mit 30 Gy bestrahlt, Monographie **F5.**912
- – – inline-gefiltert, Monographie **F5.**910
- – (SAG-M), Monographie **F5.**914
- – – mit 30 Gy bestrahlt, Monographie **F5.**916
- – – inline-gefiltert mit 30 Gy bestrahlt, Monographie **F5.**918
- – – inline gefiltert, Monographie **F5.**918
- Gefrierfrischplasma
- – ACD, TP, Monographie *[Stabilisator (ACD), Thrombozytapherese (TP)]* **F5.**923
- – CPD, PP, Monographie *[Stabilisator (CPD), Plasmapherese (PP)]* **F5.**925
- – CPD, VB, Monographie *[Stabilisator (CPD), Vollblutspende(VB)]* **F5.**924
- – rekombinanter Blutgerinnungsfaktor IX, Monographie **B02BD F5.**903
- Thrombozyten-Hochkonzentrat **B06**
- – Monographie **F5.**927
- – leukozytendepletiert mit 30 Gy bestrahlt, Monographie **F5.**931
- – leukozytendepletiert, Monographie **F5.**930
- – mit 30 Gy bestrahlt, Monographie **F5.**928
- Thrombozytenkonzentrat **B06**
- – Monographie **F5.**933
- – – mit 30 Gy bestrahlt, Monographie **F5.**934

Blutspiegel, Arzneistoffe, Verminderung durch Zigarettenrauchen **F1.**181
Blutstillungsmittel **B02**
- Antifibrinolytika **B02A**
- Blutgerinnungsfaktoren **B02BD**
- Hämostatika, lokale **B02BC**
- Vitamin K **B02BA**

Blutungszeit **F1.**328
Blutwurz **F2.**86
Blutwurzel, kanadische **F3.**497
Blutwurzelrhizom **F3.**497
Blutzucker **F4.**586
BMI *[Body Mass Index]* **F1.**3
BMY-13754-1 *[Nefazodonhydrochlorid]* **F5.**307
Boas-Oppler'sche Stäbchen **F3.**4
Bobbins **F2.**187
Bobr **F2.**299, 302
Bocconolin **F3.**829
Bockshödlein **F3.**273
Bockshornbaum **F2.**323
Bockshörndl **F2.**335
Bockskraut **F2.**741
Bocksmelde **F2.**350
BOD *[Biochemical Oxygen Demand]* **F1.**614
Böden
- empfohlene Nährstoffgehalte **F1.**658
- Grenz- und Richtwerte **F1.**653
- Güte- und Prüfbestimmungen der Gütegemeinschaft Recycling-Baustoffe e. V. **F1.**654
- Schadstoffe bei Altlastverdacht **F1.**658
- Schadstoffkonzentrationen bei Altlastverdacht **F1.**661

Bodenanalysen
- Probenahme
- – Ermittlung lokaler Belastungen und Altlastverdacht **F1.**656
- – Ermittlung der Nährstoffgehalte **F1.**655
- Probenvorbereitung zur Analyse nichtflüchtiger Stoffe **F1.**656

Bodenart, Bestimmung **F1.**656
Bodenfeuchte **F1.**656
Bodennährstoffe, Ermittlung **F1.**656
Boden-pH-Werte **F1.**657
Bodensonden **F1.**660
Body Mass Index *[BMI]* **F1.**3
Boeni **F2.**135
Boerenwormkruid **F3.**628
Boewah tasbeh **F2.**289
Bog onion **F2.**165
Bogbean **F3.**211, 213, 220
Bogorosid **F2.**133
Bohnenballaststoffe **F1.**162
Bohnenkraut **F3.**520–521
Bohnenkrautöl **F3.**523
Bohnerwachse
- flüssige **F1.**793
- pastöse **F1.**793
Bohneveiäli **F3.**112
Bohrasseln **F1.**795
Bohrkäfer **F1.**795
Boil smut of corn **F3.**736
Bois d'agalloche **F2.**677
Bois d'ales de Mexique **F2.**256
Bois des Antilles **F3.**649
Bois bleu **F2.**827–828
Bois de campêche **F2.**827–828
Bois canon **F2.**321
Bois de Chine **F2.**54
Bois gentile **F2.**498, 500
Bois de gommier blanc **F2.**258
Bois gueue de rat **F2.**5
Bois d'Inde **F2.**827–828
Du Bois KOF **F1.**251
Bois de Panama **F3.**435
Bois puant **F2.**308
Bois de quassia **F3.**379
Bois de quassia de la Jamaïque **F3.**379
Bois rouge **F2.**422, 427
Bois de sang **F2.**422, 427, 827–828
Bois de santal rouge **F3.**419
Bois trompette **F2.**308, 321
Bois-canelle **F2.**277
Boisét **F2.**731
Boju **F2.**512
Bokat **F2.**205
Bokhara-Gallen **F3.**397
Boletus applanatus **F2.**751
Boletus laricis **F3.**32–33, 35
Boletus lucidus **F2.**752
Boletus pinicola **F2.**737
Boletus purgans **F3.**33
Bolus alba **F4.**756

Bolusgabe, mehrfache, i. v.   F1.384
Bolusinjektion, i. v.   F1.382
Bombax gossypium   F2.400
Bombax religiosum   F2.400
Bombay laurel   F2.415
Bombe, kalorimetrische   F1.22
Bombida   F5.131
Bombiprenon   F2.242
Bombycosterol   F2.242
Bombykol   F2.242
Bombyx, Monographie   F2.241
Bombyx mori   F2.244
– Monographie   F2.241
Bombyx mori hom., Monographie   F2.244
Bombyx du mûrier   F2.241
Bombyxin   F2.242
Bonaga   F3.265
Bonalfa   F5.607
Bonhomme   F3.768
Boni   F2.135
Bonplandia angostura   F2.747
Bonplandia trifoliata   F2.747
Boosterung   F1.517
Bootia nervosa   F3.512
Bootia saponaria   F3.512
Bootia vulgaris   F3.512
(*RS*)-Bopindolol, Monographie C07AA   F4.161
Borax   F1.86;   F5.255, 300
Borigrane   F3.265
Borneo-Dammar   F3.546
Borneol   F2.98, 516;   F3.405, 602, 604, 629–630, 634, 655, 843
(–)-Bornesitol   F3.86
L-Bornesitol   F2.86–87, 89
Bornylacetat   F2.516;   F3.405, 629–630, 655
exo-2-Bornyl-acetat   F4.725
Borreliose, Zecken-übertragene   F1.529
Borsäure   F1.86
Borstenkraut   F2.364
Bösartige Neubildungen   F1.123
Bosentan, Monographie C02A   F4.163
Bosoka   F3.353
Bosoko   F3.353
Boswellia, Monographie   F2.245
Boswellia bhaudajiana   F2.245
Boswellia carteri   F2.245–246, 248
– Monographie   F2.245
Boswellia frereana   F2.246, 248
– Monographie   F2.248
– Verwechslung mit Resina Elemi   F2.272
Boswellia glabra   F2.249
Boswellia sacra   F2.249
– Verwechslung mit Boswellia carteri   F2.245
Boswellia serrata   F2.249
– Monographie   F2.249
Boswellia thurifera   F2.249
Boswelliasäure   F2.245–246, 249
Botolan   F2.731
Botón de plata   F3.618
Bo-tree   F2.722
Botri   F2.349
Botrophis actaeoides   F2.374

Botrophis serpentaria   F2.374
Botryos herba, Monographie   F2.349
Botrys du Mexique   F2.344
Botuliniustoxin   F1.130
Botulinum-ABE-Antitoxin *[Typ A, Typ B, Typ E]*   F5.881
Botulinustoxin, Monographie M02AX   F4.164
Botulismus   F1.130
Botulismus-Antitoxin, Monographie J06AA   F5.881
Botulismus-Toxin   F4.164
Bouillon blanc   F3.760, 768–769
Bouillon noir   F2.141
Bounafa hom., Monographie   F2.699
Bouncing bet   F3.512
Bouquetin   F3.221
Bouregnemié   F2.731
Bouton d'argent   F3.618
Bovine Spongiforme Encephalopathie *[BSE]*   F1.859
Bovine Superoxid-Dismutase   F5.351
Bovines respiratorisches Syncytialvirus *[BRSV]*   F1.529
Bovist   F2.268
Bovista   F2.268–269
Bovista hom., Monographie   F2.268–269
Bovista flavosa   F2.269
Bovista gigantea   F2.267, 269
Bovista gigantea hom., Monographie   F2.269
Bovista officinarum   F2.269
Bovista suberosa   F2.269
Bowman's root   F2.622
Box elder   F2.11
Brachystegia spicaeformis   F3.415
Bradleia dioica   F2.730
Brallobarbital   F1.473
Bramble rose   F3.461
Bramin-hepa   F1.149
Brandenborger   F2.360
Brandgefährdung   F1.738
Brand-Knabenkraut   F3.281
Brand-Orchis   F3.281
Brandschutz   F1.736
– Organisation   F1.738
Brandschutzordnung   F1.738
Brännässla   F3.711
Brasilin   F2.357
Brasosid   F2.784
Brassica-Pflanzen   F1.120
Brassicasterol   F3.570
Bratton-Marshall-Reagens   F1.505
Brauner Milzfarn   F2.213
Brauner Streifenfarn   F2.213
Braunes Ammoniumeisen(III)citrat, Monographie V07AZ   F4.72
Braunes Dammar   F3.546
Braunes Ferri-Ammoniumcitrat   F4.72
Braunes Knabenkraut   F3.280
Braunfäuleerreger   F1.795
Braunscheidtöl   F2.471, 655
– nach Dr. Tienes   F2.471
Braunstein   F5.99
Braunstieliger Streifenfarn   F2.213

Brayera anthelmintica **F2.**830
Brayerae flores **F2.**830
Braylin **F3.**214
Brazilian snakeroot **F2.**176
Brea **F2.**272
Bread wheat **F3.**678
Brechnuß, schwarze **F2.**888
Bredinin **F5.**203
Breea arvensis **F2.**382
Breitbandfilter **F1.**765
Breitblättriges Knabenkraut **F3.**276
Breitfixierpflaster, elastische **F1.**991
Breitkörbchen, zweiblättriges **F3.**282
Breitspektrumpenicilline, Antibiotika **J01CA**
Brennbare Flüssigkeiten, Ausschuß **F1.**746
Brennessel
– große **F3.**711
– kleine **F3.**732
Brennesselblätter **F3.**712
Brennesselfrüchte **F3.**712
Brennesselkraut **F3.**714
Brennessel-Preßsaft **F3.**717
Brennesselwurzel **F3.**724
Brennestle **F3.**711
Brennkraut, indisches **F2.**5
Brennöl **F2.**54; **F3.**508
Brennstoffzellen **F1.**780
Brennwert
– physikalischer **F1.**22
– – Bestimmung **F1.**22
– physiologischer, Bestimmung **F1.**22
Brequinar, Natriumsalz, Monographie **L04A** **F4.**165
Brevipila **F2.**668
Bridelia, Monographie **F2.**252
Bridelia abyssinica **F2.**254
Bridelia amoena **F2.**254
Bridelia atroviridis **F2.**252
– Monographie **F2.**252
Bridelia-atroviridis-Blätter, Monographie **F2.**252
Bridelia cathartica **F2.**253
– Monographie **F2.**253
Bridelia-cathartica-Wurzel, Monographie **F2.**253
Bridelia ferruginea **F2.**253–254
– Monographie **F2.**253
Bridelia-ferruginea-Blätter, Monographie **F2.**253
Bridelia-ferruginea-Wurzel, Monographie **F2.**254
Bridelia fischeri **F2.**253
Bridelia fruticosa **F2.**254
Bridelia melanthesoides **F2.**253
Bridelia micrantha **F2.**254
– Monographie **F2.**254
Bridelia-micrantha-Blätter, Monographie **F2.**254
Bridelia mildbraedii **F2.**254
Bridelia retusa **F2.**254
– Monographie **F2.**254
Bridelia-retusa-Rinde, Monographie **F2.**254
Bridelia spinosa **F2.**254
Bridelia zanzibarensis **F2.**254
Bridelia zenkeri **F2.**252
Brier fruit **F3.**450
Brillantgrün, Monographie **D01AE, V07AZ** **F4.**166
Brillantsäuregrün BS **F1.**75

Brillantschwarz BN **F1.**74
– Monographie **V07AZ** **F4.**168
Brinaiola ficcatola **F2.**350
Brindonia indica **F2.**766
Brindonia tallow tree **F2.**766
Brindonnier **F2.**766
Brissagobaum **F2.**308
Bristab **F4.**640
Bristurin **F4.**640
British myrrh **F3.**229
BRL-29060 *[Paroxetin]* **F5.**396
Broad-leaved tea tree **F3.**192–193
Brobenzoxaldin **F4.**173
Broca-Formel **F1.**3
Broca-Normalgewicht **F1.**3
Brodimoprim, Monographie **J01EA** **F4.**168
Brom **F2.**429, 674; **F3.**569
– Monographie **V07AZ** **F4.**169
Bromazepam **F1.**475, 477, 504
– Screening **F1.**477
Bromazin
– Monographie **R06A** **F4.**169
– hydrochlorid, Monographie **R06A** **F4.**170
2-(4-Brombenzhydryloxy)-N,N-dimethylethylamin **F4.**169
2-(4-Brombenzhydryloxy)-N,N-dimethylethylammoniumchlorid **F4.**170
($\pm$)-3-Brom-a-[($tert$-butylamino)methyl]-5-isoxazolethanol **F4.**174
Bromcresolgrün, Monographie **V07AZ** **F4.**171
Bromcresolpurpur, Monographie **V07AZ** **F4.**171
Bromdiphenhydramin **F4.**169
Bromdiphenylhydraminhydrochlorid **F4.**170
(S)-3-Brom-N-[(1-ethyl-2-pyrrolidinyl)methyl]-2,6-dimethoxybenzamid **F5.**501
Bromfenac, Monographie **M01AB** **F4.**171
3-(4-Brom-2-fluorbenzyl)-7-chlor-3,4-dihydro-2,4-dioxo-1(2H)-chinazolinessigsäure **F5.**742
3-(4-Brom-2-fluorbenzyl)-3,4-dihydro-4-oxo-1-phthalazinessigsäure **F5.**455
Bromiod **F4.**699
(RS)-1-(3-Brom-5-isoxazolyl)-2-($tert$-butylamino) ethanol **F4.**174
2-Brom-3-methylbutansäureethylester **F4.**463
Bromphenolblau, Monographie **V07AZ** **F4.**172
2-(p-Brom-a-phenylbenzyloxy)-N,N-dimethylethylamin **F4.**169
2-(p-Brom-a-phenylbenzyloxy)-N,N-dimethylethylammoniumchlorid **F4.**170
2-[(4-Bromphenyl)phenylmethoxy]-N,N-dimethylethanamin **F4.**169
2-[(4-Bromphenyl)phenylmethoxy]-N,N-dimethylethylammoniumchlorid **F4.**170
Bromthymolblau, Monographie **V07AZ** **F4.**172
Bromum **F4.**169
Bronchiolytika, Hund und Katze **F1.**549
Bronchitis, infektiöse, Impfstoff, für Geflügel **J07B** **F5.**843
Bronchitis-Impfstoff für Geflügel (inakt.) **F1.**527
Brook bean **F3.**211
Brooklynella hostilis **F1.**579
Brotizolam **F1.**475

Brotschabe **F2.**238
Brown **F3.**293
Brown stuff **F3.**293
Brown-winged orchid **F3.**280
Broxaldin, Monographie A07AX, G01AC, P01AA **F4.**173
Broxaterol, Monographie R03AC **F4.**174
BRSV *[Bovines respiratorisches Syncytialvirus]* **F1.**529
BRSV-Impfstoff *[bovine respiratory-syncytial-virus]*, für Rinder, Monographie QJ57D **F5.**832
Brucea quassioides **F3.**384
Brucellose-Verordnung **F1.**528
Bruchweide **F3.**478
Brucin Dihydrat, Monographie V07AZ **F4.**175
Brughiera **F2.**612
Bruise wort **F3.**512
Bruker **F1.**174
Brunnen-Grundwasser **F1.**650
Brunnenwasser **F1.**646
Brustwurz **F2.**99
Bruyère cendrée **F2.**610–611
Bruyère franche **F2.**610
Bruyère à quatre faces **F2.**612
Bryonia cordifolia **F2.**394
Bryonia grandis **F2.**394
Bryostatin 1, Monographie L01X **F4.**175
BSB *[Biochemischer Sauerstoffbedarf]* **F1.**614, 616
BSB$_5$-Wertebereiche **F1.**617
BSE *[Bovine Spongiforme Encephalopathie]* **F1.**526, 859
BSF-2 *[B cell stimulatory factor-2]* **F4.**691
BTM-Recht **F1.**545
Bucane **F2.**610
Buche **F2.**687
– gemeine **F2.**687
Bucheckern **F2.**690
Bucheckernöl **F2.**691, 693
Bucheln **F2.**690
Buchenblätter **F2.**689
Buchenfrüchte **F2.**690
Buchenholz **F2.**692
Buchenholzteer **F2.**692, 694
– gereinigter **F2.**694
Buchenkernöl **F2.**693
Buchenrinde **F2.**688
Buchen-Spei-Täubling **F3.**467
Buchenteer **F2.**694
Buchenzellstoff, Monographie **F2.**688
Buchinger-Fasten **F1.**176
Buchnüsse **F2.**690
Bucindololhydrochlorid, Monographie C07AA **F4.**177
Buckbean **F3.**211, 220
Buckbean leaves **F3.**213
Buckbean root **F3.**217
Budd-Chiari-Syndrom **F1.**115
Buddlejasaponin **F3.**758
Bufemid **F4.**495
Bufeniod, Monographie C04 **F4.**178
Bufotenin **F2.**65, 83
Bufuralol, Monographie C07AA **F4.**179

Bug agaric **F2.**66
Bugbane **F2.**374
Bugbugutut **F2.**731
Bugle-weed **F3.**132, 141
Bugle weed herb **F3.**142
Buglosa **F2.**86
Buglosa oficinal **F2.**86
Bugloss **F2.**86
Bugloss flowers **F2.**87
Bugloss herb **F2.**87
Bugloss root **F2.**90
Buglossa **F2.**86
Buglosse **F2.**86
Buglosse officinale **F2.**86
Buglossoides, Monographie **F2.**255
Buglossoides arvense **F3.**72
Bugrane **F3.**265
Bugwort rattleroot **F2.**374
Builder **F1.**833
Bulbus Asphodeli **F2.**201
Bulbus Asphodeli (ramosi) **F2.**205
Bulbus cepae allii **F1.**819
Bule barkel **F3.**832
Bulgarisches Rosenöl **F3.**456
Bulimia **F1.**122
Bulk **F5.**770
Bull bay **F3.**151
Bull oak **F2.**304
Bullimacola **F3.**265
Bunamiodyl, Monographie V08A **F4.**180
Bunazosin, Monographie C02C **F4.**181
Bundei **F2.**135
Bundes-Immissionsschutzgesetz **F1.**671
Buneh **F2.**135
Buni **F2.**135
Buniodyl **F4.**180
Bunte Staudenmargerite **F3.**616
Buntfarbige Schwertlilie **F2.**883–884
Buntot-kapon **F2.**211
Buphthalmum oleraceum **F2.**358
Bur beggarticks **F2.**236
Bur marigold **F2.**236
Burdock herb **F2.**146
Burdock leaf **F2.**146
Burdock root **F2.**148
Burnt tip orchid **F3.**281
Burrow weed **F2.**836
Bursea acuminata **F2.**258
Bursea Elaphrium penicillatum **F2.**256
Bursea graveolens **F2.**256
Bursera, Monographie **F2.**255
Bursera acuminata **F2.**255–256, 258, 261
– Monographie **F2.**255
Bursera-acuminata-Ölharz, Monographie **F2.**256
Bursera aloexylon **F2.**256
Bursera delpechiana **F2.**256, 260
– Monographie **F2.**256
– Verwechslung mit Resina Elemi **F2.**272
Bursera excelsa **F2.**261
Bursera fagaroides **F2.**257
– Monographie **F2.**257
Bursera-fagaroides-Ölharz, Monographie **F2.**257

Bursera graveolens F2.258
- Monographie F2.258
Bursera-graveolens-Ölharz, Monographie F2.258
Bursera gummifera F2.256, 258
- Monographie F2.258
- Verfälschung von Mastix F3.400
- Verwechslung mit Resina Elemi F2.272
Bursera-gummifera-Ölharz, Monographie F2.258
Bursera leptophloes F2.260
- Monographie F2.259
Bursera-leptophloes-Ölharz, Monographie F2.260
Bursera microphylla F2.260
- Monographie F2.260
- Verwechslung mit Resina Elemi F2.272
Bursera-microphylla-Ölharz, Monographie F2.260
Bursera penicillata F2.256
Bursera penigillata F2.256
Bursera simaruba, Verwechslung mit Resina Elemi F2.272
Bursera tecomaca F2.257
Bursera tomentosa F2.261
- Monographie F2.260
Bursera-tomentosa-Ölharz, Monographie F2.261
Bursitis, infektiöse, Impfstoff, für Geflügel J07B F5.843
Bursitis-Impfstoff für Geflügel (inakt.) F1.527
Bürsten-Reinigung F1.841
Büschelrose F3.461
Büschelrosenfrüchte F3.462
Bush okra F2.433
Buta-buta F2.677
Butagas F1.777
1-Butanamin F4.187
(RS)-1,3-Butandiol F4.187
1,3-Butandiol F4.188
[3R-(3α,5aβ,6β,8aβ,9α,10α,12β,12aR*)]-Butandionsäure-mono(decahydro-3,6,9-trimethyl-3,12-epoxy-12η-pyrano[4,3-j]-1,2-benzodioxepin-10-yl)ester F4.113
1-Butanol, Monographie V07A F4.182
2-Butanol, Monographie V07A F4.183
n-Butanol F4.182
sec-Butanol F4.183
tert-Butanol, Monographie V07A F4.183
2-Butanon F4.472
(R*,S*)-meso-1,2,3,4-Butantetrayltetranitrat F4.444
Butea frondosa F3.414
Butea monosperma F3.414
- Verfälschung von Kino F3.415
Butea parviflora F3.415
Butea superba F3.414
Butenafinhydrochlorid, Monographie D01AE F4.183
(E)-Butendisäure, Dinatriumsalz F5.268
trans-Butendisäure, Kaliumsalz F4.745
5-[(E,Z)-2-Butenyl]-5-ethylbarbitursäure F4.284
5-(2-Butenyl)-5-ethyl-2,4,6(1H,3H,5H)-pyrimidintrion F4.284
Butibufen, Monographie M01AE, N02B F4.184
Butm F3.396
Butm sâqis F3.404
Butolsäure F2.906

4-Butoxybenzoesäure-2-(diethylamino)ethylesterhydrochlorid F4.184
Butoxycainhydrochlorid, Monographie A01AE, C05AD, D04AB, N01BA, R02AD F4.184
(2R,3S)-N-(tert-Butoxycarbonyl)-2-hydroxy-3-phenyl-β-alanin-4-acetoxy-2α-benzyloxy-5β,20-epoxy-1,7β,10β-trihydroxy-9-oxo-11-taxen-13α-ylester F4.384
2-Butoxyethanol, Monographie V07A F4.186
5-[2-(2-Butoxyethoxy)ethoxymethyl]-6-propyl-1,3-benzodioxol F5.444
4-[3-(4-Butoxyphenoxy)propyl]morpholinhydrochlorid F5.458
4-[3-(p-Butoxyphenoxy)propyl]morpholinhydrochlorid F5.458
Butte F3.258
Butterbälleli F2.608
Butterfly orchid F3.282
Butterfly weed F2.197-198
Butterfly-Kanüle F1.950
Buttersäure F2.711
Buttonwood F3.411
Butyl Methoxydibenzoylmethane F1.766
Butylacetat, Monographie V07A F4.186
sec-Butylalkohol F4.183
Butylamin, Monographie V07A F4.187
2-(tert-Butylamino)-1-(7-ethyl-2-benzofuranyl)ethanol F4.179
2-(2-tert-Butylamino-1-hydroxyethyl)-7-ethylbenzofuran F4.179
(RS)-5-[2-(tert-Butylamino)-1-hydroxyethyl]-1,3-phenylen-bis(N,N-dimethylcarbamat) F4.127
(±)-4-[3-(tert-Butylamino)-2-hydroxypropoxy]-N-methylisocarbostyrilmonohydrochlorid F5.644
(RS)-α-[(tert-Butylamino)methyl]-7-ethyl-2-benzofuranmethanol F4.179
(RS)-1-(t-Butylamino)-3-[(2-methylindol-4-yl)oxy]-2-propanolbenzoat F4.161
(RS)-1-(t-Butylamino)-3-(2-methyl-4-indolyloxy)-2-propylbenzoat F4.161
α-Butyl-benzenmethanol F4.500
4'-tert-Butyl-4-(4-benzhydryloxypiperidino)butyrophenon F4.403
α-Butylbenzylalkohol F4.500
N-(p-tert-Butylbenzyl)-N-methyl-1-naphthalenmethylaminhydrochlorid F4.183
N-(4-tert-Butylbenzyl)-N-methyl-1-naphthylmethylaminhydrochlorid F4.183
n-Butylcarbinol F5.402
4-tert-Butyl-2-chlormercuriophenol F5.124
2-n-Butyl-4-chlor-1-[p-(o-1H-tetrazol-5-ylphenyl)benzyl]imidazol-5-methanol, Kaliumsalz F5.64
N-tert-Butyl-decahydro-2-[2(R)-hydroxy-4-phenyl-3-(S)-[[N-2-(chinolylcarbonyl)-L-asparaginyl]amino]butyl]-(4aS,8aS)-isochinolin-3(S)-carboxamid F5.550
4'-tert-Butyl-4-[4-(diphenylmethoxy)piperidino]butyrophenon F4.403
4-Butyl-1,2-diphenyl-3,5-pyrazolidindion und (+)-4-(Dimethylamino)-3-methyl-1,2-diphenyl-2-butylpropionat, äquimolare Verbindung F5.474
1,3-Butylenglykol F4.188

- Monographie V07A **F4.**187
Butylethanoat **F4.**186
Butylglykol, Monographie D08AX, V07AT **F4.**188
p-tert-Butyl-N-[6-(2-hydroxyethoxy)-5-(o-methoxy-
phenoxy)-2-(2-pyrimidinyl)-4-pyrimidinyl]benzol-
sulfonamid **F4.**163
4-tert-Butyl-N-[6-(2-hydroxyethyl)-5-(2-methoxy-
phenoxy)-2-(pyrimidin-2-yl)pyrimidin-4-yl]-
benzolsulfonamid **F4.**163
Butylidenphthalid **F2.**92–93, 118
6-tert-Butyl-3-(2-imidazolin-2-yl-methyl)-2,4-di-
methylphenolhydrochlorid **F5.**384
2-Butylisothiocyanat **F3.**428
Butylkautschuk-Polyisobutylen-Kitte **F1.**802
N-Butyl-N'-[4-[4-(o-methoxyphenyl)-1-piperazinyl]-
butyl]-2,2-dimethyl-1,1,3,3-propantetracarbon-
säure-1,3 : 1,3-diimid **F5.**707
tert-Butylmethylether, Monographie V07A **F4.**188
2-sec-Butyl-2-methyl-1,3-propandioldicarbamat
F5.107
(RS)-2-sec-Butyl-2-methyl-trimethylendicarbamat
F5.107
(RS)-4-[4-(4-tert-Butylphenyl)-2-hydroxybutoxy]-
benzoesäure **F5.**39
Butylphthalid **F2.**92–93, 118
n-Butylphthalid **F2.**92
Butylpyrazolidine
- Antiphlogistika M01AA
- Antirheumatika M01AA
(aS)-a-{(aS)-a-[(tert-Butylsulfonyl)methyl]-hydro-
cinnamamido}-N-[(1S,2R,3S)-2-(cyclohexyl-
methyl)-3-cyclopropyl-2,3-dihydroxypropyl]imi-
dazol-4-propionamid **F5.**500
(2R,4aR,5aR,6S,7S,8R,9aR,10aS)-2-Butyl-4a,7,9-tri-
hydroxy-6,8-bis(methylamino)-decahydropyrano-
[2,3-b][1,4]-benzodioxin-4-on-sulfatpentahydrat
F5.689
3-Butyramido-a-ethyl-2,4,6-triiodhydrozimtsäure,
Natriumsalz **F5.**302
3-Butyramido-a-ethyl-2,4,6-triiodzimtsäure **F4.**180
2-(3-Butyramido-2,4,6-triiodbenzyl)buttersäure,
Natriumsalz **F5.**302
3-(3-Butyramido-2,4,6-triiodphenyl)-2-ethylanyl-
säure **F4.**180
Butyrinase **F5.**526
Butyrospermol **F2.**859
Butyrylmallotojaponin **F3.**165
BVD/MD-Impfstoff *[bovine virusdiarrhoe/mucosal
disease]*, für Rinder, Monographie QJ57D
F5.833
Byaitseu **F2.**135
Byakangelicin **F2.**112, 114–115
Byakangelicol **F2.**103, 112, 114
Byaku-jutsu **F2.**216

C

c7E3 *[Abciximab]* **F4.2**
Cabagin **F5.165**
Cabalongo **F2.897**
(–)-Cabastin **F5.25**
Cabbage rose **F3.452**
Cabbage rose petals **F3.453**
Cabbage thistle **F2.385**
Cabera de adormideira **F3.291**
Cabergolin, Monographie **G02CB, N04BC F4.**189
Cabimo **F2.422**
Cabotz **F2.834**
Cabra de almizcle **F3.221**
Cachou clair **F3.694**
Cachou-Gambir **F3.694**
Cactus, Monographie **F2.263**
Cactus grandiflorus **F2.263**
Cadinen **F2.**118, 748; **F3.602**
α-Cadinen **F2.117**
β-Cadinen **F2.117**
γ-Cadinen **F3.832**
δ-Cadinen **F2.**20; **F3.183**
α-Cadinol **F3.57**
Cadmium
– Monographie **V07A F4.192**
– Analytik **F1.630**
– Grenz- und Richtwerte **F1.630**
Cadmium sulfuratum **F4.192**
Cadmiumgelb **F4.192**
Cadmiumsulfid, Monographie **V07A F4.192**
Caeruloplasmin **F1.48**
Caeté vermelho **F2.281**
Caite **F2.285**
Caite de tallo rojo **F2.289**
Caja matta **F2.677**
Cajeput tree **F3.187**
Cajeputen **F5.40**
Cajeputi aetheroleum **F3.**188, 191–192
Cajeputöl **F3.192**
Cajeputum **F3.188**
Cajeputum hom., Monographie **F3.188**
Cajuputi leucadendra **F3.190**
Cake-Gamboge **F2.763**
(–)-Calabacin **F3.355**
Calabar **F3.358**
Calabar hom., Monographie **F3.358**
Calabar bean **F3.353**
Calabarbohne **F3.**353–354, 358
Calabarol **F3.355**
(–)-Calabatin **F3.355**
Calactin **F2.194**
Calamaro **F3.539**

Calamat-Feigen F2.716
Calambac F2.677
Calami aetheroleum, Monographie F2.19
Calami aromatici Rhizoma F2.26
Calami rhizoma, Monographie F2.26
Calamo aromatico F2.18, 26
Calamus aromaticus F2.31
Calappa nucifera F2.402
Calcatrippae flos, Monographie F2.419
Calciämie F1.347
Calcigenol simple F5.674
Calcii glycerophosphas F4.591
Calcii lactas F4.198
Calcii phosphas F5.674
Calcii phosphinas F4.202
Calcinierte Magnesia F5.87
Calcinierter Borax F5.299
Calcipotriene F4.193
Calcipotriol, Monographie D05A F4.193
Calcit F2.428
Calcitrapa benedicta F2.387
Calcitrappa F2.417
Calcitriol F1.31
Calcium F1.41, 199, 344; F3.62
– Ausscheidung F1.41
– Bedarf, Stillen F1.42
– Knochen F1.41
– Resorption F1.41
– Vorkommen F1.42
– Zufuhr F1.42
Calcium benzosulphimid F5.543
Calcium glycerinophosphat F4.591
Calcium glycerolum phosphoricum F4.591
Calcium hypophosphit F4.202
Calcium sulfuratum Hahnemanni F4.615
Calciumalginat-Kompressen F1.981
Calciumamygdalat F4.200
Calciumantagonisten
– nichtselektive C08E
– selektive mit direkten kardialen Effekten C08D
– selektive mit vorwiegend vaskulären Effekten C08C
Calciumascorbat Dihydrat, Monographie A12, A12 F4.196
Calciumaufnahme, tägliche, Knochendichte F1.126
Calciumbenzoat F1.87
Calciumcarbonat F1.80; F2.428–429; F3.540
Calciumcyclamat F1.96
Calcium-α-(4-diethylaminophenyl)-α-(4-diethylimino-2,5-cyclohexadienyliden)-5-hydroxytoluol-2,4-disulfonat F5.398
Calcium-(2,3-dihydroxypropyl)phosphat, wasserhaltiges F4.591
Calciumformiat F1.88
Calciumgluconat Monohydrat (zur Injektion), Monographie A12 F4.197
Calciumhydrogensulfit F1.88
Calciumlactat, Monographie A12 F4.198
Calciumlactogluconat, Monographie A12 F4.199
Calciummandelat, Monographie G04AG F4.200
Calciumoxalat F2.165, 183, 186; F3.808

Calciumoxalat-Calciumphosphat-Harnsäuresteine F1.154
Calciumoxalatsteine F1.154
Calciumphosphat F5.674
– Monographie A12 F4.200
– tertiäres F4.200; F5.674
Calciumphosphatniederschlag F1.288
Calciumphosphatsteine F1.154
Calciumphosphinat, Monographie A12 F4.202
Calciumphosphoglycerat F4.591
Calciumplasmaspiegel F1.31
Calciumpool F1.41
Calciumsorbat F1.86
Calciumsulfat F2.429
Calciumsulfit F1.88
Calconcarbonsäure Trihydrat, Monographie V07A F4.203
Calendula officinalis
– Verfälschung von Croci stigma F2.440
– Verfälschung von Pyrethri flos F3.610
Calendulae flos F1.819
Calfa foot root F2.187
Calfs foot F2.184
Caliatur wood F3.419
Calicivirosis-Impfstoff, für Katzen, Monographie QJ57B F5.834
Calicut-Ingwer F3.840
Calin F2.854
Calla aethiopica F3.808–809
Calla aethiopica hom., Monographie F3.809
Callistephus chinensis, Verwechslung mit Dendranthema indica F2.516
Callistrisin F2.264
Callitrin F2.264–265
Callitris F2.264
– Monographie F2.263
Callitris arenosa F2.263
Callitris articulata F3.654
Callitris calcarata F2.264
Callitris columellaris F2.264–265; F3.656
– Monographie F2.263
Callitris-columellaris-Harz, Monographie F2.264
Callitris-columellaris-Holz, Monographie F2.265
Callitris cupressiformis F2.264
Callitris drummondii F2.264, 266
– Monographie F2.266
Callitris-drummondii-Nadeln, Monographie F2.266
Callitris endlicheri F2.264; F3.656
Callitris glauca F2.263–264
Callitris hugelii F2.263
Callitris intratropica F2.263
Callitris macleayana F2.264
Callitris muelleri F2.264; F3.656
Callitris parlatorei F2.264
Callitris preissii F2.264
Callitris preissii ssp. verrucosa F2.264
Callitris propinqua F2.264
Callitris quadrivalvis F3.654
Callitris rhomboidea F2.264
Callitris Richmond River cypress pine F2.263
Callitris robusta F2.264
Callitris tasmanica F2.264

Callitris verrucosa   F2.264;   F3.656
Callitrisin   F2.265
Callitrisinsäure   F2.264;   F3.656
Callitrol   F2.265
Callitrolsäure   F3.656
Callophyllin   F3.692
Callophyllin B   F3.693
Callotropis tricolor   F2.741
Calmax   F5.119
Calmiren   F5.119
Calmit rot   F2.26
Calophyllum apetalum   F2.261
Calophyllum inophyllum   F2.261
Calophyllum tacamahaca   F2.261
Calotoxin   F2.194
Calotropagenin   F2.194
Calotropin   F2.191, 194
Calvacin   F2.267
Calvatia, Monographie   F2.267
Calvatia bovista   F2.267, 269
Calvatia caelata   F2.269
Calvatia gigantea   F2.267–269
– Monographie   F2.267
Calvatia hungarica   F2.269
Calvatia utriformis   F2.267–269
– Monographie   F2.269
Calvatinsäure   F2.267
Calycanthin   F3.317
Camala   F3.169
Camamilla de los huertos   F3.618
Camazepam   F1.475, 504
Cambará   F3.649
Cambodjasäure   F2.763
Camboge tree   F2.762
Cambogia   F2.762, 766
Cambogia gutta   F2.762
Cambogiasäure   F2.763
Camboginol   F2.766
Cameraria obesa   F2.40
Camestris   F2.264
Camirium cordifolium   F2.60
Camirium moluccanum   F2.60
Camirium trispermum   F2.62
Camomilla gialla   F3.628
Camomille   F3.618
Campeachy wood   F2.827–828
Campecheholz   F2.827–828
Campechiani lignum   F1.819
Campesterol   F2.56, 75, 202–203, 242;   F3.570, 682
Campestrin   F2.44
Camphen   F2.20, 98, 121, 516;   F3.39, 398, 401, 403, 629–630, 824, 843
Campher   F2.345, 513, 815, 871;   F3.134, 153, 523, 525–526, 602, 604–605, 619–620, 629–630, 634, 655, 662
Campherölfraktionen, Verfälschung von Calami aetheroleum   F2.19
Camptothecin, Monographie   L01X   F4.203
Campylotheca   F2.232
Campylotheca tea   F2.232
Camulöl   F3.174

Caña corro   F2.281
Caña de la india   F2.284
Caña de las Indias   F2.285
Cañacoro   F2.282, 285, 288
Canada root   F2.198
Canada thistle   F2.382–383
Canada turnip   F2.165
Canapa aquatica   F2.236
Canapicchia   F2.126
Canariöl   F2.271
Canarium, Monographie   F2.270
Canarium album   F2.271
Canarium amboinense   F2.270
Canarium asperum, Verwechslung mit Resina Elemi   F2.272
Canarium bengalense, Verwechslung mit Resina Elemi   F2.272
Canarium bovini, Verwechslung mit Resina Elemi   F2.272
Canarium carapifolium   F2.271
Canarium commune   F2.271–272
– Monographie   F2.270
– Verwechslung mit Resina Elemi   F2.272
Canarium cumingii, Verwechslung mit Resina Elemi   F2.272
Canarium grandistipu-latum   F2.270
Canarium greveanum, Verwechslung mit Resina Elemi   F2.272
Canarium indicum   F2.270
Canarium legitimum, Verwechslung mit Resina Elemi   F2.272
Canarium luzonicum   F2.271–272
– Monographie   F2.271
Canarium madagascariense, Verwechslung mit Resina Elemi   F2.272
Canarium mehenbethene   F2.270
Canarium melioides   F2.271–272
Canarium microcarpum, Verwechslung mit Resina Elemi   F2.272
Canarium mollucanum   F2.270
Canarium muelleri, Verwechslung mit Resina Elemi   F2.272
Canarium multiflorum, Verwechslung mit Resina Elemi   F2.272
Canarium oleosum, Verwechslung mit Resina Elemi   F2.272
Canarium oliganthum   F2.271
Canarium ovatum   F2.271–272
Canarium pachyphyllum   F2.271–272
Canarium polyanthum   F2.271
Canarium rostratum, Verwechslung mit Resina Elemi   F2.272
Canarium samoense, Verwechslung mit Resina Elemi   F2.272
Canarium schweinfurthii   F2.259, 275
– Monographie   F2.274
– Verwechslung mit Resina Elemi   F2.272
Canarium-schweinfurthii-Ölharz, Monographie   F2.275
Canarium shortlandicum   F2.270
Canarium strictum, Verwechslung mit Resina Elemi   F2.272

Canarium subtruncatum F2.270
Canarium triandrum F2.271
Canarium villosum, Verwechslung mit Resina Elemi F2.272
Canarium vulgare F2.270, 272
– Verwechslung mit Resina Elemi F2.272
Canarium zephyrinum, Verwechslung mit Resina Elemi F2.272
Canarium zeylanicum F2.275
– Verwechslung mit Resina Elemi F2.272
Canavalia obtusifolia, Verfälschung von Semen calabar F3.355
Canclia F2.357
Candelabria micrantha F2.254
Candelaria mullein punchon F3.768
Candelwood F3.832
Candicin F3.809, 824–825, 828
Candidosen F1.570
Candleberry Tree F2.60
Candlenußöl F2.61
Candlenut F2.60
Candlenut Oil F2.61
Candlenut Oil Tree F2.60
Candletoxin F2.657
Cane pease senna feuilles F3.345
Caneelbaum, weißer F2.277
Canela blanca F2.277
Canella, Monographie F2.277
Canella alba F2.277, 279
Canella laurifolia F2.277
Canella obtusifolia F2.277
Canella winterana F2.278–279
– Monographie F2.277
Canella-winterana-Rinde, Monographie F2.278
Canellal F2.277, 279
Canellarinde F2.278
Canelle blanche F2.278
Canellier bâtard F2.277
Canellier blanc F2.277
Cangzhu F2.221
Canh kièn F3.169
Canin F3.621
Canlol F3.651
Canna F2.281–282
– Monographie F2.280
Canna achiras F2.288
Canna altensteinii F2.288
Canna angustifolia F2.284–285
Canna angustifolia hom., Monographie F2.285
Canna coccinea F2.280–283, 285
– Monographie F2.281
Canna-coccinea-Blätter, Monographie F2.281
Canna-coccinea-Rhizom, Monographie F2.282
Canna-coccinea-Samen, Monographie F2.282
Canna crocea F2.285
Canna crocea hort. F2.285
Canna edulis F2.280, 283
– Monographie F2.282
Canna-edulis-Rhizom, Monographie F2.283
Canna elegans F2.284
Canna ellipticifolia F2.285
Canna esculenta F2.282

Canna flavescens F2.289
Canna flour F2.283
Canna gemella F2.288
Canna gigantea F2.288
Canna-gigantea-Blätter F2.288
Canna-gigantea-Rhizom F2.289
Canna glauca F2.280, 284–285
– Monographie F2.284
Canna glauca hom., Monographie F2.285
Canna-glauca-Blätter, Monographie F2.284
Canna-glauca-Rhizom, Monographie F2.284
Canna indica F2.280, 282–283, 285–287, 289
– Monographie F2.285
Canna-indica-Blätter, Monographie F2.286
Canna-indica-Kraut, Monographie F2.286
Canna-indica-Rhizom, Monographie F2.287
Canna-indica-Samen, Monographie F2.287
Canna iridiflora F2.280, 288
Canna lanceolata F2.284
Canna lanuginosa F2.280, 288
– Monographie F2.288
Canna-lanuginosa-Blätter, Monographie F2.288
Canna-lanuginosa-Rhizom, Monographie F2.288
Canna latifolia F2.280, 288–289
– Monographie F2.288
Canna-latifolia-Blätter, Monographie F2.288
Canna-latifolia-Rhizom, Monographie F2.289
Canna liliiflora F2.280
Canna liturata F2.284
Canna mexicana F2.284
Canna neglecta F2.288
Canna occidentalis F2.280
Canna orientalis F2.280, 289
– Monographie F2.289
Canna-orientalis-Rhizom, Monographie F2.289
Canna-orientalis-Samen, Monographie F2.289
Canna patens F2.285
Canna pruinosa F2.289
Canna pulchra F2.289
Canna roscoeana F2.285
Canna rubra F2.281
Canna rubricaulis F2.282
Canna sanguinea F2.289
Canna schlechtendaliana F2.284
Canna speciosa F2.280
Canna spectabilis F2.285
Canna starch F2.283
Canna stricta F2.284
Canna surinamensis F2.285
Canna tenuiflora F2.285
Canna variabilis F2.280
Canna warscewiczii F2.280, 290
– Monographie F2.289
Canna-warscewiczii-Blätter, Monographie F2.290
Canna-warscewiczii-Rhizom, Monographie F2.290
Canna zetmeel F2.283
Cannabinoide F1.477, 483
Cannabinol, Monographie N05AX F4.204
Cannabinolum F4.204
Cannacorus indicus F2.285
Cannacorus orientalis F2.289
Cannacorus ovatus F2.285

Cannae amylum, Monographie F2.282-283, 288
Cannastärke, Monographie F2.282-283, 288
Canne d'Inde F2.281
Canne indienne F2.285
Canquil F5.119
Cantharides chinensis F3.226
Cantharidin F3.226-227
Cantharidinimid F3.226
Cantharidinsäure F3.226
Cantharis chinensis, Monographie F3.226
Cantharis chinensis pulvis F3.227
Cantharis chinensis tota F3.227
Canthaxanthin F1.78
6-Canthinon F3.833
Cao F2.54
Caoutchouc naturel F2.840
Caoutchouc de para F2.838
Capacho F2.281-283, 285, 288
Cape arum F3.808
Caper spurge F2.644
Capilaria negra F2.208
Capillaire blanc F2.212
Capillaire noir F2.208
Capillaire rouge F2.213
Capita Papaveris immaturi F3.291
Capita Papaveris (reife Fruchtkapseln) F3.291
Capitule de pie de chat F2.127
Capmul O F5.573
Capraggine F2.741
Caprificus insectifera F2.714
Caprinalkohol F4.303
Caprylaldehyd F5.341
Caprylbissäure F2.458
Caprylsäure F2.459; F5.341
Capsanthin F1.78
Capsicum-Zubereitungen, Antirheumatika M02AB
Capsin F2.432
Capsorubin F1.78
Capsula de adormideira F3.291
Capsulae Papaveris F3.291
Capsules de pavot blanc (officinal) F3.291
Capulere F2.213
Capullo de rosa F3.453
Capura purpurata F3.785
Carana F2.256, 258
Caranna F2.258
Carbaamaldehyd F4.547
Carbamazepin
 - Arzneimittelinteraktionen F1.447
 - Pharmakokinetik F1.445
Carbamidperoxid F1.871
Carbamidsäure-1-ethyl-1-methyl-2-propinylester F5.167
1-(3-Carbamoyl-3,3-diphenylpropyl)-1-methylpiperidiniumbromid F4.503
6-Carbamoyl-3-hydrazinopyridazin F4.633
(5R,6S)-2-Carbamoyloxymethyl-6-[(R)-1-hydroxyethyl]-2-penem-3-carbonsäure-acetoxymethylester F5.523
1-Carbamyl-2-phenylhydrazin F5.420
(±)-1-(4-Carbazolyloxy)-3-[2-(2-methoxyphenoxy)-ethylamino]-2-propanol F4.207

Carbenia benedicta F2.387
4-Carbethoxy-1-methyl-4-phenylazacycloheptan F4.460
3-Carbethoxypyridin F4.472
Carbitol F4.349
Carbo Spongiae F2.674
Carbo vegetabilis, Monographie F2.688
Carboanhydrasehemmer, Glaukommittel S01EC
Carbobetaine F1.890
Carbogen, Monographie R07AB, V03AN F4.204
Carbón del maíz F3.736
Carbonas kalicus F4.739
Carbonathärte F1.612
Carboncillo del maíz F3.736
Carbondioxid F4.763
Carbonei dioxidum F4.763
Carboplatin F1.259
Carboplat-Lösung F1.259
Carbostyryle F1.834
Carbowachs F5.71
3-Carboxy-1,5-dinitrobenzen F4.368
2-Carboxyethylamin F4.41
4-(2-Carboxyethyl)phenyl-$trans$-4-(aminomethyl)-cyclohexancarbonsäure F4.236
4-(2-Carboxyethyl)phenyltranexamat F4.236
[R-(R*,S*)]-β-[(2-Carboxyethyl)thio]-α-hydroxy-2-(8-phenyloctyl)benzenpropansäure F5.447
Carboxy-Hämoglobin F1.498
[4R-[4a,5β,6β(R*)]]-6-[[2-Carboxy-6-(1-hydroxyethyl)-4-methyl-7-oxo-1-azabicyclo[3.2.0]hept-2-en-3-yl]thio]-6,7-dihydro-5H-pyrazolo[1,2-a]-[1,2,4]triazol-4-ium, Inneres Salz F4.149
Carboxylesterase F3.593
Carboxymethylcellulose [CMC] F1.805
(+)-N-(Carboxy)-1-methyl-9,10-dihydrolysergaminbenzylester F5.138
N-(Carboxymethyl)glycin F4.681
1-Carboxymethyl-2-iminoimidazolidin F4.288
(Z,E)-3-(Carboxymethyl)-5-(β-methylcinnamyliden)rhodanin F4.434
5-[α-(3-Carboxy-5-methyl-4-oxo-2,5-cyclohexadienyliden)-2,6-dichlor-3-sulfobenzyl]-2-hydroxy-3-methylbenzoesäure, Trinatriumsalz F4.249
Carboxymethylstärke, Natriumsalz (Typ A), Monographie V07A F4.204
Carboxymethyltheophyllin F4.10
N-(Carboxymethyl)-3α,7α,12α-trihydroxy-5β-cholan-25-amid F4.594
(3β,10β)-20-Carboxy-11-oxo-30-norolean-12-en-3-yl-2-O-β-D-glucopyranutonosyl-α-D-glucopyranosiduronsäure F4.597
m-Carboxyphenylalanin F2.881
(8S)-7-{(S)-N-[(S)-1-Carboxy-3-phenylpropyl]alanyl}-1,4-dithia-7-azaspiro[4,4]nonan-8-carbonsäure F5.581
 - ethylester E F5.581
(R)-3-Carboxy-N,N,N-trimethyl-2-(1-oxopropoxy)-1-propanaminiumhydroxid, Inneres Salz F5.467
(±)-4-[o-[(E)-2-Carboxyvinyl]phenyl]-2-dimethylaminomethyl-1,4-dihydro-6-methyl-3,5-pyridindicarbonsäure-4-$tert$-butyldiethylester F5.621
Carcinogenese F1.762

Carcinogenität **F1**.70
Carcioffi grassi **F3**.535
Cardinal flower **F3**.94-95
Cardinale **F3**.94
Cardinale bleue **F3**.100
Cardionatrin **F4**.124
Cardo bendito **F2**.388
Cardo mariano **F3**.549
Cardo santo **F2**.388
Cardui benedicti herba **F2**.388
Cardui mariae fructus **F3**.550
– Monographie **F3**.550
Cardui mariae herba, Monographie **F3**.563
Carduo mariano **F3**.549
Carduus acanthifolios **F2**.384
Carduus arvensis **F2**.382
Carduus benedictus **F2**.387, 391-392
Carduus benedictus hom., Monographie **F2**.392
Carduus benedictus äthanol. Decoctum **F2**.392
Carduus marianus **F3**.549, 564-565
Carduus marianus hom., Monographie **F3**.565
Carduus marianus, äthanol. Decoctum **F3**.565
Carduus oleraceus **F2**.384
Carduus plant **F2**.387
δ-3-Caren **F3**.832
Car-3-en **F3**.398
Carica **F2**.715
– Monographie **F2**.291
Carica hermaphrodita **F2**.291
Carica mamaya **F2**.291
Carica papaya **F2**.293-294
– Monographie **F2**.291
Carica papaya hom., Monographie **F2**.294
Carica-papaya-Saft, Monographie **F2**.293
Carica quinqueloba **F2**.291
Caricae **F2**.715
Caricae in coronis **F2**.716
Caricae fructus **F2**.715
– Monographie **F2**.715
Caricae minores **F2**.716
Caricae papayae succus **F2**.293
Caricae pingues **F2**.715-716
Caricin **F2**.292
Carique **F2**.714
Carissa, Monographie **F2**.295
Carissa abyssinica **F2**.16
Carissa acokanthera **F2**.15
Carissa carandas, Verwechslung mit Carissa-spinarum-Wurzel **F2**.296
Carissa friesiorum **F2**.16
Carissa opaca **F2**.295
Carissa oppositifolia **F2**.15
Carissa schimperi **F2**.17
Carissa spinarum **F2**.296
– Monographie **F2**.295
Carissa-spinarum-Wurzel, Monographie **F2**.296
Carissae radix **F2**.296
Carisson **F2**.296
Carmin **F1**.794
Carmubris® **F1**.260
Carmustin **F1**.260
Carnaubylpalmitat **F2**.895

Carnitin **F3**.737
(–)-L-Carnitin **F5**.26
L-Carnitin **F5**.26
Carnosin-Zink(II)-Komplex, polymerisierter **F5**.449
Carob **F2**.335
Carob bean **F2**.323, 335
Carob bean gum **F2**.325
Carob gum **F2**.325
Carob galls **F3**.404
Carob tree **F2**.324
Caroba **F2**.335
Carobbe di guidea **F3**.404
Caroben **F2**.335
Caroben-Gummi **F2**.325
Carobensamen **F2**.340
Carobole **F2**.324
Carolina jessamine **F2**.784
Carony bark **F2**.747
Caronyrinde **F2**.747
Caroten **F3**.451
Carotin **F1**.766; **F2**.441, 550, 644, 717, 782, 851; **F3**.133-134
β-Carotin **F1**.77; **F2**.186, 395, 397, 561, 778; **F3**.682, 713, 717
β-apo-8′-Carotinal **F1**.77
α-β-γ-Carotine, gemischte **F1**.77
Carotinoide **F1**.29-30, 76
β-apo-8′-Carotinsäureethylester **F1**.77
β-Carotinstoffwechsel **F1**.77
Carotte à moreau **F2**.362
Caroube **F2**.335
Caroubier **F2**.324
Carouge **F2**.324, 335
Caroverin
– Monographie A03A **F4**.205
– hydrochlorid Monohydrat, Monographie A03A **F4**.206
Carpenter's herb **F3**.142
Carrion-Krankheit **F1**.848
Carrubio **F2**.324
Carry-me-seed **F3**.345
Carsupin **F3**.416
Cartagena-Drachenblut **F3**.419
Carteria lacca **F2**.903
Carthamus maculatus **F3**.549
Carthamus tinctorius
– Verfälschung von Croci stigma **F2**.440
– Verfälschung von Kamala **F3**.169
Carubin **F1**.20; **F2**.324-326
Carubinose **F5**.101
Carvacrol **F2**.118; **F3**.141, 520, 523-526, 655
– Verfälschung von Saturejae hortensis aetheroleum **F3**.523
– Verfälschung von Saturejae montanae aetheroleum **F3**.525
Carvedilol, Monographie C07AG **F4**.207
Carvon **F2**.98; **F3**.267, 602, 604-605
Caryophyllen **F2**.149, 516; **F3**.141, 156, 822
β-Caryophyllen **F2**.98; **F3**.399, 401
Caryoptosid **F3**.27
Cascariglia **F2**.454

Cascarilha F2.454
Cascarilla F2.454, 456
Cascarilla hom., Monographie F2.456
Cascarilla bark F2.454
Cascarilla clutia F2.454
Cascarilladien F2.456
Cascarillae aetheroleum F2.455
Cascarillae Cortex F2.454
– Monographie F2.454
– Verwechslung mit Copalchi cortex F2.465
Cascarillarinde F2.454
Cascarilla-Sirup F2.455
Cascarilla-Wein F2.455
Cascarille F2.454
Cascarillin F2.451, 455
Cascarillinsäure F2.456
Cascarillöl, Monographie F2.455
Cascarillon F2.456
Cascarillrinde F2.456
Cascarillsäure F2.455
Casearia tomentosa, Verfälschung von Kamala F3.169
Casein F1.805
Caseinleim F1.806
Caseinogen F1.5
Cassau F2.176
Casse-Lunettes F2.667
Cassic acid F5.507
Castana purgante F2.897
Castiglionia lobata F2.888
Castilla, Monographie F2.297
Castilla daguensis F2.297
Castilla elastica F2.297, 299
– Monographie F2.297
Castilla elastica ssp. costaricana F2.297
Castilla elastica ssp. elastica F2.297
Castilla elastica ssp. gummifera F2.297
Castilla-elastica-Samen, Monographie F2.299
Castilla guatemalensis F2.297
Castilla gummifera F2.297
Castilla lactiflua F2.297
Castilla nicoyensis F2.297
Castilla tunu F2.297
Castilla ulei F2.297
Castilloa costaricana F2.297
Castilloa elastica F2.297
Castilloa-elastica-Samen F2.299
Castilloa-Kautschukbaum F2.297
Castor F2.299, 302
– Monographie F2.299
Castor americanus F2.299
Castor canadense F2.299
Castor canadensis, Monographie F2.299
Castor fiber F2.299, 302
– Monographie F2.302
Castoramin F2.301
Castoreo F2.299, 302
Castoreum F2.300, 302
– Monographie F2.300, 303
Castoreum hom., Monographie F2.302–303
Castoreum canadense F2.300, 302
Castoreum sibiricum F2.300, 302

Casuarictin F2.303
Casuariin F2.304
Casuarin F2.306
Casuarina, Monographie F2.303
Casuarina equisetifolia F2.304–306
– Monographie F2.304
Casuarina-equisetifolia-Blätter F2.306
Casuarina-equisetifolia-leaves F2.306
Casuarina-equisetifolia-Zweige, Monographie F2.306
Casuarinae equisetifoliae cortex, Monographie F2.305
Casuarinarinde F2.305
Casuarinin F2.303
Catalase, Monographie D03 F4.208
Catalpa, Monographie F2.308
Catalpa americana F2.308
Catalpa arborea F2.308
Catalpa bignonioides F2.308–309
– Monographie F2.308
– Verwechslung mit Catalpa bungei F2.309
Catalpa bignonioides hom., Monographie F2.309
Catalpa-bignonioides-Früchte, Monographie F2.308
Catalpa bungei F2.310
– Monographie F2.309
Catalpa catalpa F2.308
Catalpa communis F2.308
Catalpa cordifolia F2.308
Catalpa Fruit F2.310
Catalpa Henryi F2.310
Catalpa Kaempferi F2.310
Catalpa ovata F2.310
– Monographie F2.310
– Verwechslung mit Catalpa bungei F2.309
Catalpa syringaefolia F2.308
Catalpa syringifolia F2.308–309
Catalpa ternifolia F2.308
Catalpae fructus F2.310
– Monographie F2.310
Catalpa-Früchte F2.310
Catalpalacton F2.309–311
Catalpaöl, chinesisches F2.313
Catalpe commun F2.308
Catalpin F2.308, 310–311
Catalpinosid F2.308, 310
Catalpium amena F2.308
Catalpol F2.308–310, 313; F3.758, 762, 766, 768
Catalponol F2.309–311
Catalponon F2.309–311
Catalposid F2.308–310, 313
Catapuzia F2.645
Cataroba tree F2.308
Catawba F2.308
Catechin F2.45, 304, 324, 453, 692; F3.168, 406, 474, 695, 772
(+)-Catechin F2.305–306; F3.42, 474, 477, 481, 483, 486
Catecholamine F1.19
Catechu F3.694
Catechu pallidum F3.694
Catechurot F3.695

Catechu-Tinktur F3.695
Catecu-Gambir F3.694
Catena-(S)-[μ[Nα-(3-aminopropionyl)L-histidinato (2-)$N^1,N^2,O:N^T$]zink] F5.449
Cathartica F2.252
Catharticum aureum F2.762
Cathepsin C, Monographie F4.210
DL-Cathinphenobarbital, Monographie N03AA F4.211
Catinga-de-mulata F3.603, 628
Cato-Gambir F3.694
ω-C-Atom F1.12
Cats foot F2.126
Cats foot flowers F2.127
Cats gum F3.546
Cat's hair F2.633–634
Cat's nettle F2.5
Cat's thorn F3.706
Cattail F2.4
Caturus spiciflorus F2.4
Caucasian pyrethrum F3.616
Caucciu naturale F2.840
Caucho F2.297, 838
Caucho natural F2.840
Caudatipetalum F2.40
Cautschuc F2.840
– Monographie F2.840
Cava-Katheter F1.948
Cavantan F3.649
Cayantöl F2.553
CB 11 [Phenadoxon] F5.418
CBDCA [Carboplatin] F1.259
CD 271 [Adapalen] F4.35
Cébil F2.84
Ceccies [Methylendioxymethamphetamin] F5.157
Cecropia, Monographie F2.314
Cecropia adenopus F2.316
– Monographie F2.315
Cecropia arachnoides F2.321
Cecropia asperrima F2.321
Cecropia bicolor F2.319
Cecropia commutata F2.319
Cecropia digitata F2.319
Cecropia hololeuca F2.318
– Monographie F2.317
Cecropia-hololeuca-Blätter, Monographie F2.318
Cecropia-hololeuca-Blattknospen, Monographie F2.318
Cecropia-hololeuca-Früchte, Monographie F2.318
Cecropia-hololeuca-Rinde, Monographie F2.318
Cecropia humboldtiana F2.321
Cecropia mexicana F2.319–320
– Monographie F2.319
Cecropia mexicana hom., Monographie F2.320
Cecropia-mexicana-Blätter, Monographie F2.319
Cecropia obtusa F2.320–321
– Monographie F2.320
Cecropia-obtusa-Blätter, Monographie F2.320
Cecropia obtusifolia F2.319
Cecropia-obtusifolia-Blätter F2.319
Cecropia panamensis F2.319
Cecropia peltata F2.315, 322

– Monographie F2.321
Cecropia-peltata-Blätter, Monographie F2.322
Cecropia-peltata-Rinde, Monographie F2.322
Cecropia schiedeana F2.319
Cecropia vogleri F2.319
Cecropiae adenopi folium, Monographie F2.316
Cecropiatanninsäure F2.320
Cecropin F2.318, 320–321
Cederncampher F3.420
Cedrelopsin F2.112
α-Cedren F2.20
Cedrol F3.420
Cefatrizinpropylenglykolat, Monographie J01DA F4.212
Cefcapen-Pivoxilhydrochlorid, Monographie J01DA F4.213
Cefdinir, Monographie J01DA F4.215
Cefditorenpivoxil, Monographie J01DA F4.217
Cefepim, Monographie J01DA F4.219
Cefetamet-pivaloyloxy-methylester F4.222
Cefetametpivoxil, Monographie J01DA F4.222
Cefpirom, Monographie J01DA F4.225
Cefprozil, Monographie J01DA F4.226
Ceftibuten, Monographie J01DA F4.230
CE-Kennzeichnung F1.929
Celikalim, Monographie C04 F4.233
Cellofas A F5.162
Cellulase F3.529
Cellulose F1.20; F2.142, 325, 486, 722, 778, 782; F3.116, 684
Celluloseacetat F1.814
Celluloseacetobutyrate [CAB] F1.809
Celluloseester F1.809
Cellulose-hydroxypropyl-methylether F4.656
Cellulose-2-hydroxypropyl-methylether F4.656
Celluloselacke F1.810
Cellulosenitrat F1.809
Cellulosephosphat, Natriumsalz, Monographie V03AG F4.233
Cellulose-poly(phosphorsäureester), Natriumsalz F4.233
Cementum dentarium F3.402, 656
Cementum odontalgicum F3.402
Centaurea benedicta F2.387
Centaureidin F3.617
Cephaelindihydrochlorid, Monographie V07AZ F4.234
Cephalandra indica F2.394
Cephalin-Reagenz, Monographie V07AZ F4.234
Cephalosporine, Antibiotika J01DA
Cephalotoxin F3.540
Ceramid F1.13
Ceramid-Glucosidase F4.46
Ceratocephalus pilosus F2.233
Ceratonia F2.325
– Monographie F2.323, 325
Ceratonia coriacea F2.323
Ceratonia gum F2.325
Ceratonia inermis F2.323
Ceratonia oreothauma F2.323
Ceratonia siliqua F2.323, 325, 335, 340
– Monographie F2.323

Ceratoniae fructus, Monographie F2.335
Ceratoniae semen, Monographie F2.340
Ceratopetalum apelatum F3.415
Ceratopetalum gummiferum F3.415
Ceratosanthus paniculatus F2.418
Cerebrosid F1.13
ceres mct Diät-Margarine F1.135
ceres mct Diät-Speiseöl F1.135
Ceretta F2.794
Cerfeuil anisé F3.229
Cerfeuil musqué F3.229
Cericlaminhydrochlorid, Monographie N06AB F4.234
Ceronapril, Monographie C09AA F4.235
Cerylalkohol F2.905; F3.103
Cestoden F1.558, 568, 580
Cestodenmittel P02D
Cestrum oppositifolium F2.15
Cetiol® F5.342
Cetiol A F4.622
Cetiol HE F5.452
Cetraxat, Monographie A02BX F4.236
Cetrorelix, Monographie L02B F4.237
Cetylalkohol F2.895; F3.103
Cetylcitronensäure F3.33
Cetyltrimethylammoniumchlorid F1.882
Cevadin F3.746, 755
Cevan F3.741
Ceylonöl F2.404
CGS-10787B [Prinomidtriethanolamin] F5.460
Chabaku F2.304
Chaenomeloidin F3.471
Chaerophyllum cicutaria F3.229
Chaerophyllum odoratum F3.229
Chagas velhas F2.893
Chakrangi F3.387
Chalkosin, Monographie F4.238
Chalmis F2.18
Chalwa F2.692
Chamaechromon F3.575, 577
Chamaejasmenin F3.576–577
Chamaejasmenin B F3.780
Chamaejasmin F3.576–577
Chamaelirin F2.342
Chamaelirium F2.342
– Monographie F2.341
Chamaelirium carolinianum F2.341, 343
– Verwechslung mit Sanguinariae canadensis rhizoma F3.498
Chamaelirium luteum F2.342–343
– Monographie F2.341
Chamaelirium luteum hom., Monographie F2.342
Chamaelirium-luteum-Rhizom, Monographie F2.342
Chamaemelum nobile, Verfälschung von Pyrethri flos F3.610
Chamaesyce humifusa F2.639
Chamaetomium globosum K. F1.795
Chamazulen F2.707; F3.602
Chamomilla recutita
– Verfälschung von Pyrethri flos F3.610
– Verfälschung von Tanaceti parthenii herba F3.620

Chamunti F2.515
Chanca piedra F3.341
Chancarro F2.319–321
Chanda ferosa F2.531
Chande gandalai F2.531
Chandu F3.306
Chanoclavin F2.158–161
Chanvre d'eau F3.132
Chaparral F3.45
Chaparral tea F3.45–46
Chapelet F2.281
Charangi F3.384
Charbon du mais F3.736
Chardon argenté F3.549
Chardon bénit F2.388
Chardon hémorrhoidal F2.382
Chardon Marie F3.549
Charrée F3.72
Chasb F2.205
ChAT [Cholinacetyltransferase] F4.244
Chatzetöpli F2.126
Chaudfontaine F1.307
Chaulmoogra F2.863
Chaulmoogra Oil F2.864
Chaulmoogra tree F2.863
Chaulmoograe oleum, Monographie F2.864
Chaulmoograöl F2.864
Chaulmoograsäure F2.864, 866
Chavukku F2.304
Che F3.832
Chebulagsäure F3.506
Chechire gum F2.325
Cheilosis F1.35
Chejchraja F2.834–835
Chelatbildner F1.56
Chelerythrin F3.498, 809, 821, 824, 826, 828–829, 833
Chelidonium maximum canadense F3.497
Chelidonsäure F2.200, 203, 800; F3.93–94, 97, 101, 573, 742, 781
Chelilutin F3.498
Chelirubin F3.498
Chemical Oxygen Demand [COD] F1.614
Chemiefasern F1.830
Chemikaliengesetz F1.754
Chemikalien-Verbotsverordnung F1.587
Chemische Bewertungskriterien für Wasser F1.608
Chemische Inaktivierung F1.270, 695
Chemischer Sauerstoffbedarf [CSB] F1.614
– Grenz- und Richtwerte F1.615
Chemoprotect® F1.246
Chemotherapeutika
– Aquarien F1.582
– Hund und Katze F1.536
– Kleinnager, Kaninchen und Frettchen F1.555
– – Unverträglichkeiten F1.557
– Reptilien F1.574
– Zierfische F1.581
– Ziervögel F1.564
– zur topischen Anw., Dermatika D06B
Chemotherapie F1.231
– kurative F1.232

Chemotherapieprotokolle F1.232
Chemothermische Verfahren F1.864
Chêne de Jérusalem F2.344
Chenille plant F2.4
Chenodesoxycholsäure F1.13, 116
Chénopode anthelmintique F2.344
Chenopode botrys F2.349
Chenopode à grappes F2.349
Chénopode vermifuge F2.344
Chenopodii aetheroleum, Monographie F2.345
Chenopodii ambrosioidis herba, Monographie F2.347
Chenopodii herba, Monographie F2.347
Chenopodio ambrosioide F2.344
Chenopodium, Monographie F2.343
Chenopodium ambrosioides F2.343–345, 347–349
– Monographie F2.344
Chenopodium ambrosioides ssp. eu-ambrosioides F2.344
Chenopodium anthelminticum F2.344, 349
Chenopodium anthelmint(h)icum hom., Monographie F2.348–349
Chenopodium botrys F2.343, 349–350
– Monographie F2.349
Chenopodium botrys hom., Monographie F2.350
Chenopodium foetidum F2.350
Chenopodium graveolens, Verwechslung mit Chenopodium botrys F2.349
Chenopodium Oil F2.345
Chenopodium olidum F2.350–351
Chenopodium olidum hom., Monographie F2.351
Chenopodium schraderianum, Verwechslung mit Chenopodium botrys F2.349
Chenopodium vulvaria F2.343, 351
– Monographie F2.350
Chenopodium-Öl, Monographie F2.345
Chérie F3.72
Cherokee rose F3.460
Cherokee rose fruit F3.460
Chess-bolls F3.289
Chevre musquée F3.221
Chevrotain F3.221
Ch'i-ai F3.628
Chian turpentine F3.405
Chian turpentine tree F3.404
Chiang-wei chun F3.461
Chickweed F3.341
Ch'ien-chin-tzu F2.646
Children's bane F2.362
Chi-Lin-Hua F2.649
Chilmoria pentandra F2.865
Chilodonella F1.579
Chilpanxochitl F3.99
Chimungumudzua F2.39
China bark F3.435
China fly F3.226
China nova F2.454
China spuria falsa F2.454
China Wood Oil Tree F2.54
China-Agar F2.779
„Chinagewürz" F5.272
Chinagrün F5.94

China-Ingwer F3.840
Chinaldin F2.748
Chinasäure F2.122, 882; F3.453
Chinchilla F1.555
Chinese blistering beetle F3.226
Chinese cantharis F3.226
Chinese catalpa F2.310
Chinese gelatin F2.778
Chinese laurel F2.135
Chinese pistacio F3.397
Chinese prickly ash F3.822
Chinese Seasoning F5.272
Chinese tallow F3.510
Chinese tallow tree F2.310; F3.506
Chinese umbrella tree F2.897
Chinese vegetable tallow F3.510
Chinesische Angelikawurzel F2.117
Chinesische Gelatine F2.778
Chinesische Kantharide F3.226
– Monographie F3.226
Chinesischer Ingwer F3.840
Chinesischer Talg F3.510
Chinesischer Talgbaum F3.506
Chinesisches Catalpaöl F2.313
Chinesisches Holzöl F2.57–58, 62
Chinesisches Holzöl Typ F F2.58
Chinesisches Holzöl Typ M F2.62
Chinesisches Opium F3.295
Chinesisches Restaurant-Syndrom F1.102
Chinhydron, Monographie V07AZ F4.239
Chinicin F5.725
Chinidin F2.683, 685
Chinin F1.100; F2.683, 685
Chiniofon, Monographie P01AX F4.239
Chinni F2.2
Chinolin F2.748
– Monographie F4.240
Chinolingelb F1.75
Chinolinolsulfat, Monographie A01AB, D08AH, R02AA F4.241
Chinolin-8-ol-sulfat F4.241
(2R)-2-[4-(Chinolin-2-yl-methoxy)phenyl]-2-cyclopentylessigsäure F4.134
Chinolone F1.834
– Antiinfektiva J01M
– Fluorchinolone, Antiinfektiva J01MA
Chinosolum F4.241
Chinotoxin F5.725
3-Chinuclidinolbenzoat F4.140
(±)-N-(3-Chinuclidinyl)-6-chlor-3,4-dihydro-4-methyl-3-oxo-2H-1,4-benzoxazin-8-carboxamid F4.125
Chionanthin F2.352
Chionanthus, Monographie F2.352
Chionanthus latifolia F2.352
Chionanthus senegalensis F2.356
Chionanthus tinctoria F2.356
Chionanthus virginiana hom., Monographie F2.355
Chionanthus virginica F2.352, 355
Chionanthus virginica hom., Monographie F2.355
Chionanthus virginicus F2.353–354
– Monographie F2.352

Chionanthus virginicus hom., Monographie   F2.354
Chionanthus-virginicus-Wurzelrinde, Monographie
   F2.352
Chionanthus-Wurzelrinde   F2.352
Chionanto   F2.352
Chios mastic tree   F3.398
Chios-Mastix   F3.399
Chios-Terpentin   F3.405
Chios-Terpentin-Harz   F3.405
Chiou   F2.310
Chiou-Methode   F1.417
Chioushuh   F2.310
Chiquichi   F2.285
Chirata   F3.584
Chirata indica   F3.586
Chirata indica hom., Monographie   F3.586
Chiratae indicae herba, Monographie   F3.584
Chiratanin   F3.585
Chiratenol   F3.585
Chiratol   F3.585
Chirayita   F3.584
Chirayta   F3.584
Chirettakraut   F3.584
Chirette   F3.584
Chiro   F2.295
Chiromodin   F2.463
Chisqua   F2.282, 285, 288
Chitin   F3.62
Chitosamin   F4.585
Chitosanhydrochlorid, Monographie V07AZ   F4.241
Chitrangi   F3.387
Chitupatupa   F2.801
Chlamydien-Infektionen, Lebendimpfstoff   F1.529
Chlor   F1.872
− Analytik   F1.635
− Grenz- und Richtwerte   F1.635
Chloracetanilid, Monographie V07AZ   F4.242
Chloramin B   F1.873
Chloramin T   F1.873
5-Chlor-2-aminobenzophenon   F4.65
Chloramphenicol, Hund und Katze   F1.538
Chloranilin, Monographie V07AZ   F4.242
α-Chlorbenzaldehyd   F4.142
(RS)-α-(p-Chlorbenzamido)-1,2-dihydro-2-oxo-4-chinolinpropionsäure   F5.497
4-Chlor-benzenamin   F4.242
8-[4-(4-Chlorbenzhydryl)-1-piperazinyl]-3,6-dioxaoctan-1-ol-dihydrogenmaleat   F4.478
p-Chlorbenzoesäure   F1.86
(RS)-1-[2-[(7-Chlorbenzo[b]thien-3-yl)methoxy]-2-(2,4-dichlorphenyl)ethyl]-1H-imidazolnitrat   F5.561
N-(4-Chlorbenzoyl)-3-(1,2-dihydro-2-oxo-4-chinolyl)alanin   F5.497
1-(4-Chlorbenzoyl)-N-hydroxy-5-methoxy-2-methyl-1H-indol-3-acetamid   F5.367
1-(p-Chlorbenzoyl)-5-methoxy-2-methylindol-3-aceto-hydroxaminsäure   F5.367
2-{2-[1-(4-Chlorbenzoyl)-5-methoxy-2-methyl-3-indolyl]acetamido}-2-desoxy-D-glucose   F4.582
1-{1-[2-(3-Chlorbenzoyl)phenyl]vinyl}imidazol   F4.280

− hydrochlorid   F4.281
{4-[2-(4-Chlorbenzsulfonamido)ethyl]phenyl}essigsäure   F4.299
(±)-1-(2-Chlorbenzyl)-α-[(di-sec-butylamino)methyl]pyrrol-2-methanol   F5.723
N-(4-Chlorbenzyl)-5-[3(4(5)-imidazolyl)propyl]isothiourea   F4.268
R-(+)-N-(2-Chlorbenzyl)-α-methylphenethylamin   F4.268
− hydrochlorid   F4.269
(RS)-2-[4-(4-Chlorbenzyl)phenoxy]-2-methylbutansäureethylester   F4.136
(±)-1-[1-(2-Chlorbenzyl)-2-pyrrolyl]-2-(di-sec-butylamino)ethanol   F5.723
Chlorbleichlauge   F1.873
6-Chlor-2-(4-chlorphenyl)-N,N-dipropylimidazo[1,2-a]pyridin-3-acetamid   F4.55
6-Chlor-2-(p-chlorphenyl)-N,N-dipropylimidazo[1,2-a]pyridin-3-acetamid   F4.55
3-[2-Chlor-2-(4-chlorphenyl)ethenyl]-2,2-dimethylcyclopropancarbonsäure-cyan(4-fluor-3-phenoxyphenyl)methylester   F4.529
1,3′-[(2-Chlor-5-cyan-1,3-phenylen)diimino]bis-(2-oxamsäure)   F5.54
N,N′-(2-Chlor-5-cyan-m-phenylen)dioxamsäure   F5.54
7-Chlor-5-(1-cyclohexenyl)-2,3-dihydro-1H-1,4-benzodiazepin-2-on   F5.336
2-Chlor-2′-deoxy-β-adenosin   F4.265
Chlordiazepoxid   F1.475, 504
2-[(8-Chlordibenzo[b,f]thiepin-10-yl)oxy]-N,N-dimethylamin   F5.758
1-Chlor-2-[2,2-dichlor-1-(4-chlorphenyl)ethyl]-benzol   F5.197
21-Chlor-6α,9-difluor-11β,17-dihydroxy-16β-methyl-1,4-pregnadien-3,20-dionpropionat   F4.611
4′-Chlor-{[3-(10,11-dihydro-5H-dibenz[b,f]azepin-5-yl)propyl]methylamino}acetophenon   F5.54
1′-[3-(3-Chlor-10,11-dihydro-5H-dibenzo[b,f]azepin-5-yl)propyl]-1,2,3,4,5,6,7,8,8a-octahydroimidazo[1,2-a]pyridin-3-spiro-4′-piperidin-2-ondihydrochlorid   F5.223
6-Chlor-3,4-dihydro-(1,2-dimethylbutyl)-2H-1,2,4-benzothiadiazin-7-sulfonamid1,1-dioxid   F5.108
(RS)-6-Chlor-3,4-dihydro-3-(3-methyl-2-pentyl)-2H-1,2,4-benzothiadiazin-7-sulfonamid1,1-dioxid   F5.108
5-Chlor-1-{1-[3-(2,3-dihydro-2-oxobenzimidazol-1-yl)propyl]-4-piperidyl}-2(3H)-benzimidazolon   F4.390
7-Chlor-2,3-dihydro-5-phenyl-1H-1,4-benzodiazepin-2-on   F5.331
7-Chlor-2,3-dihydro-5-phenyl-1-(2,2,2-trifluorethyl)-1H-1,4-benzodiazepin-2-on   F4.611
(RS)-6-Chlor-3,4-dihydro-3-trichlormethyl-2H-1,2,4-benzothiadiazin-7-sulfonamid1,1-dioxid   F5.621
(5Z,13E)-9β-Chlor-11α,15α-dihydroxy-16,16-dimethyl-5,13-prostadiensäure   F5.330
6-Chlor-2,3-dimethoxy-1,4-naphthdiyl-diacetat   F5.56

Chlo

endo-5-Chlor-2,2-dimethyl-*N*-(8-methyl-8-azabicyclo[3.2.1]oct-3-yl)-2,3-dihydrobenzofuran-7-carboxamidmaleat **F5**.742
Chlordioxid **F1**.873
2-Chlor-*N*-(ethoxymethyl)-*N*-(2-ethyl-6-methylphenyl)acetamid **F4**.242
3-(2-Chlorethyl)-2-((2-chlorethyl)amino)tetrahydro-2*H*-1,3,2-oxazaphosphorin-2-oxid **F4**.673
N-(2-Chlorethyl)-*N'*-[2-[(dimethylamino)sulfonyl]ethyl]-*N*-nitrosourea **F5**.615
1-(2-Chlorethyl)-3-[2-(dimethylsulfamoyl)ethyl]-1-nitrosourea **F5**.615
Chlorfluoran **F4**.285
7-Chlor-5-(2-fluorphenyl)-2,3-dihydro-3-hydroxy-2-oxo-1*H*-1,4-benzodiazepin-1-propionitril **F4**.262
7-Chlor-5-(2-fluorphenyl)-2,3-dihydro-1-(2,2,2-trifluorethyl)-1*H*-1,4-benzodiazepin-2-thion **F5**.484
1-[2-[4-[5-Chlor-1-(4-fluorphenyl)indol-3-yl]piperidino]ethyl]-2-imidazolidinon **F5**.563
Chlorhexidin **F1**.882
(*Z*)-7-{(1*R*,2*R*,3*R*,5*R*)-5-Chlor-3-hydroxy-2-[(*E*)-(3*R*)-3-hydroxy-4,4-dimethyl-1-octenyl]cyclopentyl}-5-heptensäure **F5**.330
6-Chlor-4-hydroxy-2-methyl-*N*-2-pyridyl-2*H*-thieno[2,3-e]-1,2-thiazin-3-carboxamid 1,1-dioxid **F5**.61
6-Chlor-17-hydroxy-2-oxapregna-4,6-dien-3,20-dion-17-acetat **F5**.360
(*Z*)-5-Chlor-3-(*α*-hydroxy-2-thenyliden)-2-oxo-1-indolincarboxamid **F5**.622
– Mononatriumsalz **F5**.624
(*Z*)-5-Chlor-3-[1-hydroxy-1-(2-thienyl)methylen]-2-oxo-2,3-dihydro-1*H*-indol-1-carboxamid, Mononatriumsalz **F5**.624
Chlorid **F1**.40, 201, 345
– Mindestbedarf **F1**.40
Chloride
– Analytik **F1**.626
– Grenz- und Richtwerte **F1**.625
Chlorid-Wässer **F1**.302, 307
4-Chlor-5-(2-imidazolin-2-ylamino)-6-methoxy-2-methylpyrimidin **F5**.224
Chlorizandra pinnata **F2**.730
Chlorkalk **F1**.873
Chlorkautschuk **F1**.809
Chlorkautschuklacke **F1**.811
p-Chlor-*m*-Kresol **F1**.876
4-Chlor-2-(methylamino)-6-(4-methyl-1-piperazinyl)-5-(methylthio)pyrimidin **F5**.181
2-Chlor-11-(4-methyl-1-piperazinyl)-dibenzo[b,f][1,4]oxazepin **F5**.66
4-Chlor-*N*-(2-morpholinoethyl)benzamid **F5**.205
p-Chlor-*N*-(2-morpholinoethyl)benzamid **F5**.205
(±)-2-(7-Chlor-1,8-naphthyridin-2-yl)-3-[(1,4-dioxa-8-azaspiro(4,5)dec-8-yl)carbonylmethyl]isoindolin-1-on **F5**.398
(*RS*)-2-(7-Chlor-1,8-naphthyridin-2-yl)-1-[2-oxo-2-(4,4-ethylendioxypiperidinoethyl)]isoindolin-3-on **F5**.398

(*RS*)-6-(7-Chlor-1,8-naphthyridin-2-yl)-2,3,6,7-tetrahydro-7-oxo-5*H*-[1,4]-dithiino[2,3-c]pyrrol-5-yl-4-methyl-1-piperazincarboxylat **F5**.605
1-(6-Chlornicotinyl)-2-nitroimino-imidazolidin **F4**.677
2-Chlor-4-nitroanilin, Monographie V07AZ **F4**.243
2-Chlor-4-nitrobenzenamin **F4**.243
2-Chlor-4-nitrophenylamin **F4**.243
Chloroazodin **F1**.874
Chloroben **F4**.336
Chlorochrymorin **F2**.513
Chloroform, deuteriertes, Monographie **F4**.243
[D]-Chloroform, Monographie V07AZ **F4**.243
Chlorogenin **F3**.804
Chlorogensäure **F2**.8, 13, 103, 122, 126–127, 150, 158, 172, 186, 198; **F3**.27, 87, 133, 272, 480, 482, 506, 657, 771, 775, 818
– Monographie V07AZ **F4**.243
Chlorophyll **F2**.717; **F3**.58, 717
– Natrium-Kaliumsalz **F1**.79
Chlorophyll a **F2**.778
Chlorophylle **F1**.79
Chlorophyll(in)-Kupfer-Komplex **F1**.79
5-Chlor-1-{1-[3-(2-oxo-2,3-dihydro-1-benzimidazolyl)-propyl]-4-piperidyl}-2,3-dihydro-2-benzimidazolon **F4**.390
3-Chlor-5-[3-[2-oxo-1,2,3,4,5,6,7,8,8a-octahydro-imidazo[1,2-a]pyridin-3-spiro-4'-piperidino]propyl]-10,11-dihydro-5*H*-dibenzo[b,f]azepindihydrochlorid **F5**.223
5-Chlor-2-oxo-3-(2-thenoyl)indolin-1-carboxamid, Mononatriumsalz **F5**.624
Chlorphenotan **F4**.270
(*Z*)-1-[2-[2-(4-Chlorphenoxy)ethoxy]-2-(2,4-dichlorphenyl)-1-methylethenyl]-1*H*-imidazolnitrat **F5**.346
2-(4-Chlorphenoxy)-2-methylpropansäure-2-[(3-pyridinylcarbonyl)amino]ethylester **F5**.432
2-(*p*-Chlorphenoxy)-2-methylpropionsäureester mit *N*-(2-Hydroxyethyl)nicotinamid **F5**.432
p-Chlorphenylamin **F4**.242
1-(4-Chlor-*α*-phenylbenzyl)-4-cinnamylpiperazin **F4**.269
2-[2-[2-[4-(*p*-Chlor-*α*-phenylbenzyl)-1-piperazinyl]ethoxy]ethoxy]ethanoldihydrogenmaleat **F4**.478
trans-2-[4-(4-Chlorphenyl)-cyclohexyl]-3-hydroxy-1,4-naphthochinon **F4**.122
(*RS*)-5-(4-Chlorphenyl)-2,5-dihydro-3*H*-imidazo[2,1-a]isoindol-5-ol **F5**.106
(±)-3-(4-Chlorphenyl)-1,3-dihydro-6-methylfuro[3,4-c]pyridin-7-ol **F4**.251
(*E*)-(±)-*α*-[4-(2-Chlorphenyl)-1,3-dithiolan-2-yliden]-1*H*-imidazol-1-acetonitril **F5**.10
(*RS*)-*α*-[(*E*)-4-(2-Chlorphenyl)-1,3-dithiolan-2-yliden]imidazol-1-acetonitril **F5**.10
(6*R*,7*S*)-3-Chlor-7-[(*R*)-phenylglycinamido]-8-oxo-1-azabicyclo[4.2.0]oct-2-en-2-carbonsäure **F5**.57
4-[4-(4-Chlorphenyl)-4-hydroxypiperidino]-4'-fluorbutyrophenon-decanoat **F4**.612
(±)-*α*-(*o*-Chlorphenyl)-*α*-[2-(*N*-isopropylacetamido)ethyl]-1-piperidinbutyramid **F4**.153

6-(4-Chlorphenyl)-1-(4-methoxyphenyl)-*N*-methylpyrazol-3-propionohydroxamsäure **F5**.624
R-(+)-*N*-[(2-Chlorphenyl)methyl]-α-methyl-benzenethanamin **F4**.268
R-(+)-*N*-[(2-Chlorphenyl)methyl]-α-methyl-benzenethanaminhydrochlorid **F4**.269
4-(2-Chlorphenyl)-9-methyl-2-(3-morpholino-3-oxopropyl)-6-*H*-thieno[3,2-f]-*s*-triazolo[4,3-a][1,4]diazepin **F4**.98
4-[3-[4-(*o*-Chlorphenyl)-9-methyl-6*H*-thieno[3,2-f]-*s*-triazolo[4,3-a][1,4]diazepin-2-yol]propionyl]-morpholin **F4**.98
1-[(4-Chlorphenyl)phenylmethyl]-4-(3-phenyl-2-propenyl)piperazin **F4**.269
4-(4-Chlorphenyl)-2-phenyl-5-thiazolessigsäure **F4**.506
1-{3-[4-(3-Chlorphenyl)-1-piperazinyl]propyl}-3,4-diethyl-4,5-dihydro-1,2,4-triazol-5-on **F4**.479
1-[3[4-(*m*-Chlorphenyl)-1-piperazinyl]propyl]-3,4-diethyl-Δ^2-1,2,4-triazolin-5-on **F4**.479
1-[3-[4-(3-Chlorphenyl)-1-piperazinyl]propyl]-3-ethyl-4,5-dihydro-4-(2-phenoxyethyl)-1,2,4-triazol-5-onhydrochlorid **F5**.307
2-[3-[4-(3-Chlorphenyl)-1-piperazinyl]propyl]-5-ethyl-2,4-dihydro-4-(2-phenoxyethyl)-3*H*-1,2,4-triazol-3-onhydrochlorid **F5**.307
(4-Chlorphenylthio)methylendiphosphonsäure **F5**.645
– Dinatriumsalz **F5**.646
8-Chlor-6-phenyl-4*H*-*s*-triazolo[4,3-a][1,4]benzodiazepin **F4**.448
7-Chlor-5-phenyl-1-(2,2,2-trifluorethyl)-1*H*-1,4benzodiazepin-2(3*H*)-on **F4**.611
(6-Chlor-2-piperidyl-4-mercapto)pyridinhydrochlorid **F4**.95
Chlorpyralid **F1**.592
exo-2-(6-Chlor-3-pyridinyl)-7-azabicyclo[2.2.1]heptan **F4**.436
1-[(6-Chlor-3-pyridinyl)methyl]-4,5-dihydro-*N*-nitro-1*H*-imidazol-2-amin **F4**.677
1-[(6-Chlor-3-pyridinyl)methyl]-*N*-nitro-2-imidazolidinimin **F4**.677
4-[(6-Chlor-2-pyridyl)thio]piperidin **F4**.95
Chlortenoxicam **F5**.61
(*RS*)-6-Chlor-2,3,4,5-tetrahydro-1-(4-hydroxyphenyl)-1*H*-benz[d]azepin-7,8-diolmethansulfonat **F4**.501
(*S*)-8-Chlor-4,5,6,7-tetrahydro-5-methyl-6-(3-methylbut-2-en-1-yl)imidazol[4,5,1-jk][1,4]benzodiazepin-2(1*H*)-thion **F5**.653
Chlortoluol **F4**.143
N-(3-Chlor-*o*-tolyl)anthranilsäure **F5**.663
(+)-6(*p*-Chlor-α-1*H*-1,2,4-triazol-1-ylbenzyl)-1-methyl-1*H*-benzotriazol **F5**.725
Chlorzinnarizin **F4**.269
Choenomeles sinensis **F2**.482
Choi moi **F2**.135
Choledocholithiasis **F1**.116
Cholelithiasis **F1**.116
Cholera-Impfstoff, Monographie **J07A** **F5**.795
Cholesterin **F1**.335–337
Cholesteringehalt **F1**.335

Cholesterol **F1**.11, 13; **F2**.242, 300, 394, 782; **F3**.223, 570
– extrahepatisches **F1**.15
Cholesterolbiosynthese **F1**.14
Cholesterolsteine **F1**.116
Cholezytolithiasis **F1**.116
Cholin **F2**.87, 89–90, 93, 171, 204, 267, 292, 350, 512, 625, 635, 691; **F3**.63, 103, 148, 611, 711, 717
Cholin Acetylase **F4**.244
Cholin-Acetyltransferase **F3**.717
Cholinacetyltransferase, Monographie **F4**.244
Cholinesterase **F1**.458, 509; **F2**.415
Cholinhydroxiddihydrogenphosphat, Inneres Salz, Ester mit L-1,2-Dipalmitin **F4**.276
N-Choloylglycin **F4**.594
Cholsäure **F1**.13
Choluhae **F2**.253
N-Cholylglycin **F4**.594
Ch'onch'o **F3**.822
Chondroitin AC Eliminase **F4**.246
Chondroitin AC Lyase, Monographie **M09A** **F4**.246
Chondroitinase **F4**.246
Chondroitinsulfat Lyase **F4**.246
Chondroitinsulfotransferasen, Monographie **M09A** **F4**.247
Chonglou **F3**.313
Choop **F2**.319
Chop moi **F2**.135
Chop nut **F3**.353
Chorao **F2**.304
Cho-to-ko **F3**.700
Choux d'ânes **F2**.141
Christ plant **F2**.649
Christ thorn **F2**.649
Christmas flower **F2**.608
Christophoriana canadensis racemosa **F2**.374
Christophoriana spicata **F2**.36
Christophoriane **F2**.36
Christophskraut **F2**.36
Christophswurz **F2**.36
Christusdorn **F2**.649
Christwurz **F2**.608
Chrizantema posevnaja **F2**.360
Chrizantema Üelkovicelistnaya **F2**.511
Chrom **F1**.49; **F2**.743
– Analytik **F1**.631
– Richt- und Grenzwerte **F1**.631
Chromazurol S, Monographie **V07AZ** **F4**.249
Chromgelb, Verfälschung von Pyrethri flos **F3**.610
Chromosomenaberrationen **F1**.237
Chromotrop 2B, Monographie **V07AZ** **F4**.249
Chromotropsäure, Dinatriumsalz Monohydrat, Monographie **V07AZ** **F4**.249
Chromschwefelsäure, Monographie **V07AZ** **F4**.250
Chronische Enteritis **F1**.138
Chronische Gastritis **F1**.136
Chronische Glomerulonephritis **F1**.150
Chronische Hepatitis **F1**.148
Chronische Niereninsuffizienz **F1**.151
– Eiweißzufuhr **F1**.151
Chronische Pankreatitis **F1**.147
Chronisch-entzündliche Darmerkrankungen **F1**.119

Chrozophora, Monographie F2.356
Chrozophora plicata F2.356
- Monographie F2.356
Chrozophora-plicata-Wurzel, Monographie F2.356
Chrozophora prostata F2.356
Chrozophora senegalensis F2.357
- Monographie F2.357
Chrozophora-senegalensis-Blätter, Monographie F2.357
Chrozophora-senegalensis-Früchte, Monographie F2.357
Chrozophora tinctoria F2.357
- Monographie F2.357
Chrozophora-tinctoria-Blüten, -Früchte und -Samen, Monographie F2.357
Chrycolid F2.360
Chrycorin F2.360
Chrysandiol F2.513
Chrysanin F3.611
Chrysanolid F3.611
Chrysantheme F2.515
Chrysanthème des blés F2.360
Chrysanthème de Caucase F3.616
Chrysanthème de la Chine F2.515
Chrysanthème des Indes F2.515
Chrysanthème insecticide F3.609
Chrysanthème des jardins F2.358
Chrysanthème matricaire F3.618
Chrysanthemenblüten F2.512; F3.609
Chrysanthemi flos, Monographie F2.512
Chrysanthemi indici flos, Monographie F2.516
Chrysanthemi vulgaris flos F3.632
Chrysanthemi vulgaris herba F3.633
Chrysanthemin F3.272–273, 611, 635
Chrysanthemol F2.517
Chrysanthemolid F3.622
Chrysanthemum F2.512
Chrysanthemum balsamita F3.603
Chrysanthemum boreale F2.510
Chrysanthemum carinatum F2.358
Chrysanthemum carneum F3.616
Chrysanthemum cinerariaefolium F3.607
Chrysanthemum coccineum F3.616
Chrysanthemum coronarium F2.358, 360
- Monographie F2.358
Chrysanthemum-coronarium-Kraut, Monographie F2.360
Chrysanthemum coronopifolium F3.616
Chrysanthemum erubescens F2.521
Chrysanthemum grandiflorum F2.511
Chrysanthemum hakusanense F2.521
Chrysanthemum hortorum F2.511
Chrysanthemum × hortorum F2.515
Chrysanthemum indicum F2.510, 515
Chrysanthemum japonicum F2.515
Chrysanthemum laciniatum F2.360
Chrysanthemum lavandulaefolium F2.510
Chrysanthemum majus F3.603
Chrysanthemum marshallii F3.609, 616
- Verwechslung mit Tanacetum cinerariifolium F3.608
Chrysanthemum morifolium F2.511

Chrysanthemum nactongense F2.521
Chrysanthemum nankingense F2.515
Chrysanthemum nestitum F2.511
Chrysanthemum oleracea F2.358
Chrysanthemum parthenioides F3.618
Chrysanthemum parthenium F3.618
Chrysanthemum parthenoides, Verwechslung mit Tanacetum parthenium F3.619
Chrysanthemum rigidum F3.607
Chrysanthemum roseum F3.616–617
- Verwechslung mit Tanacetum cinerariifolium F3.608
Chrysanthemum roxburghii F2.358
Chrysanthemum rubellum F2.521
Chrysanthemum sabinii F2.515
Chrysanthemum segetum F2.358, 361
- Monographie F2.360
Chrysanthemum-segetum-Kraut, Monographie F2.361
Chrysanthemum sensu stricto, Monographie F2.358
Chrysanthemum seticuspe F2.510
Chrysanthemum sibiricum F2.521
Chrysanthemum sinense F2.511
Chrysanthemum spatiosum F2.358
Chrysanthemum tanacetum F3.603, 628
Chrysanthemum tripartitum F2.515
Chrysanthemum turreyanum F3.607
Chrysanthemum vulgare F3.628, 637
Chrysanthemum vulgare hom., Monographie F3.637
Chrysanthemum zawadskii F2.521
Chrysanthemumblüten F3.609
Chrysanthemumsäure F3.602
(+)-$trans$-Chrysanthemumsäure F3.611
Chrysanthenol F3.602, 629–630, 634
cis-Chrysanthenol F3.620
Chrysanthenon F2.511, 513, 516; F3.630, 634
(+)-Chrysanthenon F2.517
Chrysanthenylacetat F3.602, 620, 629–630
Chrysanthenylester F3.629
Chrysantherol F2.517
Chrysanthetriol F2.517
Chrysanthon F2.511
Chrysanthylacetat F3.630
Chrysartemin F2.513; F3.621
Chrysazin-3-carbonsäure F5.507
Chryseriol F2.186
Chryseriol-7-glucosid F2.186
Chrysetunon F2.517
Chrysin F2.615
Chrysoeriol F2.183, 615, 617; F3.122, 130, 635, 652, 760, 762, 781
- 7-glucosid F2.359
- 7-rutinosid F2.359
Chrysophanol F2.200–205
- 8-β-D-glucosid F2.200, 202–204
Chuan jiao F3.822
Chubimba F2.281
Chuju F2.512
Chumbimba F2.282
Chupa mieles F2.86
Chylomikronämie F1.337

Chylomikronämiesyndrom **F1**.116
Chylomikronen **F1**.13–14, 334
Chymopapain **F2**.293
– Monographie **F2**.294
Chymotrypsin **F1**.8
C.I. 572 *[Profadol]* **F5**.461
C.I. 925 *[Moexiprilhydrochlorid]* **F5**.208
C.I. 991 *[Troglitazon]* **F5**.684
C.I. 13080 *[Tropäolin 00]* **F5**.686
C.I. 22120 *[Kongorot]* **F4**.765
C.I. 42535 *[Gentianaviolett]* **F4**.575
C.I. 77403 *[Kupfer(II)oxid]* **F4**.772
C.I. 141130 *[Olsalazin, Natriumsalz]* **F5**.343
C.I. Acid Orange 5 *[Tropäolin 00]* **F5**.686
C.I. Basic Green 4 *[Malachitgrün]* **F5**.94
C.I. Basic Violet 3 *[Gentianaviolett]* **F4**.575
C.I. Direct Red 28 *[Kongorot]* **F4**.765
C.I. Mordant Black 93 *[Chromazurol S]* **F4**.249
C.I. Mordant Blue 29 *[Chromazurol S]*, Natriumsalz **F4**.249
Cibenzolin, Monographie **C01B** **F4**.250
Cicaprost, Monographie **B01AC** **F4**.251
Cicca acida **F3**.339
Cicca decandra **F3**.348
Cicca emblica **F3**.343
Cicca obovata **F2**.730
Cicca pentandra **F2**.730
Cichorienkäfer **F3**.226
Cichorienreizkäfer **F3**.226
Cicletanin, Monographie **C03BX** **F4**.251
Cicloprololhydrochlorid, Monographie **C07AB** **F4**.253
Cicudiol **F2**.364
Cicuta **F2**.364
– Monographie **F2**.362
Cicuta acquatica **F2**.364
Cicuta ampla **F2**.362
Cicuta angustifolia **F2**.364
Cicuta aquatica **F2**.364
Cicuta arguta **F2**.362
Cicuta cellulosa **F2**.364
Cicuta cinicola **F2**.362
Cicuta curtissii **F2**.362
Cicuta dakotica **F2**.362
Cicuta grandifolia **F2**.362
Cicuta mackenzieana **F2**.364
Cicuta maculata **F2**.362–364
– Monographie **F2**.362
Cicuta maculata hom., Monographie **F2**.364
Cicuta mexicana **F2**.362
Cicuta occidentalis **F2**.362
Cicuta orientalis **F2**.364
Cicuta pumila **F2**.364
Cicuta sachalinensis **F2**.364
Cicuta subfalcata **F2**.362
Cicuta tenuifolia **F2**.364
Cicuta valida **F2**.362
Cicuta velenosa **F2**.364
Cicuta virosa **F2**.362, 366, 368–369
– Monographie **F2**.364
– Verfälschung von Phellandri fructus **F3**.259
– Verwechslung mit Angelica archangelica **F2**.96
– Verwechslung mit Angelica silvestris **F2**.121
Cicuta virosa hom., Monographie **F2**.368–369
Cicutae maculatae rhizoma, Monographie **F2**.363
Cicutae virosae rhizoma, Monographie **F2**.366
Cicutaire **F2**.364
Cicutaria **F3**.258
Cicutaria aquatica **F2**.364
Cicutaria maculata **F2**.362
Cicutaria virosa **F2**.364
Cicutin **F2**.363
Cicutol **F2**.363–364
Cicutoxin **F2**.363–366
Ciguë d'Amerique **F2**.362
Ciguë aquatique **F2**.364; **F3**.258
Ciguë vireuse **F2**.364
Cilauphen-Abszeß-Salbe **F3**.40
Ciliaten **F1**.579
Cilostazol, Monographie **B01AC, C04** **F4**.254
Cimetropiumbromid, Monographie **A03B** **F4**.255
Cimiciattola **F3**.272
Cimicidahurinin **F2**.372
Cimicifuga **F2**.374, 377–378
– Monographie **F2**.369
Cimicifuga acerina **F2**.369
Cimicifuga americana, Verwechslung mit Cimicifuga racemosa **F2**.374
Cimicifuga dahurica **F2**.369, 371
– Monographie **F2**.370
– Verfälschung von Cimicifugae simplex rhizoma **F2**.379
– Verwechslung mit Cimicifuga simplex **F2**.379
Cimicifuga elata **F2**.369
Cimicifuga europaea **F2**.369–370
Cimicifuga extract **F2**.378
Cimicifuga foetida **F2**.369, 371, 378–379
– Monographie **F2**.373
– Verwechslung mit Cimicifuga dahurica **F2**.370
Cimicifuga frigida **F2**.373, 378
Cimicifuga heracleifolia **F2**.369, 371
– Monographie **F2**.374
– Verfälschung von Cimicifugae simplex rhizoma **F2**.379
– Verwechslung mit Cimicifuga dahurica **F2**.370
– Verwechslung mit Cimicifuga simplex **F2**.379
Cimicifuga japonica **F2**.369–370
Cimicifuga racemosa **F2**.369–370, 374–375, 377–378
– Monographie **F2**.374
Cimicifuga racemosa hom., Monographie **F2**.377–378
Cimicifuga Rhizoma **F2**.379
Cimicifuga Rhizome **F2**.375
Cimicifuga rubifolia **F2**.369
Cimicifuga serpentaria **F2**.374
Cimicifuga simplex **F2**.369, 379
– Monographie **F2**.378
– Verwechslung mit Cimicifuga dahurica **F2**.370
– Verwechslung mit Cimicifuga foetida **F2**.374
Cimicifugae racemosae rhizoma, Monographie **F2**.374
Cimicifugae rhizoma **F2**.371
– Monographie **F2**.371, 374

Cimicifugae simplex rhizoma **F2**.379
- Monographie **F2**.379
Cimicifugamid **F2**.372, 374
Cimicifuga-Wurzelstock **F2**.371, 375
Cimicifugin **F2**.375
Cimicifugoxid **F2**.372
Cimidahurin **F2**.372, 374
Cimidahurinin **F2**.374
Cimifugenol **F2**.370
Cimifugin **F2**.372, 379
- β-D-glucopyranosid **F2**.374
Cimifugosid **F2**.375
Cimigenol **F2**.370, 372, 375
Cimigenolxylosid **F2**.372, 374
Cimisid **F2**.372, 374
Cinchona kattu-kambar **F3**.693
Cinchonain **F3**.700
Cinchonan-9-ol **F4**.255
Cinchonidin, Monographie P01BC **F4**.255
Cinchonin, Monographie P01BC, V07AZ **F4**.256
Cinchonin-9-ol **F4**.256
Cinchophen
- Monographie M04AC **F4**.259
- methylester, Monographie M04AC **F4**.260
Cincofene **F4**.259
Cinen **F5**.40
Cineol **F2**.260, 279; **F3**.149, 151, 398, 818
1,8-Cineol **F2**.98, 293; **F3**.50−51, 57−58, 153, 182−183, 188−189, 192−193, 201, 523, 525−526, 602, 604, 629−630, 634, 662, 822, 843
Cinepazid, Monographie C04 **F4**.261
Cinepazinsäure, Monographie C04 **F4**.261
Cinerin **F3**.609, 616
(+)-Cinerolon **F3**.611
Cinnabaris **F4**.639
Cinnamaverin, Monographie A03A **F4**.262
Cinnamaverinum **F4**.262
Cinnamon bark **F2**.278
Cinnamylacetat **F3**.50
Cinoferosid **F3**.39
Cinolazepam, Monographie N05BA **F4**.262
Cinopal **F4**.495
Cinopol **F4**.495
Cinorrodo **F3**.450
Cipo de mil homen **F2**.176
Cipolla da due foglie **F3**.282
Ciprokiren-Methansulfonat, Monographie C09XA **F4**.263
Cirisiliol **F3**.134
Cirisotu **F2**.204
Cirsii japonici herba **F2**.383
Cirsii japonici radix **F2**.383
Cirsilineol **F2**.382
Cirsiliol **F2**.382
Cirsimarin **F2**.383
Cirsimaritin **F2**.382−383
Cirsitakaogenin **F2**.383
Cirsitakaosid **F2**.383
Cirsium, Monographie **F2**.381
Cirsium arvense **F2**.381, 383
- Monographie **F2**.382
Cirsium arvense hom., Monographie **F2**.383

Cirsium japonicum **F2**.383
- Monographie **F2**.383
Cirsium-japonicum-Kraut, Monographie **F2**.383
Cirsium-japonicum-Wurzel, Monographie **F2**.383
Cirsium maculatum **F3**.549
Cirsium oleraceum **F2**.381, 385
- Monographie **F2**.384
- Verfälschung von Cnici benedicti herba **F2**.389
Cirsium-oleraceum-Kraut, Monographie **F2**.385
Ciryneol **F2**.384
Cisapridtartrat, Monographie A03FA **F4**.263
Cisapridum tartas **F4**.263
cisDDP *[Cisplatin]* **F1**.260
Cisplatin **F1**.260
cis-trans-Umwandlung, UV-Filter, Lichtschutzpräparate **F1**.765
Citral **F3**.151, 717
- Monographie V07AZ **F4**.265
Citrat **F1**.203
Citrat-Vollblut **F1**.326
Citratzyklus **F1**.18
Citronellal **F3**.824, 831
Citronellol **F3**.843
- Verfälschung von Rosae aetheroleum **F3**.457
1-Citronellol **F3**.457
Citronensäure **F2**.103, 122, 201, 715; **F3**.449, 451, 536
- Dinatriumsalz Sesquihydrat **F5**.284
- Kupfer(II)salz **F4**.770
Citrosteril® **F1**.889
Citrusfrüchte **F1**.91
Citrusfruchtschalen, getrocknete **F1**.91
Ciwujia **F2**.557
Ciwujia Jingao **F2**.561
Ciwujia Pian **F2**.561
CJE *[Creutzfeldt-Jakob-Erkrankung]* **F1**.859
CK *[Creatin-Kinase]* **F1**.350−352
CK-MB *[Creatin-Kinase-MB]* **F1**.351−352
CL-82204 *[Fenbufen]* **F4**.495
C-Laboratorien **F1**.457
Cladribin, Monographie L01B **F4**.265
Clarin **F2**.612
Clark-Elektrode **F1**.340
Clavalier **F3**.827
Clavatum **F3**.127
Clavulansäure, Hund und Katze **F1**.537
Clearance **F1**.379
- Berechnung **F1**.385
Cleomin **F3**.429
Clepogenin **F2**.194
cis-3-Cleroden-15-säure **F2**.178
cis-3,13-Clerodien-15-säure **F2**.178
Clinopodium hortense **F3**.520
Clinopodium montanum **F3**.524
Clionasterol **F3**.569−570
CLMF *[Cytotoxic lymphocyte maturation factor]* **F4**.691
Clobazam **F1**.475
Clobenpropit, Monographie **F4**.268
Clobenzorex
- Monographie A08AA **F4**.268
- hydrochlorid, Monographie A08AA **F4**.269

Clocinizin, Monographie R06A F4.269
Cloconazol F4.280
– Monohydrochlorid F4.281
Clofenetaminhydrochlorid, Monographie P03BX F4.270
Clofenotan, Monographie P03A F4.270
Cloisuki F3.824
Clonazepam F1.475, 504
Clopadron F4.479
Clopidogrelhydrogensulfat, Monographie B01AC F4.271
Clorazepat F1.504
Clorazepate F1.475
Clorgylin, Monographie N06AF F4.273
Clorina F1.873
Closipraminhydrochlorid F5.223
Clostridium botulinum F1.130
Clostridium botulinum Toxin F4.164
Clotiazepam F1.475
Cloven F2.149
Clovin F3.196
Club moss F3.122–123
Club-moss spores F3.125
Clutia, Monographie F2.386
Clutia abyssinica F2.386–387
– Monographie F2.386
Clutia-abyssinica-Blätter, Monographie F2.387
Clutia-abyssinica-Rinde, Monographie F2.387
Clutia-abyssinica-Wurzel, Monographie F2.387
Clutia glabrescens F2.386
Clutia lanceolata F2.386
Clutia myricoides F2.386
Clutia richardiana F2.386
Cluytia-abyssinica-Blätter F2.387
Cluytia-abyssinica-Rinde F2.387
Cluytia-abyssinica-Wurzel F2.387
Cluytia eluteria F2.454
Cluytia retusa F2.254
Cluytiarol F2.386–387
CMC [Carboxymethylcellulose] F1.805
CMS-Natrium [Carboxymethylstärke] F4.204
CMV-Immunglobulin [Cytomegalievirus] F5.877
Cnici benedicti herba F2.388
– Monographie F2.388
Cnicin F2.389
Cnicus, Monographie F2.387
Cnicus arvensis F2.382
Cnicus benedictus F2.387–388, 391–392
– Monographie F2.387
Cnicus benedictus hom., Monographie F2.391
Cnicus benedictus, äthanol. Decoctum F2.392
Cnicus benedictus, äthanol. Decoctum hom., Monographie F2.392
Cnicus benedictus spag. Zimpel F2.392
Cnicus benedictus spag. Zimpel hom., Monographie F2.392
Cnicus bracteatus F2.384
Cnicus oleraceus F2.384
Cnicus pratensis F2.384
Cnidilin F3.827
Cnidosculus urens F2.888
CO-Hb-Konzentration F1.500

CO-Produktion, endogene F1.500
CO-Vergiftung, Schnelltest F1.498
CoA [Coenzym A] F4.274
CoA-SH [Coenzym A] F4.274
Coast sheoak F2.304
Coating-Effekt F1.223
Coatline A F3.416
Cobalt F1.49
Cocain F1.458
Cocain-Metabolit F1.478, 483
Cocca Gnidii F2.503
Coccinia, Monographie F2.393
Coccinia cordifolia F2.394
Coccinia grandis F2.394
Coccinia indica F2.395, 397–398
– Monographie F2.394
Coccinia-indica-Blätter, Monographie F2.395
Coccinia-indica-Früchte, Monographie F2.397
Coccinia-indica-Kraut, Monographie F2.397
Coccinia-indica-Wurzel, Monographie F2.398
Coccinia moghadd F2.394
Coccinia palmatisecta F2.394
Coccionella F1.819; F2.903
Coccoloba uvifera F3.415
Cocculus hirsutus, Verfälschung von Argyreia-nervosa-Samen F2.163
Coccus lacca F2.903
Cochenille argentée F2.903
Cochenille de la lacca F2.903
Cochenillerot A F1.74
Cochin kino F3.414
Cochineal F2.903
Cochin-Ingwer F3.840
Cochin-Kino F3.414
Cochinöl F2.404
Cochlosomainfektionen F1.569
Cochlospermum, Monographie F2.400
Cochlospermum gossypium F2.400
– Monographie F2.400
Cochlospermum-gossypium-Gummi, Monographie F2.400
Cochlospermum niloticum F2.401
Cochlospermum religiosum F2.400
Cochlospermum tinctorium F2.401
– Monographie F2.401
Cochlospermum-tinctorium-Wurzelstock, Monographie F2.401
Cockcroft und Gault, Berechnung, Kreatinin-Clearance F1.392, 395
Cockle-bur F2.46, 141
Cockle-button F2.141
Cockup hat F3.579
Coco de purga F2.901
Cocoanut oil F2.404
Coconut oil F2.404
Coconut palm F2.402
Cocos, Monographie F2.402
Cocos mamillaris F2.402
Cocos nana F2.402
Cocos nucifera F2.402, 404
– Monographie F2.402
Cocospropylendiamin F1.883

- Guanidiniumdiguanid **F1**.882
Cocotero **F2**.402
Cocotier **F2**.402
Cocoyotzin **F2**.285
COD *[Chemical Oxygen Demand]* **F1**.614
Codamin **F3**.296
Codein **F1**.479; **F3**.296, 309
- Gehaltsbestimmung **F3**.292
- Glucuronid **F1**.479
Codia **F3**.291
Codiaeum, Monographie **F2**.415
Codiaeum variegatum **F2**.415
- Monographie **F2**.415
Codiaeum-variegatum-Frischpflanze, Monographie **F2**.415
Codoxim, Monographie R05DA **F4**.273
Coenzym A **F1**.38
- Monographie **F4**.274
Coenzym Q **F5**.705
Coffein **F3**.674
Cognassier **F2**.483
Cogwood **F3**.649
Coilotapalo **F2**.319
Coilotapalus peltata **F2**.321
Coilotopalo **F2**.321
Coing **F2**.483
Cojoba **F2**.82
Col de Nicaragua **F2**.897
Colaminlecithin **F4**.234
Colasäfte, Färbung **F1**.82
Colaspase **F1**.259
Colchicum autumnale, Verfälschung von Salep tuber **F3**.273
Colecalciferol **F1**.13, 31
Colecalciferol-Cholesterin, Monographie A11 **F4**.276
Colequim **F2**.315
Colfoscerilpalmitat, Monographie R07AA **F4**.276
Colibacillosis, Impfstoff **F1**.527
Colic root **F2**.198, 342
Colistinmethansulfonat, Natriumsalz **F4**.277
Colistinmethat, Natriumsalz, Monographie A07AA **F4**.277
Colistinmethat-Na **F4**.277
Colitis ulcerosa **F1**.119
Collagen **F2**.428
Collagenase **F2**.854
Colle du Japon **F2**.778
Collinin **F3**.832
Collinsonia canadensis, Verfälschung von Aristolochia-serpentaria-Wurzel **F2**.180
Collodium salicylatum **F5**.548
Collodiumwolle **F1**.814
Collybia shiitake **F3**.61
Colocasia aethiopica **F3**.808
Colombe rouge **F3**.465
Colon-pH-Werte **F1**.22
Colophonium **F1**.809
- Verfälschung von Olibanum **F2**.246
Colubrinol **F3**.672–673
Columbette **F3**.465
Columbianadin **F2**.115

Columbianetin, Gehaltsbestimmung **F2**.116
Columbianetinacetat, Gehaltsbestimmung **F2**.115
Columellarin **F2**.264–265
Columnaris-Krankheit **F1**.581
Combogio gutta **F2**.775
Commia cochinchinensis **F2**.677
Common alkanet **F2**.86
Common alkanet flowers **F2**.87
Common alkanet herb **F2**.87
Common alkanet root **F2**.90
Common angelica **F2**.110
Common arum **F2**.184, 189
Common burdock **F2**.141
Common catalpa **F2**.308
Common fig **F2**.714
Common goat's rues herb **F2**.742
Common maidenhair **F2**.213
Common meadow orchid **F3**.278
Common milkweed **F2**.196
Common mullein **F3**.768
Common mushroom **F2**.43
Common nettle **F3**.711
Common poison-bush **F2**.15
Common pyrethrum **F3**.616
Common smut of corn **F3**.736
Common spleenwort **F2**.213
Common tansy **F3**.628
Common tansy wort **F3**.633
Common wheat **F3**.678
Complanatin **F3**.128
Compound 4 **F5**.758
Compound Fig Elixir **F2**.718
Compound Fig Syrup **F2**.718
Conami portoricensis **F2**.730
Concordia **F3**.276–277
Conglutin **F3**.113
Coniella **F3**.520
Coniferin **F2**.103; **F3**.39
Coniferinosid **F3**.780
Coniophora puteana K. **F1**.795
Conraunalacton **F2**.767
Consolida, Monographie **F2**.416
Consolida ajacis **F2**.417
Consolida ambigua **F2**.418
- Monographie **F2**.417
Consolida-ambigua-Samen, Monographie **F2**.418
Consolida divaricata **F2**.418
Consolida hispanicum, Verwechslung mit Consolida ambigua **F2**.418
Consolida orientalis
- Verfälschung von Calcatrippae flos **F2**.419
- Verwechslung mit Consolida ambigua **F2**.418
- Verwechslung mit Consolida regalis **F2**.419
Consolida regalis **F2**.419–420
- Monographie **F2**.418
Consolida regalis ssp. divaricata **F2**.418
Consolida regalis ssp. paniculata **F2**.418
Consolida regalis ssp. regalis **F2**.418
Consolida-regalis-Samen, Monographie **F2**.420
Consolidae ambiguae semen **F2**.418
Conspergens **F3**.126
Consuelda **F2**.656

Consumptive's weed F2.614
Contrajerva F2.176
Contralac F5.138
Contrex F1.307
Convallatoxin F2.133
Convallatoxol F2.133
Convallosid F2.133
Convenience foods F1.178
Conversions-Enzym-Hemmer, Antihypertensiva C09AA, †C02EA
Convolvulus cuneatus F2.159
Convolvulus imbricatus F2.159
Convolvulus nervosus F2.160
Convolvulus speciosus F2.160
Convulvulus orixensis F2.159
Cooling root plant F2.341
COP-1 *[Copolymer-1]* F4.278
Copaen F2.117
α-Copaen F3.832
Copahiba F2.422, 427
Copahibarana F2.422
Copahubalsam F2.423
Copaiba F2.422–423, 427
Copaiba balsam oil F2.422
Copaiba Oil F2.422
Copaibera F2.427
Copaifera, Monographie F2.421
Copaifera coriacea F2.421–423, 426
Copaifera guianensis F2.423
Copaifera guyanensis F2.421, 423, 426
Copaifera jacquinii F2.423, 426–427
Copaifera langsdorffii F2.421–423, 426
– Monographie F2.422
– Verwechslung mit Copaifera officinalis F2.427
Copaifera multijuga F2.421, 423
– Monographie F2.427
Copaifera officinalis F2.421, 423, 426
– Monographie F2.427
– Verwechslung mit Copaifera langsdorffii F2.422
Copaifera reticulata F2.421
Copaiva officinalis F2.426
Copaivabalsam F1.808; F2.423
Copaivabalsamöl F2.422
Copaivae aetheroleum, Monographie F2.422
Copaivae balsamum, Monographie F2.423
Copaivae (paranum) F2.423
Copaivaöl F2.422
Copaivera officinalis hom., Monographie F2.426
Copal tree F2.422, 427
Copalchi cortex, Monographie F2.464
Copalchin F2.465
Copalchirinde F2.464
Copale F1.808
Copalsäure F2.176
CO$_2$-Partialdruck, Messung F1.339
Copayer F2.422, 427
Copete F3.650
Copolymer-1, Monographie F4.278
Copper leaf F2.8
Copperrose F3.287
Copra oil F2.404
Coptisin F3.287, 497–498

Coq de jardin F3.603
Coqueiro da Bahia F2.402
Coquelicot F3.287, 289
Coquilho F2.284
Coquillo F2.888
Corail rouge F2.428
Coral bush F2.897
Coral plant F2.893, 897
Coral rojo F2.428
Coralibe F3.649
Corallium, Monographie F2.428
Corallium rubrum F2.428–430
– Monographie F2.428
Corallium rubrum hom., Monographie F2.429–430
Corallo rosso F2.428
Corchori capsularis folium F2.432
Corchori capsularis semen F2.433
Corchori olitorius herba F2.434
Corchori olitorius semen F2.435
Corchorosid F2.432–433, 435
Corchorus F2.432
– Monographie F2.430
Corchorus capsularis F2.432–433
Corchorus-capsularis-Blätter, Monographie F2.432
Corchorus-capsularis-Samen, Monographie F2.433
Corchorus catharicus F2.433
Corchorus cordifolius F2.430
Corchorus decemangularis F2.433
Corchorus lobatus F2.433
Corchorus marua F2.430
Corchorus olitorius F2.434–435
– Monographie F2.433
Corchorus-olitorius-Kraut, Monographie F2.434
Corchorus-olitorius-Samen, Monographie F2.435
Corchorus quinquelocularis F2.433
Coreopsis bidens, Verwechslung mit Bidens tripartita F2.236
Corète potagèr F2.433
Coriandrum cicuta F2.364
Corilagin F2.843; F3.168, 174, 507
Coriolus versicolor F1.795
Corn chrysanthemum F2.360
Corn ergot F3.736
Corn poppy F3.289
Corn smut F3.736
Corneola F2.794
Cornicabra F3.404
Corn-marigold F2.360
Cornpoppy F3.287
Cornthistle F2.382
Cornuet F2.236
Coroglaucigenin F2.194, 198; F3.174, 797
Corollatadiol F2.622
Coronarreserve F1.350
Coronarsäure F2.359; F3.18
Coronavirus-Impfstoff, für Rinder, Monographie QJ57D F5.835
Corotoxigenin F2.194; F3.174
Corozo oleifera F2.553
Corrigiola telephiifolia, Verfälschung von Pyrethri radix F2.78
Corrinoide F1.37

Corteccia di camelea F2.500
Corteccia di cascarilla F2.454
Corteccia di Quillaia saponaria F3.435
Cortes F3.649
Cortex Angosturae F2.747
Cortex Angosturae verus F2.747
Cortex Canellae albae F2.278
Cortex Canellae winteranae, Monographie F2.278
Cortex Cascarillae F2.454
Cortex Chionanthi virginicae radicis F2.352
Cortex Chionanthi virginici radicis, Monographie F2.352
Cortex Coccognidii F2.500
Cortex Copalchi F2.464
Cortex Crotonis F2.454
Cortex Eleutheriae F2.454
Cortex Eluteriae F2.454
Cortex Fagi F2.688
Cortex Frangulae F1.819
Cortex Galipeae F2.747
Cortex Mezerei F2.500
Cortex peruvianus griseus F2.454
Cortex peruvianus spurius F2.454
Cortex Quillaiae F3.435
Cortex salicis F3.483
Cortex Sambuci aquaticae F3.771
Cortex Thymelaeae F2.500
Cortex Thymelaeae monspeliaceae F2.500
Cortex Tiliae F3.659
Cortex Viburni opuli F3.771
Cortex Viburni (prunifolii) F3.775
Cortex Winteranus spurius F2.278
Cortex Yohimbe F3.317
Cortex Yohimbehe F3.317–318
Corteza de chacarila F2.454
Corteza de mecereon F2.500
Corteza de viburno F3.775
Corteza de Winter falsa F2.278
Corteza de yohimbehe F3.317
Corticoliberin F4.279
Corticorelin, Monographie V04CX F4.279
Corticosteroide
– Dermatika D07, D07A
– Hämorrhoidenmittel, zur topischen Anw. C05AA
– Hund und Katze F1.544
– Mund- und Rachentherapeutika A01AC
– Otologika S02B, S02BA
– Rhinologika R01AD
– Stomatologika A01AC
– zur systemischen Anwendung H02, H02A
– – Glucocorticoide H02AB
– – Mineralcorticoide H02AA
Corticotropin F1.545
Cortinellus berkeleyanus F3.61
Cortinellus edodes F3.61
Corynanthe pachyceras, Verfälschung von Yohimbe cortex F3.318
Corynanthe yohimbe F3.317–318
Corynanthein F3.690, 699, 706
Corynoxein F3.690, 699, 706
Corynoxin F3.699, 705
Corytuberin F2.35–36

Cosmosiin F2.75
Cost F3.603
Costina amara F3.603
Costmary F3.603
Costo de los huertos F3.603
Costo-bastardo F3.603
Costunolid F3.51–52, 54, 621
Costunolid-diepoxid F3.630
Costus corticosus F2.278
Costus dulcis F2.278–279
Costus dulcis hom., Monographie F2.279
Costussäure F2.149
Cotinin F2.292
Cotogno F2.483
Cotoncillo F2.888
Cotton shell F2.400
Cottonweed F2.126
Cottonweed flowers F2.127
Cottony burdock F2.155
Coudounier F2.483
Couillon de chien F3.278
Coulequim des Caraibes F2.321
Coupe-Safran F2.439
Couronne royale F3.199
Coussi flos F2.830–831
Cousso F2.831, 834
Cousso flos F2.830
Coutarea hexandra F2.464
– Verfälschung von Exostema-caribaeum-Rinde F2.683
Coutarea latifolia F2.464
Covillea glutinosa F3.44
Covillea tridentata F3.44
Cowbane F2.364
Cowleyin F2.321
CP [Cyclophosphamid] F1.261
CP-45634 [Sorbinil] F5.571
CP-51974-1 [Sertralinhydrochlorid] F5.566
CPO 90073 [Follitropin beta] F4.547
Crack willow F3.478
Cramp bark F3.771
Crana Mezerei F2.503
Crapaudin gris F2.69
Cream of tartar F4.749
Creatinin F1.365
Creatinin-Clearance F1.392, 395
Creatin-Kinase [CK] F1.350–352
Creatin-Kinase-MB [CK-MB] F1.351–352
Creeping thistle F2.382
Creke F2.213
Creosote bush F3.44
Crepe F2.840
Crepitin F2.860
Cresolrot, Monographie V07AZ F4.280
Crespola F3.618
Cresporinna salvatica F3.628
Creutzfeldt-Jakob-Erkrankung [CJE] F1.859
Crex F5.572, 575, 576, 578
Crill K 1 [Sorbitanlaurat] F5.572
Crill K 8 [Sorbitanstearat] F5.576
Crink [Metamfetamin] F5.131
Crisantaspase F1.263

Crisantemo F2.515; F3.607
Crisantemo autumnale F2.515
Crisantemo di Dalmazia F3.607
Crisantemo partenio F3.618
Crispolid F3.630, 634
Croceragna F2.138
Crocetin F2.437, 441
Crocetinmethylester F2.176
Croci Stigma F2.438
– Monographie F2.438
Crocin F2.437; F3.758, 762
– Gehaltsbestimmung F2.443
Croconazol
– Monographie D01AC F4.280
– hydrochlorid, Monographie D01AC F4.281
Crocosmia aurea, Verfälschung von Croci stigma F2.440
Crocosmia crocosmiflora, Verfälschung von Croci stigma F2.440
Crocus F2.438, 447
– Monographie F2.436
Crocus albiflorus, Verfälschung von Croci stigma F2.440
Crocus aureus, Verfälschung von Croci stigma F2.440
Crocus autumnalis F2.437
Crocus electus F2.439
Crocus hispanicus F2.438
Crocus luteus, Verfälschung von Croci stigma F2.440
Crocus naturalis F2.439
Crocus neapolitanus, Verfälschung von Croci stigma F2.440
Crocus officinalis F2.437
Crocus orientalis F2.438
Crocus sativus F2.438, 447–449
– Monographie F2.437
Crocus sativus hom., Monographie F2.447–449
Crocus speciosus, Verfälschung von Croci stigma F2.440
Crocus variegatus, Verfälschung von Croci stigma F2.440
Crocus vernus, Verfälschung von Croci stigma F2.440
Cromakalim, Monographie C04 F4.281
(–)-Cromakalim F5.23
Crospolyvidon, Monographie S01XC F4.283
Crospovidon F4.283
Cross contamination-Schutz F1.241
Cross spider F2.138
Cross-leaved heath F2.612
Cross-links F1.238
Crotalaria erythrocarpa, Verfälschung von Kamala F3.169
Crotarbital F4.284
Crotarbiton F4.284
Crotepoxid F2.462
Crotin F2.467–468, 475
Crotocaudin F2.452
Croton F2.8
– Monographie F2.450
Croton acutus F2.469

Croton balsamifera F2.456
Croton bonplandianu(m)s F2.468
Croton camaza F2.469
Croton campestris F2.450–451
– Monographie F2.451
Croton-campestris-Wurzel, Monographie F2.451
Croton cascarilla F2.464
Croton cathartique F2.469
Croton caudatus F2.450, 452
– Monographie F2.451
Croton-caudatus-Blätter, Monographie F2.452
Croton coccineus F3.168
Croton denticulatus F2.451
Croton draco F3.415
Croton draconoides F2.450, 452
– Monographie F2.452
Croton-draconoides-Latex, Monographie F2.452
Croton drupaceus F2.451
Croton elliotianus F2.463
Croton eluteria F2.450, 454–456
– Monographie F2.454
Croton flavens F2.450, 456–457
– Monographie F2.456
Croton-flavens-Blätter, Monographie F2.457
Croton fruit F2.470
Croton glabellus, Verfälschung von Cascarillae cortex F2.454
Croton glandulosum F2.469
Croton gossypifolius F2.450, 452
Croton gubouga F2.450, 458–459
– Monographie F2.458
Croton-gubouga-Rinde, Monographie F2.458
Croton-gubouga-Samen, Monographie F2.458
Croton hibiscifolius F2.452
Croton jamalgota F2.469
Croton japonicum F3.164
Croton lechleri F2.452
Croton linearis F2.459, 461
– Monographie F2.459
Croton-linearis-Blätter, Monographie F2.459
Croton-linearis-Ganzpflanze, Monographie F2.461
Croton lucidus, Verfälschung von Cascarillae cortex F2.454
Croton macrostachys F2.450, 461–463
– Monographie F2.461
Croton-macrostachys-Blätter, Monographie F2.461
Croton-macrostachys-Früchte, Monographie F2.462
Croton-macrostachys-Rinde, Monographie F2.462
Croton-macrostachys-Samen, Monographie F2.463
Croton-macrostachys-Wurzel, Monographie F2.463
Croton megalobotrys F2.458
Croton megalocarpus F2.463
– Monographie F2.463
Croton-megalocarpus-Rinde, Monographie F2.463
Croton moluccanum F2.60
Croton montanus F3.168
Croton muricatus F2.469
Croton niveus F2.450, 464–465
– Monographie F2.464
– Verfälschung von Cascarillae cortex F2.454

- Verfälschung von Exostema-caribaeum-Rinde F2.683
Croton-niveus-Blätter, Monographie F2.465
Croton oblongifolius F2.450, 465–466
- Monographie F2.465
Croton-oblongifolius-Rinde, Monographie F2.465
Croton-oblongifolius-Samen, Monographie F2.466
Croton-oblongifolius-Wurzel, Monographie F2.466
Croton oil F2.471
Croton oil plant F2.469
Croton palanostigma F2.452
Croton paulinianus F2.453
Croton pavana F2.469
Croton penduliflorus F2.467
- Monographie F2.467
Croton-penduliflorus-Samenöl, Monographie F2.467
Croton philippinensis F3.168
Croton plicatus F2.356
Croton pseudochina F2.464
Croton pseudopulchellus F2.450, 467–468
- Monographie F2.467
Croton-pseudopulchellus-Blätter, Monographie F2.467
Croton-pseudopulchellus-Wurzel, Monographie F2.468
Croton pulchellus F2.467
Croton repandus F3.175
Croton salutaris F2.453
Croton sebiferum F3.506
Croton seed F2.474
Croton senegalensis F2.357
Croton sparsiflorus F2.468–469
- Monographie F2.468
Croton-sparsiflorus-Blätter, Monographie F2.468
Croton-sparsiflorus-Samen, Monographie F2.469
Croton suberosus F2.464
Croton tiglium F2.450, 470–471, 474, 476, 478–479
- Monographie F2.469
Croton tiglium hom., Monographie F2.476, 478–479
Croton-tiglium-Blätter, Monographie F2.470
Croton-tiglium-Früchte, Monographie F2.470
Croton-tiglium-Holz, Monographie F2.470
Croton-tiglium-Wurzel, Monographie F2.470
Croton tinctorium F2.357
Croton variegatum F2.415
Croton volubilis F3.175
Croton zambesicus F2.461
Crotone F2.469
Crotonfaktor F2.466
Crotonis fructus F2.470
Crotonis oleum F2.471
- Monographie F2.471
Crotonis semen, Monographie F2.474
Crotonis semen pulveratum F2.476
- Monographie F2.476
Crotonöl F2.471
Crotonöl-Faktor F2.459, 461
Crotonosid F2.475
Crotonosin F2.459

Crotonsamen F2.474
Crotonsäure F2.471
Crotonyl-CoA-Reductase F4.32
Crotosparin F2.468
Crotylbarbital, Monographie N05CA F4.284
Crotylbarbiton F4.284
5-Crotyl-5-ethylbarbitursäure F4.284
Crow poison F3.754
Crown of Thorns F2.649
Crown-daisy F2.358
Crucete F3.433
Crusca di frumento F3.683
Cryofluoran, Monographie V07A F4.285
Cryptenamin F3.755
Cryptobia F1.581
Cryptocarion irritans F1.579
Cryptopin F3.296
Cryptoxanthin F1.78
Crystal F5.418
CS-045 [Troglitazon] F5.684
Csalan F3.711
CSB [Chemischer Sauerstoffbedarf] F1.614
CSB [Verhältnis BSB_5] F1.617
CSB-Bestimmung F1.614
CSB-Wertebereiche F1.615
CSF, pluripotent F5.18
CSF 1 [colony stimulating factor 1] F4.286
CTFA F1.766
CTX [Cyclophosphamid] F1.261
Cuasia F3.433
Cubeben F3.604
(−)-Cubebin F2.170
Cucaracha F2.238
Cuckold-dock F2.141
Cuckoo plant F2.165
Cuckoo-button F2.154
Cuckoo-pint F2.184, 187, 189
Cucumis pavel F2.394
Cucurbitacin F2.393; F3.389
Cucurbitacin A F3.179–180
Cucurbitacin B-glykosid F2.397
Cucurbitacin F F2.685
Cucurbitacin F-25-acetat F2.685
Cucurbitan F3.179
Cucuyis F2.285
Cucuyus F2.282
Cudweed F2.126
Cudweed flowers F2.127
Cuitlacoche F3.736
Culantrillo F2.211
Culantrillo blanco F2.212
Culantrillo mayor F2.208
Culantrillo menor F2.213
Culantrillo menudo F2.213
Cullantrillo negro F2.208
Cumarin F1.99; F2.422; F3.195–196, 199, 201, 214, 272–273, 278, 280–281, 419, 460
Cumarine F1.834
- Gehaltsbestimmung F2.720
Cumarinsäure F3.196
Cumarinsäureglucosid F3.201
Cumarsäure F3.201, 652

o-Cumarsäure F3.196, 199
p-Cumarsäure F2.172, 186, 611, 854; F3.133, 272, 460, 657
Cunilia F3.520
Cupamensis indica F2.5
Cupress Powder F2.169
Cupri acetas F4.768
Cupri sulfas anhydricus F4.773
Cuprizon F1.632
Cuprochlorid F4.769
Cuprocitrol F4.770
Cuproglycinatum F4.771
Cuprum aceticum F4.768
Cuprum carbonicum F5.93
Cuprum jodatum F4.771
Cuprum oxydatum F4.772
Cuprum subcarbonicum F5.93
Curarexium methylsulfat F5.13
Curassavian swallow-wort F2.194
Curassavican swallow-wort F2.193
Curassavicin F2.195
Curassavin F2.87
Curassavogenin F2.194
Curcain F2.888
Curcas bean F2.888
Curcas indica F2.888
Curcas multifida F2.897
Curcas nut F2.888
Curcas oil F2.891
Curcas purgans F2.888
Curcasnuß F2.888
Curcasöl F2.891
Curcassamen F2.888
Curcin F2.889, 891, 895, 898
Curcubitacin F2.809
Curcumae radix F1.819
Curcumatinktur F1.794
(+)-ar-Curcumen F3.843
Curcumin F1.79
– Monographie V07AZ F4.287
Curcuson F2.888
Cursed thistle F2.382, 387
Curupay F2.82
Cusparein F2.748
Cusparia angustura F2.747
Cusparia bark F2.747, 750
Cusparia febrifuga F2.747, 750
Cusparia officinalis F2.747
Cusparia trifoliata F2.747
– Verfälschung von Angosturae cortex F2.748
Cusparin F2.748
Cusso F2.830
Cusso flowers F2.831
Cuttle fish F3.539
Cuttle fish bone F3.540
Cyamopsis gum F4.608
Cyanacrylat-Klebstoffe F1.807
(E)-α-Cyan-N,N-diethyl-3,4-dihydroxy-5-nitrozimtsäureamid F4.431
Cyanessigsäureethylester, Monographie V07AZ F4.288

(±)-α-Cyan-4-fluor-3-phenoxybenzyl-3-(β-4-dichlorstyryl)-2,2-dimethylcyclopropancarboxylat F4.529
(−)-(3S,4R)-1-[cis-4-Cyan-4-(p-fluorphenyl)cyclohexyl]-3-methyl-4-phenylisonipecotsäure F5.25
(−)-c-1-[c-4-Cyan-4-(4-fluorphenyl)cyclohexyl]-t-3-methyl-4-phenyl-r-4-piperidin-carbonsäure F5.25
Cyanid
– Analytik F1.629
– Richt- und Grenzwerte F1.629
Cyanidin F1.80; F2.611; F3.474
– 3-glucosid F2.186; F3.843
– 3-glykosid F2.8
– 3-rutinosid F2.186
Cyanid-Test, nach von Clarmann F1.495
Cyanidvergiftung F1.458
Cyanin F2.658, 878; F3.272, 277
4-Cyano-5,5-bis(p-methoxyphenyl)-4-pentensäure F5.555
Cyanocobalamin F1.37, 289
(E)-α-Cyano-N,N-diethyl-3,4-dihydroxy-5-nitrocinnamid F4.431
(E)-2-Cyano-3-N,N-diethyl-(3,4-dihydroxy-5-nitrophenyl)acrylamid F4.431
(E)-2-Cyano-N,N-diethyl-3-(3,4-dihydroxy-5-nitrophenyl)-2-propenamid F4.431
(−)-6-Cyano-3,4-dihydro-2,2-dimethyl-trans-4-(2-oxo-1-pyrrolidinyl)-2H-benzo[b]pyran-3-ol F5.23
Cyanomethan F4.15
2-(2-Cyano-2-phenylaminocarbonyl)acetyl-1-methylpyrrol, Triethanolaminsalz F5.460
(±)-2-Cyano-1-(4-pyridyl)-3-(1,2,2-trimethylpropyl)-guanidinmonohydrat F5.441
(±)-4′-Cyano-α,α,α-trifluoro-3-[(p-fluorophenyl)sulfonyl]-2-methyl-m-lactotoluidid F4.152
(RS)-α-Cyan-3-phenoxybenzyl(S)-2-[4(difluormethoxy)phenyl]-3-methylbutyrat F4.525
(RS)-N-[4-Cyan-3-(trifluormethyl)phenyl]-3-(4-fluorphenylsulfonyl)-2-hydroxy-2-methyl-propanamid F4.152
Cyanursäurederivate F1.873
CYC [Cyclophosphamid] F1.261
Cyclamat F1.96
Cyclazenin F4.606
(±)-Cycletanid F4.251
Cycloartenol F2.620, 767–768, 859; F3.266–267
Cyclobarbital F1.473
(−)-(R)-1,1-Cyclobutandicarboxylato(2-aminomethylpyrrolidin)platin(II) F5.183
Cyclocreatin, Monographie F4.288
2,5-Cyclohexadien-1,4-dion, Komplex mit Hydrochinon F4.239
Cyclohexan, Monographie V07A, V07AZ F4.289
[(1R,2R)-1,2-Cyclohexandiamin-N,N′]-[oxalato(2-)-O,O′]platin F5.366
Cyclohexanon, Monographie V07AZ F4.289
Cyclohexatrien F4.142
Cyclohexylamin F1.96
– sulfonsäure F1.96

α-Cyclohexyl-α-hydroxy-benzen-essigsäure(1,4,5,6-tetrahydro-1-methyl-2-pyrimidinyl)methylester **F5.**385
4-(β-Cyclohexyl-β-hydroxyphenethyl)-1,1-dimethylpiperazinium-methylsulfat **F4.**621
N-(β-Cyclohexyl-β-hydroxyphenethyl)-N',N'-dimethylpiperazinium-methylsulfat **F4.**621
4-(2-Cyclohexyl-2-hydroxy-2-phenylethyl)-1,1-dimethylpiperazinium-methylsulfat **F4.**621
{α-(2Z,3aR,5R,6aS)-4-[(1E,3S)-3-Cyclohexyl-3-hydroxy-1-propenyl]hexahydro-5-hydroxy-2H-cyclopenta[b]furan-2-yliden}m-tolylsäure **F5.**613
(8β)-N-Cyclohexyl-1-isopropyl-6-methylergolin-8-carboxamid **F4.**59
(aS)-N[(1S,2R,3S)-(Cyclohexylmethyl)-3-cyclopropyl-2,3-dihydroxypropyl]-α-[(aS)-α-[[[1-methyl-1-(morpholinocarbonyl)ethyl]sulfonyl]methyl]hydrocinnamamido]imidazol-4-propionamid **F4.**263
(S)-N-[(1S,2R,3S)-1-(Cyclohexylmethyl)-2,3-dihydroxy-5-methylhexyl]-α-{(aS)-α-[[(4-methylpiperazin-1-yl)sulfonyl]methyl]hydrocinnamamido}thiazol-4-propionamid **F5.**741
(S)-N-[(1S,2R,3S)-1-(Cyclohexylmethyl)-2,3-dihydroxy-5-methylhexyl]-α-[(aS)-α-[[(4-methyl-1-piperazinyl)sulfonyl]methyl]hydrocinnamamido]-4-thiazolpropionamid **F5.**741
4-(Cyclohexyloxy)benzoesäure-3-(2-methyl-1-piperidinyl)propylester **F4.**290
(4S)-4-Cyclohexyl-1-{(RS)-O-[α-(propionyloxy)isobutyl]-(4-phenylbutyl)hydroxy-phosphinyl}acetyl-L-prolin **F4.**550
6-[4-(1-Cyclohexyl-1H-tetrazol-5-yl)butoxy]-3,4-dihydrocarbostyril **F4.**254
6-[4-(1-Cyclohexyl-1H-tetrazol-5-yl)butoxy]-3,4-dihydro-2-(1H)-chinolinon **F4.**254
Cyclomethycainsulfat, Monographie **D04AB F4.**290
Cyclone *[Phencyclidin]* **F5.**418
Cyclooxygenase **F1.**15
Cyclopamin **F3.**743, 753
Cyclopentan, Monographie **V07A F4.**291
3-[(2,3-Cyclopenteno-1-pyridinium)methyl]-7-[2-syn-methoxyimino-2-(2-aminothiazol-4-yl)acetamido]-3-cephem-4-carboxylat **F4.**225
Cyclopentenylglycin **F2.**865
Cyclopentyladenosin, Monographie **V07A F4.**291
(R)-2-Cyclopentyl-2-[(chinolin-2-ylmethoxy)phenyl]essigsäure **F4.**134
Cyclopentyl-3-{2-methoxy-4-[(2-methylphenylsulfonyl)-carbamoyl]benzyl}-1-methylindol-5-carbamat **F5.**737
Cyclopentyl-3-[2-methoxy-4-[(o-tolylsulfonyl)carbamoyl]benzyl]-1-methylindol-5-carbamat **F5.**737
(RS)-4-(3-Cyclopentyloxy-4-methoxyphenyl)-2-pyrrolidinon **F5.**531
3-[(4-Cyclopentyl-1-piperazinylamino)methyl]-rifamycin SV **F5.**515
3-[[(4-Cyclopentyl-1-piperazinyl)imino]methyl]-rifamycin **F5.**515
Cyclophosphamid **F1.**261
Cyclopiazonsäure, Monographie **F4.**292

α-Cyclopiazonsäure **F4.**292
Cycloposin **F3.**753
Cycloprolol **F4.**253
11-Cyclopropyl-5,11-dihydro-4-methyl-6H-dipyrido[3,2-b:2',3'-e]diazepin-6-on **F5.**310
(±)-1-[4-[2-(Cyclopropylmethoxy)ethoxy]phenoxy]-3-[(1-methylethyl)amino]-2-propanolhydrochlorid **F4.**253
N-(Cyclopropylmethyl)-4,5a-epoxy-6-methylen-3,14-morphinandiol **F5.**246
8-(Cyclopropylmethyl)-6β,7β-epoxy-3α-[(s)-tropoyl]-1αH,5αH-tropaniumbromid **F4.**255
(5Z,7E,22E,24S)-24-Cyclopropyl-9,10-secohola-5,7,10(19),22-tetraen-1α,3β,24-triol **F4.**193
Cyclostin® **F1.**261
Cyclovalon, Monographie **A05A F4.**293
Cydonia, Monographie **F2.**482
Cydonia communis **F2.**482
Cydonia cydonia **F2.**482
Cydonia lusitanica **F2.**482
Cydonia maliformis **F2.**482
Cydonia oblonga **F2.**482–483, 485, 487
– Monographie **F2.**482
Cydonia sinensis **F2.**482
Cydonia sumboshia **F2.**482
Cydonia vulgaris **F2.**482, 487
Cydonia vulgaris hom., Monographie **F2.**487
Cydoniae fructus, Monographie **F2.**483
Cydoniae semen, Monographie **F2.**485
Cymarin **F2.**133, 299
Cymarol **F2.**133, 299
D-Cymarose **F2.**40
Cymbopogon martinii, Verfälschung von Rosae aetheroleum **F3.**457
p-Cymen **F2.**93, 97–99, 115; **F3.**183, 522–523, 525–526, 602
p-Cymol **F3.**39
Cynara cardunculus, Verfälschung von Croci stigma **F2.**440
Cynoglossin **F2.**90
Cynorrhodon **F3.**450
Cynosbati fructus **F3.**450
Cynosbati fructus cum semine **F3.**450
Cynosbati fructus sine semine **F3.**449
Cynosbati semen **F3.**448
Cyparissiasfaktor **F2.**624, 626
Cyperen **F2.**149
Cypress spurge **F2.**623
Cypressencampher **F3.**420
Cypripedium calceolus, Verfälschung von Aristolochia-serpentaria-Wurzel **F2.**180
Cyprus turpentine tree **F3.**404
Cystein **F1.**7; **F2.**138–139
Cystin **F1.**7
Cystische Fibrose **F1.**167
Cytarabin **F1.**261
Cytarabinocfosfat, Monographie **L01B F4.**293
Cytarabin-5-(O-octadecylphosphat), Natriumsalz Hydrat **F4.**293
Cytisin **F2.**792–793, 796
Cytisus scoparius, Verfälschung von Genistae tinctoriae herba **F2.**796

Cytisus tinctorius **F2.**794
Cytomegalie-Antikörper-Globuline **F5.**877
Cytomegalie-Immunglobulin, Monographie J06BB **F5.**877
Cytoplasmamembran **F1.**852
Cytosafe® **F1.**246
Cytosin-Arabinosid **F1.**261
Cytotoxizitätstest **F1.**900
Cyttarium dioicum **F2.**126

D

Da fingo **F2.**137
Da ma tich **F3.**169
DAB *[Deutsches Arzneibuch]* **F5.**764
p-DAB *[Dimethylbenzaldehyd]* **F4.**359
DAbF *[Deutscher Ausschuß für brennbare Flüssigkeiten]* **F1.**746
Dacarbazin **F1.**262
Dach-Hauswurz **F3.**535
Dacliximab **F4.**295
Daclizumab, Monographie L04A **F4.**295
Dacryodes edulis, Verwechslung mit Resina Elemi **F2.**272
Dacryodes hexandra **F2.**255
Dactinomycin **F1.**262
– Paravasate **F1.**253
Dactylogyrus **F1.**580
Dactylorchis maculata **F3.**277
Dactylorhiza, Monographie **F2.**489
Dactylorhiza incarnata **F3.**275
Dactylorhiza maculata **F3.**277
Dactylorhiza majalis **F3.**275–276
Daffodil **F2.**200, 204
Daffodil root **F2.**205
Dahurinol **F2.**372
Daidzein, Monographie **F4.**295
Daji **F2.**383
Dalmatian insect flower **F3.**607
Dalmatian insect flowers **F3.**609
Dalmatian insect plant **F3.**607
Dalmatian pyrethrum **F3.**607
Dalmatinische Insektenblume **F3.**607
Dalmatinische Insektenblüten **F3.**609
Dalmatinisches Insektenpulver **F3.**610
Dalmatisch vlokruid **F3.**607
Dalmatskaja romaÜka **F3.**607
Dalme **F2.**731
Dalteparin, Monographie B01AB **F4.**297
Daltroban, Monographie B01AX, C04 **F4.**299
Damar gum **F3.**546
Damasc rose **F3.**455
β-Damascenon **F3.**458
β-Damascon **F3.**458
Damaszener Rose **F3.**455
Dambre **F3.**822
Damburneya maritima **F3.**232
Dammar **F1.**808; **F3.**546
– braunes **F3.**546
– schwarzes **F3.**546
– weißes **F3.**546
Dammar batu **F3.**546
Dammar dagieng **F3.**546

Dammar item F3.546
Dammar mata kutjing F3.546
Dammar mekon F3.546
Dammar penak F3.546
Dammar putih F3.546
Dammar selo F3.546
Dammara F3.546
Damma(ra)dienol F3.547
Dammara-20,24-dien-3β-ol F2.135
Damma(ra)dienon F3.547
Dammarendiol F3.547
Dammarendiol-II F3.545
Dammarenolsäure F3.544–545, 547
Dammarenonsäure F3.547
Dammar(-Harz), weißes F3.544, 546
Dammarolsäure F3.545, 547
Dammaroresen F3.547
Dampfkessel-VO F1.728
Dan F2.554
Dan-doku F2.285
Daneda F3.628
Danedo F3.628
Daneta F3.628
Dang hoàng F2.762
Dang kiep kdam F2.135
Danggui F2.117
Dänneblomm F3.628
Dansk ingefoera F2.187
Dansk jngelfär F2.184
Dansylchlorid, Monographie V07AZ F4.301
Dantimul F2.230
DAO [Diaminooxidase] F4.328
Daoen hoeni F2.135
Daoen meniran F3.349
Dapéko F3.832
Dapenko F3.832
Daphnan F2.620, 801; F3.597
Daphnanorthoester F3.597
Daphne, Monographie F2.489
Daphne albiflora F2.500
Daphne cannabina F2.491; F3.785
– Monographie F2.490
Daphne cnidium F2.498
Daphne florida F2.500
Daphne foetida F3.785
Daphne fortuni F2.491
Daphné garou F2.498
Daphne genkwa F2.489, 492, 495
– Monographie F2.491
Daphne-genkwa-Blüten, Monographie F2.491
Daphne-genkwa-Wurzelrinde, Monographie F2.495
Daphne giraldii F2.489, 497
– Monographie F2.497
Daphne-giraldii-Rinde, Monographie F2.497
Daphne gnidium F2.489, 500, 503, 506
– Monographie F2.498
Daphne houtteana F2.500
Daphne indica F2.490–491; F3.785
Daphne indica hom., Monographie F2.491
Daphne lagetto F2.491
Daphne lateriflora F2.500
Daphne laureola F2.489, 499–500, 503, 506
– Monographie F2.499
Daphne laureola hom., Monographie F2.499
Daphne liettardi F2.500
Daphne major F2.499
Daphne mezereum F2.489, 500, 503, 505–506
– Monographie F2.500
Daphne mezereum hom., Monographie F2.505
Daphne multiflora F2.499
Daphne odora F2.491
Daphne orthophylla F2.498
Daphne paniculata F2.498–499
Daphne philippi F2.499
Daphne pillo-pillo F3.283
Daphne pillopillo F3.283
Daphne pseudo-mezereum, Verwechslung mit Daphne mezereum F2.500
Daphne retusa F2.497
Daphne sempervirens F2.499
Daphne tangutica F2.489, 497, 506
– Monographie F2.506
Daphne-tangutica-Rinde, Monographie F2.506
Daphne viridiflora F3.785
Daphne wilsonii F2.506
Daphnegiraldicin F2.497
Daphnegiraldifin F2.497
Daphnegiraldin F2.497
Daphneolol F2.490
Daphneolon F2.499, 501, 506
Daphneticin F2.490, 501, 506
Daphnetin F2.490, 497, 500–501, 506, 646, 800; F3.573, 780
Daphnetoxin F2.490, 497, 502, 504, 506; F3.781
Daphnientest F1.637
Daphnin F2.490, 495, 497, 499–501, 800; F3.283, 780
Daphnodorin F2.490
Daphnoretin F2.490, 495, 499, 501, 504, 506; F3.573, 780, 786, 789
Daphnorin F2.490, 501, 504
Daphnosid F2.490, 501
Daphnosin F2.500
Dapiprazol, Monographie S01EX F4.301
Dark-leaved willow F3.480
Dark-winged orchid F3.281
Darmar F3.817
Darmerkrankungen, chronisch-entzündliche F1.119
Darmstreptokokken F2.599, 602
Darodipin, Monographie C08C F4.302
Daucosterol F2.145
Dauerelastische Idealbinden F1.996
Dauerelastische Schlauchbandagen F1.990
Dauerrente F1.730
Daunoblastin® F1.262
Daunomycin F1.262
Daunorubicin F1.262
Daunorubicin R. P. F1.262
Dauphinell consoude F2.418
Dauphinelle d'Ajax F2.417
Davanon F3.602, 629–630
Davidiin F2.13
Day him bat F2.394
Day-lily F2.204

DCDMH *[Dichlordimethylhydantoin]* **F1.**874
DCMX *[Dichlor-m-xylenol]* **F4.**340
DC-Screening
- Benzodiazepine **F1.**503
- Opiate **F1.**507
DC-Systeme **F1.**488
- DFG-vorgeschlagene **F1.**487
- empfohlene **F1.**487
DDC *[Diethyldithiocarbamat]* **F4.**381
ddC *[Didesoxycytidin]* **F5.**739
DDP *[Cisplatin]* **F1.**260
DDT *[Dichlordiphenyltrichlorethan]* **F4.**270
DDTC *[Diethyldithiocarbamat]* **F4.**381
DDVP *[Dimethyldichlorvinylphosphat]* **F4.**341
Dead nettle **F3.**26, 31
Dead on Arrival *[Phencyclidin]* **F5.**418
Dead tongue **F3.**260
Deadly agaric **F2.**70
Deadly amanita **F2.**70
1-Deamino-[D-(O-ethyl)Tyr^2,Thr^4,Orn^8]vasotocin **F4.**121
Death angel **F2.**70
Death cup **F2.**70
Death-of-man **F2.**362
N-Debenzoyl-N-(*tert*-butoxycarbonyl)-10-deacetyltaxol **F4.**384
Decadien-isobutylamid **F2.**79
[3R-(3α,5aβ,6β,8aβ,9α,10α,12β,12aR*)]-Decahydro-10-methoxy-3,6,9-trimethyl-3,12-epoxy-12H-pyrano[4,3-j]-1,2-benzodioxepin **F4.**110
γ-Decalacton **F2.**112
N,N'-Decamethylenbis[3-(methylcarbamoyloxy)phenyl]bis-trimethyl-ammoniumbromid **F4.**310
2,2'-Decamethylenbis(1,2,3,4-tetrahydro-6,7-dimethoxy-2-methyl-1-veratrylisochinolium)methylsulfat **F5.**13
N,N'-Decamethylenbis[trimethyl-(3-N-methylcarbamoyloxyphenyl)ammoniumbromid] **F4.**310
2-(3,7,11,15,19,23,27,31,35,39-Decamethyl-2,6,10,14,18,22,26,30,34,38-tetracontadecaenyl)-5,6-dimethoxy-3-methyl-p-benzochinon **F5.**705
2,2'-(1,10-Decandiyl)bis[1-(3,4-dimethoxyphenyl)-methyl]-1,2,3,4-tetrahydro-6,7-dimethoxy-2-methyl-isochinolium-bismethylsulfat **F5.**13
3,3'-[1,10-Decandiylbis[(methylimino)carbonyloxy]]bis[N,N,N-trimethylbenzenaminiumdibromid] **F4.**310
1-Decanol **F4.**303
Decarin **F3.**829
Deckpigmente, mineralische, Mindestschichtdicke **F1.**765
Decoctum Sarsapill. comp. **F2.**503
Decylalkohol, Monographie V07A **F4.**303
Defatted croton seed powder **F2.**476
Deferipron, Monographie V03AC **F4.**303
Defi **F2.**254
Defibrotid, Monographie B01AX **F4.**304
Deflazacort, Monographie H02AB **F4.**307
Defran **F2.**2
Dehydratation **F1.**195
- hypertone **F1.**197
- isotone **F1.**195

Dehydratationszustände, hypotone **F1.**196
trans-3,4-Dehydro-D-2-aminopimpelinsäure **F2.**207
L-Dehydroascorbinsäure **F1.**39
7-Dehydrocholesterol **F1.**31
Dehydrocostuslacton **F2.**149; **F3.**54
Dehydrofukinon **F2.**146
Dehydrogingerdion **F3.**842
Dehydromatricariaester **F2.**75
β-Dehydroperillaketon **F3.**333
Dehydrotectol **F3.**649-650
Dehydrotremeton **F2.**837
Dehyquart **F1.**882
Dehyquart A **F1.**882
Dehyquart DAM **F1.**882
Dekompensierte Leberzirrhose **F1.**149
Dekongestionsmittel, Sympathomimetika, Ophthalmologika S01GA
Delavirdinmesilat, Monographie J05AX **F4.**309
Delcosin **F2.**418, 420
Delicate amanita **F2.**65
Delirium tremens **F1.**122
Delphanin **F2.**878
Delphinblume **F2.**419
Delphinidin **F1.**80; **F3.**474, 837
Delphinii flos **F2.**419
Delphinin **F2.**419
Delphinium ajacis **F2.**418
Delphinium ajacis auth. **F2.**417
Delphinium ambiguum **F2.**417
Delphinium consolida **F2.**418, 420
Delphinium consolida hom., Monographie **F2.**420
Delphinium consolida ssp. paniculatum **F2.**418
Delphinium divaricatum **F2.**418
Delphinium orientale
- Verfälschung von Calcatrippae flos **F2.**419
- Verwechslung mit Consolida regalis **F2.**419
Delphinium paniculatum **F2.**418
Demadex **F4.**616
Demecariumbromid, Monographie N07AA, S01EB **F4.**310
Demecarum **F4.**310
Demelverin
- Monographie A03A **F4.**312
- hydrochlorid, Monographie A03A **F4.**312
Demelverinum **F4.**312
Demelverinum hydrochloricum **F4.**312
4-Demethoxydaunomycin **F4.**665
11-Demethoxy-10-methoxyreserpin **F5.**149
Demethyldiazepam **F5.**331
Demidon **F4.**653
Dempul **F2.**135
Denaverin
- Monographie **F4.**313
- hydrochlorid, Monographie A03A **F4.**313
Denaverinum **F4.**313
Denaverinum hydrochloricum **F4.**313
Denbufyllin, Monographie C01CE, C04 **F4.**315
Dendranthema, Monographie **F2.**509
Dendranthema boreale **F2.**510-511
- Monographie **F2.**510

Dendranthema-boreale-Blüten, Monographie F2.511
Dendranthema grandiflora F2.511–512
– Monographie F2.511
Dendranthema indica F2.516
– Monographie F2.515
Dendranthema morifolia F2.511
Dendranthema sinense F2.511
Dendranthema zawadskii F2.521
– Monographie F2.521
Dendranthema-zawadskii-Kraut, Monographie F2.521
Dendranthemenol F2.510
Déné F2.731
Denitrifikation F1.622
Denopaminhydrochlorid, Monographie C01D, C02C F4.315
Dentatin A F3.635
Dentidia nankinensis F3.328
Denudatin F3.148, 150
Denutaton F3.150
(9S)-9-Deoxo-11-deoxy-9,11-[imino[2-(2-methoxyethoxy)ethyliden]oxy]erythromycin F4.377
Deoxychinin F1.101
2′-Deoxy-2′,2′-difluorcytidin F4.572
(+)-(S)-Deoxyephedrin F5.131
15-Deoxy-20-ethyl-15-oxo-13,14-dihydroprostaglandin $F_{2\alpha}$-isopropylester F5.709
2′-Deoxy-5-fluoruridin F4.523
2-Deoxy-2-[[(methylnitrosoamino)carbonyl]amino]-D-glucopyranose F5.587
4-Deoxyphorbol F3.592
Deoxyribonuclease (human clone 18-1 protein moiety) F4.393
Deoxyshikonin F3.75
Depleil F5.621
Deplet F5.621
Deponiesickerwasser F1.609
– Kontamination F1.650
Dermanyssus gallinae F1.570
Dermatika
– Aknetherapeutika D10
– – zur systemischen Anw. D10B
– – zur topischen Anw. D10A
– Antibiotika D06
– – zur topischen Anw. D06A
– Antihydrotika D11AA
– Antimykotika D01
– – zur systemischen Anw. D01B, D01BA
– – zur topischen Anw. D01A
– Antipruriginosa D04, D04A
– – Anästethika D04AB
– – Antihistaminika D04AA
– Antipsoriatika D05
– – zur systemischen Anw. D05B
– – zur topischen Anw. D05A
– Antiseptika D08, D08A
– Chemotherapeutika, zur topischen Anw. D06B
– Corticosteroide D07, D07A
– Desinfektionsmittel D08, D08A
– Emollentia D02, D02A
– Hühneraugenmittel D11AF

– Hund und Katze F1.552
– Kleinnager, Kaninchen und Frettchen F1.559
– Protektiva D02, D02A
– – UV-Strahlung D02B
– Shampoos, medizinische D11AC
– Warzenmittel D11AF
Dermatitis solaris F1.762
16-Desacetylanhydrohonghelosid A F2.40
Desert rose F2.40
Desglucocheirotoxin F2.133
Desglucouzarin F2.196
Desinfektion F1.847
Desinfektionsmaschinen F1.913
Desinfektionsmittel
– Aldehydbasis F1.891
– Alkoholbasis F1.891
– Dermatika D08, D08A
– Iodbasis, bakterizide und fungizide Wirksamkeitsprüfung F1.892
– Peroxidbasis F1.892–893
– Basis von Phenolderivaten F1.892
– Basis von Tensiden F1.892
– Wirksamkeitsprüfungen F1.904
– Zierfische F1.579
Desinfektionsmittelprüfung F1.899
Desinfektionsmitteltests, Viruspräparationen F1.896
Desinfektionsverfahren
– chemische F1.860
– photodynamische F1.864
– physikalische F1.864
– thermische F1.914
Desinfektionswirkstoffe
– gebräuchliche F1.865–866
– Wirkungsweise F1.867
Desmeninol, Monographie F4.317
Desmethylamitriptylinhydrochlorid F5.336
Desmethyldiazepam F5.331
N-Desmethyldiazepam F5.331
Desmethylmorphin F5.334
Desodorantien F1.840
Desomorphin, Monographie N02AF F4.318
Desoximetason, Monographie D07A F4.319
Desoxyalizarin F4.96
Desoxycholsäure F1.14
D-Desoxyephedrin F5.131
1-(2-Desoxy-2-fluor-β-D-arabinofuranosyl)-5-iod-2,4(1H,3H)-pyrimidindion F4.513
1-(2-Desoxy-2-fluor-β-D-arabinofuranosyl)-5-ioduracil F4.513
6-Desoxy-L-galactose F4.554
Desoxymethason F4.319
1-Desoxy-1-methylammonium-4-oxo-2-methyl-N-(S-methyl-3-isoxazolyl)-2H-1,2-benzothiazin-3-carboxamid-1,1-dioxid F4.731
6-Desoxy-6-methylenaltrexon F5.246
2-Desoxy-2-(3-methyl-3-nitrosoureido)-D-glucopyranose F5.587
12-Desoxyphorbol F2.620, 678, 680
Desoxypodophyllotoxin F2.264–266
Desoxyribonucleinsäure, Natriumsalz, Monographie V07A F4.320

Destabilase **F2.**854
Destriptylin **F5.**336
Desulfatohirudin, Monographie C05B **F4.**321
Desulfato-Hirugen, Monographie C05B **F4.**320
Detachiermittel **F1.**785–786
Detergens **F3.**514
Detergentien
– Analytik **F1.**618; **F2.**619
– Grenz- und Richtwerte **F1.**618
Detimedac **F1.**618–619
Detomidinhydrochlorid, Monographie QN05CM **F4.**324
Detryptorelin **F4.**601
Dettli **F1.**392
Deuteriumoxid **F5.**727
Deutsche Arbeitsgemeinschaft für klinische Ernährung und Diätetik **F1.**134
Deutsche Bertramwurzel **F2.**75
Deutsche Gesellschaft für Ernährung *[DGE]* **F1.**52
Deutsche Gesellschaft für Hygiene und Mikrobiologie *[DGHM]*, Richtlinie **F1.**893
Deutsche Gesellschaft für Lichtforschung **F1.**763
Deutsche Pfefferbaumrinde **F2.**500
Deutsche Schwertlilie **F2.**878
Deutsche Zöliakiegesellschaft **F1.**140
Deutscher Ausschuß für brennbare Flüssigkeiten *[DAbF]* **F1.**746
Deutscher Bertram **F2.**74
Deutscher Härtegrad **F1.**613
Deutscher Ingwer **F2.**18
Deutscher Pfeffer **F2.**503
Deutscher Salpeter **F4.**76
Deutscher wilder Ingwer **F2.**184
Deutscher Zitwer **F2.**18
Deutsches Arzneibuch **F5.**764
Deutsches Lactucarium **F3.**23
Devakeli **F2.**285, 289
Devakili **F2.**289
Devazepid, Monographie A05A **F4.**325
Devil's bit **F2.**341
Devil's bush **F2.**557
Devil's dung **F2.**700
Devil's shrub **F2.**557
Dewetilnik **F3.**628
Dewplant **F2.**538
Dexmedetomidin, Monographie QN05CM **F4.**325
Dexnorgestrelacetin **F5.**332
Dexpanthenol **F1.**766
Dextran
– Infusionslösungen
– – Substitutionsgrad **F1.**222
– – Verzweigungsgrad **F1.**222
Dextran 1, Monographie B05AA **F4.**326
Dextranasen **F1.**223
Dextranblau 2000, Monographie V07AZ **F4.**327
Dextrane **F1.**222
Dextransaccharase **F1.**222
Dextrine **F1.**17, 805
Dextrinleim **F1.**806
Dextronsäure **F4.**583
Dextropropoxyphen **F1.**481, 483

Dextropropoxyphen und Phenylbutazon, äquimolare Verbindung **F5.**474
Dextrose Monohydrat **F4.**586
Dezentrale Gasversorgung **F1.**748
dFdC *[2′,2′-Difluordeoxycytidin]* **F4.**572
DGE *[Deutsche Gesellschaft für Ernährung]* **F1.**52
DGHM *[Deutsche Gesellschaft für Hygiene und Mikrobiologie]* **F1.**906
– Liste **F1.**906
– Suspensionstest **F1.**893
Dhaniya **F3.**817
Dhanvantarigrantha **F3.**387
Dhatri **F3.**343
Dhiva **F3.**817
Dhurrin **F3.**678
Di Jin-cao **F2.**639
Diabetes
– juveniler **F1.**107
– Typ-I- **F1.**107, 158
– Typ-II- **F1.**107, 158
Diabetes mellitus **F1.**107, 158
– Hund und Katze **F1.**540
– pankreoprive **F1.**147
Diabetikerdiät **F1.**107
Diabetikerlebensmittel **F1.**160
Diacetazol **F4.**327
Diacetazotol **F4.**327
Diaceton-2-keto-L-gulonsäure **F4.**377
1,4-Diacetoxy-6-chloro-2,3-dimethoxynaphthalen **F5.**56
Diacetylaminoazotoluol, Monographie D08AX **F4.**327
Diacetylglyceride, Monographie **F5.**216
9,3″-Di-*O*-acetyl-ponsinomycin **F5.**186
Diacylglyceride **F1.**13
Di-Ademil **F4.**640
Diademspinne **F2.**138
Diagnostik, Nierenerkrankungen **F1.**363
Diagnostika V04
– Gallenfunktion V04CC
– Hypophysenfunktion V04CD
– Kontrastmittel V08
– – magnetische Resonanz erzeugende V08C
– – Röntgenkontrastmittel, iodierte V08A
– – Röntgenkontrastmittel, nicht iodierte V08B
– Leberfunktion V04CE
– Magensekretion V04CG
– Nierenfunktion V04CH
– Ophthalmologika S01J
– Pankreasfunktion V04CK
– radioaktive V09
– Schilddrüsenfunktion V04CJ
– Ultraschall-Kontrastmittel, magnetische Resonanz erzeugende V08D
Diagramm, linear, nach Mullen **F1.**436
Diamantgrün B **F5.**94
Diamin oxygen oxidoreductase **F4.**328
Diamine, aliphatische **F1.**882–883
Diamino oxhydrase **F4.**328
Diaminoacridin **F5.**461
3,6-Diaminoacridin **F5.**461

Diam

2,4-Diamino-5-(4-brom-3,5-dimethoxybenzyl)pyrimidin **F4.**168
1,4-Diaminobutan **F2.**182
2,4-Diamino-5-(3,5-diethoxy-4-pyrrol-1-yl-benzyl)-pyrimidin **F4.**439
2,4-Diamino-5-[3,5-dimethoxy-4-(2-methoxyethoxy)benzyl]pyrimidin **F5.**634
2,4-Diamino-5-[4-(dimethylamino)-3,5-dimethoxybenzyl]pyrimidin **F4.**37
1,2-Diaminoethan **F4.**464
3,8-Diamino-5-methyl-6-phenylphenanthridiumbromid **F4.**365
1,5-Diaminopentan **F2.**182
(S)-2,5-Diaminopentansäure **F5.**356
5-[(2,4-Diamino-5-pyrimidinyl)methyl]-8-(dimethylamino)-7-methylchinolin **F4.**130
a,δ-Diaminovaleriansäure **F5.**356
(S)-(+)-2,5-Diaminovaleriansäure **F5.**356
L-(+)-2,5-Diaminovaleriansäure **F5.**356
(S)-2,5-Diaminovaleriansäure-(S)-2-aminosuccinat **F5.**357
Diaminoxidase, Monographie **F4.**328
Diämmerblume **F2.**360
Diammoniumhydrogencitrat **F4.**75
Diammoniumpersulfat **F4.**77
Diamorphin **F1.**479
Dianhydrorugulosin **F2.**203–204
Dianisidin, Monographie V07AZ **F4.**330
Diarbaron, Monographie B01AA **F4.**330
Diarctigenin **F2.**143
Diarethyl **F5.**107
Diärmterblome **F2.**360
Diasperus portoricensis **F2.**730
Diastase **F3.**309
Diastolischer Blutdruck **F1.**110
Diät
– alternative **F1.**172
– eiweißarme, Bestandteile **F1.**152
– nach Kalk und von Bergmann **F1.**152
Diätetika
– ballaststoffreiche **F1.**145
– eiweißarme **F1.**153
– glutenfreie **F1.**141
– lactosefreie **F1.**142
– natriumarme **F1.**142
– verdauungsfördernde **F1.**157
Diathymosulfon, Monographie J01E **F4.**330
Diatomeenerde **F4.**762
Diatomit **F4.**762
1,3-Diaza-2,4-cyclopentadien **F4.**680
Diazepam **F1.**475, 504
Diazobenzolsulfonsäure, Monographie V07AZ **F4.**331
1,3-Diazol **F4.**680
Diazotierung, Spezifität **F1.**506
Dibenzepin
– Monographie N06AA **F4.**331
– hydrochlorid, Monographie N06AA **F4.**331
5H-Dibenzo[a,d]cyclohepten-Δ^5-γ-propylamin-10,11-dihydro-N-methylchlorid **F5.**336
Dibenzoyl **F4.**139
Dibenzthion **F5.**590

Dibenzylsuccinat, Monographie V07A **F4.**334
3,5-Dibenzyltetrahydro-2H-1,3,5-thiadiazin-2-thion **F5.**590
3,5-Dibenzyl-1,3,5-thiadiazinan-2-thion **F5.**590
5,7-Dibrom-8-benzoyloxy-chinaldin **F4.**173
Dibrom-o-cresolsulfophthalein **F4.**171
1,6-Dibrom-1,6-dideoxy-D-galactitol **F5.**192
1,6-Dibrom-1,6-didesoxy-galactit **F5.**192
3,5-Dibrom-2-hydroxybenzamid **F4.**335
Dibromine **F4.**169
5,7-Dibrom-2-methyl-8-chinolyl-benzoat **F4.**173
1,6-Dibromo-1,6-dideoxy-D-mannitol **F5.**191
1,6-Dibromo-1,6-didesoxy-D-mannitol **F5.**191
Dibromodulcitol **F5.**192
(2R,3S,4R,5S)-1,6-Dibromohexan-2,3,4,5-tetraol **F5.**192
3,3′′-Dibromothymolsulfonphthalein **F4.**172
5-(a,β-Dibromphenethyl)-5-methylhydantoin **F5.**154
(RS)-5-(erythro-a,β-Dibromphenethyl)-5-methyl-2,4-imidazolidindion **F5.**154
Dibromsalicylamid, Monographie D01AE, D08AX **F4.**335
1,3-Dibutyl-7-(2-oxopropyl)-2,6-(1H,3H)-purindion **F4.**315
DICA *[Diclondazolsäure]* **F5.**57
Dicandiol **F5.**119
Dichelactina nodicaulis **F3.**343
Dichloralantipyrin **F4.**335
Dichloralhydrat-Phenazon, Monographie N02BB, N05CC **F4.**335
Dichloralphenazon **F4.**335
Dichloramin T **F1.**873
2-[O-(2,6-Dichloranilino)phenylacetoxy]essigsäure **F4.**7
N,N-Dichlorazodicarbonamidin **F1.**874
(RS)-4-(3,4-Dichlorbenzamido)-N-(3-methoxypropyl)-N-pentylglutamarsäure **F5.**67
1,2-Dichlorbenzol, Monographie V07A, V07AZ **F4.**336
o-Dichlorbenzol **F4.**336
1-[(2,6-Dichlorbenzyliden)amino]-3-hydroxyguanidin **F4.**607
3-[(2,6-Dichlorbenzyliden)amino]-1-hydroxyguanidin **F4.**607
1-(2,4-Dichlorbenzyl)-1H-indazol-3-carbonsäure **F5.**57
Dichlorchinonchlorimid, Monographie V07AZ **F4.**337
2,6-Dichlor-4-(chloroimino)-2,5-cyclohexadien-1-on **F4.**337
(Z)-1-{2,4-Dichlor-β-[2-(4-chlorphenoxy)ethoxy]-a-methylstyryl}imidazolnitrat **F5.**346
1,1-Dichlor-2-(2-chlorphenyl)-2-(4-chlorphenyl)ethan **F5.**197
2,2-Dichlor-1,1-difluorethyl-methylether **F5.**151
Dichlordifluormethan, Monographie **F4.**337
2,2-Dichlor-1,1-difluor-1-methoxyethan **F5.**151
(RS)-[2,6-Dichlor-4-(4,5-dihydro-3,5-dioxo-as-triazin-2-(3H)-yl)phenyl](4-fluorphenyl)acetonitril **F5.**20

6,7-Dichlor-1,5-dihydroimidazo[2,1-b]chinazolin-2(3H)-onhydrochlorid **F4.83**
(±)-3,4-Dichlor-β-dimethylamino-β-methylbenzolpropanolhydrochlorid **F4.234**
Dichlordimethylhydantoin *[DCDMH]* **F1.874**
2,4-Dichlor-3,5-dimethyl-phenol **F4.340**
Dichlordiphenyltrichlorethan *[DDT]* **F4.270**
1,1-Dichlorethan, Monographie V07A **F4.338**
1,2-Dichlorethan, Monographie V07A **F4.338**
2,2-Dichlorethenyldimethylphosphat **F4.341**
O-(2,2-Dichlorethenyl)-O,O-dimethylphosphat **F4.341**
(−)-(S)-3,5-Dichlor-N-[(1-ethyl-2-pyrrolidinyl)methyl]-6-hydroxy-o-anisamid **F5.492**
(−)-(S)-3,5-Dichlor-N-[(1-ethyl-2-pyrrolidinyl)methyl]-2-hydroxy-6-methoxybenzamid **F5.492**
(11β,16α)-9,21-Dichlor-17-[(2-furanylcarbonyl)oxy]-11-hydroxy-16-methylpregna-14-dien-3,20-dion **F5.214**
2,6-Dichlor-N-(4-hydroxyphenyl)-1,4-benzochinon-4-imin, Natriumsalz Dihydrat **F4.341**
2,6-Dichlor-4-[(4-hydroxyphenyl)imino]-2,5-cyclohexadien-1-on, Natriumsalz Dihydrat **F4.341**
Dichlorisocyanursäure **F1.873**
Dichlormethan, Monographie V07A **F4.339**
Dichloroglycoluril **F1.874**
Dichlorophenarsin
– Monographie P01AR **F4.339**
– hydrochlorid, Monographie P01AR **F4.340**
Dichloroxylenol, Monographie D08AE **F4.340**
Dichlorphenarsin **F4.339**
Dichlorphenolindophenol, Natriumsalz Dihydrat, Monographie V07AZ **F4.341**
N-[3-(2,4-Dichlorphenoxy)propyl]-N-methyl-2-propynyl-1-amin **F4.273**
(±)-3-(3,4-Dichlorphenyl)-2-dimethylamino-2-methylpropanolhydrochlorid **F4.234**
(RS)-1-[2-(2,4-Dichlorphenyl)-2-[4-(phenylsulphanyl)benzyloxy]-ethyl]-1H-imidazolnitrat **F4.508**
(1S,4S)-4-(3,4-Dichlorphenyl)-1,2,3,4-tetrahydro-N-methyl-1-naphthylamin **F5.566**
1-[2,4-Dichlor-β-[4-(phenylthio)benzyloxy]phenethyl]imidazol **F4.508**
Dichlorphenyltrichlorethan **F4.270**
p-Dichlorsulfamylbenzoesäure **F1.873**
1,2-Dichlortetrafluorethan **F4.285**
Dichlorvos, Monographie QP52A **F4.341**
Dichlorvosum **F4.341**
Dichlor-m-xylenol *[DCMX]* **F4.340**
Dichtstoffe **F1.785**
– Klassifizierung **F1.800**
Dichtungsmassen
– andere überwiegend technisch genutzte **F1.802**
– chemisch vernetzende **F1.800**
– feuchtigkeitshärtende **F1.800**
– hitzekonvertierbare **F1.800**
– katalytisch härtende **F1.800**
– lufttrocknende **F1.800**
– nichttrocknende **F1.800**
– oxidativ trocknende **F1.800**
– plastische **F1.800**
– profilierte **F1.800**

– spritzbare **F1.800**
– ungeformte **F1.800**
– vorgeformte **F1.800**
Dickdarm, Erkrankungen **F1.143**
Dickdarmkrebs, Ballaststoffmangel **F1.21**
Diclondazolsäure *[DICA]* **F5.57**
Dicoma anomala **F3.795**
Dicophane **F4.270**
Dictamin **F3.832**
Dictamnin **F3.818**
Dicumarol **F3.195–196**
Di-p-cumarylputrescin **F2.186**
Di-p-cumarylspermidin **F2.186**
Dicyanobis(1,10-phenanthrolin)eisen(II) **F4.509**
Dicyclohexylamin **F1.96**
2-[(Dicyclopropylmethyl)amino]-4,5-dihydroxazol **F5.517**
2-[(Dicyclopropylmethyl)amino]-2-oxazolin **F5.517**
Didanosin, Monographie **F4.342**
Didecyldimethylammoniumchlorid **F1.882**
Didecylmethylalkoxiammoniumpropionat **F1.882**
7,8-Didehydro-4,5α-epoxy-3-hydroxy-17-methyl-14-(pentylamino)-6-morphinanon **F5.402**
7,8-Didehydro-4,5α-epoxy-3-hydroxy-17-methyl-14-(pentylamino)morphinan-6-on **F5.402**
2,3-Didehydro-L-*threo*-hexano-1,4-lacton **F1.39**
Didemnin B, Monographie L01X **F4.345**
2′,3′-Dideoxy-3′-fluorthymidin **F4.54**
1,5-Dideoxy-1,5-[(2-hydroxyethyl)imino]-D-glucitol **F5.184**
2′,3′-Dideoxy-3′-thiacytidin **F5.6**
Didesmethoxicurcumin **F1.79**
2′,3′-Didesoxycytidin **F5.739**
2′,3′-Didesoxyinosin **F4.342**
1-(2,3-Didesoxy-β-D-*glycero*-pent-2-enofuranosyl)-5-methyl-2,4(1H,3H)-pyrimidindion **F5.583**
1-(2,3-Didesoxy-β-D-*glycero*-pent-2-enofuranosyl)-thymin **F5.583**
Didodecyl(3,3′-thiodipropionat), Monographie V07AZ **F4.346**
Diégama **F3.832**
Diers genista **F2.795**
Dietamiphyllinmethylescutol **F5.139**
Dietamiverin **F4.154**
Dietary fibre **F1.20**
Diethanolamin, Monographie V07AZ **F4.346**
Diethoxytetrahydrofuran, Monographie V07AZ **F4.347**
2,5-Diethoxytetrahydrofuran **F4.347**
4,4′-Diethoxythiocarbanilid **F4.474**
Diethylamin **F2.182**
– Monographie V07A, V07AZ **F4.347**
N,N-Diethylamin **F4.347**
(RS)-4-Diethylamino-2-butinyl-α-cyclohexylmandelat **F5.382**
(RS)-4-Diethylamino-2-butinyl-α-cyclohexyl-α-phenylglycolat **F5.382**
4-(Diethylamino)-2-butynyl-(±)-α-phenylcyclohexanglycolathydrochlorid **F5.382**
(±)-3-Diethylamino-1,2-dimethylpropyl-4-isobutoxybenzoat **F4.571**

3-Diethylamino-1,2-dimethylpropyl-*p*-isobutoxybenzoat **F4.**571
2-Diethylaminoethanol, Monographie V07AZ **F4.**348
2-(2-Diethylaminoethoxy)benzanilid **F5.**549
2-[2-(Diethylamino)ethoxy]-*N*-phenyl-benzamid **F5.**549
2-Diethylaminoethyl-[(4-amino-2-propoxy)benzoat]-monohydrochlorid **F5.**470
2-Diethylaminoethyl-(4-butoxybenzoat)hydrochlorid **F4.**184
4'-[[2-(Diethylamino)ethyl]carbamoyl]acetanilid **F4.**6
7-[2-(Diethylamino)ethyl]-3,7-dihydro-1,3-dimethyl-1*H*-purin-2,6-dion[(7-hydroxy-4-methyl-2-oxo-2-*H*-1-benzopyran-6-yl)oxy]acetat **F5.**138
Diethylaminoethyl-2,3-diphenylacrylat **F4.**262
S-[(2-Diethylamino)ethyl]diphenylthiocarbamat **F4.**498
N-(2-Diethylaminoethyl)-4-hydroxy-3-cumarincarboxamid **F4.**330
N-[2-(Diethylamino)ethyl]-4-hydroxy-2-oxo-2*H*-1-benzopyran-3-carboxamid **F4.**330
1-[2-(Diethylamino)ethyl]-3-(4-methoxybenzyl)-2(1*H*)-chinoxalinon **F4.**205
– hydrochlorid Monohydrat **F4.**206
2-Diethylaminoethyl-4-nicotinamidobenzoat, Monographie N06BX **F4.**348
2-Diethylaminoethyl-(4-nicotinoylamino-benzoat) **F4.**348
E-2-(Diethylamino)ethyl-2-phenylcinnamat **F4.**262
2-Diethylaminoethyl-α-phenyl-1-piperidinacetat **F4.**154
2-Diethylaminoethyl-(2-phenyl-2-piperidino)acetat **F4.**154
O-(β-Diethylaminoethyl)-salicylanilid **F5.**549
7-[2-Diethylaminoethyl]theophillin[(7-hydroxy-4-methyl-6-cumarinyl)oxy]acetat **F5.**138
4-(Diethylamino)-3-methyl-2-butanol-*p*-isobutoxybenzoat **F4.**571
(*RS*)-11-[2-(Diethylaminomethyl)piperidinoacetyl]-5,11-dihydro-6*H*-pyrido[2,3-b][1,4]benzodiazepin-6-on **F5.**363
1-[3-(Diethylamino)propyl]-9-methoxy-5,11-dimethyl-6*H*-pyrido[4,3-b]carbazol **F5.**503
2-Diethylamino-2',4',6'-trimethylacetanilid **F5.**678
4-[2-(Diethylamino)-2-oxoethoxy]-3-methoxy-phenyl-essigsäurepropylester **F5.**465
(*E*)-Diethyl-4-[2-[(*tert*-butoxycarbonyl)vinyl]phenyl]-1,4-dihydro-2,6-dimethyl-pyridin-3,5-dicarboxylat **F5.**1
[4-(Diethylcarbamoylmethoxy)-3-methoxyphenyl]-essigsäure-propylester **F5.**465
Diethylcarbitol **F4.**349
(*RS*)-Diethyl#(1-[(2-chlorethyl)-3-nitrosoureido]-ethyl}phosphonat **F4.**552
N,*N*-Diethyl-[4-(4-diethylaminobenzhydryliden)-2,5-cyclohexadienyliden]ammoniumhydrogensulfat **F4.**166
N,*N*-Diethyl-4-[(4-diethylaminophenyl)phenylmethylen]-2,5-cyclohexadienylidenammoniumhydrogensulfat **F4.**166

(*RS*)-Diethyl-4-[(*E*)-2-[3-(1,1-dimethylethoxy)-3-oxo-1-propenyl]phenyl]-2-dimethylaminomethyl-1,4-dihydro-6-methyl-3,5-pyridindicarboxylat **F5.**621
N,*N*-Diethyl-*N*-[1,1-di(2-thienyl)1-buten-3-yl]amin **F4.**351
Diethyldithiocarbamat *[DDTC]* **F4.**381
Diethyldithiocarbamidsäure, Natriumsalz **F4.**381
Diethylenglykoldiethylether, Monographie V07A **F4.**349
Diethylenglykoldimethylether, Monographie V07A **F4.**349
Diethylenglykolmonoethylether, Monographie V07A **F4.**349
Diethylenoxid **F5.**634
Diethylenoximid **F5.**222
[[Diethyl-*N*,*N*'-1,2-ethanediylbis[L-cysteinato]](3-)-*N*,*N*',*S*,*S*']oxotechnetium[99Tc] **F5.**617
N,*N*-Diethylethanolamin **F4.**348
E-4,4'-(1,2-Diethyl-1,2-ethendiyl)bis-phenol-bis(dihydrogenphosphat) **F4.**548
Diethylether **F4.**457
Diethylhexylphthalat, Monographie V07AZ **F4.**350
N,*N*-Diethyl-2-hydroxyethylamin **F4.**348
N,*N*-Diethyl-4-hydroxy-3-methoxybenzamid **F4.**453
(+)-(4*S*)-4,11-Diethyl-4-hydroxy-9-[(4-piperidinopiperidino)carbonyloxy]-1*H*-pyrano[3',4':6,7]indolizino[1,2-b]chinolin-3,14-(4*H*,12*H*)-dionhydrochlorid **F4.**719
Diethylketon, Monographie V07A **F4.**350
1,1-Diethyl-3-(6-methylergolin-8a-yl)harnstoff **F5.**628
N,*N*-Diethyl-2-[2-(2-methyl-5-phenyl-1*H*-pyrrol-1-yl)phenoxy]ethanamin **F5.**17
(±)-*N*,*N*-Diethyl-*N*'-[(3*R*',4a*R*',10a*S*')-1,2,3,4,4a,5,10,10a-α-octahydro-6-hydroxy-1-propylbenzo[g]chinolin-3-yl]sulfamid **F5.**484
Diethylphenylendiaminsulfat, Monographie V07AZ **F4.**350
α,α'-Diethyl-4,4'-stilbendiolbis(dihydrogenphosphat) **F4.**548
trans-α,β-Diethyl-4,4'-stilbendiylbis(dihydrogenphosphat) **F4.**548
Diethylstilbestrol-diphosphat **F4.**548
1,8-Diethyl-1,3,4,9-tetrahydropyrano[3,4-b]indol-1-essigsäure **F4.**475
Diethylthiambuten, Monographie N02 **F4.**351
Diethyltoluamid **F1.**766
N,*N*-Diethylvanillamid **F4.**453
2α,17α-Diethylyl-Δ-*nor*-5α-androstan-2β-17β-dioldipropionat **F4.**94
Difebarbamat, Monographie N03AA **F4.**351
Difenidol, Monographie A04A **F4.**352
Diferuloylputrescin **F2.**186
Diffusionsklebstoffe **F1.**803
Diffusionsklebung **F1.**803
Diffusit M **F1.**798
Diffusit-Holzbau B **F1.**797
2',2'-Difluordeoxycytidin **F4.**572
N,*N*'-Di-9*H*-fluoren-9-yl-*N*,*N*,*N*',*N*'-tetramethyl-1,6-hexandiaminiumdibromid **F4.**618

N,N'-Di-(9-fluorenyl)-N,N,N',N'-tetramethylhexan-
methylendi(ammoniumbromid) **F4.**618
(6α,11β,16α,17α)-6,9-Difluor-11-hydroxy-16-methyl-
3-oxo-17-(1-oxopropoxy)androsta-1,4-dien-17-car-
bothionsäure-S-(fluoromethyl)ester **F4.**543
5-Difluormethoxybenzimidazolyl-3,4-dimethoxy-2-
pyridylmethylsulfoxid **F5.**391
5-(Difluormethoxy)-2-[(3,4-dimethoxy-2-pyridinyl)-
methylsulfinyl]benzimidazol **F5.**391
4-(Difluormethoxy)-α-(1-methylethyl)benzen-essig-
säure-cyano(3-phenoxyphenyl)methylester
F4.525
N-[6-(2,4-Difluorphenoxy)-1-oxo-5-indanyl]methan-
sulfonamid **F4.**521
Diformal **F4.**598
1,3-Diformylpropan **F4.**587
Difurylputrescin **F2.**182
Digestiva **A09, A09A**
– Enzyme **A09AA**
– Säurepräparate **A09AB**
Digilanid A **F5.**8
D-Diginose **F3.**234
Digiprolacton **F3.**760
Digitalinum verum **F2.**39; **F3.**241
Digitalis-Antidot BM® **F1.**427
D-Digitalose **F2.**40; **F3.**234
Digitoxigenin **F2.**40; **F3.**234
Digitoxose **F2.**249
Diglucosido-16-acetylstrospesid **F2.**42
Diglycin **F4.**681
Diglycocol **F4.**681
Diglycolamidsäure **F4.**681
Diglyme **F4.**349
Digoxin
– Arzneimittelinteraktionen **F1.**425
– Pharmakokinetik **F1.**424
Diguanide **F1.**882
Dihoho **F2.**547
Dihydrexidin, Monographie **N04BX F4.**352
Dihydroaplotaxen **F2.**149, 384
Dihydroartemisinin
– hemisuccinat **F4.**113
– methylether **F4.**110
[(2,3-Dihydro-1,4-benzodioxin-2-yl)methyl]guani-
din **F4.**607
[(2,3-Dihydro-1,4-benzodioxin-6-yl)methyl]guani-
din **F4.**606
1-(2,3-Dihydro-1,4-benzodioxin-5-yl)piperazinhydro-
chlorid **F4.**426
Dihydrobenzoesäure, Mononatriumsalz **F5.**269
Dihydrocallitrisin **F2.**265
Dihydrocarvon **F3.**630
Dihydrocodein **F1.**479
Dihydrocodeinon-O-(carboxymethyl)oxim **F4.**273
Dihydrocolumellarin **F2.**265
Dihydroconiferol **F2.**14
Dihydrocorynanthein **F3.**692–694, 697
Dihydrocuspidiol **F3.**829
Dihydrodeoxymorphin **F4.**318
7,8-Dihydro-6-desoxymorphin **F4.**318
10,11-Dihydro-5H-dibenz[b,f]azepin **F4.**681

9,13b-Dihydro-1H-dibenz[c,f]imidazo[1,5-a]azepin-
3-aminhydrochlorid **F4.**438
7-(10,11-Dihydro-5H-dibenzo[a,d]cyclohepten-5-
ylamino)heptansäure **F4.**63
3-(10,11-Dihydro-5H-dibenzo[a,d]cyclohepten-5-
yliden)-N-methyl-propylaminhydrochlorid
F5.336
(–)-(R)-4,5-Dihydro-3-{4-[N'-(dicyanmethylen)-
hydrazono]phenyl}-4-methylpiridazin-6(1H)-on
F5.37
9,10-Dihydro-4,5-dihydroxy-9,10-dioxo-2-anthracen-
carbonsäure **F5.**507
5,6-Dihydro-9,10-dimethoxybenzo[g][1,3]benzo-
dioxolo[5,6-a]chinoliziniumchlorid Dihydrat
F4.147
5,6-Dihydro-9,10-dimethoxybenzo[g][1,3]benzo-
dioxolo[5,6-a]chinoliziniumhydrochlorid **F4.**147
1,3-Dihydro-2-[6-(3,4-dimethoxyphenyl)-4-methyl-
4-azahexyl]-5,6-dimethoxy-1-isoindolonhydro-
chlorid **F4.**484
6,11-Dihydro-6-[2-(dimethylamino)-2-methylethyl]-
5H-pyrido[2,3-b]1,5-5-on **F5.**470
3-(9,10-Dihydro-10,10-dimethylanthracen-9-yliden)-
N,N-dimethylpropylaminhydrochlorid **F5.**109
10,11-Dihydro-N,5-dimethyl-5H-dibenz[b,f]azepin-
10-amin **F5.**135
(±)-1,4-Dihydro-2,6-dimethyl-4-(2-nitrophenyl)-3,5-
pyridin-dicarbonsäure-methyl-2-oxopropylester
F4.101
[S-(R*,R*)]-1,4-Dihydro-2,6-dimethyl-4-(3-nitro-
phenyl)-3,5-pyridindicarbonsäuremethyl-1-
(phenylmethyl)-3-pyrolidinylester **F4.**133
3,7-Dihydro-1,3-dimethyl-7-[2-(sulfoxy)ethyl]-1H-
purin-2,6-dion, 5-Hydroxy-6-methyl-3,4-pyridin-
dimethanol, äquimolare Verbindung **F5.**477
3-(9,10-Dihydro-9,10-ethanoanthracen-9-yl)propyl
(methyl)aminhydrochlorid **F5.**102
Dihydroferulasäure **F3.**544
Dihydroflumethiazid **F4.**640
Dihydrofoliamenthin **F3.**212, 214, 217
(–)-trans-3,4-Dihydro-3-hydroxy-2,2-dimethyl-4-iso-
indolon-2H-1-benzopyran-6-carbonitril **F4.**233
3,4-Dihydro-3-hydroxy-2,2-dimethyl-4-(2-oxo-1-pyr-
rolidinyl)-2H-1-benzopyran-6-carbonitril **F4.**281
(3S)-trans-3,4-Dihydro-3-hydroxy-2,2-dimethyl-4-
(2-oxo-1-pyrrolidinyl)-2H-1-benzopyran-6-carbo-
nitril **F5.**23
(±)-trans-3,4-Dihydro-3-hydroxy-2,2-dimethyl-4-
(2-oxopyrrolidin-1-yl)-2H-chroman-6-carbonitril
F4.281
3,4-Dihydro-8-(2-hydroxy-3-isopropyl-amino)propo-
xy-3-nitroxy-2H-1-benzopyran **F5.**324
5,6-Dihydro-3-hydroxy-1-isopropyl-5,6-indolindion-
5-semicarbazon **F4.**715
15α,16α-Dihydro-17-hydroxy-7α-mercapto-3-oxo-
3'H-cyclopropa[15,16]17α-pregna-1,4,15-trien-21-
carbonsäure-γ-lactonacetat **F5.**129
(RS)-1,2-Dihydro-5-[4-{2-hydroxy-3-[4-(2-methoxy-
phenyl)-1-piperazinyl]propoxy}phenyl]-6-methyl-
2-oxonicotinonitril **F5.**554

(±)-1,2-Dihydro-5-[4-[2-hydroxy-3'-[4-(2-methoxyphenyl)-1-piperazinyl]propoxy]phenyl]-6-methyl-2-oxo-3-pyridincarbonitril **F5.**554
3,4-Dihydro-8-[2-hydroxy-3-[(1-methylethyl)amino]propoxy]-2H-1-benzopyran-3-ol-3-nitrat **F5.**324
1,2-Dihydro-4-hydroxy-N-1-methyl-2-oxo-N-phenyl-3-chinolincarboxanilid **F5.**538
1,3-Dihydro-4-isonicotinoyl-5-ethyl-2H-imidazol-2-on **F5.**444
9,10a-Dihydrolisurid **F5.**628
4,5-Dihydro-6-[2-(4-methoxyphenyl)-5-benzimidazolyl]-5-methyl-3(2H)-pyrazinon **F5.**439
(RS)-5,6-Dihydro-4-methoxy-6-styryl-2H-pyran-2-on **F4.**756
(+)-10,11-Dihydro-5-methyl-5H-dibenzo[a,d]cyclohepten-5,10-imin **F4.**383
10,11-Dihydro-N-methyl-5H-dibenzo[a,d]cyclohepten-Δ^5-γ-propylaminhydrochlorid **F5.**336
9,10-Dihydro-N-methyl-9,10-ethananthracen-9-ylmethylamin **F4.**141
10,11-Dihydro-5-methyl-10-(methylamino)-5H-dibenz[b,f]azepin **F5.**135
(±)-2,3-Dihydro-9-methyl-3-[(2-methylimidazol-1-yl)methyl]carbazol-4(1H)-on **F5.**347
(RS)-2,3-Dihydro-9-methyl-3-[(2-methylimidazol-1-yl)methyl]carbazol-4(1H)-on **F5.**347
(RS)-10,11-Dihydro-α-methyl-10-oxodibenzo[b,f]thiepin-2-essigsäure **F5.**740
(S)-N-(2,3-Dihydro-1-methyl-2-oxo-5-phenyl-1H-1,4-benzodiazepin-3-yl)-2-indolcarboxamid **F4.**325
1-[[3-(6,7-Dihydro-1-methyl-7-oxo-3-propyl-1H-pyrazolo[4,3-d]pyrimidin-5-yl)-4-ethoxyphenyl]sulfonyl]-4-methylpiperazin **F5.**567
– 2-hydroxy-1,2,3-propantricarboxylat **F5.**568
3,4-Dihydro-2-methyl-4-oxo-3-o-tolylchinazolinon **F5.**143
[2-(3,6-Dihydro-4-methyl-1(2H)-pyridyl)ethyl]guanidin **F4.**606
3,4-Dihydro-2-methyl-2-(4,8,12-trimethyltrideca-3(E),7(E),11-trienyl)-2H-1-benzopyran-6-ol **F5.**658
Dihydromorphin **F1.**479
Dihydronorsecurinin **F2.**735
10,11-Dihydro-10-oxo-5H-dibenz[b,f]azepin-5-carboxamid **F5.**370
(RS)-2-[4-(1,3-Dihydro-1-oxo-2-isoindolyl)phenyl]buttersäure **F4.**687
(±)-4(1,3-Dihydro-1-oxo-2H-isoindoyl-2-yl)-α-ethylessigsäure **F4.**687
2-(1,2-Dihydro-1-oxo-2-naphthalenyliden)hydrazincarboxamid **F5.**245
(±)-1-(5,6-Dihydro-2-oxo-2H-pyran-6-yl)-3,4,6,13-tetrahydroxy-3-methyl-1,7,9,11-tridecantetraen-4-yl-hydrogenphosphat, Natriumsalz **F5.**551
3,4-Dihydro-4-oxo-3-[5-(trifluormethyl)benzothiazol-2-ylmethyl]-1-phthalazinessigsäure **F5.**756
3-[4-(3,6-Dihydro-4-phenyl-1(2H)-pyridyl)butyl]-indol-5-ol **F5.**539
3,7-Dihydro-1H-purin-2,6-dion **F5.**729
1,7-Dihydro-6H-purin-6-on **F4.**656

(1R,5S,6S)-2-[(6,7-Dihydro-5H-pyrazolo[1,2-a][1,2,4]triazolium-6-yl)thio]-6-[(R)-1-hydroxyethyl]-1-methylcarbapen-2-em-3-carboxylat **F4.**149
Dihydroqinghaosu
– hemisuccinat **F4.**113
– methylether **F4.**110
Dihydrosecurinin **F2.**727, 732
Dihydrositsirikin **F3.**319
(±)-5,6-Dihydro-4-styryl-pyron **F4.**756
3,4-Dihydro-6-trifluormethyl-2H-1,2,4-benzothiadiazin-7-sulfonamid **F4.**640
3,4-Dihydro-6-(trifluormethyl)-1,1-dioxid-2H-1,2,4-benzothiadiazin-7-sulfonamid **F4.**640
Dihydroxyaceton **F1.**766
1,8-Dihydroxyanthrachinon **F2.**202–203
1,3-Dihydroxy-3-anthrachinoncarbonsäure **F5.**507
1,8-Dihydroxyanthrachinon-3-carbonsäure **F5.**507
4,5-Dihydroxyanthrachinon-2-carbonsäure **F5.**507
(2R,3R)-2,3-Dihydroxybernsteinsäure
– Dikaliumsalz Hemihydrat **F4.**754
– Monokaliumsalz **F4.**749
2,3-Dihydroxy[R-(R*,R*)]bernsteinsäure **F4.**749
1,4-Dihydroxy-5,8-bis(5-hydroxy-3-azapentylamino)anthrachinon **F5.**198
1,4-Dihydroxy-5,8-bis{[2-[(2-hydroxyethyl)amino]ethyl]amino}-9,10-anthracendion **F5.**198
8-[(Dihydroxybismuthino)oxy]-6-methylchinolin **F5.**107
1,3-Dihydroxybutan **F4.**188
(1α,24R)-Dihydroxycholecalciferol **F5.**607
Dihydroxycolecalciferol **F1.**31
Dihydroxydahurinol **F2.**372
1,8-Dihydroxydianthrachinon **F2.**204
N-(2,4-Dihydroxy-3,3-dimethyl-1-oxobutyl)-β-alanin **F1.**38
2,5-Dihydroxydiphenyl **F1.**91
3,17-Dihydroxyestratrien **F4.**449
(R)-2-[(S)-1,2-Dihydroxyethyl]-4-hydroxy-5-oxo-2H-furan-3-olat, Natriumsalz **F5.**258
1,3-Dihydroxy-4-hexylbenzol **F4.**623
{10-[2,3-Dihydroxy-1-(hydroxymethyl)propyl]-1,4,7,10-tetraazacyclododecan-1,4,7-triacetato (3-)}gadolinium **F4.**560
2,2-Dihydroxy-1,3-indandion **F5.**323
4',7-Dihydroxyisoflavon **F4.**295
Di[4-(4-hydroxy-5-isopropyl-2-methyl-phenyl-azo)-phenyl]sulfon **F4.**330
4,6-Dihydroxy-2-mercaptopyrimidin **F5.**639
3,4-Dihydroxy-α-[1-(methylamino)ethyl]benzylalkohol **F4.**370
Dihydroxy-(6-methyl-8-chinolinato)bismuth **F5.**107
3,4-Dihydroxy-4'-methyl-5-nitrobenzophenon **F5.**661
11β,21-Dihydroxy-2'-methyl-5'βH-pregna-1,4-dieno[17,16-d]oxazol-3,20-dion-21-acetat **F4.**307
1,3-Dihydroxynaphthalin, Monographie **V07AZ** **F4.**353
2,7-Dihydroxynaphthalin, Monographie **V07AZ** **F4.**353

4,5-Dihydroxy-2,7-naphthalindisulfonsäure, Dinatriumsalz Monohydrat **F4.**249
4,5-Dihydroxy-3-[(4-nitrophenyl)azo]-2,7-naphthalindisulfonsäure, Dinatriumsalz **F4.**249
3-[(3,4-Dihydroxy-5-nitrophenyl)methylen]-2,4-pentandion **F5.**325
(Z)-7-[(1R,2R,3R,5S)-3,5-Dihydroxy-2-(3-oxodecyl)-cyclopentyl]hept-5-ensäureisopropylester **F5.**709
2-(3,4-Dihydroxyphenyl)-3-(β-D-galactopyranosyloxy)-5,7-dihydroxy-4H-1-benzopyran-4-on **F4.**655
2-(3,4-Dihydroxyphenyl)-3-(β-D-galactopyranosyloxy)-5,7-dihydroxy-4-chromenon **F4.**655
2-(3,4-Dihydroxyphenyl)-3-(β-D-galactopyranosyloxy)-5,7-dihydroxy-4H-chromen-4-on **F4.**655
(±)-erythro-1-(3,4-Dihydroxyphenyl)-2-methylaminopropanol **F4.**370
5-(N-2,3-Dihydroxypropylacetamido)-2,4,6-triiodo-N-(2-hydroxyethyl)-N'-(2,3-dihydroxypropyl)isophthalamid **F4.**714
2,3-Dihydroxypropyl-dihydrogenphosphat **F4.**591
1-(2,3-Dihydroxypropyl)-3,5-diiod-4(1H)-pyridinon **F4.**711
7-(2,3-Dihydroxypropyl)theophyllindinicotinat **F4.**367
1α,24-(R)-Dihydroxyvitamin D₃ **F5.**607
Diiodobuphenin **F4.**179
3,5-Diiod-4-oxo-1(4H)-pyridinessigsäurepropylester **F5.**472
3,5-Diiod-4(1H)-pyridinon **F4.**712
3,5-Diiod-4(1H)-pyridon **F4.**712
Diisopropylamin
– Monographie C04 **F4.**353
– dichloracetat **F4.**354
– dichlorethanoat **F4.**354
– hydrochlorid **F4.**353
N-[2-(Diisopropylamino)ethyl]-2-oxo-1-pyrrolidinacetamid **F5.**457
Diisopropylammoniumchlorid, Monographie C04 **F4.**353
Diisopropylammoniumdichloracetat, Monographie C04 **F4.**354
Diisopropylammoniumdichlorethanoat **F4.**354
Diisopropylether, Monographie V07A, V07AZ **F4.**354
Di-O-isopropyliden-2-keto-L-gulonsäure **F4.**377
2,3 : 4,6-Di-O-isopropyliden-α-L-xylo-hexulofuranosonsäure **F4.**377
Diisopropylketon, Monographie V07A **F4.**355
1,3-Diisopropyl-1-[(4-methyl-3-oxo-4-aza-5α-androstan-17β-yl)carbonyl]harnstoff **F5.**697
Dijrou **F3.**353
Dikaliumcarbonat **F4.**739
Dikaliumhydrogenphosphat **F4.**750
Dikaliumorthophosphat **F4.**750
Dikaliumphosphat **F4.**750
(2R,3R)-Dikaliumtartrat Hemihydrat **F4.**754
2,3-Diketogulonsäure **F1.**39
Dikupfercarbonatdihydroxid **F5.**93
Dikupfer(II)citrat **F4.**770
Dikupferoxid **F4.**772
Dilevalol, Monographie C07AG **F4.**355

Dillapiol **F3.**329
Dilutionsazidose **F1.**202
3,3'-Dimethoxybenzidin **F4.**330
1,2-Dimethoxybenzol **F5.**720
o-Dimethoxybenzol **F5.**720
1-(3,4-Dimethoxybenzoyl)-4-(1,2,3,4-tetrahydro-2-oxo-6-chinolinyl)piperazin **F5.**721
3,3'-Dimethoxy-4,4'-biphenylbis(diazonium)dichlorid **F4.**408
3,3'-Dimethoxy-4,4'-biphenyldiamin **F4.**330
1,2-Dimethoxyethan **F4.**466
2,4-Dimethoxy-α-methyl-benzhydrol **F4.**501
4,9-Dimethoxy-7-methylfuro[3,2-g]chromen-5-on **F4.**761
(RS)-2,4-Dimethoxy-α-methyl-α-phenyl-benzylalkohol **F4.**501
(–)-(R)-2-[(3,4-Dimethoxyphenethyl)amino]-1-(p-hydroxyphenyl)ethanolhydrochlorid **F4.**315
(–)-(R)-α-[[(3,4-Dimethoxyphenethyl)amino]methyl]-p-hydroxybenzylalkoholhydrochlorid **F4.**315
(RS)-1-[(3,4-Dimethoxyphenethyl)amino]-3-(m-tolyloxy)-2-propanol **F4.**149
2-[3-[(3,4-Dimethoxyphenethyl)methylamino]propyl]-5,6-dimethoxy-phthalimidinhydrochlorid **F4.**484
1-[[2-(3,4-Dimethoxyphenyl)ethyl]amino]-3-(3-methylphenoxy)-2-propanol **F4.**149
1-(2,4-Dimethoxyphenyl)-1-phenyl-ethanol **F4.**501
(2,4-Dimethoxyphenyl)phenylmethylcarbinol **F4.**501
2,3-Dimethoxy-10-strychnidinon Dihydrat **F4.**175
(3β,16β,17α,18β,20α)-10,17-Dimethoxy-yohimban-16-carbonsäure-methylester-18-hydroxy[3,4,5-trimethoxy]benzoesäureester **F5.**149
N'-(3,3-Dimethylacryl)sulfanilamid **F5.**594
3,5-Dimethyl-1-amantanamin **F5.**113
Dimethylamin **F2.**182
Dimethylamin-α,α'-dicarbonsäure **F4.**681
[5-[Dimethylaminoacetyl]-10,11-dihydro-5H-dibenz[b,f]azepin-3-yl]carbaminsäureethylesterhydrochlorid **F5.**651
4-(Dimethylamino)azobenzol **F4.**361
– -1,2-carbonsäure **F5.**172
p-(Dimethylamino)azobenzolsulfonsäure, Natriumsalz **F5.**166
4-(N,N-Dimethylamino)benzaldehyd, Monographie V07AZ **F4.**359
4-Dimethylaminobenzoesäure-2-ethylhexylester **F1.**765
2-[2β-(Dimethylamino-carbonyl)pyrrolidin-4β-ylthio]-6α-[1(R)-hydroxyethyl]-1β-methyl-1-dethia-1-carba-2-penem-3-carbonsäure **F5.**125
(4R,5R,6S,8R,3'S,5'S)-3-[[5-[(Dimethylamino)carbonyl]-3-pyrrolidinyl]thio]-6-(1-hydroxyethyl)-4-methyl-7-oxo-1-azabicyclo[3.2.0]hept-2-en-2-carbonsäure **F5.**125
(4R,5R,6S,8R,2'S,4'S)-3-[2-(Dimethylaminocarbonyl)pyrrolidin-4-ylthio]-4-methyl-6-(1-hydroxyethyl)-7-oxo-1-aza-bicyclo[3.2.0]hept-2-en-2-carbonsäure **F5.**125

(E)-α-{4-[2-(Dimethylamino)ethoxy]phenyl}-β-ethyl-3-stilbenol **F4.655**
(E)-α-{p-[2-(Dimethylamino)ethoxy]phenyl}-α'-ethyl-3-stilbenol **F4.655**
1-{2-[2-(Dimethylamino)ethoxy]phenyl}-2-methyl-5-phenylpyrrol **F5.17**
10-[2-(Dimethylamino)ethyl]-5,10-dihydro-5-methyl-11H-dibenzo[b,e][1,4]diazepin-11-on **F4.331**
2-(Dimethylamino)ethyl-(2-ethylbutoxy)diphenylacetat **F4.313**
– hydrochlorid **F4.313**
2-(Dimethylamino)ethyl-O-(2-ethylbutyl)benzilat **F4.313**
– hydrochlorid **F4.313**
3-(2-Dimethylaminoethyl)-4-indolol **F5.475**
3-[2-(Dimethylamino)ethyl]-1H-indol-4-ol **F5.475**
(RS)-2-Dimethylamino-1-[2-(3-methoxyphenethyl)-phenoxymethyl]ethylhydrogensuccinat **F5.553**
(+)-4-(Dimethylamino)-3-methyl-1,2-diphenyl-2-butylpropionat und 4-Butyl-1,2-diphenyl-3,5-pyrazolidindion, äquimolare Verbindung **F5.474**
(RS)-6-Dimethylamino-5-methyl-4,4-diphenyl-3-hexanon **F4.726**
3-Dimethylaminomethylenamino-2,4,6-triiodhydrozimtsäure **F4.708**
β-[3-(Dimethylaminomethylenamino)-2,4,6-triiodphenyl]propionsäure **F4.708**
3-[3-(Dimethylaminomethylenamino)-2,4,6-triiodphenyl]propionsäure **F4.708**
(S)-10-(Dimethylaminomethyl)-4-ethyl-4,9-dihydroxy-1H-pyrano[3',4':6,7]indolizino[1,2-b]chinolin-3,14(4H,12H)dion **F5.668**
N-[2-[5-(Dimethylaminomethyl)furan-2-ylmethylsulfanyl]ethyl]-N'-methyl-2-nitroethen-1,1-diamin-2-hydroxypropan-1,2,3-tricarboxylat-Bismuth(III)-Komplex **F5.495**
(±)-1-[α-[(Dimethylamino)methyl]-4-methoxybenzyl]cyclohexanol **F5.719**
(RS)-10-[3-(Dimethylamino)-2-methylpropyl]-2-methylthiophenothiazin **F5.146**
(RS)-10-[3-(Dimethylamino)-2-methylpropyl]phenothiazin-5,5-dioxid **F5.381**
5-(Dimethylamino)-1-naphthalensulfonylchlorid **F4.301**
[4R-(4α,4aβ,5aβ,6α,12aβ)]-4-(Dimethylamino)-1,4,4a,5,5a,6,11,12a-octahydro-3,6,10,12,12a-pentahydroxy-6-methyl-1,11-dioxo-2-naphthacencarboxamid **F4.440**
4α-Dimethylamino-1,4,4a,5,5a,6,11,12a-octahydro-3,6α,10,12,12aβ-pentahydroxy-6'-methyl-1,11-dioxo-2-naphthacencarboxamid **F4.440**
2-(4-Dimethylaminophenylazo)benzoesäure **F5.172**
4-(4-Dimethylaminophenylazo)benzolsulfonsäure, Natriumsalz **F5.166**
N-[4-[[4-(Dimethylamino)phenyl]phenylmethylen]-2,5-cyclohexadien-1-yliden]-N-methyl-methanaminiumchlorid **F5.94**
6-[2-(Dimethylamino)propyl]-6,11-dihydro-5H-pyrido[2,3-b][1,5]benzodiazepin-5-on **F5.470**
(RS)-10-[2-(Dimethylamino)propyl]-N,N-dimethyl-10H-phenothiazin-2-sulfonamid **F4.364**

10-[2-(Dimethylamino)propyl]-N,N-dimethylphenothiazin-2-sulfonamid
(8β)-N-[3-(Dimethylamino)propyl]-N-[(ethylamino)-carbonyl]-6-(2-propenyl)ergolin-8-carboxamid **F4.189**
5-(3-Dimethylaminopropyl)-6,7,8,9,10,11-hexahydro-5H-cyclooct[b]indolmonohydrochlorid **F4.716**
1-(3-Dimethylaminopropyl)-2,3-hexamethylenindolhydrochlorid **F4.716**
α-[2-(Dimethylamino)propyl]-α-phenyl-phenethylalkohol-propionsäureester und 4-Butyl-1,2-diphenyl-3,5-pyrazolidindion, äquimolare Verbindung **F5.475**
2,6-Dimethylanilin, Monographie V07AZ **F4.360**
N,N-Dimethylanilin, Monographie V07A, V07AZ **F4.360**
N,N-Dimethylazobenzol-4-amin **F4.361**
Dimethylbenzaldehyd **F4.359**
N,N-Dimethyl-benzenamin **F4.360**
(S)-N-α-Dimethylbenzenethanamin **F5.131**
N,N-Dimethylbenzofuro[3,2-c][1]benzoxepin-Δ6(12H,γ)-propylamin **F5.372**
Dimethylbenzol **F5.732**
4,4'-((2R,3S)-Dimethyl-1,4-butandiyl)bis[1,2-benzoldiol] **F5.105**
(4R,5S,6S)-3-[(3S,5S)-5-(Dimethylcarbamoyl)-3-pyrrolidinmethylthio]-6-[(1R)-1-hydroxy-ethyl]-4-methyl-7-oxo-1-azabicyclo[3.2.0]hept-2-en-2-carbonsäure **F5.125**
Dimethyldicarbonat **F1.92**
Dimethyldichlorvinylphosphat [DDVP] **F4.341**
N,N-Dimethyl-10-(2-dimethylaminopropyl)-2-phenothiazinsulfonamid **F4.364**
N,N-Dimethyl-3-(10,10-dimethyl-9,10-dihydroanthracen-9-yliden)propylaminhydrochlorid **F5.109**
2,2-Dimethyl-1,3-dioxolan-4-yl-methanol **F4.361**
(–)-N,N-Dimethyl-1,2-diphenylethylamin **F5.15**
(E)-4-[2-[3-(1,1-Dimethylethoxy)-3-oxo-1-propenyl]-phenyl]-1,4-dihydro-2,6-dimethyl-3,5-pyridindicarboxydiethylester **F5.1**
(±)-4-[3-[(1,1-Dimethylethyl)amino]-2-hydroxypropoxy]-2-methyl-1(2H)-isochinolinonhydrochlorid **F5.644**
α-[[(1,1-Dimethylethyl)amino]methyl]-7-ethyl-2-benzofuranmethanol **F4.179**
(RS)-1-[(1,1-Dimethylethyl)amino]-3-[(2-methyl-1H-indol-4-yl)oxy]-2-propanolbenzoat **F4.161**
4-[4-(1,1-Dimethylethyl)phenyl]-2-hydroxybutoxy]benzoesäure **F5.39**
N,N-Dimethylformamid, Monographie V07A, V07AZ **F4.360**
Dimethylgelb, Monographie V07AZ **F4.361**
Dimethylhydroxymethyldioxolan, Monographie V07A **F4.361**
1,1-Dimethyl-3-hydroxymethylsulfonylmethyl-4-sulfomethyl-pyrrolidiniumbetain **F1.890**
N-(3,4-Dimethyl-5-isoxazolyl)-N-sulfanilacetamid **F4.19**
Dimethylketon **F4.13**

2,2-Dimethyl-3-(6-methoxy-2-naphtyl)valeriansäure **F5**.141
16α,17-Dimethylmethylendioxy-6α-fluor-11β,21-dihydroxy-1,4-pregnadien-3,20-dion Hemihydrat **F4**.532
(*RS*)-Dimethyl-2-(*o*-methyl-α-phenylbenzyloxy) ethylamin **F5**.359
(*RS*)-*N*,*N*-Dimethyl-2-[(2-methylphenyl)phenylmethoxy]ethanamin **F5**.359
N-Dimethylmorphin **F5**.334
5,5-Dimethyl-3-[4′-nitro-3′-(trifluoromethyl)phenyl]-2,4-imidazolidindion **F5**.319
Dimethyloctadien **F2**.841
2,6-Dimethyl-octadien-(2,6)-al(8) **F4**.265
(*E*)-3,7-Dimethyl-2,6-octadien-1-ol **F4**.577
(*RS*)-3,7-Dimethyl-1,6-octadien-3-ol **F5**.40
2,6-Dimethyl-2,6-octadien-8-ol **F4**.577
2,6-Dimethyl-2,7-octadien-6-ol **F5**.40
(*R*)-3,7-Dimethyl-1,6-octadien-3-ylacetat **F5**.41
Dimethyloldimethylhydantoin **F1**.870
2,4-Dimethyl-3-pentanon **F4**.355
(*S*)-(+)-*N*,α-Dimethylphenethylamin **F5**.131
Dimethylphenylamin **F4**.360
(±)-*N*-(2,6-Dimethylphenyl)-4-[2-hydroxy-3-(2-methoxyphenoxy)propyl]-1-piperazinacetamid **F5**.496
4-[(2,3-Dimethylphenyl)methyl]-1*H*-imidazol **F4**.324
6,7-Dimethyl-9-(D-5-phosphonoribityl-(1))-isoalloxazin, Natriumsalz **F5**.510
Dimethylpiperazin, Monographie V07AZ **F4**.361
N,*N*′-Dimethyl-piperazin **F4**.361
9-[3-(*cis*-3,5-Dimethyl-1-piperazinyl)propyl]carbazol **F5**.520
1,1-Dimethyl-2-piperidinoethyl-3-methyl-4-oxo-2-phenyl-4*H*-1-benzopyran-8-carboxylat **F5**.627
[3-(2,6-Dimethyl-1-piperidinyl)-5-(4-methoxybenzoyl)amino]-1,2,3-oxadiazolium, Inneres Salz **F5**.446
N,*N*-Dimethyl-4-piperyliden-diphenylmethan-methylsulfat **F4**.371
(±)-*trans*-1,3-(Dimethyl-4-propyl-4,13-hydroxyphenyl)piperidinhydrochlorid **F5**.433
(±)-*trans*-3-(1,3-Dimethyl-4-propyl-4-piperidinyl)-phenolhydrochlorid **F5**.433
N^1-(2,6-Dimethyl-4-pyrimidinyl)sulfanilamid **F5**.602
4′-(Dimethyl-4-pyrimidylsulfanoyl)formanilid **F4**.547
7,8-Dimethyl-10-(1′-D-ribityl)-isoalloxazin **F1**.35
Dimethylsulfoxid
– Monographie M02AX **F4**.362
– deuteriertes, Monographie V07AZ **F4**.364
Dimethyltetradecylamin, Monographie V07AZ **F4**.364
(*RS*)-*N*,*N*-Dimethyl-2-(α-2-tolylbenzyloxy)ethylamin **F5**.359
3,5-Dimethyl-tricyclo[3.3.1.1^{3,7}]decan-1-amin **F5**.113
5,5-Dimethyl-3-(α,α,α-trifluoro-4-nitro-*m*-tolyl)hydantoin **F5**.319
Dimethyltryptamin **F2**.83

1,5-Dimethyl-1-vinyl-4-hexenyl-acetat **F5**.41
Dimetotiazin, Monographie N02CX **F4**.364
Dimidiumbromid, Monographie V07AZ **F4**.365
Dimoxylin
– Monographie **F4**.365
– phosphat, Monographie **F4**.366
Dimoxylinum **F4**.365
Dinatrium-3,3′-diazendiylbis(6-hydroxybenzoat) **F5**.343
Dinatrium-3,3′-dioxo-(2,2′-biindolin)-5,5′-disulfonat **F4**.682
Dinatriumhydrogen[^{32}P]phosphat **F5**.290
Dinatriumhydrogenphosphat-12-Wasser **F5**.253
Dinatrium indigotin-5,5′-di-sulfonat **F4**.682
Dinatriummolybdat **F5**.283
Dinatriummonohydrogencitrat **F5**.284
Dinatriumsulfat **F5**.254, 297
Dinatriumsulfit Heptahydrat **F5**.299
– Monographie V07AZ **F4**.366
Dinatrium-sulfit-7-Wasser **F4**.366
Dinatriumtetraborat **F5**.299
– Decahydrat **F5**.300
Dineodym(III)tris(3-sulfonatoisonicotinat), Monographie **F4**.367
7-(2,3-Dinicotinoyloxypropyl)-1,3-dimethylxanthin **F4**.367
Diniprofyllin, Monographie R03DA **F4**.367
1,3-Dinitrobenzen **F4**.368
Dinitrobenzoesäure, Monographie V07AZ **F4**.368
3,5-Dinitrobenzoesäure **F4**.368
Dinitrobenzol, Monographie V07AZ **F4**.368
3,5-Dinitrobenzoylchlorid, Monographie V07AZ **F4**.368
Dinitrophenylhydrazin, Monographie V07AZ **F4**.369
Dinonylphthalat, Monographie V07AZ **F4**.370
Dioclea sp., Verfälschung von Semen calabar **F3**.355
Dioctadecyldisulfid, Monographie V07AZ **F4**.370
Dioctadecyl(3,3′-thiodipropionat), Monographie V07AZ **F4**.370
Dioctylsuccinatsulfonsäure, Monographie A06AA **F4**.370
Dioctylsulfosuccinsäure **F4**.370
Dionaea, Monographie **F2**.525
Dionaea corymbosa **F2**.525
Dionaea muscipula **F2**.525, 527
– Monographie **F2**.525
Dionaea-muscipula-Frischpflanze, Monographie **F2**.527
Dioscin **F3**.313
Diosgenin **F2**.342
Diosgeninglykosid **F2**.342
Diosmetin
– 7-glucosid **F2**.77
– 7-xylosylglucosid **F2**.75, 77
Diosmin **F2**.500, 872; **F3**.760, 762, 765–766, 768, 872
3,6-Dioxaoctan-1-ol **F4**.349
Dioxifedrin, Monographie **F4**.370
3,3′-Dioxo-2,2′-biindolinyliden-5,5′-disulfonsäure, Dinatriumsalz **F4**.682

3,3'-(1,3-Dioxo-1,3-digermoxandiyl)bispropansäure, Homopolymer **F5.**465
7-(1,3-Dioxolan-2-ylmethyl)-1,3-dimethyl-2,6(1*H*,3*H*)-purindion **F4.**400
7-(1,3-Dioxolan-2-ylmethyl)theophyllin **F4.**400
(*RS*)-3-(9,9-Dioxo-10-phenothiazinyl)-2-methyl-1-dimethyl-aminopropan **F5.**381
1,3-Dioxo-2-phenylindan **F5.**420
2,6-Dioxo-1,2,3,6-tetrahydropurin **F5.**729
10-[4-(3,4-Dioxymethylenbenzyl)-1-piperazinylacetyl]-phenothiazin **F4.**503
2,6-Dioxypurin **F5.**729
5,6-Dioxyuracil **F4.**48
DIPA *[Diisopropylamin]* **F4.**353
Dipenten **F3.**405, 831; **F5.**40
Dipentum **F5.**343
Dipeptidylaminopeptidase I **F4.**210
Dipeptidylarylamidase **F4.**210
Dipeptidylpeptidase I **F4.**210
Dipeptidyltransferase **F4.**210
Diphasiastrum, Monographie **F2.**530
Diphasiastrum complanatum **F2.**530; **F3.**128
Diphasiastrum wallrothii **F3.**128
Diphasium anceps **F3.**128
Diphemanilmetilsulfat, Monographie M03A **F4.**371
Diphencarbamid **F4.**498
Diphenylamin, Monographie V07AZ **F4.**372
Diphenylamine Orange **F5.**686
9,10-Diphenylanthracen, Monographie V07AZ **F4.**373
Diphenylbenzidin, Monographie V07AZ **F4.**373
N,N'-Diphenyl-[1,1'-biphenyl]-4,4'-diamin **F4.**373
Diphenylboryloxyethylamin, Monographie V07AZ **F4.**373
2-(Diphenylboryloxy)ethylamin **F4.**373
Diphenylcarbamothiosäure-*S*-[2-(diethylamino)-ethyl]ester **F4.**498
Diphenylcarbazid, Monographie V07AZ **F4.**373
Diphenylcarbazon, Monographie V07AZ **F4.**374
1,5-Diphenylcarbazon **F4.**374
1,5-Diphenylcarbonohydrazid **F4.**373
2-(2,2-Diphenylcyclopropyl)-4,5-dihydro-1*H*-imidazol **F4.**250
2-(2,2-Diphenylcyclopropyl)-2-imidazolin **F4.**250
Diphenyl-α,β-diketon **F4.**139
Diphenylethandion **F4.**139
1,2-Diphenylethandion **F4.**139
2,2-Diphenyl-2-(2-ethylbutoxy)essigsäure-2-(dimethylamino)ethylester **F4.**313
– hydrochlorid **F4.**313
Diphenylglyoxal **F4.**139
5,5-Diphenylhydantoin-3-norvalin **F5.**427
3α-(Diphenylmethoxy)-8-ethyl-8-azabicyclo[3.2.1]-octan **F4.**480
3α-(Diphenylmethoxy)-8-ethyl-1αH,5αH-nortropan **F4.**480
4-Diphenylmethylen-1,1-dimethylpiperidinium-methylsulfat **F4.**371
1-(Diphenylmethyl)-4-piperonylpiperazin **F5.**109
2-[(Diphenylmethyl)sulfinyl]acetamid **F5.**208
2-[(Diphenylmethyl)sulfinyl]acetohydroxamsäure **F4.**39

2-[(Diphenylmethyl)sulfinyl]-*N*-hydroxyacetamid **F4.**39
Diphenylorange **F5.**686
Diphenyloxazol, Monographie V07AZ **F4.**374
2,5-Diphenyloxazol **F4.**374
3-(4,5-Diphenyl-2-oxazolyl)propionsäure **F5.**369
Diphenylphenylenoxid-Polymer, Monographie V07AZ **F4.**374
α,α-Diphenyl-1-piperidinbutanol **F4.**352
1,1-Diphenyl-4-piperidinobutanol **F4.**352
4,4-Diphenyl-6-piperidino-3-hexanon **F5.**335
2,2-Diphenyl-4-piperidyl-butyramidmethobromid **F4.**503
Diphenylpyrazoline **F1.**834
Diphenylthiocarbazon **F4.**380
5,5-Diphenyl-3-(2,2,2-trichlor-1-hydroxy-ethyl)-imidazolidin-4-on **F5.**676
Diphtherie-Adsorbat-Impfstoff
– Monographie J07A **F5.**796
– Herstellung **F5.**773
– Prüfung **F5.**773
Diphtherie-Antiserum **F5.**882
Diphtherie-Antitoxin, Monographie J06AA **F5.**882
Diphtherie-Pertussis-Tetanus-Adsorbat-Impfstoff, Monographie J07A **F5.**797
Diphtherie-Serum **F5.**882
Diphtherie-Tetanus-Adsorbat-Impfstoff, Monographie J07A **F5.**799
Dipikrylamin, Monographie V07AZ **F4.**375
Dipiproverin
– Monographie A03A **F4.**375
– dihydrochlorid, Monographie A03A **F4.**376
Diplomorpha viridiflora **F3.**785
Diprogulsäure, Monographie **F4.**377
Dipsacus silvester, Verwechslung mit Lactuca virosa **F3.**21–22
Dipterocarpol **F3.**547
21-[4-(2,6)-Di-1-pyrrolidinyl-4-pyrimidinyl]-1-piperazinyl-16α-methyl-1,4,9(11)-pregnatrien-3,20-dionmesilat Monohydrat **F5.**652
Direkte Kalorimetrie **F1.**24
Direkte Verwertung **F1.**18
Direktpigmentierung **F1.**764
Dirithromycin, Monographie J01FA **F4.**377
Disaccharidasen **F1.**17
Disco biscuits *[Methylendioxymethamphetamin]* **F5.**157
KI-Discus Test **F1.**241
Diserneston gummiferum **F2.**530
Diskusfisch **F1.**581
Dispensierrecht **F1.**534
Dispersionen **F1.**813
Dispersionsklebstoffe **F1.**804
Dissolved Organic Carbon *[DOC]* **F1.**614, 617
Distearyldimethylammoniumchlorid *[DSDMAC]* **F1.**832, 882
Distelöl **F1.**163
Diterpenester, Gehaltsbestimmung **F2.**654
5,5'-(2,3-Dithiatetramethylen)bis(3-hydroxy-2-methylpyridin-4-methanol) **F5.**478
α-[1-(3,3-Di-3-thienylallylamino)ethyl]benzylalkohol **F5.**647

(+)-(*R*)-α-[(*S*)-1-[(3,3-Di-3-thienylallyl)amino]ethyl]-benzylalkohol **F5**.647
(1*R*,2*S*)-2-[3,3-Di(3-thienyl)allylamino]-1-phenyl-1-propanol **F5**.647
N,N'-(Dithiobis-(2-(2-(benzoyloxy)ethyl)-1-methyl-2,1-ethenediyl))bis(*N*-(4-amino-2-methyl-5-pyrimidinyl)methyl)formamid **F4**.156
N,N'-(Dithiobis(2-(2-(benzoyloxy)ethyl)-1-methylvinylen))bis(*N*-(4-amino-2-methyl-5-pyrimidinyl)-methyl)formamid **F4**.156
3,3-(Dithiodimethylen)bis(5-hydroxy-6-methyl-4-pyridin-methanol) **F5**.478
Dithiol, Monographie **V07AZ** **F4**.380
Dithionit-Lösung **F1**.501
Dithiopropylthiamin **F5**.474
Dithizon, Monographie **V07AZ** **F4**.380
Ditiocarb, Natriumsalz, Monographie **V03AB** **F4**.381
Dittinella **F2**.498
Diuredemina **F4**.640
Diuretika
– Hund und Katze
– – osmotische Stoffe **F1**.550
– – tubulär angreifende Stoffe **F1**.550
– kaliumsparende **C03D**
– – – Aldosteron-Antagonisten **C03DA**
– Quecksilber- **C03BC**
– Schleifendiuretika **C03C**
– Sulfonamide **C03BA**
– Thiazidanaloge **C03A, C03AA**
– Thiazide **C03A, C03AA**
– Xanthin-Derivate **C03BD**
Diuromethon **F4**.640
Divalproex, Monographie **N03AG** **F4**.382
Divanillydencyclohexanon **F4**.293
Divertikulitis **F1**.117
Divertikulose **F1**.117, 146
Diviminol **F5**.723
DIZO *[Dithizon]* **F4**.380
Dizocilpin, Monographie **N05BX** **F4**.383
Djagil'lekarstvennyj **F2**.95
Djoke **F2**.285
Djouzet er-ra'iane **F2**.498
DM-9384 *[Nefiracetam]* **F5**.307
DMSO *[Dimethylsulfoxid]* **F4**.362
DNA-Addukte **F1**.237
DNA-Hybridisierungstechnik **F1**.903
DNA-Impfstoff **F5**.790
DNA-Polymerase **F3**.737
DNA-Repair **F1**.762
DNA-Repairenzyme **F1**.236
DNA-Repairmechanismen **F1**.123
DNB *[Dinitrobenzol]* **F4**.368
DNBA *[Dinitrobenzoesäure]* **F4**.368
DNP *[Dinitrophenylhydrazin]* **F4**.369
DNR *[Daunorubicin]* **F1**.262
DOC *[Dissolved Organic Carbon = Gelöster organisch gebundener Kohlenstoff]* **F1**.614, 617
Docetaxel, Monographie **L01C** **F4**.384
Docosahexaensäure **F1**.12, 15
Docosanol **F3**.74
n-Dodecanol **F2**.118

Dodecansäure **F5**.14
– hexylester **F4**.622
1-Dodecyl-2-azepanon **F5**.14
Dodecyldi(aminoethyl)-glycin **F1**.882
1-Dodecylhexahydro-2*H*-azepin-2on **F5**.14
Döderlein'sche Stäbchen **F3**.4
Dodo **F2**.554
DOE *[Phencyclidin]* **F5**.418
Dofetilid, Monographie **C01B** **F4**.387
Dog-rose **F3**.447
Dog-rose fruit **F3**.450
Dokdoko **F2**.135
Dokkatsu **F2**.115
Dokuye-no-abura **F2**.58
Dokuyi **F2**.54
Dolasetronmesilat Monohydrat, Monographie **A04A** **F4**.388
Dolcimele **F3**.31
Dollenkrautwurzel **F2**.148
Dom ac ngu chia **F2**.394
Domosedan **F4**.324
Domperidonmaleat, Monographie **A03FA** **F4**.390
Doneveje **F3**.628
Dopachinon **F3**.540
Dopachrom **F3**.540
Dopamin **F2**.138–139
Dopexamin, Monographie **C01CA** **F4**.390
Doppellacat-Auszug **F1**.657
Dorema, Monographie **F2**.530
Dorema aitchisonii **F2**.530
Dorema ammoniacum **F2**.531, 533
– Monographie **F2**.530
– Verfälschung von Sumbuli Radix **F2**.711
Dorema aucheri **F2**.530–531
Dorema aureum **F2**.530–531
Dorema hirsutum **F2**.530
Dorema paniculatum **F2**.530
Doremol **F2**.531
Doremon **F2**.531
Doridamina **F5**.57
Dornapfel **F3**.450
Dornapfelschalen **F3**.449
Dornase alfa, Monographie **R05CB** **F4**.393
Dornasum alfa **F4**.393
Dorniger Hauhechel **F3**.265
Dortmannia inflata **F3**.96
Dorzolamid, Monographie **S01EC** **F4**.394
Dosieranlagen **F1**.916
Dosierhilfen **F1**.916
Dosierungsgewicht **F1**.395
Dosis-Nebenwirkungs-Kurven **F1**.179
Dosis-Wirkungsbeziehung, quantitativ **F1**.70
Dotefonium **F4**.395
– bromid, Monographie **A03A** **F4**.395
Dotriacontan, Monographie **V07A** **F4**.396
n-Dotriacontan **F4**.396
Double tansy **F3**.628
Doxacuriumchlorid, Monographie **M03A** **F4**.396
Doxazosin, Monographie **C02C, G04CA** **F4**.398
Doxofyllin, Monographie **R03DA** **F4**.400
Doxorubicin **F1**.263
Doxorubicin R.P. **F1**.263

DPT-Impfstoff **F1.**517
DPT-Impfung **F1.**517
Dracaena-Arten, Verwechslung mit Croton-draconoides-Latex **F2.**453
Drachen, grüner **F2.**168
Drachenblut
- mexikanisches **F2.**452
- westindisches **F3.**419
Drachenblut von Cartagena **F3.**419
Drachenwurz **F2.**534–535
Drachenwurzel **F2.**168
Dracunculus, Monographie **F2.**534
Dracunculus dracunculus **F2.**534
Dracunculus major **F2.**534
Dracunculus polyphyllus **F2.**534
Dracunculus vulgaris **F2.**534–535
- Monographie **F2.**534
- Verwechslung mit Ari maculati rhizoma **F2.**188
Dragendorff-Reagenz Nr. 89 **F1.**508
Dräger-Röhrchen **F1.**511
Dragon root **F2.**165–166, 168
Dragons turnip **F2.**165
Dragontea **F2.**534
Dragoon's root **F2.**534
Drehung, optische **F1.**290
Dreiblatt **F3.**211
Dreiblättriger Aron **F2.**165
Dreiblättriger Fieberklee **F3.**211
Dreiblatt-Zweizahn **F2.**236
Dreikammerbeutel **F1.**271, 285
Dreiteiliger Wasserdost **F2.**236
Dreiteiliger Zweizahn **F2.**236
Dreiwegehahn **F1.**946
Dreizähniges Knabenkraut **F3.**281
Drewmulse **F5.**572, 576, 578
Drewsorb 60 **F5.**576
Dried mushroom **F3.**61
Droggbloem **F2.**127
Droloxifen **F4.**655
Dronabinol, Monographie A04A **F4.**400
Dront **F3.**72
Drop water hemlock **F3.**260
Drop wort **F3.**258
Drosera **F2.**539, 542
- Monographie **F2.**536
Drosera hom., Monographie **F2.**536–537, 542
Drosera anglica **F2.**539, 542–543
- Monographie **F2.**536
Drosera intermedia **F2.**539, 542–543
- Monographie **F2.**537
Drosera longifolia **F2.**536–537, 539, 543
Drosera madagascariensis **F2.**537
Drosera ramentacea **F2.**537, 539
- Monographie **F2.**537
Drosera rotundifolia **F2.**539, 542–543
- Monographie **F2.**538
Drosera rotundifolia hom., Monographie **F2.**543
Drosera septentrionalis **F2.**538
Droserae herba, Monographie **F2.**536–537, 539
Droserae longifoliae herba **F2.**537
Droserae ramentaceae herba, Monographie **F2.**537
Droseron **F2.**526

Drouotisches Pflaster **F2.**502–503
Druck, kolloidosmotischer **F1.**4, 219–220
Druckbehälteranlagen außer Dampfkessel **F1.**728
Druckbehälterprüfungen **F1.**751
Druckbehälter-VO **F1.**728
Druckentlastungseinrichtungen **F1.**246
Druckgasbehälter, Lagerräume **F1.**749
Druckgase, technische Regeln **F1.**749
Druckgasflasche **F1.**748
Druckgaspackungen, gebrauchte, Rücknahme **F1.**697
Drucküberwachung, patientennahe **F1.**970
Druckverhältnisse **F1.**937
Druden-Fuß **F3.**122
Druemunke **F2.**36
Drug Monitoring, therapeutisches **F1.**376
Druggist's opium **F3.**294
Drummond cypress pine **F2.**266
Drunt **F3.**72
Dry elemi **F2.**256
Dryandra cordata **F2.**54
Dryandra oleifera **F2.**54, 62
Dryandra vernicia **F2.**62
Drypetes bengalensis **F2.**730
Drypetes roxburghii **F3.**424
DSD *[Duales System Deutschland]* **F1.**679
DSDMAC *[Distearyldimethylammoniumchlorid]* **F1.**832
DT-Impfstoff *[Diphterie-Tetanus]* **F5.**799
DTC *[Ditiocarb]* **F4.**381
DT IC *[Dacarbazin]* **F1.**262
D.T.I.C *[Dacarbazin]* **F1.**262
DTP-Impfstoff *[Diphterie-Tetanus-Pertussis]* **F5.**797
[DTPA-DPhe^L]-octreotid *[Diethylentriaminpentaessigsäure]* **F5.**404
DTPA-SMS *[Diethylentriaminpentaessigsäure]* **F5.**404
Du Bois KOF **F1.**251
Du cho **F2.**114
Duales System Deutschland *[DSD]* **F1.**679
Duftender Oleander **F3.**238
Duftstoffe **F1.**835
Duhuo **F2.**111, 114–115
Duitse Bertramwortel **F2.**74
Duitse Vuurwortel **F2.**74
Dulcin **F4.**462
Dulcitol **F2.**889
Dumping-Syndrom **F1.**137
Dungru **F2.**205
Dünndarm, Erkrankungen **F1.**137
Dünnschichtchromatographische Screeningverfahren **F1.**484
Durch-die-Nadel-Kathetersysteme **F1.**948
Durchfluß-Photometer-Verfahren **F1.**290
Durchschnittliche Plasmakonzentration **F1.**381
Durchschnittsprobe **F1.**639
Duskootoo **F2.**205
Dust *[Phencyclidin]* **F5.**418
DVGB-Oberflächenwasserrichtlinie *[Deutscher Verein des Gas- und Wasserfaches]* **F1.**651
DVG-Richtlinie, Viruzidie, Prüfung **F1.**902

Dvijangi **F3.**387
DVV-Richtlinie, Viruzidie, Prüfung **F1.**902
DVV-Virussuspensionstests **F1.**905
Dwarf nettle **F3.**732
Dwarf orchid **F3.**281
D-Wert **F1.**862
Dyers broom **F2.**794
Dyslipoproteinämien, primäre, nach Genotypen **F1.**109
Dysphagie **F1.**169

E

E 100 *[Curcumin]* **F1**.79
E 101 *[Riboflavin]* **F1**.81
E 102 *[Tartrazin]* **F1**.75
E 104 *[Chinolingelb]* **F1**.75
E 110 *[Gelborange S]* **F1**.74; **F5**.350
E 120 *[Karmin, echtes]* **F1**.79
E 122 *[Azorubin]* **F1**.74
E 123 *[Amaranth]* **F1**.74
E 124 *[Cochenillerot A]* **F1**.74
E 127 *[Erythrosin]* **F1**.76
E 131 *[Patentblau]* **F1**.75; **F5**.398
E 132 *[Indigocarmin]* **F4**.682
E 132 *[Indigotin]* **F1**.76
E 140 *[Chlorophyll(e)]* **F1**.79
E 141 *[Chlorophyll(in)-Kupfer-Komplex]* **F1**.79
E 142 *[Brillantsäuregrün BS]* **F1**.75
E 150 *[Zuckerkulör]* **F1**.81
E 151 *[Brillantschwarz BN]* **F1**.74
E 153 *[Pflanzenkohle, Carbo medicinalis vegetabilis]* **F1**.81
E 160a *[Beta-Carotin]* **F1**.77
E 160a *[Alpha-, Beta- und Gamma-Carotine]* **F1**.77
E 160b *[Bixin, Norbixin]* **F1**.77
E 160c *[Capsanthin, Capsorubin]* **F1**.78
E 160d *[Lycopin]* **F1**.78
E 160e *[Beta-apo-8'-Carotinal]* **F1**.77
E 160f *[Beta-apo-8'-Carotinsäureethylester]* **F1**.77
E 161g *[Canthaxanthin]* **F1**.78
E 162 *[Beetenrot, Betanin]* **F1**.80
E 163 *[Anthocyane]* **F1**.79
E 170 *[Calciumcarbonat]* **F1**.80
E 171 *[Titandioxid]* **F1**.81
E 172 *[Eisenoxide und -hydroxide]* **F1**.80
E 173 *[Aluminium]* **F1**.80
E 174 *[Silber]* **F1**.80
E 175 *[Gold]* **F1**.80
E 180 *[Rubinpigment BK]* **F1**.74
E 216 *[Propyl-4-hydroxybenzoat]* **F5**.471
E 218 *[Methyl-4-hydroxybenzoat]* **F5**.163
E 261 *[Kaliumacetat]* **F4**.736
E 291 *[Sorbitanstearat]* **F5**.576
E 301 *[Natriumascorbat]* **F5**.258
E 302 *[Calciumascorbat Dihydrat]* **F4**.196
E 304 *[Palmitoylascorbinsäure]* **F5**.389
E 331 *[Natriummonohydrogencitrat Sesquihydrat]* **F5**.284
E 336 *[Kalium-(2R, 3R)-hydrogentartrat]* **F4**.749
E 403 *[Ammoniumalginat]* **F4**.71
E 410 *[Johannisbrotkernmehl]* **F2**.325
E 492 *[Sorbitantristearat]* **F5**.578
E 493 *[Sorbitanlaurat]* **F5**.572

E 494 *[Sorbitanoleat]* **F5**.573
E 495 *[Sorbitanpalmitat]* **F5**.574
E 605 *[Parathion]* **F1**.458
E 3810 *[Rabeprazol, Natriumsalz]* **F5**.489
Earhtgall **F3**.754
Earth-moss seeds **F3**.125
East indian balmony **F3**.584
East Indian Copaiba, Verwechslung mit Copaivae balsamum **F2**.423
East Indian kino **F3**.414
Eastern catalpa **F2**.308
Eastern larkspur **F2**.417
EB *[Ethylbenzol]* **F4**.463
Ebastin, Monographie **R06A** **F4**.403
Ébène verte **F3**.647
Ebenholz, grünes **F3**.647, 649
Ebselen, Monographie **L03A** **F4**.404
Eburicolsäure **F2**.738; **F3**.33
(3a,16a)-Eburnamenin-14-carbonsäureethylester **F5**.724
E.C. 1.3.1.8 *[Acyl-CoA-dehydrogenase]* **F4**.32
E.C. 1.3.2.2 *[Acyl-CoA-dehydrogenase]* **F4**.32
E.C. 1.3.99.3 *[Acyl-CoA-dehydrogenase]* **F4**.32
E.C. 1.4.3.4. *[Monoaminoxidase, flavinhaltig]* **F5**.217
E.C. 1.4.3.6 *[Diaminoxidase]* **F4**.328
E.C. 1.11.1.6 *[Catalase]* **F4**.208
E.C. 2.3.1.6 *[Cholinacetaltransferase]* **F4**.244
E.C. 3.1.1.3. *[Rizolipase]* **F5**.526
E.C. 3.2.1.36 *[Hyaluronglucorinidase]* **F4**.631
E.C. 3.2.1.45 *[Aglucerase]* **F4**.46
E.C. 3.4.14.1 *[Cathepsin C]* **F4**.210
E.C. 3.4.21.9 *[Enteropeptidase]* **F4**.432
E.C. 4.2.2.5 *[Chondroitin AC Lyase]* **F4**.246
Ecabet, Natriumsalz, Monographie **F4**.405
Ecdysteron **F3**.314
Eche **F3**.832
Echinacein **F3**.826
Echinatin **F2**.87
Echinocystsäure **F2**.344-345, 816
Echinofuran **F3**.74
Echinofuran C **F3**.73
Echinus philippinensis **F3**.168
Echisosid **F2**.531
Echium vulgare, Verfälschung von Anchusae herba **F2**.88
Echovist, Monographie **V08D** **F4**.406
Echtblausalz B, Monographie **V07AZ** **F4**.408
Echte Hauswurz **F3**.535
Echte Königskerze **F3**.768
Echte Neonkrankheit **F1**.581
Echte Ochsenzunge **F2**.86
Echte Pistazie(n) **F3**.405-406
Echte Seidenpflanze **F2**.196
Echte Sumbulwurzel **F2**.711
Echter Augentrost **F2**.667-668
Echter Feigenbaum **F2**.714
Echter Hausschwamm **F1**.795
Echter Kalmus **F2**.18
Echter Safran **F2**.437-438
Echter Seidenspinner **F2**.241

Echter Steinklee **F3**.199
Echter Steinsame **F3**.79
Echtes Elemi **F2**.260
Echtes Fliegenholz **F3**.379
Echtes Karmin **F1**.79
Echtes Purgierkraut **F2**.808
Echtes Seifenkraut **F3**.512
Echtgrün **F5**.94
Echtrotsalz B, Monographie **V07AZ** **F4**.408
Echujin **F2**.39, 42
Écorce à aubéphine **F3**.775
Écorce de bois gentil **F2**.500
Écorce de cascarille **F2**.454
Écorce de filao **F2**.305
Écorce de mézeréon **F2**.500
Écorce de Panama **F3**.435
Écorce de quillaja **F3**.435
Écorce de saule **F3**.483
Écorce de tilleul **F3**.659
Ecorce de yohimbéhé **F3**.317
Ecstasy *[Methylendioxymethamphetamin]* **F5**.157
Edelfosin, Monographie **L01X** **F4**.408
Edelkoralle **F2**.428
Edible canna **F2**.282-283
Edifas **F5**.162
Edobacomab, Monographie **F4**.409
Edrophoniumchlorid, Monographie **N07AA** **F4**.410
EDTA *[Ethylendiamintetraacetat]* **F1**.833
Edun **F2**.767
Eenbees **F3**.314
Efiari **F2**.767
Efonidipinhydrochlorid Ethanol, Monographie **C08C** **F4**.412
Egg-drop-Syndrom-Impfstoff, für Hühner, Monographie **QJ57G** **F5**.835
Eginensolid **F3**.602
Eglantier **F3**.447, 450
Eglantol **F3**.447
Eglantosid **F3**.447
E-goma **F3**.328
EG-Richtlinie
– Badegewässer **F1**.651
– Oberflächengewässer **F1**.651
– Trinkwasser **F1**.651
Ehrlichs Reagenz **F4**.359
Eialbumin **F1**.5
Eichenmistel, europäische **F3**.102
Eichhornia, Monographie **F2**.545
Eichhornia crassipes **F2**.546
– Monographie **F2**.545
Eichhornia crassipes hom., Monographie **F2**.546
Eicosadiensäure **F3**.682
Eicosanoide **F1**.15
Eicosanol **F3**.74
Eicosapentaensäure **F1**.12, 15
ω-3-Eicosapentaensäure *[EPA]* **F1**.58
Eicosäure **F3**.682, 818
cis-11-Eicosensäure **F2**.35-36
Eicosentriensäure **F2**.143
Eifel **F1**.304
Eijitsu **F3**.462

Einbeere F3.314
- vierblättrige F3.314
Einbeerenkraut F3.314
Eindicken F1.83
Eingestellte Opiumtinktur F3.298
Eingestelltes Oleanderpulver F3.242
Eingestelltes Opium F3.298
Eingestelltes Opiumpulver F3.298
Eingestelltes verdünntes Opium F3.298
Einheimische Sprue F1.139
Ein-Kompartiment-Modell F1.377
Einkorn, falsches F2.341
Einkornwurzel, falsche F2.342
Einmaldosierung, i. v. F1.380
Einmalspritzen F1.245
Einscheiben-Sicherheitsgläser F1.739
Einweghandschuhe, flüssigkeitsdichte F1.243
Einwohnergleichwerte F1.617
Einzeldosis, orale F1.383
Einzel-Dosis-Formen F1.180
Einzelernte F5.769
Einzelimpfstoffe F5.766
Eisen F2.644, 674; F3.664
- Analytik F1.631
- Bedarf, Schwangerschaft F1.45
- elementar, Monographie V07AZ F4.413
- Grenz- und Richtwerte F1.631
- Körperbestand F1.44
- Körperverweildauer, reduzierte F1.57
- Leistungssport, Substitution F1.57
- Mangel F1.46
- pikrinsaures F4.511
- Resorption F1.45
- Speicherung F1.45
- Transport im Blut F1.45
- Überladung F1.46
- Umsatz, erhöhter F1.57
- Vorkommen F1.46
Eisenaspartat F4.414
Eisen(II)-DL-aspartat, Monographie B03A F4.414
Eisen(II)carbonat
- Monographie B03A F4.414
- Lactose-Saccharose-Komplex, Monographie B03A F4.414
Eisenchelatoren V03AC
Eisen(II)chlorid, Tetrahydrat, Monographie B03A F4.417
Eisen(III)chlorid
- Monographie V07AZ F4.415
- Hexahydrat, Monographie V07AZ F4.416
Eisenchlorür F4.417
Eisen(II)citrat Decahydrat, Monographie B03A F4.418
Eisenglanz F4.613
Eisen(III)glycerolphosphat, Monographie F4.419
Eisenholz F2.304
Eisenhydroxide F1.80
Eisen(II)iodid F4.511
Eisenjodür F4.511
Eisenkraut F3.79
Eisen-Mangel F1.119
Eisenmangelanämie F1.46, 119

Eisenoxid F2.673
- basisches arsenigsaures F4.510
Eisenoxide F1.80
Eisen(II,III)oxide, paramagnetisch, Monographie V08C F4.419
Eisenoxidphosphat F4.511
Eisenoxydulsulfat F4.422
Eisenpräparate B03A
Eisenpulver F4.413
Eisen(III)Saccharose-Komplex, Monographie B03A F4.420
Eisensesquisulfat F4.421
Eisen(II)succinat, Monographie B03A F4.421
Eisen(III)sulfat, Monographie V07AZ F4.421
Eisen(II)sulfat Heptahydrat, Monographie B03A F4.422
Eisenvitriol F4.422
Eisenzucker F4.420
Eisessig F4.24
Eiternessel F3.732
Eiweiß
- Magensäuresekretion, Stimulation F1.136
- Pufferkapazität F1.136
Eiweißarme Diät, Bestandteile F1.152
Eiweißarme Diätetika F1.153
Eiweißbedarf
- erhöhter F1.54
- Leistungssportler F1.54
- - Ausdauerbelastungen F1.54
- - Krafttrainingsformen F1.54
- - Muskelaufbau F1.54
- - Trainingsbedingungen F1.54
Eiweißbilanzierung F1.55
Eiweißhaushalt, Störungen F1.331
Eiweißhydrolysatnahrungen, hypoallergene F1.128
Eiweißkonzentrate, Nahrungsergänzung F1.169
Eiweißmangelzustände F1.126
Eiweißzufuhr, chronische Niereninsuffizienz F1.151
EKA-Werte *[Expositionsäquivalente]* F1.235
Ektoparasiten, höher organisierte F1.581
Ektoparasitenmittel P03A
Ektoparasitische Flagellaten F1.579
Ektoparasitische Protozoen F1.579
Ektoparasitische Trematoden F1.580
Ektoparasitosen F1.554
Elabro bianco F3.742
Elabro nero F3.753
Elaeis, Monographie F2.547
Elaeis edora F2.547
Elaeis guineensis F2.547, 549-550, 552
- Monographie F2.547
Elaeis guineensis hom., Monographie F2.552
Elaeis-guineensis-Palmkernöl
- Monographie F2.549
- Typ dura F2.549
- Typ pisifera F2.549
- Typ tenera F2.549
Elaeis-guineensis-Palmöl
- Monographie F2.549
- Special Quality F2.550
- Zaire Special Prime Bleach F2.550

Elaeis guinensis **F2.**552
Elaeis melanococca **F2.**553
Elaeis nigrescens **F2.**547
Elaeis oleifera **F2.**547, 553
– Monographie **F2.**553
Elaeis-oleifera-Palmkernöl, Monographie **F2.**553
Elaeis-oleifera-Palmöl, Monographie **F2.**553
Elaeis virescens **F2.**547
Elaeococca cordata **F2.**54
Elaeococca vernicia **F2.**62
Elaeococca verrucosa **F2.**54
Elaeococcaöl **F2.**58
Elaeophorbia, Monographie **F2.**554
Elaeophorbia drupifera **F2.**555
– Monographie **F2.**554
Elaeophorbia-drupifera-Latex, Monographie **F2.**555
Elaeophorbia renouardii **F2.**554
α-Elaeostearinsäure **F2.**54, 58–59, 61–63
Elaphrium fagaroides **F2.**257
Elaphrium graveolens **F2.**258
Elaphrium simarubum **F2.**258
Elaphrium tecomacum **F2.**257
Elaphrium tomentosum **F2.**260
Elarangom **F3.**820
Elastische Breitfixierpflaster **F1.**991
Elaterase **F2.**810
Elaterinid **F2.**809
Elath Hamastiq **F3.**398
Eldisine® **F1.**268
Elektrische Leitfähigkeit
– Grenz- und Richtwerte **F1.**610
– Wasserarten **F1.**610
Elektrische Speicheröfen **F1.**743
Elektrochemische Analysenverfahren **F1.**494
Elektrochemische Spannungen, bezogen auf Wasserstoff **F1.**778
Elektrochemische Stromerzeugung **F1.**777
Elektrochemische Systeme, Systematik **F1.**780
Elektrodencreme **F1.**1013
Elektrolyte, Infusionslösungen **B05XA**
Elektrolytlösungen, Volumenersatz **F1.**217
Elektrolytstatus **F1.**197
Elektrotauchverfahren **F1.**808
E-lel-e-kalaba **F3.**353
Elemadienolsäure **F2.**273, 275
Elemadienonsäure **F2.**275
β-Elemen **F2.**149
Elementares Eisen, Monographie **F4.**413
Elementares Mangan, Monographie **F5.**97
Elemi **F2.**260, 272
– afrikanisches **F2.**275
– amerikanisches **F2.**256, 258
– echtes **F2.**260
– philippinisches **F2.**272
– westindisches **F2.**256
Elemi aethiopicum **F2.**275
Elemi africanum **F2.**275
Elemi canary tree **F2.**271
Elemi commune **F2.**275
Elemi depuratum **F2.**273
Elémi purifée **F2.**273

Elemi of Uganda **F2.**275
Elemi verdadeira **F2.**260
Elemicin **F2.**259, 261, 273, 275, 698; **F3.**635
Elemier d'Afrique **F2.**275
α-Elemisäure **F2.**273
Elemol **F2.**273, 275
Elephant *[Phencyclidin]* **F5.**418
Elephant creeper **F2.**160
Elephant tranquilizer *[Phencyclidin]* **F5.**418
Eleuteria **F2.**454
Eleutheran **F2.**558
Eleutheria bark **F2.**454
Eleuthero **F2.**557
Eleutherococc **F2.**557
Eleutherococci radix **F2.**559
– Monographie **F2.**559
Eleutherococcus **F2.**559
– Monographie **F2.**557
Eleutherococcus senticosus **F2.**559
– Monographie **F2.**557
Eleutherococcus-senticosus-Trockenextrakt **F2.**561
Eleutherococcus-senticosus-Wurzel **F2.**559
Eleutherococcus sessiliflorus, Verwechslung mit Eleutherococci radix **F2.**560
Eleutherococcus-Fluidextrakt **F2.**561
Eleutherococcuswurzel, Monographie **F2.**559
Eleuthérocoque **F2.**557
Eleuthérocoque (Racine d') **F2.**559
Eleuthero-ginseng **F2.**557
Eleutherokokk koljucij **F2.**557
Eleutherosid **F2.**558–560
Eleutherosid B, Gehaltsbestimmung **F2.**563
Eleutherosid C **F2.**561
ElexV **F1.**746
Elex-VO **F1.**728
Elfvingia applanata **F2.**751
Elfvingia lipsiensis **F2.**751
Elgodipinhydrochlorid, Monographie C08C **F4.**423
Elimination **F1.**377
Eliminationsdiät **F1.**170
Eliminationsgeschwindigkeitskonstante **F1.**377–378, 380, 392
– Berechnung **F1.**384
Ellagsäure **F2.**49, 53, 56, 254, 271, 303, 305–306, 400–401, 634, 640, 658, 724, 733–734, 816, 827, 843; **F3.**80, 133, 168, 344, 348, 424, 434, 506, 544, 657, 659
Ellagsäureether **F2.**53
Ellebore blanc **F3.**742
Elleboro blanco **F3.**742
Elleboro verde **F3.**754
Elocon **F5.**214
Elodrin **F4.**640
Elotrans **F1.**138
Elsholtziaketon **F3.**335
Elshotziaketon **F3.**329
Eltanolon, Monographie **N05CM** **F4.**425
Eltoprazinhydrochlorid, Monographie **N05AX** **F4.**426
Elymoclavin **F2.**158–161
Embalming Fluid **F5.**418
Embinin **F2.**878

Emblic leafflower F3.343
Emblic myrobalan F3.343
Emblica F3.344
Emblica officinalis F3.343
Embranchée F2.628
Emedastindifumarat F4.426
Emetic herb F3.97
Emetic russula F3.465
Emetico (vegetal) F2.897
Emetika, Hund und Katze F1.548
Emetin Bismut(III)iodid, Monographie P01AX F4.426
Émetique F3.465
Eminose F4.91
Emissionsanalysen F1.599
Emit-ETS F1.470
Emit-Single-Test F1.470
Emit-ST F1.470
Emodin, Monographie F4.427
Emollentia D02, D02A
Emplastrum Meliloti F3.207
Emplastrum Mezerei cantharidat. F2.503
Emplastrum oxycroceum F2.441
Emsorb 2500 F5.573
Emulgatoren F1.821
– Reinigungsverstärker F1.788
Emulgierhilfsstoffe F1.821
Emulgiermittel F3.514
Emulsin F2.486; F3.309
Emusorb 2515 F5.572
En bas F3.345
Enalkiren, Monographie C09XA F4.428
Encense F2.246
Endemischer Kretinismus F1.120
Endod F3.370
Endogene CO-Produktion F1.500
Endogene Säureproduktion F1.338
Endoparasiten, Hund und Katze* F1.543
Endoparasitische Flagellaten F1.581
Endoparasitische Protozoen F1.581
Endoxan® F1.261
Endproduktkontrolle F1.256
Energie F1.22
– Körperspeicher F1.25
Energieaufnahme
– Richtwerte F1.25
– tägliche F1.25
Energiebedarf
– Leistungssportler F1.52, 59
– – Kalorienzufuhr-Verteilung F1.52
– – Mehrbedarf F1.52
– – sportarttypische Personengruppen F1.52
– – Trainingsgestaltung und Verpflegung F1.52
– – Versorgungszustand, individueller F1.52
– Richtwerte F1.50
– Schätzwerte F1.50
Energiebereitstellung, Körperarbeit F1.52
Energiebetrag F1.23
Energiedichte F1.779
Energiegewinnung im Stoffwechsel F1.24
Energie der Nahrung
– Bestimmung

– – kalorimetrische Bombe F1.22
– – physikalischer Brennwert F1.22
– – physiologischer Brennwert F1.22
Energiereserve F1.15
Energieumsatz, Mensch F1.23
Energieverbrauch, Bestimmung F1.24
EN-Feuerlöscher F1.738
Engelbrustwurz F2.95
Engelsstaub *[Phencyclidin]* F5.418
Engelsüßwurzelstock F1.99
Engelwurz F2.95, 99
– sibirische F2.111
Engelwurzkraut F2.99
Engelwurzsamen F2.97
Englischer Härtegrad F1.613
Enoxaparin, Monographie B01AB F4.429
Enoxolon F4.595
Enoyl-CoA-Reductase F4.32
Entacapon, Monographie N04BX F4.431
Entada phaseoloides, Verfälschung von Semen calabar F3.355
Entalkoholisierter Wein F1.92
Entenhepatitis-Impfstoff, Monographie QJ57G F5.836
Entenschnabel F2.184
Enteritis
– akute F1.137
– chronische F1.138
Enteritis regionalis F1.138
Enteritis regionalis Crohn F1.119
Enteritis-infectiosa-Erkrankungen F1.129
Enterococci F2.599, 602
Enterococcus, Monographie F2.597
Enterococcus faecalis F2.597
– Monographie F2.599
Enterococcus-faecalis-Bakterien, Monographie F2.600
Enterococcus-faecalis-Kultur F2.600
Enterococcus faecium F2.597
– Monographie F2.602
Enterococcus-faecium-Bakterien, Monographie F2.603
Enterococcus-faecium-Kultur F2.603
Enterocol F5.328
Enterohepatischer Kreislauf F1.14
Enterokinase F4.432; F5.526
Enterokokken F2.599, 602
Enteropathie
– exsudative F1.138
– gluteninduzierte F1.139
Enteropeptidase, Monographie A16A F4.432
Entfärber F1.785, 788
Entfernung von Farben und Lacken, Abbeizmittel F1.795
Entfluoridierungsanlagen F1.628
Entgiftungsmittel, Zytostatikatherapie V03AF
Entkalken, Dampfbügeleisen F1.785
Entkalkungsmittel F1.785
Entkeimung F1.847
Entladeströme F1.778
Entsorgung, Altmedikamente F1.691
Entwässertes Natriumsulfat F5.254

Environmental Monitoring, Umgebungskontrollen **F1**.235
Enzephalomyelitis, infektiöse aviäre, Impfstoff, für Geflügel **J07B** **F5**.840
Enzephalopathie, hepatische **F1**.115, 149
Enzyme **F1**.834
– Digestiva **A09AA**
– Fibrinolytika **B01AD**
Enzym-Immuno-Assay **F1**.470
Enzymopathien **F1**.127
Eosin, Monographie **D08AX** **F4**.433
Eosinum Natrium **F4**.433
Epakotroubo **F2**.254
Epalrestat, Monographie **N07X** **F4**.434
Epazote **F2**.344
Epeira diatema **F2**.138
Epeira diatemata **F2**.138
Epeira umbratica **F3**.36
EPF *[Epoetin alfa]* **F4**.446
Ephedrin Hemihydrat, Monographie **A08AA, R03CA, S01FB** **F4**.436
Ephedrinum hemihydricum **F4**.436
Ephydatia amphizona **F3**.568
Ephydatia fluviatilis **F3**.568
Ephydatia lacustris **F3**.570
Ephydatia mülleri **F3**.568, 570
– Monographie **F3**.568
6-*epi*-Aucubin **F3**.647, 649
Epibatidin, Monographie **N02** **F4**.436
Epicatalponol **F2**.309
Epicatechin **F2**.45, 324; **F3**.707
(–)-Epicatechin **F3**.346, 414, 416, 700
Epicatechingallat **F2**.45
Epideprid, Monographie **F4**.437
4-Epidoxorubicin **F1**.263
Epieuphoscopin **F2**.631
Epifriedelinol **F2**.158, 161
– acetat **F2**.158, 161
Epigallocatechin **F2**.45
– gallat **F2**.45–46
Epiglottitis **F1**.519
– foudroyante **F1**.519
Epikutantestung, Spezialpflaster **F1**.1006
3-Epimaslinsäure **F3**.141
3-Epimoretenol **F3**.506
Epinastinhydrochlorid, Monographie **R06A** **F4**.438
Épine blanche **F3**.549
Epinephrin **F2**.138–139
Epinin **F2**.138–139
Epiroprim, Monographie **J01EA** **F4**.439
Epirubicin **F1**.263
21-Episerratriol **F3**.122–123
Epitetracyclin, Monographie **J01AA** **F4**.440
4,5-Epithiocaryophyllen **F3**.458
Epithiohumulen **F3**.458
Epivolkenin **F2**.864–865
Epoetin alfa **F4**.446
Eponge **F2**.673–674
Eponge d'eau douce **F3**.568
Eponge de mer torréfiée **F2**.674
Epoprostenol
– Monographie **B01AC** **F4**.441

– Natriumsalz, Monographie **B01AC** **F4**.442
Epoxidharze **F1**.810
Epoxidharz-Klebstoffe **F1**.806
4,5-Epoxy-3,6-dihydroxymorphin-7-en **F5**.334
6,9-Epoxy-11,15-dihydroxy-(5Z,9α,11α,13E,15S)-prosta-5,13-dien-1-carbonsäure **F4**.441
4,5α-Epoxy-6-*N*-dimethyl-3,6-morphinandiol **F5**.155
Epoxyganoderiol **F2**.753
5β,20-Epoxy-1,2α,4,7β,10β,13α-hexahydroxytax-11-en-9-on-4-acetat-2-benzoat-13-yl-methyl-(2*R*,3*S*)-*N*-carboxy-3-phenylisoserinester-*N-tert*-butyl-ester **F4**.384
5β,20-Epoxy-1,2α,4,7β,10β,13α-hexahydroxy-tax-11-en-9-on-4,10-diacetat-2-benzoat-13(2*R*,3*S*)-*N*-benzoyl-3-phenylisoserinester **F5**.387
4,5α-Epoxy-3-hydroxy-5,*N*-dimethyl-6-morphinanon **F5**.177
4,5-Epoxy-3-hydroxy-*N*-methylmorphinan **F4**.318
5α-[[(4,5-Epoxy-3-methoxy-17-methyl-morphinan-6-yliden)amino]oxy]essigsäure **F4**.273
N-[(5*R*,9*R*,13*S*,14*R*)-4,5-Epoxy-3-methoxy-*N*-methyl-6-morphinanyliden]aminooxyessigsäure **F4**.273
4,5-Epoxy-17-methyl-3-morphinanol **F4**.318
4,5-Epoxy-*N*-methyl-3-morphinanol **F4**.318
4,5α-Epoxy-17-methyl-3,6α,14-morphinantriol **F4**.643
4,5α-Epoxy-7-morphinan-3,6α-diol **F5**.334
(–)-(1*R*,2*S*)-(1,2-Epoxypropyl)phosphonsäure, Calciumsalz **F4**.549
Epsom salts **F5**.91
Eptastigmintartrat, Monographie **S01EB** **F4**.443
Epydatia mülleri **F3**.569
Equilase **F4**.208
Érable à feuilles de frêne **F2**.11
Érable negundo **F2**.11
Érable à sucre **F2**.13
Eranthin
– β-D-gentiobiosid **F2**.609
– β-D-glucosid **F2**.609
Eranthis, Monographie **F2**.608
Eranthis cilicica **F2**.608
– Verwechslung mit Eranthis hyemalis **F2**.609
Eranthis hiemalis **F2**.608
Eranthis hyemalis **F2**.608–609
– Monographie **F2**.608
Eranthis-hyemalis-Kraut mit Rhizom, Monographie **F2**.609
Eranthis × tubergenii, Verwechslung mit Eranthis hyemalis **F2**.609
Erba di agrimonia **F2**.46
Erba amara **F3**.603, 618, 628
Erba benedettina **F2**.388
Erba calenzola **F2**.630
Erba cipressina **F2**.623
Erba cornella **F2**.418
Erba costa **F3**.603
Erba cremosimo **F3**.361
Erba crociola **F3**.314
Erba die Meliloto **F3**.198
Erba dij verm **F3**.628

Erba doneja F3.628
Erba dunnea F3.628
Erba frangia F3.628, 633
Erba frexa F3.628
Erba de greppi F2.208
Erba della Madonna F3.603
Erba del mandron F3.628
Erba d'oro F2.213
Erba di ortica F3.714
Erba rugginina F2.213
Erba del rumi F3.628
Erba di S. Cristoforo degli erborai F2.36
Erba di San Pietro F3.603
Erba Santa Maria F3.603
Erba sega F3.132-133
Erba serpona F2.534
Erba strega F3.122-123
Erba vermicolare F3.628, 633
Erba-corsa F2.498
Erba-laurine F2.499
Erbrechen F1.169
Erdmoos F3.122-123
Erdnußöl, Verfälschung von Aleurites-fordii-Samenöl F2.58
Erdostein, Monographie R05CB F4.443
Erektionsstörung G04BE
Eremanthin F3.54
Eremophilen F2.146
Erfassungsquoten F1.683
Erfrischungsgetränke, fruchtsafthaltige F1.92
Ergänzungseffekt F1.10
Ergasilidae F1.581
Ergin F2.158, 160-161
Ergocalciferol F1.31; F3.63
Ergometrin F2.158-161
Ergometrinin F2.158-161
Ergosin F2.158
Ergosinin F2.158
Ergosterol F1.31; F2.43, 738; F3.467, 736
Ergothionein F2.838
Ergotismus F1.130
Erica F2.612
– Monographie F2.610
Erica botuliformis F2.612
Erica carnea, Verwechslung mit Erica tetralix F2.612
Erica cinerea F2.611
– Monographie F2.610
Erica-cinerea-Blüte F2.611
Erica herbacea, Verwechslung mit Erica tetralix F2.612
Erica humilis F2.610
Erica mutabilis F2.610
Erica saxatailis, Verwechslung mit Erica tetralix F2.612
Erica tenuifolia F2.610
Erica tetralix F2.612
– Monographie F2.612
Erica-tetralix-Blüten F2.612
Erica viridi purpurea F2.610
Ericae cinereae flos F2.611
– Monographie F2.611

Ericae tetralicis flos, Monographie F2.612
Ericinol F2.611
Eriocephalosid F2.800
Eriochromschwarz T, Monographie V07AZ F4.444
Eriodictio F2.614
Eriodictyol F2.615, 617; F3.760, 762
Eriodictyon F2.614, 616
– Monographie F2.613
Eriodictyon angustifolium F2.614
– Monographie F2.614
– Verwechslung mit Eriodictyon californicum F2.615
Eriodictyon-angustifolium-Blätter, Monographie F2.614
Eriodictyon californicum F2.614, 616, 618-619
– Monographie F2.614
Eriodictyon californicum hom., Monographie F2.618-619
Eriodictyon-californicum-Blätter F2.616
Eriodictyon crassifolium
– Verfälschung von Eriodictyonis folium F2.617
– Verwechslung mit Eriodictyon californicum F2.615
Eriodictyon glutinosum F2.614
Eriodictyon niveum, Verfälschung von Eriodictyonis folium F2.617
Eriodictyon tomentosum
– Verfälschung von Eriodictyonis folium F2.617
– Verwechslung mit Eriodictyon californicum F2.615
Eriodictyon trichocalyx, Verwechslung mit Eriodictyon californicum F2.615
Eriodictyonblätter F2.616
Eriodictyon-Fluidextrakt F2.617
Eriodictyonis folium, Monographie F2.616
Eriodictyon-Sirup, aromatischer F2.618
Eriodyctiol F2.835
Eriodyctionon F2.835
Eriosid F2.800
Eriosphaera fenzlii F2.267
Eritadenin F3.63
Erkrankungen
– Dickdarm F1.143
– Dünndarm F1.137
– Gallenwege F1.148
– kardiovaskuläre F1.155
– – klassische Risikofaktoren F1.155
– Kauapparat F1.114
– Leber F1.148
– – Diagnostik F1.354
– Magen F1.135
– Niere F1.150
– – Diagnostik F1.363
– Pankreas, exokrine F1.146
– Speiseröhre F1.135
– Verdauungsorgane F1.114
– zerebrovaskuläre F1.113
– Zwölffingerdarm F1.135
Ernährung V06
– anthroposophische F1.175
– Grundlagen F1.3
– kohlenhydratfreie F1.19

- laktovegetabile **F1**.19
- perioperative **F1**.173
- streng vegetarische **F1**.169
Ernährungsabhängige Krankheiten **F1**.106
- Vorbeugung, Ernährungsmaßnahmen **F1**.105
Ernährungsanamnese **F1**.52
Ernährungsempfehlungen, alternative **F1**.172
Ernährungskomponenten, leistungsvariierende **F1**.52
Ernährungsprotokolle **F1**.52
Erste-Hilfe-Leistungen, Aufzeichnung **F1**.736
Erste-Hilfe-Material **F1**.735
Ersthelfer **F1**.735
Erubescens **F2**.705
Erucasäure **F3**.109, 115
Erva di vermi **F3**.628
Erwinase **F1**.263
Erwinase TM **F1**.263
Erwinia-Asparaginase **F1**.263
Erysibe maydis **F3**.736
Erythemschwellenzeit **F1**.763
Erythritoltetranitrat **F4**.444
Erythrityltetranitrat, Monographie C01D **F4**.444
Erythrocyten-Indices **F1**.320
Erythrocytenzahl **F1**.320
Erythrocytolyse **F1**.320
Erythrol
- nitrat **F4**.444
- tetranitrat **F4**.444
Erythrolaccin **F2**.906
Erythropoese **F1**.119
Erythropoietin, Monographie B03X **F4**.446
1-165-Erythropoietin **F4**.446
Erythrosin **F1**.76
- Monographie **F4**.447
Erythrozytenkonzentrat
- Herstellung **F5**.891
- (PAGGS-M), Monographie B06 **F5**.906
- - mit 30 Gy bestrahlt, Monographie B06 **F5**.908
- - inline-gefiltert, Monographie B06 **F5**.910
- - inline-gefiltert mit 30 Gy bestrahlt, Monographie B06 **F5**.912
- Qualitätskriterien **F5**.893
- (SAG-M), Monographie B06 **F5**.914
- - mit 30 Gy bestrahlt, Monographie B06 **F5**.916
- - inline gefiltert, Monographie B06 **F5**.918
- - inline-gefiltert mit 30 Gy bestrahlt, Monographie B06 **F5**.918
Erzengelwurz **F2**.95, 99
Erzgebirge **F1**.304
ES 304 *[Nicofuranose]* **F5**.313
Esachlorofene **F4**.616
Esarara **F2**.731
Eschen-Ahorn **F2**.11
Eschenblättrige Jasmintrompete **F3**.650
Eschenblättriger Ahorn **F2**.11–12
Esculentosid **F3**.361
Esculentsäure **F3**.361, 363, 366
Esculetin **F3**.419
„E"sease *[Methylendioxymethamphetamin]* **F5**.157
Eselskraut **F3**.265
Eselsmilch **F2**.626

Eselsohren **F2**.184
Eselsohrwurzel **F2**.187
Eselswolfsmilch **F2**.628
Esenbeckia febrifuga, Verfälschung von Angosturae cortex **F2**.748
Esencia de Chenopodio **F2**.345
Esera **F3**.353
(–)-Eseramin **F3**.355
Esere **F3**.353
Eseré **F3**.353
Éseré **F3**.353
Eserébohnen **F3**.354
Eserésamen **F3**.354
Eseridin **F3**.355
Eserin **F3**.355
Esmolol, Monographie C07AB **F4**.447
Espargoute **F3**.618
Esperson **F4**.319
Espirapril **F5**.581
Esponja **F2**.673
Esquizófilo común **F3**.528
Eßfeige **F2**.714
Eßstörungen **F1**.122
Essalis **F3**.483
Essat **F2**.254
Essence d'Angélique **F2**.108
Essence d'Ansérine vermifuge **F2**.345
Essence de calamus **F2**.19
Essence de cascarille **F2**.455
Essence de fenouil d'eau **F3**.258
Essence de laurier **F3**.57
Essence de linaloé de Mexique **F2**.256
Essence de rose **F3**.456
Essence de tanaisie **F3**.631
Essential oil of hysop **F2**.870
Essentielle Aminosäuren **F1**.5
Essentielle Fettsäuren **F1**.15, 50
- Bedarf **F1**.16
- Mangel **F1**.15
Essenza di rosa **F3**.456
Essig **F1**.83
Essigrose **F3**.459
Essigrosenblüten, rote **F3**.453
Essigsäure **F1**.83; **F2**.471, 513; **F3**.712, 733; **F4**.24
- Ammoniumsalz **F4**.70
- Kaliumsalz **F4**.736
- Mangan(II)-Salz **F5**.98
Essigsäurebutylester **F4**.186
Essigsäurederivate
- Antiphlogistika M01AB
- Antirheumatika M01AB
(±)-Essigsäure-(1-ethyl-4-methylamino-2,2-diphenyl-pentyl)ester **F5**.331
Essigsäure-3-hydroxyphenylester **F5**.502
Essigsäurelinalylester **F5**.41
Essigsäurementhylester **F5**.115
Essigsaures Kalium **F4**.736
Estazolam, Monographie N05CD **F4**.448
Estepronina **F5**.585
Ester **F1**.787
Esterlacke, organische **F1**.811

Estigmas de Azafran F2.438
Estracyt® F1.264
17α-Estradiol, Monographie G03C F4.449
Estradiol Hemihydrat, Monographie G03C F4.452
Estradiolum hemihydricum F4.452
Estragol F3.201
Estramustin F1.264
(17α)-Estra-1,3,5(10)-trien-3,17-diol F4.449
1,3,5(10)-Estratrien-3,17α-diol F4.449
Estra-1,3,5(10)-trien-3,17β-diol Hemihydrat F4.452
Estrogene, Sexualhormone G03C
Estron-3-hydrogensulfat, Piperazinsalz, Monographie G03C F4.453
Estropipat F4.453
Estruendo F3.647
Esulafaktor F2.629
Esule F2.628
Esulon F2.629
Etamiphyllin F5.139
Etamivan, Monographie R07AB F4.453
Etanidazol, Monographie F4.454
Eternal flower F2.126
Ethadion, Monographie N03AC F4.454
Ethallobarbital F4.462
Ethamivan F4.453
Ethanal F4.11
1,2-Ethandiamin F4.464
Ethandicarbonsäure, Diammoniumsalz Monohydrat F4.76
Ethandiol F4.598
1,2-Ethandiol F4.466, 598
Ethanol F1.83, 483; F2.513; F3.457
– Monographie V03AB, V03AZ F4.455
– benzinvergällt, Monographie F4.456
– Bestimmung F1.496
– camphervergällt, Monographie F4.456
Ethanol-2,2'-oxybisdimethylether F4.349
Ethanolsäure F4.595
Ethanol-Test F1.496
Ethanolum camphera denaturatum F4.456
(3R-cis)-3-(3-Ethenyl-4-piperidinyl)-1-(6-methoxy-4-chinolinyl)-1-propanon F5.725
Ether
– Monographie M03B, N01AA F4.457
– Lösungsmittel F4.457
Ethoheptazin, Monographie N02AX F4.460
Ethohexadiol F4.467
p-Ethoxyacetanilid F5.4
4-[1-(Ethoxycarbonyloxy)ethoxy]-2-methyl-N-(2-pyridyl)-2H-1,2-benzothiazin-3-carboxamid-1,1-dioxid F4.80
(2S,3aR,7aS)-1-{(S)-N-[(S)-1-Ethoxycarbonyl-3-phenylpropyl]-L-alanyl}-2-hexahydroindolincarbonsäure F5.670
(3S)-2-{N-[(S)-1-Ethoxycarbonyl-3-phenylpropyl]-L-alanyl}-1,2,3,4-tetrahydro-6,7-dimethoxy-3-isochinolincarbonsäuremonohydrochlorid F5.208
3-(Ethoxycarbonyl)pyridin F4.472
(R)-(–)-3-Ethoxycarbonyl-4-thiazolidincarbonsäure F5.621

Ethoxychrysoidinhydrochlorid, Monographie V07AZ F4.461
1-[4-Ethoxy-3-(6,7-dihydro-1-methyl-7-oxo-3-propyl-1H-pyrazolo[4,3-d]pyrimidin-5-yl)phenylsulfonyl]-4-methylpiperazin F5.567
– citrat F5.568
2-Ethoxyethanol, Monographie V07A F4.461
1-(2-Ethoxyethyl)-2-(hexahydro-4-methyl-1H-1,4-diazepin-1-yl)benzimidazol-(E)-2-butendioat F4.426
1-(2-Ethoxyethyl)-2-(4-methyl-1-homopiperazinyl)-benzimidazolifumarat F4.426
4'-Ethoxylactanilid F4.461
p-Ethoxylactanilid, Monographie N02B F4.461
1-(4-Ethoxy-3-methoxybenzyl)-6,7-dimethoxy-3-methylisochinolin F4.365
– phosphat F4.366
1-[(4-Ethoxy-3-methoxyphenyl)methyl]-6,7-dimethoxy-3-methylisochinolin F4.365
– phosphat F4.366
5-[2-Ethoxy-5-(4-methylpiperazin-1-ylsulfonyl)phenyl]-1-methyl-3-propyl-6,7-dihydro-1H-pyrazolo[4,3-d]pyrimidin-7-on F5.567
– citrat F5.568
p-Ethoxymilchsäureanilid F5.4
(R)-5-[2-[[2-(2-Ethoxyphenoxy)ethyl]amino]propyl]-2-methoxybenzolsulfonamidhydrochlorid F5.612
4-(4-Ethoxyphenylazo)-m-phenylendiaminhydrochlorid F4.461
1-(p-Ethoxyphenyl)-1-diethylamino-3-methyl-3-phenylpropan F4.462
1-(4-Ethoxyphenyl)-N,N-diethyl-3-phenylbutylamin
– Monographie A03 F4.462
– hydrochlorid, Monographie A03 F4.462
(4-Ethoxyphenyl)harnstoff, Monographie V06C F4.462
N-(4-Ethoxyphenyl)-2-hydroxypropanamid F4.461; F5.4
Ethybenztropin F4.480
Ethylacetyltyrosinat F4.24
Ethylalkohol F1.875; F4.455
5-Ethyl-5-allylbarbitursäure, Monographie N05CA F4.462
Ethylamin F2.182, 186
2-[[4-[[(Ethylamino)carbonyl]amino]phenyl]methylen]hydrazincarbothiamid F4.473
(4S,6S)-4-(Ethylamino)-5,6-dihydro-6-methyl-4H-thieno[2,3-b]thiopyran-2-sulfonamid-7,7-dioxid F4.394
1-[3-(Ethylamino)-2-pyridyl]-4-[(5-methoxyindol-2-yl)carbonyl]piperazinmonomethansulfonat F4.118
Ethyl-1-(3-anilinopropyl)-4-phenyl-4-piperidincarboxylat F5.438
Ethyl-apovincamin-22-oat F5.724
Ethyl-[(S)-2-benzamido-5-guanidinovalerianat]-hydrochlorid F4.142
1-(7-Ethylbenzofuran-2-yl)-2-tert-butylamino-1-hydroxyethan F4.179
Ethylbenzol, Monographie V07AZ F4.463
Ethylbromisovalerat, Monographie N05CX F4.463

2-(2-Ethylbutyryl)oxybenzoesäuremethylester **F5.161**
(RS)-Ethyl-2-[4-(4-chlorbenzyl)phenoxy]-2-methylbutyrat **F4.136**
Ethyl-7-chlor-5,6-dihydro-5-methyl-6-oxo-4H-imidazo-[1,5-a][1,4]benzodiazepin-3-carboxylat **F5.553**
Ethyl-(±)-2-[[α-(p-chlorphenyl)-p-tolyl]oxy]-2-methylbutyrat **F4.136**
N-Ethylcrotonanilid, Monographie **F4.464**
Ethylcyanacetat **F4.288**
Ethyl-12-desoxy-12,13-didehydro-vincanol-12-carboxylat **F5.724**
Ethyldiglycol **F4.349**
4-(2-Ethyl-2,3-dihydro-1H-inden-2-yl)-1H-imidazol **F4.119**
1-Ethyl-3-(3′-dimethylaminopropyl)-3-(6′-allylergolin-8′β-carbonyl)urea **F4.189**
Ethyldimethylcarbinol **F4.82**
Ethyl-5-(N,N-dimethylglycyl)-10,11-dihydro-5H-dibenz[b,f]azepin-3-carbamathydrochlorid **F5.651**
3-Ethyl-5,5-dimethyl-2,4-oxazolidin-dion **F4.454**
3,3′-[Ethylenbis(oxyethylenoxyethylencarbonyl-imino)]bis[2,4,6-triiodobenzoesäure] **F4.701**
Ethylendiamin
– Monographie V07AZ **F4.464**
– tetraacetat **F1.833**
trans-Ethylen-1,2-dicarbonsäure, Kaliumsalz **F4.745**
Ethylendichlorid **F4.338**
Ethylenglycol **F4.466**
– dimethylether, Monographie V07AZ **F4.466**
– monobutylether **F4.186**
– monoethylether **F4.461**
– monophenylether **F5.425**
Ethylenglycol-Lösung mit Korrosionsschutz **F1.792**
Ethylenglykol
– Monographie V07AZ **F4.466**
– monomethylether, Monographie V07AZ **F4.466**
Ethylenoxid **F1.864**
Ethylenoxid-Propylenoxid-Blockpolymere **F1.881**
Ethylenoxid-Verfahren **F1.864**
Ethylenvinylacetat **F1.285**
N-Ethyl-ethanamin **F4.347**
Ethylether **F4.457**
1-Ethyl-6-fluor-7-(4-methyl-piperazin-1-yl)-4-oxo-1,4-dihydrochinolin-3-carbonsäure-monomethansulfonat Dihydrat **F5.399**
Ethylformiat, Monographie D01AE **F4.467**
1-Ethyl-3-(p-formylphenyl)ureathiosemicarbazon **F4.473**
Ethylgallat **F3.339, 344**
Ethylgrün **F4.166**
Ethylheptazin **F4.460**
Ethylhexahydro-1-methyl-4-phenylazepincarboxylat **F4.460**
2-Ethyl-1,3-hexandiol, Monographie P03BX **F4.467**
2-Ethyl-1,3-hexylenglycol **F4.467**
Ethylhydrogenfumarat, Monographie D05A **F4.468**
(–)-Ethyl-hydrogen-(R)-3,4-thiazolidincarboxylat **F5.621**

Ethyl-p-hydroxybenzoat **F1.87**
Ethyl-(3-hydroxy)-N,N-dimethylaniliniumchlorid **F4.410**
N-Ethyl-3-hydroxy-N,N-dimethyl-benzenaminiumchlorid **F4.410**
(+)-13-Ethyl-17-hydroxy-18,19-dinor-17α-pregna-4-en-20-in-3-on-oxim-20-acetat **F5.332**
Ethyl-(m-hydroxyphenyl)dimethylammoniumchlorid **F4.410**
1-Ethyl-2-(4-hydroxyphenyl)-3-methylindol-5-ol-diacetat **F5.747**
Ethyl-4-(m-hydroxyphenyl)-1-methylisonipecotat **F4.653**
Ethyl-4-(3-hydroxyphenyl)-1-methylpiperidin-4-carboxylat **F4.653**
4(S)-4-Ethyl-4-hydroxy-1H-pyrano[3′,4′:6,7]indolizino[1,2,-b]chinolin-3,14-(4H,12H)-dion **F4.203**
2-Ethyl-3-hydroxy-4-pyranon **F4.472**
Ethylidenchlorid **F4.338**
4-(2-Ethyl-2-indanyl)imidazol **F4.119**
Ethyliodid **F4.697**
Ethyl-9-iodoctadecanoat **F4.469**
Ethyl-10-iodoctadecanoat **F4.470**
Ethyl-9-iodstearat, Monographie V04CX **F4.469**
Ethyl-10-iodstearat, Monographie V04CX **F4.470**
Ethylkaffeoylat **F2.158**
Ethylketon **F4.350**
Ethyllinolat, Monographie C10AX **F4.470**
Ethylmaltol **F1.103**
– Monographie **F4.472**
Ethylmethanoat **F4.467**
β-Ethyl-6-methoxy-α,α-dimethyl-2-naphtalenpropionsäure **F5.141**
(±)-1-Ethyl-4-methylamino-2,2-diphenylpentylacetat **F5.331**
Ethylmethylcarbinol **F4.183**
Ethylmethylketon, Monographie V07A **F4.472**
3-Ethyl-4-methyl-N-{4-[3-(4-methylcyclohexyl)ureidosulfon]phenylethyl}-2-oxo-3-pyrrolincarboxamin **F4.579**
1-{4-[2-(3-Ethyl-4-methyl-2-oxo-3-pyrrolin-1-carboxamido)ethyl]phenyl}sulfonyl-3-(4-methylcyclohexyl)urea **F4.579**
α-Ethyl-p-[2-[(α-methylphenethyl)amino]ethoxy]-benzylalkohol **F4.495**
(±)-α-Ethyl-4-{2-[(α-methylphenethyl)amino]-ethoxy}benzylalkohol **F4.495**
(RS)-Ethyl-1-methyl-4-phenyl-4-azepancarboxylat **F4.460**
(RS)-5-Ethyl-3-methyl-5-phenyl-hydantoin **F5.117**
5-Ethyl-3-methyl-5-phenylhydantoin **F5.117**
(RS)-5-Ethyl-3-methyl-5-phenyl-2,4-imidazolidindion **F5.117**
(RS)-1-Ethyl-1-methyl-3-propinylcarbamat **F5.167**
(R)-(–)-N-Ethyl-α-methyl-3-(trifluormethyl)benzenethanamin **F5.28**
(R)-(–)-N-Ethyl-α-methyl-3-(trifluormethyl)phenethylamin **F5.28**
(R)-(–)-N-Ethyl-α-methyl-m-(trifluormethyl)phenethylamin **F5.28**
2-Ethyl-3-methylvaleramid **F5.714**

Ethylmorphin F1.479
Ethyl-1-(2'-morpholinoethyl)-4-phenyl-isonipecotat F5.221
Ethyl-1-(2-morpholinoethyl)-4-phenyl-4-piperidincarboxylat F5.221
Ethyl-10-(3-morpholinopropionyl)phenothiazin-2-carbamat F5.218
Ethylnicotinat, Monographie M02AD F4.472
Ethylnitrit, Monographie F4.473
N-Ethylnortropinbenzhydrylether F4.480
Ethyl-(ZZ)-9,12-octadecadienoat F4.470
(±)-α-Ethyl-2-oxo-1-pyrrolidinacetamid F4.474
(S)-α-Ethyl-2-oxo-1-pyrrolidinacetamid F5.24
5-Ethyl-5-phenyl-barbitursäure und DL-threo-2-Amino-1-phenyl-propan-1-ol, äquimolare Verbindung F4.211
N-Ethyl-N-phenyl-butenamid F4.464
(±)-5-[4-[2-(Ethyl-2-piperidyl)ethoxy]benzyl]thiazolidin-2,4-dionmonohydrochlorid F5.442
(±)-5-[p-[2-(5-Ethyl-2-piperidyl)ethoxy]benzyl]thiazolidin-2,4-dionmonohydrochlorid F5.442
5-Ethyl-5-(2-propenyl)barbitursäure F4.462
5-Ethyl-5-(2-propenyl)-2,4,6-(1H,3H,5H)-pyrimidintrion F4.462
2-Ethyl-3-propyl-1,3-propandiol F4.467
Ethyl-3-pyridincarboxylat F4.472
2-Ethyl-2-(4-pyridyl)glutarimid F5.530
3-Ethyl-3-(4-pyridyl)piperidin-2,6-dion F5.530
N-(1-Ethyl-pyrrolidin-2-ylmethyl)-5-iodo-2,3-dimethoxy-benzamid F4.437
Ethylquecksilber(II)-thiosalicylsäure-Na F1.877
Ethylsalicylat F3.42
N^1-(5-Ethyl-1,3,4-thiadiazol-2-yl)sulfanilamid F5.595
α-Ethyl-α-(3-trifluormethylphenyl)alkohol F4.528
α-Ethyl-2,4,6-triiod-3-[(1-oxobutyl)amino]phenylpropansäure, Mononatriumsalz F5.302
4-(3-Ethylureido)benzaldehydthiosemicarbazon, Monographie P03BX F4.473
Ethylvanillin F1.101
Etikettenleim F1.806
Etiodorat F4.470
Etiolin F3.743
Etiracetam, Monographie N06BX F4.474
Etocarlid, Monographie J04AD, J04B F4.474
ET-18-OCH$_3$ [Edelfosin] F4.408
Etodolac, Monographie M01AB F4.475
Etodolsäure F4.475
Etodroxizindihydrogenmaleat, Monographie F4.478
Etoperidon, Monographie N06AB F4.479
Etoposid F1.264
– Paravasation F1.253
Etoxazenhydrochlorid F4.461
Étrange-loup F3.314
Etretin F4.25
Ettakuta F2.159
Ettringit F1.626
Etybenzatropin, Monographie N04AC F4.480
Eucalyptus F3.415
Eucalyptus camaldulensis F3.415
Eucalyptus cochinchinensis F3.187
Eucalyptus corymbosa F3.415
Eucalyptus gigantea F3.415
Eucalyptus hemilampra F3.415
Eucalyptus leucoxylon F3.415
Eucalyptus maculata F3.415
Eucalyptus resinifera F3.415
Eucalyptus rostrata F3.415
Eucalyptus viminalis F3.415
Eucalyptusöl, Verfälschung von Melalaeuca-cajuputi-Öl F3.188
Eucatropin, Monographie S01FA F4.480
Eudesmin F3.818
(–)-Eudesmin F3.819
Eudesmol F3.156, 160–161, 413, 420
β-Eudesmol F2.146; F3.44, 416, 843
Euforbio F2.653
Eufrasia F2.667–668
Eugenol F2.361, 379; F3.51, 57, 151, 212, 457, 662
Euhydratation F1.193
– hypotone F1.196
Eukovosid F1.196; F2.666, 668–669
Eulimen F5.40
Eupatilin F3.630
Eupatoire F2.45
Eupatoire-aquatique F2.236
Eupatória-dos gregos F2.45
Eupatorin F5.586
Euphohelionon F2.631
Euphohelioscopin F2.631
Euphol F2.555, 620, 625, 635, 645, 649, 658; F3.593
α-Euphol F2.642
Euphorb. vet. F2.655
Euphorbain F2.555, 659
Euphorbe F2.653
Euphorbe amandier F2.621
Euphorbe amygdalis F2.621
Euphorbe antivenérien F2.656
Euphorbe des bois F2.621
Euphorbe commune F2.628
Euphorbe à drupes F2.554
Euphorbe epurge F2.645
Euphorbe petit cyprès F2.623
Euphorbe résiné F2.653
Euphorbe Réveil-matin F2.631
Euphorbetin F2.646
Euphorbia F2.634
– Monographie F2.619
Euphorbia A F2.651
Euphorbia amygdaloides F2.619, 621–622
– Monographie F2.621
Euphorbia amygdaloides hom., Monographie F2.621–622
Euphorbia austriaca F2.661
Euphorbia B F2.651
Euphorbia C F2.651
Euphorbia canariensis F2.653
Euphorbia capitata F2.633
Euphorbia carpatica F2.661
Euphorbia chamaesyce, Verwechslung mit Euphorbia humifusa F2.639

Euphorbia coraoides **F2.**651
Euphorbia corollata **F2.**619, 622–623
– Monographie **F2.**622
Euphorbia corollata hom., Monographie **F2.**623
Euphorbia-corollata-Wurzel, Monographie **F2.**622
Euphorbia cyparissias **F2.**619, 624, 626–628
– Monographie **F2.**623
Euphorbia cyparissias hom., Monographie **F2.**627–628
Euphorbia-cyparissias-Kraut, Monographie **F2.**624
Euphorbia-cyparissias-Latex, Monographie **F2.**626
Euphorbia dalechampii **F2.**628
Euphorbia discolor **F2.**628
Euphorbia drupifera **F2.**554
Euphorbia dulcis **F2.**630
Euphorbia esula **F2.**619, 628, 630
– Monographie **F2.**628
Euphorbia esula hom., Monographie **F2.**630
Euphorbia-esula-Kraut, Monographie **F2.**628
Euphorbia granulata, Verwechslung mit Euphorbia humifusa **F2.**639
Euphorbia helioscopia **F2.**619, 631, 633
– Monographie **F2.**630
Euphorbia helioscopia hom., Monographie **F2.**633
Euphorbia-helioscopia-Kraut, Monographie **F2.**631
Euphorbia herb **F2.**634
Euphorbia hirta **F2.**619, 634, 639
– Monographie **F2.**633
Euphorbia humifusa **F2.**619, 639
– Monographie **F2.**639
Euphorbia-humifusa-Kraut, Monographie **F2.**639
Euphorbia hypericifolia **F2.**619, 641
– Monographie **F2.**640
Euphorbia hypericifolia hom., Monographie **F2.**641
Euphorbia indica **F2.**640
Euphorbia intermedia **F2.**628
Euphorbia kansui **F2.**619, 641
– Monographie **F2.**641
Euphorbia-kansui-Wurzel, Monographie **F2.**641
Euphorbia lancifolia **F2.**619, 644
– Monographie **F2.**643
Euphorbia-lancifolia-Blätter, Monographie **F2.**644
Euphorbia laro, Verwechslung mit Euphorbia tirucalli **F2.**657
Euphorbia lasiocaula **F2.**651
Euphorbia lathyris **F2.**619, 646, 648
– Monographie **F2.**644
Euphorbia lathyris hom., Monographie **F2.**648
Euphorbia-lathyris-Samen, Monographie **F2.**645
Euphorbia lunatae, Verwechslung mit Euphorbia kansui **F2.**641
Euphorbia maculata, Verwechslung mit Euphorbia humifusa **F2.**639
Euphorbia media **F2.**656
Euphorbia milii **F2.**619, 649, 651
– Monographie **F2.**648
Euphorbia-milii-Kraut, Monographie **F2.**649
Euphorbia pekinensis **F2.**619, 651
– Monographie **F2.**651
Euphorbia-pekinensis-Wurzel, Monographie **F2.**651

Euphorbia peplis, Verwechslung mit Euphorbia humifusa **F2.**639
Euphorbia pilosa **F2.**661
Euphorbia pilulifera **F2.**633–634, 639
Euphorbia pilulifera hom., Monographie **F2.**639
Euphorbia-pilulifera-Kraut, Monographie **F2.**634
Euphorbia polygonysperma **F2.**639
Euphorbia postrata, Verwechslung mit Euphorbia humifusa **F2.**639
Euphorbia procera **F2.**661
Euphorbia racemosa **F2.**628
Euphorbia resinifera **F2.**619, 653, 655–656
– Monographie **F2.**652
Euphorbia rhipsaloides **F2.**656
Euphorbia sampsoni **F2.**651
Euphorbia semivillosa **F2.**661
Euphorbia serpens, Verwechslung mit Euphorbia humifusa **F2.**639
Euphorbia sieboldiana **F2.**641
Euphorbia silvatica **F2.**621
Euphorbia splendens **F2.**648, 651
Euphorbia splendens hom., Monographie **F2.**651
Euphorbia spongiosa **F2.**644
Euphorbia tauricola **F2.**661
Euphorbia thymifolia, Verwechslung mit Euphorbia humifusa **F2.**639
Euphorbia tirucalli **F2.**619, 657
– Monographie **F2.**656
Euphorbia-tirucalli-Zweige, Monographie **F2.**657
Euphorbia tristis **F2.**628
Euphorbia triumfetti **F2.**628
Euphorbia villosa **F2.**619, 661
– Monographie **F2.**661
Euphorbia villosa hom., Monographie **F2.**661
Euphorbin **F2.**634, 639, 651, 658
Euphorbinol **F2.**658
Euphorbio **F2.**653
Euphorbium **F2.**653, 656
– Monographie **F2.**653
Euphorbium hom., Monographie **F2.**656
Euphorbium officinarum **F2.**656
Euphorbium officinarum hom., Monographie **F2.**656
Euphorbium für tierarzneiliche Zwecke **F2.**655
Euphorbium ad usum veterinarium **F2.**655
– Monographie **F2.**655
Euphorbiumgummi **F2.**653
Euphorbol **F2.**555, 620, 635, 654, 657; **F3.**593
α-Euphorbol **F2.**642
Euphorbon **F2.**654
Euphorbosterol **F2.**658
Euphorcinol **F2.**657
Euphorhelin **F2.**631
Euphormisin **F2.**639
Euphornin **F2.**631
Euphorscopin **F2.**631
Euphoscopin **F2.**631
Euphragia **F2.**667
Euphraise **F2.**667
Euphrasia **F2.**668, 670
– Monographie **F2.**666
Euphrasia brevipila **F2.**667

Euphrasia latifolia F2.667, 672
Euphrasia minima F2.666–667
Euphrasia nemorosa F2.666–667
Euphrasia officinalis F2.666–668, 670–672
– Monographie F2.667
Euphrasia officinalis hom., Monographie F2.670–672
Euphrasia officinalis ferm 33c hom., Monographie F2.671
Euphrasia officinalis ferm 33c F2.671
Euphrasia offinicalis F2.667
Euphrasia e planta tota ferm 33c F2.671
Euphrasia pratensis F2.667, 672
Euphrasia rostkoviana F2.666–667
Euphrasia stricta F2.666–668
Euphrasia tricuspidata F2.666
Euphrasiae herba, Monographie F2.668
Euphrasy F2.667
Euphrasy herb F2.668
Euphrosid F2.666, 668
Euro-Karton F1.687
Europäische Eichenmistel F3.102
Europäische Lärche F3.38
Europäische Riemenmistel F3.102
Europäischer Biber F2.302
European beech F2.687
European larch F3.38
Eurostosid F2.666, 668
Euryangium sumbul F2.709
Euscaphorsäure F3.460
Euscapinsäure F3.141
Euspongia, Monographie F2.673
Euspongia officinalis F2.674
– Monographie F2.673
Euspongia officinalis hom., Monographie F2.674
Euspongia-officinalis-Badeschwamm, Monographie F2.674
Euspongia-officinalis-Schwammkohle, Monographie F2.674
Euspongia zimocca, Verfälschung von Euspongia-officinalis-Badeschwamm F2.674
Eusuk F3.823
Eutrophierung F1.627
Evening trumpet flower F2.784
Evergreen daphne F2.499
Everlasting flower F2.126
Evian F1.307
Evodiamin F3.821
Evomonosid F2.133, 296
Ewiger Kerbel F3.229
Exacta + Plus Pump F1.281
Examorelin F4.620
Excecaria agalloche F2.677
Excise Opium F3.294
Excochle F2.321
Excoecaria, Monographie F2.676
Excoecaria affinis F2.677
Excoecaria agallocha F2.676–677
– Monographie F2.677
Excoecaria-agallocha-Latex, Monographie F2.677
Excoecaria bicolor F2.676, 680
– Monographie F2.679

Excoecaria-bicolor-Blätter, Monographie F2.680
Excoecaria camettia F2.677
Excoecaria oppositifolia F2.676, 680
– Monographie F2.680
Excoecaria-oppositifolia-Blätter, Monographie F2.681
Excoecaria ovalis F2.677
Excoecaria parvifolia F2.677
Excoecaria sebifera F3.506
Excoecariafaktor F2.678, 680–681
Excoecariafaktor A3 F2.677
Excoecarianin F2.677
Excoecariatoxin F2.677–678, 803; F3.780–781
Excoecarinin F2.677
Exifon, Monographie F4.481
Exo 108 F1.797
Exofen F4.616
Exogene Hyperlipidämie F1.109
Exokrine Pankreas, Erkrankungen F1.146
Exokrine Pankreasinsuffizienz F1.147
Exostema, Monographie F2.682
Exostema caribaeum F2.464, 682
Exostemin F2.683
Expanded Programme on Immunization F1.517
Expektorantien R05C, R05CA
– Hund und Katze F1.549
Exporttiere, Ausnahmen bei der Impfung F5.788
Expositionsäquivalente [EKA-Werte] F1.235
Expositionskontrollen F1.235
Exsudative Enteropathie F1.138
Extractum Acalyphae liquidum F2.6
Extractum Acanthopanacis senticosi F2.561
Extractum Bardanae F2.151
Extractum Calami F2.27, 31
Extractum Cardui benedicti F2.390
Extractum Cascarillae F2.455
Extractum Concentratum Opii F3.298
Extractum Eleutherococci fluidum F2.561
Extractum Euphorbiae liquidum F2.636
Extractum Gelsemii fluidum F2.787
Extractum Grindeliae fluidum F2.816
Extractum lappae fluidum F2.151
Extractum lappae majoris stabilisatae F2.151
Extractum Mezerei F2.503
Extractum molle aquosum F2.309
Extractum Opii F3.298
Extractum Personatae F2.151
Extractum radicis urticae F3.728
Extractum Trifolii fibrina F3.215
Extractum Uncaria F3.694
Extractum Urticae F3.717
Extractum Urticae fluidum F3.717
Extractum Yohimbehe e cortice siccum F3.319
Extrahepatisches Cholesterol F1.15
Extrait de Bardane stabilisée F2.151
Extrait de Cimicifuga F2.378
Extrait de Grindélia (Fluide) F2.816
Extrakt, Walnuß~ F1.766
Extrakte, Karotten~ F1.766
Extravasation F1.251
Extrazellulärflüssigkeit, Basenabweichung F1.339–340

Extrazellulärraum **F1.**342
Eyebright **F2.**667
Eyebright herb **F2.**668
Eye-gum **F3.**546
Ezoukogi **F2.**557

F

Faba calabaricae **F3.**354
Fabae calabariensies **F3.**354
Fabae Physostigmatis **F3.**354
FAC *[Ferri-Ammoniumcitrat]* **F4.**72, 73
Faccla *[Kalium-(2R)-Hydrogentartrat]* **F4.**749
Faccula *[Kalium-(2R)-Hydrogentartrat]* **F4.**749
Fachkraft für Arbeitssicherheit **F1.**734
Faden-Palm-Lilie **F3.**804
Fadentragende Palmlilie **F3.**804
Fadenwürmer **F1.**580
Fadrozolhydrochlorid, Monographie L02B **F4.**483
Faecal streptococci **F2.**599, 602
Faecla *[Kalium-(2R)-Hydrogentartrat]* **F4.**749
Faecula *[Kalium-(2R)-Hydrogentartrat]* **F4.**749
Faganonon **F3.**833
Fagara caroliniana **F3.**825
Fagara chalybea **F3.**823
Fagara fischeri **F3.**823
Fagara mantchurica **F3.**832
Fagara merkeri **F3.**823
Fagara mpwapwensis **F3.**823
Fagara nitida **F3.**829
Fagara oblongifolia **F3.**829
Fagara octandra **F2.**260
Fagara olitoria **F3.**823
Fagara pendjaluensis **F3.**829
Fagara piperita **F3.**829–830
Fagara schinifolia **F3.**832
Fagara senegalense **F3.**832
Fagara torva **F3.**829
Fagara warburgii **F3.**829
Fagara xanthoxyloides **F3.**832
Fagara zanthoxyloides **F3.**832
Fagaramid **F3.**833
Fagaridin **F3.**833
γ-Fagarin **F3.**818
Fagarol **F3.**824
Fagi cortex, Monographie **F2.**688
Fagi folia, Monographie **F2.**689
Fagi fructus, Monographie **F2.**690
Fagi lignum, Monographie **F2.**692
Fagin **F2.**691
Fagio **F2.**687
Fagiola d'India **F2.**888
Fagus, Monographie **F2.**687
Fagus americana **F2.**687
Fagus crenata **F2.**687
Fagus engleriana **F2.**687
Fagus ferriginea **F2.**687
Fagus grandifolia **F2.**687
Fagus japonica **F2.**687

Fagus latifolia **F2**.687
Fagus longipetiolata **F2**.687
Fagus lucida **F2**.687
Fagus macrophylla **F2**.687
Fagus mexicana **F2**.687
Fagus moesiaca **F2**.687
Fagus orientalis **F2**.687
Fagus sieboldii **F2**.687
Fagus silvatica **F2**.687−690, 692−695
− Monographie **F2**.687
Fagus silvatica hom., Monographie **F2**.695
Fagus silvatica flos **F2**.695
Fagus silvaticae oleum, Monographie **F2**.693
Fagus sinensis **F2**.687
Fagus sylvatica **F2**.695
Fagus sylvatica flos, Monographie **F2**.695
Fagus winkleriana **F2**.687
Fai duan haa **F2**.680
Faine **F2**.690
Fäkalstreptokokken **F2**.599, 602
Faktor A_1 *[Ramoplanin]* **F5**.493
Faktor A_2 *[Ramoplanin]* **F5**.493
Faktor A_3 *[Ramoplanin]* **F5**.493
Faktor-IX-Mangel **F1**.328
Faktor-VIII-Hämophilie A **F1**.328
Falber **F3**.474
Falcarindiol **F2**.93, 364
Falcarinol **F2**.93; **F3**.258
Falcarinolon **F2**.93
Falipamilhydrochlorid, Monographie **F4**.484
Fall crocus **F2**.438
Falsche Einkornwurzel **F2**.342
Falsche Fieberrinde **F2**.454
Falsche Kamille **F3**.618
Falsche Kola **F2**.767
Falsche Kolanüsse **F2**.768
Falsche Neonkrankheit **F1**.581
Falsche Wintersrinde **F2**.278
Falscher Jasmin **F2**.784
Falscher Kalmus **F2**.881
Falsches Einkorn **F2**.341
False death cup **F2**.65
False hellebore **F3**.742, 753−754
False jessamine **F2**.784
False orange **F2**.66
False parsnip **F2**.362
False unicorn **F2**.341
False unicorn root **F2**.342
False white teak **F3**.670
False Winter's bark **F2**.278
Falso alcoparra **F3**.44
Falzia blanca **F2**.212
Falzia de pou **F2**.213
Famciclovir, Monographie J05AB, S01AD **F4**.485
Fampridin, Monographie **F4**.487
Fangafa **F3**.590
Fanhonghua **F2**.438
Färbecroton **F2**.357
Färberginster **F2**.794
Färberginsterkraut **F2**.795
Farbkraut **F2**.794
Farblack **F1**.808

Farbskalenschiebekomparator **F1**.602
Farbstoffe **F1**.828, 835
− natürliche **F1**.71
Farbtinten **F1**.828
Farelo de trigo **F3**.683
Farfariaccio **F2**.141
Fargesin **F3**.818
(+)-Fargesin **F3**.819
Farina Lycopodii **F3**.125
Farkasalma **F2**.171
Farmitrexat® **F1**.266
Farmorubicin® **F1**.263
α-Farnesen **F3**.660, 832, 843
β-Farnesen **F2**.19, 117, 522; **F3**.602, 619
Farnesiferol **F2**.701
Farnesol **F3**.602
Faropenem, Natriumsalz, Monographie J01DH **F4**.488
Farve-Visse **F2**.794
Färwekraut **F3**.72
FAS *[Fettalkoholsulfate]* **F1**.833
Fasa kuwar **F3**.832
Fasa kwari **F3**.832
Fasakorihi **F3**.832
Fasakwari **F3**.832
Fasanbeeren **F2**.850
Faserarten **F1**.830
Fasten
− Beratungsempfehlungen **F1**.176
− modifiziertes **F1**.176
Fausse golmelle **F2**.69
Fausse golmotte **F2**.69
Fausse-orange **F2**.66
Faux capillaire **F2**.213
Faux faysse **F3**.465
Faux kola mâle **F2**.767
Faux sucrier **F2**.285
Fava de agua **F3**.211
Fava del calabar **F3**.353
Fawcettin **F3**.123
Fazadiniumbromid, Monographie M03A **F4**.489
Fazadon **F4**.489
FCKW-Halon-Verbots-Verordnung **F1**.696
FDA-Methode **F1**.764
Featherfew **F3**.618
Featherfoil **F3**.618
Fécule de canna **F2**.283
Fécule de Toloman **F2**.283
Feddygen fenyw **F3**.618
Federn **F1**.4
Feige(n) **F2**.714−715
Feigenbaum, echter **F2**.714
Feigenblätter **F2**.719
Feigensirup, zusammengesetzter **F2**.718
Fel tauri, Monographie **F4**.490
Fel tauri depuratum, Monographie **F4**.491
Felbamat, Monographie N03AX **F4**.491
Felbinac, Monographie M02AA **F4**.493
Felddistel **F2**.382
Feldkerzenkraut **F3**.765
Feldmohn **F3**.287
Feldrittersporn-Blüten **F2**.419

Feldrose **F3.**287
Feline infektiöse Peritonitis *[FiP]* **F1.**529
Fellandrio **F3.**258
Felsendammar **F3.**546
Felsengebirgsfleckfieber **F1.**851
Female lime **F3.**666
Fenadoxon **F5.**417
Fenalcomin, Monographie **F4.**495
Fenamate
- Antiphlogistika M01AG
- Antirheumatika M01AG
Fenbufen, Monographie M01AE **F4.**495
Fencarbamid
- Monographie A03 **F4.**498
- napadisilat, Monographie A03 **F4.**499
Fencarbamid-1,5-naphthalindisulfonat **F4.**499
Fenipentol, Monographie A05A **F4.**500
Fenitconazoli nitras **F4.**508
Fenocinol, Monographie **F4.**501
Fenolactin **F5.**4
Fenoldopammesilat, Monographie C01CA **F4.**501
Fenouil d'eau **F3.**258
Fenoverin, Monographie A03A **F4.**503
Fenpipramidmethylbromid **F4.**503
Fenpiveriniumbromid, Monographie A03A **F4.**503
Fenretinid, Monographie D05BB **F4.**504
Fensterputzmittel **F1.**785
Fensterreinigungsmittel **F1.**785
Fentiazac, Monographie M01AB, M02AA **F4.**506
Fenticonazol
- Monographie D01AC, G01AF **F4.**508
- nitrat, Monographie D01AC, G01AF **F4.**508
Fepradinol, Monographie M01AX **F4.**509
Ferbyû **F2.**653
Fercolid **F2.**699
Fermentation **F1.**83
Ferola **F2.**698
Ferolactan **F5.**462
Ferolaggine **F2.**698
Ferprenin **F2.**699
Ferri chloridum **F4.**415, 416
Ferri chloridum hexahydricum **F4.**416
Ferri oxidum saccharatum **F4.**420
Ferri-Ammoniumcitrat **F4.**71
- braunes **F4.**73
- grünes **F4.**73
Ferriarsenit **F4.**510
Ferrichlorid **F4.**416
Ferricyanid-Lösung **F1.**510
Ferritin **F1.**4
Ferritin-Pool **F1.**57
Ferrocarbonat **F4.**414
Ferrochlorid **F4.**417
Ferrocyphen, Monographie V07AZ **F4.**509
Ferroin-Lösung, Monographie V07AZ **F4.**510
Ferropicrat **F4.**511
Ferrosi sulfas **F4.**422
Ferrosulfat **F4.**422
Ferrosum sulfuricum heptahydricum **F4.**422
Ferrous carbonate **F4.**414
Ferrous sulfate heptahydrate **F4.**422
Ferrous sulphate **F4.**422

Ferruginea **F2.**252
Ferrum arsenicosum, Monographie **F4.**510
Ferrum carbonicum **F4.**414
Ferrum carbonicum cum saccharo **F4.**414
Ferrum chloratum **F4.**415, 416, 417
Ferrum citricum ammoniate fuscum **F4.**73
Ferrum citricum ammoniatum fuscum **F4.**71, 72
Ferrum iodatum, Monographie **F4.**511
Ferrum metallicum **F4.**413
Ferrum muriaticum **F4.**416, 512
Ferrum oxydatum cum Saccharo **F4.**420
Ferrum phosphoricum, Monographie **F4.**511
Ferrum picrinicum, Monographie **F4.**511
Ferrum pulveratum **F4.**413
Ferrum reductum **F4.**413
Ferrum sesquichloratum **F4.**415
Ferrum sesquichloratum cristallisatum **F4.**416
Ferrum sesquichloratum solutum, Monographie **F4.**512
Ferrum sidereum, Monographie **F4.**512
Ferrum succinium **F4.**421
Ferrum sulfuricum, Monographie **F4.**513
Fertiganalysensysteme **F1.**599
Fertigzubereitung *[final bulk]*, Impfstoffe **F5.**770
Ferugin **F2.**708
Feruginidin **F2.**708
Feruginin **F2.**708
Ferujol **F2.**708
Ferula **F2.**698
- Monographie **F2.**696
Ferula aeschkeana **F2.**710
Ferula alliacea **F2.**697
- Monographie **F2.**697
Ferula asa-foetida **F2.**697, 710
Ferula assa-foetida **F2.**696-697, 700, 703
- Monographie **F2.**697
Ferula badrakema, Verwechslung mit Ferula gummosa **F2.**705
Ferula communis **F2.**697, 699
- Monographie **F2.**698
Ferula communis ssp. glauca **F2.**699
Ferula diversivittata **F2.**711
Ferula erubescens **F2.**711
Ferula foetida **F2.**696-697, 700, 703
- Monographie **F2.**700
Ferula foetidissima **F2.**706
Ferula fukanensis **F2.**700
Ferula galbaniflua **F2.**696-697, 705
- Verwechslung mit Gummi Ammoniacum **F2.**532
Ferula gummosa **F2.**705
- Monographie **F2.**705
Ferula jaeschkeana **F2.**696-697, 708
- Monographie **F2.**706
- Verwechslung mit Ferula narthex **F2.**710
Ferula-jaeschkeana-Gummiharz, Monographie **F2.**708
Ferula-jaeschkeana-Kraut, Monographie **F2.**708
Ferula koelzii **F2.**710
Ferula kokanica **F2.**696
Ferula kuhistanica, Verwechslung mit Ferula jaeschkeana **F2.**706
Ferula lobeliana **F2.**698

Ferula moschata F2.709, 711
- Monographie F2.709
Ferula moschata hom, Monographie F2.709
Ferula narthex F2.696-697, 700, 704, 710
- Monographie F2.710
- Verwechslung mit Ferula jaeschkeana F2.706
Ferula-narthex-Gummiharz, Monographie F2.710
Ferula nodiflora F2.698
Ferula orientalis F2.696
Ferula ovina F2.696
Ferula persica F2.696-697
- Monographie F2.710
Ferula pseudalliacea, Verwechslung mit Ferula rubricaulis F2.711
Ferula pseudoalliacea F2.696
Ferula rubricaulis F2.697, 705
- Monographie F2.711
Ferula schtschurowskiana F2.697
Ferula scorodosma F2.700, 704
Ferula sibirica F2.697
Ferula sinkiangensis F2.700
Ferula sintenisii F2.711
Ferula suaveolens F2.696-697, 711
- Monographie F2.711
Ferula sumbul F2.697, 709
Ferula szowitziana, Verwechslung mit Gummi Ammoniacum F2.532
Ferula tingitana F2.697
Ferulasäure F2.47, 118, 701, 854, 877; F3.133, 843
Ferule F2.698
a-Ferulen F2.698
Ferulenol F2.698-699
Ferulin F2.697
Ferulinolon F2.698
6-O-$trans$-Feruloylcatalpol F2.310
Feruon F2.708
Ferutinon F2.708
FES [Fettalkoholethersulfate] F1.833
Festuclavin F2.158-161
Feta'anu F2.677
Fetid russula F3.467
Fettalkoholethersulfate [FES] F1.833
Fettalkoholethoxylate F1.890
Fettalkoholpolyethylenglycolether F1.880
Fettalkoholpolyglycolether F1.881
Fettalkoholsulfate [FAS] F1.833, 879
Fettamine F1.822
Fette F1.50
- Aufnahme F1.16
- Bedarf F1.16
- Funktion
- - biologische Membranen F1.11
- - Energiegewinnung F1.11
- - Energiereserve F1.11
- - Schutz~ F1.11
- - Synthesebausteine F1.11
- - Wärmeregulation F1.11
Fettersatz, halbsynthetische Nahrungsstoffe F1.177
Fettersatzstoffe F1.177
- Bedeutung F1.178
Fettlösliche Vitamine F1.29

- Tagesaufnahme, empfohlene F1.30
Fettmassen F1.106
Fettsäurealkanolamide F1.880
Fettsäureethanolamid F1.832
Fettsäuremuster F1.12
Fettsäuren F1.12
- essentielle F1.15
- gesättigte F1.162
- kurzkettige F1.12, 162
- mehrfach ungesättigte, langkettige F1.12, 162
- natürliche F1.11
- Omega-3-~, in Fischöl F1.109
- ungesättigte F1.12
- - ω-3-ω-6-Reihe F1.15
n-3-Fettsäuren F1.156
Fettsäuresulfonate, sekundäre F1.833
Fettsäuretransport
- cytoplasmatischer F1.59
- transmembranöser F1.59
Fettspeicher im Organismus F1.15
Fettstoffwechselstörungen F1.161, 334
Fettsucht F1.105-106
Fettverteilungstyp
- android F1.106
- gynoid F1.106
- peripher F1.106
- zentral F1.106
Feuchthaltemittel F1.766
Feuerblumen F3.287
Feuerlöscheinrichtungen F1.736
Feuerlöscher
- Einteilung F1.737
- EN-~ F1.738
Feuermohn F3.287
Feuerzeuge F1.777
Feuille d'Angélique F2.99
Feuille de St. Pierre F3.603
Feuilles de bouillon-blanc F3.765
Feuilles de laurier commun F3.52
Feuilles de ményanthe F3.213
Feuilles de molène F3.765
Feuilles de nicotiane F3.250
Feuilles d'oléandre F3.240
Feuilles de trèfle d'eau F3.213
Feuilles de trèfle de marais F3.213
Fève de calabar F3.353
Feverfew F3.618-619, 627-628
Feverfew-chrysanthemum F3.618
FG-7051 [Paroxetin] F5.396
Fialuridin, Monographie F4.513
Fibrate, Lipidsenker C10AB, †B04AC
Fibrilläre Proteine F1.4
Fibrin F1.4
- Monographie B02BC F4.514
Fibrini glutinum F4.515
Fibrin-Kleber, Monographie V07A F4.515
Fibrinogen F1.330
- Monographie B02BC F4.516
Fibrinogenbestimmung F1.327
Fibrinogenum humanum cryodesiccatum F4.516
Fibrinolytika B01AD
Fibrinolytisches System F1.325

Fichtelgebirge **F1.**304
Fichtenharz **F1.**808
Ficin **F2.**714, 720
Fico **F2.**714
Fico de Isolé **F2.**291
Fico sciroppo composto **F2.**718
Ficus **F2.**722
- Monographie **F2.**713
Ficus bengalensis, Verfälschung von Kamala **F3.**169
Ficus carica **F2.**713, 715, 719, 721
- Monographie **F2.**714
Ficus carica hom., Monographie **F2.**721
Ficus-caricae-Blätter, Monographie **F2.**719
Ficus communis **F2.**714
Ficus gummifera **F2.**297
Ficus latifolia **F2.**714
Ficus leucocarpa **F2.**714
Ficus macrocarpa **F2.**714
Ficus pachycarpa **F2.**714
Ficus passae **F2.**715
Ficus praecox **F2.**714
Ficus religiosa **F2.**722
- Monographie **F2.**722
Ficus religiosa hom., Monographie **F2.**722
Fiddle wood **F3.**649
Fieberklee **F3.**211
- dreiblättriger **F3.**211
Fieberkleeblätter **F3.**213
Fieberkleewurzel **F3.**217
Fieberkraut **F3.**618−619
Fieberrinde
- falsche **F2.**454
- graue **F2.**454
- mexikanische **F2.**464
Fieberrindenbaum, Rindenextrakt **F1.**101
Fieberwurz **F2.**184, 187
Fieberwurzel **F3.**742
Field gumweed **F2.**813
Field jessamine **F2.**784
Field melilot **F3.**199
Fieldpoppy **F3.**287
Field-Test **F1.**764
Fig **F2.**714, 722
Fig leaves **F2.**719
Figbohne **F3.**112
Fig-Leaf-Absolute **F2.**720
Figo de inferno **F2.**888
Figs **F2.**715
Fig-tree **F2.**714
Figue **F2.**714
Figues **F2.**715
Figuier **F2.**714
Figuier de conseils **F2.**722
Figuier de dieu **F2.**722
Figuier des pagodes **F2.**722
Figuier vénéneux **F2.**843
Fikus **F2.**722
Filantro urinario **F3.**345
Filao **F2.**304
Fill *[Phencyclidin]* **F5.**418
Filo di seta sterile

- per uso chirurgico **F2.**242
- per uso chirurgico in distributore **F2.**243
- per uso veterinario in distributore **F2.**244
Filter **F1.**240
Filterelution, alkalische **F1.**238
Filum bombycis tortum in fuso ad usum veterinarium **F2.**244
Filum bombycis tortum sterile **F2.**242
Filum bombycis tortum sterile in receptaculo **F2.**243
Filzige Klette **F2.**155
Filz-Königskerze **F3.**759
Fine-leaved heath **F2.**610
Fine-leaved oenanthe **F3.**258
Finken **F1.**563
Finocchiaccio **F2.**698
Finocchiella **F3.**229
Finocchio acquatico **F3.**258
Finuret **F4.**640
Fior cappuccio **F2.**417
Fior d'oro **F2.**358, 360
Fior di S. Marco **F2.**878
Fior di stecco **F2.**500
Fiore di bianca **F3.**453
Fiore di kousso **F2.**831
Fiore di papavero **F3.**287
Fiore di piretro **F3.**609
Fiore di rosa **F3.**453
Fiore di rossa **F3.**453
Fiore de tiglio **F3.**659
Fiore di verbasco **F3.**760
FiP *[Feline infektiöse Peritonitis]* **F1.**529
Fir club moss **F3.**129
Fischbein, weißes **F3.**540
Fischfett **F1.**15
Fischflossen **F1.**4
Fischgift **F2.**40, 42, 133, 463, 471, 476, 505, 679, 735, 789, 803, 807, 847, 861, 867, 890; **F3.**117, 350, 789, 819−820
Fischkörnerkerze **F3.**759
Fischlaus **F1.**581
Fischleim
- japanischer **F2.**778
- vegetabilischer **F2.**778
Fischöl **F1.**139
Fischschuppen **F1.**4
Fischseuchen **F1.**528
Fischtest **F1.**636
Fischtoxische Stoffe, Oberflächenwasser, Überprüfung **F1.**647
Fischtuberkulose **F1.**581
Fischvergiftungen **F1.**130
Fish poison **F2.**491
Fissinolid **F2.**823
Fitolacca **F3.**361
Five-finger-death **F3.**260
Fixierbäder **F1.**710
Fixierbinden **F1.**988
Fixierpflaster **F1.**990
- Instrumente und Kanülen **F1.**992
FK 520 *[Ascomycin]* **F4.**116
Flachbärlapp, gemeiner **F3.**128

Flächendesinfektion F1.914
Flächendesinfektionsmittel, Prüfung F1.895
Flacher Lackporling F2.751
Flachgedrückter Bärlapp F3.128
Flachs, indischer F2.430
Flachsbaum, lorbeerblättriger F2.135
Flag lily F2.883
Flag root F2.18
Flagellaten
– ektoparasitische F1.579
– endoparasitische F1.581
Flakes *[Phencyclidin]* F5.418
Flambe d'eau F2.881
Flavinantin F2.457
Flavinenzyme F1.35
Flavinin F2.457
Flavodinsäure, Monographie F4.517
Flavoproteide F1.81
Flavoxanthin F1.78
Flax-leaved daphne F2.498
Flax-leaved paperbark F3.191
Flazia roja F2.213
Flecken
– Alkali~ F1.789
– Alleskleber F1.789
– Bier F1.789
– Bismutsalz F1.789
– Blumen F1.789
– Blut F1.789
– Bohnerwachs F1.789, 791
– Brand- F1.789, 791
– Bratensauce F1.789
– Cognac F1.789
– Dermatol F1.789
– Eier F1.789
– Eisensalz F1.789
– Eiter F1.790
– eiweißhaltige Reste F1.790
– Entwickler F1.790
– Erbrochenes F1.790
– Erdbeeren F1.790
– Farbbandfarbe F1.790
– Farben F1.790
– Farbstoffe F1.790
– Fette F1.790
– Filzschreiber F1.790
– Firnis F1.790
– Fliegendreck F1.790
– Fruchtsaft F1.790
– Gerbstoffe F1.790
– Glanz- und Speck- F1.790
– Gras F1.790
– Grünspan F1.790
– Harn F1.790
– Harze F1.790
– Heidelbeer F1.790
– Höllenstein F1.790
– Ichthyol F1.790
– Iod F1.790
– Kaffee F1.790
– Kakao F1.790
– Kaliumpermanganat F1.790
– Kaugummi F1.790
– Kautschukpflaster F1.790
– Kerzen F1.790
– Klebstoff F1.791
– Kollodium F1.791
– Kopierstift F1.791
– Lack F1.791
– Leim F1.791
– Leinöl F1.791
– Lippenstift F1.791
– Make-up- F1.791
– Marmelade F1.791
– Mineralöl F1.791
– Moderflecken F1.791
– Nagellack F1.791
– Nicotin F1.791
– Obst F1.791
– Öle F1.790
– Oxid-, auf Metallen F1.791
– Parfüm F1.791
– Perubalsam F1.791
– Petroleum F1.791
– Pikrinsäure F1.791
– Pyrogallol F1.791
– Quecksilber und -salze F1.791
– Resorcin F1.791
– Rhabarber F1.791
– Rivanol F1.791
– Rizinusöl F1.791
– Rotwein F1.791
– Ruß F1.791
– Schuhcreme F1.791
– Schweiß F1.792
– Seng- F1.792
– Siegellack F1.792
– Silber(salze) F1.792
– Stempelfarben F1.792
– Stock~ F1.792
– Tee F1.790, 792
– Teer F1.790, 792
– Teerfarbstoff F1.792
– Tinte F1.792
– Tintenstift F1.792
– Tusche F1.792
– Urin F1.792
– Wasserglas F1.792
Fleckenentfernung, Paste F1.787
Fleckenkraut F2.741
Fleckenmittel
– Hinweise F1.789
– Schweiß F1.786
– Seide F1.786
– Wolle F1.786
Fleckentfernung F1.786
– spezielle F1.788
Fleckenwasser F1.787
– Seidenstoffe F1.787
Fleckmilch F1.787
Fleckpasten F1.787
Flecksseifen F1.787
Fleischfarbene Schwalbenwurz F2.195
Fleischrotes Knabenkraut F3.275

Flemingia macrophylla, Verfälschung von Kamala **F3**.169
Fleshcolored asclepias **F2**.195
Fleshcolored swallow-wort **F2**.195
Flesinoxan
- Monographie **F4**.517
- hydrochlorid, Monographie **F4**.518
Fleur de gnaphale **F2**.127
Fleur de lis **F2**.878
Fleur de Pentecôte **F3**.280
Fleur de pie de chat **F2**.127
Fleur de pyrèthre **F3**.609
Fleur de rose pâle et rouge **F3**.453
Fleur de teindre **F2**.794
Fleurs de bouillon blanc **F3**.760
Fleurs de buglosse **F2**.87
Fleurs de coquelicot **F3**.287
Fleurs de cousso **F2**.831
Fleurs de lamier **F3**.26
Fleurs d'ortie blanche **F3**.26
Fleurs de pied-d'allouette **F2**.419
Fleurs de tanaisie **F3**.632
Fleurs de tilleul **F3**.659
Flexibacter columnaris **F1**.581
Fliegenholz, echtes **F3**.379
Fliegenpflaster, spanisches **F2**.502
Fliegenpilz **F2**.66-67
- roter **F2**.66
Fliegenschwamm **F2**.66
Fließgleichgewicht **F1**.380-381
- Zeitdauer bis zum Erreichen **F1**.381
Flinderin **F3**.832
Flindersin **F3**.824
Flirtwort **F3**.618
Flohkraut **F3**.616
Flopropion, Monographie A03A **F4**.519
Flor de amapala **F3**.287
Flor de amapola **F3**.287
Flor amarillo **F3**.650
Flor de blanca **F3**.453
Flor de cangrejo **F2**.281
Flor de papoilas **F3**.287
Flor de roja **F3**.453
Flor de rosa **F3**.453
Flor de sempredura **F2**.126
Flor de tanaceto **F3**.632
Flor de tilo **F3**.659
Florentine orris **F2**.875
Flores Anchusae **F2**.87
Flores Antennariae dioicae **F2**.127
Flores Athanasiae **F3**.632
Flores Brayerae **F2**.830
Flores Buglossi **F2**.87
Flores Calcatrippae **F2**.419
Flores Calendulae **F1**.819
Flores Chrysanthemi **F3**.608
Flores Chrysanthemi caucasici **F3**.608
Flores Chrysanthemi cinerariaefolii **F3**.608
Flores Chrysanthemi cinerariifolii **F3**.609
Flores Chrysanthemi insecticidi **F3**.608
Flores Chrysanthemi persici **F3**.608
Flores Consolidae regalis **F2**.419

Flores Croci **F2**.438
Flores Delphinii **F2**.419
Flores Delphinii consolidae **F2**.419
Flores Ericae tetralicis **F2**.612
Flores Gnaphalii **F2**.127
Flores Gnaphalii albi **F2**.127
Flores Gnaphalii rubri **F2**.127
Flores de gordolobo **F3**.760
Flores Grindeliae **F2**.813
Flores Hageniae **F2**.830
Flores insectorum **F3**.608
Flores Koso **F2**.831
Flores Lamii albi **F3**.26
Flores Lingulae bovis **F2**.87
Flores Papaveris **F3**.287
Flores Papaveris rhoeados erratici **F3**.287
Flores Papaveris rhoeados rubri **F3**.287
Flores Papaveris rhoeados silvestris **F3**.287
Flores Pedis Cati **F2**.127
Flores Pilosellae albi **F2**.127
Flores Pyrethri **F3**.608-609
Flores Pyrethri caucasici **F3**.608
Flores Pyrethri cinerariaefolii **F3**.608
Flores Pyrethri dalmatini **F3**.608
Flores Pyrethri insecticidi **F3**.609
Flores Pyrethri persici **F3**.608
Flores rhoeados **F3**.287
Flores Rosae **F3**.453
Flores rosae centifoliae **F3**.453
Flores rosae gallicae **F3**.453
Flores rosae incarnatae **F3**.453
Flores rosae pallidae **F3**.453
Flores rosae rubrae **F3**.453
Flores Tanaceti **F3**.632
Flores Tanaceti cinerariifolii **F3**.609
Flores Thapsi barbati **F3**.760
Flores Tiliae **F3**.659
Flores Urticae mortuae **F3**.26
Flores Verbasci **F3**.760
Floridosid **F2**.778
Florist's chrysanthemum **F2**.511
Flos Altheae roseae **F1**.819
Flos Croci **F2**.438
Flos Genkwa **F2**.491
Flos Koso **F2**.830-831
Flos Pyrethri **F3**.609
Flos rhoeados **F3**.287
Flos rosae **F3**.453
Flos Rosae pallidae **F3**.453
Flos Roseae rubrae **F3**.453
Flos Tiliae **F3**.659
Flos Verbasci **F3**.760
Flos Yuanhua **F2**.491
Flosequinan, Monographie C01D **F4**.519
Flossenfäule **F1**.581
Flosulid, Monographie M01AX **F4**.521
Flowering spurge **F2**.622
Floxuridin, Monographie L01B **F4**.523
Fluanison, Monographie N05AD **F4**.524
Flucythrinat, Monographie P03AC **F4**.525
Fludarabinphosphat, Monographie L01B **F4**.526
Fludemil **F4**.529

Flueggea, Monographie F2.724
Flueggea abyssinica F2.730
Flueggea angulata F2.730
Flueggea arborescens F2.730
Flueggea elliptica F2.730
Flueggea fluggeoides F2.725
Flueggea japonica F2.725
Flueggea leucophylla F2.730
Flueggea leucopyrus F2.730
− Verwechslung mit Flueggea virosa F2.732
Flueggea melanthesoides F2.730
Flueggea microcarpa F2.730
Flueggea novoguineensis F2.730
Flueggea obovata F2.730
Flueggea ovalis F2.730
Flueggea ramiflorus F2.725
Flueggea senensis F2.730
Flueggea suffruticosa F2.724−726
− Monographie F2.725
Flueggea-suffruticosa-Kraut, Monographie F2.726
Flueggea ussuriensis F2.725
Flueggea virosa F2.724, 730, 733, 735
− Monographie F2.730
Flueggea-virosa-Blätter, Monographie F2.733
Flueggea virosa ssp. melanthesoides F2.730
Flueggea virosa f. reticulata F2.730
Flueggea virosa ssp. virosa F2.730
Flueggea-virosa-Wurzeln, Monographie F2.735
Flueggea wightianus F2.730
Flueggein F2.732−733, 735
Flueggeinether F2.732
Flueggeinol F2.732
Flufenisal, Monographie N02BA F4.528
Flügelbaumholz F3.413
Fluggeain-ether F2.732
Fluggeainol F2.732
Fluggein F2.735
Fluid Extract of Lappa F2.151
Fluidextractum Stillingiae F3.581
Flumecinol, Monographie A05BA F4.528
Flumethiazid, Monographie C03AA F4.529
Flumethrin, Monographie P03A F4.529
Flunisolid Hemihydrat, Monographie R01AD F4.532
Flunitrazepam F1.475, 504
− Screening F1.474
Fluoranthren F3.635
3-{2-[4-(6-Fluor-1,2-benzisoxazol-3-yl)piperidino]ethyl}-6,7,8,9-tetrahydro-2-methyl-4H-pyrido[1,2-a]pyrimidin-4-on F5.521
3-[2-[4-(4-Fluorbenzoyl)-1-piperidino]ethyl]-2,4[1H,3H]-chinazolindion F4.758
2-[{1-[1-(4-Fluorbenzyl)benzimidazol-2-yl]-4-piperidyl}methylamino]-4-(3H)-pyrimidinon F5.202
(RS)-2-[(4-Fluorbenzyl)methylamino]ethyl-isopropyl-1,4-dihydro-2,6-dimethyl-4-[2,3-(methylendioxy)phenyl]-3,5-pyridindicarboxylat F4.423
Fluorcarbone F5.407
Fluorchinolone, Antiinfektiva J01MA
Fluorchlorkohlenwasserstoffe F1.696
Fluordeoxyuridin F4.523

5-Fluor-1-(2-desoxy-β-D-ribofuranosyl)-2,4(1H,3H)-pyrimidindion F4.523
5-Fluor-1-(2'-desoxy-β-D-ribofuranosyl)uracil F4.523
($\pm$)-9-Fluor-6,7-dihydro-8-(4-hydroxy-1-piperidinyl)-5-methyl-1-oxo-1H,5H-benzo[i,j]chinolidin-2-carbonsäure F5.238
(S)-(−)-9-Fluor-2,3-dihydro-3-methyl-10-(4-methyl-1-piperazinyl)-7-oxo-7H-pyrido[1,2,3-de]-1,4-benzoxacin-6-carbonsäure F5.28
9-Fluor-11β,17β-dihydroxy-17-methyl-4-androsten-3-on F4.535
6-Fluor-11,21-dihydroxy-16,17-[(1-methylethyliden)bis(oxy)]-pregna-1,4-dien Hemihydrat F4.532
9-Fluor-11β,21-dihydroxy-16α-methyl-1,4-pregnadien-3,20-dion F4.319
9-Fluor-11β,21-dihydroxy-16α-methylpregna-1,4-dien-3,20-dion F4.319
(8S)-8-Fluor-erythromycin A F4.540
Fluorescein, Natriumsalz, Monographie S01JA F4.532
Fluorescein-Natrium F1.610
Fluoreszenz-Polarisations-Immuno-Assay F1.470
6-Fluor-2-(2'-fluor-1,1-biphenyl-4-yl)-3-methyl-4-chinolincarbonsäure, Natriumsalz F4.165
(E)-4-Fluor-β-(fluormethylen)phenylbutanaminhydrochlorid F5.210
(+)-p-Fluor-N-(2-{4-[2-(hydroxymethyl)-1,4-benzodioxan-5-yl]-1-piperazinyl}-ethyl)benzamid F4.517
9α-Fluor-11β-hydroxy-17α-methyltestosteron F4.535
Fluorid
− Analytik F1.628
− Körperbestand F1.47
− Richt- und Grenzwerte F1.628
− Vorkommen, Seefisch F1.48
4'-Fluor-4-[4-(2-methoxyphenyl)-1-piperazinyl]butyrophenon F4.524
7-Fluor-1-methyl-3-(methyl-sulfinyl)-4(1H)-chinolon F4.519
9-Fluor-10-(4-methyl-piperazin-1-yl)-7-oxo-2,3-dihydro-7H-pyrido[1,2,3-de]-[1,4]benzothiazin-6-carbonsäurehydrochlorid F5.540
Fluoroblastin F1.264
Fluorohydroxyapatit F1.47
5-Fluorouracil [5-FU] F1.264
3-(p-Fluorphenyl)-DL-alanin F4.533
4-Fluor-DL-phenylalanin F4.533
DL-β-(4-Fluorphenyl)alanin, Monographie F4.533
DL-p-Fluorphenylalanin F4.533
(+)-(3R,5S,6E)-7[4-(4-Fluorphenyl)-2,6-diisopropyl-5-(methoxymethyl)pyridin-3-yl]-3,5-dihydroxy-6-heptansäure, Mononatriumsalz F5.526
(E)-2-(4-Fluorphenylethyl)-3-fluorallylaminhydrochlorid F5.210
1-(4-Fluorphenyl)-4-[4-(2-pyridinyl)-1-piperazinyl]-1-butanon F4.124
4'-Fluor-4-[4-(2-pyridyl)-1-piperazinyl]butyrophenon F4.124
(S)-6-Fluorspiro-(chroman-4,4'-imidazolidin)-2',5'-dion F5.571

Fluorwasserstoffsäure F4.543
Fluoxymesteron, Monographie G03B F4.535
Flupentixol
- Monographie N05AF F4.538
- decanoat, Monographie N05AF F4.539
- dihydrochlorid, Monographie N05AF F4.540
cis-(Z)-Flupentixoldecanoat F4.539
Flurazepam F1.475, 504
Flurithromycin, Monographie J01FA F4.540
Flurotyl, Monographie F4.542
Flußsäure, Monographie V07AZ F4.543
Flußschwamm F3.568
- Monographie F3.569
- russischer F3.569-570
Flußüberwachung, patientennahe F1.970
Flüssiggas, Richtlinien für die Verwendung F1.749
Flüssiggasanlagen F1.748
Flüssigkeiten
- brennbare
- - Ausschuß für ~ F1.746
- - Lagerung F1.744
- - Verordnung über ~ F1.744
Flüssigkeitsdichte Einweghandschuhe F1.243
Flüssigkeitselemente F1.778
Flüssigkeitsstatus, Störungen F1.195
Flüssigkeitszufuhr, Erhöhung F1.54
Flüssigsteifen F1.839
Fluticasonpropionat, Monographie F4.543
Fluticason-17-propionat F4.543
Flutizid F4.640
Flux root F2.198
Fly agaric F2.66
Fly poison amanita F2.66
Foeniculin F3.822
Foetidin F2.698
Foglie di trifoglio fibrino F3.213
Foglie d'uovo F3.282
Folat F1.36
- Funktion F1.37
- Körperbestand F1.37
- Mangelerscheinungen F1.37
- Resorption F1.37
- Überdosierung F1.37
- Vorkommen F1.37
Folhas de trifolio fibrino F3.213
Folia antidesmae F2.135
Folia Ari F2.186
Folia Ari italici F2.183
Folia Betulae F1.819
Folia Cecropiae adenopi F2.316
Folia Eriodictyonis F2.616
Folia Fagi F2.689
Folia et Flores Tanaceti F3.633
Folia Hyssopi cum flore F2.871
Folia Lauri F3.52
Folia Lauri nobilis F3.52
Folia Menyanthidis F3.213
Folia Menyanthis F3.213
Folia Nerii F3.240
Folia Nerii Oleandri F3.240
Folia Nerii Rosaginis F3.240
Folia Oleandri F3.240

Folia Pistaciae lentisci F3.402
Folia Sedi magni F3.536
Folia Sempervivi majoris F3.536
Folia Tabaci F3.250
Folia Tiliae F3.664
Folia Trifolii amari F3.213
Folia Trifolii antiscorbutici F3.213
Folia Trifolii aquatici F3.213
Folia Trifolii fibrini F3.213
Folia Trifolii palustris F3.213
Folia Urticae F3.712
Folia Verbasci F3.765
Foliamenthin F3.212, 214, 217
Folienpflaster F1.991
Folien-Wundverbände F1.985
Folin F3.215
Folium Angelicae F2.96
Folium Menyanthidis F3.213
Folium Menyanthis F3.213
Folium Perillae F3.329
Folium Salicis F3.493
Folium Trifolii fibrini F3.213
Folium Urticae F3.712
Follikelstimulierendes Hormon F4.545
- rekombinantes humanes F4.547
Follikulotropin F4.545
Follitropin
- Monographie G03GA F4.545
- beta, Monographie G03GA F4.547
Folsäure F1.289; F2.434; F3.717
Folsäure-Mangel F1.119
Fomes marginatus F2.737
Fomes officinalis F3.32
Fomes pinicola F2.737-738
Fomes ungulatus F2.737
Fomitopsis, Monographie F2.737
Fomitopsis officinalis F3.33
Fomitopsis pinicola F2.738-739
- Monographie F2.737
Fonazin F4.364
Fong-icou F2.58
Food Red 14 F4.447
Forest mushroom F3.61
Forking larkspur F2.418
Formaldehyd F1.868
Formalin F1.868
Formamid, Monographie V07AZ F4.547
Formel, Widmark- F1.497
5-Formimino-THF F1.37
Formosanin F3.693
Formspüler F1.839
Formwachs für Abgüsse F1.841
[2S-[2α(R*),3β]]-N-Formyl-L-leucin-1-[(3-hexyl-4-oxo-2-oxetanyl)methyl]dodecylester F5.354
3-Formylpyridin F5.316
Formylsulfisomidin, Monographie A07AB F4.547
5-Formyl-THF F1.37
10-Formyl-THF F1.37
Forsythosid F3.768
Fortis-Mineralbrunnen F1.307
Fosfestrol, Monographie L02A F4.548

Fosfomycin, Calciumsalz, Monographie J01X F4.549
Fosinopril, Monographie C09AA F4.550
Fossil flour F4.762
Fossiler Kopal F2.424
Fostriecin, Natriumsalz, Monographie F4.551
Fotemustin, Monographie L01A F4.552
Foudroyante Epiglottitis F1.519
Fougère musquée F3.229
Four-leaved grass F3.314
Fox grape F3.314
FPA *[Fluorphenylalanin]* F4.533
FR-900520 *[Ascomycin]* F4.116
Fractionated Coconut oil F2.414
Fractionated Palm Kernel Oil F2.551
Fragilin F3.471, 479
Frailecillo F2.893
Fraillecillo F2.888
Fraktioniertes Palmkernöl F2.549
– Monographie F2.551
Frangulae cortex F1.819
Frankenwald F1.304
Frans F2.304
Franzosenwurzel F2.77
Französische Rose F3.459
Französischer Härtegrad F1.613
Französisches Rosenöl F3.456
Frauenblatt F3.603
Frauendistelfrüchte F3.550
Frauenhaar
– rotes F2.213
– weißes F2.212
Frauenminze F3.603
Frauensalve F3.603
Frauenwurzel F2.374–375
Fraxetin-8-β-glucopyranosid F3.659
Fraxin F3.661
Freka®-Derm F1.884
Freka®-Derm gefärbt F1.884
Freka-Mix-infant F1.272
Freka®-Nol F1.887
Freka-San® F1.884
Freka-Sept 80® F1.884
Freka-Steril® F1.884
Freka-Steril Gel® F1.884
French honeysuckle F2.741
French lilac F2.741
French physic nut F2.897
French rose F3.459
Frêne épineux F3.827
Frenela drummondii F2.264, 266
Fresh water sponge F3.568
Fresno F3.650
Freßwurz F2.184, 187
Friedelan F3.426
Friedelan-3-on F2.135
Friedelin F2.62, 135, 158, 198; F3.348, 426, 507, 832
Friedenspille *[Phencyclidin]* F5.418
Friedewald-Formel F1.335
Fringe-tree F2.352
Frisches Venusfliegenfallenkraut F2.527

Frischplasma
– gerinnungsaktives, Herstellung F5.894
– Qualitätskriterien F5.894
Froment F3.678
Fromento F3.678
Frostschutzmittel für Autokühler F1.792
Frostwurz F2.184
Frucht/Früchte
– Aleurites-fordii- F2.56
– Angelica-archangelica- F2.97
– Angelika∼ F2.97
– Brennessel∼ F3.712
– Buchen∼ F2.690
– Büschelrosen∼ F3.462
– Catalpa- F2.310
– Catalpa-bignonioides- F2.308
– Cecropia-hololeuca- F2.318
– Chrozophora-senegalensis- F2.357
– Chrozophora-tinctoria-, mit Blüten und Samen F2.357
– Citrus∼ F1.91
– Coccinia-indica- F2.397
– Croton-macrostachys- F2.462
– Croton-tiglium- F2.470
– Frauendistel∼ F3.550
– Garcinia-mangostana- F2.772
– Gemeine Schneeball∼ F3.772
– Gewöhnliche Schneeball∼ F3.772
– Hippomane-mancinella- F2.844
– Laevigata-Rosen-∼fleisch F3.460
– Laurus-azorica- F3.50
– Lorbeer∼ F3.55
– Mariendistel∼ F3.550
– Mohn∼ F3.291
– – unreife F3.291
– Oenanthe-aquatica- F3.259
– Phyllanthus-emblica- F3.344
– Phytolacca-americana- F3.362
– Phytolacca-dodecandra- F3.370
– Quitten∼ F2.483
– Rotbuchen∼ F2.690
– Schneeball∼ F3.772
– – gemeine F3.772
– – gewöhnliche F3.772
– Schwarznessel∼ F3.333
– Seidelbast∼ F2.503
– unreife Mohn∼ F3.291
– Viburnum-opulus- F3.772
– Wasserfenchel∼ F3.259
– Zanthoxylum-armatum- F3.818
– Zanthoxylum-budrunga- F3.820
– Zanthoxylum-clava-herculis- F3.825
– Zanthoxylum-fraxineum- F3.827
– Zanthoxylum-nitidum- F3.829
Fruchtbehandlungsmittel F1.91
Fruchtkörper
– Ganoderma-applanatum- F2.751
– Ganoderma-lucidum- F2.753
– Lentinula-edodes- F3.62
Fruchtsafthaltige Erfrischungsgetränke F1.92
β-D-Fructofuranose-1,3,4,6-tetranicotinat F5.313
β-D-Fructofuranosyl-α-D-glucopyranosid F5.545

Fructos de dormideira **F3.**291
Fructose **F2.**14
D-Fructose **F1.**17
Fructose-Glucose-Gemisch **F4.**692
Fructosum **F4.**692
Fructus Angelicae **F2.**97
Fructus Arctii **F2.**142
Fructus Bardanae, Monographie **F2.**142, 154–156
Fructus Cardui Mariae **F3.**550
Fructus Caricae **F2.**715
Fructus Carobae **F2.**335
Fructus Ceratoniae **F2.**335
Fructus Chamlaeleae **F2.**503
Fructus Coccognidii **F2.**503
Fructus Cydoniae **F2.**483
Fructus Cynorrhodi **F3.**450
Fructus Cynosbati **F3.**450
Fructus Cynosbati cum semine **F3.**450
Fructus Cynosbati sine semine **F3.**449
Fructus Fagi **F2.**690
Fructus ficus **F2.**715
Fructus Foeniculi aquatici **F3.**259
Fructus Garciniae mangostanae **F2.**772
Fructus Hippophae **F2.**850–851
Fructus Hippophae rhamnoides **F2.**850
Fructus Lauri **F3.**55
Fructus Lithospermi **F3.**86
Fructus Mezerei **F2.**503
Fructus Milii solis **F3.**86
Fructus Myrobalani **F3.**344
Fructus Myrobalani emblicae **F3.**344
Fructus Papaveris **F3.**291
Fructus Papaveris immaturi **F3.**291
– Monographie **F3.**291
Fructus Phellandri **F3.**259
Fructus Phyllanthi **F3.**344
Fructus Phytolaccae **F3.**362
Fructus Rosae **F3.**450
Fructus Rosae laevigatae **F3.**460
Fructus Silybi mariae **F3.**550
Fructus Solani racemosi **F3.**362
Fructus Urticae **F3.**712
Frugosid **F2.**198; **F3.**794
Frühlinde **F3.**666
Frühsommerencephalitis **F1.**522
Fruit d'Angèlique **F2.**97
Fruit de chardon Marie **F3.**550
Fruit de fenouil aquatique **F3.**259
Fruit de pavot **F3.**291
Fruit de phytolaque **F3.**362
Fruit de pistachies **F3.**406
Fruits de Viorne obier **F3.**772
Frumento **F3.**678
Frutos de phellandrio **F3.**259
Frutto di alloro **F3.**55
Frutto del carrubio **F2.**335
FSH *[Follikelstimulerendes Hormon]* **F4.**545
FSME-Antikörper-Globuline *[Frühsommer-Meningoenzephalitis]* **F5.**877
FSME-Immunglobulin *[Frühsommer-Meningoenzephalitis]*, Monographie **J06BB** **F5.**877

FSME-Impfstoff *[Frühsommer-Meningoenzephalitis]*, Monographie **J07B** **F5.**800
FSME-Impfung **F1.**522
Ftalilsulfathiazol **F5.**431
Ftivazid, Monographie **J04AC** **F4.**553
5-FU *[5-Fluorouracil]* **F1.**264
Fuchaocangzhu **F2.**222
Fuchsbeere **F3.**314
Fuchshödlein **F3.**273
Fuchsin, Monographie **D08AX** **F4.**553
Fuchsin-Parafuchsin-Gemisch **F4.**553
Fuchstollwut, Köderimpfungen **F1.**528
Fucose, Monographie **V07AZ** **F4.**554
Fucosterol **F2.**203–204; **F3.**109
Fucus amansii **F2.**778
Fucus corneus **F2.**781–782
Fujiwara-Test **F1.**494
Fukinanolid **F2.**146
Fukinon **F2.**146
Fukugetin **F2.**775
Fuller's herb **F3.**512
Füllmittel **F3.**681
Füllstoffe **F1.**814
Fumarsäure **F2.**103, 122; **F3.**286, 564
– Dinatriumsalz **F5.**268
– Kaliumsalz **F4.**745
Fumarsäuremonoethylester **F4.**468
Fünfstaubblättrige Weide **F3.**482
Fungao-do-milho **F3.**736
Fungi di cerza **F2.**70
Fungistase **F1.**854
Fungizidie **F1.**854
Fungus laricis **F3.**33, 35
– Monographie **F3.**33
Funktionskontrollen, Reinräume **F1.**255
Furako **F3.**832
2-Furaldehyd **F4.**555
2-Furancarbaldehyd **F4.**555
Furancarbonal **F4.**555
Furandiol **F3.**465
Furanoganodersäure **F2.**751
Furantetrahydrid **F5.**634
(±)-Furfenorex, Monographie **A08AA** **F4.**554
(+)-Furfenorex, Monographie **A08AA** **F4.**554
Furfur tritici **F3.**683
Furfural, Monographie **V07AZ** **F4.**555
Furfurol **F2.**884
(±)-Furfurylmethylamfetamin **F4.**554
Furfuryltrimethylammoniumiodid **F4.**555
Furosin **F3.**168
Furospongin **F2.**673
Furtrethoniumiodid, Monographie **V07AZ** **F4.**555
Fußboden-Reinigung
– Grundreiniger **F1.**793
– Grundreinigung **F1.**792
Fustuq **F3.**405
Futterimpfstoffe **F5.**787
Fütterungsarzneimittel **F1.**534
Fuyu-zansho **F3.**817
Fwitidi **F2.**135
Fytinsäure, Monographie **F4.**556

G

G-11 *[Hexachlorophen]* **F4.**616
Gabapentin, Monographie N03AX **F4.**557
Gabjong **F2.**283
Gaboxadol, Monographie N03 **F4.**559
Gadain **F2.**894
Gadambin **F3.**701
Gádda **F3.**823
Gadobutrol, Monographie V08C **F4.**560
Gadodiamid, Monographie V08C **F4.**561
Gadopentetsäure, Dimegluminsalz, Monographie V08C **F4.**562
Gadoteridol, Monographie V08C **F4.**563
Gadotersäure, Megluminsalz, Monographie V08C **F4.**565
Gail **F2.**300
Galactin **F5.**462
Galactomannan, Gehaltsbestimmung **F2.**327
(+)-α-D-Galactopyranose **F4.**406, 567
(4-*O*-β-D-Galactopyranosyl)-D-gluconsäure, Calciumsalz Dihydrat **F5.**4
Galactose **F1.**20; **F2.**14, 207; **F4.**406
α-D-Galactose, Monographie V04CE **F4.**567
D-Galactose **F1.**17
D-(+)-Galactose **F4.**567
4-(β-D-Galactosido)-D-gluconsäure **F5.**3
Galacturonsäure **F3.**635, 727
Galanolacton **F3.**842
Galarhoeus cyparissias **F2.**623
Galarhoeus helioscopius **F2.**630
Galarhoeus pekinensis **F2.**651
Galbanum
– Monographie **F2.**705, 711
– hartes **F2.**705
– Verfälschung von Asa foetida **F2.**701
– weiches **F2.**705
Galbanum in granis **F2.**705
Galbanum in massis **F2.**705
Galbensaft **F2.**705
Galega, Monographie **F2.**741
Galega coronilloides **F2.**741
Galéga officinal **F2.**746
Galega officinalis **F2.**742, 745–746
– Monographie **F2.**741
Galega officinalis hom., Monographie **F2.**746
Galega officinalis e seminibus sicc. **F2.**744
Galega officinalis e seminibus sicc. hom., Monographie **F2.**744
Galega patula **F2.**741
Galega persica **F2.**741
Galega vulgaris **F2.**741
Galegae herba, Monographie **F2.**742

Galegin **F2.**741–742, 746
Galenit, Monographie **F4.**567
Galetti **F3.**279
Gale-wind grass **F3.**345
Galipea, Monographie **F2.**746
Galipea cusparia **F2.**747
Galipea febrifuga **F2.**747
Galipea officinalis **F2.**747, 749–750
– Monographie **F2.**747
Galipea officinalis hom., Monographie **F2.**749
Galipeae cortex **F2.**747
Galipen **F2.**748
Galipin **F2.**748
Galipol **F2.**748
Galipolin **F2.**748
Gallae Pistaciae **F3.**397
Gallae Pistaciae integerrimae **F3.**398
Gallae Pistaciae terebinthini **F3.**404
Gallamini triethiodidum **F4.**568
Gallamintriethiodid, Monographie **M03A** **F4.**568
Galle en corne **F3.**404
Gallenfleckenwasser **F1.**787
Gallenfunktion, Diagnostika **V04CC**
Gallensäure **F1.**116
Gallensäuremetabolismus **F1.**116
Gallensäuren, sekundäre **F1.**14, 22
Gallensteinleiden **F1.**150
Gallentherapeutika **A05A**
Gallenwege, Erkrankungen **F1.**148
Gallische Rose **F3.**459
Gallium **F2.**778
Galliumnitrat, Monographie **V03AG** **F4.**570
Gallkraut **F3.**211
Gallocatechin **F2.**45
(+)-Gallocatechin **F2.**305–306; **F3.**346
Galluskopiertinten **F1.**828
Gallussäure **F2.**53, 254, 305, 315, 318, 324, 401, 634, 639, 669, 724, 734, 816, 827; **F3.**142, 344, 346, 348, 397, 404, 420, 424, 434, 544, 657, 659
– Monographie **C05CX** **F4.**570
Galtchrut **F2.**126
Gamari **F3.**670
Gamarza **F3.**618
Gambier **F3.**694
Gambir **F3.**694
– Monographie **F3.**691, 693
Gambir dudoor **F3.**691, 693–694
Gambir-Catechu **F3.**694
Gambirdin **F3.**694
Gambirein **F3.**692
Gambirfluorescin **F3.**695
Gambiriin **F3.**695
Gambirin **F3.**692, 694
Gambirtannin **F3.**695
Gamboga, siamesisches **F2.**762
α-Gambogasäure **F2.**763
Gamboge **F2.**762, 766
Gambogia **F2.**766
Gambogia hom., Monographie **F2.**766, 775
Gamhar **F3.**670
Gamma-Glutamyl-Transferase *[GGT]* **F1.**356–357

Gamma-Glutamyl-Transpeptidase *[GGT]* **F1.**356–357
Gamon **F2.**203–204
Gamon blanco **F2.**201
Gamona **F2.**203
Gamonita **F2.**202
Gan **F2.**295; **F3.**832
Ganda ferusah **F2.**710
Gandhalu **F3.**817
Ganelle **F3.**628
Ganglefen, Monographie **C02B** **F4.**571
Gangleron **F4.**571
Ganglienblocker
– Antiadrenergika, Antihypertensiva **C02B**
– Antisympathotonika, Antihypertensiva **C02B**
Gangwa **F2.**677
Ganjong **F2.**282
Ganoderal **F2.**753
Ganoderaldehyd **F2.**753
Ganoderan **F2.**755
Ganoderensäure **F2.**753
Ganoderiol **F2.**753
Ganoderma, Monographie **F2.**750
Ganoderma applanatum **F2.**751
– Monographie **F2.**751
Ganoderma-applanatum-Fruchtkörper, Monographie **F2.**751
Ganoderma flabelliforme **F2.**752
Ganoderma laccatum **F2.**752
Ganoderma leurophaeum **F2.**751
Ganoderma lipsiense **F2.**751
Ganoderma lucidum **F2.**753
– Monographie **F2.**752
Ganoderma-lucidum-Fruchtkörper, Monographie **F2.**753
Ganoderma pseudoboletus **F2.**752
Ganoderma sessile **F2.**752
Ganodermanondiol **F2.**754
Ganodermanontriol **F2.**754
Ganodermatriol **F2.**754
Ganodermsäure **F2.**753
Ganoderol **F2.**754
Ganodersäure **F2.**751, 753
Ganolucidinsäure **F2.**753
Gänsefuß
– klebriger **F2.**349
– stinkender **F2.**350
– wohlriechender **F2.**344, 347
– wurmtreibender **F2.**344
Gänsefußkraut, Monographie **F2.**347
Gansui **F2.**641
Gansui root **F2.**641
Gapfurunguzi **F2.**801
Garabato **F3.**696
Garadiéma **F2.**731
Garbanzol **F3.**416
Garbhada **F3.**424
Garbhakara **F3.**424
Garcifuran **F2.**768
Garcinia **F2.**762–763, 765–766
– Monographie **F2.**761
Garcinia hom., Monographie **F2.**765, 775

Garcinia cambogia F2.762–763, 765
Garcinia cambogioides F2.775
Garcinia celebica F2.766
Garcinia cochinensis F2.762–763, 765
Garcinia conrauana F2.767
Garcinia elliptica F2.775
Garcinia floribunda F2.768
Garcinia gamboigoides F2.775
Garcinia gaudichaudii F2.762
Garcinia giaudichaudii F2.775
Garcinia gutta F2.775
Garcinia hanburyi F2.761–763, 765
– Monographie F2.762
Garcinia heterandra F2.762–763, 765
Garcinia indica F2.761, 767
– Monographie F2.766
Garcinia kola F2.761, 768
– Monographie F2.767
Garcinia-kola-Samen, Monographie F2.768
Garcinia lateriflora F2.775
Garcinia lobulosa F2.775
Garcinia loureiroi F2.762
Garcinia mangostana F2.761, 772
– Monographie F2.772
Garcinia-mangostana-Früchte, Monographie F2.772
Garcinia microstigma F2.766
Garcinia morella F2.761–763, 765
– Monographie F2.775
Garcinia pictoria F2.762–763, 765, 775
Garcinia pictorius F2.763
Garcinia purpurea F2.766
Garcinia roxburghii F2.762
Garcinia tinctoria F2.763
Garcinia travancorica F2.763, 765
Garcinia xanthochymus F2.763
Garciniasäure F2.766
Garciniflavanon F2.767
Garcinol F2.766
Garcinol E F2.772
Garcinon F2.772–773
Garcipyran F2.768
Garden angelica F2.95
Garden balsam F3.603
Garden iris F2.878
Garden myrrh F3.229
Garden poppy F3.289
Garden savory oil F3.523
Garden spider F2.138
Garget weed F3.361
Garico citrino F2.65
Garland chrysanthemum F2.358
Garou F2.500
Garouboom F2.498
Garrocha F3.650
Gartenangelik F2.95
Gartenangelika F2.99
Garten-Chrysanthemen F2.511
Gartenkresse F1.637
Gartenkreuzspinne F2.138
Gartenmohn F3.289
Garten-Rainfarn F3.603

Garten-Rittersporn F2.417
Garten-Rittersporn-Samen F2.418
Gartensalat F3.18
Gärtner-Chrysantheme F2.515
Garum F3.670
Garzota F3.647
Gasbrand-Antitoxin (polyvalent), Monographie J06AA F5.883
Gasbrand-Immunglobulin F5.883
Gaschromatographie F1.492
– Retentionsindices F1.492
Gaschromatographische Methoden F1.20
Gase, mikrobizide F1.85
Gashochdruckleitungs-VO F1.728
Gasspürröhrchen F1.606
Gasthermen F1.743
Gastrinkonzentration F1.135
Gastritis F1.136
– akute F1.136
– chronische F1.136
Gastroenteritis, transmissible, Impfstoff, für Schweine J07B F5.866
Gatunã F3.265
Gazella muschiata F3.221
Gazewnik europejeski F3.102
Gbangboe F3.353
G-CSF *[Granulocyte-colony stimulating factor]* F5.17
Gd-DOTA *[Gadolinumdiethylentriaminpentaessigsäure-bismethylamid]* F4.565
Gd-DTPA-BMA *[Gadolinum]* F4.561
Gebirgsbärlapp F3.122
Geblera suffruticosa F2.725
Geblera sungariensis F2.725
Gebräuchliche Desinfektionswirkstoffe F1.865–866
Gefahrklasse F1.744
Gefahrstoffe F1.754, 756
– Beschäftigungsbeschränkungen beim Umgang F1.756
– Ermittlung F1.755
Gefahrstoffverordnung *[GefStoffV]* F1.588, 593, 754
Gefleckte Taubnessel F3.31
Gefleckter Aron F2.189
Geflecktes Knabenkraut F3.277
Geflochtener, steriler Seidenfaden F2.242
– Monographie F2.242
– im Fadenspender F2.243
– – Monographie F2.243
– – für Tiere F2.244
Geflügeldiphtheroid-Impfstoff F5.837
Geflügelpocken-Impfstoff, Monographie QJ57G F5.837
Geflügelsalmonellose, Impfstoff F1.529
Gefrieren F1.83
Gefrierfrischplasma
– ACD, TP *[Stabilisator (ACD), Thrombozytapherese (TP)]*, Monographie B05AA F5.923
– CPD, PP *[Stabilisator (CPD), Plasmapherese (PP)]*, Monographie B05AA F5.925

- CPD, VB *[Stabilisator (CPD), Vollblutspende (VB)]*, Monographie **B05AA** **F5**.924
GefStoffV *[Gefahrstoffverordnung]* **F1**.588, 593, 754
Geheimtinten **F1**.828
Gehsohlen **F1**.1007
Gehstollen **F1**.1007
Geigenharz **F1**.842
Geißfü(e)ß **F3**.72
Geißklee **F2**.741
Geißraute **F2**.741
Geißrautenkraut **F2**.742
Geissoschizinmethylether **F3**.700, 706
Gekkeiju **F3**.50
Gelam **F3**.187
Gelatina japonica **F2**.778
Gelatina de musgo **F2**.778
Gelatine
– chinesische **F2**.778
– japanische **F2**.778
Gelbe Lupine **F3**.114
Gelbe Schwertlilie **F2**.881
Gelber Jasmin **F2**.784
Gelber kleiner Steinklee **F3**.199
Gelber Knollenblätterpilz **F2**.65
Gelber Phosphor **F5**.429
Gelber Wasserdost **F2**.236
Gelber Wulstling **F2**.65
Gelbes Blutlaugensalz **F4**.746
Gelbes Harz **F3**.546
Gelbes Katechu **F3**.694
Gelbfieber-Lebend-Impfstoff, Monographie **J07B** **F5**.801
Gelbildende Ballaststoffe **F1**.21
Gelbildner **F2**.781
Gelbkörperreifungshormon **F5**.69
Gelborange S **F1**.74
Gelbwurzel **F2**.204–205
Geldersche Bloom **F2**.360
Geldleistungen **F1**.729
Geliden **F2**.782
Gelidiella acerosa **F2**.778
Gelidium **F2**.778
– Monographie **F2**.778
Gelidium amansii **F2**.778; **F4**.39
– Monographie **F2**.778
Gelidium cartilagineum **F2**.778, 782
Gelidium corneum **F2**.781
Gelidium elegans **F2**.778
Gelidium latifolium **F2**.778
– Monographie **F2**.781
Gelidium lingulatum **F2**.778
Gelidium pacificum **F2**.778
Gelidium pristoides **F2**.778
Gelidium sesquipedale **F2**.778
– Monographie **F2**.782
Gelidium versicolor **F2**.782
Gelosa **F2**.778
Gélose **F2**.778
Gelöster organisch gebundener Kohlenstoff *[DOC]* **F1**.614, 617
Gelsedin **F2**.786

Gelsemicin **F2**.786
Gelsemid **F2**.784
Gelsemii rhizoma, Monographie **F2**.785
Gelsemin **F2**.786
– Gehaltsbestimmung **F2**.790
Gelsemino **F2**.784
Gelsemio **F2**.784–785
Gelsemiol **F2**.784
Gelsemium **F2**.785, 789
– Monographie **F2**.783
Gelsemium hom., Monographie **F2**.790
Gelsemium, äthanol. Decoctum **F2**.790
Gelsemium capense **F3**.647
Gelsemium elegans **F2**.783
– Verfälschung von Gelsemii rhizoma **F2**.786
Gelsemium lucidum **F2**.784
Gelsemium molle **F3**.650
Gelsemium nitidum **F2**.784
Gelsemium rankinii **F2**.783
Gelsemium sempervirens **F2**.783–785, 789–791
– Monographie **F2**.784
Gelsemium sempervirens hom., Monographie **F2**.789–790
Gelsemium sempervirens, äthanol. Decoctum **F2**.790
Gelsemium sempervirens, äthanol. Decoctum hom., Monographie **F2**.790
Gelsemium stans **F3**.650
Gelsemiumsäure **F2**.786
Gelsemiumwurzelstock **F2**.785
– Monographie **F2**.785
Gelsevirin **F2**.786
GEM 91 *[Gene Expression Modulator]*, Monographie **J05AX** **F4**.571
Gema-pro **F3**.353
Gemcitabin, Monographie **L01B** **F4**.572
Gemeine Buche **F2**.687
Gemeine Heckenrose **F3**.447
Gemeine Küchenschabe **F2**.238
Gemeine Lärche **F3**.38
Gemeine Lobelie **F3**.100
Gemeine Ochsenzunge **F2**.86
Gemeine Schlangenwurz **F2**.534
Gemeine Schneeballfrüchte **F3**.772
Gemeine Wolfsmilch **F2**.628
Gemeiner Augentrost **F2**.668
Gemeiner Flachbärlapp **F3**.128
Gemeiner Moorbärlapp **F3**.128
Gemeiner Schneeball **F3**.771
Gemeiner Tintenfisch **F3**.539
Gemeiner Trompetenbaum **F2**.308
Gemeiner Wasserandorn **F3**.132
Gemeiner Weihrauch, Verfälschung von Olibanum **F2**.246
Gemeiner Weizen **F3**.678
Gemeiner Wolfstrapp **F3**.132
Gemeines Gutti **F2**.763
Gemeines Katzenpfötchen **F2**.126
Gemeines Seifenkraut **F3**.512
Gemeines Steckenkraut **F2**.698
Gemischte Hyperlipidämie **F1**.109
Gemischte Kost **F1**.3

Gemischte Mizellen   F1.13
Gemüseballaststoffe   F1.21
Gemüsejute   F2.433
Génakwo   F2.731
Gene Expression Modulator 91   F4.571
General unknown analysis   F1.459
General-Unknown-Analytik   F1.461
(−)-Geneserin   F3.355
Genêt bâtard   F2.794
Genêt de teinturies   F2.794
Genista, Monographie   F2.792
Genista acanthoclada   F2.792
Genista aetnensis   F2.792
Genista albida   F2.792
Genista anatolica   F2.792
Genista anglica   F2.792
Genista aristata   F2.792
Genista aspalathoides   F2.792
Genista baetica   F2.792
Genista berberidea   F2.792
Genista carinalis   F2.792
Genista carpetana   F2.792
Genista cinerea   F2.792
Genista corsica   F2.792
Genista cupanii   F2.792
Genista depressa   F2.794
Genista dorycnifolia   F2.792
Genista ephedroides   F2.792
Genista falcata   F2.792
Genista fasselata   F2.792
Genista florida   F2.792
Genista germanica   F2.792
Genista haenseleri   F2.792
Genista hassertiana   F2.792
Genista hirsuta   F2.792
Genista hispanica   F2.792
Genista holopetala   F2.792
Genista hungarica   F2.794
Genista hystrix   F2.792
Genista januensis   F2.792
Genista lobelii   F2.792
Genista lucida   F2.792
Genista lydia   F2.792
Genista marginata   F2.794
Genista mayeri   F2.794
Genista melia   F2.792
Genista micrantha   F2.792
Genista morisii   F2.792
Genista nissana   F2.792
Genista obtusiramea   F2.792
Genista ovata   F2.794
Genista parnassica   F2.792
Genista patula   F2.794
Genista pilosa   F2.792
Genista polyanthos   F2.792
Genista pseudopilosa   F2.792
Genista pulchella   F2.792
Genista pumila   F2.792
Genista radiata   F2.792
Genista ramosissima   F2.792
Genista sagittalis   F2.792
Genista sakellariadis   F2.792

Genista salzmannii   F2.792
Genista scorpius   F2.792
Genista sericea   F2.792
Genista sessilifolia   F2.792
Genista spartoides   F2.792
Genista subcapitata   F2.792
Genista sylvestris   F2.792
Genista tanaitica   F2.794
Genista teretifolia   F2.792
Genista tetragona   F2.794
Genista tinctoria   F2.792, 795, 798−799
– Monographie   F2.794
Genista tinctoria hom., Monographie   F2.798−799
Genista tournefortii   F2.792
Genista triacanthos   F2.792
Genista tridens   F2.792
Genista umbellata   F2.792
Genista valentina   F2.792
Genistae tinctoriae herba, Monographie   F2.795
Genistein   F2.793, 796;   F3.106−107, 113, 267
Genistin   F2.796
Genistoides tinctoria   F2.794
Genka   F2.491
Genkdaphnin   F2.491
Genkwa flos   F2.491
Genkwadaphnin   F2.490, 493
Genkwanin   F2.491, 497, 801;   F3.133
Genkwanol   F2.490, 495
Gen-Monitoring   F1.235
Genotoxisches Potential   F1.70
Gentaiverm   F4.765
Gentamicin   F1.386
Gentechnikgesetz   F1.594
Gentechnisch modifizierte Mikroorganismen [GMMO]   F1.529
Gentialutin   F3.214
Gentiana chirayta   F3.584
Gentiana japonica   F3.587
Gentianaviolett, Monographie D08AX   F4.575
Gentianidin   F3.214
Gentianin   F3.214, 588
Gentiatibetin   F3.214
Gentiobiosyl-Adynerin   F3.235, 237
Gentiobiosyl-Oleandrin   F3.237
Gentiopikrosid   F3.585, 587
Gentisinsäure   F2.4, 47, 610−611, 669
Genußmittel, Wirksamkeitsmodifikation von Arzneimitteln   F1.181
Geor   F2.677
Geprüfter Schädlingsbekämpfer   F1.588
Gepulverte Magnolia-obovata-Rinde   F3.154
Geralbin   F3.743
Geranial   F3.212, 824, 843
Geraniin   F2.54−55, 620, 634, 639, 649, 651, 658, 677;   F3.168, 174, 342, 506−507
Geraniinsäure   F3.342
Geranin   F2.13
Geraniol   F3.134, 201, 457, 526, 661, 818, 831, 843
– Monographie V07AT   F4.577
– Verfälschung von Rosae aetheroleum   F3.457
Geraniumaldehyd   F4.265

Geraniumöl, Verfälschung von Rosae aetheroleum **F3.**457
trans-Geraniumsäure **F3.**457
Geranylacetat **F2.**19; **F3.**457, 843
Gerätebatterien
- äußere Form **F1.**780
- Spannungsverhalten **F1.**779
Gerbil **F1.**555
Gerbsäure **F2.**315; **F3.**142
- Monographie A07XA **F4.**578
Gerbstoffe, Gehaltsbestimmung **F2.**337
Geref **F5.**560
Gereinigte Kieselerde, Monographie **F4.**762
Gereinigter Buchenholzteer **F2.**694
Gereinigter Parakautschuk **F2.**840
Gereinigter Schellack **F2.**906
Gereinigter weißer Schellack **F2.**906
Gereinigtes Tuberkulin **F5.**826
Gerinnungssystem **F1.**325
Germacren **F3.**630, 660
Germacren D **F2.**516; **F3.**602, 619, 629, 662
Germacron **F3.**824
German flag **F2.**878
German iris **F2.**878
German pellitory **F2.**74
Germanicol **F3.**22
Germbudin **F3.**755
Germer
- grüner **F3.**754
- schwarzer **F3.**753
- weißer **F3.**742
Germerin **F3.**742, 746, 754
Germerwurzel **F3.**742
Germidin **F3.**746, 754–755
Germin **F3.**755
Germinalin **F3.**746
Germinalinin **F3.**746
Germitetrin **F3.**743
Germitrin **F3.**755
Gerösteter Meerschwamm **F2.**674
Geruchsprobe **F1.**609
Geruchsschwellenwert, Grenz- und Richtwerte **F1.**609–610
Gesamt-α-Amylase **F1.**362
Gesamtbilirubin **F1.**356
Gesamtcholesterin **F1.**335
Gesamtclearance **F1.**181
Gesamteiweißkonzentration **F1.**332
Gesamter anorganisch gebundener Kohlenstoff [TIC] **F1.**617
Gesamter Kohlenstoff [TC] **F1.**617
Gesamter organisch gebundener Kohlenstoff [TOC] **F1.**614, 617
Gesamt-LDL-HDL-Cholesterin-Konzentration **F1.**336
Gesamtwasserhärte **F1.**612
Gesättigte Macrogolglycerole, Monographie V07AZ **F5.**72
Gesättigte polyglycolysierte Glyceride, Monographie V07AZ **F5.**451
Geschlossene Systeme **F1.**247
Geschmackbeeinflussende Stoffe **F1.**102
Geschmacksknospen, Zunge **F1.**98
Geschwindigkeitskonstante, nullte Ordnung **F1.**377
Gesetzliche Bestimmungen
- Arzneibuch **F5.**764
- Arzneimittelgesetz
- Arzneimittelprüfrichtlinien **F5.**764
- Deutsches Arzneibuch **F5.**764
- Immunsera **F5.**763
- Impfstoffe **F5.**763
- Pharmacopoeia-Europaea **F5.**764
- Tierseuchengesetz **F5.**764
- Transfusionsgesetz **F5.**764
Gesetzliche Unfallversicherung **F1.**728
- Gliederung **F1.**720
- Mitglied, Pflicht des Unternehmers **F1.**731
Gestagene
- Hund und Katze **F1.**544
- Sexualhormone G03D
Gesundheitsstörungen, alkoholbedingte **F1.**122
Getäfelter Stäubling **F2.**269
Getränkeverpackungen **F1.**677
Getreideballaststoffe **F1.**21
Getreideproteine **F1.**173
Getrocknetes Natriumsulfat **F5.**297
Geva **F2.**677
Gevleckte Aronskelk **F2.**184
Gewa **F2.**677
Gewebekleber **F1.**1014
Gewebethromboplastin **F1.**325
Gewebetyp-Plasminogenaktivator **F1.**325
Gewebshormone **F1.**12
Gewerbeaufsichtsämter **F1.**721
Gewerbeordnung [GewO] **F1.**722
GewO [Gewerbeordnung] **F1.**722
Gewöhnliche Schneeballfrüchte **F3.**772
Gewöhnlicher Schneeball **F3.**771
Gewürze **F1.**83
Gewürzkalmus **F2.**18
Gewürzöle **F1.**83
Gewürzsafran **F2.**438
GGT [Gamma-Glutamyl-Transferase] **F1.**356
GGT [Gamma-Glutamyl-Transpeptidase] **F1.**357
Ghedulajowaba **F2.**17
Ghirlandetta di campagna **F3.**199
GHRF (1-29)-NH$_2$ [Growth Hormone Releasing Factor] **F5.**560, 560
GHRH (1-44)-Amid [Growth Hormone Releasing Hormone] **F5.**569
GHRH (1-44)-NH$_2$ [Growth Hormone Releasing Hormone] **F5.**569
Giaggiolo **F2.**878
Giaggiolo odoroso **F2.**881
Giant fennel **F2.**698
Giant mistletoe **F3.**102
Giant puff ball **F2.**267
Giardiose **F1.**569
Gibbs-Reagenz **F4.**337
Gicht **F1.**111, 165
Gichtkraut **F2.**808
Gichtmittel M04, M04A
- Uricostatika M04AA
- Uricosurika M04AB

Gifbossie **F2.**5
Giftbaum, javanischer **F2.**132
Giftchampignon **F2.**70
Giftesche **F2.**352
Giftgrünling **F2.**70
Giftige Rebendolde **F3.**260
Giftiger Täubling **F3.**465
Giftiger Wassermerk **F2.**364
Giftiger Wasserschierling **F2.**364
Giftjasmin **F2.**784
Giftlattich **F3.**21, 25
Giftlattichblätter **F3.**22
Giftlattichsaft **F3.**23
Giftsalat **F3.**21
Giftstoffe
– Schnelltests **F1.**494
– spezielle **F1.**461
– Verbreitung und Gefährlichkeit **F1.**456
Giftwirkungen, Erkennung **F1.**509
Giftwulstling, grüner **F2.**70
Giftwürze **F2.**95, 99
Giftwüterich **F2.**364
Gigaro scuro **F2.**184
Giglio bianco **F2.**875
Giglio caprino **F3.**278
Giglio giallo **F2.**881
Giglio d'oro **F2.**182
Giglio pavonazzo **F2.**878
Gilbkraut **F2.**794
Gilchristverbände **F1.**999
Gilisztaüzö varadics **F3.**628
Ginestraggine **F2.**794
Ginestrella **F2.**794
Ginestrina **F2.**794
Ginestruzza **F2.**794
Ginfer **F3.**838
Ginferwurzel **F3.**838
Gingembre **F3.**838
Ginger **F3.**838–839, 855
Ginger Essence **F3.**843
Ginger plant **F3.**628
Ginger root **F3.**838
Ginger Syrup **F3.**843
Ginger Thomas **F3.**650
Gingerol **F3.**841
[6]-Gingerol **F3.**842
Ginsenosid Ro **F2.**689
Ginsterkraut **F2.**795
Gipsey herb **F3.**142
Gipsey weed **F3.**141
Gipsey wort **F3.**141
Gipsfiguren **F1.**842
Gipsy **F3.**293
Gipsy wort **F3.**132
Gipsy wort herb **F3.**133
Giradol **F2.**357
Gitoxigenin **F2.**40; **F3.**234
Gitoxin, Monographie C01A **F4.**578
Glad parelzaad **F3.**79
Gladiolus foetidus **F2.**877
Glaeieul de marnis **F2.**881
Glaieul blue **F2.**883

Glandulae Kamala **F3.**169
Glandulae Rottlerae **F3.**169
Glänzender Lackporling **F2.**752
Glasätztinten **F1.**794, 828
Glasballone, hälften **F1.**842
Glasbehältnisse **F1.**689
Gläserner Sarg **F2.**789
Glasflaschen, hälften **F1.**842
Glaucin **F2.**452
Glaudin **F3.**287, 296
Glaukommittel S01E
– Betablocker S01ED
– Carboanhydrasehemmer S01EC
– Parasympathomimetika S01EB
– Sympathomimetika S01EA
D-GlcA *[D-Gluconsäure]* **F4.**583
GLDH *[Glutamat-Dehydrogenase]* **F1.**356
Gleichgewicht, osmotisches, Erhaltung **F1.**23
Gleichgewichtszellspannung **F1.**779
Gleitmittel, Laxantien A06AA
Gletscher-Präparate **F1.**765
Gliadin **F1.**5, 139
Gliederzypresse **F3.**654
Glimepirid, Monographie A10BB **F4.**579
Globaria bovista **F2.**267
Globaria gigantea **F2.**267
Globuläre Proteine **F1.**5
Glockenheide **F2.**612
– graue **F2.**610
Glockenheideblüte, graue **F2.**611
Glockenheideblüten **F2.**612
Glomerulin **F4.**640
Glomerulonephritis
– akute **F1.**150
– chronische **F1.**150
Glonoin **F5.**326
Glonoinum **F5.**326
Glucagon **F1.**19, 347
– Monographie A10CA, H04AA **F4.**580
– abbauendes Enzym **F4.**210
Glucametacin, Monographie M01AB **F4.**582
β-Glucane **F1.**20–21
D-Glucarsäure **F2.**620
D-Glucitol **F4.**731
Glucoacovenosid B **F2.**16
Glucocerebrosidase **F4.**46
Glucocerebrosid-β-glucosidase **F4.**46
Glucocleomin **F3.**427–429
Glucocochlearin **F3.**428–429
Glucocorticoide **F1.**19
– Hund und Katze **F1.**544
– zur Inhalation, Antiasthmatika R03BA
Glucofructomannan **F3.**466
Glucofrugosid **F2.**198; **F3.**794
β-Glucogallin **F3.**506
Glucojiaputin **F3.**424, 428–429
Glucokenin **F2.**395
Glucomannan **F2.**188
Gluconeogenese **F1.**5, 9, 18
D-Gluconsäure
– Monographie **F4.**583
– Lithiumsalz **F5.**48

- Monokaliumsalz F4.745
- Natriumsalz F5.270
D-Gluconsäure-2,4 : 2'-o-(oxydistibylidyn)bis-Sb,Sb'-dioxid, Trinatriumsalz Nonahydrat F5.295
D-Gluco-2,3,4,5,6-pentahydroxyhexansäure F4.583
Glucoperiplorhamnosid F2.133
Glucoplastische Aminosäuren F1.5, 18–19
Glucoprotamin F1.883
Glucoputranjivin F3.428–429
α-D-Glucopyranose Monohydrat F4.586
β-D-Glucopyranosid F2.115
4-O-α-D-Glucopyranosyl-(1→4)-O-α-D-glucopyranosyl-(1→4)-D-glucopyranose F5.97
(4α)-13-[2-O-β-D-Glucopyranosyl-β-D-glucopyranosyloxy]kaur-16-en-18-β-glucopyranosylester F5.586
(E)-5'-β-D-Glucopyranosyloxy-4-methoxy-3,3'-stilbendiol F5.507
7-(β-D-Glucopyranosyloxymethyl)-4-methoxy-5H-furo[3,2-g][1]benzopyran-5-on F4.762
3β-[2-O-(β-D-Glucopyranuronosyl)-α-D-glucopyranurosyloxy]-11-oxoolean-12-en-30-säure F4.597
Glucosamin F3.727
- Monographie M01AX F4.585
Glucose F1.20; F2.12, 14
- Fettaufbau F1.18
- Glycogenaufbau F1.18
D-Glucose F1.17
Glucose Monohydrat, Monographie B05CX F4.586
Glucose-Dehydrogenase-Methode F1.349
Glucose-Elektrolyt-Lösungen F1.138
Glucose-Fructose-Gemisch F4.692
Glucoseoxydase-Methode F1.349
Glucosidase F3.529
α-Glucosidasehemmer, Orale Antidiabetika A10BF
Glucosum F4.692
Glucosum monohydricum F4.586
D-Glucosyl-N-acylsphingosinglucohydrolase F4.46
Glucosylceramidase F4.46
6-C-Glucosyluteolin F2.203
N-D-Glucosyl(2)-N'-nitrosomethylharnstoff F5.587
Glucosylsphingosin-β-glucosidase F4.46
Glucuronoglucosaminglycan-Hyaluronatlyase F4.631
Glucuronoxylan F2.486
Glucuronsäure F3.684, 727
D-Glucuronsäure F2.205
Glukagon F4.580
Glutamat F2.139
Glutamat-Dehydrogenase [GLDH] F1.356
Glutamat-Oxalacetat-Transaminase [GOT] F1.356
Glutamat-Pyruvat-Transaminase [GPT] F1.356
Glutamin F1.7
Glutaminsäure F1.7; F2.182, 207
L-Glutaminsäure F1.102
L-(+)-Glutaminsäure, Natriumsalz F5.272
Glutaminsäureamid F1.7
γ-L-Glutamyl-L-cysteinglycin F4.589
N-(N-L-γ-Glutamyl-L-cysteinyl)glycin F4.589
γ-Glutamyl-Transferase [GGT] F1.356–357

γ-Glutamyl-Transpeptidase [GGT] F1.356–357
Glutaral, Monographie V05A F4.587
Glutaraldehyd F4.587
Glutardialdehyd F1.869
Glutathion F2.182, 690
- Monographie V03AB F4.589
Glutathion-S-transferase F2.839
Gluteline F1.5
Gluten F1.117, 139
Glutenfreie Diätetika F1.141
Glutenin F1.5
Gluteninduzierte Enteropathie F1.139
- Lebensmittel F1.140
Glutin F1.805
Gly [Glycin] F4.593
Glycämien F1.349
Glyceride
- polyglycolysierte gesättigte, Monographie F5.451
- polyglycolysierte ungesättigte, Monographie F5.451
Glycerin, iodiertes, Monographie H03CA F4.590
Glycerinacetat, Verfälschung von Calami aetheroleum F2.19
sn-Glycerin-1-phosphat F4.591
Glycerinphosphorsäure F4.591
Glyceroldihydrogenphosphat F4.591
Glycerol-1-dihydrogenphosphat
- Monographie V03AT F4.591
- Calciumsalz Dihydrat, Monographie A02A F4.591
Glycerolesterhydrolase F5.526
Glycerol-mono(dihydrogenphosphat) F4.591
Glycerolphosphat F4.591
(R)-Glycerol-1-phosphorsäure F4.591
Glyceroltrinitrat F5.326
α-Glycerophosphat F1.18
Glyceryllinoleat F2.165
Glycin F1.5
- Monographie B05CX F4.593
Glycin-Kupfer-Komplex F4.771
Glycocholsäure, Monographie V07AZ F4.594
Glycogen F1.16–17, 25
Glycolon F3.832
Glycolsäure, Monographie G01AD F4.595
Glycolyse F1.18
- Hemmung F1.348
Glycolysehemmstoffe F1.348
Glycomul L F5.572
Glycomul O F5.573
Glycomul P F5.574
Glycomul S F5.576
Glycomul TO F5.577
Glycomul TS F5.578
D-Glyconsäure F4.583
Glycoreductodehydrocholsäure F4.594
Glycosphingolipide F1.13
Glycyron F4.597
Glycyrrhetinsäure, Monographie F4.595
Glycyrrhizin F4.597
- säure, Monographie F4.597
Glydant F1.870

Glykogensäure F4.583
Glykokoll F4.593
Glyme 2 F4.349
Glyoxal F1.870
- Monographie D08AX F4.598
Glyoxalin F4.680
Glyoxylaldehyd F4.598
GMMO *[Gentechnisch modifizierte Mikroorganismen]* F1.529
GMP *[Good Manufacturing Practice]* F5.768, 785
Gnadenkraut F2.808-809
Gnafalio F2.126
Gnaphalium dioicum F2.126
Gnaphalium macounii, Verwechslung mit Verbasci flos F3.762
Gnidia, Monographie F2.800
Gnidia djurica F2.801
Gnidia hoepfner(i)ana F2.801
Gnidia kerstingii F2.801
Gnidia kraussiana F2.802-803
- Monographie F2.801
Gnidia-kraussiana-Blätter, Monographie F2.802
Gnidia-kraussiana-Wurzel, Monographie F2.803
Gnidia usingensis F2.801
Gnidia usinjensis F2.801
Gnidiafaktor F2.801, 803
Gnidicin F2.801; F3.781
Gnidicumarin F2.800
Gnididin F2.801
Gnididion F2.801
Gnidiglaucin F2.801
Gnidilatidin F2.493, 801, 803; F3.580
Gnidilatin F2.801, 803
Gnidimacrin F2.801; F3.573
Gniditrin F2.490, 502, 506, 801; F3.781
Gnidium F2.498
Gnoscopin F3.296
Gnotij F3.832
GnRH *[Gonadotropin Releasing Hormone]* F5.243
Goa butter F2.767
Goat's rue F2.741, 746
Gobernadora F3.44
Gobo F2.141
Goethe-Brunnen F1.307
Goitrogene F1.47
Gokatoo gas F2.775
Gol F2.40
Gold F1.80
[^{198}Au]Gold F4.599
- kolloidales, Monographie V10A F4.599
Goldblume F2.358, 360
Goldchlorid-Chlornatrium F5.256
Golddistel F2.385
Golden apple F2.483
Golden buttons F3.628
Goldfederich F3.618
Goldkeratinat, Monographie M01CB F4.600
Goldorange F5.166
Goldorfen F1.636
Goma almáciga F3.399
Goma ammoniaca F2.531
Goma amoniaca F2.531

Goma damar F3.546
Goma gotta F2.762
Goma gutta F2.762
Goma kino F3.414
Goma laca F2.904
Goma de limon F2.272
Goma mastica F3.399
Gomart-Elemi F2.258
Gomart-Harz F2.258
Gom(m)a gutta F2.762
Gommart-Elemi F2.258
Gommart-Harz F2.258
Gomme ammoniaque F2.531, 533
Gomme ammoniaque purifée F2.532
Gomme de caroube F2.325
Gomme dammar F3.546
Gomme gutte F2.762, 766
Gomme kino F3.414
Gomme laque F2.904
Gomme résiné d'euphorbe F2.653
Gommier à canots F2.256
Gomo-resina asafetida F2.700
Gonadorelin-6-D-Trp, Monographie H01CA, V04CD F4.601
Gonadotropine G03G
Gongju F2.512
Good omen plant F2.752
Goon *[Phencyclidin]* F5.418
Goosebeery-tree F3.339
Gopher plant F2.644
Gordolobo F3.761-762, 768
Gorie frene F3.379
Gorlisäure F2.864, 866
Gossypetin F3.44
Gossypol, Monographie V07AZ F4.601
GOT *[Glutamat-Oxalacetat-Transaminase]* F1.356
Gottesgerichtsbohne(n) F3.353-354
Gottesgnadenkraut F2.808-809
Gottesstroh F3.603
Gottesurteilsbohne(n) F3.353-354
Gottesurteilsgift F3.357
Gouet F2.184
Gouet d'Italie F2.182
Gouet maculé F2.184
Gouet a trois feuilles F2.165
Gouteng F3.700
Gouteron F2.141
Govet à dragon F2.168
Gozo nugua F3.832
GPT *[Glutamat-Pyruvat-Transaminase]* F1.356
Grabstein-Reinigung F1.842
Gracilaria confervoides F2.778
Graciola F2.808
Graine de Moluques F2.474
Graine de Tilly F2.474
Graine aux vers F2.344
Graines en bas feuilles F3.341, 345
Graines de Cynorrhodon F3.448
Graines de pavot F3.308
Grana Lauri F3.55
Grana tiglii F2.474
Grana-Padano-Käse F1.90

Granatillkörner F2.474
Granatillöl F2.471
Grand coq F3.603
Grand fenouil F2.698
Grand joubarbe F3.535
Grand medicinier F2.888
Grand mélilot F3.197
Grand Source Vittel F1.307
Grande camomille F3.619, 628
Grande ortie piquante F3.711
Grande tanaisie F3.603
Granisetron, Monographie A04A F4.603
Grans Gnidii F2.503
Granulomatosis infantiseptica F1.129
Granulopoietin F5.552
Granuloseviren F1.595
Granulozyten-Kolonie-stimulierender Faktor F5.17
– humanidentischer rekombinanter F5.18
Granulozyten-Makrophagen-Kolonie-stimulierender Faktor, humaner, rekombinanter F5.213
Grasblättiger Kalmus F2.32
Graslinde F3.666
Grassy flag F2.32
Grateau F2.141
Grateron F2.141
Gratiogenin F2.809
Gratiola F2.811
– Monographie F2.808
Gratiola officinalis F2.809, 811–812
– Monographie F2.808
Gratiola officinalis hom., Monographie F2.811–812
Gratiola officinalis e radice, ethanol. Decoctum F2.811
Gratiola officinalis e radice, ethanol. Decoctum hom., Monographie F2.811
Gratiola Radix, ethanol. Decoctum F2.811
Gratiolae herba, Monographie F2.809
Gratiolignin F2.809
Gratiosid F2.809
Gratiotoxin F2.809
Gratte-cul F3.450
Graue Fieberrinde F2.454
Graue Glockenheide F2.610
Graue Glockenheideblüte F2.611
Graue Myrobalanen F3.344
Graugrüne Magnolie F3.161
Graupapageien F1.563
Grauweide F3.477
Grave physic nut F2.888
Gravimetrische Methoden F1.20
Graziona F2.808
Grease wood F3.44
Great angelica F2.110
Great blue lobelia F3.100
Great burdock achene F2.142
Great but F2.141
Great clotbur F2.141
Great lobelia F3.100–101
Great nettle F3.711
Great province rose F3.452
Great sundew F2.536

Green [Phencyclidin] F5.418
Green almond F3.405
Green dragon F2.168
Green ebony F3.647
Green hellebore F3.754
Green soap [Kaliseife] F4.733
Green veratrum F3.754
Greenweed F2.794
Green-winged orchis F3.278
Greiter-Harvard-Methode F1.764
Grémil F3.79
Grenoblon F3.409
Grenzdosen, kumulative F1.251
Grenz- und Richtwerte, Kaliumpermanganatverbrauch F1.616
Grenzwerte C, Holländische Liste F1.661
GRF^{1-29} [Gonadotropin Releasing Factor] F5.560
GRF^{1-44} [Growth Hormone Releasing Factor] F5.569
Griechischer Safran F2.439
Grießkornkrankheit F1.579
Gri-Fill F1.277
Grillreiniger F1.794
Grindelia F2.813, 818
– Monographie F2.812
Grindélia F2.813, 818
Grindelia hom., Monographie F2.817–818
Grindelia camporum F2.813, 817–818
– Monographie F2.813
Grindelia humilis F2.813, 817–818
– Monographie F2.818
Grindelia robusta F2.813, 817–818
Grindelia squarrosa F2.813, 817–818
Grindeliae herba, Monographie F2.813
Grindelia-Fluidextrakt F2.816
Grindelia-Flüssig-Extrakt F2.816
Grindeliakraut F2.813
Grindeliasapogenin D F2.816
Grindeliasäure F2.813, 815
Grindeliatinktur F2.816
Grindelie F2.813, 818
Grindelol F2.816
Gripeweed F3.341
Grippemittel R05
Griseofulvin F1.182
Grisset F2.848
Groliberin F5.560
Gromwell F3.72, 79
Gromwell root F3.73
Grosella blanca F3.339
Großblumige Königskerze F3.766
Großblütige Magnolie F3.151
Große Brennessel F3.711
Große Klette F2.141
Große Königskerze F3.766
Große, schwarze Küchenschabe F2.238
Großer Andabaum F2.901
Großer Odermennig F2.51
Großköpfige Atractylodes-Wurzel F2.224
Ground cedar F3.128
Ground jasmine F3.572
Group D streptococci F2.599, 602

Growth hormone-releasing factor (human) F5.569
- -(1-29)-peptidamide F5.560
Grundkontaminationen, Richtwerte F1.652
Grundnährstoffe F1.50
Grundumsatz F1.23
- Atemmuskulatur F1.23
- chemische Umsetzungen F1.23
- Gehirn F1.23
- Herz F1.23
- Leber F1.23
- Muskulatur F1.23
- Niere F1.23
- osmotisches Gleichgewicht, Erhaltung F1.23
Grundwasser, oberflächennahes F1.301
Grüne Mandeln F3.406
Grüne Nieswurz F3.754-755
Grüner Drachen F2.168
Grüner Germer F3.754
Grüner Giftwulstling F2.70
Grüner Knollenblätterpilz F2.70
Grüner Knollenblätterschwamm F2.70
Grüner Mörder F2.70
Grüner Punkt F1.679-680
Grüner Schierlingsschwamm F2.70
Grüner Wulstling F2.70
Grünes Ammoniumeisen(III)citrat, Monographie F4.73
Grünes Ebenholz F3.647, 649
Grünes Ferri-Ammoniumcitrat F4.73
Grünholz F2.794
Grünlicher Knollenblätterpilz F2.70
Gruppe-D-Streptokokken F2.599, 602
Gruppenparameter F1.608
Gruppenscreening F1.459
GR-92132X *[Troglitazon]* F5.684
Guabenxan, Monographie C02C F4.606
Guabito amargo F3.433
Guácimo F2.258
Guaco F2.176
Guainella F2.324
Guajacol F2.694
Guajazulen F2.715
α-Guajen F2.149
Guamis F3.44
Guanaclin, Monographie C02C F4.606
N-(2-Guanidinoethyl)-4-methyl-Δ^3-piperidin F4.606
1-(2-Guanidinoethyl)-1,2,3,6-tetrahydro-4-picolin F4.606
2-(Guanidinomethyl)-1,4-benzodioxan F4.607
Guanin F2.786
Guanoxabenz, Monographie C02C F4.607
Guanoxan, Monographie C02C F4.607
Guar F1.20-21, 137, 162
Guar flour F4.608
Guar Gum F4.608
Guaran, Monographie V07AT F4.608
Guargalactomannan, Monographie A10X F4.609
Guarima F2.321
Guarimbo F2.321
Guarumbo F2.319-320
Guarumo F2.319-320

Guavo F3.433
Gucheh F2.135
Guelder rose F3.771
Guelder rose fruits F3.772
Gúgal F2.249
Guggil F3.544
Gulapa F2.500
Guldaudi F2.515
Gum ammoniac F2.533
Gum asafetida F2.700
Gum bearing bursera F2.258
Gum bush F2.614
Gum carana F2.256, 258
Gum Damar brown batu halfscrapes F3.546
Gum euphorbium F2.653, 656
Gum juniper F3.656
Gum kopal F2.256
Gum lac F2.904
Gum olibanum F2.246
Gum opium F3.293
Gum plant F2.614, 813, 818
Gum thus F2.246
Gumboro-Krankheit-Impfstoff, für Geflügel F5.843
Gummi F2.246
- arabisches F1.805
Gummi Ammoniacum F2.533
- Monographie F2.531
Gummi Dammar F3.546
Gummi elasticae F2.840
Gummi elasticum F2.840
Gummi Elemi F2.272
Gummi Gambae F2.762
Gummi Gutta F2.762
Gummi Guttae F2.762, 766
Gummi Gutti F2.762
Gummi Kino F3.414
Gummi Lacca F2.904
Gummi lentisci F3.399
Gummi mastiche F3.399
Gummi Mastix F3.399
Gummi resina Ammoniacum F2.531
Gummi victoria F2.762
Gummigutt F2.762, 766
Gummilack F2.904
Gummilackschildlaus F2.903
Gummiresina albanum F2.705
Gummiresina Ammoniacum F2.531
Gummiresina Asa foetida F2.700
Gummiresina Euphorbium F2.653
Gummiresina Gutti F2.762
Gummiresina Olibanum F2.246
Gunchiak F2.135
Guong-tung F2.62
Guppys F1.636
Guraumo F2.321
Gurjunbalsam F1.808
- Verfälschung von Aleurites-fordii-Samenöl F2.58
- Verwechslung mit Aleurites-fordii-Samenöl F2.58
- Verwechslung mit Copaivae balsamum F2.423
Gürtelkraut F3.123
Gusgu F3.397

Güssinger Vitaquellen   **F1.**307
Gutta ammoniaca   **F2.**531
Gutta gamba   **F2.**762, 766
Gutta Gambir   **F3.**694
Gutta Gummiresina   **F2.**762
Gutta percha tree   **F2.**677
Gutti   **F2.**762
– Monographie   **F2.**762, 775
– gemeines   **F2.**763
Gutti-Gummigutt   **F2.**762
Guttiferin   **F2.**775
β-Guttiferin   **F2.**763
Gutti in lacrimis   **F2.**763
a-Guttisäure   **F2.**763
Gwen amba fei   **F3.**341
Gymnadenia bifolia   **F3.**282
Gynäkologika
– Antiinfektiva G01, G01A
– Antiseptika G01, G01A
– Kontrazeptiva, lokal applizierte G02B
– Prolactininhibitoren G02CB
– Tokolytika G02CA
– Wehenfördernde Mittel G02A
– Wehenhemmende Mittel G02CA
Gynocardia prainii   **F2.**863
Gynocardin   **F2.**865
Gypsogensäure   **F3.**515
Gypsophila arrostii, Verwechslung mit Saponariae rubrae radix   **F3.**514
Gypsophila paniculata, Verwechslung mit Saponariae rubrae radix   **F3.**514
Gypsophila-Saponin   **F5.**549
Gyrodactilus   **F1.**580
Gyrophora   **F2.**752

H

H_1-Antihistaminika, zur systemischen Anw. R06, R06A
H_2-Antihistaminika, Ulkustherapeutika A02BA
H_2-Rezeptorenblocker, Ulkustherapeutika A02BA
Haar-Milzfarn **F2.**213
Haarnessel **F3.**711
Haarnesselkraut **F3.**714
Haarnesselwurzel **F3.**724
Haar-Streifenfarn **F2.**213
Haba de San Ignacio **F2.**861
Habbe **F2.**834
Haberdistel **F2.**382
Habillo **F2.**858
Habutekobura **F2.**310
Haematein **F2.**828
Haematoxyli lignum, Monographie **F2.**828
Haematoxylin **F2.**828
Haematoxylol A **F2.**828
Haematoxylon campechianum **F2.**827, 829
Haematoxylon campechianum hom., Monographie **F2.**829
Haematoxylum, Monographie **F2.**827
Haematoxylum campechianum **F2.**828–829
– Monographie **F2.**827
Haemophilus-influenza-b-Konjugat-Impfstoff **F5.**803
Haemophilus influenzae Typ b **F1.**517
– Impfempfehlung **F1.**520
Haemophilus-Typ-B-Impfstoff, konjugiert, Monographie **J07A** **F5.**803
Haemopis sanguisuga, Verwechslung mit Hirudo medicinalis **F2.**854
Haemorrhagische Kaninchenkrankheit *[RHD]* **F1.**529
Haferballaststoffe **F1.**162
Hafergiftblume **F2.**419
Haffdorn **F2.**848
Haffdornbeeren **F2.**850
Haftklebstoffe **F1.**804
Hagdorn **F3.**447
Hagebutten **F3.**450
Hagebuttenkerne **F3.**448
Hagebuttennüßchen **F3.**448
Hagebuttensamen **F3.**448
Hagebuttenschalen **F3.**449
Hagenia, Monographie **F2.**830
Hagenia abyssinica **F2.**831, 833–834
– Monographie **F2.**830
Hagenia-abyssinica-Blüten **F2.**831
Hagen-Poiseuille'sche Gesetz **F1.**936
Hagrose **F3.**447

Hahnbänke F1.947
Hainbutten F3.450
Hainbuttenschalen F3.449
Hainklette F2.155
Hairy beggar-tick F2.233
Hairy spurge F2.633
Hakik F2.285, 289
Hala F3.384
Halane F1.873
Halazepam F1.475, 504
– Monographie N05BA F4.611
Halazon F1.873
Halbwertszeit F1.379
– Proteine F1.8
Halichondria lacustris F3.570
Halobetasonpropionat, Monographie H02AB F4.611
Halogenkohlenwasserstoffe
– Analytik F1.621
– Richt- und Grenzwerte F1.621
Haloperidoldecanoat, Monographie N05AD F4.612
Halotestin F4.535
Halsbänder, Hund und Katze F1.542
Haltbarkeitsfrist, Zytostatikalösungen F1.257
Häm F1.45
Hama-kangiku F2.515
Hama-nasu F3.463
Hämatit F2.429
– Monographie F4.613
Hämatochromatose F1.115
Hämatokrit F1.320
Hämatopoietin F4.446
Hamburger Bodenliste F1.653
Hamburger Grundwasser-Liste F1.653
Häm-Eisen F1.45, 57
Hämochromatose F1.46
Hämodialyse, Ernährung F1.153
Hämoglobin F1.498
Hämoglobinkonzentration F1.320
Hämoglobinpuffer F1.209
Hämolytische Anämie F1.116
Hämophilie B F1.328
Hämorrhagische-Enteritis-Impfstoff, für Puten, Monographie QJ57G F5.838
Hämorrhagische-Krankheit-Impfstoff, für Kaninchen, Monographie QJ57 F5.838
Hämorrhagischer Schock F1.214
Hämorrhoidenmittel, zur topischen Anw. C05A
– Corticosteroide C05AA
– Lokalanästhetika C05AD
Hämosiderin F1.45
Hämosiderose F1.46
Hämostase F1.324
Hämostatika B02
Hämostatika, lokale, Blutstillungsmittel B02BC
Hämostyptika B02
Hamster F1.555
Hanakirin F2.649
Händedekontamination F1.908
Händedekontaminationsmittel F1.894
– Prüfung F1.894
Händedesinfektion F1.908

– chirurgische F1.894, 909
– hygienische F1.894, 909
Händedesinfektionsmittel, Prüfung F1.894, 909
Handfeuerlöscher F1.736, 738
Handkea utriformis F2.267, 269
Hanfnessel F3.711
Hanfnesselkraut F3.714
Hanfnesselwurzel F3.724
Hanföl, Verfälschung von Aleurites-fordii-Samenöl F2.58
Hängende Rose F3.462
Hangju F2.512
Hango F3.832
H_1-Antihistaminika, Hund und Katze F1.549
Hantola F3.828
Haplopappus, Monographie F2.834
Haplopappus baylahuen F2.835
– Monographie F2.834
Haplopappus baylahuen hom., Monographie F2.835
Haplopappus-baylahuen-Blätter, Monographie F2.835
Haplopappus heterophyllus F2.837
– Monographie F2.836
Haplopappus-heterophyllus-Kraut, Monographie F2.837
Happy herb F2.752
Harangi F3.543
Hard stuff F3.293
Hard thistle F2.382
Hardock F2.141
(–)-Hardwickiasäure F2.466
Hardy grindelia F2.813
Hares beard F3.768
Harfarauri F3.339
Hariyvein agrimonia herb F2.49
Harman F3.692, 698
Harmonin F5.119
Harnansäuerung G04BA
Harnantiseptika G04A
Harnkonkrementauflösung G04BC
Harnkraut F3.265
Harnkrautwurzel F3.266
Harn-pH-Wert, Getränkeeinfluß F1.155
Harnsäurespiegel F1.111
Harnsäuresteine F1.155
Harnsediment F1.366
Harnstoff F1.365, 367; F2.267
Harnstoffharze F1.809
Harnstoffspiegel, Blut F1.10
Harnstoffzyklus F1.5
Harpagid F3.768
Harpagosid F3.759
Härtegrad
– amerikanischer (USA) F1.613
– deutscher F1.613
– englischer F1.613
– französischer F1.613
– USA F1.613
Härteklassen, Wasser F1.612
Hartes Galbanum F2.705
Hartspiritus F1.842, 844
Harz [Mittelgebirge] F1.304

- Acryl~ **F1.**809
- Alkyd~ **F1.**809
- Callitris-columellaris-, Monographie **F2.**264
- Chios-Terpentin- **F3.**405
- Dammar(~)
- – ostindisches **F3.**546
- – weißes **F3.**544, 546
- Epoxid~ **F1.**810
- Ferula-jaeschkeana-Gummi~, Monographie **F2.**708
- Ferula-narthex-Gummi~, Monographie **F2.**710
- Fichten~ **F1.**808
- Geigen~ **F1.**842
- gelbes **F3.**546, 546
- Gomart- **F2.**258
- Gommart- **F2.**258
- Harnstoff~ **F1.**809
- Katzenaugen~ **F3.**544, 546
- Kirchen~ **F2.**246
- Kleb~, hochtemperaturbeständiges polyaromatisches **F1.**808
- Lack~ **F2.**904
- Mastix~ **F3.**399
- Melamin~ **F1.**809
- Mutter~ **F2.**705
- ostindisches Dammar(~) **F3.**546
- Polyester~
- – gesättigtes **F1.**810
- – ungesättigtes **F1.**810
- Polyvinyl~ **F1.**809
- Pterocarpus-officinalis-, Monographie **F3.**418
- Sal~ **F3.**544, 546
- Sandarak~ **F3.**656
- Saul~ **F3.**544
- Shorea-robusta-, Monographie **F3.**544
- Stein~ **F3.**546
- Takamahak- **F2.**261
- Terpentin~ **F3.**405
- wasserlösliches **F1.**813
- wasserunlösliches **F1.**813
- wasserverdünnbares **F1.**813
- weißes Dammar(~) **F3.**544, 546

Harze
- wasserlösliche **F1.**813
- wasserunlösliche **F1.**813
- wasserverdünnbare **F1.**813

Harzkitte **F1.**801
Harzöl, Verfälschung von Aleurites-fordii-Samenöl **F2.**58
Hasenbovist **F2.**269
Hasenklee **F3.**114
Hasenstäubling **F2.**269
Hatsho **F3.**832
Haudornwurzel **F3.**266
Hauhechel **F3.**265
- dorniger **F3.**265
Hauhechelwurzel **F3.**266
Hausbock **F1.**795
Hausenblase, japanische **F2.**778
Haushaltswaschmittel **F1.**835
Hauslauch **F3.**535
Hausschwamm

- Bekämpfung **F1.**798
- echter **F1.**795
Hauswurz, echte **F3.**535
Hauswurzblätter **F3.**536
Haut, Funktionsstörungen **F1.**762
Hautantiseptik **F1.**910
Hautantiseptika, Prüfung **F1.**895
Hautdekontaminationspräparate **F1.**894
Hautreaktionen **F1.**761
Hautschutzmittel, Hund und Katze **F1.**553
Hauttransplantationen **F1.**808, 983
HAV [Hepatitis A-Virus] **F1.**904
Hawaiian baby wood rose **F2.**160
Hawaiian baby woodrose seed **F2.**161
Hawaiian wood rose **F2.**160
Haya **F2.**687
Hazalea **F3.**821
Hazaleamid **F3.**821
Hazel spider **F2.**138
α-HBDH [α-Hydroxybutyrat-Dehydrogenase] **F1.**351–352, 354
HBV [Hepatitis B-Virus] **F1.**904
HCN [Cyanwasserstoff] **F2.**7, 74
HCP [Hexachlorophen] **F4.**616
HCV [Hepatitis C-Virus] **F1.**904
HDL [High Density Lipoproteins] **F1.**334
HDL-Cholesterole **F1.**162
HD-Liste **F1.**906
HDL-Lipoproteine **F1.**14
HDV [Hepatitis D-Virus] **F1.**904
Headache bush **F2.**8
Headache flower **F2.**491
Headwark **F3.**287
Hebradendron cambogioides **F2.**775
Hebradendron gambogioides **F2.**762
Hechelkrautwurzel **F3.**266
Heckenrose, gemeine **F3.**447
Heckentaubnessel **F3.**31
Hecogenin **F3.**804
Hedera senticosa **F2.**557
Hederasaponin B **F2.**558
Hedge-hyssop **F2.**808, 812
Hedge pink **F3.**512
Hediondo **F3.**44
Hefen **F1.**847
Hefti-Emulgator ML-33-F **F5.**572
Hefti-Emulgator MS-33-F **F5.**576
Hefti-Emulgator QO-33-F **F5.**575
Heftpflaster
- Kunstseide **F1.**990
- Vliesstoff **F1.**991
Heil aller Welt **F2.**45
Heilfasten **F1.**177
Heiligenbitter **F2.**95, 99
Heiligenwurzel **F2.**99
Heiliggeistwurz **F2.**95, 99
Heilwässer
- Genese **F1.**301
- Indikation **F1.**313
- Klassifikation **F1.**301
- natürliche **F1.**300
- Verbreitung, regionale **F1.**301, 303

Heilwurz **F1**.301, 303; **F3**.273
Heimtierarzneimittel
– Allgemeine Grundlagen **F1**.533
– Arzneimittelgesetz **F1**.533
– Rechtsvorschriften **F1**.533
– Tagesdosierung, im Futter **F1**.536
Heißleime **F1**.805
Heißsiegelklebungen **F1**.803
Heitmann Fleckensalz **F1**.788
Heitmann Flüssige Gallseife® **F1**.787
Hekla Lava, Monographie **F4**.613
Helapi **F2**.731
Helechilla **F2**.213
Helianthin **F5**.166
Helioscopiafaktor **F2**.631
Helioscopin **F2**.631
Helioscopinin **F2**.631
Helioscopinolid **F2**.631
Heliosin **F2**.631
Heliotropin **F5**.443
Hell oil **F2**.891
Hellebore, weiße **F3**.742
Hellebore blanc **F3**.742
Hellébore d'hiver **F2**.608
Hellébore vert **F3**.754
Hellebori Rhizoma, Verfälschung von Cimicifugae racemosae rhizoma **F2**.375
Helleborus albus **F3**.742
Helleborus hyemalis **F2**.608
Helleborus niger
– Verfälschung von Actaea spicata **F2**.36
– Verwechslung mit Actaea spicata **F2**.36
Helm-Knabenkraut **F3**.278
Helm-Orchis **F3**.278
Helonias bullata **F2**.341
Helonias dioica **F2**.341–343
Helonias dioica hom., Monographie **F2**.343
Helonias dioicae rhizoma **F2**.342
Hélonias jaune **F2**.341
Helonias root **F2**.342
Heloniaswurzel **F2**.342
Helpi **F2**.731
Hemialbosid **F3**.28
Hemicellulase, Monographie **D03** **F4**.614
Hemicellulose **F2**.142, 778; **F3**.116
Hemicellulosen **F1**.20
Hemlock lettuce **F3**.21
Hemlock water dropwort **F3**.260
Hemostyp **F4**.182
Hen and chicken **F3**.535
Hen and chickens fern **F2**.210
Henniez **F1**.307
Hentriacontan **F3**.370
n-Hentriacontan **F3**.781
Hepar sulfuris, Monographie **F4**.615
Hepar sulfuris calcareum **F4**.615
Heparin, niedermolekular **F4**.297
Heparine, Antikoagulantien **B01AB**
Heparinfragment 6-8 **F5**.647
Hepasanol **F5**.148
Hepatische biliäre Exkretionsleistung, Parameter **F1**.359

Hepatische Enzephalopathie **F1**.115, 149
Hepatitis
– akute **F1**.148
– chronische **F1**.148
Hepatitis A
– Prophylaxe **F1**.522
– Virus *[HAV]* **F1**.904
Hepatitis-A-Antikörper-Globuline **F5**.877
Hepatitis-A-Immunglobulin, Monographie **J06BB** **F5**.877
Hepatitis-A-Impfstoff, Monographie **J07B** **F5**.804
Hepatitis-B-Immunglobulin, Monographie **J06BB** **F5**.877
Hepatitis-B-Impfstoff
– Monographie **J07B** **F5**.805
– biotechnologisch hergestellter
– – Herstellung **F5**.775
– – Prüfung **F5**.775
Hepatitis B-Virus *[HBV]* **F1**.904
Hepatitis C-Virus *[HCV]* **F1**.904
Hepatitis D-Virus *[HDV]* **F1**.904
Hepatitis E-Virus *[HEV]* **F1**.904
Hepatitis-Impfstoff, infektiöse, für Hunde, Monographie **QJ57A** **F5**.845
Hepatocyten **F1**.355
Hepatozelluläre Integrität, Parameter **F1**.357
Hepatozytenstimulierungsfaktor *[HSF]* **F4**.691
Heptadecan **F3**.804
Heptadecanolid **F2**.108
Heptadecen **F3**.832
1-Heptadecen **F2**.149
1,6-Heptadien-3,5-dion **F4**.287
n-Heptan, Monographie **V07A**, **V07AZ** **F4**.616
n-Heptanal **F2**.115
Heptazon **F5**.417
Heptyl-2-amino-2-phenylacetat **F5**.427
– hydrochlorid **F5**.427
Heptylstigmintartrat **F4**.443
Heracleifolinol **F2**.374
Heraclenin **F2**.122
Heraclenon **F2**.122
Heracleum sphondylium, Verwechslung mit Angelicae radix **F2**.101
Herb Christopher **F2**.36
Herb paris **F3**.314
Herb de patte de loup **F3**.133
Herb of spiritual potency **F2**.752
Herba Adianti albi **F2**.212
Herba Adianti nigri **F2**.209
Herba Adianti rubri **F2**.214
Herba Agrimoniae **F2**.46, 49
Herba Anchusae **F2**.87
Herba Angelicae **F2**.99
Herba Ari **F2**.186
Herba Aronis **F2**.186
Herba Asclepiadis curassavicae **F2**.194
Herba Athanasiae **F3**.633
Herba Balsamitae (tanaceti) **F3**.605
Herba Bardanae, Monographie **F2**.146, 154–156
Herba Baylahuen **F2**.835
Herba Bidentis **F2**.237
Herba Bidentis tripartitae **F2**.237

Herba Botryos   F2.349
Herba Bufonis   F2.349
Herba Buglossi   F2.87
Herba Cannabis aquatica   F2.237
Herba Cardui benedicti   F2.388
Herba Cardui mariae   F3.563
Herba Cephalandrae   F2.397
Herba Chenopodii ambrosioides   F2.347
Herba Chenopodii ambrosioidis   F2.347
Herba Chiraytae   F3.584
Herba Chirettae   F3.584
Herba Cirsii   F2.385
Herba Cirsii japonici   F2.383
Herba Clematitis   F2.171
Herba Cnici benedicti   F2.388
Herba del cordo negre   F2.213
Herba Costi hortensis   F3.605
Herba Cunilae sativae   F3.521
Herba Droserae   F2.539
Herba Eupatoriae   F2.46
Herba Euphorbiae helioscopiae   F2.631
Herba Euphorbiae piluliferae   F2.634
Herba Euphrasiae   F2.668
Herba Galegae   F2.742
Herba Genistae tinctoriae   F2.795
Herba Genistae tinctoriae cum floribus   F2.795
Herba Gratiae Dei   F2.809
Herba Gratiolae   F2.809
Herba Grindeliae   F2.813
Herba Haplopappi   F2.835
Herba Hyssopi cum flore   F2.871
Herba Lamii albii   F3.28
Herba Lappae (majoris)   F2.146
Herba Lappulae hepaticae   F2.46
Herba Larreae mexicanae   F3.45
Herba Lingulae bovis   F2.87
Herba Lobeliae   F3.97
Herba Lycopi   F3.133, 141
Herba Lycopi europaei   F3.133
Herba Lycopi virginici   F3.142
Herba Lycopodii   F3.123
Herba de la mare   F3.619
Herba marerba   F3.619
Herba Marrubii aquatici   F3.133
Herba Matricariae   F3.619
Herba Matricariae verae   F3.619
Herba Meliloti   F3.198, 200
Herba Meliloti albae   F3.196
Herba Meliloti citrini   F3.198, 200
Herba Menthae sarracenicae   F3.605
Herba Musci clavati   F3.123
Herba Musci erecti   F3.129
Herba Musci terrestris   F3.123
Herba Nicotianae virginianae   F3.250
Herba de Nosa Senhora   F3.628
Herba Palo ondo   F3.45
Herba paridis   F3.314
Herba paronychiae   F2.212
Herba Parthenii   F3.619
Herba Perillae   F3.335
Herba peti   F3.250
Herba petum   F3.250

Herba Phyllanthi niruri   F3.346
Herba Phyllanthi urinariae   F3.349
Herba Rorellae   F2.539
Herba Roris solis   F2.539
Herba Rutae capriariae   F2.742
Herba Rutae murariae   F2.212
Herba de Sant Antoni   F3.619
Herba de Santa Maria   F3.603
Herba Saponariae   F3.513
Herba Saturejae   F3.521
Herba Saturejae montanae   F3.525
Herba Selaginis   F3.129
Herba Sempervivi tectori   F3.536
Herba Swertiae japonicae   F3.587
Herba Tabaci   F3.250
Herba Tanaceti   F3.633
Herba Tanaceti balsamitae   F3.605
Herba Thapsi barbati   F3.765
Herba Trichomanis   F2.214
Herba Urticae   F3.714
Herba Verbasci   F3.765
Herba verbesinae   F2.237
Herbe d'aigremoine   F2.46
Herbe d'ambroisie   F2.347
Herbe de buglosse   F2.87
Herbe de capillaire rouge   F2.214
Herbe de chardon bénit   F2.388
Herbe au coq   F3.603
Herbe aux cors   F3.535
Herbe à dysenterie   F2.633
Herbe d'espargoutte   F3.618
Herbe d'eupatoire   F2.46
Herbe d'euphraise   F2.668
Herbe à foulon   F3.513
Herbe à la goutte   F2.539
Herbe de la grande ortie   F3.714
Herbe de gratiole   F2.808
Herbe de grindélie   F2.813
Herbe à jaunir   F2.794
Herbe de lavanèse   F2.742
Herbe aux lombrics   F3.628
Herbe de lycopode a massue   F3.123
Herbe d'ortie   F3.714
Herbe à ouate   F2.196
Herbe à pauvre homme   F2.808
Herbe aux perles   F3.79
Herbe aux porcs   F3.129
Herbe aux pouilleux   F2.141
Herbe de la rosée   F2.539
Herbe sacrée   F2.868
Herbe de Saint-Christophe   F2.36
Herbe du Saint-Esprit   F2.95
Herbe de Saint Guillaume   F2.46
Herbe St. Marc   F3.628
Herbe de St. Marc   F3.633
Herbe sainte   F2.616; F3.628
Herbe de Ste. Marie   F2.344; F3.633
Herbe à sang   F2.193-194
Herbe de saponaire   F3.513
Herbe de sarriette   F3.521
Herbe à savon   F3.512
Herbe de tanaisie   F3.633

Herbe aux teigneux F2.141
Herbe de tonnerre F3.535
Herbe à tourterelle F3.785
Herbe aux varices F2.382
Herbe aux verrues F2.630
Herbe à vers F3.618
Herbe aux vers F3.628, 633
Herbe vierge F3.618
Herbe aux yeux F3.79
Herclavin F3.826
Herculin F3.826
Hercynin F2.839
Herkules club F3.825
Hernadion F2.363
Herniarin F2.361; F3.199
Heroinopiate, Nachweismöglichkeit F1.478–479
Herrgottslöffel F2.539
Herstellung, aseptische F1.254
Herzglykoside C01A
Herzinfarkt F1.155
– relatives Risiko F1.110
Herz-Kreislauf-Präventionsstudie F1.112
Herzmittel
– Hund und Katze F1.546
– Kleinnager, Kaninchen und Frettchen F1.560
– Ziervögel F1.571
Herztherapeutika C01
– Antiarrhythmika C01B
– Herzglykoside C01A
– positiv inotrop wirkende C01C
– – Phosphodiesterasehemmer C01CE
– – Sympathomimetika C01CA
– Vasodilatatoren, koronare C01D
HES *[Hydroxyethylstärke]* F1.225
Hesperidin F2.500, 872; F3.759–760, 762
Hessisches Bergland F1.304
HE-System F1.603
Heterologe kolloidale Volumenersatzmittel F1.221
Heterologes Immunglobulin, gegen Diphtherie F5.882
Hêtre F2.687
Hetscherl F3.450
Heubeln F3.26
HEV *[Hepatitis E-Virus]* F1.904
Hevamin F2.839
Hevea, Monographie F2.838
Hevea benthamiana, Verwechslung mit Hevea brasiliensis F2.839
Hevea brasiliensis F2.840
– Monographie F2.838
Hevea guyanensis, Verwechslung mit Hevea brasiliensis F2.839
Hevea pauciflora, Verwechslung mit Hevea brasiliensis F2.839
Hevein F2.839
Hexaammoniumtetracosaoxoheptamolybdat F4.75
3,3′,4,4′,6,6′-Hexachlor-2,2′-methylendiphenol F4.616
Hexachlorophen, Monographie D08AE, D10AX F4.616
1-Hexacosanol F3.506

Hexadecanatrium-N,N'-1,3-propandiylbis[2,3,5,6-tetra-O-sulfo-4-O-(2,3,4,6-tetra-O-sulfo-β-D-galactopyranosyl)-D-gluconamid] F4.100
n-Hexadecansäure F5.388
9-Hexadecensäure F2.196
Hexadiepan F3.63
Hexafluorodiethylether F4.542
Hexafluroniumbromid, Monographie M03A F4.618
trans-5,6,6a,7,8,12b-Hexahydrobenzo[a]phenanthridin-10,11-diol F4.352
Hexahydrocurcumin F3.842
6,7,8,9,10,11-Hexahydro-N,N-dimethyl-5H-cyclooct[b]indol-5-propanaminmonohydrochlorid F4.716
Hexahydrohexamethylen F4.289
(2-{(2E,3aS,4S,5S,6aS)-Hexahydro-5-hydroxy-4-[(3-S,4S)-3-hydroxy-4-methyl-1,6-nonadiynyl]-2(1H)-pentalenyliden}-ethoxy)essigsäure F4.251
(Z)-5-{(3aR,4R,5R,6aS)-Hexahydro-5-hydroxy-4-[(E)-(3S)-3-hydroxy-1-octenyl]-2H-cyclopenta[b]furan-2-yliden}valeriansäure F4.441
1,3,4,9,10,10a-Hexahydro-2H-10,4a-iminoethanophenanthren-6-ol F5.333
1,2,3,4,10,14b-Hexahydro-2-methyldibenzo[c,f]pyrazino[1,2-a]azepinhydrochlorid F5.181
2-(Hexahydro-1-methyl-3-indolinyl)ethylbenzilat F5.176
(RS)-1,2,3,4,10,14b-Hexahydro-2-methylpyrazino[2,1-a]pyrido[2,3-c][2]benzazepin F5.190
Hexahydro-2-oxo-1H-thieno[3,4-d]imidazol-4-pentansäure F1.38
Hexahydropyrimidintetron F4.48
1,2,3,4,5,6-Hexahydro-3,6,11-trimethyl-2,6-methano-3-benzazocin-8-ol F5.137
(3a-S-cis)-1,2,3,3a,8,8a-Hexahydro-1,3a,8-trimethylpyrrolo[2,3-b]indol-5-ol-heptylcarbamatester-L-tartrat F4.443
2,3,3′,4,4′,5′-Hexahydroxybenzophenon F4.481
2,2′,4,4′,6,6′-Hexaiod-3,3′-(4,7,10,13-tetraoxahexadecandioyldiamino)dibenzoesäure F4.701
Hexakis(2-methoxy-iso-butylisonitrile)[^{99}Tc]technetium(I) F5.616
Hexakis(2-methoxy-2-methylpropyl-iso-cyanid)[^{99}Tc]technetium(1+) F5.616
Hexamethoniumbromid, Monographie C02B F4.619
Hexamethyldisilazan, Monographie V07AZ F4.620
Hexamethylenbis(fluoren-9-yl-dimethylammoniumbromid) F4.618
Hexamethylenbis(trimethylammoniumbromid) F4.619
Hexamethylentetramin F1.90, 870
Hexamethylentetramin-Anzündtabletten F1.776
N,N,N,N',N',N'-Hexamethyl-1,6-hexan-diammoniumdibromid F4.619
Hexa-N-methylparafuchsinchlorid F4.575
Hexamethylpararosaniliniumchlorid F4.575, 765
Hexamin F1.870; F4.375
Hexamita F1.581
n-Hexan, Monographie V07A, V07AZ F4.620
n-Hexanal F2.115
1,6-Hexandiamin F2.182

Hexandisäure
- Dikaliumsalz **F4.**738
- Magnesiumsalz **F5.**82
Hexanitrodiphenylamin **F4.**375
Hexarelin, Monographie **L02A** **F4.**620
Hexenkraut **F3.**123
Hexenmehl **F3.**125
Hexocycliummetilsulfat, Monographie **A03A** **F4.**621
Hexokinase-Methode **F1.**348
Hexosan **F4.**616
D-*lyxo*-Hexulose **F5.**611
Hexyllaurat, Monographie **V07AZ** **F4.**622
Hexylmethylthalat **F2.**99
(1*S*)-1-{[(3*S*,4*S*)-3-Hexyl-2-oxo-4-oxetanyl]methyl}-dodecyl-(2*S*)-2-formylamino-4-methylpentanoat **F5.**354
Hexylresorcinol, Monographie **R02AA** **F4.**623
Hexylresorcinolum **F4.**623
HF-1927 *[Dibenzepin]* **F4.**331
Hgae patia **F2.**160
HIAC/Royco-Verfahren **F1.**293
Hibia **F3.**539
Hib-Meningitis **F1.**519
Hib-Pneumonie **F1.**519
Hidroalogen **F4.**640
Hidroflumetiazid **F4.**640
Hié **F2.**554
Hiefen **F3.**450
Hierba buena romana **F3.**603
Hierba de càncer **F2.**3, 5
Hierba del càncer **F2.**3, 5
Hierba del fraile **F2.**893, 897
Hierba hormiguera **F2.**344
Hierba japonera **F3.**512
Hierba lechera **F2.**643
Hierba de ortiga **F3.**714
Hierba de paris **F3.**314
Hierba romana **F3.**603
Hierba del Rosario **F2.**285
Hierba de San Pedro **F3.**603
Hierba santa **F2.**344, 614, 616
Hierba santa romana **F3.**603
Hiffen **F3.**450
High angelica **F2.**110
High as a door *[Phencyclidin]* **F5.**418
High Density Lipoproteins *[HDL]* **F1.**15, 334
High taper flowers **F3.**760
Highbush cranberry **F3.**771
Highbush cranberry bark **F3.**771
Highbush cranberry fruits **F3.**772
High-Solids **F1.**813
Higo de mastuero **F2.**291
Higuera **F2.**714
Higuera silvestre **F3.**404
Higuereta cimarrona **F2.**893
Higuero **F2.**714
Hillock bush **F3.**190
Himalcheri **F2.**135
Himmelbrandkraut **F3.**765
Himmelbrandtee **F3.**760
Himmelstütze **F3.**79

Hindheal **F3.**628
Hing **F2.**701
Hing Asa **F2.**701
Hingra **F2.**701
Hinokin **F3.**822
Hinterbliebenenrenten **F1.**730
Hintonia latiflora, Verfälschung von Exostema-caribaeum-Rinde **F2.**683
Hip **F3.**450
Hip seed **F3.**448
Hippomane, Monographie **F2.**843
Hippomane dioica **F2.**843
Hippomane mancinella **F2.**843-844, 847-848
- Monographie **F2.**843
Hippomane-mancinella-Blätter, Monographie **F2.**843
Hippomane-mancinella-Früchte, Monographie **F2.**844
Hippomane-mancinella-Latex, Monographie **F2.**845
Hippomanefaktor **F2.**680
Hippomanin **F2.**843
Hippopha rhamnoides, Verwechslung mit Salix elaeagnos **F3.**477
Hippophae, Monographie **F2.**848
Hippophae angustifolia **F2.**848
Hippophae fasciculata **F2.**848
Hippophae littoralis **F2.**848
Hippophae rhamnoides, Monographie **F2.**848
Hippophae rhamnoides ssp. fluviatilis **F2.**851
Hippophae rhamnoides fructus, Monographie **F2.**850
Hippophae rhamnoides ssp. rhamnoides **F2.**851
Hippophae salicifolia **F2.**848
Hippophae taurica **F2.**848
Hippophae tibetana **F2.**848
Hippophaenin **F2.**850
Hippospongia communis, Verfälschung von Euspongia-officinalis-Badeschwamm **F2.**674
Hippursäure **F1.**87
Hip-rose **F3.**447
Hirn-amin **F5.**33
Hirschhornsalz **F1.**841
Hirsute shiny bugleweed **F3.**140
Hirsute shiny bugleweed herb **F3.**141
Hirsutein **F3.**690, 697, 699-700
Hirsutin **F3.**690, 697, 699-700
Hirudin **F2.**854
- rekombiniertes **F4.**321
Hirudo **F2.**855
- Monographie **F2.**853, 855
Hirudo medicinalis **F2.**855, 857
- Monographie **F2.**853
Hirudo medicinalis hom, Monographie **F2.**857
Hirudo officinalis **F2.**853
L-(+)-His *[Histidin]* **F4.**625
Hisasage **F2.**310
Hisopo **F2.**868
Histamin **F2.**895; **F3.**367, 711-712, 716-717, 733
Histaminase **F4.**328
Histidin **F1.**7

DL-Histidin, Monographie A16A F4.625
L-Histidin
- Monographie F4.625
- hydrochlorid Monohydrat, Monographie A16A
  F4.627
Histidin-Betain F2.839
Histidini hydrochloridum monohydricum F4.627
Histidinmonochlorhydrat F4.627
L-Histidyl-2-methyl-D-tryptophyl-L-alanyl-L-tryptophyl-D-phenylalanyl-L-lysinamid F4.620
Histrelin, Monographie H01CA F4.629
HIV F1.904
HIV-Infektion F1.121
HIV-Wirksamkeitsprüfungen F1.904
HMG-CoA-Reductase F1.335
HMG-CoA-Reduktase-Hemmer, Lipidsenker
  C10AA, †B04AB
Hoa lat F2.394
Hoary willow F3.477
Hocharomatischer Ahornsirup F2.14
Hochdruckflüssigkeitschromatographie [HPLC]
  F1.493
Hochleistungsakkumulatoren F1.780
Hochleistungs-Schwebstofffilter, Hosch-Filter
  F1.239
Hochtemperaturakkumulatoren F1.780
Hochtemperaturverbrennung F1.269
HOE-304 [Desoximetason] F4.319
Hoechst 10495 [Norpipanon] F5.335
Hoechst 10600 [Phenadoxon] F5.418
Hog [Phencyclidin] F5.418
Hoher Steinklee F3.197
Hoja romana F3.603
Hojas de gordolobo F3.765
Hojas de ortiga F3.712
Hojas de Santa Maria F3.603
Hojas de seda F2.160
Hojas de trébol acuatico F3.213
Holländische Liste F1.653
- Grenzwerte C F1.661
Holmia F4.630
Holmiumperoxid, Monographie V07AZ F4.630
Holocellulose F3.292
Holoxan® F1.265
Holrot F2.171
Holy ghost F2.95
Holy herb F2.616
Holy thistle F2.388; F3.549
Holzbehandlungsmittel, Abbeizen und Färben
  F1.794
Holzbeizen F1.794
Holzfärben, Vorbehandlung F1.794
Holzkohleanzünder F1.776
Holzleim F1.806
Holzöl F2.58
- chinesisches F2.57, 62
- japanisches F2.57–58, 62
Holzöl Typ F, chinesisches F2.58
Holzöl Typ M, chinesisches F2.62
Holzölbaum F2.54
- japanischer F2.54
- tropischer F2.60

Holzölsäure F2.58
Holzrauch F1.83
Holzrose F2.160
Holzschädlinge F1.795
Holzschutz F1.795
Holzschutzbehandlung, Verfahren F1.796
Holzschutzgrundierung RG 310 F1.797
Holzschutzmittel F1.795, 797
- Gefährdungsklassen und Anforderungen F1.796
- Wirkstoffkombinationen F1.797
Holzstandöl F2.59
Holzverfärbende Pilze F1.795
Holzwurm F1.799
Holzzucker F5.733
Hombre grande F3.433
Hombron F3.433
Homepump Eclipse F1.961
Homocystein F1.37
Homocystinurie F1.167
Homoeriodictyol F2.614–615, 617
Homoorientin F2.200; F3.588
Homöostase F1.193
- Knochenmineralien F1.31
Homorientin F2.203
Homosulfanilamidhydrochlorid F5.76
Homovanillylalkohol F3.725
Honghelosid A F2.42
Hongo shii-take F3.61
Honig F1.19
Honigklee F3.195
- weißer F3.195
Honigkleekraut F3.196
Honigrohr F2.531
Honoki F3.153
Honokiol, Gehaltsbestimmung F3.156
Hooded-leaved marsh-orchid F3.275
Hopeaphenol F3.544
Hordein F1.139
Hordenin F2.735
Horizontale Resistenz F1.590
Hormigo F2.319
Hormigosa F2.344
Hormiguillo F2.319
Hormonantagonisten, Zytostatika L02B
Hormone H
- Antiandrogene G03H, G03HA
- Antiparathyroidhormone H05B
- Calcitonin H05BA
- Corticosteroide, zur systemischen Anw. H02,
  H02A
- - Glucocorticoide H02AB
- - Mineralcorticoide H02AA
- Gonadotropine G03G
- Hypophysenhinterlappenhormone H01B
- Hypophysenhormone H01
- Hypophysenvorderlappenhormone H01A
- Hypothalamushormone H01, H01C
- Ovulationsstimulantien G03G
- Parathyroidhormone H05A, H05AA
- Schilddrüsenhormone H03AA
- Sexualhormone G03
- - Androgene G03B

– – Estrogene G03C
– – Gestagene G03D
– Zytostatika L02A
Hormon(e)
– antidiuretisches *[ADH]* **F1**.194
– atriales natriuretisches *[ANH]* **F1**.195
– follikelstimulierendes **F4**.545
– Hund und Katze **F1**.543
– Hypophysenhinterlappen~ **F1**.545
– Hypophysenvorderlappen~ **F1**.545; **F5**.462
– Kleinnager, Kaninchen und Frettchen **F1**.560
– lactogenes **F5**.462
– luteinisierendes **F5**.69
– luteomammotropes **F5**.462
– luteotropes **F5**.462
– Ziervögel **F1**.571
Hornstoff **F4**.758
Horompole cla **F3**.832
Horse *[Phencyclidin]* **F5**.418
Horse Tranquilizer *[Phencyclidin]* **F5**.418
Horsetail tree **F2**.304
Hortela-francesa **F3**.603
Hortela-romana **F3**.603
Hosbe **F2**.289
Hosch-Filter, Hochleistungs-Schwebstoffilter **F1**.239
Hossish **F2**.834
Houo **F3**.832
Houpo **F3**.156
Houseleek **F3**.535
Houtolie **F2**.58
Howardia brasiliensis **F2**.176
However drunk you be **F3**.535
HPGF *[Hybridoma-plasmacytoma growth factor]* **F4**.691
HpGRF(1-29)NH$_2$ *[Humane pancreatic somatoliberin (1-29)-amide]* **F5**.560
HPLC *[Hochdruckflüssigkeitschromatographie]* **F1**.493
hR$_f$-Werte **F1**.485
– korrigierte **F1**.508
hR$_{fC}$-Werte **F1**.488
HSF *[Hepatocyte stimulating factor]* **F4**.691
Hsiang sui **F3**.328
Hsü-sui-tzu **F2**.646
5-HTP *[5-Hydroxy-L-tryptophan]* **F5**.377
Hu huang lien **F3**.387
Hua jiao **F3**.829
Huajiao **F3**.822, 832
Huajiaosimulin **F3**.822
Huang yuan-hua **F3**.781–782
Huang-len-shu **F3**.384
Huang-lien-shur **F3**.397
Huang-m-ya-shu **F3**.397
Huangruixiang **F2**.497
Huan-hua **F2**.491
Huaranhuai **F3**.651
Hubam-Klee **F3**.198
Hudingana **F2**.289
γ-HuEPO *[humanes Erythropoietin]* **F4**.446
Hug drug *[Methylendioxymethamphetamin]* **F5**.157

Hühneranämie-Impfstoff, Monographie QJ57G **F5**.839
Hühneraugenmittel D11AF
Huilca **F2**.84
Huile d'Abrasin **F2**.62
Huile de bois **F2**.58
Huile de cocos **F2**.404
Huile de croton **F2**.471
Huile essentielle de melaleuca **F3**.183
Huile essentielle de sarriette **F3**.523–524
Huile des fruits du hetre **F2**.693
Huile de laurier **F3**.59
Huile de mediciner **F2**.891
Huile de noix de Bancoul **F2**.61
Huile de pépin de palme **F2**.549
Huile de pignon d'Inde **F2**.891
Huitlacoche **F3**.738
Hule **F2**.838
Hulebaum **F2**.297
Human growth hormone-releasing factor (1-29)-amide **F5**.560
Human-Immunglobulin Anti-D **F5**.875
Human pancreatic somatoliberin (1-29)-amide **F5**.560
(Human)albumin **F4**.42
Humanes Somatorelin **F5**.569
Humanes Wachstumshormon-Freisetzungshormon **F5**.569
Humanidentischer rekombinanter Granulozyten-Kolonie-stimulierender Faktor **F5**.18
Humanpathogene Viren **F1**.853
Humaseik **F2**.132
Huminsäuren, Monographie M02B **F4**.630
Humulen **F2**.98
α-Humulen **F2**.32
Hundertblättrige Rose **F3**.452
Hundredleaved rose **F3**.452
Hundsmilch **F2**.630
Hundsrose **F3**.447
Hungerblume **F3**.72
Huperzia, Monographie **F2**.858
Huperzia selago **F2**.858; **F3**.129
Huperzin A **F3**.129
Hura brasiliensis **F2**.858, 862
Hura brasiliensis hom., Monographie **F2**.862
Hura crepitans **F2**.858–859, 861–862
– Monographie **F2**.858
Hura crepitans hom., Monographie **F2**.862
Hura-crepitans-Blätter, Monographie **F2**.859
Hura-crepitans-Latex, Monographie **F2**.859
Hura-crepitans-Samen, Monographie **F2**.861
Hura polyandra **F2**.858, 861
Hura senegalensis **F2**.858
Hura strepens **F2**.858
Hura wood **F2**.858
Hurafaktor **F2**.859
Hurafaktor Cr$_6$ **F2**.845
Huratoxin **F2**.845, 859; **F3**.573, 575, 780–781
Hurin **F2**.860–861
Hurr-bur **F2**.141
Hurricane weed **F3**.341, 345
Hustenblocker R05D

Hust

- Opioide R05DA
Hustenmittel
- Antitussiva R05D
- - Opioide R05DA
- Expektorantien R05C, R05CA
- Hustenblocker R05D
- - Opioide R05DA
- Mukolytika R05CB
Hwa-tung F2.54
Hyaluronat-3-glycanohydrolase F4.631
Hyaluronglucuronidase, Monographie B06AA F4.631
Hyaluronidase F2.854
DNA-Hybridisierungstechnik F1.903
Hydnocarpe F2.863
Hydnocarpi Oleum, Monographie F2.865
Hydnocarpin F2.865
Hydnocarpus, Monographie F2.863
Hydnocarpus heterophylla F2.863
Hydnocarpus inebrians F2.865
Hydnocarpus kurzii F2.864
- Monographie F2.863
Hydnocarpus laurifolia F2.865
Hydnocarpus Oil F2.865
Hydnocarpus pentandra F2.865
Hydnocarpus wightiana F2.866
- Monographie F2.865
Hydnocarpusöl F2.864-865
Hydnocarpussäure F2.864, 866
Hydnowightin F2.865
Hydol F4.640
Hydracarbazin, Monographie C02D F4.633
Hydrangetin F3.832
Hydrargex®-Reith F1.709
Hydrargyrum bichloratum, Monographie F4.634
Hydrargyrum biiodatum rubrum, Monographie F4.634
Hydrargyrum chloratum, Monographie F4.635
Hydrargyrum cyanatum, Monographie F4.636
Hydrargyrum metallicum, Monographie F4.636
Hydrargyrum nitricum oxydulatum, Monographie F4.637
Hydrargyrum oxydulatum nigrum Hahnemanni F5.123
Hydrargyrum oxydulatum nitrico-ammoniatum F5.123
Hydrargyrum stibiato-sulfuratum, Monographie F4.637
Hydrargyrum sulfuratum nigrum, Monographie F4.638
Hydrargyrum sulfuratum rubrum, Monographie F4.639
Hydrastis canadensis, Verfälschung von Aristolochia-serpentaria-Wurzel F2.180
Hydrastisextrakt F1.794
Hydrazide, Antituberkulotika J04AC
3-Hydrazino-6-carbamoylpyridazin F4.633
3-Hydrazino-6-[(2-hydroxypropyl)methylamino]-pyridazindihydrochlorid F5.438
6-Hydrazino-pyridazin-3-carbonsäureamid F4.633
3-Hydrazino-pyridazin-6-carboxamid F4.633
6-Hydrazino-pyridazin-3-carboxamid F4.633

(RS)-1-[(6-Hydrazino-3-pyridazinyl)methylamino]-2-propanoldihydrochlorid F5.438
1-Hydrazino-4-(4-pyridylmethyl)phthalazin F5.434
Hydrazinsulfat, Monographie V07AZ F4.640
Hydrenox F4.640
Hydriertes Magnesiumaluminat F5.78
Hydrochinon F2.126, 305
Hydrochinon-p-Benzochinon F4.239
Hydrocodon F1.479
Hydrocyansäure F2.897
Hydroflumethiazid, Monographie C03AA F4.640
Hydrogel-Basis, Kompressen F1.980
Hydrogel-Wundauflagen F1.981
Hydrogencarbonat F1.202
- extrazellulärer Puffer F1.202
Hydrogencarbonatpuffer F1.202
Hydrogencarbonat-Wässer F1.302, 307
Hydrogenperoxid-Oxidoreductase F4.208
Hydrogen-[1,4,7,10-tetraazacyclododecan-1,4,7,10-tetraacetato(4)]gadolinatum, Megluminsalz F4.565
Hydrokolloid-Kompressen F1.980
Hydrokolloid-Verbände F1.980
Hydrolyseprodukte auf Kohlenhydratbasis F1.178
Hydromorphinol, Monographie N02AF F4.643
Hydromorphon F1.479
Hydropetidin F4.653
Hydroxocobalamin F1.37
Hydroxyachillin F3.617
Hydroxyalkansulfonat F1.832
(1S-cis)-2-[[[2-(Hydroxyamino)-2-oxoethyl]methyl-amino]carbonyl]cyclohexancarbonsäure F4.669
4-Hydroxy-2-aminopimpelinsäure F2.207
Hydroxyatractylolid F2.216, 225
3β-Hydroxyatractylon F2.221
α-Hydroxy-1,3-benzodioxol-5-ethanimidamid F5.343
Hydroxybenzoesäure F3.833
2-Hydroxybenzoesäure
- -2-hydroxypropylester F4.654
- Lithiumsalz F5.51
- Magnesiumsalz F5.90
- -3-methylbutylester F4.727
- -(1α,2β,5α)-5-methyl-2-(1-methylethyl)cyclohexylester F5.116
- Monolithiumsalz F5.51
- -3-sulfopropylester F5.604
p-Hydroxybenzoesäure F2.311, 365, 611
- methylester F5.163
- -5-nitrofurfurylidenhydrazid F5.318
- propylester F5.471
3-[(2-Hydroxybenzoyl)oxy]-1-propansulfonsäure F5.604
α-Hydroxybenzylphosphinsäure, Monographie V03AT F4.645
2-Hydroxybutan F4.183
4-Hydroxybutansäure F4.645
4-Hydroxybuttersäure
- Monographie N01AX F4.645
- Natriumsalz F5.286
γ-Hydroxybutyrat F5.286

α-Hydroxybutyrat-Dehydrogenase [α-HBDH] **F1**.351-352, 354
7-Hydroxy-Calamenen **F3**.664
Hydroxycarbamid, Monographie **L01X** **F4**.646
(1S,2R)-2-[N-(Hydroxycarbamoylmethyl)-N-methylcarbamoyl]cyclohexancarbonsäure **F4**.669
(2S)-Hydroxy-3-(R)-(2-carboxyethylthio)-3-[2-(8-phenyloctyl)phenyl]propansäure **F5**.447
2-Hydroxy-5-[4-(carboxyphenyl)azo]benzoesäure **F4**.138
Hydroxychinolinsulfat **F4**.241
Hydroxychloroquinsulfat, Monographie **P01BA** **F4**.647
5,6-trans-25-Hydroxycholecalciferol **F5**.672
Hydroxycinchophen **F5**.384
25-Hydroxycolecalciferol **F1**.31
4-Hydroxycumarin-O-β-D-glucopyranosid **F2**.183
Hydroxydammarenon **F3**.547
2-(10-Hydroxydecyl)-5,6-dimethoxy-3-methyl-p-benzochinon **F4**.667
14-Hydroxy-dihydromorphin **F4**.643
4-Hydroxy-3,5-diiodo-α-[1-[(1-methyl-3-phenylpropyl)-amino]ethyl]benzen-methanol **F4**.178
4-Hydroxy-3,5-diiodo-α-[1-[(1-methyl-3-phenylpropyl)-amino]ethyl]benzylalkohol **F4**.178
(RS)-1-(4-Hydroxy-3,5-diiodophenyl)-2-[(4-phenyl-2-butyl)amino]-1-propanol **F4**.179
(S)-2-Hydroxy-3,4-dimethyl-2-buten-4-olid **F2**.112
(RS)-2-[(2-Hydroxy-1,1-dimethylethyl)amino]-1-phenylethanol **F4**.509
(±)-trans-3-Hydroxy-2,2-dimethyl-4-(2-oxo-1-pyrrolidinyl)-6-chromancarbonitril **F4**.281
(3S,4R)-3-Hydroxy-2,2-dimethyl-4-(2-oxo-1-pyrrolidinyl)-6-chromancarbonitril **F5**.23
3-Hydroxy-1,1-dimethylpiperidiniumbromidbenzilat **F5**.116
3-Hydroxy-1,2-dimethyl-4(1H)-pyridon **F4**.303
4-Hydroxy-N,N-dimethyltryptamin **F5**.475
5-Hydroxydimethyltryptamin **F2**.83
(RS)-3-[(Hydroxydiphenylacetyl)oxy]-1,1-dimethylpiperidiniumbromid **F5**.116
2-Hydroxydiphenylglucuronid **F1**.91
2-Hydroxyessigsäure **F4**.595
(±)-4-(1-Hydroxyethoxy)-2-methyl-N-2-pyridyl-2H-1,2-benzothiazin-1,1-dioxo-3-carboxamid-ethylcarbonatsäureester **F4**.80
(E)-N-(2-Hydroxyethyl)cinnamamid **F4**.670
N-(2-Hydroxyethyl)cinnamamid **F4**.670
N-(β-Hydroxyethyl)-1-desoxynojirimicyn **F5**.184
(2R,3R,4R,5S)-1-(2-Hydroxyethyl)-2-(hydroxymethyl)-3,4,5-piperidintriol **F5**.184
Hydroxyethyl-Hydroxypropylstärke **F1**.805
N-(2-Hydroxyethyl)-2-(2-nitro-1H-imidazol-1-yl)acetamid **F4**.454
β-Hydroxyethylphenylether **F5**.425
N-(2-Hydroxyethyl)-3-phenyl-2-propenamid **F4**.670
Hydroxyethylstärke [HES] **F1**.225
Hydroxyethylstärkelösung **F1**.226
(5R,6S)-6-[1(R)-Hydroxyethyl]-2-[2(R)-tetrahydrofuryl]penem-3-carbonsäure, Mononatriumsalz **F4**.488

7-(2-Hydroxyethyl)theophyllinhydrogensulfat mit Pyridoxol **F5**.477
4-Hydroxygalegin **F2**.742
Hydroxyguanabenz **F4**.607
6-Hydroxyhydrouracil **F4**.130
(E)-3-Hydroxy-5-[2-(3-hydroxy-4-methoxyphenyl)-ethenyl]phenyl-β-D-glucopyranosid **F5**.507
9-[4-Hydroxy-3-(hydroxymethyl)butyl]guanin **F5**.400
3-Hydroxy-4-(1-hydroxy-2-naphthylazo)-7-nitro-1-naphthalinsulfonsäure, Natriumsalz **F4**.444
7-Hydroxy-3-(4-hydroxyphenyl)-4H-1-benzopyran-4-on **F4**.295
[R-(R*,R*)]-2-Hydroxy-5-[1-hydroxy-2-[(4-phenyl-2-butyl)amino]ethyl]benzamid **F4**.355
(–)-2-Hydroxy-2-(4-hydroxyphenyl)-2'-(3,4-dimethoxyphenyl)diethylaminhydrochlorid **F4**.315
3-Hydroxy-4-(2-hydroxy-4-sulfo-1-naphthylazo)-2-naphtoesäure Trihydrat **F4**.203
(RS)-2-{2-Hydroxy-3-[(2-indol-3-yl-1,1-dimethylethyl)amino]propoxy}benzonitrilhydrochlorid **F4**.177
o-[2-Hydroxy-3-[(2-indol-3-yl-1,1-dimethylethyl)-amino]propoxy]benzonitrilhydrochlorid **F4**.177
8-Hydroxy-7-iod-5-chinolinsulfonsäure **F4**.239
8-[2-Hydroxy-3-(isopropylamino)propoxy]-3-chromanol-3-nitrat **F5**.324
3-Hydroxy-1-isopropyl-5,6-indolindion-5-semicarbazon **F4**.715
3-Hydroxy-1-isopropyl-5-semicarbazon-5H-indolon-(6) **F4**.715
Hydroxylaminhydrochlorid, Monographie **V07AZ** **F4**.651
Hydroxylammoniumchlorid **F4**.651
Hydroxylapatit **F1**.41-42
2-Hydroxyl-1,2-diphenylethanon **F4**.141
N-(2-Hydroxylethyl)nicotinamidnitrat(ester) **F5**.314
Hydroxymethansulfinsäure, Natriumsalz **F5**.275
4-Hydroxy-3-methoxybenzaldehyd **F5**.717
6-(4-Hydroxy-6-methoxy-7-methyl-3-oxo-1,3-dihydroisobenzofuran-5-yl)-4(E)-hexansäure-2-(4-morpholinyl)ethylester **F5**.228
6-(4-Hydroxy-6-methoxy-7-methyl-3-oxo-1,3-dihydro-isobenzofuran-5-yl)-4-methyl-hex-4-ensäure **F5**.230
6-(4-Hydroxy-6-methoxy-7-methyl-3-oxo-5-phthalanyl)-4-methyl-4-hexensäure **F5**.230
(RS)-5-{1-Hydroxy-2-[[2-(2-methoxyphenoxy)ethyl]-amino]ethyl}-2-methylbenzolsulfonamid **F4**.79
(±)-5-1-Hydroxy-2-[[2-(o-methoxyphenoxy)ethyl)amino]ethyl)-o-toluensulfonamid **F4**.79
(RS)-4-[2-Hydroxy-3-(2-methoxyphenoxy)propyl]-1-piperazinaceto-2',6'-xylidid **F5**.496
4-Hydroxy-3-methoxyzimtsäure **F2**.182-183
(RS)-3'-(1-Hydroxy-2-methylaminoethyl)methansulfonanilid **F4**.60
(±)-erythro-4-[1-Hydroxy-2-(methylamino)propyl]-1,2-benzendiol **F4**.370
[7-(Hydroxy-4-methyl-6-coumarinyl)oxy]acetat, Etamiphyllin, äquimolare Verbindung **F5**.139

2-Hydroxy-2-[3,4-(methylenedioxy)phenyl]-acetamidin **F5**.343
17β-Hydroxy-17-methyl-4-estren-3-on, Monographie G03D **F4**.652
4-Hydroxy-4-methylglutaminsäure **F2**.207
7-Hydroxymethyl-4-methoxy-5H-furo[3,2-g][1]-benzopyran-5-on-glucosid **F4**.762
4-Hydroxy-2-methyl-N-(5-methyl-2-thiazolyl)-2H-1,2-benzothiazin-3-carboxamid-1,1-dioxid **F5**.111
(±)-3-Hydroxy-N-methylmorphinan **F5**.491
DL-3-Hydroxy-N-methylmorphinan **F5**.491
17-Hydroxy-7α-methyl-19-nor-17α-pregn-5(10)-en-20-in-3-on **F5**.643
(±)-(1R*,2R*,3aS*)-2,3,3a,8b-Tetrahydro-2-hydroxy-1-[(E)-(3S*,4RS)-3-hydroxy-4-methyl-1-octen-5-inyl]-1H-cyclopenta[b]benzofuran-5-buttersäure, Natriumsalz **F4**.146
1-[(2R,5S)-2-(Hydroxymethyl)-1,3-oxathiolan-5-yl]-cytosin **F5**.6
[1-Hydroxy-3-(methylpentylamino)propyliden]diphosphonsäure, Natriumsalz, wasserhaltiges **F4**.659
(−)-5-((1R)-1-Hydroxy-2-{[(1R)-1-methyl-3-phenylpropyl]amino}ethyl)salicylamid **F4**.355
3-Hydroxy-2-methyl-4-pyranon **F5**.96
5-Hydroxy-6-methyl-3,4-pyridindimethanol, 3,7-Dihydro-1,3-dimethyl-7-[2-(sulfoxy)ethyl]-1H-purin-2,6-dion, äquimolare Verbindung **F5**.477
(RS)-2-Hydroxy-4-(methylthio)butansäure **F4**.317
(RS)-2-Hydroxy-4-(methylthio)buttersäure **F4**.317
(−)-3-Hydroxymorphinan **F5**.333
2-(2-Hydroxy-1-naphthalenyl)cyclohexanon **F5**.249
α-Hydroxynaphthalin **F5**.249
2-(2-Hydroxy-1-naphthyl)cyclohexanon **F5**.249
2-Hydroxy-natriumpropionat **F5**.281
4-Hydroxy-N'-(5-nitrofurfuryliden)benzohydrazid **F5**.318
Hydroxynorephedrin Bitartrat **F5**.135
3β-Hydroxy-11-oxo-30-nor-12-oleanen-20β-carbonsäure **F4**.595
3β-Hydroxy-11-oxoolean-12-en-30-carbonsäure **F4**.595
3β-Hydroxy-11-oxo-12-oleanen-30(β)säure **F4**.595
(RS)-4-Hydroxy-2-oxo-1-pyrrolidinacetamid **F5**.375
4-Hydroxy-2-oxo-1-pyrrolidinacetamid **F5**.375
2-(6-Hydroxy-3-oxo-3H-xanthen-9-yl)benzoesäure, Dinatriumsalz **F4**.532
Hydroxypethidin, Monographie N02AB **F4**.653
(2S,6R,8S)-2-[6-(β-Hydroxyphenethyl)-1-methyl-2-piperidinyl]acetophenon **F5**.53
[2R-[2α,6α(S*)]]-2-[6-(2-Hydroxy-2-phenethyl)-1-methyl-2-piperidinyl]-1-phenyl-ethanon **F5**.53
1-Hydroxy-2-phenoxyethan **F5**.425
3-Hydroxyphenylacetat **F5**.502
m-Hydroxyphenylacetat **F5**.502
α-Hydroxy-α-phenylacetophenon **F4**.141
S-(+)-p-Hydroxyphenyl-α-aminoessigsäure **F5**.373
α-Hydroxy-α-phenylbenzenessigsäure-2-(octahydro-1-methyl-1H-indol-3-yl)ethylester **F5**.176

4-Hydroxyphenylbrenztraubensäure, Monographie V04CE **F4**.653
3-Hydroxy-2-phenyl-4-chinolincarbonsäure **F5**.384
(−)-(R)-1-(4-Hydroxyphenyl)-2-(3,4-dimethoxyphenethylamino)ethanolhydrochlorid **F4**.315
α-Hydroxyphenylessigsäure
– Calciumsalz **F4**.200
– -1,2,2,6-tetramethylpiperidinylester **F4**.480
(±)-α-Hydroxyphenylessigsäure-1,2,2,6-tetramethyl-4-piperidinylester **F4**.480
3-Hydroxy-N-phenylethylmorphinan **F5**.424
S-(+)-4-Hydroxyphenylglycin **F5**.373
Hydroxyphenylmethylphosphinsäure **F4**.645
4-(3-Hydroxyphenyl)-1-methyl-piperidincarbonsäureethylester **F4**.653
4-(m-Hydroxyphenyl)-1-methyl-piperidin-4-carbonsäureethylester **F4**.653
3-(4-Hydroxyphenyl)-2-oxopropionsäure **F4**.653
N-(4-Hydroxyphenyl)propanamid **F5**.393
N-(4-Hydroxyphenyl)retinamid **F4**.504
5-Hydroxy-3-[4-(4-phenyl-1,2,3,6-tetrahydropyridin-1-yl)butyl]-1H-indol **F5**.539
1-[2-[(2-Hydroxy-2-phenyl-2-(2-thienyl)acetyl)-methylamino]-ethyl]-1-methyl-pyrrolidinium-bromid **F4**.395
(m-Hydroxyphenyl)trimethylammoniumbromiddecamethylenbis(methylcarbamat)ester **F4**.310
16-Hydroxyphorbolester **F2**.898
4-Hydroxypiracetam **F5**.375
3α-Hydroxy-5β-pregnan-20-on **F4**.425
Hydroxyprolin **F1**.7; **F2**.86
2-Hydroxy-1,2,3-propantricarbonsäure
– Dinatriumsalz **F5**.284
– Kupfer(II)salz **F4**.770
– Magnesiumsalz **F5**.86
– Mangancitrat **F5**.98
4'-Hydroxypropioanilid **F5**.393
(RS)-2-Hydroxypropionsäure, Calciumsalz **F4**.198
2-Hydroxy-propionsäure-Magnesium-Komplex **F5**.85
6-[(2-Hydroxypropyl)-methylamino]-3(2H)-pyridazinon-hydrazondihydrochlorid **F4**.438
2-Hydroxypropylmethylcellulose **F4**.656
Hydroxypropyl-methylcelluloseether **F4**.656
2-Hydroxypropylsalicylat, Monographie N02B **F4**.654
(RS)-[10-(2-Hydroxypropyl)-1,4,7,10-tetraazacyclododecan-1,4,7-triaceto(3-)]gadolinium **F4**.563
(RS)-(2-Hydroxypropyl)trimethylammoniumchloridacetat **F5**.139
(R)-4-Hydroxypyrrolidon-2 **F2**.66
Hydroxyquassin, Gehaltsbestimmung **F3**.380
all-trans-4'-Hydroxyretinamid **F4**.504
5-Hydroxy-1-β-D-ribofuranosyl-4-imidazol-carboxamid **F5**.203
Hydroxysafranal **F2**.441
Hydroxysanshoöl **F3**.822
4-Hydroxy-4'-sulfamoylazobenzol-3-carbonsäure **F5**.547
6-Hydroxy-5-(4-sulfonatophenylazo)naphthalen-2-sulfonsäure, Dinatriumsalz **F5**.350
Hydroxytamoxifen, Monographie L02B **F4**.655

3-Hydroxytamoxifen **F4.**655
(±)-*all-rac*-5-[4-[(6-Hydroxy-2,5,7,8-tetramethyl-chroman-2-)methoxy]benzyl]thiazolidin-2,4-dion **F5.**684
3-Hydroxy-4-(trimethyl-ammonio)butanoat **F5.**26
2'-Hydroxy-2,5,9-trimethyl-6,7-benzomorphan **F5.**137
cis-4-Hydroxy-α,α,4-trimethyl-cyclohexanmethanol **F5.**631
5,5'-(2-Hydroxytrimethylen)bis(acetylimino)bis[N,N'-bis(2,3-dihydroxypropyl)-2,4,6-triiodisophthalamid] **F4.**697
5-Hydroxytryptamin **F2.**850; **F3.**712, 716–717, 733
5-Hydroxy-L-tryptophan **F5.**377
Hydroxyurea **F4.**646
5,6-*trans*-25-Hydroxy-Vit D_3 **F5.**672
p-Hydroxyzimtsäureester **F2.**49
Hygiene-Handschuhe **F1.**1011
Hygieneprodukte **F1.**1009
– nichttextile **F1.**1012
Hylotrupes bajules **F1.**795
Hyoscin-*N*-(cyclopropylmethyl)bromid **F4.**255
Hypalbuminämien, Therapie **F1.**220
Hypanthium rosae **F3.**450
Hyperaldosteronismus, sekundärer **F1.**151
Hypercalcämie **F1.**199
Hyperchlorämie **F1.**202
Hypercholesterolämie **F1.**162–163, 336
Hyperchylomikronämie **F1.**163
Hyperhydratation **F1.**195
– hypertone **F1.**197
– isotone **F1.**196
Hyperici herba **F1.**819
Hypericin **F2.**483
Hyperin **F3.**134, 462, 822, 830; **F4.**655
Hyperizin **F1.**99
Hyperkaliämie **F1.**198, 346
Hyper-LDL-Cholesterolämie **F1.**109
Hyperlipidämie
– exogene **F1.**109
– gemischte **F1.**109
– kombinierte **F1.**109, 162
– Lebensmittelempfehlungen **F1.**109, 162–163
– primäre **F1.**161
– Remnant- **F1.**109
– sekundäre **F1.**162
Hyperlipoproteinämien **F1.**108
– primäre, nach Genotypen **F1.**109
Hypermagnesämie **F1.**201
Hypernatriämie **F1.**197
Hyperosid **F2.**631; **F3.**212, 214, 266, 411, 448, 482, 652, 657, 661, 700, 818
– Monographie V07AZ **F4.**655
Hyperosmolare Syndrome **F1.**196
Hyperosmolares diabetisches Koma **F1.**349
Hyperparathyreoidismus *[HPT]* **F1.**116
– primärer **F1.**200
Hyperphosphatämie **F1.**201
Hypertone Dehydratation **F1.**197
Hypertone Hyperhydratation **F1.**197

Hypertone Störungen **F1.**197
Hypertonie **F1.**110, 155
Hypertriglyceridämie **F1.**162–163, 337
– sekundäre **F1.**337
Hyperurikämie **F1.**111, 165
Hyper-VLDL-Triglyceridämie **F1.**109
Hyphear europaeum **F3.**102
Hypnotika N05C
– Hund und Katze **F1.**553
Hypoallergene Eiweißhydrolysatnahrungen **F1.**128
Hypocalcämie **F1.**199
Hypochlorämie **F1.**201
Hypochlorit-Lösungen **F1.**788
Hypokaliämie **F1.**198, 346
Hypomagnesiämie **F1.**201
Hyponatriämie **F1.**196
Hypoosmolare Syndrome **F1.**196
Hypophorin **F3.**418
Hypophyllanthin **F3.**339, 341–342, 346
– Gehaltsbestimmung **F3.**342
Hypophysenfunktion, Diagnostika V04CD
Hypophysenhinterlappen, Hormone **F1.**545
Hypophysenhinterlappenhormone H01B
Hypophysenhormone H01
Hypophysenvorderlappen, Hormone **F1.**545
Hypophysenvorderlappenhormone H01A
Hypoproteinämie **F1.**151, 333
Hypothalamushormone H01, H01C
Hypothyreose **F1.**47
Hypotone Dehydratationszustände **F1.**196
Hypotone Euhydratation **F1.**196
Hypotone Störungen **F1.**196
Hypoxanthin, Monographie V07AZ **F4.**656
Hypoxie **F1.**58
Hypromellose, Monographie S01KA, S01XC **F4.**656
Hysope **F2.**868
Hyssop **F2.**868
Hyssope **F2.**868
Hyssopi aetherolum, Monographie **F2.**870
Hyssopus, Monographie **F2.**867
Hyssopus arisatus **F2.**868
Hyssopus canascens **F2.**868
Hyssopus cinerascens **F2.**868
Hyssopus cinereus **F2.**868
Hyssopus cretaceus **F2.**868
Hyssopus montanus **F2.**868
Hyssopus officinalis **F2.**868, 870
– Monographie **F2.**868
Hysterionica baylahuen **F2.**834
Hystrin **F2.**792
Hytrol O **F4.**289

I

Iarro **F2.**187
Ibaibá-an **F3.**349
Iban **F3.**353
Ibandronsäure, Mononatriumsalz, Monographie M05B **F4.**659
Ibopamin, Monographie C01CA **F4.**661
Ibotensäure **F2.**66, 69
IBR-Vakzine *[infektiöse bovine Rhinotracheitis]* **F5.**841
Ibudilast, Monographie R03DX **F4.**664
Ibuprofen, Hund und Katze **F1.**546
Icatibant, Monographie **F4.**665
Ice *[Metamfetamin]* **F5.**131
Ichthyophthirius multifilius **F1.**579
Ichthyosporidium **F1.**579
Ichtyolum **F4.**70
Icica carana **F2.**256, 259
– Verwechslung mit Resina Elemi **F2.**272
Icica heptaphyllum icicariba, Verwechslung mit Resina Elemi **F2.**272
Icica viridiflora, Verwechslung mit Resina Elemi **F2.**272
Icienso **F2.**246
Icon®-Methode **F1.**351
ICSH *[Interstitialzellen-stimulierendes Hormon]* **F5.**69
IDA *[Iminodiessigsäure]* **F4.**681
Idagbon **F3.**317
Idarubicin
– Monographie L01D **F4.**665
– hydrochlorid, Monographie L01D **F4.**667
Idealbinden **F1.**996
– dauerelastische **F1.**996
– – kohäsive **F1.**997
Idebenon, Monographie N06BX **F4.**667
Identifizierung, präanalytische **F1.**458
Idiosynkrasie **F1.**126
Idiotyp-Impfstoff **F5.**791
Idrapril, Monographie C09AA **F4.**669
Idrocilamid, Monographie M03B **F4.**670
IEC *[International Electrotechnical Commission]* **F1.**781
IEC-System **F1.**781
Ifenprodil, Monographie C04 **F4.**671
Ifo *[Ifosfamid]* **F1.**265
Ifosfamid **F1.**265
(*R*)-Ifosfamid, Monographie L01A **F4.**673
(*S*)-Ifosfamid, Monographie L01A **F4.**673
Igandaiyu **F2.**40
IgG *[Immunglobuline]* **F4.**133, 295
Igi-ata **F3.**832

Ignicut **F4**.472
Ignocut **F4**.472
Iguga **F3**.823
Igupe-Nußbaum **F2**.60
IKW *[Industrieverband Körperpflege und Waschmittel]* **F1**.764
IL 4 *[Interleukin 4]* **F4**.690
IL 6 *[Interleukin 6]* **F4**.691
IL 12 *[Interleukin 12]* **F4**.691
Ilaime **F3**.283
Ilia platyphyllos **F3**.659
Illurin-Balsam, Verwechslung mit Copaivae balsamum **F2**.423
Iloprost, Monographie B01AC **F4**.673
Imbahyba **F2**.317
Imbahyba branca **F2**.317
Imbahyba à fleurs argentées **F2**.317
Imbahyba à fleurs blanches **F2**.317
Imbahyba des forêts **F2**.317
Imbahyba do matto virgem **F2**.317
Imbahyba des vierges **F2**.317
Imbaiba blanche **F2**.317
Imbauba **F2**.315, 317–318, 321
Imbauba branca **F2**.317
Imbaura vermelha **F2**.315
Imbiri **F2**.284
Imbiry **F2**.282
Imciromabpentetat, Monographie V09G, V09G **F4**.675
Imidacloprid, Monographie P03A **F4**.677
Imidaprilhydrochlorid, Monographie C09AA **F4**.678
Imidazol **F3**.736
– Monographie V07AZ **F4**.680
L-β-(4-Imidazolyl)-α-alanin **F4**.625
(E)-p-(Imidazol-1-ylmethyl)zimtsäure **F5**.386
Iminazol **F4**.680
Iminobibenzyl, Monographie V07AZ **F4**.681
Iminobisessigsäure **F4**.681
αα'-[Imino-bis(methylen)]bis[6-fluoro-3,4-dihydro-2H-1-benzopyran-2-methanol] **F5**.303
Iminodibenzyl **F4**.681
Iminodiessigsäure **F4**.681
– Monographie V07AZ **F4**.681
2,2'-Iminodiethanol **F4**.346
Iminodiethanolsäure **F4**.681
αα'-(Iminodimethylen)bis[6-fluor-2-chroman-methanol] **F5**.303
Immergrüne Magnolie **F3**.151
Immergrüner Seidelbast **F2**.499
Immissionsanalysen **F1**.599
Immortelle **F2**.126
Immortellen
– rote **F2**.127
– weiße **F2**.127
Immunchemische Screeningverfahren
– Absicherung der Ergebnisse **F1**.483
– Störmöglichkeiten **F1**.469
Immunglobulin(e) J06B **F1**.521 **F5**.763, 781
– Anti-D-, Monographie J06BB **F5**.877
– Ausgangsstoffe **F5**.779
– Cytomegalie, Monographie J06BB **F5**.877

– Frühsommer-Meningoenzephalitis, Monographie J06BB **F5**.877
– Gasbrand **F5**.883
– Hepatitis A, Monographie J06BB **F5**.877
– Hepatitis B, Monographie J06BB **F5**.877
– Herstellung **F5**.780
– heterologes, gegen Diphtherie **F5**.882
– medizinische Hinweise **F5**.781
– vom Menschen **F5**.871
– monoklonale **F4**.133, 295
– normale **F5**.763, 779
– Prüfung **F5**.780
– Pseudomonas, Monographie J06BC **F5**.878
– Rabies **F5**.880
– Rhesus-Sensibilisierung **F5**.875
– Röteln, Monographie J06BB **F5**.878
– Spenderauswahl **F5**.779
– spezielle **F5**.763, 779
– T-Lymphozyten-Antiserum **F5**.783
– Tetanus **F5**.878
– Tollwut, Monographie J06BB **F5**.880
– Varicella-Zoster **F5**.880
– Varizellen, Monographie J06BB **F5**.880
Immunglobulinpräparation, polyvalente, vom Menschen **F5**.871
Immunglobulinum humanum hepatitidis B **F5**.877
Immunglobulinum humanum normale ad usum intravenosum **F5**.871
Immunmodulatoren ad us. vet.
– Charakteristika **F5**.788
– Sonderregelungen **F5**.788
Immunmodulatoren ad. us. vet., Paramunität **F5**.788
Immunoassays **F1**.460, 469, 475, 479
Immunoglobulin G1 **F4**.133, 295
Immunoglobulinum humanum Anti-D **F5**.875
Immunoglobulinum humanum hepatitidis A **F5**.877
Immunoglobulinum humanum rabicum **F5**.880
Immunoglobulinum humanum rubellae **F5**.878
Immunoglobulinum humanum tetanicum **F5**.878
Immunoglobulinum humanum varicellae **F5**.880
Immunologische Screeningverfahren, Spezifität **F1**.481
Immunoserum anticlostridium mixtum **F5**.883
Immunoserum contra venena viperarum europaearum **F5**.883
Immunoserum diphthericum **F5**.783, 882
Immunoserum gangraenicum mixtum **F5**.883
Immunproteine **F1**.4
Immunsera J06A **F5**.763
– Anwendung **F5**.779
– Ausgangsstoffe **F5**.781
– Diphtherie-Antitoxin **F5**.783
– gesetzliche Bestimmungen **F5**.763
– Herstellung **F5**.781
– heterologe **F5**.781
– Immunoserum diphthericum **F5**.783
– Prüfung **F5**.779, 781
– Schlangengift (Europa), Monographie J06AA **F5**.883
– für Tiere
– – Abgabe von Mitteln ad us. vet. **F5**.787
– – Besonderheiten **F5**.785

Impf

- – Prüfung F5.785
- – Umweltverträglichkeitsprüfung F5.786
- WHO-Empfehlungen F5.765
- Zulassung F5.771
Immunstimulantien L03A
Immunsuppressiva L04, L04A
Impala lily F2.39
Impalalelie F2.39
Impedanz-Prinzip F1.320
Imperatoria lucida F2.110
Imperatorin F2.97, 99, 111–112, 114, 118; F3.827, 832
Impfausnahmen, Exporttiere F5.788
Impfempfehlung, Haemophilus influenzae Typ b F1.520
Impfkalender F1.518–519
Impfplan F1.519
Impfschemata F1.516
- Abweichungen F1.524
- empfohlene, Abweichungen F1.524
Impfstamm Urabe F1.521
Impfstämme F5.766
Impfstoffarten
- biotechnologisch hergestellte Impfstoffe F5.766
- Einzelimpfstoffe F5.766
- Kombinationsimpfstoffe F5.766
- Lebendimpfstoffe F5.765
- Totimpfstoffe F5.765
Impfstoff(e) J07
- bestandsspezifischer, für Tiere F5.786
- biotechnologisch hergestellter F5.766
- – Prüfung F5.775
- DDR, Zulassung F1.526
- DNA- F5.790
- Einteilung F1.517
- Empfehlungen F5.765
- Endproduktprüfung F5.770
- – Chargenprüfung F5.771
- – Haltbarkeitsstudien F5.771
- – Klinische Prüfungen F5.771
- – Pharmakologisch-toxikologische Studien F5.771
- – Wertbemessung F5.771
- für Enten, Hepatitis F5.836
- Forschung F5.790
- für Frettchen und Nerze, Staupe F5.862
- für Gänse
- – Derzsysche Krankheit F5.856
- – Gänseenterohepatitis F5.856
- – Hepatitis F5.856
- – Parvovirose F5.856
- für Geflügel
- – Arthritis/Tenosynovitis, virale F5.866
- – Bronchitis, infektiöse F5.843
- – Bursitis, infektiöse F5.843
- – Enzephalomyelitis, infektiöse aviäre F5.840
- – Geflügeldiphtheroid- F5.837
- – Geflügelpocken- F5.837
- – Gumboro-Krankheit F5.843
- – Mareksche Krankheit F5.850
- – Pocken F5.837
- gesetzliche Bestimmungen F5.763
- Handhabung F5.778
- Herstellung F5.769, 775
- – Arzneimittelherstellung F5.768
- – Biologie F5.768
- – Diphterie-Adsorbat-Impfstoff F5.773
- – Grundsätze der guten Herstellungspraxis F5.768
- – Hepatitis B-Impfstoff, biotechnologisch hergestellter F5.775
- – Influenza-Spaltimpfstoff aus Oberflächenantigen F5.774
- – laufende Produktion F5.769
- – Masern-Lebendimpfstoff F5.772
- – Saatgutprinzip F5.768
- – Technologie F5.768
- – Toxoid-Impfstoff F5.773
- – Validierungsstudien F5.769
- – Wirkstoffherstellung F5.768
- – Zellbänke F5.768
- für Hühner
- – adenovirusbedingte gestörte Legeleistung F5.835
- – Aviäre Adenovirus-Salpingitis F5.835
- – Egg-drop-Syndrom F5.835
- – Immunsuppressionen F5.839
- – Laryngotracheitis, infektiöse aviäre F5.840
- – Newcastle-Krankheit F5.852
- Human-~
- – Bacterium-Calmette-Guérin- F5.793
- – BCG- F5.793
- – Cholera- F5.795
- – Diphtherie- F5.796
- – Diphtherie-Pertussis-Tetanus- F5.797
- – Diphtherie-Tetanus-Adsorbat- F5.799
- – FSME- F5.800
- – Gelbfieber-Lebend-~ F5.801
- – Haemophilus-influenza-b-Konjugat-~ F5.803
- – Haemophilus-Typ-B- F5.803
- – Hepatitis A- F5.804
- – Hepatitis B- F5.805
- – Influenza- F5.807
- – Masern-Lebend~ F5.809
- – Meningokokken- F5.811
- – Mumps-Lebend~ F5.812
- – Pertussis-Adsorbat-~ (azellulär) F5.813
- – Pertussis-Adsorbat- (Ganzkeim) F5.815
- – Pneumokokken- F5.816
- – Pocken-Lebend-~ F5.817
- – Poliomyelitis-~ (inaktiviert) F5.820
- – Poliomyelitis-Lebend-~ F5.821
- – Röteln-Lebend-~ F5.822
- – Tetanus- F5.824
- – Tollwut- F5.825
- – Tuberkulin, gereinigtes F5.826
- – Typhus-Lebend-~ F5.828
- – Varizellen-Lebend-~ F5.829
- für Hunde
- – Hepatitis contagiosa canis F5.845
- – Hepatitis, infektiöse F5.845
- – Parvovirose F5.857
- – Rubarthsche Krankheit F5.845
- – Staupe F5.863

Impf

- – Zwingerhusten **F5.**868
- Idiotyp~ **F5.**791
- Inprozeßkontrollen
- – Arzneimittelherstellung **F5.**768
- – Laufende Produktion **F5.**769
- – Saatgutprinzip **F5.**768
- – Validierungsstudien **F5.**769
- – Zellbänke **F5.**768
- für Kaninchen
- – Hämorrhagische Krankheit **F5.**838
- – Myxomatose **F5.**852
- für Katzen
- – Calicivirosis **F5.**834
- – Gastroenteritis (der Katzen) **F5.**853
- – Katzenleukose **F5.**848
- – Katzenschnupfen **F5.**834, 861
- – Katzenseuche **F5.**853
- – Leukämie **F5.**848
- – Panleukopenie **F5.**853
- – Peritonitis, infektiöse **F5.**845
- – Rhinotracheitis **F5.**861
- Kontraindikationen **F1.**524
- für Küken, Anämie-Virus **F5.**839
- Lagerung **F5.**778
- Lebendimpfstoff **F5.**765
- für Nerze
- – Fort-Williams-Disease **F5.**867
- – Virusenteritis **F5.**867
- oral verabreichte, für Tiere **F5.**787
- für Pferde
- – equiner Herpesvirus Typ 1 (EHV 1) **F5.**859
- – Hoppegartener Husten **F5.**858
- – Influenza **F5.**858
- – Pferdegrippe **F5.**858
- – Rhinopneumonie **F5.**859
- – Virusabort der Stuten **F5.**859
- Produktion
- – Bulk **F5.**770
- – Einzelernte **F5.**769
- – Endprodukt **F5.**770
- – Fertigzubereitung **F5.**770
- – Prüfung **F5.**765
- – biotechnologisch hergestellter Hepatitis B-Impfstoff **F5.**775
- – Masern-Lebendimpfstoff **F5.**772
- – Spaltimpfstoff **F5.**774
- – Toxoid-Impfstoff **F5.**773
- für Puten
- – Enteritis, hämorrhagische **F5.**838
- – Rhinotracheitis, infektiöse **F5.**846
- – Regelungen **F5.**765
- für Rinder
- – Bovine Virusdiarrhoe/Mucosal Disease **F5.**833
- – BRSV **F5.**832
- – BVD/MD **F5.**833
- – Coronavirus **F5.**835
- – Parainfluenza-3 **F5.**854
- – Respiratory-Syncytial-Virus-Infektion des Rindes **F5.**832
- – Rhinotracheitis, infektiöse bovine **F5.**841
- – Rota-Virus **F5.**862
- – Trichophytie **F1.**529

- für Schweine
- – Aujeszkysche-Krankheit **F1.**529; **F5.**831
- – Gastroenteritis, transmissible **F5.**866
- – Influenza **F5.**847
- – Parvovirose **F5.**858
- – Pest **F5.**849
- – Porcine Reproductive and Respiratory Syndrome **F5.**860
- – PRRS **F5.**860
- – Pseudorabies **F5.**831
- – Pseudowut **F5.**831
- spezielle, Aktualisierungen **F1.**526
- Tierarzneimittel, Monographien **F1.**526
- für Tiere
- – Abgabe von Mitteln ad us. vet. **F5.**787
- – bestandsspezifische, Anwendung **F5.**786
- – Fuchsenzephalitis **F5.**845
- – Futterimpfstoffe **F5.**787
- – Herstellung **F5.**785
- – Kanarienpocken **F5.**847
- – oral verabreichte **F5.**787
- – Prüfung **F5.**785
- – Rabies **F5.**864
- – Tollwut **F5.**864
- – Trinkwasserimpfstoffe **F5.**788
- – Umweltverträglichkeitsprüfung **F5.**786
- – Zulassung **F5.**785
- Totimpfstoff **F5.**766
- Transport **F5.**778
- für Wiederkäuer, Maul- und Klauenseuche **F5.**851
- Zulassung **F5.**771
- Impfstoffreserven, Länderebene **F1.**526
- Impfung
- gegen Masern, Mumps und Röteln **F1.**521
- für Tiere
- – Fuchstollwut **F5.**789
- – Schwäne **F5.**790
- – Wildschweine **F5.**790
- – Wildtiere **F5.**789
- – Zoonosen **F5.**789
- – Zootiere **F5.**789
- Impfungen
- empfohlene
- – Bundesrepublik Deutschland **F1.**518
- – Österreich **F1.**518
- Kindesalter, Österreich **F1.**519
- Nebenwirkungen **F1.**523
- Routine-, im Erwachsenenalter **F1.**518
- Routineschutz~
- – im Kindesalter **F1.**517
- – Schweiz **F1.**519
- spezielle Impfstoffe **F1.**526
- staatliche Tierseuchenbekämpfung **F1.**527
- Implantate
- aktive **F1.**1015
- nichtaktive **F1.**1015
- Imprägnierung von Verpackungsmaterial **F1.**83
- Impraleum T **F1.**798
- Imuthiol **F4.**381
- Inaktivierung, chemische **F1.**270, 695
- Inappetenz, Ziervögel **F1.**567

Incense F2.246
Incense tree F2.249
Incidin extra® F1.887
Incidin GG® F1.889
Incidin M-Spray extra® F1.885
Incidin perfect® F1.887
Incidin Plus® F1.887
Incidin Spezial Spray® F1.887
Incidur® F1.888
Incidur Spray® F1.887
Incir ag F2.714
1,2,3-Indantrimonohydrat F5.323
Indan-1,2,3-trion F5.323
Indian Acalypha F2.5
Indian bean F2.308
Indian blistering beetle F3.226
Indian bread-shot F2.285
Indian cane flowering reed F2.285
Indian cane flowering reed root F2.287
Indian cigar F2.308
Indian cockroach F2.238
Indian flea root F3.580
Indian gamboge tree F2.775
Indian gooseberry F3.343
Indian kamila F3.169
Indian kino tree F3.414
Indian lavender F2.256
Indian linaloe F2.256
Indian nettle F2.5
Indian oleander F3.238
Indian Olibanum F2.249
Indian olibanum tree F2.249
Indian poke F3.754
Indian quassia wood F3.384
Indian red paint F3.497
Indian shot F2.284–285, 289
Indian sting bush F3.785
Indian tobacco F3.96–97
Indian tree F2.308
Indian turnip F2.165
Indian Walnut F2.60
Indianerpurganz F2.901
Indianer-Tabak F3.96–97
India-rubber F2.840
Indicumenon F2.517
Indigo F3.529
Indigocarmin, Monographie F4.682
Indigotin F1.76
Indigotinktur F1.794
Indigotinsulfonat, Natriumsalz F4.682
Indikationszulassung F1.595
Indinavirsulfat, Monographie J05AE F4.684
Indirekte Kalorimetrie F1.24
Indirekteinleiter-Verordnungen der Bundesländer F1.652
Indisch Bloemriet F2.285
Indische Bloemrietwortel F2.287
Indische Blumenrohrwurzel F2.287
Indische Mangostane F2.766
Indische Oleanderwurzel, Monographie F3.239
Indische Wunderblume F2.515
Indischer Flachs F2.430

Indischer Ingwer F3.840
Indischer Nußbaum F2.60
Indischer Tabak F3.97
Indischer Weihrauch, Monographie F2.249
Indisches Blumenrohr F2.285
Indisches Brennkraut F2.5
Indisches Opium F3.294
Indisches Rotsandelholz F3.413
Indobufen, Monographie B01AC F4.687
1H-Indol-3-carbonsäure-trans-2,6-methanoocta-hydro-3-oxo-2H-quinolizin-8-yl-ester-monomethansulfonat Monohydrat F4.388
1H-Indol-3-carbonsäure-8-methyl-8-azabicyclo[3.2.1]oct-3-yl-ester F5.687
Indometacin F1.182
– Hund und Katze F1.546
Indoxaminsäure F5.367
Indragiri-Dammar F3.546
Indulfan plus® F1.888
Industrieverband Körperpflege und Waschmittel [IKW] F1.763
Infektionskrankheiten bei Zierfischen F1.581
Infektiöse-Aviäre-Enzephalomyelitis-Impfstoff, für Geflügel, Monographie QJ57G F5.840
Infektiöse-Aviäre-Laryngotracheitis-Impfstoff, für Hühner, Monographie QJ57G F5.840
Infektiöse-Bovine-Rhinotracheitis-Impfstoff, für Rinder, Monographie QJ57D F5.841
Infektiöse-Bronchitis-Impfstoff, für Geflügel, Monographie QJ57G F5.843
Infektiöse-Bursitis-Impfstoff, für Geflügel, Monographie QJ57G F5.843
Infektiöse-Hepatitis-Impfstoff, für Hunde, Monographie QJ57A F5.845
Infektiöse-Peritonitis-Impfstoff, für Katzen, Monographie QJ57B F5.845
Infektiöse-Rhinotracheitis-Impfstoff, für Puten, Monographie QJ57G F5.846
Infekt- und Verletzungsanfälligkeit des Sportlers F1.52
Influenza-Impfstoff
– Monographie J07B F5.807
– für Schweine, Monographie QJ57E F5.847
Influenza-Spaltimpfstoff, aus Oberflächenantigen (inaktiviert), Herstellung F5.774
Influenzavirus Typ 2 F1.529
Informationstechnik für Medizinprodukte F1.1017
Infrarotspektroskopie F1.493
Infusionsalkalose F1.202–203
Infusionsfilter F1.947
Infusionsgerät F1.944
Infusionsgeschwindigkeit F1.382
Infusionsleitung, Elastizität F1.942
Infusionslösungen
– Aminosäuren B05XB
– Elektrolyte B05XA
– Kleinmengen, Kaninchen und Frettchen F1.561
– kolloidale
– – Molekulargewicht F1.221
– – Substitutionsgrad F1.222
– – Verzweigungsgrad F1.222
– unerwünschte Wirkungen F1.222

Infu

– Ziervögel **F1.**572
Infusionspumpen **F1.**954
– Alarmverzögerungszeit **F1.**943
Infusionsspritzenpumpen **F1.**956
Infusionstechnik
– physikalische Grundlagen **F1.**935
– Risiken
– – Überförderung **F1.**966
– – Unterförderung **F1.**966
Infusionstherapie
– intraoperative **F1.**205
– postoperative **F1.**205
– präoperative **F1.**204
Infusorienerde **F4.**762
Ingber **F3.**838
Ingberimber **F3.**838
Ingberwurzel **F3.**838
Ingenan **F2.**620
Ingenol **F2.**555, 620, 629, 631, 645, 654
Ingenol-3,20-dibenzoat **F2.**629
Ingrassabue **F2.**360
Ingwer **F3.**838–839
– australischer **F3.**840
– chinesischer **F3.**840
– deutscher **F2.**18
– – wilder **F2.**184
– indischer **F3.**840
– japanischer, Verfälschung von Zingiberis rhizoma **F3.**841
– westafrikanischer **F3.**840
– wilder deutscher **F2.**184
Ingwergelb **F4.**287
Ingwerklauen **F3.**838
Ingwer-Öl **F3.**843
Ingwer-Oleoresin **F3.**843
Ingwerwurzel **F3.**838
Ingwerwurzelstock **F3.**838
Ingwerzehen **F3.**838
Initialdosis **F1.**382
– orale **F1.**383
Injectio [^{24}Na]Natrii chlorati **F5.**265
Injectio Natrii [^{125}I]iodhippurici **F5.**278
Injectio Natrii [^{99}Tc]pertechnetici **F5.**289
Inkama **F3.**832
Inkompatibilität **F1.**257
Innerbetriebliche Arbeitsschutzorganisation **F1.**734
Innereien, purinreiche **F1.**166
Inosit **F2.**526, 639
(–)-Inositol **F2.**661, 839
i-Inositol **F2.**166
L-Inositol **F2.**621, 635
myo-Inositol-hexakis(dihydrogenphosphat) **F4.**556
INR [*International Normalized Ratio*] **F1.**330
Insalata **F3.**18
Insect flowers **F3.**609
Insect powder **F3.**609, 612
Insect Repellants **F1.**766
Insektenblume **F3.**607
– dalmatinische **F3.**607
Insektenblüten **F3.**609
– dalmatinische **F3.**609
– kaukasische **F3.**609, 616

– montenegrinische **F3.**609
– persische **F3.**609, 616
Insektenpulver **F3.**609, 612
– dalmatinisches **F3.**610
Insektizid(e) **F1.**562; **F2.**63, 68, 360; **F3.**616, 636, 751, 755
Instrumente
– Desinfektion **F1.**911
– Desinfektionsmittel **F1.**911
– – Prüfung **F1.**895
– Einteilung **F1.**912
Insulin **F1.**18–19
– Rezeptoren **F1.**107
Insulin lispro, Monographie **A10AB**, **A10AD** **F4.**688
Insuline **A10A**
– intermediär wirkende, schneller Wirkungseintritt **A10AD**
– mit schnellem Wirkungseintritt **A10AB**
Intarey'irungu **F3.**823
Integriamid **F3.**829
Integrierter Pflanzenschutz **F1.**589
Intensive Süßstoffe **F1.**95
Interaktionen
– Arzneistoffe **F1.**179
– Fettgehalt der Mahlzeit **F1.**182
– Mechanismen **F1.**180
– Nahrungsmittel **F1.**179
– Wirkungsmechanismus **F1.**179
– Zusammensetzung der Nahrung **F1.**181
Interferon β_2 **F4.**691
γ-Interferon **F3.**727
Interleukin 3, Monographie **L03A** **F4.**689
Interleukin 4, Monographie **L03A** **F4.**690
Interleukin 6, Monographie **L03A** **F4.**691
Interleukin 12, Monographie **L03A** **F4.**691
Intermate **F1.**961
Intermediate Density Lipoproteins **F1.**14
Intermedin **F3.**74
International Elektrotechnical Commission [*IEC*] **F1.**781
International Normalized Ratio [*INR*] **F1.**330
Internationaler Sensitivitätsindex [*ISI*] **F1.**330
Interstitialzellen-stimulierendes Hormon [*ICSH*] **F5.**69
Interstitieller Raum **F1.**342
Intraoperative Infusionstherapie **F1.**205
Intravenöse Infusion **F1.**381
Intravitrealgas **F5.**558
Intrinsic factor **F1.**38, 120, 137
Inulin **F2.**75, 77, 79, 141, 151, 154, 156, 201–202, 204–205; **F3.**218
Inundosid **F3.**129
Inu-zansho **F3.**832
Invertase **F3.**529
Invertose **F4.**692
Invertsirup **F4.**692
Invertzucker **F1.**19; **F3.**762
– Monographie **C05B** **F4.**692
Inzir **F2.**714
Inzisionsfolien **F1.**1009
[^{131}I]Iobenguan

- Monographie V09I F4.693
- Injektionslösung, Monographie V09I F4.693
Iocarminsäure, Monographie V08A F4.694
Iod F1.874; F2.674; F3.215
- Gehaltsbestimmung F2.675
- Körperbestand F1.47
- Mangel F1.47
- Vorkommen F1.47
Iodamid, Monographie V08A F4.695
N-[2-[^{131}I]Iodbenzoyl]glycin, Natriumsalz F5.276
[3-[^{131}I]Iodbenzyl]guanidin F4.693
Iod(I)-bromid F4.699
Iodethan, Monographie V07AZ F4.697
($\pm$)-2-(1-Iodethyl)-1,3-dioxolan-4-methanol F4.590
2,3-(Iodethylmethylendioxy)propanol F4.590
Iodhippursäure, Natriumsalz F5.276
Iodiertes Glycerin, Monographie F4.590
Iodiertes Speisesalz F1.120
Iodixanol, Monographie V08A F4.697
Iodmangel, gesundheitliche Risiken F1.120
Iodmangelerkrankungen F1.120
Iodmangelstruma F1.120
6β-[^{131}I]Iodmethyl-19-norcholest-5(10)-en-3β-ol F4.699
[^{131}I]Iodmethylnorcholesterol-Injektionslösung, Monographie V09X F4.699
Iodmonobromid, Monographie V07AZ F4.699
Iodoform, Monographie D08AX F4.700
Iodoxaminsäure, Monographie V08A F4.701
[3-[^{131}I]Iodphenyl]methylguanidin F4.693
Iodpropylidenglycerol F4.590
1,2-O-(2-Iodpropylidien)glycerol F4.590
9-Iodstearinsäureethylester F4.469
Iodum monobromatum F4.699
Iomeprol, Monographie V08A F4.703
Ionenaustauscher F1.833
Ionisierende Bestrahlung F1.861
Ionol F3.593
Ionon F2.875
Iopansäure, Monographie V08A F4.705
Iopentol, Monographie V08A F4.707
Iopodinsäure, Monographie V08A F4.708
Iopronsäure, Monographie V08A F4.710
Iopydol, Monographie V08A F4.711
Iopydon, Monographie V08A F4.712
Ioversol, Monographie V08A F4.713
Ioxilan, Monographie V08A F4.714
Ipe amarelo F3.649
Ipé amareto F3.647
Ipé do campo F3.647
Ipéca sauvage F2.193
Ipo toxicaria F2.132
Ipobaum F2.132
Ipodat F4.709
Ipoh batang F2.132
Ipomoea imbricata F2.159
Ipomoea speciosa F2.160
Iprazochrom, Monographie N02CX F4.715
Iprindolhydrochlorid, Monographie N06AA F4.716
Iprofenin, Monographie V04CC F4.716
Iproniazidphosphat, Monographie N06AF F4.717

Ipropethidin F5.466
Ipsapiron, Monographie N05BE F4.718
IPV-Vakzine *[infektiöse pustulöse Vulvovaginitis]* F5.841
Irani-Hing F2.701
Iranisches Opium F3.295
Iran-Safran F2.439
Iratehai F3.820
Iridal F2.881
Iridin F2.875, 879, 881–882
Iridis Rhizoma F2.878
- Monographie F2.876, 878, 881
Iridis versicoloris rhizoma F2.883
- Monographie F2.883
Iridogermal F2.879
Iriflophenon F2.875, 881
Iriflorental F2.876, 879, 881
Iriflosid F2.875
Irigenin F2.875, 879, 881
Irigermanal F2.875, 879
Irilon F2.879
Irinotecanhydrochlorid, Monographie L01X F4.719
Iripallidal F2.876, 879, 881
Iris, Monographie F2.875
Iris d'Allemagne F2.878
Iris d'Amérique F2.882
Iris caroliniana F2.883
Iris deflexa F2.878, 881
Iris fétide F2.877
Iris de Florence F2.875
Iris florentina F2.876–878
- Monographie F2.875
Iris florentina hom., Monographie F2.876–877
Iris foetidissima F2.877
- Monographie F2.877
Iris foetidissima hom., Monographie F2.877
Iris germanica F2.878, 880–881
- Monographie F2.878
Iris germanica hom., Monographie F2.880–881
Iris glauca F2.881
Iris jaune F2.881
Iris longifolia F2.881
Iris lutea F2.881
Iris minor F2.882
Iris odoratissima F2.881
Iris pallida F2.878
- Monographie F2.881
Iris pallidocaerulea F2.881
Iris pallustris F2.881
Iris pseudacorus F2.882
- Monographie F2.881
- Verfälschung von Calami rhizoma F2.27
Iris pseudacorus hom., Monographie F2.882
Iris-Rhizom F2.878
Iris tenax F2.882–883
- Monographie F2.882
Iris tenax hom., Monographie F2.882–883
Iris varié F2.883
Iris versicolor F2.883–885
- Monographie F2.883
Iris versicolor hom., Monographie F2.884–885
Iris violacea F2.878

Iris virginica F2.883
Iris vulgaris F2.878, 881
Irischinon F2.881
Irisflorentin F2.875, 881
Irisin F2.879, 882
Irisolidon F2.879
Iristectorigenin-B F2.881
Iriswurzel F2.878
Irisxanthon F2.876, 879
Iriversical F2.884
Iron F2.875, 879, 881
Iron wood F2.304
Ironwood tree F2.304
Irosolon F2.879
Isapiron F4.718
Isbut F2.643
Isepamicin, Monographie J01GB F4.722
Iserhark F3.72
Iserhart F3.72
Isho F3.353
iShongwe F3.794
Isidikili F2.801
Isinglass F2.778
Isip F2.135
Isis nobilis F2.428
ISI-Wert *[Internationaler Sensitivitätsindex]* F1.330
Isoacoron F2.20
Isoajmalicin F3.697
Isoamidon F4.726
Isoamylamin F2.182
Isoamyl-*p*-methoxycinnamat F1.766
1-[β-(Isoamyloxy)phenethyl]pyrrolidinhydrochlorid F4.69
β-Isoasaron F2.19
cis-Isoasaron F2.18–20, 27, 32
– Gehaltsbestimmung F2.28, 32
trans-Isoasaron F2.32
Isobergapten F3.573
Isobixin F2.176
Isobornylacetat, Monographie V07A F4.725
(RS)-Isobornylacetat F4.725
Isobornylium aceticum F4.725
Isobutanol F5.171
4-Isobutoxybenzoesäure-3-(diethylamino)-1,2-dimethylpropylester F4.571
p-Isobutoxybenzoesäure-3-(diethylamino)-1,2-dimethylpropylester F4.571
Isobutylamin F2.182, 186; F3.809
(RS)-2-(4-Isobutylphenyl)buttersäure F4.184
2-(*p*-Isobutylphenyl)buttersäure F4.184
Isobutyron F4.355
3-Isobutyryl-2-isopropylpyrazolo[1,5a]pyridin F4.664
Isochlorogensäure F2.150
Isocicutol F2.364
Isocicutoxin F2.364
Isocimicifugamid F2.372
Isocitronensäure F3.536
Isocoma wrightii F2.836
Isocorydin F3.287
Isocrotocaudin F2.452

Isodahurinol F2.372
Isodynamiegesetz F1.23
Isoergin F2.158–161
cis-Isoeugenolmethylether F2.19, 32
Isoeuphorbetin F2.646
Isofagaridin F3.829
Isofraxidin F3.635
Isogarcinol F2.766
Isohydrie F1.193
Isoimperatorin F2.97, 99, 112, 115
Isoiridigermanal F2.876
Isolanosterol F2.645
Isolatoren F1.241
Isoleucin F1.7
Isolobinin F3.93
Isolysergol F2.158–161
Isolysergsäureamid F2.161
Isolysergsäure-α-hydroxyethylamid F2.158, 160–161
Isomalt F1.94
Isomethadon, Monographie N02AC F4.726
Isomorellasäure F2.763
Isomorellin F2.775
Isonicotinsäurehydrazid F1.35
Isoorientin F2.186
Isoosmolalität F1.193
Isop F2.868
(RS)-Isopentylmandelat, Monographie V07AT F4.726
1-[β-(Isopentyloxy)phenethyl]pyrrolidin F4.69
Isopentylsalicylat, Monographie G04AD, V07AT F4.727
Isophan-Insulin, biphasische Suspension zur Injektion, Monographie F4.688
Isophysostigmin F3.355
Isopimarsäure F3.42
Isopimpinellin F2.97, 115; F3.573
Isopinocamphon F2.870
Isopo F2.868
Isopropanol, Monographie D08AX, V07A F4.727
4-Isopropenyl-1-methylcyclohexanol F5.631
4-Isopropenyl-1-methyl-1-cyclohexen F5.40
Isopropylalkohol F4.727
(RS)-Isopropyl-2-amino-4-(methylthio)butyrat F5.148
1-[3-(Isopropylamino)-2-pyridyl]-4-[(5-methansulfonamidoindol-2-yl)carbonyl]-piperazin-monomethansulfonat F4.309
Isopropyl-6-(benzyloxy)-4-(methoxymethyl)-9*H*-pyridol[3,4-b]indol-3-carboxylat F4.3
Isopropylcarbinol F5.171
Isopropyldibenzoylmethan, Monographie D02B F1.766; F4.729
Isopropylether F4.354
4,4′-Isopropylidendiphenol, Monographie F4.729
p,p′-Isopropylidendiphenol F4.729
17β-[*N*-Isopropyl-*N*-(isopropyl-carbamoyl)carbamoyl]-4-methyl-4-aza-5α-androstan-3-on F5.697
Isopropylisothiocyanat F3.428
Isopropyl-DL-methionat F5.148
(1*R*,2*S*,5*R*)-2-Isopropyl-5-methylcyclohexanol F5.32

(1*RS*,2*SR*,5*RS*)-2-Isopropyl-5-methylcyclohexyl-
 acetat **F5**.115
(−)-2-Isopropyl-5-(methylphenethylamino)-2-phenyl-
 valeronitril **F5**.23
Isopropyl-1-methyl-4-phenyl-4-piperidincarboxylat
 F5.466
Isopropylnicotinat, Monographie C04 **F4**.730
1-(4-Isopropylphenyl)-3-phenyl-1,3-propandion
 F4.729
Isopropyl-3-pyridincarboxylat **F4**.730
13-Isopropyl-12-sulfopodocarpa-8,11,13-trien-15-
 säure **F4**.405
p-(Isopropylthio)-α-[1-(octylamino)ethyl]benzyl-
 alkohol **F5**.603
(*R**,*S**)-1-[4-(Isopropylthio)phenyl]-2-octylamino-1-
 propanol **F5**.603
Isopteropodin **F3**.697
Isoquassin **F3**.380
Isoquercitrin **F2**.89, 154; **F3**.278−279, 362, 661,
 716, 781, 818
Isorhamnetin **F2**.196
− 5-glucosid **F2**.75
− 7-glucosid **F2**.77
Isorubijervosin **F3**.755
Isosafrol **F1**.99; **F2**.118
Isosalipurposid **F3**.477, 486
Isosetoclavin **F2**.158−161
Isosilybin **F3**.551
Isosolicristin **F3**.551
Isospora ssp. **F1**.569
3-Isothiocyanato-1-propen **F4**.50
Isothiocyansäureallylester **F4**.50
Isothipendylhydrochlorid, Monographie A04A
 F4.731
Isotone Dehydratation **F1**.195
Isotone Hyperhydratation **F1**.196
Isotone Kohlenhydrat-Elektrolytlösung **F1**.143
Isotonie **F1**.193
Isovaleriansäure **F2**.221, 471; **F3**.772
Isovaleriansäure-menthylester **F5**.115
Isovallesiachotamin **F3**.700
Isovanillinsäure **F3**.822
Isovitexin **F2**.186, 888, 895; **F3**.588
Isovolämie **F1**.193
Isoxicam, Megluminsalz, Monographie M01AC
 F4.731
Isparta rose **F3**.455
Itai-Itai-Krankheit **F1**.630
Italian Arum **F2**.182
Italienischer Aronstab **F2**.182
Italienischer Seidelbast **F2**.498
Itche **F3**.353
Itch-weed **F3**.768
Iterationsmethode **F1**.385
iTshongwe **F3**.794
Itunda **F3**.353
i.v. Bolusgabe, mehrfache **F1**.384
i.v. Bolusinjektion **F1**.382
i.v. Einmaldosierung **F1**.380
i.v. Mehrfachdosierung **F1**.380
Ivy gourd **F2**.394, 397
Iwagiku **F2**.521

Iwaiwa **F2**.208
Ixbut **F2**.643−644
Ix-coch **F2**.321
I-yeh-ch'iu **F2**.725
iYezaelimhlope **F3**.794
Izi dongo **F3**.353

J

Jacinthe d'eau F2.545
Jack-in-the-pulpit Tuber F2.164
Jack in the pulpit F2.165
Jacob's coat F2.8
Jaeschkeanadiol F2.708
Jaeskeanidin F2.708
Jaeskeanin F2.708
Jaffé-Reaktion F1.365
Jagcaar F2.248
Jagdgift F3.358
Jägergrün F3.128
Jaiaputa F3.424
Jaiputa F3.424
Jake F3.841
Jalarinsäure F2.906
Jaligonsäure F3.361, 363, 366
Jalousie F3.122
Jamaica bitterwood F3.379
Jamaica box wood F3.649
Jamaica cinnamon F2.277
Jamaica ginger F3.838
Jamaica Ginger Paralysis F3.841
Jamaica quassia F3.379
Jamaica weed F3.341
Jamaican quassia F3.379
Jamaika-Bitterholz F3.379
Jamaika-Bitterholzbaum F3.379
Jamaika-Ingwer F3.840
Jamaika-Quassiabaum F3.379
Jamaika-Quassiaholz F3.379
Janani F3.387
Jangli-badana F2.272
Janglisaru F2.304
Japan-Agar F2.778; F4.39
Japanese Abrasin Oil F2.54
Japanese angelica root F2.92
Japanese chirata F3.587
Japanese gelatin F2.778
Japanese pepper F3.830
Japanese prickly ash F3.830
Japanese thistle herb F2.383
Japanese thistle root F2.383
Japanese Tung Oil F2.54
Japanese Tung Oil Tree F2.54
Japanische Apfelrose F3.463
Japanische Gelatine F2.778
Japanische Hausenblase F2.778
Japanischer Fischleim F2.778
Japanischer Holzölbaum F2.54
Japanischer Ingwer, Verfälschung von Zingiberis
    rhizoma F3.841

Japanischer Trompetenbaum   F2.310
Japanisches Holzöl   F2.54
Japanrose   F3.461
Jaquillo   F2.893
Jarak cina   F2.897
Jarak gurita   F2.897
Jarejare   F3.832
Jarinha   F2.176
Jarinhawurzel   F2.176
Jasmin
– falscher   F2.784
– gelber   F2.784
– wilder   F2.784
Jasmin sauvage   F2.784
Jasmintrompete, eschenblättrige   F3.650
Jasminum fructicans, Verwechslung mit Gelsemii rhizoma   F2.786
Jasminum humile, Verwechslung mit Gelsemii rhizoma   F2.786
Jasminum mesny, Verwechslung mit Gelsemii rhizoma   F2.786
Jasminum nudiflorum, Verwechslung mit Gelsemii rhizoma   F2.786
Jasmolin   F3.609–610, 616
(+)-Jasmolon   F3.611
Jatropha, Monographie   F2.887
Jatropha acerifolia   F2.888
Jatropha curcas   F2.887–888, 891, 893
– Monographie   F2.888
– Verfälschung von Crotonis oleum   F2.471
Jatropha curcas hom., Monographie   F2.893
Jatropha-curcas-Samen, Monographie   F2.888
Jatropha-curcas-Samenöl, Monographie   F2.891
Jatropha gossypifolia   F2.887, 895–897
– Monographie   F2.893
Jatropha gossypifolia hom., Monographie   F2.897
Jatropha-gossypifolia-Blätter, Monographie   F2.895
Jatropha-gossypifolia-Samen, Monographie   F2.895
Jatropha-gossypifolia-Wurzeln, Monographie   F2.896
Jatropha janipha   F2.897
Jatropha moluccana   F2.60
Jatropha multifida   F2.887, 898
– Monographie   F2.897
Jatropha-multifida-Latex, Monographie   F2.898
Jatropha-multifida-Samen, Monographie   F2.898
Jatropha oil   F2.891
Jatropha staphysagrifolia   F2.893
Jatropha urens   F2.888
Jatrophaöl   F2.891
Jatrophatrion   F2.896
Jatrophin   F2.888, 894
Jatrophol   F2.888
Jatropholon   F2.888, 896
Jatrophon   F2.896
Jatrorhizin   F3.824
Jau   F2.304
Jau quassi de Jamaica   F3.379
Jauchegruben, Kontamination   F1.650
Javanischer Giftbaum   F2.132
Jaysol   F4.455

JECFA [Joint Expert Committee on Food Additives]   F1.74
Jelelele   F3.832
Jendrassik und Grof, Verfahren   F1.356
Jengibre   F3.838
Jerusalem oak   F2.344, 349
Jervan   F3.741
Jervin   F3.743, 746, 753–755
(+)-Jervinon   F3.743
Jeryl-Lynn-Stamm   F1.521
Jesuhändchen   F3.273
Jesuitenbalsam   F2.423
Jesuitenkraut   F2.347
Jesuitenthee   F2.347
Jew's mallow   F2.433
Jiapota   F3.428
Jiaputa   F3.424
Jiedu-Yiaoyan Pian   F3.787
Jimmi-mara   F3.820
Jimmy weed   F2.836
Jingdaji   F2.651
Jinying   F3.460
Jinyingzi   F3.460
Jiudanggui   F2.117
Jivanaputra   F3.424
Jivputrak   F3.424
JM8 [Carboplatin]   F1.259
Joannesia, Monographie   F2.900
Joannesia heveoides   F2.900
Joannesia princeps   F2.900–901
– Monographie   F2.900
Joannesiae oleum, Monographie   F2.901
Joannesiaöl   F2.901
Joannesin   F2.901
Jodoform   F4.700
Jodoformium   F4.700
Johannesia princeps   F2.901
Johannisbrot   F2.335
Johannisbrotbaum   F2.323
Johannisbrotkerne   F2.340
Johannisbrotkernmehl   F2.325
Johannishände   F3.273
Johannishaupt   F2.184
Joint Expert Committee on Food Additives [JECFA]   F1.74
Jojoba   F1.766
Jolkinol   F2.645
Joseph's coat   F2.8
Joti   F3.424
Joubarbe des toits   F3.535
JPG [Iodpropylidenglycerol]   F4.590
Ju ti chin niu   F3.829
Juckpulver   F3.452
Judenschote   F3.404
Juglandis folium   F1.819
Juglans carmirium   F2.60
Juhua   F2.511
Jujua   F2.512
Jummina   F3.820
Jungfernkraut   F3.618
Juquian   F2.282

Justicidin B **F3.**340
Jute **F2.**430, 433
Jutesamen **F2.**433
Juti **F3.**424
Juveniler Diabetes **F1.**107

K

Kabarehindi **F2.**394
Kabi Bag **F1.**285
Kabukabukas **F2.**731
Kabuli mustaki **F3.**404
Kabutekobura **F2.**310
Kacu **F3.**694
Kadaverin **F2.**182
Kadu **F3.**387
Kaelahoo **F2.**285
Kaelap-hool **F2.**285
Kaffee
– gebrühter **F1.**109
– schwäbischer **F3.**112
Kaffeesäure **F2.**8, 12, 86, 103, 115, 122, 126–127, 147, 150, 158, 162, 186, 611; **F3.**133–134, 214, 272, 328, 657
– ethylester **F2.**162
Kaffeoyläpfelsäure **F3.**716
– Gehaltsbestimmung **F3.**720
Kagikazura **F3.**720–721
Kaingué **F3.**832
Kainit **F1.**658
Kai-otong-nam **F2.**310
Kairatenol **F3.**585
Kajeputbaum **F3.**187, 190
Kajeputöl **F3.**187, 191
Kajoe poeti **F3.**187
Kajoeholz **F3.**413
Kakadus **F1.**563
Kakatunda **F2.**193
Kakerlac **F2.**238
Kakerlak **F2.**238
Kakrangche **F3.**397
Kakrasinghe-Gallen **F3.**398
Kakring **F3.**397
Kakroi **F3.**397
Kakuentasan **F2.**285
Kakuintasan **F2.**285
Kakungnüsse **F2.**60
Kakushu **F2.**310
Kalabarbohnen **F3.**353–354
Kalabarsamen **F3.**354
Kalahu **F2.**289
Kalappaöl **F2.**404
Kalbsfuß **F2.**184
Kaliaturholz, rotes **F3.**419
Kalicus potassicus **F4.**736
Kalii acetas **F4.**736
Kalii aspartas hemihydricus **F4.**747
Kalii bichromas **F4.**742
Kalii bitartras **F4.**749

Kali

Kalii carbonas F4.739
Kalii dihydrogenophosphas F4.742
Kalii hydrogenophosphas F4.750
Kalii tartras F4.754
Kalii thiocyanas F4.755
Kalikutki F3.387
Kalisalpeter F4.751
Kaliseife F1.595
- Monographie V07AT F4.733
Kalium F1.41, 344
- doppeltkohlensaures F4.748
- essigsaures F4.736
- intrazelluläre Konzentration F1.197
- Mindestbedarf F1.40
- saures weinsaures F4.749
Kalium aceticum F4.736
Kalium adipinicum F4.738
Kalium bichromicum F4.742
Kalium bromatum, Monographie F4.735
Kalium bromicum F4.738
Kalium carbonicum F4.739
Kalium carbonicum purum F4.739
Kalium chloratum, Monographie F4.735
Kalium chromicum flavum F4.741
Kalium dichromicum F4.742
Kalium dihydrogenphosphoricum F4.742
Kalium ferricyanatum F4.747
Kalium ferrocyanatum F4.746
Kalium fluoratum F4.744
Kalium metabisulfurosum F4.744
Kalium nitricum, Monographie F4.735
Kalium phosphoricum F4.742
- Monographie F4.736
Kalium pyrosulfurosum F4.744
Kalium rhodanatum F4.755
Kalium sulfuricum, Monographie F4.736
Kalium tartaricum F4.754
Kalium thiocyanicum F4.755
Kaliumacetat, Monographie A12 F4.736
Kaliumadipat, Monographie A12 F4.738
Kaliumbenzoat F1.87
Kaliumbicarbonat F4.748
Kaliumbiphosphat F4.742
Kaliumbitartrat F4.749
Kaliumbromat, Monographie V07AZ F4.738
Kaliumcarbonat
- Monographie A12 F4.739
- doppeltkohlensaures F4.748
Kaliumchlorat, Monographie D08AX F4.740
Kaliumchromat, Monographie V07AZ F4.741
Kaliumcyanidlösung F1.510
Kaliumdichromat, Monographie V07AZ F4.742
Kaliumdihydrogenphosphat, Monographie F4.742
Kaliumdisulfit F1.88
- Monographie V07AZ F4.744
Kaliumethanoat F4.736
Kaliumferricyanid F4.747
Kaliumferrocyanid F4.746
Kaliumfluorid, Monographie V07A F4.744
Kaliumfumarat, Monographie V07AZ F4.745
Kaliumgluconat, Monographie A12 F4.745
Kalium-D-gluconat F4.745

Kaliumglutamat F1.102
Kaliumguanylat F1.102
Kaliumhexacyanoferrat(II), Monographie V07AZ F4.746
Kaliumhexacyanoferrat(III), Monographie V07AZ F4.747
L-Kaliumhydrogenaspartat Hemihydrat, Monographie A12 F4.747
Kaliumhydrogencarbonat F4.748
- Monographie A12 F4.748
Kaliumhydrogenoxalatoxalsäure F4.755
Kaliumhydrogenphthalat, Monographie V07AZ F4.749
Kaliumhydrogensulfit F1.88
Kaliumhydrogentartrat F4.749
Kalium-(2R,3R)-hydrogentartrat, Monographie A12 F4.749
Kaliuminosat F1.102
Kaliumjodoplatinat Nr. 141 F1.508
Kaliummetabisulfit F4.744
Kaliummonohydrogenphosphat, Monographie A06AD F4.750
Kaliumnitrat [Salpeter] F1.89
- Monographie V07AZ F4.751
Kaliumoxalat, übersäuertes F4.755
Kaliumpermanganat F1.890
Kaliumpermanganatverbrauch, Grenz- und Richtwerte F1.616
Kaliumperoxodisulfat F4.752
Kaliumperoxomonosulfat F1.872
Kaliumpersulfat, Monographie V07AZ F4.752
Kaliumphosphat
- primäres F4.742
- sekundäres F4.750
Kaliumpyrosulfit F4.744
Kaliumreiche Lebensmittel F1.154
Kaliumrhodanid F4.755
Kaliumsorbat F1.86
Kaliumsulfid, Monographie D05A F4.753
Kaliumtartrat F4.754
- Monographie A06AD F4.754
- Hemihydrat, Monographie A06AD F4.754
- neutrales F4.754
- saures F4.749
Kalium-(RR)-tartrat Hemihydrat F4.754
Kaliumtetraoxalat Dihydrat, Monographie V07AZ F4.755
Kaliumthiocyanat, Monographie V07AZ F4.755
Kalivi F2.295
Kalkaggressivität, Grenz- und Richtwerte F1.611–612
Kalk-Kohlensäure-Gleichgewicht F1.611
Kalk-Rückstände F1.790
Kalkschwefelleber F4.615
Kallana gida F2.159
Kallmanaku F3.820
Kalmus F2.18, 26
- echter F2.18
- falscher F2.881
- grasblättriger F2.32
Kalmusöl F2.19
Kalmusrot F2.26

Kaloau F3.832
Kalomel F4.635
Kalorienverteilung
– tägliche
– – Eiweiße F1.54
– – Fette F1.54
– – Kohlenhydrate F1.54
Kalorimetrie
– direkte F1.24
– indirekte F1.24
Kalorimetrische Bombe F1.22
Kältemischungen F1.842
Kaltgepreßtes Weizenkeimöl F3.682
– entsäuert F3.682
Kaltleime F1.804
Kalu F3.832
Kalufer F3.603
Kalvalai F2.289
Kalvazhai F2.285
Kamak F2.531
Kamakshee F2.285
Kamala F3.169, 175
– Monographie F3.169
Kamala hom., Monographie F3.175
Kamala powder F3.169
Kamala tree F3.169
Kamalabaum F3.169
Kamalagundi F3.169
Kamalapflanze F3.169
Kamalin F3.170
Kamandag F2.469
Kambal F3.169
Kambila F3.169
Kamela F3.169
Kaméla F3.169
Kamerun-Elemi F2.275
Kamila F3.169
Kamila dye F3.169
Kamille F1.766
– falsche F3.618
– römische F3.618
a-Kamlolensäure F3.670, 673–674
Kammogenin F3.805
Kampetti F2.677
Kämpferitrin F3.661, 668
Kampferöl, Verfälschung von Melaleuca-cajuputi-Öl F3.188
Kämpferol F2.12–13, 47, 86, 186, 196, 611, 640, 859; F3.28, 44, 212, 278, 282, 396–397, 403, 408, 411, 451, 507, 564, 657, 660, 760, 762, 781, 830
– 3-O-D-glucopyranosid F3.789
– 3-O-glucosid F2.154
– 3-O-rhamnoglucosid F2.154
Kampileh F3.169
Kamtschatkarose F3.463
Kan Sui F2.641
Kanadische Blutwurzel F3.497
Kanadischer Biber F2.299
Kanadisches Bibergeil F2.300
Kanagoraka-gass F2.775
Kanali F2.270

Kanari bagéa F2.270
Kanarienpocken-Impfstoff, Monographie QJ57G F5.847
Kanarienvogel F1.563
Kandaharee Hing F2.701
Kandal F2.531
Kandal kema F2.530
Kandamani-cheddi F2.285
Kandamanu F2.285
Kanderuha F3.387
Kaneel, weißer F2.278
Kaneelrinde F2.278
Kanellrinde F2.278
Kanerin F3.237
Kanerocin F3.237
Kanerosid F3.239, 241
Kanfu F3.832
Kangar F3.397
Känguruhbaum F2.304
Kanji F3.670
Kanonenbaum F2.321
Kanroi F3.397
Kansui radix F2.641
Kansuinin F2.642
Kansuiphorin F2.642
Kansui-Wolfsmilch F2.641
Kantahorin F3.820
Kanten F2.778
Kantharide
– chinesische F3.226
– – Monographie F3.226, 226
Kantou F3.832
Kanufer F3.603
Kanülen F1.245
Kaolin, leichtes, Monographie A07BC F4.756
Kaou F3.832
Kapazität F1.778
Kapila F3.169
Kapillarresistenz F1.326
Kap-Sonnentau F2.537
Kapuzinerpulver F3.612
Kara baldirikara F2.208
Kara-byakujutsu F2.216
Karahata F3.670
Karamadaki F2.295
Karam-karam F2.731
Karaunda F2.295
Karbadinischer Moschus F3.222
Kardinalsblume, blaue F3.100
Kardiovaskuläre Erkrankungen F1.155
– Risikofaktoren F1.110, 113
Kardobenedikte F2.387
Kardobenediktenextrakt F2.390
Kardobenediktenkraut F2.388
Karies F1.19
Karieshäufigkeit F1.114
Kariesprophylaxe A01AA
Karippalai F3.424
Karkar F3.397
Karkatasringi F3.397–398
Karl-Marien-Quelle Plaue F1.307
Karlsbader Mühlbrunn F1.308

Karlsbader Salz, künstliches, Monographie A06AD F4.756
Karmin, echtes F1.79
Karminsäure F1.79
Karmswuttel F2.18
Karo F2.304
Karoben F2.335
Karobenbaum F2.323
Karobensamen F2.340
Karottenextrakte F1.766
Karpfenkrebse F1.581
Karpfenlaus F1.581
Karru F3.387
Karstbohnenkraut F3.524-525
Karst-Saturei F3.524
Kartäusertee F2.347
Kartoffel-Ei-Diät F1.152
Kartoffelprotein F1.9
Kartoffelrose F3.463
Kartoffelschutzverordnung F1.594
Karwi F3.384
Karzinome F1.123
Käseverordnung F1.90
Kasho F3.822
Kashshing F3.384
Kaskarillbaum F2.454
Kaskarille, Monographie F2.454
Katalase F4.208
Katalpa jajcevidnaja F2.310
Katalpa kitajskaja F2.310
Katamurrikkum F3.820
Katamvara F3.387
Katavi F3.387
Katechu, gelbes F3.694
Kathepsin C F4.210
Katheter, zentralnervöse F1.948
Kathetersets F1.1017
Kathetersysteme
– Durch-die-Nadel- F1.948
– implantierbare F1.950
Kath-shim F2.285
Kationentenside F1.833
Kationische Tenside F1.832, 881
Katki F3.387
Katomas F2.415
Katta-Kottai F2.469
Kattar F3.397
Kattenpootjen F2.126
Kattepootbloem F2.127
Kattuvala F2.289
Katuka F3.387
Katukarogani F3.387
Katukarosana F3.387
Katukkurohini F3.387
Katukurogani F3.387
Katukuroni F3.387
Katumbhara F3.387
Katunguruwaganga F3.179
Katurohini F3.387
Katuvara F2.285
Katzenaugenharz F3.544, 546

Katzenleukämie-Impfstoff, Monographie QJ57B F5.848
Katzenpfötchen
– gemeines F2.126
– rote F2.127
– weiße F2.127
Katzenpfötchenblumen F2.127
Katzenpfötchenblüten, Monographie F2.127
Katzenschwanz F2.4
Kauapparate, Erkrankungen F1.114
Kaukasische Insektenblüten F3.609, 616
Kaur F3.387
Kaustische Soda F5.273
Kautschin F5.40
Kautschuk F2.192, 195-196, 293, 297, 299, 315, 321, 622, 625-626, 645, 659, 714, 722, 838-839, 841; F3.93, 102, 296, 506, 592
– Monographie F2.840
($\pm$)-Kavain F4.756
DL-Kavain, Monographie F4.756
Kava-Pyron-I F4.756
Kavitäten F1.114
Kavulamume F3.179
Kawain F4.756
Kedararkatuka F3.387
Keimzahlen, erlaubte Partikel F1.256
Kékéliké F3.832
Kekunanüsse F2.60
Kela F2.289
Kelengmau F3.832
Keliot F2.17
Kellerhals F2.500
Kellerhalsbeeren F2.503
Kellerhalsrinde F2.500
Kellerschwamm F1.795
Kelosido F4.762
Kelunöl F2.61
Kembang gedang F2.289
Kenawidi F3.370
Kenge F3.832
Kengeli F2.285
Kenik F2.132
Kenkum musur F2.254
CE-Kennzeichnung F1.929
Keratin F1.4
– Monographie V07AT F4.758
Keratinhydrolysat-Gold F4.600
Keratinum F4.758
Kerbel
– ewiger F3.229
– spanischer F3.229
– welscher F3.229
Kermesbeeren F3.361, 362
Kermesbeerenwurzel F3.365
Kermeswurzel F3.365
Kerneria pilosa F2.233
Kernlestee F3.448
Kerria, Monographie F2.903
Kerria communis F2.904
Kerria lacca F2.904
– Monographie F2.903
Kerria myosorensis F2.904

Kerria nagoliensis **F2**.904
Kerrolsäure **F2**.906
Kerzen **F1**.799
Kerzennußbaum **F2**.60
Ke-shiro-ne **F3**.140
Kesiansei **F3**.180
Kesumba **F2**.135
Ketanserin, Monographie C02K **F4**.758
Ketazolam **F1**.475, 504
Ketoacidosen **F1**.341
Ketoacidotisches Koma **F1**.349
α-Ketoglutarat **F5**.380
α-Ketoglutarsäure **F3**.736; **F5**.380
Ketonämie **F1**.126
Ketone **F1**.466, 787
Ketonkörper
– Abbau zu Aceton **F1**.19
– Bildung **F1**.18
Keton-Moschus **F3**.222
Ketorolac, Monographie M01AB, S01BC **F4**.759
Ketur-Test **F1**.466
Keulenbärlapp **F3**.122
Keulenbaum **F2**.304
Keulenbaumrinde **F2**.305
Kewirinüsse **F2**.60
Khamara **F3**.670
Kharbagehindi **F3**.387
Kharbikulbayaz **F3**.387
Kharbikulsuda **F3**.387
Khellin **F4**.761
Khellinin **F4**.762
Khellinum, Monographie C01E **F4**.761
Khellolglucosid **F2**.609; **F4**.762
Khellosid, Monographie C10AX **F4**.762
Khellyl-6b-D-glucopyranosid **F2**.374
Khontsa **F2**.204
Kibai **F2**.17
Kichkuk **F3**.823
Kidi-sarane **F2**.40
KI-Discus Test **F1**.241
Kiemenkrebse **F1**.581
Kiengué **F3**.832
Kieselerde, gereinigte, Monographie A02A **F4**.762
Kieselgur **F4**.762
Kieselsäure **F2**.89, 674; **F3**.86, 569, 716, 726
Kilengandumba **F2**.40
Kill IC 350 **F1**.798
Killer Weed *[Phencyclidin]* **F5**.418
Killertoxin **F3**.737
Kinbil **F3**.169
Kinderwurzel **F2**.878
Kinetik, Michaelis und Menten **F1**.431
King's clover **F3**.199
King's spear **F2**.203
Kino **F3**.414, 418
– Monographie **F3**.414
Kino hom., Monographie **F3**.418
Kino gum **F3**.414
Kino d'Inde **F3**.414
Kino indicum **F3**.414
Kino malabaricum **F3**.414
Kino optimum **F3**.414

Kino-Kino malabaricum **F3**.414
Kinonin **F3**.415
Kinorot **F3**.415
Kino-Sorten **F3**.415
Kio **F3**.353
Kirayakraut **F3**.584
Kirchenysop **F2**.868
Kirchenharz **F2**.246
Kirchenrauch **F2**.246
Kirganelia multiflora **F3**.348
Kirganelia prieuriana **F3**.348
Kirkazon **F2**.171
Kirmizi baldirikara **F2**.213
Kirschroter Täubling **F3**.465
Ki-sasage **F2**.310
Kisasage **F2**.310
Kisolo **F3**.179
Kitakagikazura **F3**.697
Kitamulicho **F3**.179
Kitt **F1**.800
– auf Basis ungesättigter Polyester **F1**.802
– chemische Apparaturen **F1**.801
– für Edelstein und Glas auf Glas **F1**.801
– für Glas, Porzellan und silikatische Stoffe **F1**.801
– Klassifizierung **F1**.800
– Polyester∼, ungesättigter für silikatische Stoffe **F1**.802
– Schmelz∼ **F1**.800
Kiuingam **F2**.285
Kłacza tataraku **F2**.26
Klapprosen **F3**.287
Klärschlamm, Grenz- und Richtwerte **F1**.653
Klärschlammverordnung *[AbfKlärV]* **F1**.653
Klassische-Schweinepest-Impfstoff, Monographie QJ57E **F5**.849
Klatschmohn **F3**.287–289
Klatschmohnblüten **F3**.287
Klatschrose **F3**.287
Klatschrosenblüten **F3**.287
Klatschrosensirup **F3**.288
Kleberwurzel **F2**.148
Klebharze, hochtemperaturbeständige polyaromatische **F1**.808
Klebmittel für Tuch, Filz und Leder auf Tischplatten **F1**.806
Klebriger Gänsefuß **F2**.349
Klebstoffe
– Anwendungen **F1**.807
– chemisch abbindende **F1**.806
– physikalisch abbindende **F1**.803
– synthetische, Kurzzeichen **F1**.803
Klebstofftypen **F1**.803
Klebungen, Klassifizierungen **F1**.802
Kleieschicht **F1**.21
Kleinasiatisches Opium **F3**.294
Kleinblumige Königskerze **F3**.768
Kleinblütiger Steinklee **F3**.198
Kleine Brennessel **F3**.732
Kleine Königskerze **F3**.768
Kleiner gelber Steinklee **F3**.199
Kleiner Odermennig **F2**.45
Kleines Knabenkraut **F3**.278

Kleinfrüchtiger Affodill F2.203
Kleinköpfige Klette F2.154
Kleinkrebse F1.581
Kleister F1.804
Klette
– filzige F2.155
– große F2.141
– kleinköpfige F2.154
Klettendistelwurzel F2.148
Klettenkraut F2.146
Klettenwurzel F2.148
Klettenwurzelextrakt F2.151
Klettenwurzel-Fluidextrakt F2.151
Klettenwurzelöl F2.151
Klinisch-toxikologische Analytik F1.455
Klissenwurzel F2.148
Kloke-Liste F1.653
Klokpakpa F3.353
Kloört F3.132
Klosterysop F2.868
Klumpenlack F2.905
Knabenkraut
– bleiches F3.279
– braunes F3.280
– breitblättriges F3.276
– dreizähniges F3.281
– fleischrotes F3.275
– geflecktes F3.277
– kleines F3.278
– lockerblütiges F3.276
Knackweide F3.478
Knapbottle F3.287
Knetwachs F1.842
Knidilin F2.112
Knobby bridelia F2.253
Knochenasche F4.200
Knochendichte, tägliche Calciumaufnahme F1.126
Knochenmineralien, Homöostase F1.31
Knochenmineralisation, ungenügende F1.31
Knochenzemente F1.1014
Knolle(n)
– Arnen~ F2.187
– Aron~ F2.187
– Aronstab~ F2.187
– Orchis~ F3.273
– Salep~ F3.273
Knollenblätterpilz
– gelber F2.65
– grüner F2.70
– grünlicher F2.70
Knollenblätterschwamm, grüner F2.70
Knollige Schwalbenwurz F2.197
Knollige Schwalbenwurzel F2.198
Knollige Seidenpflanze F2.197
Knollige Seidenpflanzenwurzel F2.198
Knöpfchen F3.628
Knopfkamille F3.618
Knopfzellen F1.782
– genormte F1.781
Koban F3.353
Kobe 1-Agar F2.779
Kobus magnolia F3.152

Kobusimin F3.153
Kobusin F3.153, 818–819
Kochenille F2.903
Kochsalz F1.83
Kochstärken F1.805
Kodaimuloba F2.285
Kodarsi F2.731
Köderimpfungen, Fuchstollwut F1.528
Kohané iri F3.832
Kohäsive dauerelastische Idealbinden F1.997
Kohldistel F2.385
Kohldistelkraut F2.385
Kohlendioxid F1.302
– Monographie V03AN F4.763
Kohlendioxyd F4.763
Kohlenhydratangebot, Sport F1.54
Kohlenhydrate F1.16, 51
– Aufnahme mit der Nahrung F1.19
– Bedarf F1.19
– Einteilung F1.16
– Funktion
– – Energie F1.17
– – Energiereserven F1.17
– – Fettsynthese F1.17
– – spezifische F1.17
– nicht verwertbare
– – Ballaststoffe F1.20
– – Cellulose F1.20
– – dietary fibre F1.20
– – Hemicellulosen F1.20
– – Lignin F1.20
– – Nahrungsfasern F1.20
– – Pektine F1.20
– proteinsparender Effekt F1.19
– Verdauung F1.17
– verwertbare F1.17
Kohlenhydrat-Elektrolytlösung, isotone F1.143
Kohlenhydratfreie Ernährung F1.19
Kohlenhydratkonzentrate, Nahrungsergänzung F1.169
Kohlenhydratzersetzung F1.288
Kohlenmonoxid F1.460, 498
Kohlensäure, extrazellulärer Puffer F1.202
Kohlenschwarz F1.81
Kohlenwasserstoffe
– Analytik F1.620
– Grenzwerte F1.620
– perfluorierte F5.407
Kohlrose F3.452
Koh-shikon F3.73
Kohson F2.415
Kokam F2.766
Kokanica F2.705
Kokoh F1.174
Kokornak F2.171
Kokosbutter F2.404
Kokosfett F2.404
– Verfälschung von Melaleuca-cajuputi-Öl F3.188
Kokosnußöl, Verfälschung von Elaeis-guineensis-Palmkernöl F2.549
Kokosöl F2.404
Kokospalme F2.402

Kokum F2.767
Kokum butter tree F2.766
Kokum fat F2.767
Kokum-Butter, Monographie F2.767
Kokzidien F1.568
Kokzidiose F1.559
Kola F2.767
– falsche F2.767
– männliche F2.767
Kolaflavanon F2.767
Kolanon F2.767–768
Kolanüsse
– falsche F2.768
– männliche F2.768
Kolasamen F2.768
Kolbenbärlapp F3.122
Kolbenmoos F3.129
Kolflavanon F2.768
Kolintasan F2.285
Kollath F1.174
Kölle F3.520
Kollodiumwolle F1.809
Kolloidosmotischer Druck F1.4, 219–220
Kolmarkraut F2.433
Kolmas F2.18
Koloniestimulierungsfaktor F5.189
Kolonkarzinom F1.125
Kolophonium F1.809
– Verfälschung von Copaivae balsamum F2.423
– Verfälschung von Mastix F3.400
– Verwechslung mit Lacca in tabulis F2.905
Kolorimetrie, visuelle F1.601
Kolostomiebeutel-Klebemasse F2.333
Kolu F2.253
Koma
– hyperosmolares diabetisches F1.349
– ketoacidotisches F1.349
Kombinationsimpfstoffe F5.766
– Diphtherie, Tetanus, Pertussis und Hib F1.520
Kombinierte Hyperlipidämie F1.109, 162–163
Komparatoren F1.602
Kompartiment
– peripheres F1.378
– zentrales F1.378
Kompatibilität F1.257
Kompatibilitätskurven F1.295
Kompensationsprinzip F1.602
Kompensierte Azidosen F1.208
Komplexbildner F1.833
Kompressen
– mit Gelbeschichtung F1.977
– auf Hydrogel-Basis F1.980
– auf Hydrokolloid-Basis F1.980
– aus Verbandmull F1.976
– aus Vliesstoff F1.976
Kompressionsbinden F1.995
Kompressionsstrümpfe, medizinische F1.1012
Konang-icou F2.58
Konde F3.353
Kondo-mbumba F2.285
Konformitätsbewertungsverfahren F1.929
Kongbau F3.832

Kongorot, Monographie V07AZ F4.765
Königskerze F3.759, 769
– echte F3.768
– großblumige F3.766
– große F3.766
– kleinblumige F3.768
– kleine F3.768
– schwarze F3.759
Königskerzenblätter F3.765
Königskerzenblüten F3.760
Königskerzenkraut F3.765
Königsöl F3.762
Konservierung F1.82
Konservierungsstoffe F1.82, 766
– nicht zulässige F1.86
– zugelassene, Bundesrepublik Deutschland F1.84
Konservierungstechnologien
– chemische Stoffe F1.83
– Kältebehandlung F1.83
– physikalische Verfahren F1.82
– Vermehrungshemmung F1.83
Konstantinopel-Opium F3.294
Kontaktallergien F1.126
Kontaktgel F1.1013
Kontaktklebstoffe F1.803
Kontamination, Deponiesickerwasser und Jauchegruben F1.650
Kontrastmittel V08
– magnetische Resonanz erzeugende V08C
– Röntgenkontrastmittel, iodierte V08A
– Röntgenkontrastmittel, nicht iodierte V08B
– Ultraschall-Kontrastmittel V08D
Kontrazeptiva, lokal applizierte G02B
Kontyvirág F2.184
Konzentration, Blutglucose F1.19
CO-Hb-Konzentration F1.500
Konzentrationsänderungen F1.179
Konzentrations-Wirkungskurve F1.179
Ko'oko'olau F2.232
Kopaiva-Balsam F2.423
Kopaiva-Baum F2.422, 427
Kopal F2.424
– fossiler F2.424
– rezenter F2.424
– rezentfossiler F2.424
Kopal-Gummi F2.256
Kopriva dvoudoma F3.711
Koproporphyrin F3.717
Koralle
– rote F2.428
– – Monographie F2.429
Korallenerz F4.639
Korallenfisch-Krankheit F1.579
Korberin F2.459, 461
Korea 1-Agar F2.779
Kornbeißer F3.72
Körnerlack F2.904–905
Kornn-riderspore F2.418
Kornrosen F3.287
Korokori F3.832
Korokumo F3.832
Koronare Herzkrankheiten F1.112

Körpergewicht
- aktuelles F1.391
- ideales F1.391, 395
- metabolisches F1.391, 395
- Referenzmaße F1.4
Körpergröße, Referenzmaße F1.4
Körpermasseindex F1.105
Körperoberfläche F1.251
Körperreserveeisen, Sportler F1.57
Körperspeicher für Energie F1.25
Körperwasser F1.26
Korrekturflüssigkeiten F1.808, 829
Korrekturlacke F1.829
Korrosionsinhibitoren F1.835
Korrosionsschutz F1.808, 821
- Ethylenglycol-Lösung F1.792
Korrosionswirkung F1.648
Kosbo F2.834
Koshikon F3.73
Ko-shikon F3.73
Kosin F2.831
Kosmetik-Verordnung F1.765
Koso F2.833; F3.353
Koso hom., Monographie F2.833
Koso flos, Monographie F2.830
Kosobaum F2.830
Kosoblüten F2.831
Kosotoxin F2.831
Kost
- gemischte F1.3
- lipidsenkende F1.110
Koup-Methode F1.417
Koushikon F3.73
Kousso F2.834
Kousso hom., Monographie F2.834
Krähenauge F3.314
Krallendorn F3.706
Krallendorntee F3.707
Krankenhausspezifische Abfälle F1.700
Krankenpflegeartikel F1.1017
Krankheiten
- ernährungsabhängige, Vorbeugung, Ernährungsmaßnahmen F1.105
- ernährungsbedingte F1.105
Krapiwa F3.711
Krätzewurzel F3.742
Kraussianin F2.803
Kraut
- Acker~ F2.46
- Affen-Knaben~ F3.280
- afrikanisches Sonnentau~ F2.537
- Agrimonia-pilosa- F2.49
- amerikanisches Wurm~ F2.347
- Angelica-archangelica- F2.99
- Angelika~ F2.99
- Aron~ F2.186
- Arons~ F2.184
- Arum-maculatum- F2.186
- Asclepias-curassavica- F2.194
- Augentrost~ F2.668
- Balsam~ F3.603, 605
- Bärlapp~ F3.123
- Baylahuen~ F2.834-835
- Benedikten~ F2.387-388
- Benediktiner~ F2.388
- Bergbohnen~ F3.524-525
- Bertholds~ F2.349
- Bidens-aurea- F2.232
- Bidens-campylotheca- F2.232
- Bidens-pilosa- F2.234
- Bidens-tripartita- F2.237
- Bitterdistel~ F2.388
- bleiches Knaben~ F3.279
- Bocks~ F2.741
- Bohnen~ F3.520-521
- Borsten~ F2.364
- Brand-Knaben~ F3.281
- braunes Knaben~ F3.280
- breitblättriges Knaben~ F3.276
- Brenn~, indisches F2.5
- Brennessel~ F3.714
- Canna-indica- F2.286
- Chiretta~ F3.584
- Christophs~ F2.36
- Chrysanthemum-coronarium- F2.360
- Chrysanthemum-segetum- F2.361
- Cirsium-japonicum- F2.383
- Cirsium-oleraceum- F2.385
- Coccinia-indica- F2.397
- Corchorus-olitorius- F2.434
- Dendranthema-zawadskii- F2.521
- dreizähniges Knaben~ F3.281
- echtes Purgier~ F2.808
- echtes Seifen~ F3.512
- Einbeeren~ F3.314
- Eisen~ F3.79
- Engelwurz~ F2.99
- Eranthis-hyemalis-, mit Rhizom F2.609
- Esels~ F3.265
- Euphorbia-cyparissias- F2.624
- Euphorbia-esula- F2.628
- Euphorbia-helioscopia- F2.631
- Euphorbia-humifusa- F2.639
- Euphorbia-milii- F2.649
- Euphorbia-pilulifera- F2.634
- Farb~ F2.794
- Färberginster~ F2.795
- Färwe~ F3.72
- Feldkerzen~ F3.765
- Ferula-jaeschkeana- F2.708
- Fieber~ F3.618-619
- Flecken~ F2.741
- fleischrotes Knaben~ F3.275
- Floh~ F3.616
- Flueggea-suffruticosa- F2.726
- frisches Venusfliegenfallen~ F2.527
- Gall~ F3.211
- Gänsefuß~ F2.347
- geflecktes Knaben~ F3.277
- Geißrauten~ F2.742
- gemeines Seifen~ F3.512
- gemeines Stecken~ F2.698
- Gicht~ F2.808
- Gilb~ F2.794

- Ginster~ **F2.**795
- Gnaden~ **F2.**808–809
- Gottesgnaden~ **F2.**808–809
- Grindelia~ **F2.**813
- Gürtel~ **F3.**123
- Haarnessel~ **F3.**714
- Hanfnessel~ **F3.**714
- Haplopappus-heterophyllus- **F2.**837
- Harn~ **F3.**265
- Helm-Knaben~ **F3.**278
- Hexen~ **F3.**123
- Himmelbrand~ **F3.**765
- Honigklee~ **F3.**196
- indisches Brenn~ **F2.**5
- Jesuiten~ **F2.**347
- Jungfern~ **F3.**618
- Kardobenedikten~ **F2.**388
- Karstbohnen~ **F3.**524–525
- Kiraya~ **F3.**584
- kleines Knaben~ **F3.**278
- Kletten~ **F2.**146
- Knaben~
- – bleiches **F3.**279
- – braunes **F3.**280
- – breitblättriges **F3.**276
- – dreizähniges **F3.**281
- – fleischrotes **F3.**275
- – geflecktes **F3.**277
- – kleines **F3.**278
- – lockerblütiges **F3.**276
- Kohldistel~ **F2.**385
- Kolmar~ **F2.**433
- Königskerzen~ **F3.**765
- Kuckucks-Knaben~ **F3.**277
- Lackmus~ **F2.**357
- Laus~ **F3.**129
- Lobelia-chinensis- **F3.**95
- Lobelia-nicotianaefolia- **F3.**100
- Lobelien~ **F3.**97
- lockerblütiges Knaben~ **F3.**276
- Lungen~ **F2.**184
- Lycopus-europaeus- **F3.**133
- Lycopus-lucidus- **F3.**141
- Lycopus-virginicus- **F3.**142
- Mägdeblumen~ **F3.**618
- Magen~ **F2.**184
- Malotten~ **F3.**198
- Manns-Knaben~ **F3.**277
- Marien~ **F3.**603
- Mariendistel~ **F3.**563
- Matronen~ **F3.**618
- Mauerrauten~ **F2.**212
- Maulwurfs~ **F2.**644
- Melilotus-alba- **F3.**196
- Melilotus-altissima- **F3.**198
- Melilotus-indica- **F3.**198
- Melilotus-officinalis- **F3.**200
- Meloten~ **F3.**198
- mexikanisches Trauben~ **F2.**347
- Milch~ **F2.**630
- Motten~ **F2.**349
- Mutter~ **F3.**618–619

- Nessel~ **F3.**714
- Nuß~ **F2.**433
- Ochsenzungen~ **F2.**87
- Odermennig~ **F2.**46
- Osterluzei~ **F2.**171
- Paris-quadrifolia- **F3.**314
- Parzen~ **F2.**364
- Perilla~ **F3.**335
- Pfannkuchen~ **F3.**603
- Pfeffer~ **F3.**520–521
- Phyllanthus-amarus- **F3.**341
- Phyllanthus-niruri- **F3.**346
- Phyllanthus-urinaria- **F3.**349
- Pillenwolfsmilch~ **F2.**634
- Purgier~ **F2.**809
- – echtes **F2.**808
- Purpur-Knaben~ **F3.**280
- Ratten~ **F3.**72
- Rautenmilz~ **F2.**212
- Ruhr~ **F2.**126
- Ruten~ **F2.**698
- Salep-Knaben~ **F3.**278
- Salix-elaeagnos- **F3.**478
- Salix-nigricans- **F3.**481
- Salix-purpurea- **F3.**494
- Santa~ **F2.**616
- Schaben~ **F2.**349
- Schlangen~ **F2.**634; **F3.**123
- Schwarznessel~ **F3.**335
- Seidenpflanzen~ **F2.**194
- Seifen~ **F3.**512–513
- – echtes **F3.**512
- – gemeines **F3.**512
- Soldaten-Knaben~ **F3.**278
- Sonnen~ **F2.**539
- Sonnentau~ **F2.**537, 539
- – afrikanisches **F2.**537
- Spinnendistel~ **F2.**388
- Stachel~ **F3.**265
- Stecken~, gemeines **F2.**698
- Stein~ **F3.**72
- Stellera-chamaejasme- **F3.**573
- Stern~ **F3.**314
- Stink~ **F2.**350
- Sucht~ **F2.**741
- Sumpf-Knaben~ **F3.**279
- Süßklee~ **F3.**196
- Tanacetum-microphyllum- **F3.**617
- Tangel~ **F3.**129
- Taubnessel~, weißes **F3.**28
- Thee~ **F2.**344
- Toll~ **F2.**364
- Trauben~ **F2.**349
- – mexikanisches **F2.**347
- Traum~ **F3.**345
- Venusfliegenfallen~, frisches **F2.**527
- Vierstrichen~ **F3.**72
- virginisches Taubnessel~, weißes **F3.**28
- virginisches Wolfstrapp~ **F3.**142
- Wanzen~ **F2.**374
- – stinkendes **F2.**373, 378
- Wanzen-Knaben~ **F3.**272

- Wasch~ **F3**.512
- Wasserandorn~ **F3**.133
- Wasserhanf~ **F2**.237
- Wein~ **F3**.520
- Wiesenkohl~ **F2**.385
- Wikstroemia-chamaedaphne- **F3**.783
- Winterbohnen~ **F3**.524–525
- Winterwolfs~ **F2**.608
- Wolfs~ **F2**.171
- Wolfsfuß~ **F3**.133
- Wolfstrapp~ **F3**.133, 142
- – virginisches **F3**.142
- Woll~ **F3**.765–766
- Wollblumen~ **F3**.765
- Wurm~ **F3**.628, 633
- – amerikanisches **F2**.347
- Wurmfarn~ **F3**.633
- Wurst~ **F3**.521
- Ysopkraut mit Blüten **F2**.871
- Zahn~ **F2**.184
- Zantedeschia-aethiopica- **F3**.808
- Zigeuner~ **F3**.132–133
- Zypressenbärlapp~ **F3**.129

Kreatinin **F1**.9
Kreatinin-Clearance **F1**.182
- Berechnung, nach Cockcroft und Gault **F1**.392, 395
Krebsatlas **F1**.392, 395
Krebsblume **F2**.415
Kreislauf, enterohepatischer **F1**.14
Kreislaufmittel
- Kleinnager, Kaninchen und Frettchen **F1**.560
- periphere, Hund und Katze **F1**.547
Kreosot **F2**.694
- Monographie **F2**.694
Kreosotstrauch **F3**.44
Kresol **F3**.201
Kresolphthaleinmethode **F1**.344
Kressenfeige **F2**.291
Kressetest **F1**.637, 661
Kretinismus, endemischer **F1**.120
Kreuzanker **F2**.138
Kreuzblättrige Wolfsmilch **F2**.644
Kreuzblume, bittere **F3**.341
Kreuzspinne **F2**.138
Krishna **F3**.387
Krishnabheda **F3**.387
Krishnatamara **F2**.285, 289
Kristallsoda **F5**.262
Kristallviolett **F4**.575
- Monographie D08AJ **F4**.765
Kritische Mizellbildungskonzentration **F1**.877
Krokus **F2**.438
Kronenwolfsmilch **F2**.622
Kronen-Wucherblume **F2**.358
Kropf **F1**.120
Kropfbildung **F1**.120
Kroton **F2**.415
Krotonöl **F2**.471
- Monographie **F2**.471
Krotonölbaum **F2**.469
Krümelkautschuk **F2**.840

Kryptokaryon-Befall **F1**.579
[^{85}Kr]Krypton
- Monographie **F4**.767
- -Injektionslösung **F4**.767
[^{85}Kr]Kryptoni solutio injectabilis **F4**.767
k-Strophanthidin **F2**.133, 298
k-Strophanthidin β **F2**.299
Kuchaboum **F3**.72
Küchenabfälle **F1**.700
Kuchen-Gummi **F2**.763
Küchenschabe
- gemeine **F2**.238
- große, schwarze **F2**.238
Küchenwurzel **F2**.187
Kuckucks-Knabenkraut **F3**.277
Kuckucksnessel **F3**.26
Kuckucks-Orchis **F3**.278
Kudsumbar **F2**.285
Kuentas-kuentaasan **F2**.285
Kugelkoagulometer **F1**.326
Kugelspinne **F2**.138
Kuh-Dillen **F2**.358
Kühlschränke **F1**.743
Kühlschranktests **F1**.335
Kuhwurz **F2**.184
Kuinta-kuintasan **F2**.285
Kuintas kuintasan **F2**.285
Küken-Anämie-Virus-Impfstoff, Monographie QJ57G **F5**.839
Kulbanol P **F1**.798
Kuldiha **F2**.160
Kumarajiva **F3**.424
Kumila **F3**.169
Kumkuma **F2**.438
Kumu **F3**.384
Kumulative Grenzdosen **F1**.251
Kunchir **F2**.135
Kundrus **F2**.394
Kundur **F2**.249
Kungiliyam **F3**.544
Kunstharzlacke **F1**.815
Künstliches Karlsbader Salz, Monographie **F4**.756
Kunststoffreiche, lösemittelfreie Selbstglanzemulsion **F1**.793
Kunststoffsteifverbände **F1**.1001
Kunststoffverpackungen, Verwertung **F1**.684
Kupfer
- Analytik **F1**.632
- Bedarf **F1**.48
- Funktion **F1**.48
- Grenz- und Richtwerte **F1**.632
- Körperbestand **F1**.48
- Verfälschung von Melaleuca-cajuputi-Öl **F3**.187
- Vorkommen **F1**.49
Kupfer(II)acetat Monohydrat, Monographie V07AZ **F4**.768
Kupferaminacetat **F4**.771
Kupfer(II)aminoacetat **F4**.771
Kupfer(II)carbonat, basisches **F5**.93
Kupferchlorid **F4**.769
Kupfer(I)chlorid, Monographie V07AZ **F4**.769

[^{64}Cu]Kupfer(II)chlorid, Monographie V09X **F4**.769
Kupfer(II)chlorid Dihydrat, Monographie V07AZ **F4**.769
Kupfer(II)citrat, Monographie D08AX **F4**.770
Kupfer(II)diacetat Monohydrat **F4**.768
Kupferdiglycinat **F4**.771
Kupferglycin **F4**.771
Kupferglycinat **F4**.771
Kupfer(II)glycin-Komplex, Monographie A12 **F4**.771
Kupferiodid **F4**.771
Kupfer(I)iodid, Monographie V07AZ **F4**.771
Kupferoxid **F4**.772
Kupfer(I)oxid, Monographie V07AZ **F4**.772
Kupfer(II)oxid, Monographie V07AZ **F4**.772
Kupfersulfat **F1**.877
Kupfer(II)sulfat
– Monographie V03AB **F4**.773
– wasserfreies **F4**.773
Kurangaha **F3**.670
Kurative Chemotherapie **F1**.232
Kurong **F3**.670
KurSelters **F1**.307
Kuru **F3**.387
Kurukalunggái **F3**.345
Kurzdarmsyndrom **F1**.143
Kurzkettige Fettsäuren **F1**.12
Kurzzeittherapie **F1**.180
Kurzzugbinden **F1**.996
Kushi, Michio **F1**.173
Ku-Shu-Pi **F3**.384
Kussobaum **F2**.830
Kussoblüten **F2**.831
Kutaki **F3**.387
Kutakisafed **F3**.387
Kutakisiyah **F3**.387
Kuth **F3**.387
Kutira-Gummi, Monographie **F2**.400
Kutki **F3**.387
Kutkin **F3**.389
Kutkosid **F3**.389
Küttenkerne **F2**.485
Kuwi **F2**.253
Kuyi **F2**.510
Kuzimu **F3**.597
KW *[Phencyclidin]* **F5**.418
Kwangtung-aburagiri **F2**.62
Kwannin **F2**.103
Kwashiorkor **F1**.11, 121
Kwasi-bita **F3**.433
Kwela **F2**.285

L

Labd-8β-ol-14-on F2.176
(RR)-Labetalol F4.355
Labiatengerbstoff F3.134
Labiatensäure F3.134
Laborabfälle F1.705
Laborabzüge F1.751
Laboratorien F1.743
– Richtlinien F1.751
A-Laboratorien F1.457
C-Laboratorien F1.457
Laburnin F2.87
Laburninacetat F2.87–88, 90
Lacca F3.361
Lacca alba F2.904–905
Lacca depurata F2.904
Lacca in granis F2.905
Lacca in massis F2.905
Lacca Musci F5.3
Lacca Musica F5.3
Lacca in ramulis F2.905
Lacca in tabulis F2.904–905
– Monographie F2.904
Laccainsäure F2.905–906
Laccersäure F2.905
Laccifera, Monographie F2.903
Laccifera lacca F2.903
Lacciferi lacca candefacta secretio F2.904
Lacciferi lacca decerea candefactaque secretio F2.904
Lacciferi lacca decerea secretio F2.904
Lacciferi lacca secretio F2.904
Laccijalarinsäure F2.906
Laccischellolsäure F2.906
Lacidipin, Monographie C08C F5.1
Lack, Oettingscher F3.402
Lack fellows F2.233
Lackadditive F1.814
Lackbaum F2.60
Lackbaumöl F2.58
Lackbestandteile F1.813
Lacke F1.813
– chemisch-trocknende F1.813
– Eigenschaften und Anwendungen F1.810
– Klassifizierung F1.808
– lösemittelfreie F1.813
– physikalisch-trocknende F1.813
– wäßrige Systeme, neue Lösemittel F1.813
– wasserverdünnbare F1.811
Lackfarben F1.808
Lackharz F2.904
Lackmus, Monographie V07AZ F5.3

Lack

Lackmuskraut **F2.**357
Lackporling
– flacher **F2.**751
– glänzender **F2.**752
Lackrezepturen **F1.**814
Lackschildlaus **F2.**903
Lacksysteme, neue Lösemittel **F1.**813
L'acore odorant **F2.**18
Lacryma syriaca **F2.**700
Lactacin **F3.**5
β-Lactam-Antibiotika **J01C**
Lactarorufin **F3.**465
Lactase **F1.**17
Lactasemangel **F1.**17
Lactat **F1.**203
Lactatacidosen **F1.**210, 341
Lactat-Dehydrogenase *[LDH]* **F1.**352, 354
Lactazidose **F1.**210, 341
Lactit E **F1.**94
Lactobacillus, Monographie **F3.**1
Lactobacillus acidophilus **F3.**1
– Monographie **F3.**4
– Verwechslung mit Lactobacillus gasseri **F3.**13
Lactobacillus-acidophilus-Bakterien, Monographie **F3.**5
Lactobacillus-acidophilus-Kultur **F3.**5
Lactobacillus delbrueckii **F3.**1
Lactobacillus gasseri **F3.**1
– Monographie **F3.**12
Lactobacillus-gasseri-Bakterien, Monographie **F3.**13
Lactobacillus-gasseri-Kultur **F3.**13
Lactobacillus johnsonii, Verwechslung mit Lactobacillus gasseri **F3.**13
Lactobacillus odonolyticum **F3.**4
Lactobacterium acidophilum **F3.**4
Lactobazillen **F1.**28
Lactobionsäure
– Monographie **F5.**3
– Calciumsalz Dihydrat, Monographie **F5.**4
Lactoflavin **F3.**717
Lactogen **F5.**462
Lactogenes Hormon **F5.**462
Lactogulose **F4.**567
4-Lactophenetid **F5.**4
Lactophenin **F4.**461; **F5.**4
Lactose **F1.**17
Lactosefreie Diätetika **F1.**142
Lactosegehalt, in Lebensmitteln **F1.**142
Lactoseintoleranz **F1.**118, 142
– nicht geeignete Lebensmittel **F1.**142
– Prävalenz **F1.**118
Lactostrict® spezial **F1.**149
Lactotropin **F5.**462
Lacto-Vegetarier **F1.**182
Lactuca **F3.**22, 24
– Monographie **F3.**17
Lactuca hom., Monographie **F3.**24
Lactuca altissima **F3.**21
Lactuca capitata **F3.**18
Lactuca crispa **F3.**18
Lactuca lactucarii **F3.**21

Lactuca quercina **F3.**17
Lactuca sativa **F3.**17–19, 21
– Monographie **F3.**18
Lactuca sativa hom., Monographie **F3.**21
Lactuca sativa ssp. acephala **F3.**18
Lactuca sativa ssp. capitata **F3.**18
Lactuca serriola **F3.**17
– Verwechslung mit Lactuca virosa **F3.**22
Lactuca sibirica **F3.**17
Lactuca sinuata **F3.**25
Lactuca sylvestris **F3.**21
Lactuca tatarica **F3.**17
Lactuca viminea **F3.**17
Lactuca virosa **F3.**17, 19, 22–25
– Monographie **F3.**21
Lactuca virosa hom., Monographie **F3.**25
Lactuca-virosa-Blätter, Monographie **F3.**22
Lactucae folium **F3.**22
Lactucario **F3.**23
Lactucarium, deutsches **F3.**23
Lactucarium germanicum **F3.**23
– Monographie **F3.**23
Lactucarium parisiense **F3.**19
Lactucaxanthin **F3.**18
Lactucerin **F3.**22
Lactucerol **F3.**22
β-Lactucerol **F3.**19
Lactucin **F3.**18, 22
Lactucon **F3.**22
Lactucopikrin **F3.**18, 22
Lactulose **F4.**406
Lactusid **F3.**18
Lactusid A **F3.**22
Lactylphenetidin **F4.**461
– Monographie **N02Be** **F5.**4
Lactyl-*p*-phenetidin-*N*-(*p*-ethoxyphenyl)lactamid **F5.**4
Ladeströme **F1.**778
Lady's milk **F3.**549
Lady's orchid **F3.**280
Laevigata-Rosen-Fruchtfleisch **F3.**460
Laevigatin **F3.**460
Lagermengen, anzeige- und erlaubnisfreie, brennbare Flüssigkeiten **F1.**745
Lagerräume **F1.**745
Lagerräume für Druckgasbehälter **F1.**749
Lagerung brennbarer Flüssigkeiten **F1.**744
Lagotis cashmiriana, Verfälschung von Picrorhiza-kurroa-Rhizom **F3.**389
Lait de Notre Dame **F3.**549
Laitue **F3.**18, 23
Laitue vireuse **F3.**21, 25
Lake-Peterson-Nomogramm **F1.**405
Lakshadia chinensis **F2.**904
Lakshadia indica **F2.**903
Laksholsäure **F2.**906
β-Laktam-Antibiotika, Hund und Katze **F1.**536
Lakto-ovo-vegetabil **F1.**173
Laktovegetabile Ernährung **F1.**173
Lalachandan **F3.**419
Lalchandan **F3.**419
Lalmunda-janvali **F3.**349

Lamalbid **F3.**27–28
Lamalbosid **F3.**27
Lamier blanc **F3.**26
Lamier blanche **F3.**26
Lamii albi flos, Monographie **F3.**26
Lamii albi herba, Monographie **F3.**28
Laminar air **F1.**753
Laminare Strömung **F1.**936
Laminin **F1.**364
Lamio **F3.**26
Lamium, Monographie **F3.**26
Lamium album **F3.**26–28, 30–31
– Monographie **F3.**26
– Verfälschung von Urticae herba **F3.**715
– Verwechslung mit Urtica dioica **F3.**711
– Verwechslung mit Urtica urens **F3.**733
Lamium album hom., Monographie **F3.**30–32
Lamium album, äthanol. Infusum hom., Monographie **F3.**30
Lamium album flos, äthanol. Infusum hom. **F3.**30
Lamium capitatum **F3.**26
Lamium foliosum **F3.**31
Lamium grandiflorum **F3.**31
Lamium laevigata **F3.**31
Lamium l(a)evigatum **F3.**31
Lamium maculata **F3.**31
Lamium maculatum **F3.**26, 31
– Monographie **F3.**31
Lamium melissaefolium **F3.**31
Lamium mutabile **F3.**31
Lamium rubrum **F3.**31
Lamium vulgatum **F3.**26, 31
Lamivudin, Monographie **F5.**6
Lamotrigin, Pharmakokinetik **F1.**450
Lanatosid A, Monographie C01A **F5.**8
Lance du Christ **F3.**132
Landwalnuß-Öl **F2.**61
Lanette E **F1.**882
Lang du **F3.**575
Langblättriger Sonnentau **F2.**536
Langermannia gigantea **F2.**267
Langkapseljute **F2.**433
Langue de boeuf **F2.**86
Langyacao **F2.**49
Langzugbinden **F1.**997
Lanoconazol, Monographie D01AC **F5.**10
Lanosterol **F2.**43, 620–621, 645
Lanreotid
– Monographie H01CB **F5.**10
– acetat, Monographie H01CB **F5.**11
Lansoprazol, Monographie A02BC **F5.**11
Lanthopin **F3.**296
Lapachenol **F3.**649
Lapachillo **F3.**647
Lapachol **F3.**647, 649–650, 652
Lapachon **F3.**650
Lapachonon **F3.**652
Lappa ambigua **F2.**141
Lappa Arctium **F2.**155
Lappa bardana **F2.**141
Lappa communis **F2.**141, 154–155
Lappa crispa **F2.**155

Lappa glabra **F2.**141, 154
Lappa Herb **F2.**146
Lappa intermedia **F2.**155
Lappa macrosperma **F2.**155
Lappa major **F2.**141, 153
Lappa major hom., Monographie **F2.**153
Lappa minor **F2.**153–154
Lappa mixta **F2.**141
Lappa nemorosa **F2.**155
Lappa officinalis **F2.**141
Lappa ritschliana **F2.**141
Lappa Root **F2.**148
Lappa subracemosa **F2.**141
Lappa tomentosa **F2.**153, 155
Lappa vulgaris **F2.**141, 154–155
Lappaol **F2.**143
Lappaphen-a **F2.**150
Lappola **F2.**141
Laque **F3.**361
Laque en feuilles **F2.**904
Larch **F3.**38
Larch agaric **F3.**33
Larch turpentine **F3.**39
Lärche
– europäische **F3.**38
– gemeine **F3.**38
– sibirische **F3.**42
Lärchenschwamm **F3.**33
Lärchenterpentin **F3.**39–40
Large spotted spurge **F2.**640
Large trifoliolious bugbane rhizome **F2.**371, 379
Largehead Atractylodes rhizome **F2.**224
Large-leaved lime **F3.**666
Large-leaved lupin **F3.**117
Larice **F3.**38
Lárice **F3.**38
Laricifomes, Monographie **F3.**32
Laricifomes officinalis **F3.**34–35
– Monographie **F3.**32
Laricifomes officinalis hom., Monographie **F3.**35
Laricinolsäure **F3.**40
Lariciresinol **F3.**40, 780
(+)-Lariciresinol **F2.**183
Laricoresen **F3.**40
Larinioides, Monographie **F3.**36
Larinioides cornutus **F3.**36
Larinioides folium **F3.**36
Larinioides ixobolus **F2.**138
– Monographie **F3.**36
Larinioides patagiatus **F3.**36
Larinioides sclopetarius **F3.**36
Larinolsäure **F3.**40
Larix, Monographie **F3.**38
Larix decidua **F3.**40–42
– Monographie **F3.**38
Larix-decidua-Blüten **F3.**42
Larix decidua flos **F3.**42
Larix decidua flos hom., Monographie **F3.**42
Larix europaea **F3.**38
Larix europaea flos **F3.**42
Larix intermedia **F3.**42
Larix larix **F3.**38

Larix russica **F3.**42
Larix sibirica, Monographie **F3.**42
Larix sukaczewii **F3.**42
Larixin **F1.**103
Larixinsäure **F5.**96
Larixol **F3.**40
Larixylacetat **F3.**40
Larkspur **F2.**417–418
Larkspur flowers **F2.**419
Larkspur seed **F2.**420
Larrea, Monographie **F3.**43
Larrea cuneifolia, Verwechslung mit Larrea-divaricata-Zweigspitzen **F3.**45
Larrea divaricata, Monographie **F3.**44
Larrea divaricata ssp. tridentata **F3.**45
– Verwechslung mit Larrea-divaricata-Zweigspitzen **F3.**45
Larrea-divaricata-Zweigspitzen, Monographie **F3.**45
Larrea glutinosa **F3.**44
Larrea mexicana **F3.**44
Larrea nitida, Verwechslung mit Larrea-divaricata-Zweigspitzen **F3.**45
Larrea tridentata **F3.**44
Laryngotracheitis, infektiöse-aviäre, Impfstoff, für Hühner **J07B** **F5.**840
LAS *[lineare Alkylbenzolsulfonate]* **F1.**833
Lasa **F2.**285
Laser foetidum **F2.**700
Laserbeugungsspektrometrie **F1.**293
Lasiandrin **F3.**471, 483
Lasiocephalin **F2.**800
Lasiodiplodin **F2.**649
Lasioerin **F2.**800
Lasiosiphon affinis **F2.**801
Lasiosiphon guineensis **F2.**801
Lasiosiphon hoepfner(i)anus **F2.**801
Lasiosiphon kerstingii **F2.**801
Lasiosiphon kraussianus **F2.**801
Lasiosiphon kraussii **F2.**801
Lasiosphaera fenzlii **F2.**267
Lasiosphaera gigantea **F2.**267
Lateriosid **F3.**759
Latex d'euphorbe **F2.**656
Lathyrisfaktor **F2.**645–646
Lathyrissubstanz **F2.**646
Lathyrissubstanz SL3 **F2.**629
Lattich **F3.**18
Lattuga **F3.**18
Laudamonium® **F1.**885
Laudanidin **F3.**296
Laudanin **F3.**296
Laudanosin **F3.**296
Laudanum **F3.**293
Laudexiniummethylsulfat, Monographie **M03A** **F5.**13
Laudexoni methylsulfas **F5.**13
Launobin **F3.**51, 53
Laurel **F3.**50
Laurel berries **F3.**55
Laurel berry oil **F3.**59
Laurel essential oil **F3.**57

Laurel leaf oil **F3.**57
Laurel leaves **F3.**52
Laurel magnolia **F3.**161
Laurel negro **F3.**232
Laurel oil **F3.**59
Laurenobiolid **F3.**51–52, 54, 57
Laureola **F2.**499
Lauréole **F2.**499
Lauréole gentille **F2.**500
Lauréole paniculée **F2.**498
Lauri aetheroleum **F3.**57
Lauri folia, Monographie **F3.**52
Lauri fructus, Monographie **F3.**55
Lauri Oleum, Monographie **F3.**59
Laurier d'Apollon **F3.**50
Laurier des bois **F2.**499
Laurier commun **F3.**50
Laurier noble **F3.**50
Laurier purgatif **F2.**499
Laurier rose **F3.**240
Laurier sauce **F3.**50
Laurifolin **F3.**825, 828
Laurinsäure **F1.**162; **F2.**159, 403, 405; **F3.**57–58, 682
– Monographie **V07AZ** **F5.**14
– hexylester **F4.**622
Lauro poetico **F3.**50
Lauro regale **F3.**50
Laurocapram, Monographie **F5.**14
Laurus, Monographie **F3.**49
Laurus azorica **F3.**49–50
– Monographie **F3.**49
– Verwechslung mit Laurus nobilis **F3.**51
Laurus-azorica-Blätter, Monographie **F3.**50
Laurus-azorica-Früchte, Monographie **F3.**50
Laurus-azorica-Öl
– Monographie **F3.**50
– fettes, Monographie **F3.**50
Laurus canariensis **F3.**49
Laurus nobilis **F3.**49, 52, 55, 57, 59–60
– Monographie **F3.**50
– Verwechslung mit Laurus azorica **F3.**50
– Verwechslung mit Laurus-azorica-Öl **F3.**50
Laurus nobilis hom., Monographie **F3.**60
Laurus-nobilis-Blättöl, Monographie **F3.**57
Laurus officinale **F3.**50
Laurus sumatrensis **F3.**49
Laurus winterana **F2.**277
Lauryl-dimethylbenzylammoniumchlorid **F1.**882
Läusewurzel **F3.**742
Lauskraut **F3.**129
Lavaliphala **F3.**339
Lavasept **F1.**911
Lavendelweide **F3.**477
Lävulinsäure, Monographie **F5.**15
Laxantien **A06, A06A**
– antiresorptiv und hydragog wirkende **A06AB**
– Gleitmittel **A06AA**
– Hund und Katze **F1.**548
– Klistiere **A06AG**
– osmotisch wirkende **A06AD**
– Quellstoffe **A06AC**

- Ziervögel F1.567
Laxierende Wirkung, Nahrungsbestandteile F1.144
Laymyoshitsey hsay F2.80
LDH *[Lactat-Dehydrogenase]* F1.352, 354
LDH_1 *[LDH-Isoenzym 1]* F1.352, 354
LDH_2 *[LDH-Isoenzym 2]* F1.352, 354
LDH-Isoenzym 1 *[LDH_1]* F1.352, 354
LDH-Isoenzym 2 *[LDH_2]* F1.352, 354
LDL *[Low Density Lipoproteins]* F1.14, 334
LDL-Cholesterol F1.162
Leafy spurge F2.628
Leandro foglie F3.240
Lebendimpfstoffe F5.766, 791
- Herstellung F5.772
- Impfstoffarten F5.765
- Prüfung F5.772
Lebensmittel
- kaliumreiche F1.154
- Natriumgehalt F1.156
- natriumreduzierte F1.157
Lebensmittelallergien F1.126
Lebensmittelfarbstoffe F1.71
- Höchstwerte F1.72
- Verunreinigungen F1.72
- zugelassene F1.73
- zugelassene Lösemittel und Trägerstoffe F1.73
- zugelassene Stoffe, Bundesrepublik Deutschland F1.72
- Zulassungsanforderungen F1.72
Lebensmittelinfektionen F1.128
Lebensmittelintoleranzen, Häufigkeiten F1.135
Lebensmittelintoxikationen F1.128
Lebensmittelzusatzstoffe
- Begriffsbestimmung F1.69
- Gesundheitliche Bewertung F1.70
- Höchstmengen F1.69
- Inverkehrbringen F1.71
- Kennzeichnung F1.69
- Klassifizierung F1.70
- Nachweis
- - gesundheitliche Unbedenklichkeit F1.69
- - technologische Notwendigkeit F1.69
- Reinheitsanforderungen F1.69, 71
- Zulassungspflicht F1.69, 71
Leber
- Erkrankungen F1.148
- Synthese- und Entgiftungsleistung, Parameter F1.360
Leberacinus F1.355
Lebererkrankungen, Diagnostik F1.354
Leberfunktion, Diagnostika V04CE
Lebertherapeutika A05B, A05BA
Leberzirrhose F1.115, 148
- alkoholische F1.115
- dekompensierte F1.149
Lebistes reticulatus F1.636
Lechero de hojas de lanza F2.643
Lechetrezna comun F2.623
Lechetrezna de verrugas F2.630
Lechuga F3.18
Lechuga montés F3.21
Lechuga silvestre F3.21

Lechuga virosa F3.21
Lecithin F1.12; F3.309
Leclanché-Zellen F1.782
Lederfen F4.495
Leech F2.853
Lefetaminhydrochlorid, Monographie F5.15
Leflunomid, Monographie L04A F5.16
Legenot F1.571
Legno gentile F2.500
Legno di quassia F3.379
Leichte Vollkost F1.134
Leichtes Kaolin, Monographie F4.756
Leichtes Petroleum F5.416
Leichtlebensmittel F1.178
Leim
- flüssiger F1.806
- Schiffs~, nach Hildebrandt F1.806
- Schilder~ F1.806
- Warm~ F1.805
Leime F1.804–805
Leimstoffe F1.805
Leimsüß F4.593
Leimzucker F4.593
Leinöl, Verfälschung von Aleurites-fordii-Samenöl F2.58
Leinölfirnis F1.801
Leiopyrrol, Monographie F5.17
Leistungsfähigkeit
- körperliche F1.52
- - physikalisch meßbare F1.52
Leistungssport F1.52
Leistungssportler
- Bedarf
- - Mikronährstoffe F1.55
- - Mineralstoffe F1.55
- - Vitamine F1.57
- Eiweißbedarf F1.54
- Energiebedarf F1.52
- Mineralstoffzufuhr F1.57
- Nährstoffbedarf F1.59
- Nahrungsfette
- - Verteilung F1.59
- - Zufuhr F1.59
- Spurenelementezufuhr F1.55, 57
- Tageskalorienzufuhr F1.53
- Vitaminzufuhr F1.57
Leistungsumsatz
- leichte Arbeit F1.23
- mittelschwere Arbeit F1.23
- Schwerarbeiter F1.24
Leitern F1.748
Leitfähigkeit
- elektrische
- - Grenz- und Richtwerte F1.610
- - Wasserarten F1.610
Leitlinien, WHO- F1.651
Leitungswasser F1.648
(-)-Lelobanidin III F3.100
Lemakalim F5.23
Lemmatoxin F3.370
Leña amarga F3.379
Lengua de buey F2.86

Leño de sándalo rojo F3.419
Lenograstim, Monographie LO3A F5.18
Lenthionin F3.63
Lentialexin F3.63
Lentinacin F3.63
Lentinan F3.62
Lentininsäure F3.63
Lentinula, Monographie F3.61
Lentinula edodes F3.62
– Monographie F3.61
Lentinula-edodes-Fruchtkörper, Monographie F3.62
Lentinus edodes F3.61
Lentischio F3.398
Lentisco F3.398
Lentisk F3.398
Lentiske F3.398
Lentisque (d'Espagne) F3.398
Lentysin F3.63
Lenzites-Arten F1.795
Leonurus marrubiastrum
– Verfälschung von Lycopus-europaeus-Kraut F3.133
– Verwechslung mit Lycopus europaeus F3.133
Lepidium sativum F1.637
Lepidotis annotina F3.122
Lepidotis clavata F3.122
Lepidotis incurva F3.128
Lepidotis inundata F3.128
Lepirudin F4.321
Lepratherapeutika J04B, J04BA
Leptazol F5.403
Leptonema melanthesoides F2.730
Leptospermum leucadendron F3.190
Lepurandra saccidora F2.132
Lercheklaublüten F2.419
Lernaea F1.581
Leshokwa F3.794
Lespedin F3.661, 668
L'essence d'Hysope F2.870
L'essence d'Hysope Officinale de Hongrie F2.870
Lethokxwa F3.794
Letrazuril, Monographie P01AX F5.20
Lettsomia aggregata F2.159
Lettsomia cuneata F2.159
Lettsomia mysorensis F2.159
Lettsomia nervosa F2.160
Lettuce F3.18
Lettuce opium F3.23
Lettucenin A F3.18
Leucanthemum odoratum F3.618
Leucanthemum parthenium F3.618
Leucanthemum segetum F2.360
Leucanthemum sibiricum F2.521
Leucanthemum vulgare F3.628
– Verfälschung von Pyrethri flos F3.610
– Verwechslung mit Tanacetum cinerariifolium F3.608
Leucin F1.7
23-L-Leucinecolony-stimulating factor 2 F5.552
1-L-Leucin-2-L-threonin-63-desulfatohirudin F4.321

Leucocyanidin F2.12–13; F3.409, 411
(+)-Leucocyanidin F3.544
Leucodelphinidin F2.12; F3.409, 411
Leucomycin V-3^B,9-diacetat-3,4^B-dipropanoat F5.186
Leuconostoc mesenteroides F1.222
Leucosceptrosid A F2.666, 668–669
Leucoseptosid F3.768
N-L-Leucyladriamycin F5.21
N-L-Leucyldoxorubin F5.21
Leukin F5.552
Leukoalizarin F4.96
Leukoanthocyanin F3.419
Leukocyten F1.320
Leukocytosen F1.322
Leukodelphinidin F2.526
Leukopenien F1.323
Leukotrien F3.712, 717, 733
Leukotriene F1.15
Leukotrien-Rezeptor-Antagonisten, Antiasthmatika R03DC
Leurubicin, Monographie L01D F5.21
[Leu^1,Thr^2]-Desulfatohirudin F4.320, 321
Levallorphan F1.480
Levamisioli hydrochloricum F5.21
Levamisolhydrochlorid, Monographie P02CE F5.21
Levantinischer Salep F3.273
Levcromakalim, Monographie C02 F5.23
Levemopamil, Monographie C08E F5.23
Levetiracetam, Monographie N06BX F5.24
Levisticum officinale
– Verfälschung von Angelicae sinensis radix F2.118
– Verwechslung mit Angelicae radix F2.101
Levocabastin, Monographie R01AC, S01GX F5.25
Levocarnitin, Monographie A16A F5.26
Levofenfluramin, Monographie A08AA F5.28
Levofloxacin, Monographie J01MA F5.28
Levomenol, Monographie V07A F5.31
Levomenthol, Monographie V07A F5.32
Levomentholum F5.32
Levomepromazin
– Monographie N05AA F5.33
– hydrochlorid, Monographie F5.34
– maleat, Monographie F5.34
Levomethadon
– Hund und Katze F1.545
– hydrochlorid, Monographie N02AC F5.36
Levomethorphan F1.480
Levomoramid, Monographie N02AC F5.36
Levopromazin F5.33
Levopromethazin F5.33
Levorphanol F1.480
Levosimendan, Monographie C01CX F5.37
Levospasmol F4.376
Levotetramisolhydrochlorid F5.21
Levotomin F5.33
Levovist®, Monographie V08D F5.38
Levulinsäure F5.15
Lezzaz F2.498
LH *[Luteinisierendes Hormon]* F5.69

LHRH *[Luteinizing Hormone Releasing Hormone]* F5.243
Liane d'argent F2.160
Liang-mian-zhen F3.829
Lian-mien-chen F3.829
Liao-ko-wang F3.781, 785
Libanus F2.245
Libanus thuriferus F2.249
Licht F1.761
Lichtabsorption, chemische Folgereaktionen F1.761
Lichtdermatose, polymorphe F1.762
Lichtdermatosen, Präparate F1.78
Lichtenauer Mineralquelle F1.307
Lichtmikroskopie F1.292
Lichtnußbaum F2.60
Lichtnußöl F2.61
Lichtquellen, künstliche F1.761
Lichtschaden
– akuter F1.762
– chronischer F1.762
Lichtschutz F1.763
– natürlicher F1.763
Lichtschutzfaktor *[LSF]* F1.763
– Bestimmung, DIN-Norm F1.764
Lichtschutzmittel
– Anwendungshinweise F1.767
– Dermatologie F1.764
– Grundlagen F1.761
– Hilfsstoffe F1.766
– kosmetische F1.764
– medizinische F1.764
– Unverträglichkeitsreaktionen F1.766
– wasserfeste, Prüfung nach FDA-Richtlinien F1.765
Lichtschutzsubstanzen
– Präparategrundlage F1.763
– Schichtdicke F1.763
Licoisoflavon F3.106–107
Licoisoflavon B F3.113
Licopodio F3.122, 125
Liebäugel F2.86
Liebstöckelwurzel, ätherisches Öl, Verfälschung von Oleum Angelicae F2.108
Lien tu F2.135
Life everlasting F2.126
Lifibrol, Monographie C10AX F5.39
Lignex Holzwurm-Stop F1.798
Lignin F1.20; F2.56, 325, 336, 540, 722; F3.116, 292, 684
Lignocerinsäure F2.202, 204; F3.428
Lignum Acokantherae F2.17
Lignum aloe oil F2.256
Lignum Campechianum F2.828
Lignum Haematoxyli F2.828
Lignum Picraenae F3.379
Lignum Picrasmae F3.379
Lignum Quassiae F3.379
Lignum Quassiae jamaicense F3.379
Lignum Quassiae quassioides F3.384
Lignum Santali rubri F1.819; F3.419
Lignum Santali rubrum F3.419
Lignum Santalinum F3.419

Lignum Santalinum rubrum F3.419
Lignum Tiliae F3.664
Lignum Visci quercini F3.103
Ligusticum acutilobum F2.92
Ligusticum phellandrium F3.258
Ligustilid F2.92–93, 118
Liko-la-kosi F2.285
Lilac Daphne Flower Bud F2.491
Lilie, blaue F2.878
Lilium martagon, Verwechslung mit Asphodelus-albus-Wurzel F2.201
Li-lu F3.754
Lily arum F2.184
Lime sapwood F3.664
Lime tree flowers F3.659
Limitierende Aminosäuren F1.9
Limnoria lignorum R. F1.795
Limonen F2.20, 98–99, 108, 117, 121–122; F3.39, 183, 397–399, 662, 818, 822, 824, 829–830, 843
(±)-Limonen F5.40
(+)-Limonen F3.831
D-Limonen F2.121; F3.656
DL-Limonen, Monographie V07AT F5.40
L-Limonen F3.329
LIN 1418 *[Sultopridhydrochlorid]* F5.604
Lin kra bue F2.679
Linaloe oil F2.256
Linaloe tree F2.256
Linaloebaum F2.256
Linaloeholz, mexikanisches F2.256
Linaloeöl F2.256
– mexikanisches F2.256
Linalool F3.51–52, 193, 335, 401, 520, 524, 602, 660, 662, 717, 818, 822, 843
– Monographie V07AT, V07AZ F5.40
1-Linalool F3.57
Linalylacetat F3.602
– Monographie V07AT F5.41
Linalylpropionat F3.824
Linamarin F2.838–839; F3.678
Linarin F2.385; F3.141
Lincosamide, Antibiotika J01F, J01FF
Lindenblätter F3.664
Lindenblüten F3.659
Lindenether F3.662
Lindenholz F3.664
Lindenrinde F3.659
Lindera odorata F3.229
Lineare Alkylbenzolsulfonate *[LAS]* F1.833
Lineares Diagramm nach Mullen F1.436
Linearperistaltik F1.954
Lingoum cambodianum F3.419
Lingoum dalbergioides F3.414, 419
Lingoum erinaceum F3.414, 419
Lingoum esculentum F3.414, 420
Lingoum indicum F3.413
Lingoum macrocarpum F3.419
Lingoum marsupium F3.414, 419
Lingoum officinale F3.418
Lingoum rubrum F3.419
Lingoum santalinum F3.419

Lingua di bove F2.86
Lingua di bue F2.86
Lingua de vaca F2.86
Lingula bovis F2.87
Ling-zhi F2.752−753
Linifolin-b F3.575
Linolen F3.604
Linolenat F3.249, 251
Linolensäure F2.59, 61, 63, 143, 156, 159, 202, 204, 206; F3.333, 346, 447, 509, 520, 524, 658, 682, 736, 843
α-Linolensäure F1.15
γ-Linolensäure F2.86
all-cis-9,12,15-Linolensäuremethylester F5.164
Linolsäure F1.12, 15; F2.59, 61−63, 115, 122, 143, 154, 156, 159, 162, 196, 202−204, 206; F3.287, 309, 451, 509, 520, 524, 551, 682, 713, 736, 766, 768, 771
9,12-Linolsäure, Monographie D02A F5.42
Linopirdin, Monographie N06BX F5.42
Lintetralin F3.346
Liothyronin, Natriumsalz, Monographie H03AA F5.42
Liovil F3.38
Lipase F1.362−363; F3.309
Lipase-Aktivität, Bestimmung F1.362
Lipide F1.11
− chemischer Aufbau F1.11
− Einteilung F1.11
− Resorption F1.13
− Transport im Blut F1.14
− Verdauung F1.13
Lipidsenkende Kost F1.110
Lipidsenker C10, †B04
− Cholesterol- und Triglyceridsenkend C10A, †B04A
− − Anionenaustauscher C10AC, †B04AD
− − Fibrate C10AB, †B04AC
− − HMG-CoA-Reduktase-Hemmer C10A, †B04A
− − Nicotinsäurederivate C10AD, †B04AE
Lipidtransport F1.14
Lipolase F5.526
Lipophile Anschmutzungen F1.831
Lipophile Vitamine F1.11
Lipoproteine F1.14, 334
− ApoB-enthaltende F1.162
Lipoproteinlipase F1.14
Lipoproteinpartikel F1.334
Liquiritigenin F3.414, 416, 420
Liquor Natrii hypochlorosi F1.788
Liquor Uzara F3.798
Lirio F2.282
Lirio de Florencia F2.875
Lirio florentino F2.878
Lirio variado F2.883
Liriodenin F3.829
Lisan-el-asforr F2.722
Liserdol F5.138
Lisianthus sempervirens F2.784
Listeriose F1.129
Lithargyrum F4.160
Lithii carbonas F5.46
Lithium asparagicum F5.49

Lithium carbonicum F5.46
− Monographie F5.45
Lithium chloratum F5.48
Lithium gluconicum F5.48
Lithium salicylicum F5.51
− Monographie F5.45
Lithium sulfuricum F5.52
Lithiumacetat, Monographie N05A F5.45
Lithium-DL-asparaginat Monohydrat F5.49
Lithiumbenzoat, Monographie N05A F5.46
Lithiumcarbonat, Monographie V07AZ F5.46
Lithiumchlorid, Monographie V07AZ F5.48
Lithiumgluconat, Monographie N05A F5.48
Lithiumhydrogenaspartat Monohydrat, Monographie N05A F5.49
Lithium-(DL)-hydrogenaspartat Monohydrat F5.49
Lithium-(R,R)-hydrogentartrat Monohydrat, Monographie N05A F5.51
Lithiumkarbonat F5.46
Lithiumsalicylat, Monographie F5.51
Lithiumsulfat Monohydrat, Monographie N05A F5.52
Lithium-Systeme F1.783
Lithocholsäure F1.14
Lithosenin F3.80
Lithosperman F3.75
Lithospermi radix, Monographie F3.73
Lithospermidin F3.75
Lithospermosid F3.80, 86
Lithospermsäure F2.86−87, 90; F3.73−74, 80, 86−87, 133, 142
Lithospermum, Monographie F3.72
Lithospermum albiflorum F3.72
Lithospermum arvense F3.72
− Monographie F3.72
Lithospermum-arvense-Samen, Monographie F3.72
Lithospermum arvensis F3.72
Lithospermum decumbens F3.86
Lithospermum erythrorhizon F3.73
− Monographie F3.72
Lithospermum lanceolatum F3.86
Lithospermum laxum F3.86
Lithospermum murasaki F3.72
Lithospermum ochroleucum F3.79
Lithospermum officinale F3.72, 80, 86
− Monographie F3.79
Lithospermum-officinale-Blätter, Monographie F3.80
Lithospermum officinale ssp. erythrorhizon F3.72
Lithospermum-officinale-Samen, Monographie F3.86
Lithospermum pilosum F3.86
Lithospermum Rhytispermum arvense F3.72
Lithospermum Root F3.73
Lithospermum ruderale F3.86−87
− Monographie F3.86
Lithospermum-ruderale-Wurzeln, Monographie F3.87
Lithospermum torreyi F3.86
Litmus F5.3
Liverwort F2.45−46
Livial F5.643

Llagrumo F2.321
Llamándola santina F3.618
Llava del ano F2.182
LMTH *[Luteomammotropes Hormon]* F5.462
Lobelanidin F3.93, 95
Lobelanin F3.93, 95
Lobelia F3.97
– Monographie F3.93
Lobelia antisiphilitica F3.100
Lobelia cardinalis F3.94–95
– Monographie F3.94
Lobelia cardinalis hom., Monographie F3.94–95
Lobelia chinensis F3.95
– Monographie F3.95
Lobelia-chinensis-Kraut, Monographie F3.95
Lobelia cliffordiana F3.96
Lobelia coccinea F3.94
Lobelia erinus F3.96
– Monographie F3.95
Lobelia erinus hom., Monographie F3.96
Lobelia glandulosa F3.100
Lobelia herb F3.97
Lobelia inflata F3.97–99
– Monographie F3.96
Lobelia inflata hom., Monographie F3.98–99
Lobelia laxiflora F3.99
– Monographie F3.99
Lobelia-laxiflora-Wurzel, Monographie F3.99
Lobelia michauxie F3.96
Lobelia nicotianaefolia F3.100
– Monographie F3.100
Lobelia-nicotianaefolia-Kraut, Monographie F3.100
Lobelia procumbens F3.95
Lobelia purpurescens F3.100
– Monographie F3.100
Lobelia purpurescens hom., Monographie F3.100
Lobelia radicans F3.95
Lobelia siphilitica F3.101
– Monographie F3.100
Lobelia syphilitica F3.100–101
Lobelia syphilitica hom., Monographie F3.100–101
Lobeliae herba, Monographie F3.97
Lobeliasäure F3.97
Lobelie F3.96
– aufgeblasene F3.96
– blaue F3.95
– gemeine F3.100
– scharlachrote F3.94
– virginische F3.100
Lobélie écarlate F3.94
Lobélie enflée F3.97
Lobélie inflée F3.96
Lobélie rouge F3.94
Lobélie siphilitique F3.100
Lobelienkraut F3.97
Lobelin F3.95, 99
– Monographie F5.53
α-Lobelin F3.93, 97
Lobinalin F3.94
Lochkrankheit F1.581

Lockerblütiges Knabenkraut F3.276
Locust bean F2.324
Locust bean gum F2.325
Locust beans F2.335
Locust seeds F2.340
Locust tree F2.324
Lodopin F5.758
Lodoxamid, Monographie S01GX F5.54
Loendro F3.240
Lofepramin, Monographie N06AA F5.54
Loganin F3.211–212, 214, 217
log-kill-Modell F1.231
Logwood F2.827–828
Lokalanästhetika A01AE, N01B
– Hämorrhoidenmittel, zur topischen Anw. C05AD
– Hund und Katze F1.554
– Kleinnager, Kaninchen und Frettchen F1.562
– Ophthalmologika S01H, S01HA
– Rachentherapeutika A01AE, R02AD
Lokale Antiparasitika, Kleinnager, Kaninchen und Frettchen F1.560
Lombricera F3.628
Lombriguera F3.628
Lonapalen, Monographie D05A F5.56
London plane-tree F3.408
London-Platane F3.408
Long birthwort F2.171
Long taper F3.768
Long-fruited jute F2.433
Longhead Atractylodes F2.224
Long-leaved sundew F2.537
Longyacao F2.49
Lonidamin, Monographie L01X F5.57
Loose-marsh orchid F3.279
Lophilacrin F3.101
Lophilin F3.101
Loprazolam F1.475
Loracarbef, Monographie J01DA F5.57
Loranthol F3.104
Loranthus, Monographie F3.102
Loranthus dioicus F3.102
Loranthus europaeus F3.103–104
– Monographie F3.102
Loranthus europaeus hom., Monographie F3.104
Loranthus-europaeus-Blätter und -Zweige, Monographie F3.103
Loranthus grewinkii F3.104
– Monographie F3.104
Loranthus-grewinkii-Gummi, Monographie F3.104
Loranthylalkohol F3.103
Lorazepam F1.475–476, 504
Lorbeer F3.50
Lorbeerbaum F3.50
Lorbeerblätter F3.52
Lorbeerblattöl F3.57
Lorbeerblättriger Flachsbaum F2.135
Lorbeerbutter F3.59
Lorbeeren F3.55
Lorbeerfett F3.59
Lorbeerfrüchte F3.55
Lorbeeröl F3.59
Lorbeerseidelbast F2.499

Lorbeerweide F3.482
Lord and Ladies F2.184, 187, 189
Lorestat F5.667
Loris *[Nektarfresser]* F1.563
Lormeta F1.476
Lormetazepam F1.475, 504
Lornoxicam, Monographie M01AC F5.61
Loroglossin F3.272, 275–282
Lorye F3.232
Losartan, Kaliumsalz, Monographie C09C F5.64
Löschmitteleinheiten F1.737
Lösemittel, neue Lacksysteme F1.813
Lösliches Magnesiumcitrat F5.86
Lösliches Tartrat F4.754
Lösungsmittelklebstoffe F1.804
Lotaustralin F2.838; F3.678
Lötfett F1.816
Löt-Hilfsmittel F1.815
Lötpaste F1.816
Lötsalz F1.815
Lötwasser F1.815
Loucoumafeigen F2.716
Loureirorosa F3.238
Love drug *[Methylendioxymethamphetamin]* F5.157
Lovely thistle F2.387
Loverain F3.746
Low Density Lipoproteins *[LDL]* F1.14, 334
Loxapin, Monographie N05AH F5.66
Loxiglumid, Monographie A05A F5.67
Lozzuky F2.203
LSF *[Lichtschutzfaktor]* F1.763
LSF-UV-A F1.764
LTH *[Luteotropes Hormon]* F5.462
Lucabrööl F2.864
Lucidensäure F2.753
Lucidon F2.754
Lücke, osmotische F1.510
Ludden-Diagramm F1.435
Lufironil, Monographie A05BA F5.67
Luft, medizinische, Monographie V03AN F5.68
Luftinfusion F1.968
Luftröhrenmilbe F1.570
Lüftung F1.742
Luftverbesserer F1.816, 820
– für Wohnräume F1.821
Lukwambikwambi F2.731
Lullusbrunnen Bad Hersfeld F1.307
Lumbang F2.62
Lumbang Bato F2.60
Lumbang tree F2.60
Lumbangbaum F2.60
Lumbang-Öl F2.61
– malayisches, Verfälschung von Aleurites-fordii-Samenöl F2.58
– weiches F2.63
Lumbang-Samen F2.63
Lumichrom F1.35
Lumiflavin F1.35
Luminella F2.667
Lungenkraut F2.184
Lunsgaard-Hansen-Regel F1.220

Lupalbigenin F3.106–107
Lupanin F2.792–793, 796; F3.105, 107, 109, 113–118
Lupenon F3.344, 544, 824
Lupeol F2.127, 151, 198, 205; F3.169, 175, 344, 349, 404, 414, 544, 809, 824, 833
Lupeolacton F2.137
Lupeolester F2.147
Lupin blanc F3.106
Lupin jaune F3.114
Lupinalbin F3.107
Lupinalbin G F3.106
Lupine
– ausdauernde F3.117
– blaue F3.112
– gelbe F3.114
– schmalblättrige F3.112
– vielblättrige F3.117
– weiße F3.106
Lupinin F3.105, 114–115
Lupinisoflavon F3.107
Lupinus F3.104
– Monographie F3.104
Lupinus albus F3.105, 108
– Monographie F3.106
Lupinus-albus-Samen, Monographie F3.108
Lupinus angustifolius F3.105, 113
– Monographie F3.112
Lupinus-angustifolius-Samen, Monographie F3.113
Lupinus atlanticus F3.105
Lupinus bivonae F3.106
Lupinus cosentinii F3.105
Lupinus graecus F3.106
Lupinus hirsutus F3.105
Lupinus hispanicus F3.105
– Verwechslung mit Lupinus luteus F3.114
Lupinus linifolius F3.112
Lupinus luteus F3.105, 114
– Monographie F3.114
Lupinus-luteus-Samen, Monographie F3.114
Lupinus micranthus F3.105
– Verwechslung mit Lupinus albus F3.107
Lupinus mutabilis F3.116
– Monographie F3.115
Lupinus-mutabilis-Samen, Monographie F3.116
Lupinus nootkatensis
– Verwechslung mit Lupinus polyphyllus F3.117
– Verwechslung mit Lupinus-polyphyllus-Samen F3.118
Lupinus odoratus F3.114
Lupinus palaestinus F3.105
Lupinus perennis
– Verwechslung mit Lupinus polyphyllus F3.117
– Verwechslung mit Lupinus-polyphyllus-Samen F3.118
Lupinus pilosus digitatus F3.105
Lupinus polyphyllus F3.118
– Monographie F3.117
Lupinus-polyphyllus-Samen, Monographie F3.118
Lupinus princei F3.105
Lupinus prolifer F3.106
Lupinus reticulans F3.112

Lupinus somaliensis **F3.**105
Lupinus termis **F3.**106
Lupinus varius **F3.**105
- Verwechslung mit Lupinus albus **F3.**107
Lupisoflavon **F3.**106-107
Lustral **F5.**566
Lustwort **F2.**538
Lutein **F1.**78; **F3.**611, 713
Luteinisierendes Hormon **F5.**69
Luteinisierungshormon **F5.**69
Luteolin **F2.**47, 127-128, 183, 186, 200-202, 204, 796; **F3.**44, 122, 130, 133, 328, 333, 652, 760, 762, 766, 768
- 7-glucosid **F3.**476
- 7-O-glucosid **F2.**50, 186
Luteomammotropes Hormon *[LMTH]* **F5.**462
Luteon **F3.**106-107, 113
Luteotropes Hormon *[LTH]* **F5.**462
Luteotropin **F5.**462
Lutropin, Monographie G03GA **F5.**69
Luzerne bastârde **F3.**199
Luzerne bâtarde **F3.**195
LY 275585 *[Insulin lispro]* **F4.**688
Lychnis officinalis **F3.**512
Lychnis saponaria **F3.**512
Lycoclaninol **F3.**123
Lycoclavanol **F3.**123
Lycoclavatol **F3.**123
Lycoctonin **F2.**420
Lycodolin **F3.**129
Lycope de Virginie **F3.**141
Lycopen **F2.**292, 851
Lycoperdon areolatum **F2.**269
Lycoperdon bovista **F2.**267-269
Lycoperdon caelatum **F2.**269
Lycoperdon fontanesii **F2.**269
Lycoperdon gemmatum **F2.**269
Lycoperdon giganteum **F2.**267
Lycoperdon maximum **F2.**267
Lycoperdon papillatum **F2.**269
Lycoperdon proteus **F2.**267
Lycopi europaei herba **F3.**133
Lycopi herba **F3.**133, 141
Lycopi virginici herba **F3.**142
Lycopin **F1.**78; **F2.**186, 397, 441, 550; **F3.**451, 463, 717
Lycopode **F3.**125
Lycopodiella, Monographie **F3.**121
Lycopodiella inundata **F3.**121, 128
Lycopodii herba, Monographie **F3.**123
Lycopodii sporae **F3.**125
Lycopodin **F3.**122-123, 128-129
Lycopodium **F3.**125, 127
- Monographie **F3.**121, 125, 128
Lycopodium anceps **F3.**121-122, 125, 128-129
Lycopodium annotinum **F3.**125
- Monographie **F3.**122
- Verwechslung mit Lycopodii herba **F3.**123
- Verwechslung mit Lycopodium clavatum **F3.**123
Lycopodium clavatum **F3.**123, 125, 127-128
- Monographie **F3.**122

Lycopodium clavatum hom., Monographie **F3.**127-128
Lycopodium complanatum **F2.**530; **F3.**121, 125
- Monographie **F3.**128
Lycopodium complanatum ssp. anceps **F3.**128
Lycopodium inundatum **F3.**121
- Monographie **F3.**128
Lycopodium juniperfolium **F3.**122
Lycopodium officinale **F3.**122
Lycopodium palustre **F3.**128
Lycopodium seed **F3.**125
Lycopodium selago **F2.**858; **F3.**121, 129-130
- Monographie **F3.**129
- Verwechslung mit Lycopodii herba **F3.**123
Lycopodium selago hom., Monographie **F3.**130
Lycopodium spores **F3.**125
Lycopodium vulgare **F3.**122
Lycopose **F3.**141
Lycopsamin **F2.**87-88, 90
Lycopus, Monographie **F3.**132
Lycopus aquaticus **F3.**132
Lycopus europaeus **F3.**133, 140
- Monographie **F3.**132
Lycopus europaeus hom., Monographie **F3.**140
Lycopus-europaeus-Kraut, Monographie **F3.**133
Lycopus lucidus **F3.**141
- Monographie **F3.**140
Lycopus-lucidus-Kraut, Monographie **F3.**141
Lycopus macrophyllus **F3.**141
Lycopus palustris **F3.**132
Lycopus uniflorus **F3.**141
Lycopus virginicus **F3.**141-143
- Monographie **F3.**141
Lycopus virginicus hom., Monographie **F3.**143
Lycopus-virginicus-Kraut, Monographie **F3.**142
Lycopus vulgaris **F3.**132
Lymphom **F1.**117
Lyovac-Cosmegen **F1.**262
Lyperia crocea, Verfälschung von Croci stigma **F2.**440
Lyratol **F3.**629-630
Lyratylacetat **F3.**629-630
Lysergen **F2.**158-161
Lysergol **F2.**158-161
Lysergsäureamid **F2.**161
Lysergsäure-α-hydroxyethylamid **F2.**158-161
Lysias bifolia **F3.**282
Lysin **F1.**7, 10; **F3.**736
28^B-L-Lysin-29^B-L-Prolininsulin, humanes **F4.**688
Lysophosphatidinsäure **F2.**526
Lysozym **F2.**555
Lys-Pro-Insulin **F4.**688

M

Macaranga **F3.**415
Macaranga peltana, Verfälschung von Kino **F3.**415
Macaranga peltata **F3.**415
Macaranga roxburghii **F3.**415
– Verfälschung von Kino **F3.**415
Macroclinosid A **F3.**18
Macrogol 8000, Monographie **F5.**71
Macrogol 400 BPC **F4.**466
Macrogoladipat, Monographie **F5.**72
Macrogolglycerole
– gesättigt, Monographie **F5.**72
– ungesättigt, Monographie **F5.**73
Macrogolglycerolhydroxystearat **F5.**453
Macrogollaurylether, Monographie **F5.**73
Macrogololeylether, Monographie **F5.**74
Macrogol-20-stearylether **F5.**453
Macrotanacin **F3.**603
Macrotinum **F2.**378
Macrotinum hom., Monographie **F2.**378
Macrotis octroides **F2.**374
Macrotis raceomosa **F2.**374
Macrotis serpentaria **F2.**374
Macrotys **F2.**378
Macuil **F3.**649
Maculiz pietto **F3.**649
Madagaskar-Sonnentau **F2.**537
Madeira laurel **F3.**49
Madras kino **F3.**414
Madrepora rubra **F2.**428
MADT *[Morphologischer Alterations- und Desintegrations-Test]* **F1.**903
Mafenid
– Monographie **F5.**75
– acetat, Monographie D06BA **F5.**75
– hydrochlorid, Monographie D06BA **F5.**76
Mafenidum hydrochloricum **F5.**76
Mafosfamid, Cyclohexylaminsalz, Monographie L01A **F5.**77
Magaldrat, Monographie A02A **F5.**78
Magarza **F3.**618
Magarzuela **F3.**618
Magaspáng **F2.**731
Mägdeblumenkraut **F3.**618
Magen, Erkrankungen **F1.**135
Magen-/Darmmittel A02, A02EA
– Abführmittel A06, A06A
– Antacida A02A
– Antidiarrhoika A07
– – Adsorbentien, intestinale A07B
– – Antiinfektiva, intestinale A07A
– – Entzündungshemmer, intestinale A07E

Mage

- – motilitätshemmende A07D, A07DA
- Antiemetika A03F, A03FA, A04, A04A
- Antiflatulentia A02D, A02DA
- Digestiva A09, A09A
- – Enzyme A09AA
- – Säurepräparate A09AB
- Gallentherapeutika A05A
- Laxantien A06, A06A
- – antiresorptiv und hydragog wirkende A06AB
- – Gleitmittel A06AA
- – Klistiere A06AG
- – osmotisch wirkende A06AD
- – Quellstoffe A06AC
- Lebertherapeutika A05B, A05BA
- motilitätsfördernde A03F, A03FA
- Spasmolytika A03
- Ulkustherapeutika A02B
- – H$_2$-Antihistaminika A02BA
- – Prostaglandine A02BB
- – Protonenpumpenhemmer A02BC
- – H$_2$-Rezeptorenblocker A02BA

Magen-Darm-Arzneimittel
- Hund und Katze F1.548
- Kleinnager, Kaninchen und Frettchen F1.557
- Ziervögel F1.566

Magendistelsamen F3.550
Magenentleerungsgeschwindigkeit F1.180
Magenkarzinom F1.124
Magenklee F3.211
Magenkraut F2.184
Magensäuresekretion
- Stimulation
- – alkoholische Getränke F1.136
- – Bohnenkaffee F1.136
- – Eiweiß F1.136

Magenschleimhautatrophie F1.120
Magensekretion, Diagnostika V04CG
Magenta F4.553
Magenwurz F2.26, 184
Magersucht F1.122
Magnaldehyd F3.156
Magnatriol F3.156
Magnesia F5.87
- gebrannte F5.87
Magnesia alba F5.83
Magnesia citrica effervescens F5.86
Magnesia usta F5.87
Magnesiämie F1.347
Magnesii hydrogenophosphas trihydricus F5.86
Magnesii lactas F5.85
Magnesii oxidum leve F5.87
Magnesii oxidum ponderosum F5.87
Magnesii silicas F5.92
Magnesii subcarbonas levis F5.83
Magnesii subcarbonas ponderosus F5.83
Magnesii sulfas F5.91
Magnesii trisilicas F5.92
Magnesium F1.201, 345
- Bedarf F1.44
- milchsaures F5.85
- Resorption F1.43
- Vorkommen F1.44

Magnesium adipinicum F5.82
Magnesium carbonicum, Monographie F5.79
Magnesium carbonicum hydroxydatum F5.83
Magnesium carbonicum praecipitatum ponderosum F5.83
Magnesium chloratum, Monographie F5.80
Magnesium citrate sol F5.86
Magnesium citricum solubile F5.86
Magnesium fluoratum F5.85
Magnesium mesotrisilikat F5.92
Magnesium metallicum, Monographie F5.80
Magnesium muriaticum F5.80
Magnesium nitricum F5.87
Magnesium phosphoricum F5.86
Magnesium salicylium F5.90
Magnesium silicicum F5.92
Magnesium subcarbonicum F5.83
Magnesium sulfuricum, Monographie F5.82
Magnesium sulfuricum heptahydricum F5.91
Magnesiumadipat Tetrahydrat, Monographie A12 F5.82
Magnesiumaluminat, hydriertes F5.78
Magnesium-aluminosilicathydrat F4.52
Magnesiumbicarbonat F5.83
Magnesiumbis(hydrogencarbonat), Monographie A12 F5.83
Magnesiumcarbonat F2.428–429; F5.79
- basisches F5.83
- gefälltes F5.83
- gefälltes schweres F5.83
- hydroxid, Monographie A12 F5.83
- leichtes basisches F5.83
- schweres basisches F5.83
Magnesiumchlorid F5.80
Magnesiumcitrat
- lösliches F5.86
- saures F5.86
- sekundäres F5.86
Magnesiumdiacetat Tetrahydrat, Monographie A12 F5.85
Magnesiumdilactat Trihydrat, Monographie A12 F5.85
Magnesium-disalicylat Tetrahydrat F5.90
Magnesiumfluorid, Monographie F5.85
Magnesiumhydrogencarbonat F5.83
Magnesiumhydrogencitrat Pentahydrat, Monographie A06AD F5.86
Magnesiumhydrogenphosphat Trihydrat, Monographie A12, V06C F5.86
Magnesiumhydrogenphosphat-3-Wasser F5.81
Magnesiumlactat-3-Wasser F5.85
Magnesiummonohydrogenphosphat F5.86
Magnesium-Monoperoxyphthalat F1.871
Magnesiummonoxid F5.87
Magnesiumnitrat Hexahydrat, Monographie V07AZ F5.87
Magnesiumoxid
- Monographie A02A, A06AD, A12 F5.87
- leichtes F5.87
- schweres F5.87
Magnesiumperhydrol F5.89
Magnesiumperoxid, Monographie F5.89

Magnesiumperoxid-Magnesiumoxid-Gemisch
 F5.89
Magnesiumperoxol **F5**.89
Magnesiumphosphat
– sekundäres **F5**.86
– zweibasisches **F5**.86
Magnesiumsalicylat **F5**.90
– Tetrahydrat, Monographie N02BA **F5**.90
Magnesiumsilicat, hydriertes **F5**.92
Magnesiumsulfat **F5**.82
– Monographie A06AD, A12, B05XA, V04CC
 F5.91
– wasserhaltiges **F5**.91
Magnesiumsuperoxid **F5**.89
Magnesiumtrisilicat, Monographie A02A **F5**.92
Magnetit **F4**.419
Magniferin **F2**.876, 878–879, 881
Magniflorin **F3**.809
Magnocurarin **F3**.148, 150, 153–154, 156, 160
Magnoflorin **F2**.35–36, 170–171, 179; **F3**.147–150, 152, 154, 809, 825, 828–830
(+)-Magnoflorin **F3**.824
Magnograndiolid **F3**.152
Magnolia **F3**.161
– Monographie **F3**.147
Magnolia acuminata **F3**.147–148
– Monographie **F3**.148
Magnolia-acuminata-Rinde, Monographie **F3**.148, 160–161
Magnolia Bark **F3**.148, 153
Magnolia biondii **F3**.147–148, 150, 160
– Monographie **F3**.148
Magnolia-biondii-Blüten **F3**.148
Magnolia conspicua **F3**.150
Magnolia denudata **F3**.147, 150, 160
– Monographie **F3**.150
Magnolia-denudata-Blüten **F3**.150
Magnolia fargesii **F3**.148
Magnolia fragrans **F3**.161
Magnolia glauca **F3**.161
Magnolia glauca hom., Monographie **F3**.161
Magnolia gracilis **F3**.152
Magnolia grandiflora **F3**.147, 152
– Monographie **F3**.151
Magnolia grandiflora hom., Monographie **F3**.152
Magnolia-grandiflora-Rinde, Monographie **F3**.152
Magnolia heptapeta **F3**.150
Magnolia hypoleuca **F3**.153, 156
Magnolia kobus **F3**.147, 153
– Monographie **F3**.152
Magnolia-kobus-Rinde, Monographie **F3**.153
Magnolia longifolia **F3**.161
Magnolia obovata **F3**.153
– Monographie **F3**.153
Magnolia-obovata-Rinde
– Monographie **F3**.153
– gepulverte **F3**.154
Magnolia officinalis **F3**.147, 156
– Monographie **F3**.156
Magnolia-officinalis-Rinde, Monographie **F3**.156
Magnolia praecocissima **F3**.152
Magnolia sprengeri **F3**.147, 150, 160

Magnolia-sprengeri-Blüten **F3**.160
Magnolia tomentosa **F3**.152
Magnolia tripetala **F3**.148
– Monographie **F3**.160
Magnolia umbrella **F3**.160
Magnolia virginiana **F3**.147–148, 161
– Monographie **F3**.161
Magnolia yulan **F3**.150
Magnoliae cortex **F3**.153
Magnoliae flos **F3**.148, 150, 160
– Monographie **F3**.148, 150, 160
Magnoliae grandiflorae cortex **F3**.152
Magnolialid **F3**.147, 621, 635
Magnolianin **F3**.154
Magnolidin **F3**.152
Magnolie
– blaugrüne **F3**.161
– graugrüne **F3**.161
– großblütige **F3**.151
– immergrüne **F3**.151
– spitzblättrige **F3**.148
– virginische **F3**.161
– weißrückige **F3**.153
Magnolier glauque **F3**.161
Magnolignan **F3**.156
Magnolin **F3**.149, 818–819
Magnolol **F3**.148, 152–154, 156, 161
– Gehaltsbestimmung **F3**.156
Magnolosid A **F3**.154
Magnosprengerin **F3**.156, 160
Mahakutaj **F3**.414
Mahalungi **F2**.159
Mahaushadhi **F3**.387
Mahohok **F2**.304
Maiden fern **F2**.213
Maidenhair **F2**.213
Maidenhair herb **F2**.212
Maidenhair spleenwort **F2**.213
Mailakkondei **F2**.213
Maillard-Reaktion **F1**.81, 288
Mairose **F3**.452
Maisbrand **F3**.736–737
Maiskeimöl **F1**.12
Maize smut **F3**.736
Makassargift **F2**.133
Makro-Creatin-Kinasen **F1**.353
Makroelemente **F1**.40
Makrolid-Antibiotika J01F, J01FA
– Hund und Katze **F1**.538
Makrophagen-Kolonie-stimulierender Faktor
 F4.286
Maktat **F2**.17
Makumao **F2**.304
Mala mujer **F2**.893
Malabar kino **F3**.414
Malabar kino tree **F3**.414
Malabar tree **F2**.656
Malabarkino **F3**.414
Malabhedini **F3**.387
Malabohok **F2**.304
Malabsorption **F1**.119
Malacca tree **F3**.343

Malachit
- Monographie P03BX   F5.93
- künstlicher   F5.93
Malachitgrün, Monographie V07A   F5.94
Malakirum-kirum   F3.345
Malariamittel P01B
Malasampaga   F3.785
Malat   F1.203
Malatintá   F3.348
Malay goosebeery   F3.339
Malay padauk   F3.413
Malayosid   F2.133
Malefizöl nach Pfarrer Kneipp   F2.471
Maleinsäure   F2.103
Maleinylsulfametazin, Monographie J01ED   F5.95
Malfarben für Eierschalen   F1.82
Malherbe   F3.618
Mallogenin   F3.164
Mallojaponin   F3.168
Mallonin   F3.168
Mallophaga   F1.570
Mallophenon   F3.165
Malloprenol   F3.165
Mallorca-Akne   F1.763
Mallorepin   F3.176
Mallosid   F3.164
Mallotannin A   F3.168
Mallotannin B   F3.165
Malloti glandulae   F3.169
Mallotinin   F3.168, 176
Mallotinsäure   F3.165, 168, 174, 176
Mallotochromanol   F3.165
Mallotochromen   F3.165
Mallotojaponin   F3.165
Mallotojaponol   F3.166
Mallotolerin   F3.166
Mallotophenon   F3.166
Mallotoxin   F3.170
Mallotucin   F3.175-176
Mallotus   F3.170
- Monographie   F3.163
Mallotus apelta   F3.163
Mallotus claoxyloides   F3.163
Mallotus cochinchinensis   F3.163
Mallotus discolor   F3.163
Mallotus hookerianus   F3.163
Mallotus japonicus   F3.163-165, 167
- Monographie   F3.164
Mallotus-japonicus-Blätter, Monographie   F3.164
Mallotus-japonicus-Pericarp, Monographie   F3.165
Mallotus-japonicus-Rinde, Monographie   F3.167
Mallotus nepalensis   F3.163
Mallotus paniculatus   F3.163
Mallotus philippinensis   F3.163, 169, 174-175
- Monographie   F3.168
Mallotus-philippinensis-Blätter, Monographie   F3.174
Mallotus-philippinensis-Samen, Monographie   F3.174
Mallotus repandus   F3.163, 176
- Monographie   F3.175
Mallotus-repandus-Blätter, Monographie   F3.176

Mallotus-repandus-Zweige, Monographie   F3.176
Mallotusinin   F3.168
Mallotusinsäure   F2.55;   F3.165, 168, 174, 176
Malnutrition   F1.119
Malonsäure   F2.103
Malonylurea   F4.130
Malottenkraut   F3.198
Maltafieber   F1.848
Maltairesinol   F3.786
Maltasen   F1.17
Maltit   F1.94
Maltitsirup   F1.95
Maltodextrin, Monographie V06DC   F5.96
Maltol   F1.103;   F3.39
- Monographie   F5.96
Maltonsäure   F4.583
Maltose   F1.17
Maltotriose, Monographie   F5.97
Maltram   F3.618
MALTRIN   F1.178
Máluuit   F2.731
Malvalsäure   F2.159
Malvidin   F1.80
Malwa Opium   F3.295
Mammakarzinom   F1.123
Mammotropin   F5.462
Mana   F2.897
Manamana   F2.210
Mancenillier   F2.843
Mancha-Safran   F2.439
Manchineel   F2.843, 848
Manchinellbaum   F2.843
Manchioneal   F2.843
Mancinella   F2.847-848
Mancinella hom., Monographie   F2.847-848
Mancinella venenata   F2.843
Mancinellin   F2.845
Mandelblättrige Wolfsmilch   F2.621
Mandeln, grüne   F3.406
Mandelsäure
- isoamylester   F4.726
- isopentylester   F4.726
- α-methyläther   F5.153
Mandenol   F4.470
Mangalya   F2.438
Mangan   F1.49;   F3.134
- Analytik   F1.632
- elementar, Monographie V07AZ   F5.97
- Richt- und Grenzwerte   F1.632
Mangan(II)acetat   F5.100
- Tetrahydrat, Monographie   F5.98
Mangan(II)carbonat, Monographie   F5.98
Mangancitrat   F5.98
Mangandiacetat Tetrahydrat   F5.98
Mangandioxid   F5.99
Mangan(II)hydrogencitrat, Monographie   F5.98
Manganhypophosphit   F5.99
Mangan(IV)oxid, Monographie V07AZ   F5.99
Manganphosphinat-Monohydrat, Monographie
    V07AZ   F5.99
Mangan(II)sulfat   F5.101
Manganum aceticum, Monographie   F5.100

Manganum carbonicum **F5.**98
Manganum dioxydatum **F5.**99
Manganum hypophosphorosum **F5.**99
Manganum metallicum **F5.**97
Manganum oxydatum **F5.**99
Manganum peroxydatum **F5.**99
Manganum sulfuricum, Monographie **F5.**101
Mang-chi-shih **F2.**772
Mangel, essentielle Fettsäuren **F1.**15
Mangelkrankheiten **F1.**119
Mangiferin **F3.**585
Mangis **F2.**772
Mangostán **F2.**772
Mangostana garcinia **F2.**772
Mangostane **F2.**772
– indische **F2.**766
Mangostanier **F2.**772
Mangosteen **F2.**772
Mangosteen oil **F2.**767
Mangosteen oil tree **F2.**766
Mangostin **F2.**772–773
Mangostinen **F2.**772
Mangostinon **F2.**773
Mangoustan **F2.**772
Mangoustan de Malabar **F2.**772
Mangustan **F2.**772
Mani del Palo **F2.**888
Manila-Elemi **F2.**272
Manilaöl **F2.**404
Mannase **F3.**529
Mannentake **F2.**752
Manniflavanon **F2.**767
Mannit **F1.**95; **F2.**292, 418–419, 666, 668–669, 851
Mannitol **F2.**300, 808, 810; **F3.**425
Männliche Kola **F2.**767
Männliche Kolanüsse **F2.**768
Mannose **F1.**20
D-Mannose, Monographie V07A **F5.**101
D-(+)-Mannose **F5.**101
Manns-Knabenkraut **F3.**277
α-D-Manopyranose **F5.**101
Manta de Lobo **F3.**132
Manuelle chemothermische Desinfektionsverfahren **F1.**913
Manuelle Tauchdesinfektion **F1.**912
Manzanilla **F2.**76
Manzanillbaum **F2.**843
Manzanillo **F2.**843
Manzano **F2.**897
Manzinella **F2.**843
Manzinellenbaum, wahrer **F2.**843
MAO *[Monoamonoxidase]* **F5.**217
Maoke Shexiang **F3.**222
Maphenidum **F5.**76
Maple sirup **F2.**13
Maprotilinhydrochlorid, Monographie N06AA **F5.**102
Maprotilini hydrochloridum **F5.**102
Maprounea, Monographie **F3.**179
Maprounea africana **F3.**179–180
– Monographie **F3.**179

Maprounea-africana-Wurzel, Monographie **F3.**180
Maprounea brasiliensis **F3.**179
Maprounea guyanensis **F3.**179
Maprounea membranacea **F3.**179
Maprounea obtusa **F3.**179
Maprounea vaccinioides **F3.**179
Maprounsäure **F3.**181
Maqueliz **F3.**649
Maraca cimarrona **F2.**281
Maracaibo-Copaivabalsam **F2.**423
Maracas **F2.**281
Maramoram **F3.**544
Maranham-Copaivabalsam **F2.**423
Maranil **F1.**882
Maranon® **F1.**886
Marasmus **F1.**11, 121
Marburg-Virus **F1.**853
Marchuta **F3.**650
Marcory **F3.**579
Marder **F1.**555
Mareksche-Krankheit-Impfstoff, für Geflügel, Monographie QJ57G **F5.**850
Margarospermum officinale **F3.**79
Marguerite dorée **F2.**360
Maria santa **F3.**603
Mariana mariana **F3.**549
Maribuhok **F2.**304
Marienbalsam **F3.**603
Marienbettstroh **F3.**603
Marienblatt **F3.**603, 605
Mariendistel **F3.**549
Mariendistelfrüchte, Monographie **F3.**550
Mariendistelkraut **F3.**563
Marienkörner **F3.**550
Marienkraut **F3.**603
Marienquelle **F1.**307
Marienwurzel **F3.**603
Marigold **F2.**459
Marinieren **F1.**83
Mariolin **F2.**75
Markervakzine, zur Differenzierung **F1.**529
Marmelolacton **F2.**484
Marmelooxid **F2.**484
Marmesin **F2.**112, 719; **F3.**832
Marokkanischer Sandarac **F3.**656
Marokkanisches Rosenöl **F3.**456
Marottia oleosa **F2.**865
Marroio-de-água **F3.**132
Marroyo aquatico **F3.**141
Marsh gumweed **F2.**818
Marsh orchid **F3.**276
Marsh trefoil **F3.**211, 220
Marsh trefoil leaf **F3.**213
Marsh turnip **F2.**165
Marsupin **F3.**416
Marsupinol **F3.**416
Marsupol **F3.**416–417
Marubiin **F2.**872
Mas Sekar **F2.**193
Masern, Impfung **F1.**521
Masern-Lebend-Impfstoff
– Monographie J07B **F5.**809

- attenuierte, Herstellung F5.772
Masern-Mumps-Rötelnimpfstoff *[MMR-Impfstoff]* F1.518
Masoprocol, Monographie L01X F5.105
Massenspektroskopie F1.493
Masta F2.772
Mastate blanco F2.297
Masterwort F2.110
Mastic F3.399
Mastic commune F3.399
Mastic tree F3.398
Masticadiendiol F3.404–405
Masticadienolsäure F3.404–405
Masticadienonaldehyd F3.405
Masticadienonsäure F3.400, 404–405
Mastich(e) F3.399
Masticinsäure F3.400
Mastico F3.399
Masticolsäure F3.400
Masticonsäure F3.400
Masticoresen F3.400
Mastix F3.399
- Monographie F3.399
Mastix electa F3.399
Mastix in lacrimis F3.399
Mastix levantica F3.399
Mastix naturale F3.399
Mastixharz F3.399
Mastix-Pistazie F3.398
Mastix-Strauch F3.398
Mastizin F3.400
Masua F3.397
Matairesinol F2.143
Matazor F3.361
Mate folium F1.819
Matilisenate F3.649
Matram F3.618
Matricaire F3.618
Matricaire commune F3.618
Matricaire odorante F3.618
Matricale F3.618
Matricalia F3.618
Matricaria F3.618
Matricaria capensis F3.618
Matricaria coronaria F2.358
Matricaria eximia F3.618
Matricaria indica F2.515
Matricaria indora, Verfälschung von Tanaceti parthenii herba F3.620
Matricaria latifolium F3.618
Matricaria maritima, Verfälschung von Tanaceti parthenii herba F3.620
Matricaria odorata F3.618
Matricaria parthenium F3.618
Matricaria parthenoides F3.618
Matricaria pyrethrum F2.76, 80
Matricaria segetum F2.360
Matricariae flos F1.819
Matronenkraut F3.618
Matsyapitta F3.387
Matsyashakala F3.387
Matzke-Nomogramm F1.405

Mauerraute F2.212
Mauerrautenkraut, Monographie F2.212
Mauer-Streifenfarn F2.212
Mauku F2.210
Maul-und Klauenseuche-Impfstoff, für Wiederkäuer, Monographie QJ57D, QJ57F F5.851
Maulbeerseidenspinner F2.241
Maulbeerspinner F2.241
Maul- und Klauenseuche F1.527
- Impfungen, Verbot F1.527
Maulwurfskraut F2.644
Mauritius-Elemi F2.272
Maus F1.555
Mäusezahl F3.258
Mavu F3.424
Maxima F2.267
Maximale Plasmakonzentration F1.381
Maximiliana gossypium F2.400
Max-Planck-Respirometer F1.24
May, Howard F1.176
Mayflower F3.649
May'sche Trennkost F1.176
Maytansin F3.670
Mazariyoniye F2.498
Mazaryo F2.500
Mazaryon F2.499
Mazaryun F2.500
Mazedonisches Opium F3.295
Mazindol, Monographie A08AA F5.106
Mbege musir F3.353
Mberu F2.289
Mbidi F2.274
Mbili F2.274
MC *[Methylcellulose]* F1.805
MCH *[mittlerer Hämoglobingehalt Einzelerythrocyt]* F1.320
Mchacha F2.2
Mchahari F2.2
MCHC *[mittlerer Hämoglobingehalt der Erythrocyten]* F1.320
McN-X-181 *[Valnoctamid]* F5.714
M-CSF *[Makrophage-colony- stimulating factor]*, Monographie F4.286
MCT *[mittelkettige Triglyceride]* F1.14, 134
MCV *[mittleres Zellvolumen Einzelerythrocyt]* F1.320
MDMA *[Methylendioxymethamphetamin]* F5.157
Mdongo F3.824
Mdungu mkununungu F3.823
Meadow mushroom F2.43
Mebiquin, Monographie F5.107
Mebutamat, Monographie N05BC F5.107
Mebutizid, Monographie C03AA F5.108
Mecamylamin, Monographie C02B F5.108
Mecereo F2.500
Mechanismen, Interaktionen F1.180
Mecloralurea, Monographie N05CM F5.109
Mecocyanin F3.272, 286
Meconidin F3.296
Meconin F3.296
Meconium F3.293
Meconoisin F3.296

Meconsäure   F3.286
MED *[minimale Erythemdosis]*   F1.762, 764
Medazepam   F1.475, 504
MedGV *[VO Medizinische Geräte]*   F1.728
Medi Mix 2001   F1.282
Medi Mix 4001   F1.282
Medibazin, Monographie   F5.109
Medicago sativa, Verfälschung von Ononidis radix   F3.267
Medicagol   F2.743
Medicarpin   F3.197–198
Medicinal magnolia   F3.156
Medicinal Opium   F3.294
Medicinier blanc cathartique   F2.888
Medicinier espagnol   F2.897
Medicinier d'Inde   F2.897
Medicinier rouge   F2.893
Medikamentenspenden   F1.694
Medium Chain Triglycerides *[MCT]*   F1.14, 134
Medizinalborax   F5.300
Medizinal-Terpentinöl   F5.629
Medizingeräteverordnung, Klassifizierung   F1.930
Medizinische Kompressionsstrümpfe   F1.1012
Medizinische Luft, Monographie   F5.68
Medizinische Textilien   F1.1009
– im OP   F1.1009
Medizinprodukte
– Abgrenzung   F1.932
– aktive   F1.1016
– in der Apotheke   F1.933
– Empfängnisverhütung   F1.927
– Informationstechnik   F1.1017
– Inverkehrbringen   F1.933
– nichtaktive   F1.1016
– nichttextile, zur einmaligen Anwendung   F1.1012
– Normen   F1.934
– resorbierbare   F1.1015
– Sicherheitsüberwachung   F1.930
– Übergangsregelungen   F1.930
Medizinproduktegesetz   F1.927
– Übergangsregelungen nach dem Arzneimittelgesetz   F1.931
Medizinprodukterecht, Harmonisierung   F1.928
Medizintechnische Erzeugnisse   F1.1009
Meeh-godleh   F3.823
Meerdorn   F2.848
Meergries   F3.79
Meerhirse   F3.79
Meerschwamm   F2.673
– gerösteter   F2.674
Meerschweinchen   F1.555
Meeru   F2.285
Meerwasser, gelöste Stoffe   F1.305
Meerwasserschädlinge   F1.795
Megaloblastische Anämie   F1.38
Megoza   F2.39
Mehrfachdosierung, intravenöse   F1.380
Mehrfachdosierung, orale   F1.383
Mehrfach-Dosis-Formen   F1.180
Mehrfachpumpensystem   F1.965
Mehrwegflasche   F1.688
Mehrwegsysteme   F1.686
Mehrweg-Transportbehälter-System   F1.687
Mehrweg-Transportverpackungen   F1.686
Mehrwegverpackungen   F1.677
Mei ren jiao gen   F2.285
Mei-kuei   F3.463
Meirowski-Phänomen   F1.764
MEK *[Methylethylketon]*   F4.472
Mel rosatum   F3.458
Melaleuca, Monographie   F3.181
Melaleuca alternifolia   F3.183
– Monographie   F3.182
Melaleuca amboinensis   F3.190
Melaleuca angustifolia   F3.187
Melaleuca cajeputi   F3.188
Melaleuca cajuputi   F3.187, 189
– Monographie   F3.187
Melaleuca-cajuputi-Öl, Monographie   F3.187
Melaleuca commutata   F3.187
Melaleuca cumingiana   F3.187
Melaleuca cunninghamii   F3.192
Melaleuca decora   F3.189
– Monographie   F3.189
Melaleuca-decora-Öl, Monographie   F3.189
Melaleuca dissitiflora   F3.183
– Monographie   F3.189
Melaleuca eriorhachis   F3.187
Melaleuca eucadendron   F3.192
Melaleuca genistifolia   F3.189
Melaleuca-genistifolia-Öl   F3.189
Melaleuca hypericifolia   F3.190
– Monographie   F3.190
Melaleuca hypericifolia hom., Monographie   F3.190
Melaleuca hyssopifolia   F3.191
Melaleuca lancifolia   F3.187
Melaleuca leucadendra   F3.187–189, 191
– Monographie   F3.190
Melaleuca-leucadendra-Öl, Monographie   F3.191
Melaleuca leucadendron   F3.187, 190, 192
Melaleuca linariifolia   F3.182–183, 191
– Monographie   F3.191
Melaleuca linophylla   F3.189
Melaleuca maidenii   F3.192
Melaleuca mimosoides   F3.190
Melaleuca minor   F3.187
Melaleuca oil   F3.183
Melaleuca quinquenervia   F3.192
– Monographie   F3.192
– Verwechslung mit Niauli aetheroleum   F3.193
Melaleuca-quinquenervia-Öl, Monographie   F3.192
Melaleuca rubiflora   F3.192
Melaleuca saligna   F3.187
Melaleuca sanguinea   F3.192
Melaleuca smithii   F3.192
Melaleuca stricta   F3.191
Melaleuca trichostachya   F3.189
Melaleuca trinervis   F3.187
Melaleuca viridiflora   F3.187, 192–193
– Monographie   F3.192
Melaleucae aetheroleum, Monographie   F3.183, 190, 192
Melaleucin   F3.190
Melaleucinsäure   F3.182

Melaminharze **F1.**809
Melampomagnolid **F3.**147, 152, 258
Melanervin **F3.**192
Melanin **F1.**764; **F3.**540
Melaninbildner **F1.**766
Melanthium album **F3.**742
Melanthium nigrum **F3.**753
Melanthium virens **F3.**754
Mélèze **F3.**38
Mélèze d'Europe **F3.**38
Mélèze de la Sibérie **F3.**42
Meliatin **F3.**217
Melibiose **F2.**203
Melilot **F3.**198
Mélilot **F3.**200
Mélilot blanc **F3.**195
Meliloti herba **F3.**200
– Monographie **F3.**198, 200
Meliloti odoroso **F3.**199
Melilotigenin **F3.**201
Melilotin **F3.**201
Melilotinsäure **F3.**419
Meliloto bianco **F3.**195
Meliloto gigantesco **F3.**197
Melilotol **F3.**201
Melilotosid **F3.**199, 201, 278
Melilotsäure **F3.**196, 201
Melilotus, Monographie **F3.**195
Melilotus alba **F3.**196–197
– Monographie **F3.**195
– Verfälschung von Meliloti herba **F3.**198
– Verwechslung mit Melilotus altissima **F3.**197
– Verwechslung mit Melilotus officinalis **F3.**199
Melilotus alba hom., Monographie **F3.**197
Melilotus-alba-Kraut, Monographie **F3.**196
Melilotus altissima **F3.**198, 200
– Monographie **F3.**197
– Verwechslung mit Melilotus officinalis **F3.**199
Melilotus-altissima-Kraut, Monographie **F3.**198
Melilotus arvensis **F3.**199
Melilotus berardii **F3.**198
Melilotus boumetti **F3.**198
Melilotus brachystachya **F3.**198
Melilotus coeruleus, Verwechslung mit Melilotus officinalis **F3.**199
Melilotus dentata
– Verfälschung von Meliloti herba **F3.**198
– Verwechslung mit Melilotus altissima **F3.**197
– Verwechslung mit Melilotus officinalis **F3.**199
Melilotus diffusa **F3.**198
Melilotus gigantea **F3.**197
Melilotus indica **F3.**198
– Monographie **F3.**198
Melilotus-indica-Kraut, Monographie **F3.**198
Melilotus leucantha **F3.**195
Melilotus levis **F3.**198
Melilotus macrorrhiza **F3.**197
Melilotus melanosperma **F3.**195
Melilotus melilotus-officinalis **F3.**199
Melilotus occidentalis **F3.**198
Melilotus officinalis **F3.**197–200, 207–208
– Monographie **F3.**199

– Verfälschung von Meliloti herba **F3.**198
– Verfälschung von Melilotus-alba-Kraut **F3.**196
Melilotus officinalis hom., Monographie **F3.**207–208
Melilotus-officinalis-Blüten, Monographie **F3.**200
Melilotus-officinalis-Kraut, Monographie **F3.**200
Melilotus officinalis spag. Zimpel hom., Monographie **F3.**208
Melilotus parviflora **F3.**198
Melilotus rugulosa **F3.**195
Melilotus vulgaris **F3.**195
Melissa maxima **F3.**328
Melitin **F3.**196
Melitracenhydrochlorid, Monographie N06AA **F5.**109
Melizitose **F3.**38
Melkbos **F3.**794
[Melle⁴]Cy **F5.**110
Melle[4]cyclosporin, Monographie **F5.**110
[*N*-Melle⁴]-cyclosporin **F5.**110
Melo cichorii **F3.**226
Melo cotogno **F2.**483
Melon tree **F2.**291
Melonenbaum **F2.**291, 294
Melotenkraut **F3.**198
Meloxicam, Monographie M01AC **F5.**111
Melphalan **F1.**265
Memantin, Monographie M03B **F5.**113
Membran, biologische **F1.**11
Membranfluidität **F1.**56
Menadion **F1.**33; **F2.**208
Menadionnatriumbisulfit, Trihydrat, Monographie B02BA **F5.**114
Menadionum natrium bisulfurosum **F5.**114
Menaphthon natriumbisulfit **F5.**114
Menbtchen **F2.**17
Meniant **F3.**211
Meningitis
– bakterielle **F1.**519
– Hib- **F1.**519
Meningokokken-Polysaccharid-Impfstoff, Monographie J07A **F5.**811
Menispermin **F3.**824
Menkes Syndrom **F1.**48
Mensch, Wassergehalt **F1.**22
Menschliches Speicherfett **F1.**15
Menta greca **F3.**603
Menta romana **F3.**603
Menta de Santa Maria **F3.**603
Menta di Santa Maria **F3.**603
Menta sarracenica **F3.**603
Mentha perilloides **F3.**328
Mentha reticulosa **F3.**328
($\pm$)-1,8-*p*-Menthadien **F5.**40
(4*RS*)-1,8-(9)-*p*-Menthadien **F5.**40
DL-1,8(9)-*p*-Menthadien **F5.**40
1,8-*p*-Menthandiol Monohydrat **F5.**631
p-Menthan-1,8-diolhydrat **F5.**631
cis-p-Menthan-1,8-diol-1-Wasser **F5.**631
(–)-*p*-Menthan-3-ol **F5.**32
(1*R*,3*R*,4*S*)-3-*p*-Menthanol **F5.**32
1α,4β-*p*-Menthan-3-on **F5.**114

trans-(–)-p-Menthan-3-on F5.114
1α,4β-(p-Menthan)-3α-yl-isovalerat F5.115
Menthe coq F3.603
Menthe de Notre Dame F3.603
Menthe romaine F3.603
$\Delta^{8,9}$-p-Menthenol-1 F5.631
1-p-Menthen-8-ol F5.630
8-p-Menthen-1-ol F5.631
p-Menthenol F3.662
Menthiafolin F3.212, 214, 217
Menthol F3.201, 267
(1R)-Menthol F5.32
L-Menthol F5.32
Mentholsalicylat F5.116
Mentholum valerianicum F5.115
Menthon F3.662
– Monographie V07AT F5.114
(1R,4S)-p-Menth-3-on F5.114
1-Menthon F5.114
p-Menthon-3-ylacetat F5.115
(±)-Menthylacetat, Monographie V07AT, V07AZ F5.115
(±)-3-p-Menthylacetat F5.115
Menthylisovalerat, Monographie F5.115
3-p-Menthylisovalerat F5.115
Menthylsalicylat, Monographie V07AT F5.116
1α,4β-p-Menth-3α-yl-salicylat F5.116
3-p-Menthylsalicylat F5.116
Ményanthe F3.211, 213
Menyanthes F3.213
– Monographie F3.211
Menyanthes palustris F3.211
Menyanthes trifoliata F3.211, 213, 217, 219–220
– Monographie F3.211
Menyanthes trifoliata hom., Monographie F3.219–220
Menyanthidis folium, Monographie F3.213
Menyanthidis rhizoma, Monographie F3.217
Menyanthis folium F3.213
Menyanthosid F3.217
Mepantin F5.119
Mepavlon F5.119
Mepenzolatbromid, Monographie A03A F5.116
Mephenamin F5.359
Mephenytoin, Monographie N03AB F5.117
Mepirodipinhydrochlorid F4.133
Meprobamat, Monographie M03B, N05BC F5.119
Meproban F5.119
Meprocon F5.119
Meprosin F5.119
Meprotabs F5.119
Meprotan F5.119
Mepti F2.17
Mequiverin F5.725
Merallurid, Monographie C03BC F5.121
Merbromin F1.877
Mercaptoessigsäure F5.639
α-Mercaptoessigsäure F5.639
2-Mercaptoessigsäure F5.639
2-Mercaptoethansäure F5.639
Mercaptomerin, Dinatriumsalz, Monographie C03BC F5.122

(4S)-N-[(S)-3-Mercapto-2-methylpropionyl]-4-(phenylthio)-L-prolinbenzoesäureester, Calciumsalz F5.752
1-(3-Mercaptopropionyl)-2-(D-4-ethoxyphenylalanyl)-4-L-threonin-8-L-ornithinoxytocin F4.121
N-(2-Mercaptopropionyl)glycin-2-thiophencarbonsäure(ester) F5.585
Mercuderamid, Monographie C03BC F5.123
Mercurichloro-[5-(1,1-dimethylethyl)]-2-hydroxyphenol F5.124
Mercurisorb-Granulat F1.708
Mercurius biiodatus F4.634
Mercurius cyanatus F4.636
Mercurius dulcis F4.635
Mercurius nitricus oxydulatus F4.637
Mercurius praecipitatus niger F5.123
Mercurius solubilis Hahnemanni, Monographie F5.123
Mercurius sublimatus corrosivus F4.634
Mercurius sulfuratum rubrum F4.639
Mercurius vivus F4.636
Mercurobutol, Monographie D08AK F5.124
Mercurophyllin, Monographie C03BC F5.124
Meropenem, Monographie J01DH F5.125
Meroxyl F4.765
Meroxylam F4.765
Mesidicain F5.678
Mesocain F5.678
Mesoridazinbenzolsufonat F5.129
Mesoridazinbesilat, Monographie N05AC F5.129
Mesoxalylharnstoff F4.48
Mespirenon, Monographie C03DA F5.129
Messerheftkitt F1.801
pH-Messung, Teststäbchen F1.600
Mesta F2.772
Metabolische essentielle Verbindungen F1.19
Metabolische Alkalose F1.213
Metabolische Azidose F1.211
Metabolisches Körpergewicht F1.535
Metabolisches Syndrom F1.113
Metabolisierbare Anionen F1.212
Metacholin, Monographie F5.140
Metaclazepam F1.475
Metacyclinhydrochlorid, Monographie J01AA F5.130
Metaldehyd F1.595
– Tabletten F1.776
Metallgifte F1.460
Metalline-Bettuch F1.979
Metalline-Drain-Kompressen F1.978
Metalline-Kompressen F1.978
Metalline-Verbandtücher F1.979
Metalloberflächen
– Passivierung F1.821
– Phosphatierung F1.821
Metallputzmittel, Suspensionen F1.816
Metamfetamin
– Monographie N06BA F5.131
– hydrochlorid, Monographie N06BA F5.133
Metamizol, Hund und Katze F1.546
Metanilgelb, Monographie V07AZ F5.134
Metapramin, Monographie N06AA F5.135

Metaradrinbitartrat **F5.**135
Metaraminol-(*RR*)-hydrogentartrat, Monographie C01CA **F5.**135
Metaraminolsäuretartrat **F5.**135
Metazocin, Monographie N02AD **F5.**137
Metergolin, Monographie G02CB **F5.**138
Metescufillinum **F5.**138
Metescufyllin, Monographie **F5.**138
Metflorylthiazidin **F4.**640
Meth *[Metamfetamin]* **F5.**131
Methaceton **F4.**350
Methacholinchlorid, Monographie **F5.**139
Methacrylat-Klebstoffe, anaerob härtende **F1.**808
Methadon **F1.**478, 483
Methaemoglobinbildung **F1.**90
Methalkoniumchloridlösung, Monographie D08AJ **F5.**141
Methallenestril, Monographie G03C **F5.**141
Methallenoestril **F5.**141
Methämoglobin *[Met-Hb]* **F1.**509
(*S*)-(+)-Methamphetamin **F5.**131
L-Methamphetamin **F5.**131
Methanamid **F4.**547
7,11-Methano-1*H*-cyclodeca[3,4]benz[1,2-b]oxetbenzenpropansäurederivat **F5.**387
Methanolfällung **F1.**472
2,6-Methano-3-oxoperhydrochinolizin-8-ylindol-3-carboxylat-monomethansulfonat Monohydrat **F4.**388
Methansäureethylester **F4.**467
β-[[*p*-(Methansulfonamido)phenethyl]methylamino]-methansulfono-*p*-phenetidid **F5.**387
Methansulfonsäure, Monographie V07AZ **F5.**142
Methaqualon
– Monographie N05CM **F5.**143
– hydrochlorid, Monographie N05CM **F5.**146
Metharhizium anisopliae **F1.**595
Met-Hb *[Methämoglobin]* **F1.**509
Methesculetol **F5.**138
– theophyllin **F5.**139
Methforylthiazidin **F4.**640
Methiazinsäure **F5.**174
Methindizat **F5.**176
Methiomeprazin, Monographie N05AA **F5.**146
Methionin **F1.**7, 10, 37
DL-Methionin
– isopropylester, Monographie A05BA **F5.**148
– -1-methylethylester **F5.**148
L-Methionin, Monographie A05BA, G04BA **F5.**146
8-L-Methionin-21α-L-phenylalanin-21β-L-arginin-2-1χ-L-tyrosin-atriopeptin-21 **F4.**124
1-(*N*-L-Methionyl-L-alanin)-3-L-threonin-4-L-tyrosin-5-L-alanin-17-L-serin-Granulozyten-kolonienstimulierender Faktor (human clone 1034) **F5.**250
Methiosulfoniumchlorid **F5.**165
Methoctramin, Monographie **F5.**148
Methoden, gaschromatographische **F1.**20
Methoin **F5.**117
Methorphinan **F5.**491
Methoserpidin, Monographie C02A **F5.**149
Methotrexat **F1.**266

Methotrimeprazin **F5.**33
– hydrochlorid **F5.**34
Methotrimeprazinmaleat **F5.**34
4-Methoxy-benzaldehyd **F4.**91
N-(4-Methoxybenzoyl)-3-(*cis*-2,6-dimethylpiperidino)sydnonimin **F5.**446
4-Methoxy-*N*,*N*'-bis(3-pyridinylmethyl)-1,3-benzendicarboxamid **F5.**434
4-Methoxy-*N*,*N*'-bis(3-pyridylmethyl)isophthalamid **F5.**434
3-[4-(Methoxycarbonyl)-4-(*N*-phenylpropanamido)-piperidin-1-yl]propansäure **F5.**498
(±)-1-(6-Methoxy-4-chinoyl)-3-(3-vinyl-4-piperidyl)-1-propanon **F5.**725
(–)-10-Methoxydeserpidin **F5.**149
10-Methoxy-1,6-dimethylergolin-8,3-methanol-5-bromonicotinatester **F5.**311
(8β)-10-Methoxy-1,6-dimethylergolin-8-methanol-5-brom-3-pyridincarboxylat **F5.**311
10α-Methoxy-1,6-dimethylergolin-8β-ylmethyl-5-bromonicotinat **F5.**311
5-Methoxydimethyltryptamin **F2.**83
2-Methoxy-1,2-diphenylethanon **F5.**153
2-Methoxyethanol **F4.**466
Methoxyfluran, Monographie N01AB **F5.**151
Methoxyfuranalkohol **F3.**465
Methoxyhydroxyethan **F4.**466
5-Methoxy-2-{[(4-methoxy-3,5-dimethyl-2-pyridyl)-methyl]sulfinyl}-benzimidazol, Natriumsalz **F5.**344
α-(Methoxymethyl)-2-nitroimidazol-1-ethanol **F5.**191
2-Methoxy-2-methylpropan **F4.**188
2-Methoxy-3-methylpyrazin **F2.**149
5-Methoxymethyltryptamin **F2.**83
4-(6-Methoxy-2-naphthyl)-2-butanon **F5.**235
(*RS*)-6-(Methoxy-2-naphtyl)-3-ethyl-2,2-dimethyl-propionsäure **F5.**141
2-Methoxy-4-nitrobenzoldiazonium-hydrogen-1,5-naphthalindisulfonat **F4.**408
(*RS*)-1-Methoxy-3-(2-nitro-1-imidazolyl)-2-propanol **F5.**191
[(*R*)-3-(2-Methoxyphenothiazin-10-yl)-2-methylpropyl]dimethylaminmaleat **F5.**34
(±)-1-[3-(2-Methoxyphenoxy)-2-hydroxypropyl]-4-(2,6-dimethylphenylcarbamoylmethyl)piperazin **F5.**496
α-Methoxy-α-phenylacetophenon **F5.**153
5-(4-Methoxyphenyl)-1,2-dithia-4-cyclopenten-3-thion **F4.**87
5-(4-Methoxyphenyl)-1,2-dithiol-3-thion **F4.**87
Methoxyphenylessigsäure, Monographie V07AZ **F5.**153
(*RS*)-2-Methoxy-2-phenylessigsäure **F5.**153
(*RS*)-1-[4-(2-Methoxyphenyl)-1-piperazinyl]-3-(1-naphthyloxy)-2-propanol **F5.**245
3-(*p*-Methoxyphenyl)trithion **F4.**87
2-[4-(3-Methoxypropoxy)-3-methylpyridin-2-ylmethyl-sulfinyl]benzimidazol-1, Natriumsalz **F5.**489
8-Methoxypsoralen **F1.**764
8-Methoxypsoralen *[8-MOP]* **F1.**764

N-(6-Methoxy-3-pyridazinyl)-N-sulfanilylacetamid **F4.**20
6'-Methoxy-1,8-seco-cinchonan-9-on **F5.**725
N-[6-Methoxythio-5-(trifluoromethyl)-1-naphthoyl]sarcosin **F5.**667
(all-E)-9-(4-Methoxy-2,3,6-trimethylphenyl)-3,7-dimethyl-2,4,6,8-nonatetraensäure **F4.**25
p-Methoxyzimtsäure-2-ethylhexylester **F1.**765
Methphenethamin **F4.**312
– hydrochlorid **F4.**312
α-Methyladrenalin **F4.**370
Methylamin **F2.**182
4-[2-(Methylamino)ethyl]-1,2-phenylendiisobutyrat **F4.**661
3-Methyl-N-(4-aminophenylsulfonyl)-2-butenamid **F5.**594
1-(3-Methylaminopropyl)dibenzo[b,e]bicyclo[2.2.2.]octadienhydrochlorid **F5.**102
9-(γ-Methylaminopropyl)-9,10-dihydro-9,10-ethanoanthracen **F5.**102
5-(α-Methylaminopropylyiden)dibenzo[a,d]-cyclohepta[1,4]dienhydrochlorid **F5.**336
3-(Methylamino)-2,2,3-trimethylbicyclo[2.2.1]heptan **F5.**108
(+)-N-Methylamphetamin **F5.**131
Methyläthermandelsäure **F5.**153
endo-N-(9-Methyl-9-aza-bicyclo[3.3.1]non-3-yl)-1-methyl-1H-indazol-3-carboxamid **F4.**603
endo-8-Methyl-8-aza-bicyclo[3.2.1]oct-3-yl-3,5-dichlorbenzoat **F5.**137
O-Methylbenzoin, Monographie V07AZ **F5.**153
2-Methyl-1,2-benzoldithiol **F5.**380
3-(4-Methylbenzyliden)-2-bornanon, Monographie D02B **F5.**153
3-(4-Methylbenzyliden)campher **F5.**153
4-Methylbenzylidenkampher **F1.**766
6-Methyl-8-bismuthohydroxychinolin **F5.**107
6-Methyl-8-bismuthoxychinolin **F5.**107
N-Methyl-N,N-bis(2-phenylethyl)amin **F4.**312
– hydrochlorid **F4.**312
2-Methyl-2-butanol **F4.**82
3-Methyl-1-butanol **F4.**82
3-Methylbutansäure-(1α,2β,5α)-5-methyl-2-(1-methylethyl)cyclohexylester **F5.**115
1-[2-(3-Methylbutoxy)-2-phenylethyl]pyrrolidin **F4.**69
– hydrochlorid **F4.**69
3-Methylbutyl-2-hydroxybenzoat **F4.**727
2-Methylbutylisothiocyanat **F3.**429
1-Methyl-4-carbethoxy-4-phenylhexamethylenimin **F4.**460
Methylcarbinol **F4.**455
Methylcellulose [MC] **F1.**805
Methylcellulose-propylen-glycolether **F4.**656
Methyl-(S)-(+)-2-(2-chlorphenyl)-6,7-dihydrothieno[3,2-c]pyridin-5-(4H)-acetat **F4.**271
25-O-Methylcimigenol **F2.**372
5-[(Z,E)-β-Methylcinnamyliden]-4-oxo-2-thioxo-3-thiazolidinessigsäure **F4.**434
Methylcobalamin **F1.**37
Methylcyanid **F4.**15

4-(trans-2-Methylcyclohexyl)hydratropasäure **F5.**180
N-Methylcytisin **F3.**106
Methyldibromostyrylhydantoin, Monographie **F5.**154
6-Methyl-8α-(diethylcarbamoylamino)ergolin **F5.**628
O-Methyldihydroartemisinin **F5.**110
N-Methyl-3-(9,10-dihydro-9,10-ethanoanthracen-9-yl)propyl-aminohydrochlorid **F5.**102
Methyldihydromorphin, Monographie N02AF **F5.**155
5-Methyldihydromorphinon **F5.**177
Methyl-[10,17α-dimethoxy-18β-(3,4,5-trimethoxybenzyloxy)-3β,20α-yohimban-16β-carboxylat] **F5.**149
1-[2-Methyl-1,1-dioxo-3-(2-pyridylaminocarbonyl)-2H-1,2-benzothiazin-4-yloxy]ethylethylcarbonat **F4.**80
N-Methyldiphenethylamin **F4.**312
– hydrochlorid **F4.**312
N-Methyl-β,β'-diphenyldiethylamin **F4.**312
– hydrochlorid **F4.**312
α-Methyldopa **F1.**182
2,2'-Methylenbis(6-tert-butyl-p-cresol), Monographie V07AZ **F5.**156
Methylenbisdimethylanilin, Monographie V07AZ **F5.**155
4,4'-Methylenbis(N,N-dimethylanilin) **F5.**155
2,2'-Methylenbis[6-(1,1-dimethylethyl)-4-methylphenol] **F5.**156
2,2'-Methylenbis(3,4,6-trichlorphenol) **F4.**616
Methylenblau, Monographie V07AZ **F5.**156
Methylenchlorid **F4.**339
3,4-(Methylendioxy)benzaldehyd **F5.**443
3,4-(Methylendioxy)mandelamin **F5.**343
Methylendioxymethamphetamin, Monographie **F5.**157
(RS)-(3,4-Methylendioxy)methamphetamin **F5.**157
3,4-Methylendioxy-N-methylamphetamin, Monographie N06BA **F5.**159
Methylenprotokatechualdehyd **F5.**443
5,10-Methylen-THF **F1.**37
Methylenum coeruleum **F5.**156
1-[(5R,8S,10R)-6-Methyl-8-ergolinyl]-3,3-diethylharnstoff **F5.**628
4-Methylesculetol-6-carboxymethylether **F5.**138
Methylestrenolon **F4.**652
N-Methyl-9,10-ethanoanthracen-9(10H)-propylaminhydrochlorid **F5.**102
Methyl-2-(2-ethylbutyryloxy)benzoat **F5.**161
Methyl-2-O-(2-ethylbutyryl)salicylat, Monographie D02A **F5.**161
Methylethylcellulose, Monographie V07A **F5.**162
4,4'-Methylethyliden-bisphenol **F4.**729
4,4'-(1-Methylethyliden)bisphenol **F4.**729
(S)-α-(1-Methylethyl)-2-[3-[methyl-(2-phenylethyl)-amino]propyl]benzenacetonitril **F5.**23
(±)-3-Methyl-2-ethylpentanamid **F5.**714
1-[4-(1-Methylethyl)phenyl]-3-phenyl-1,3-propandion **F4.**729
N-(1-Methylethyl)-2-propanamin **F4.**353

Meth

– dichloracetat **F4**.354
(*RS*)-Methyl-4-ethyl-3a,4,5,6-tetrahydro-3*H*-indol[3,2,1-de][1,5]naphthyridin-1-carboxylat **F5**.723
Methyleugenol **F2**.33; **F3**.182, 190–191
Methylgallat **F2**.12, 56, 639; **F3**.507
4-Methylglutaminsäure **F2**.207
erythro-γ-Methyl-L-glutaminsäure **F2**.207
Methylgrün, Monographie V07AZ **F5**.162
Methylheptenon **F3**.717
Methylhydantoin **F5**.117
Methyl-4-hydroxybenzoat
– Monographie V07AT **F5**.163
– Natriumsalz, Monographie V07AT **F5**.162
Methyl-*p*-hydroxybenzoat **F1**.87; **F5**.163
γ-Methyl-γ-hydroxyglutaminsäure **F2**.207
erythro-γ-Methyl-γ-hydroxy-L-glutaminsäure **F2**.207
(±)-Methyl-3-{4-[2-hydroxy-3-(isopropylamino)propoxy]phenyl}propionat **F4**.447
Methylhydroxypropylcellulose **F4**.656
5,10-Methylidin-THF **F1**.37
4-Methylimidazol **F1**.82
3-Methylindol **F2**.182
Methylis parahydroxybenzoas **F5**.163
N-(D-6-Methyl-8-isoergolin-1-yl)-*N'*,*N'*-diethylharnstoff **F5**.628
cis-Methylisoeugenol **F2**.33
Methyl-(9,12,15)-linolenat, Monographie V07AZ **F5**.164
Methyllycaconitin **F2**.417
(*RS*)-Methylmethioniniumchlorid, Monographie V03AB **F5**.164
(*S*)-Methylmethioniniumchlorid, Monographie **F5**.165
Methylmethioninsulfoniumchlorid **F5**.164
(*S*)-Methylmethioninsulfoniumchlorid, Monographie V03AB **F5**.165
1-Methyl-*N*-(*endo*-9-methyl-9-aza-bicyclo[3.3.1]non-3-yl)-1*H*-indazol-3-carboxamid **F4**.603
(–)-6-Methyl-2-(4-methyl-3-cyclohexen-1-yl)-5-hepten-2-ol **F5**.31
α-Methyl-4-(2-methylcyclohexyl)phenylessigsäure **F5**.180
5-Methyl-2-(1-methylethyl)cyclohexanolacetat **F5**.115
(2*S*-*trans*)-5-Methyl-2-(1-methylethyl)cyclohexanon **F5**.114
1-Methyl-4-(1-methylethyl)cyclohexen **F5**.40
2-Methyl-1-[2-(1-methylethyl)pyrazolo[1,5a]pyridin-3-yl]-1-propanon **F4**.664
(±)-*N*-Methyl-*N*-(α-methylphenethyl)furfurylamin **F4**.554
(*S*)-(+)-*N*-Methyl-*N*-(α-methylphenethyl)furfurylamin **F4**.554
N-[2-Methyl-4-(2-methylphenylazo)phenyl]diacetamid **F4**.327
(*RS*)-2-Methyl-3-(2-methylphenyl)-4(3*H*)-chinazolinon **F5**.143
(±)-*N*-Methyl-*N*-(1-methyl-2-phenylethyl)-2-furanmethanamin **F4**.554

(*S*)-(+)-*N*-Methyl-*N*-(1-methyl-2-phenylethyl)-2-furanmethanamin **F4**.554
2-Methyl-2-(1-methylpropyl)-1,3-propandioldicarbamat **F5**.107
1-Methyl-1-[2-(*N*-methyl-α-(2-thienyl)mandelamido)ethyl]pyrrolidiniumbromid **F4**.395
(±)-17-Methyl-morphinan-3-ol **F5**.491
(±)-*N*-Methyl-3-morphinanol **F5**.491
(±)-1-(3-Methyl-4-morpholino-2,2-diphenyl)butyrylpyrrolidin **F5**.491
(–)-1-(3-Methyl-4-morpholino-2,2-diphenyl)butyrylpyrrolidin **F5**.36
(–)-3-Methyl-4-morpholino-2,2-diphenyl-1-(1-pyrrolidinyl)butanon **F5**.36
(*RS*)-3-Methyl-4-morpholino-2,2-diphenyl-1-(1-pyrrolidinyl)butanon **F5**.491
2-Methyl-1,4-naphthochinon **F1**.33
2-Methyl-1,4-naphthochinon-natriumbisulfit **F5**.114
Methylnikotinoat **F3**.829
2-Methyl-4-nitro-1-(4-nitrophenyl)-1*H*-imidazol **F5**.326
2-Methyl-4-nitro-1-(*p*-nitrophenyl)-1*H*-imidazol **F5**.326
3-Methylnonan **F2**.115
Methylnortestosteron **F4**.652
2-*O*-Methyl-1-*O*-octadecyl-*rac*-glycero-3-phosphocholin **F4**.408
Methylorange, Monographie V07AZ **F5**.166
(–)-4-[2-Methyl-4-oxo-3,3-diphenyl-4-(1-pyrrolidinyl)butyl]morpholin **F5**.37
(±)-Methyl-2-oxopropyl-1,4-dihydro-2,6-dimethyl-4-(2-nitrophenyl)-3,5-pyridindicarboxylat **F4**.101
Methylparaben **F5**.163
– Natriumsalz **F5**.162
(*RS*)-3-Methyl-1-pentin-3-ol **F5**.166
– carbamat **F5**.167
Methylpentynol
– Monographie N05CM **F5**.166
– carbamat, Monographie N05CM **F5**.167
(*RS*)-3-Methyl-1-pentyn-3-ol **F5**.166
Methylpentynolcarbamat, Monographie **F5**.167
2-(1-Methyl-3-perhydroindolyl)ethylbenzilat **F5**.176
Methylphenidathydrochorid, Monographie N06BA **F5**.168
Methylphenidatum hydrochloricum **F5**.168
Methylphenidylacetathydrochlorid **F5**.168
Methylphenylaethylhydantoin **F5**.117
6-Methyl-2-phenyl-4-chinolincarbonsäureethylester **F5**.308
1-Methyl-4-phenyl-hexahydroisonicotinsäureisopropylester **F5**.466
(±)-(2*RS*,3*RS*)-3-Methyl-2-phenylmorpholin **F5**.422
trans-(±)-3-Methyl-2-phenyl-morpholin **F5**.422
Methylphenyloxazolylbenzol, Monographie V07AZ **F5**.170
1-Methyl-*N*-phenyl-*N*-(phenylmethyl)-4-piperidinamindihydrochlorid **F4**.129

1-Methyl-4-phenylpiperidin-4-carbonsäure-
isopropylester F5.466
Methyl[α-phenyl-α-(2-piperidyl)acetat]hydro-
chlorid F5.168
(Z,E)-5-(2-Methyl-3-phenyl-propenyliden)-4-oxo-2-
thioxo-3-thiazolidinessigsäure F4.434
(E,E)-3-[6-[1-(4-Methylphenyl)-3-(1-pyrrolidinyl)-1-
propenyl]pyridyl]-2-propensäure F4.30
N-Methyl-4-[(2-phenyl-o-tolyl)oxy]butylamin
F4.154
2-Methyl-3-phytyl-1,4-naphthochinon F1.33
4-Methyl-1-piperazincarbonsäure-6-(7-chlor-1,8-
naphthyridin-2-yl)-2,3,6,7-tetrahydro-7-oxo-5H-
1,4-dithiino[2,3-c]pyrrol-5-yl-ester F5.605
(RS)-3-(2-Methylpiperidino)-propyl-4-(cyclo-
hexyloxy)benzoat-sulfat F4.290
1-Methyl-4-piperidyl-2,2-diphenyl-2-propoxy-
acetathydrochlorid F5.468
(RS)-10-[2-(1-Methyl-2-piperidyl)ethyl]-2-(methyl-
sulfinyl)phenothiazinbenzolsulfonat F5.129
1-Methyl-4-piperidyl-O-propylbenzilathydro-
chlorid F5.468
Methylprednisolonaceponat, Monographie D07A
F5.171
2-Methyl-1-propanol, Monographie V07A, V07AZ
F5.171
2-Methyl-2-propanol F4.183
4-(2-Methylprop-oxy)benzoesäure-3-(diethylamino)-
1,2-dimethylpropylester F4.571
2-Methylpropylamin F2.182
Methylpropylcarbinol F5.402
3-(1-Methyl-3-propylpyrrolidin-3-yl)phenol F5.461
Methylputranjat F3.426
Methylputrat F3.426
Methylputrolat F3.426
(Z)-3-[4-(4-Methyl-2-pyrimidinyl)aminosulfonyl-
phenyl]aminocarbonylacrylsäure F5.95
N-[4-(4-Methyl-2-pyrimidinyl)aminosulfonyl-
phenyl]maleamsäure F5.95
N^1-(5-Methyl-2-pyrimidinyl)sulfanamid F5.597
N-Methyl-2-pyrrolidinon F5.172
1-Methyl-2-pyrrolidon, Monographie V07A,
V07AZ F5.172
N-Methylpyrrolidon F5.172
3-(Methyl-2-pyrroloyl)-3-oxo-2-phenylcarbamoylpro-
pionitril, Triethanolaminsalz F5.460
Methylquecksilber F1.130
Methylrosanilinium chloratum F4.575, 765
Methylrosaniliniumchlorid F4.575, 765
Methylrot, Monographie V07AZ F5.172
Methylsalicylat F2.208, 382, 531, 720; F3.42
N-Methylscopolaminiumnitrat, Monographie A03B
F5.173
1-O-17-Methylstearylmyoinositol F2.206
Methylsulfadiazin F5.597
4'-{2-[(4-Methylsulfonylaminophenethyl)methylami-
no]ethoxy}methansulfonanilid F4.387
(2R,4R)-4-Methyl-1((S)-N-{[(RS)-1,2,3,4-tetrahydro-
3-methyl-8-chinolyl]sulfonyl}arginyl)pipecotin-
säure F4.102
2-Methyl-2-[4-(1,2,3,4-tetrahydro-1-naphthyl)phenox-
xy]propionsäure F5.244

9-Methyl-3-(1H-tetrazol-5-yl)-4H-pyridol[1,2-
α]pyrimidin-4-on, Kaliumsalz F5.400
5-Methyl-THF F1.37
8β-[(Methylthio)methyl]-6-propylergolin F5.413
– methansulfonat F5.413
Methylthioniniumchlorid F5.156
(E)-1-[2-(Methylthio)-1-(2-pentyloxyphenyl)vinyl]-
imidazol F5.309
α-Methyltoluol F4.463
(RS)-2-Methyl-3-o-tolyl-4(3H)-chinazolinon
F5.143
1-Methyl-3-(2,2,2-trichlor-1-hydroxyethyl)harn-
stoff F5.109
N-Methyl-N'-(2,2,2-trichlor-1-hydroxyethyl)harn-
stoff F5.109
1-Methyl-3-(2,2,2-trichlor-1-hydroxyethyl)urea
F5.109
N-Methyl-N'-(2,2,2-trichlor-1-hydroxyethyl)urea
F5.109
12-Methyltridecanolid F2.108
5-Methyl-4'-(trifluormethyl)-4-isoxazolcar-
boxanilid F5.16
2-[[[3-Methyl-4-(2,2,2-trifluoroethoxy)-2-pyridyl]-
methyl]sulfinyl]benzimidazol F5.11
2-Methyl-2-(4,8,12-trimethyltridecan-3,7,11-tri-
enyl)chroman-6-ol F5.658
N-Methyltryptamin F2.83; F3.232
(−)-α-Methyl-L-tyrosin F5.176
(S)-α-Methyltyrosin F5.176
Methylviolett F4.575
Methylviolett 10B F4.575
4'-Methyoxy-3,3',5-stilbentriol-3-glucosid F5.507
Metiazinsäure, Monographie M01AB F5.174
Metindizat, Monographie F5.176
Metirosin, Monographie C02K F5.176
Metopon, Monographie N02AD F5.177
Metra F3.618
Metram F3.618
Metrazol F5.403
Metrizamid, Monographie V08A F5.178
Metrosideros albida F3.192
Metrosideros corriacea F3.192
Metrosideros decora F3.189
Metrosideros hyssopifolia F3.191
Metrosideros quinquenervia F3.192
Mettatamara F2.285
Mettram F3.618
L-Metyrosin F5.176
Mexican goosefoot F2.344
Mexican rubber-tree F2.297
Mexican tea F2.347
Mexico linaloe oil F2.256
Mexikanische Fieberrinde F2.464
Mexikanischer Tee F2.347
Mexikanisches Drachenblut F2.452
Mexikanisches Linaloeholz F2.256
Mexikanisches Linaloeöl F2.256
Mexikanisches Traubenkraut F2.347
Mexoprofen, Monographie M01AE F5.180
Mezerei cortex, Monographie F2.499−500
Mezerei fructus, Monographie F2.503
Mezerein F2.490, 504

Mezereon F2.500, 506
Mézéréon F2.500
Mezereon bark F2.500
Mezereum F2.500, 505–506
Mezereum hom., Monographie F2.499, 505–506
Mezilamin, Monographie N05A F5.181
Mfuakumbi F3.823
Mfukambi F3.824
Mhombo F3.823
Mianserinhydrochlorid, Monographie N06AX F5.181
Miboplatin, Monographie L01X F5.183
Michaelis und Menten, Kinetik F1.431
Micrantha F2.252
Microcarpin F2.200–201, 204–205
Micro-Comp-Mischsystem F1.273
Micromeria montana F3.524
Micromix Compounder F1.276
Microsphären-[^{99}Tc]Technetium-Injektionslösung F5.618
Midazolam F1.475
Midiga F2.40
Midsummer-daisy F3.618
Mifarmonab-Fab-DTPA [fragment antigen binding-Diethylentriaminopentaessigsäure] F4.675
Migliarino F3.79
Migliasole F3.79
Miglio del sole F3.79
Miglitol, Monographie A10BF F5.184
Mignatta F2.853
Mignon-Zelle F1.784
Migränetherapeutika N02C
Mikanin F3.822
Mikrobiologische Untersuchung von Wasserproben F1.636
Mikrobizide Gase F1.85
Mikrobizide Stoffe F1.83
Mikroelemente F1.44
Mikrofibrillen F1.20
Mikrokern-Test F1.237
Mikronährstoffe F1.182
Mikroorganismen
– Aminosäureherstellung F1.10
– gentechnisch modifizierte [GMMO] F1.529
– Resistenz F1.855
Mikropartikuläre Proteine F1.178
Mikrowellen F1.862
Milben F1.570
Milchbusch F3.590
Milchkraut F2.630
Milch-Mehl-Nahrung F1.39
Milchsäure F1.83, 144
– Natriumsalz F5.281
Milchsäure-p-phenetidid F5.4
Milchsaures Magnesium F5.85
Milchsaures Natrium F5.281
Milchzuckerunverträglichkeit F1.142
Milhomen F2.176
Militarin F3.272, 278
Military orchid F3.278
Milk bush F2.656; F3.794
Milk hedge F2.656

Milk parsley F2.640
Milk purslain F2.622
Milk thistle F3.549
Milk weed F2.196, 622, 643
Millefeuille aquatique F3.258
Millefoglio acquatico F3.258
Millet d'amour F3.79
Millet perlé F3.79
Milletia megasperma F3.415
Milliamin F2.649
Milnacipranhydrochlorid, Monographie N06AX F5.185
Miloe-miloe F2.289
Milzadella F3.31
Milzfarn F2.213
– brauner F2.213
Minecosid F3.389
Mineralarme Wässer F1.302
Mineral- und Heilwässer
– Analysen F1.306
– vergleichende Übersicht F1.308
Mineralöl, Verfälschung von Aleurites-fordii-Samenöl F2.58
Mineralöle
– Analytik F1.620
– Grenzwerte F1.620
Mineralstoffe A12 F1.40
– Tagesaufnahme F1.43
– Ziervögel F1.567
Mineralstoffgehalt F1.610
Mineralstoffzufuhr
– Leistungssportler F1.57
– Sportler F1.56
Mineral- und Tafelwasserverordnung F1.651
Mineralwässer
– Genese F1.301
– Klassifikation F1.301
– natürliche F1.300
– regionale Verbreitung F1.301, 303
Minimale Erythemdosis [MED] F1.301, 303
Minimale erythemerzeugende Strahlendosis F1.764
Minimale Plasmakonzentration F1.381
Minispikes F1.246
Mint [Phencyclidin] F5.418
Mint-geranium F3.603
β-Mintsulphid F3.458
Minutil® F1.888
Minze, türkische F3.603
Minzenartiger Rainfarn F3.603
Miocamycin, Monographie J01FA F5.186
Miosis F1.458
Miotika S01E
Miraculous chih F2.752
Mirfentanil, Monographie N01AH F5.188
Mirimostim, Monographie F5.189
Miristalkoniumchlorid, Monographie D08AJ F5.189
Mirmau selago F3.129
Mirride F3.229
Mirtazapin, Monographie N06AX F5.190
Mischadapters F1.248
Mischbeutel F1.285

Mischinfusionen
- fettfreie **F1.288**
- fetthaltige, Stabilitätsrichtlinien **F1.290, 294**
- pädiatrische **F1.290, 294**
- Prüfung
- - Kompatibilität **F1.286**
- - Partikelfreiheit **F1.286**
- - subvisuelle Prüfung **F1.290**
- - visuelle Prüfung **F1.289**
Mischleime **F1.805**
Mishikatap **F2.166**
Misonidazol, Monographie **F5.191**
Mist *[Phencyclidin]* **F5.418**
Mitobronitol, Monographie **L01A F5.191**
Mitolactol, Monographie **L01A F5.192**
Mitomycin **F1.266**
- Monographie **L01D F5.193**
- Paravasation **F1.253**
Mitomycin C **F1.266; F5.193**
Mitomycin medac **F1.266**
Mitotan, Monographie **F5.197**
Mitoxantron **F1.266**
- Monographie **L01D F5.198**
- dihydrochlorid **F5.200**
Mitozantron **F5.198**
Mitraphyllin **F3.692–694, 697–698, 705, 707**
Mittelkettige Triglyceride *[MCT]* **F1.14, 134**
Mittlerer Hämoglobingehalt Einzelerythrocyt *[MCH]* **F1.320**
Mittlerer Hämoglobingehalt der Erythrocyten *[MCHC]* **F1.320**
Mittlerer Sonnentau **F2.537**
Mittleres Zellvolumen Einzelerythrocyt *[MCV]* **F1.320**
Mituba-okera **F2.215**
Mitzeerie **F2.254**
Mivacuriumchlorid, Monographie **M03A F5.200**
Mizellbildung **F1.877**
Mizellbildungskonzentration, kritische **F1.877**
Mizellen, gemischte **F1.13**
Mizolastin, Monographie **R06A F5.202**
Mizoribin, Monographie **L01B F5.203**
MJ-13754-1 *[Nefazodonhydrochlorid]* **F5.307**
Mjirambiri **F3.597**
MK 329 *[Devazepid]* **F4.325**
MKS-Impfungen *[Maul- und Klauenseuche]*, Verbot **F1.527**
MKS-Vakzine *[Maul- und Klauenseuche]* **F5.851**
Mkwamba **F2.731; F3.348**
Mkwamba tsore **F3.348**
Mkwambikwambi **F2.731**
MMC *[Mitomycin]* **F1.266**
MMR-Impfstoff *[Masern-Mumps-Rötelnimpfstoff]* **F1.518**
MMS *[Methylmethioninsulfoniumchlorid]* **F5.164**
Mndagu **F2.40**
Mnuko vuda **F2.2**
Möbellacke **F1.818**
Möbelpflegemittel **F1.818**
Möbelpoliertuch, antistatisches **F1.819**
Möbelpolituren **F1.818**
Möbelreinigungsmittel **F1.818**

Moclobemid, Monographie **N06AG F5.205**
Modafinil, Monographie **N06BA F5.208**
Modelle, pharmakokinetische **F1.377**
Moderfäuleerreger **F1.795**
Moderurt **F3.618**
Modifiziertes Fasten **F1.176**
Moederkruid **F3.618**
Moellering-Nomogramm **F1.404**
Moexiprilhydrochlorid, Monographie **C09AA F5.208**
Mofegilinhydrochlorid, Monographie **F5.210**
Mofezolac, Monographie **M01AB F5.212**
Mohnblumen **F3.287**
Mohnfrüchte **F3.291**
- unreife **F3.291**
Mohnkannen **F3.291**
Mohnkapseln **F3.291**
- unreife **F3.291**
Mohnkolben **F3.291**
Mohnköpfe **F3.291**
Mohnöl **F3.309**
- Monographie **F3.310**
Mohnsirup **F3.292**
Mohnstroh, Monographie **F3.293**
Mohor maddow **F2.245**
Mohrsches Salz **F4.74**
Mohur meddhu **F2.245**
Moigador-Sandarak **F3.656**
Mole plant **F2.645**
Molekulargewicht, Infusionslösungen, kolloidale **F1.221**
Molène **F3.768**
Molène faux-phlomis **F3.759**
Molgramastin **F5.213**
Molgramostim, Monographie **L03A F5.213**
Molliclavin **F2.158, 160–161**
Moluccan Oiltree **F2.60**
Moluccanin **F2.60**
Molybdaenum metallicum **F5.213**
Molybdän **F1.49**
- elementar, Monographie **F5.213**
Molybdänsäureanhydrid **F5.214**
Molybdäntrioxid **F5.214**
Molybdän(VI)oxid, Monographie **V07AZ F5.214**
Molycu **F4.771**
Mometasonfuroat, Monographie **D07A F5.214**
Momordica monadelpha **F2.394**
Monatsblume **F3.211**
Monatsrose **F3.455**
Mongolische Rennmaus **F1.555**
Monkey *[Phencyclidin]* **F5.418**
Monkey Dust *[Phencyclidin]* **F5.418**
Monkey face tree **F3.169**
Monkey pistol **F2.858**
Monkey Tranquilizer *[Phencyclidin]* **F5.418**
Monkey's dinner-bell **F2.858**
Monoacetylglyceride, Monographie **F5.216**
β-Monoacylglyceride **F1.13**
Monoaminoxidase, flavinhaltig, Monographie **F5.217**
Monobactame, Antibiotika **J01DF**
Monodesmethoxicurcumin **F1.79**

Mono[2-(dimethylamino)-1-[[2-[2-(3-methoxyphenyl)ethyl]phenoxy]methyl]ethyl]butansäureester **F5.**553
Monoethylfumarat **F4.**468
Monoglycerylphosphosäure **F4.**591
Monoglyme **F4.**466
Monohalogenessigsäuren **F1.**86
Monokaliumphosphat **F4.**742
Monoklonale Antikörper
– Herstellung **F5.**784
– Prüfung **F5.**784
Monoklonale Antikörper-Immunkonjugate **F5.**791
(Monomethoxypolyethylenglycolsuccinimidyl)$_{74}$-L-Asparaginase **F5.**400
Mononatriumglutamat **F5.**272
Monosaccharide **F1.**17
Mono-Zelle **F1.**784
Montain-everlasting **F2.**126
Montenegrinische Insektenblüten **F3.**609
Moorbärlapp, gemeiner **F3.**128
Mooregras **F2.**538
Moosbeere **F3.**314
Moosfarn **F3.**123
8-MOP [*8-Methoxypsoralen*] **F1.**764
Moracizin, Monographie **C01B** **F5.**218
Morbus Crohn **F1.**119, 138
Morbus Glanzmann-Naegeli **F1.**328
Morbus Wilson **F1.**115
Morellaflavon **F2.**775
Morellasäure **F2.**763
Morellin **F2.**775
Moreollin **F2.**775
Moretenol **F2.**60; **F3.**506, 510
Moretenon **F2.**60; **F3.**506, 510
Morferidina **F5.**221
Moricizin **F5.**218
Morniflumat, Monographie **M01AX** **F5.**220
Morpheridin, Monographie **N02AB** **F5.**221
Morphin **F1.**479; **F3.**292–293, 295–296, 309
– Gehaltsbestimmung **F3.**292, 301–302
(–)-3-Morphinanol **F5.**333
Morphinan-3-ol **F5.**333
Morphinglucuronid **F1.**479
Morphin-*N*-Oxid **F1.**479; **F3.**292, 301–302
Morphodon **F5.**417
Morpholin, Monographie **V07A, V07AZ** **F5.**222
Morpholini salicylas **F5.**222
Morpholinium-2-hydroxybenzoat **F5.**222
Morpholiniumsalicylat, Monographie **M02AC** **F5.**222
(*RS*)-6-Morpholino-4,4-diphenyl-3-heptanon **F5.**417
2-Morpholinoethyl(*E*)-6-(1,3-dihydro-4-hydroxy-6-methoxy-7-methyl-3-oxoisobenzofuran-5-yl)-4-methyl-4-hexenoat **F5.**228
Morpholinoethylnorpethidin **F5.**221
1-(2-Morpholinoethyl)-4-phenyl-hexahydro-isonicotinsäureethylester **F5.**221
2-Morpholinoethyl-2-(3-trifluormethylanilino)nicotinat **F5.**220
2-Morpholinoethyl-2-(α,α,α-trifluoro-*m*-toluidino)nicotinat **F5.**220

2-(Morpholinomethyl)-2-phenyl-1,3-indandion **F5.**370
[10-[3-(4-Morpholinyl)-1-oxopropyl]-10*H*-phenothiazin-2-yl]carbaminsäureethylester **F5.**218
Morphologischer Alterations- und Desintegrations-Test [*MADT*] **F1.**903
Morrão-do-milho **F3.**736
Mortalitätsstatistik **F1.**106
Mosapraminhydrochlorid, Monographie **N05AX** **F5.**223
Mosaprid, Monographie **A03FA** **F5.**223
Moscario **F2.**66
Moschus **F3.**222, 224–225
– Monographie **F3.**221
– amerikanischer **F3.**222
– karbadinischer **F3.**222
– russischer **F3.**221–222
– sibirischer **F3.**222
– synthetischer **F3.**222
Moschus hom., Monographie **F3.**224–225
Moschus moschiferus, Monographie **F3.**221
Moschus orientalis **F3.**222
Moschus tibetanus **F3.**222
Moschus tonkinensis **F3.**222
Moschus ex vesicis **F3.**222
Moschus in vesicis **F3.**222
Moschusrose **F3.**461
Moschustier **F3.**221
Moschustinktur **F3.**223
Moschuswurzel, persische **F2.**711
Mosken-Moschus **F3.**222
Mother chrysanthemum **F2.**515
Mother fern **F2.**210
Mother-wort **F3.**618
Motondi **F3.**353
Mottenkraut **F2.**349
Mottenpulver **F3.**612
Mottled agaric **F2.**69
Mouche de Chine **F3.**226
Mouku **F2.**210
Mt. Atlas mastic tree **F3.**396
Mountain balm **F2.**614
Mountain savory oil **F3.**524
Mousse de Chine **F2.**778
Moxonidin, Monographie **C02A** **F5.**224
Moxor **F2.**245
Mozote **F2.**233
M'palampala **F2.**731
Mparais Ek **F2.**304
MPC-1304 [*Aranidipin*] **F4.**101
Mptah **F2.**17
Msokote **F2.**731
MTBE [*Methyl-tert-butylester*] **F4.**188
MTP-PE [*Muramyl-tripeptidphosphorylethylamid*], Monographie **F5.**226
MTS-Behälter [*Mehrweg-Transportbehälter-System*] **F1.**687
MTX [*Methotrexat*] **F1.**266
Mucilago Cydoniae **F2.**486
Mucilago Salep **F3.**274
Mucosales Transferrin **F1.**45
Mucotherm **F4.**472

Mucuna urens, Verfälschung von Semen calabar **F3.**355
Mugle **F3.**197
Mukasse mbingo **F3.**353
Mukolytika **R05CB**
Mukoviszidose **F1.**167
Mukuluu **F2.**731
Muldamin **F3.**753
Mullein **F3.**769
Mullein flowers **F3.**760
Mullein leaves **F3.**765
Mullen, lineares Diagramm **F1.**436
Mullilam **F3.**820
Mullilamdiol **F3.**820
Mullilamöl **F3.**821
Mullkompressen **F1.**976
MultiComp **F1.**277
Multifidol **F2.**898
Multifidolglucosid **F2.**898
Multiflorin **F3.**105, 107, 109, 116–118, 462
Multiflorum **F2.**39
Multi-Kompartiment-Modell **F1.**378
Multilumenkatheter **F1.**949
Multinosid **F3.**462
Mumps, Impfung **F1.**521
Mumps-Lebend-Impfstoff, Monographie **J07B** **F5.**812
Mund- und Rachentherapeutika **A01, A01A**
– Antiinfektiva **A01AB**
– Corticosteroide **A01AC**
– Kariesprophylaxe **A01AA**
Mundungu **F3.**823
Muninga tree **F3.**412
Muninga wood **F3.**412
Muninga-Baum **F3.**412
Muninga-Holz **F3.**412
Muningin **F3.**412–413
Munjirambiri **F3.**597
Munnicksia laurifolia **F2.**865
Münsterländer Kreidebecken **F1.**303
Munyungi **F3.**353
Münz-Reinigung **F1.**843
Mu-Öl **F2.**62
Muölbaum **F2.**62
Mupirocin, Calciumsalz, Monographie **D06AX** **F5.**227
Muramidase **F3.**529
Muramyl-tripeptidphosphorylethylamid **F5.**226
Murichu **F2.**17
Murillo bark **F3.**435
Muromonab-CD$_3$, Monographie **L04A** **F5.**227
Murpa **F3.**433
Murrbohne **F3.**112
Muru **F2.**284
Mururu **F2.**17
Musanke **F2.**274
Musc **F3.**222, 225
Muscaflavin **F2.**66
Muscarin **F2.**66; **F3.**466
Muscazon **F2.**66
Muscimol **F2.**66, 69
Musclid **F3.**223

Muscon **F3.**222
Muscopyridin **F3.**222
Muscus catharticus **F3.**129
Musk **F3.**222, 225
Musk-deer **F3.**221
Musk root **F2.**709, 711
Musk rose **F3.**461
Muskeldystrophie **F1.**115
Muskelproteolyse **F1.**58
Muskelrelaxantien **M03**
– direkt angreifende **M03C**
– peripher angreifende **M03A**
– zentral angreifende **M03B**
Muskus **F3.**221
Musquash poison **F2.**362
Musquash root **F2.**362
Mussein B **F2.**558
Mustard Oil **F4.**50
Mustelinae **F1.**555
Mustik **F3.**398
Musuku **F3.**823
Mutio **F2.**39
Mu-tree **F2.**62
Muttergummi **F2.**705
Mutterharz **F2.**705
Mutterkamille **F3.**618
Mutterkornvergiftung **F1.**130
Mutterkraut **F3.**618–619
Mutterlorbeeren **F3.**55
α-Muurolen **F2.**516
Muurvarenkruid **F2.**212
Mu-yu-shu **F2.**62
Muzamira **F3.**597
Muzigadial **F2.**277, 279
MXN [Mitoxantron] **F1.**266
Mycenastrum corium, Verwechslung mit Calvatia gigantea **F1.**267
Mycobacterium marinum fortuitum **F1.**581
Mycobacterium poikilothermorum **F1.**581
Mycophenolat-Mofetil, Monographie **F5.**228
Mycophenolsäure
– Monographie **L04A** **F5.**230
– -2-(4-morpholinyl)ethylester **F5.**228
Mycoplasmen **F1.**852
Mydriasis **F1.**458
Mydriatika **S01F**
Myelinolyse, pontine **F1.**193
Mykotoxine **F1.**130
Mylabariskäfer **F3.**226
Mylabris **F3.**226
– Monographie **F3.**226
Mylabris cichorii, Monographie **F3.**226
Mylabriskäfer **F3.**226
Myle conday **F2.**213
Myocard **F1.**350
Myoglobin **F1.**351–352, 354
Myoinosit **F2.**292
Myoinositol **F2.**336, 635
– Gehaltsbestimmung **F3.**728
Myosin **F1.**4
Myrcen **F2.**20, 97–99, 121–122; **F3.**39, 399, 401, 403, 602, 818, 830, 833, 843

β-Myrcen F3.822
Myricetin F2.526, 611; F3.396–397, 403–404, 406
Myricodin F5.233
Myricylalkohol F2.895, 905
Myristica F3.415
Myristica fragrans F3.415
– Verfälschung von Kino F3.415
Myristica malabarica F3.415
– Verfälschung von Kino F3.415
Myristicin F3.257, 261, 329
Myristinsäure F1.162; F2.143, 159, 202–204, 206, 875; F3.370, 682
– Monographie V07AT F5.231
Myristylbenzalkoniumchlorid F5.189
Myristylbenzylmorphin F5.233
Myrizilalkohol F2.166
Myrobalan emblic F3.343
Myrobalanen F3.344
– graue F3.344
Myrobalanenbaum F3.343
Myrobalani Emblicae F3.344
Myrocodin F5.233
Myrophin F5.233
– Monographie F5.233
Myrosinase F2.292
Myrrayensis F2.264
Myrrhenkerbel F3.229
Myrrhide F3.229
Myrrhis F3.229
– Monographie F3.229
Myrrhis odorata F3.229
– Monographie F3.229
Myrrhis odorata hom., Monographie F3.229
Myrtilli fructus F1.819
Myrtle spurge F2.645
Myrtoleucodendron dissitiflorum F3.189
Myrtoleucodendron genistifolium F3.189
Myrtoleucodendron hypericifolium F3.190
Myrtoleucodendron linariifolium F3.191
Myrtoleucodendron viridifolium F3.193
Myrtus leucadendra F3.190
Myrtus saligna F3.187
Myvacet F5.216
Myxödem F1.47
Myxomatose-Impfstoff, für Kaninchen, Monographie QJ57 F5.852
Mzizima F3.348

N

N-22 *[Mofezolac]* **F5.**212
Nabumeton, Monographie M01AX **F5.**235
Nachtdienstzimmer **F1.**747
Nachtschattenwurzel, amerikanische **F3.**365
Nachtspinne, schwarze **F3.**36
Nachweisbarkeitsdauer **F1.**483
NaClex *[Hydroflumethiazid]* **F4.**640
NAD *[Nicotinsäureamid-Adenin-Dinucleotid]* **F1.**36
Nadifloxacin, Monographie J01MA **F5.**238
Nadon **F4.**289
NADP *[Nicotinsäureamid-Adenin-Dinucleotidphosphat]* **F1.**36
Nadroparin, Calciumsalz, Monographie B01AB **F5.**240
Nafamostatmesilat, Monographie B02AB **F5.**242
Nafarelin, Monographie H01CA **F5.**243
Nafenopin, Monographie C10AB **F5.**244
Naftazon, Monographie **F5.**245
Naftopidil, Monographie C02C **F5.**245
NAG *[Nafarelin]* **F5.**243
Nageia putranjiva **F3.**424
Nagekäfer **F1.**795
Nägeln **F1.**4
Naginataketon **F3.**336
Nährstoffbedarf **F1.**50
– Leistungssportler **F1.**59
Nährstoffdichte **F1.**51
Nährstoffe, leistungslimitierende **F1.**52
Nährstoffkonzentrate, Nahrungsergänzung **F1.**169
Nährstoffzufuhr, Empfehlungen **F1.**50
Nahrungsbestandteile
– Chemie **F1.**4
– laxierende Wirkung **F1.**144
– Stoffwechsel **F1.**144
Nahrungsenergie, Bedarf **F1.**3
Nahrungsergänzung V06
– Kohlenhydratkonzentrate **F1.**169
Nahrungsfette
– Verteilung, Leistungssportler **F1.**59
– Zufuhr, Leistungssportler **F1.**59
Nahrungsmittelallergien **F1.**170
Nahrungsmittelintoleranzen, unspezifische **F1.**134
Nahrungsmittel-Trends, Bequemwelle **F1.**178
Nahrungsmittelunverträglichkeit, Klassifikation **F1.**127
Nahrungsprotein **F1.**9
– biologische Wertigkeit **F1.**152
D-NaI(2)^6 *[Nafarelin]* **F5.**243
– LHRH **F5.**243
Na$^+$/K$^+$-ATPase **F1.**41

Nakulasadani F3.387
Nakure F2.304
Nalmefen, Monographie V03AB F5.246
Nalmetren F5.246
Naltajute F2.433
Naltrindol, Monographie F5.248
Nandigerin F3.51
Nan-ling-yao-hua F3.785
Nannybush F3.774
Nannyroot F3.774
Naphtha F4.139
2,7-Naphthalendiol F4.353
1-Naphthalenol F5.249
6-[3-(2-Naphthalenyl)-D-alanin]luteinisierendes Hormon-releasing factor, vom Schwein F5.243
1,3-Naphthalindiol F4.353
Naphthalinschwarz F4.61
Naphthochinonderivate, Gehaltsbestimmung F2.527, 538
1,2-Naphthochinon-2-semicarbazon F5.245
α-Naphthol F5.249
1-Naphthol, Monographie V07AZ F5.249
Naphtholblauschwarz F4.61
Naphthonon, Monographie F5.249
Naphthoresorcinol F4.353
6-[3-(2-Naphthyl)-D-alanin]-LHRH F5.243
3-(2-Naphthyl)-D-alanyl-cysteinyl-tyrosyl-D-tryptophyl-lysyl-valyl-cysteinyl-threoninamid, cycl. (2-7)disulfid F5.10
Naphthylaminschwarz 10 B F4.61
α-Naphthylessigsäure F5.250
1-Naphthylessigsäure, Monographie F5.250
2-(1-Naphthyl)essigsäure F5.250
α-Naphthylol F5.249
Naphtolrot F4.58
Napkin amanita F2.65
Narcein F3.296
– Gehaltsbestimmung F3.292
Narcein Trihydrat, Monographie F5.250
Narcotin F3.290, 296, 309
– Gehaltsbestimmung F3.292
Narcotolin F3.296
Nardostachys jatamansi F2.709
– Verfälschung von Sumbuli Radix F2.711
Naringenin F3.414, 576
Narkotika N01A
– Hund und Katze F1.553
– Kleinnager, Kaninchen und Frettchen F1.561
– Ziervögel F1.572
Narrhaholz F3.413
Narrow-leaved honey-myrtle F3.191
Narrow-leaved paperbark F3.191
Narthex asafoetida F2.704
Narthex assa-foetida F2.710
Nartograstim, Monographie L03A F5.250
Nasenfärber F3.72
Naso-labiale Seborrhoe F1.35
Naßschaumreinigung F1.826
Natamycin [Pimaricin] F1.90
Native daphne (of Australia) F3.785
Natrii acetat F5.257
Natrii ascorbas F5.258
Natrii benzoas F5.260
Natrii bicarbonas F5.270
Natrii carbonas anhydricus F5.264
Natrii carbonas decahydricus F5.262
Natrii carbonas monohydricus F5.263
Natrii chromas chromo-51 F5.265
Natrii fumaras F5.268
Natrii gentisas F5.269
Natrii hydrogencarbonas F5.270
Natrii hydroxidum F5.273
Natrii hypochlorosi liquor F1.788
Natrii [^{123}I]iodidi solutio F5.278
Natrii [^{131}I]iodidi solutio F5.279
Natrii iodohippuras iodo-131 F5.276
Natrii lactatis solutio F5.281
Natrii molybdas anhydricus F5.283
Natrii nitras F5.285
Natrii perboras F5.286
Natrii [^{99}Tc]pertechnetatis injectio F5.289
Natrii [^{99}Tc]pertechnetatis sine fusione formati solutio iniectabilis F5.289
Natrii phosphas phosphoro-32 F5.290
Natrii [^{51}Cr]radiochromas F5.265
Natrii salicylas F5.293
Natrii stibogluconas F5.295
Natrii sulfas anhydricus F5.254, 297
Natrii sulfis heptahydricus F5.299
Natrii tetraboras F5.300
Natrium F1.40, 344
– acetyl-p-amidophenylarsinsaures F4.12
– milchsaures F5.281
– Mindestbedarf F1.40
Natrium aceticum F5.257
Natrium acetylarsanilicum F4.12
Natrium biboricum F5.300
Natrium boricum F5.300
Natrium boricum peroxydatum F5.261, 286
Natrium carbonicum F5.262–263
– Monographie F5.251
Natrium carbonicum calcinatum F5.264
Natrium carbonicum crystallisatum F5.262
Natrium carbonicum decahydricum F5.262
Natrium carbonicum monohydricum F5.263
Natrium carbonicum siccatum F5.263–264
Natrium causticum F5.273
Natrium chloratum, Monographie F5.252
Natrium choleinicum F4.491
Natrium dihydrogen[^{32}P]phosphat F5.290
Natrium formaldehydsulfoxylat F5.275
Natrium gentisicum F5.269
Natrium glutaminicum F5.272
Natrium hydricum F5.273
Natrium muriaticum F5.252
Natrium nitricum F5.285
– Monographie F5.252
Natrium perboricum F5.261, 286
Natrium perchloricum F5.288
Natrium phosphoricum, Monographie F5.253
Natrium phosphoricum tribasicum F5.292
Natrium radio[^{32}P]phosphoricum F5.290
Natrium rhodanatum F5.301
Natrium salicylat F5.293

Natrium salicylicum F5.293
Natrium silicicum purum F5.282
Natrium sulfuricum F5.297
- Monographie F5.254
Natrium sulfuricum anhydricum F5.297
Natrium sulfurosum F4.366; F5.299
Natrium tetraboracicum, Monographie F5.255
Natrium tetraboricum F5.300
Natrium tetrachloroauratum, Monographie F5.256
Natrium-(4-acetamidophenyl)hydrogenarsonat-4-Wasser F4.12
Natriumacetat F5.257
- Trihydrat, Monographie F5.257
Natriumalginat F1.805
Natrium-Alkylbenzolsulfonat F1.882
Natriumaluminiumsilikate F1.834
Natrium-p-[(p-anilinophenyl)azo]benzolsulfat F5.686
Natriumarme Diätetika F1.157
Natriumartesunat F4.114
Natriumascorbat, Monographie A11 F5.258
Natriumazetat F5.257
Natriumazid F1.86
Natriumbenzoat F1.87, 822
- Monographie V04CG F5.260
Natriumbicarbonat F1.211
Natriumborat F5.300
Natriumboratperoxid, Monographie F5.286
Natriumbromid, Monographie V07AZ F5.261
Natrium-3-butyramid-α-ethyl-2,4,6-triiodhydrocinnamat F5.302
Natriumcarbonat F5.251, 262
- Decahydrat, Monographie V07AZ F5.262
- getrocknetes F5.263
- Monohydrat, Monographie V07AZ F5.263
- trockenes F5.251
- wasserfreies, Monographie V07AZ F5.264
Natriumcarbonat-Peroxohydrat F1.871
Natrium-Cellulose-Phosphat F4.233
Natrium-Cetylstearylsulfat F1.882
Natriumchlorid F5.252
[^{24}Na]Natriumchlorid
- Monographie V04CX F5.265
- Injektionslösung F5.265
Natriumcholeinat F4.491
Natrium[^{51}Cr]chromat, Monographie V09G F5.265
Natriumcyclamat F1.96
Natriumdiethyldithiocarbamat F4.381
Natrium-2,5-dihydroxybenzoat F5.269
Natriumdiphenyl-diazo-bis-α-naphthylaminsulfonat F4.765
Natriumdisulfit F1.88
Natriumdodecylsulfat, Monographie D11AH F5.267
Natriummethyl-p-hydroxibenzoat F1.87
Natriumformiat F1.88
Natriumfumarat, Monographie D05BX F5.268
Natriumgehalt von Lebensmitteln F1.156
Natriumgentisat, Monographie F5.269
Natriumgluconat, Monographie F5.270
Natrium-D-gluconat F5.270
Natriumglutamat F1.102

Natriumglutaminat F5.272
Natriumguanylat F1.102
Natriumhydrogen-4-acetamidophenylarsonat Tetrahydrat F4.12
Natriumhydrogenbis(2-propylvalerat) F4.382
Natriumhydrogencarbonat F1.211
- Monographie A02A, A06AX, G04BB F5.270
Natrium-L-hydrogenglutamat Monohydrat, Monographie F5.272
Natriumhydrogensulfit F1.88
Natriumhydroxid, Monographie V07AZ F5.273
Natrium-2-hydroxybenzoat F5.293
Natrium-4-hydroxybutyrat F5.286
Natriumhydroxyd F5.273
Natrium-O^4-(4-hydroxy-3-iodophenyl)-3,5-diod-L-thyrosinat F5.42
Natriumhydroxymethansulfinat, Monographie V07 F5.275
Natrium-α-hydroxypropionat F5.281
Natriumhypochlorit F1.834, 873
Natriuminosat F1.102
Natrium[2-[^{131}I]iodbenzamido]acetat F5.276
Natrium[^{125}I]iodhippurat-Injektionslösung, Monographie V09G F5.278
Natrium[^{131}I]iodhippurat-Injektionslösung, Monographie V09C F5.276
Natrium[^{131}I]iodid, radioaktives F5.279
Natrium[^{123}I]iodid-Lösung, Monographie V09F F5.278
Natrium[^{131}I]iodid-Lösung F5.279
Natrium-Kaliumsalz aus Chlorophyll F1.79
Natriumlactat F5.281
Natriumlactat-Lösung, Monographie V07AZ F5.281
Natriumlaurylmyristylethersulfat F1.882
Natriumlaurylsulfat F1.882; F5.267
Natriummetasilicat, Monographie V07A F5.282
Natriummethanalsulfoxylat F5.275
Natriummethyl-p-hydroxybenzoat F1.87
Natriummethylparaben F5.162
Natriummolybdat
- Monographie V07A F5.283
- Dihydrat, Monographie V07AZ F5.283
Natriummonohydrogencitrat Sesquihydrat, Monographie F5.284
Natriumnitrat F1.89; F5.252
- Monographie V07AZ F5.285
Natriumnitrit F1.89
Natriumorthophenylphenolat F1.91
Natriumorthophosphat Dodecahydrat F5.292
Natrium-Oxybat, Monographie V07A F5.286
Natriumperborat F1.871; F5.261
- Trihydrat, Monographie A01AB F5.286
Natriumperchlorat Monohydrat, Monographie V03AB F5.288
Natriumperoxoborat F5.286
Natrium[^{99}Tc]pertechnat-Injektionslösung
- aus Kernspaltprodukten, Monographie V09F F5.289
- nicht aus Kernspaltprodukten, Monographie V09F F5.289
Natriumphosphat F5.253

- Dodecahydrat, Monographie B05XA F5.292
- tertiäres F5.292
Natrium[^{32}P]phosphat-Injektionslösung, Monographie V10X F5.290
Natriumpicosulfat Monohydrat, Monographie A06AB F5.292
Natriumpropyl-*p*-hydroxibenzoat F1.87
Natriumreduzierte Lebensmittel F1.157
Natriumrhodanid F5.301
Natriumsalicylat, Monographie N02BA, R05X F5.293
Natriumsilicat F5.282
Natriumsorbat F1.86
Natriumstärkeglycolat F4.204
Natriumstearylfumarat, Monographie F5.294
Natriumstibogluconat
- Nonahydrat, Monographie P01CB F5.295
- -9-Wasser F5.295
Natriumsulfat
- entwässertes F5.254
- getrocknetes F5.297
- wasserfreies, Monographie A06AD F5.297
Natriumsulfit F1.88; F5.299
- Heptahydrat, Monographie V07AZ F5.299
Natrium[^{99}Tc]technetat F5.289
Natriumtetraboracicum F5.300
Natriumtetraborat
- Monographie D10AX F5.299
- Decahydrat, Monographie D10AX F5.300
Natriumthiocyanat, Monographie V07AZ F5.301
Natriumtyropanoat, Monographie V08A F5.302
Natriumverluste F1.26
Natron F1.841; F5.270
- doppeltkohlensaures F5.270
Natronlauge F1.890
Natronsalpeter F5.285
Natronwasserglas-Lösung F1.795
Natterwurz F2.184
Natural killer cell stimulatory factor *[NKSF]* F4.691
Natural rubber F2.840
Naturfarbstoffe F1.76
Naturfasern F1.830
Naturharzlacke I F1.814
Naturharzlacke II F1.814
Naturkautschuk F2.840
Natürliche Farbstoffe F1.71
Natürliche Fettsäuren F1.11
Nauclea acida F3.691
Nauclea aculeata F3.696, 706
Nauclea callophylla F3.692
Nauclea cinchoneae F3.706
Nauclea dasyoneura F3.693
Nauclea elliptica F3.693
Nauclea ferrea F3.697
Nauclea formosana F3.697
Nauclea gambir F3.693
Nauclea glabrata F3.697
Nauclea grandifolia F3.699
Nauclea guianensis F3.696
Nauclea macrophylla F3.699
Nauclea ovalifolia F3.691
Nauclea polycephala F3.706

Nauclea rhynchophylla F3.699
Nauclea sessilifructus F3.705
Nauclea sessilis F3.705
Nauclea setigera F3.697
Nauclea silhetiana F3.699
Nauclea sinensis F3.705
Nauclea tomentosa F3.706
Nauclea uncaria F3.705
Nauclea wallichiana F3.697
Nauli-Gummi F2.272
Naykkumil F3.670
NC-Akkumulatoren
- gasdichte F1.782
- Gegenüberstellung F1.783
Ndenguidek F3.832
Nebenwirkungen
- Impfungen F1.523
- Veränderung durch Rauchen F1.181
Nebivolol, Monographie C07AB F5.303
Nectandra, Monographie F3.231
Nectandra anonyma F3.232
Nectandra bredemeyeriana F3.232
Nectandra catesbyana F3.232
Nectandra cigua F3.232
Nectandra coriacea F3.232
- Monographie F3.232
Nectandra-coriacea-Blätter, Monographie F3.232
Nectandra grandis F3.233
Nectandra megapotamica F3.232
- Monographie F3.232
Nectandra-megapotamica-Rinde, Monographie F3.232
Nectandra mollis, Monographie F3.233
Nectandra mollis ssp. mollis F3.233
Nectandra-mollis-ssp.-mollis-Blätter, Monographie F3.233
Nectandra reticulata F3.233
Nectandra saligna F3.232
Nectandra sanguinea F3.232
Nectandra villosa F3.233
Nectandra willdenoviana F3.232
Nefazodon
- Monographie N06AX F5.305
- hydrochlorid, Monographie N06AX F5.307
Nefiracetam, Monographie N06BX F5.307
Negundo F2.11
Negundo aceroides F2.11
Negundo fraxinifolium F2.11
Negundo negundo F2.11
Negundo trifoliatum F2.11
Negundo virginianum F2.11
Nela panna maravara F2.210
Nematoden F1.558, 568, 580
Nematodenmittel, Anthelmintika P02C
Nemeckaja romaÜka F2.74
Nennbeleuchtungsstärken F1.741
Nennkapazität F1.778
Nennspannung F1.779
Neoarctin F2.143
Neoarctin A F2.150
Neobyakangelicol F2.112, 114
Neochlorogensäure F3.474

Neocinchophen, Monographie **F5.**308
Neo-Citrullamin **F5.**427
Neogermbudin **F3.**754
Neohesperidin **F1.**94
Neomorellin **F2.**775
Neonauclea formosana **F3.**697
Neonfische **F1.**581
Neonkrankheit
– echte **F1.**581
– falsche **F1.**581
Neopin **F3.**296
Neoquassin **F3.**380, 385
– Gehaltsbestimmung **F3.**380
Neosilyhermin **F3.**551
Neotigason **F4.**25
Nepal-Moschus **F3.**222
Nephrolithiasis **F1.**111, 154
Neral **F3.**824, 843
Neriagenin **F3.**234
Neriasid **F3.**239
Neridienon **F3.**239
Nerifol **F3.**239
Nerigosid **F3.**239–240
Neritalosid **F3.**240–241
Nerium, Monographie **F3.**233
Nerium indicum **F3.**233, 239
– Monographie **F3.**238
Nerium laurifolium **F3.**240
Nerium obesum **F2.**40
Nerium odorum **F3.**238
Nerium oleander **F3.**233, 241, 246–247
– Monographie **F3.**240
Nerium oleander hom., Monographie **F3.**246–247
Neriumol **F3.**239
Neriumosid **F3.**239, 241
Nerolidol **F3.**192–193
Nervonus **F5.**119
Nerylacetat **F3.**824
Neseri **F3.**461
Nesol **F5.**40
Nessel, tote **F3.**26
Nesselblumen, weiße **F3.**26
Nesselkraut **F3.**714
Nesselschön **F2.**4
Nesselwurzel **F3.**724
Nestle **F3.**711
Neticonazol, Monographie D01AC **F5.**309
Netilmicin, Pharmakokinetik **F1.**396
Netřesk stř'eni **F3.**535
Netřesk zední **F3.**535
Nettle leaves **F3.**712
Nettle potato **F3.**579
Nettle root **F3.**724
Nettle seed **F3.**712
Nettle wort **F3.**714
Netzschlauchverband **F1.**989
Netzverband **F1.**989
Neubildungen, bösartige **F1.**123
Neuer Brunnen Bad Lauchstädt **F1.**307
Neugelb extra **F5.**686
Neurodermitis atopica **F1.**126

Neuroleptanalgetika, Kleinnager, Kaninchen und Frettchen **F1.**562
Neuroleptika N05A
– Kleinnager, Kaninchen und Frettchen **F1.**561
Neusilber **F1.**824
Neusüdwales-Arrowroot **F2.**283
Nevirapin, Monographie J05AG **F5.**310
Newcastle-Krankheit-Impfstoff, Monographie QJ57G **F5.**852
Newcastle-Krankheit-Impfstoff (inakt.) **F1.**527
Ngutu **F3.**353
Niacin **F1.**36; **F2.**644; **F3.**717
– Funktion **F1.**36
– Mangelerscheinungen **F1.**36
– Resorption **F1.**36
– Überdosierung **F1.**36
– Vorkommen **F1.**36
Niacinäquivalente **F1.**36
Niao-pu-su **F3.**829
Niassoué baka **F2.**731
Niauli aetheroleum, Monographie **F3.**193
Niaulibaum **F3.**193
Niauli-Öl **F3.**192–193
Nibiol **F5.**328
Nicaethan **F4.**472
Nicaragua rubber **F2.**297
Ni-Cd-Batterien **F1.**782
Nicergolin, Monographie C04 **F5.**311
Nichtaktive Implantate **F1.**1015
Nichtaktive Medizinprodukte **F1.**1016
Nichtblutende pH-Testpapiere **F1.**600
Nicht-Hämeisen **F1.**45
Nichtionische Tenside **F1.**832
Nichtrespiratorische Wasserstoffionen **F1.**209
Nicht-Stärke-Polysaccharide **F1.**20
Nickel
– Analytik **F1.**633
– Grenz- und Richtwerte **F1.**633
Nickel-Cadmium-Knopfzellen **F1.**781
Nicocodin **F1.**479
Nicofuranose, Monographie C10AD **F5.**313
Nicomorphin **F1.**479
Nicorandil, Monographie C01D **F5.**314
Nicotiana, Monographie **F3.**249
Nicotiana acuminata **F3.**249
Nicotiana latissima **F3.**249
Nicotiana macrophylla **F3.**249
Nicotiana rustica **F3.**249
Nicotiana tabacum **F3.**249–250, 254–256
– Monographie **F3.**249
Nicotiana tabacum hom., Monographie **F3.**254
Nicotiana tabacum Rh hom., Monographie **F3.**255
Nicotianae folium, Monographie **F3.**250
Nicotin **F2.**186, 197, 292; **F3.**249–250, 717
Nicotinaldehyd, Monographie V07AZ **F5.**316
Nicotinamid **F1.**289; **F3.**165
2-(Nicotinamido)ethylnitrat **F5.**314
2-Nicotinoylaminoethyl-2-(4-chlorphenoxy)-2-methylpropionat **F5.**432
Nicotinoyl-Procain **F4.**348
Nicotinpolacrilex, Monographie N07BA **F5.**317
Nicotinresinat **F5.**317

Nicotinsäure F2.118, 395
Nicotinsäureamid F1.36
Nicotinsäureamid-Adenin-Dinucleotid *[NAD]* F1.36
Nicotinsäureamid-Adenin-Dinucleotidphosphat *[NADP]* F1.36
Nicotinsäurederivate, Lipidsenker C10AD, †B04AE
Nicotinsäurediester mit 7-(2,3-Dihydroxypropyl)-theophyllin F4.367
Nicotinsäureethylester F4.472
Nicotinsäureisopropylester F4.730
Niedere Alkohole F1.787
Niederliegende Wolfsmilch F2.639
Nielle sauvage F3.72
Nielsen-Nomogramm F1.405
Niere, Erkrankungen F1.150
Nierenerkrankungen, Diagnostik F1.363
Nierenfunktion, Diagnostika V04CH
Niereninsuffizienz F1.150
– chronische F1.151
Niespulver F3.452, 754
Nieswurz
– amerikanische F3.754
– grüne F3.754
– weiße F3.754–755
Nieswurztinktur F3.746
Nifluminsäure 2-morpholinoethylester F5.220
Nifurizon, Monographie F5.317
Nifurmazol, Monographie F5.318
Nifuroxamid, Monographie A07AX F5.318
Nifuroxazid, Monographie F5.318
Nigaki F3.384
Nigakialkohol F3.384
Nigakihemiacetal F3.385
Nigakilacton F3.384–385
Nigakinon F3.385
Niger Balsam, Verwechslung mit Copaivae balsamum F2.423
Nigeria-Ingwer F3.840
Nigrosid F3.759
NIH 7421 *[Racemoramid]* F5.491
Nikethan F4.472
Nikithan F4.472
Nilblau A, Monographie V07AZ F5.319
Nilishila F2.731
Nilutamid, Monographie L02B F5.319
Nima quassioides F3.384
Nimesulid, Monographie M01AX F5.320
Nimustin F1.267
Ninhydrin, Monographie V07AZ F5.323
Niotenside F1.832–833
Nipasol M F5.471
Nipin F3.348
Nipolept F5.758
Nipradilol, Monographie C07AA F5.324
Niranthin F3.346
Nirphyllin F3.346
Nirphyllinacetat F3.346
Nirtetralin F3.346
Nirurin F3.346
Nirvan F5.33
Nirvanil F5.714

Nisin F1.90
Nisulfazol F5.328
Nitecapon, Monographie F5.325
Nitidanin F3.829
Nitidin F3.809, 824, 826, 828–829
Nitrat F2.359; F3.19, 716, 726
– Analytik F1.622
– Grenz- und Richtwerte F1.622–623
– Vorkommen F1.622–623
Nitrat zu Nitrit, Umwandlung im Magen F1.89
Nitrazepam F1.475, 504
Nitrefazol, Monographie V03AA, V03AB F5.326
Nitrifikation F1.622
Nitrilessigsäure *[NTA]* F1.833
Nitrilotriethanol F5.676
Nitrit F1.466
– Analytik F1.624
– Grenz- und Richtwerte F1.624
– Vorkommen F1.624
Nitritocobalamin F1.37
Nitritpökelsalz F1.89
Nitrocellulose F1.814
Nitrocelluloselacke F1.814
5-Nitro-8-chinolinol F5.328
Nitroerythrit F4.444
Nitroerythrol F4.444
Nitrofurane
– Hund und Katze F1.539
– Kleinnager, Kaninchen und Frettchen F1.557
– Ziervögel F1.566
2'-(5-Nitrofurfuryliden)-4-hydroxybenzohydrazid F5.318
Nitrogen F5.586
Nitroglycerinum, Monographie F5.326
5-Nitro-8-hydroxychinolin F5.328
(*RS*)-α-[(2-Nitroimidazol-1-yl)methyl]-1-piperidinethanol F5.441
3-(2-Nitro-1-imidazolyl)-1-piperidino-2-propanol F5.441
Nitrolacke F1.811
Nitromersol, Monographie D08AK F5.327
2-Nitro-5-methyl-7-oxa-8-mercura-bicyclo[4.2.0]octa-1,3,5-trien F5.327
Nitromoschus F3.222
4'-Nitro-2'-phenoxymethansulfonamid F5.320
5'-Nitro-2'-propoxyacetanilid F4.16
N-(5-Nitro-2-propoxyphenyl)acetamid F4.16
5-Nitro-8-quinolinol F5.328
Nitrosamine F1.124
Nitroso-Verbindungen, Bildung F1.89
Nitrosulfathiazol, Monographie F5.328
Nitrosylethoxid F4.473
p-Nitro-*N*-(thiazol-2-yl)benzol-sulfonamid F5.328
Nitroxolin, Monographie G04AG F5.328
Nitur-Test F1.466
Niubangzi F2.142
Nivenolid F2.465
Nixtamaxochitl F3.651
Nkal F2.285
Nkole-ndoge F3.353
Nkoloningué F2.731

NKSF *[Natural killer cell stimulatory factor]* **F4**.691
NMP *[N-Methylpyrrolidon]* **F5**.172
Noble laurel **F3**.50
Nocloprost, Monographie **F5**.330
NOEL *[No-observed-effect-level]* **F1**.70
Nogueira de iguape **F2**.60
No-ibara **F3**.461
N-OIL **F1**.178
Noisetterose **F3**.461
Noix de Bancoul **F2**.60
Noix des Indes **F2**.60
Noix des Molluques **F2**.60
Nokonoko **F2**.304
Nolaiali **F2**.135
Nolipalme **F2**.553
Nolipalmfett **F2**.553
Nomogramm **F1**.23
– Lake-Peterson- **F1**.405
– Matzke- **F1**.405
– Moellering- **F1**.404
– Nielsen- **F1**.405
– Rambeck- **F1**.434
– Vozeh- **F1**.434
Nonacosan **F3**.650
Nonadecan **F3**.804
γ-Nonalacton **F2**.112
n-Nonan **F3**.833
Nongu **F3**.353
No-observed-effect-level *[NOEL]* **F1**.70
Noracymethadol, Monographie **F5**.331
Norbixin **F1**.77
Norcholesteroli [^{131}I]iodinati solutio iniectabilis **F4**.699
Norcodein **F1**.479
Nordamerikanische Schlangenwurzel **F2**.375
Nordazepam **F1**.476
– Monographie N05BA **F5**.331
Nordiazepam **F5**.331
Nordihydrocodein **F1**.479
Nordihydroguaiaretsäure **F3**.44–45
Nordihydroguarjaretinsäure **F3**.105
Norgestimat, Monographie G03A, G03D **F5**.332
Norlevorfanolo **F5**.333
Norlevorphanol, Monographie **F5**.333
Norlevorphanolum **F5**.333
Normalgewicht, nach Broca **F1**.3
Normangostin **F2**.772–773
Normethandrolon **F4**.652
Normethandron **F4**.652
Normocytische Anämie **F1**.35
Normorphin **F1**.479
– Monographie N02A **F5**.334
Nornicotin **F3**.249–250
Norpipanon, Monographie **F5**.335
Norsecurinin **F2**.727, 732, 735
Norsinoacutin **F2**.457
Norsulfazolum **F5**.599
Nortetrazepam, Monographie N05CD **F5**.336
(+)-Nortrachelogenin **F3**.780, 786, 789
Nortriptylinhydrochlorid, Monographie N06AA **F5**.336

Norvalamin **F4**.187
Noscapin **F3**.296
Nose-bleed **F3**.618
Notausgänge **F1**.741
Notfallplan **F1**.735
Nova **F2**.264
Novantron® **F1**.266
Noyer vénéneus **F2**.843
Nozinan **F5**.33
NSC-12165 *[Fluoxymesteron]* **F4**.535
NSC-32363 *[Valnoctamid]* **F5**.714
NSC-406239 *[Sorbitanoleat]* **F5**.573
Nsule-nsule **F3**.180
NTA *[Nitrilessigsäure]* **F1**.833
Ntaliyedongu **F3**.823
Ntiri **F3**.370
Ntona **F3**.353
Ntonde **F3**.353
Ntu **F2**.767
Nuces Fagi **F2**.690
Nuces Pistaciae **F3**.406
Nuces purgantes **F2**.898
Nuclei Pistaciae **F3**.406
Nudicaulin **F3**.286
Nudiflorin **F3**.671, 674
Nuez vomica cubana **F2**.897
Nulldiät **F1**.176
Nullpegelanalysen **F1**.599
Nullte Ordnung, Geschwindigkeitskonstante **F1**.377
Nuß/Nüsse
– Aleppo- **F3**.406
– Bankul∼ **F2**.60
– Brech∼, schwarze **F2**.888
– Buch∼ **F2**.690
– Curcas∼ **F2**.888
– falsche Kola∼ **F2**.768
– Kakung∼ **F2**.60
– Kekuna∼ **F2**.60
– Kewiri∼ **F2**.60
– Kola∼
– – falsche **F2**.768
– – männliche **F2**.768
– männliche Kola∼ **F2**.768
– Pimper∼ **F3**.405
– Piper∼ **F3**.405
– Pistaki∼ **F3**.405
– Purgier∼ **F2**.888
– schwarze Brech∼ **F2**.888
– syrische **F3**.406
Nußbaum, indischer **F2**.60
Nußbutter **F1**.173
Nußkraut **F2**.433
Nüsse, syrische **F3**.406
Nutri Twin **F1**.285
NUTRIFAT C **F1**.178
Nutriflex **F1**.285
Nux cathartica americana **F2**.888
Nyakalambe **F2**.39
Nymphensittiche **F1**.563

O

Oasil **F5.**119
Oassacú **F2.**858
Obe **F2.**40
Oberflächenbehandlung **F1.**83
Oberflächengewässer, EG-Richtlinie **F1.**651
Oberflächennahes Grundwasser **F1.**301
Oberflächenwasser
– Abwassereinfluß **F1.**648
– fischtoxische Stoffe, Überprüfung **F1.**647
– Güte, Ermittlung **F1.**647
Oberpfälzer Wald **F1.**304
Oberrheintalgraben **F1.**304
Oblepicha **F2.**848
Obligatorische Urinmenge **F1.**26
Obligatorische Verluste **F1.**9
Oblongifoliol **F2.**465–466
(–)-Oblongin **F3.**824
Obovaaldehyd **F3.**153
Obovanin **F3.**153–154
Obovatal **F3.**153
Obovatol **F3.**153
Obrazki **F2.**184
Obscurin **F3.**129
α-Obscurin **F3.**122
Obstballaststoffe **F1.**21
Obstipation **F1.**143
Occhio di cane **F2.**126
Ochinos **F3.**398
Ochmet evropsky **F3.**102
Ochsenbrechwurzel **F3.**266
Ochsenbruch **F3.**265
Ochsengalle **F1.**787
Ochsenzunge
– echte **F2.**86
– gemeine **F2.**86
Ochsenzungenblüten, Monographie **F2.**87
Ochsenzungenkraut, Monographie **F2.**87
Ochsenzungenwurzel, Monographie **F2.**90
Ocialina **F2.**667
β-Ocimen **F3.**833
(E)-Ocimen **F3.**662
cis-Ocimen **F2.**97, 99, 121
trans-Ocimen **F2.**97, 99, 121; **F3.**399
Ocimum acutum **F3.**328
Ocimum crispum **F3.**328
Ocimum frutescens **F3.**328
Ocobo **F3.**649
Ocotea mollis **F3.**233
Ocotein **F3.**232
Octacosanol **F2.**158; **F3.**781
1-Octacosanol **F2.**622

(Z,Z)-9,12-Octadecadienonsäureethylester F4.470
Octadecansäure, Zinksalz F5.749
(Z,Z)-9,12-Octadecansäure F5.42
Octadecatetraensäure F2.86−87
Octadecatriensäure F2.143
(Z,Z,Z)-9,12,15-Octadecatriensäuremethylester F5.164
11-Octadecensäure F2.196
(Z)-9-Octadecenyl(Z)-9-octadecenoat F5.342
(+)-(1R,4aS,10aR)-1,2,3,4,4a,9,10,10a-Octahydro-1,4a-dimethyl-7-(1-methylethyl)-6-sulfo-1-phenan-threncarbonsäure, Natriumsalz Pentahydrat F4.405
(4aR)-trans-4,4a,5,6,7,8,8a,9-Octahydro-5-propyl-1H-pyrazolo[3,4-g]chinolin F5.487
δ-Octalacton F2.403, 405
Octaldehyd F5.341
n-Octan F2.115
Octanal, Monographie V07AT, V07AZ F5.341
Octansäure, Monographie V07AZ F5.341
Octomitus F1.581
Octyl Dimethyl-PABA F1.766
Octyl Methoxycinnamate F1.766
Octyl Triazone F1.765−766
Octylaldehyd F5.341
Octylenglycol F4.467
Octylsäure F5.341
Odenwald F1.304
Odermennig
− behaarter F2.48
− großer F2.51
− kleiner F2.45
− wohlriechender F2.51
Odermennigkraut F2.46
− Monographie F2.46
Odije F3.353
Odontosid F3.759
Odoracin F2.490, 493
Odoratin F2.490
Odorosid F2.296; F3.239−241
Odorosid G F2.42
Oeil du soleil F3.618
Oeillete F3.289
Oenanthe, Monographie F3.257
Oenanthe apiifolia F3.260
Oenanthe aquatica F3.258−260
− Monographie F3.258
Oenanthe aquatica hom., Monographie F3.260
Oenanthe-aquatica-Früchte F3.259
Oenanthe crocata F3.261−262
− Monographie F3.260
Oenanthe crocata hom., Monographie F3.261−262
Oenanthe giganthea F3.258
Oenanthe phellandrium F3.258
Oenanthe safranée F3.260
Oenanthetol F3.261
Oenantheton F3.261
Oenanthotoxin F3.261
− Gehaltsbestimmung F3.261
Oettingscher Lack F3.402
Officinalisäure F3.33
Offizin F1.742

Ogolu F2.767
O'Haip F2.42
Ohrenschutz gegen Geräusche F1.843
Ohsawa, George F1.173
Oil of American wormseed F2.345
Oil of angelica F2.108
Oil of calamus F2.19
Oil of cascarilla F2.455
Oil of laurel leaves F3.57
Oil palm F2.547, 552
Oil of rose F3.456
Oil of tansy F3.631
Oil of water fennel F3.258
Okant F3.832
Okera F2.215
Ökologischer Landbau F1.177
− in der EU F1.595
Ökolytik F1.600
Okor F3.832
OKT 3 [Muromonab-CD3] F5.227
Okwang'ilogo F2.285
Öl
− Abrasin∼ F2.62
− ägyptisches Rosen∼ F3.457
− Aleurites-cordata-Samen∼, Monographie F2.54
− Aleurites-fordii-Samen∼, Monographie F2.58
− Aleurites-moluccana-Samen∼, Monographie F2.61
− Aleurites-montana-Samen∼, Monographie F2.62
− Aleurites-trisperma-Samen∼, Monographie F2.63
− Allylsenf∼ F4.50
− amerikanisches Wurmsamen∼ F2.345
− Anda-assy- F2.901
− Angelica-archangelica-Frucht∼, Monographie F2.98
− Angelicasamen∼ F2.98
− Angelika∼ F2.108
− ätherisches Rosen∼ F3.456
− Bagilumbang- F2.63
− Baguilumbang- F2.63
− Bakoly- F2.61
− Bankulnuß∼ F2.61
− Baum∼, ostasiatisches F2.58
− Baumwollsamen∼, Verfälschung von Aleurites-fordii-Samenöl F2.58
− Benzylsenf∼ F2.898
− Bergbohnenkraut∼ F3.524
− Birkenteer∼ F1.99
− Birnen∼ F4.81
− Bittermandel∼grün F5.94
− Bohnenkraut∼ F3.523
− Braunscheidt∼ F2.471, 655
− − nach Dr. Tienes F2.471
− Brenn∼ F2.54; F3.508
− Bucheckern∼ F2.691, 693
− Buchenkern∼ F2.693
− bulgarisches Rosen∼ F3.456
− Cajeput∼ F3.192
− Camul∼ F3.174
− Canari∼ F2.271
− Candlenuß∼ F2.61

Öl

- Cascarill~, Monographie F2.455
- Catalpa~, chinesisches F2.313
- Cayant~ F2.553
- ceres mct Diät-Speise~ F1.135
- Ceylon~ F2.404
- Chaulmoogra~ F2.864
- Chenopodium-, Monographie F2.345
- chinesisches Catalpa~ F2.313
- chinesisches Holz~ F2.57–58, 62
- chinesisches Holz~Typ F F2.58
- chinesisches Holz~Typ M F2.62
- Cochin~ F2.404
- Copaiva~ F2.422
- Copaivabalsam~ F2.422
- Croton~ F2.459, 461
- Croton~-Faktor F2.461
- Croton-penduliflorus-Samen~, Monographie F2.467
- Curcas~ F2.891
- Distel~ F1.163
- Elaeis-guineensis-Palm~
- – Monographie F2.549
- – Special Quality F2.550
- – Zaire Special Prime Bleach F2.550
- Elaeis-guineensis-Palmkern~
- – Monographie F2.549
- – Typ dura F2.549
- – Typ pisifera F2.549
- – Typ tenera F2.549
- Elaeis-oleifera-Palm~, Monographie F2.553
- Elaeis-oleifera-Palmkern~, Monographie F2.553
- Elaeococca~ F2.58
- Erdnuß~, Verfälschung von Aleurites-fordii-Samenöl F2.58
- Eucalyptus~, Verfälschung von Melalaeuca-cajuputi-Öl F3.188
- Fisch~ F1.139
- fraktioniertes Palmkern~ F2.549, 551
- französisches Rosen~ F3.456
- Geranium~, Verfälschung von Rosae aetheroleum F3.457
- Gewürz~ F1.83
- Granatill~ F2.471
- Hanf~, Verfälschung von Aleurites-fordii-Samenöl F2.58
- Harz~, Verfälschung von Aleurites-fordii-Samenöl F2.58
- Holz~ F2.58
- – chinesisches F2.57, 62
- – japanisches F2.57–58, 62
- – Typ F, chinesisches F2.58
- – Typ M, chinesisches F2.62
- Holzstand~ F2.59
- Hydnocarpus~ F2.864–865
- Hydroxysansho~ F3.822
- Ingwer- F3.843
- japanisches Holz~ F2.54
- Jatropha~ F2.891
- Jatropha-curcas-Samen~, Monographie F2.891
- Joannesia~ F2.901
- Kajeput~ F3.187, 191
- Kalappa~ F2.404

- Kalmus~ F2.19
- kaltgepreßtes Weizenkeim~ F3.682
- – entsäuert F3.682
- Kampfer~, Verfälschung von Melaleuca-cajuputi-Öl F3.188
- Kelun~ F2.61
- Klettenwurzel~ F2.151
- Kokos~ F2.404
- Kokosnuß~, Verfälschung von Elaeis-guineensis-Palmkernöl F2.549
- Königs~ F3.762
- Kroton~, Monographie F2.471
- Lackbaum~ F2.58
- Landwalnuß- F2.61
- Laurus-azorica-
- – Monographie F3.50
- – fettes F3.50
- Laurus-nobilis-Blatt~, Monographie F3.57
- Lein~, Verfälschung von Aleurites-fordii-Samenöl F2.58
- Lichtnuß~ F2.61
- Linaloe~ F2.256
- – mexikanisches F2.256
- Lorbeer~ F3.59
- Lorbeerblatt~ F3.57
- Lucabro~ F2.864
- Lumbang- F2.61
- – malayisches F2.58
- – weiches F2.63
- Maiskeim~ F1.12
- Malefiz~, nach Pfarrer Kneipp F2.471
- Manila~ F2.404
- marokkanisches Rosen~ F3.456
- Medizinal-Terpentin~ F5.629
- Melaleuca-cajuputi-, Monographie F3.187
- Melaleuca-decora-, Monographie F3.189
- Melaleuca-genistifolia- F3.189
- Melaleuca-leucadendra-, Monographie F3.191
- Melaleuca-quinquenervia-, Monographie F3.192
- mexikanisches Linaloe~ F2.256
- Mineral~
- – Analytik F1.620
- – Grenzwerte F1.620
- – Verfälschung von Aleurites-fordii-Samenöl F2.58
- Mohn~ F3.309
- – Monographie F3.310
- Mu- F2.62
- Mullilam~ F3.821
- Niauli- F3.192–193
- Ölfirnisbaum~ F2.58
- ostasiatisches Baum~ F2.58
- Palm~ F1.12; F2.549
- Palmarosa~, Verfälschung von Rosae aetheroleum F3.457
- Palmkern~, fraktioniertes F2.549, 551
- Paraffin~
- – Verfälschung von Aleurites-fordii-Samenöl F2.58
- – Verfälschung von Copaivae balsamum F2.423
- Perilla~, Verfälschung von Aleurites-fordii-Samenöl F2.58

Öl

- pflanzliche, trocknende **F1.809**
- Pili~ **F2.271**
- Purgiernuß~ **F2.891**
- Rainfarn~ **F3.631**
- Rizinus~, Verfälschung von Aleurites-fordii-Samenöl **F2.58**
- Rosen~ **F3.456**
- – ägyptisches **F3.457**
- – ätherisches **F3.456**
- – bulgarisches **F3.456**
- – französisches **F3.456**
- – marokkanisches **F3.456**
- – türkisches **F3.456**
- Rüb~, Verfälschung von Aleurites-fordii-Samenöl **F2.58**
- Sansho~ **F3.831**
- a-Sansho~ **F3.826**
- γ-Sansho~ **F3.833**
- Sapium-sebiferum-Samen~, Monographie **F3.508**
- Satureja-montana- **F3.524**
- Senf~ **F4.50**
- Sesam~
- – Verfälschung von Aleurites-fordii-Samenöl **F2.58**
- – Verfälschung von Triticum-aestivum-Keimöl **F3.682**
- Sojabohnen~, Verfälschung von Aleurites-fordii-Samenöl **F2.58**
- Sonnenblumen~ **F1.163**
- – Verfälschung von Aleurites-fordii-Samenöl **F2.58**
- Spezial-Weizenkeim~ **F3.682**
- Stein~ **F5.416**
- Stillingia~ **F3.508**
- – Verfälschung von Aleurites-fordii-Samenöl **F2.58**
- Tabaksamen~, Verfälschung von Aleurites-fordii-Samenöl **F2.58**
- Talgbaumsamen~, Verfälschung von Aleurites-fordii-Samenöl **F2.58**
- Tecoma-chrysantha-Holz~, Monographie **F3.649**
- Teebaum~ **F3.183**
- Teesamen~, Verfälschung von Aleurites-fordii-Samenöl **F2.58**
- Terpentin~
- – Monographie **V07AZ F5.629**
- – Verfälschung von Calami aetheroleum **F2.19**
- – Verfälschung von Copaivae balsamum **F2.423**
- – Verwechslung mit Aleurites-fordii-Samenöl **F2.58**
- Triticum-aestivum-Keim~, Monographie **F3.682**
- Tung~ **F2.58**
- türkisches Rosen~ **F3.456**
- ungarisches Ysop~ **F2.870**
- Wacholderbeer~ **F1.99**
- Wartara- **F3.819**
- Wasserfenchel~ **F3.258**
- weiches Lumbang~ **F2.63**
- Weizenkeim~ **F3.682**
- – kaltgepreßtes **F3.682**
- – kaltgepreßtes entsäuert **F3.682**

- – spezial **F3.682**
- Wurmsamen~, amerikanisches **F2.345**
- Ysop~ **F2.870**
- – – ungarisches **F2.870**
- Ol oissugu **F3.823**
- Old man's beard **F2.352**
- Öle, pflanzliche, trocknende **F1.809**
- Oleagenin **F3.234**
- Oleander **F3.240**, 246–247
- – duftender **F3.238**
- – wohlriechender **F3.238**
- Oleander hom., Monographie **F3.247**
- Oleanderblätter **F3.240**
- – Monographie **F3.240**
- Oleanderen **F3.237**
- Oleanderol **F3.237**, 241
- Oleanderpulver, eingestelltes **F3.242**
- Oleandersäure **F3.237**
- Oleanderwurzel, indische, Monographie **F3.239**
- Oléandre **F3.240**
- Oleandri folium, Monographie **F3.240**
- Oleandri pulvis normatus **F3.242**
- Oleandrigenin **F2.40**; **F3.234**
- – glucosid **F3.239**, 241
- Oleandrin **F3.240**–241
- Oleandro **F3.240**
- D-Oleandrose **F3.234**
- Oleanoglykotoxin-A **F3.370**
- Oleanolsäure **F2.195**, 816, 872; **F3.141**, 237, 370, 400, 404–405, 416, 424, 460, 520, 522, 526, 544, 707, 717, 725, 772, 775
- Oleanonsäure **F3.404**
- Oleasid **F3.241**
- Oleasid E **F3.235**, 237
- a-Olefinsulfonat(e) **F1.832**, 879
- Olejek tatarakowy **F2.19**
- Oleoresin **F1.79**
- Oleorésine de copahu **F2.423**
- OLESTRA **F1.178**
- Oleum Angelicae **F2.108**
- – Monographie **F2.108**
- – Verfälschung von Angelica-archangelica-Fruchtöl **F2.98**
- Oleum Angelicae fructus **F2.98**
- Oleum Bardanae **F2.151**
- Oleum Cajeputi **F3.188**
- Oleum Cajeputi rectificatum **F3.188**
- – Monographie **F3.188**
- Oleum Calami **F2.19**, 31
- Oleum Cascarillae **F2.455**
- Oleum Chaulmoograe **F2.864**
- Oleum Chenopodii anthelmintici **F2.345**
- Oleum Cocos **F2.404**
- Oleum Cocos, Monographie **F2.404**
- Oleum Cocosis **F2.404**
- Oleum Copaivae **F2.422**
- Oleum Crotonis **F2.471**
- Oleum Dryandrae **F2.58**
- Oleum Fagi empyreumaticum **F2.694**
- Oleum Fagi empyreumaticum depuratum **F2.694**
- Oleum Fagi silvaticae **F2.691**, 693
- Oleum Fici infernale **F2.891**

Oleum Garciniae F2.767
Oleum Hydnocarpi F2.865
Oleum infernale F2.891
Oleum Jatrophae F2.891
Oleum Joannesiae F2.901
Oleum Lauri F3.59
Oleum Lauri aetheroleum e. foliis F3.57
Oleum Lauri expressum F3.59
Oleum Lauri foliorum F3.57
Oleum Linaloes, Monographie F2.256
Oleum Melaleucae F3.183
Oleum Palmae F2.549
Oleum Papaveris F3.309
Oleum Papaveris Seminis F3.309
Oleum Phellandri F3.258
Oleum Phellandri aquatici F3.258
Oleum Pinhoen F2.898
Oleum Ricini majoris F2.891
Oleum Rosae F3.456
Oleum Rosarum F3.456
Oleum Sapii sebiferi F3.510
Oleum Saturejae (hortensis) F3.523
Oleum Saturejae (montanae) F3.524
Oleum Sinapis F4.50
Oleum Stillingiae F3.508
Oleum Tanaceti F3.631
Oleum Terebinthinae F5.629
Oleum Tiglii F2.471
Oleum Tilli F2.471
Oleum Tritici F3.682
Oleum Vicini majoris F2.891
Oleylis oleas F5.342
Oleyloleat, Monographie F5.342
Ölfirnisbaumöl F2.58
Ölharz
– Bursera-acuminata-, Monographie F2.256
– Bursera-fagaroides-, Monographie F2.257
– Bursera-graveolens-, Monographie F2.258
– Bursera-gummifera-, Monographie F2.258
– Bursera-leptophloes-, Monographie F2.260
– Bursera-microphylla-, Monographie F2.260
– Bursera-tomentosa-, Monographie F2.261
– Canarium-schweinfurthii-, Monographie F2.275
Olibanum
– Monographie F2.246, 248
– Verfälschung von Asa foetida F2.701
– Verfälschung von Mastix F3.400
Olibanum hom., Monographie F2.248, 251
Olibanum electum F2.246
Olibanum in sortis F2.246
Olio de Chenopodio F2.345
Olio di crotontiglio F2.471
Olio di lauro F3.59
Olio di legno F2.58
Olitorisid F2.432–433, 435
Olivastro F2.498
Olivella F2.499
Olivello spinoso F2.848
Olivera F2.500
Ölkitt F1.800
Olmagran F4.640
Olmidin, Monographie F5.343

Ölpalme F2.547
– afrikanische F2.547
– amerikanische F2.553
– schwarzkernige F2.553
Öl-Perilla F3.328
Olsalazin, Natriumsalz, Monographie A07EC F5.343
Olsalazin-Dinatrium F5.343
Ölsäure F1.12; F2.54, 59, 61–63, 122, 143, 154, 156, 159, 162, 196, 202–204, 206, 646, 767; F3.109, 229, 370, 397, 406, 428, 682, 771, 818
Ölsäureoleylester F5.342
Oltuotu F3.616
ω-3-Eicosapentaensäure [EPA] F1.58
Omega-3-Fettsäuren, in Fischöl F1.109
Omeprazol, Natriumsalz, Monographie A02BC F5.344
Omnoponum F3.298
Omoconazolnitrat, Monographie D01AC F5.346
Oncovin F1.268
Ondansetron, Monographie A04A F5.347
One-berry F3.314
Ongokat F3.823
Onjam F2.135
α-Onocerin F3.123, 128, 264–267
Onocerol F3.267
Onocol F3.263, 267
α-Ononcerin F3.263–264
Ononidis radix, Monographie F3.266
Ononin F3.267
Ononis, Monographie F3.263
Ononis alepecuroides F3.263
Ononis antiquorum F3.266
Ononis arvensis F3.265
Ononis biflora F3.263
Ononis campestris F3.265
Ononis cenisia F3.263
Ononis hircina F3.266
Ononis laxiflora F3.263
Ononis minutissima F3.263
Ononis mitissima F3.263
Ononis natrix F3.263
Ononis ornithopodioides F3.263
Ononis pubescens F3.263
Ononis pusilla F3.263
Ononis reclinata F3.263
Ononis repens F3.266
Ononis rotudinfolia F3.263
Ononis spinosa F3.263, 266, 268–270
– Monographie F3.265
Ononis spinosa hom., Monographie F3.268, 270
Ononis spinosa ssp. antiquorum F3.266
Ononis spinosa ssp. arvensis F3.266
Ononis spinosa, äthanol. Decoctum hom., Monographie F3.269
Ononis spinosa ssp. maritima F3.266
Ononis spinosa ssp. spinosa F3.266
Ononis subspicata F3.263
Ononis viscosa F3.263
Ononis vulgaris F3.265
Ononis vulgaris ssp. campestris F3.265

Onopordon acanthium, Verfälschung von Croci stigma **F2.440**
Onopordopicrin **F2.146**
Onopordum acanthium, Verfälschung von Cnici benedicti herba **F2.389**
Onssol **F2.203**
Oo wong lin **F3.387**
Oodinium limneticum **F1.579**
Oodinium ocellatum **F1.579**
Oodinium pillularis **F1.579**
Ooshak **F2.531**
OP-Abdeckung **F1.1009**
O_2-Partialdruck, Messung **F1.340**
Operationssets **F1.1009**
OP-Gesichtsmasken **F1.1010**
OP-Handschuhe **F1.1010**
OP-Hauben **F1.1010**
Ophelia alata, Verfälschung von Chiratae indicae herba **F3.584**
Ophelia angustifolia, Verfälschung von Chiratae indicae herba **F3.584**
Ophelia chirata **F3.584**
Ophelia japonica **F3.587**
Ophrysanin **F3.272–273**
Ophthalmologika **S01**
- Antiallergika **S01G**
- Antiinfektiva **S01A**
- antiinflammatorisch wirkende **S01B**
- chirurgische Hilfen **S01K**
- Dekongestionsmittel **S01G**
- – Sympathomimetika **S01GA**
- Diagnostika **S01J**
- Glaukommittel **S01E**
- – Betablocker **S01ED**
- – Carboanhydrasehemmer **S01EC**
- – Parasympathomimetika **S01EB**
- – Sympathomimetika **S01EA**
- Lokalanästhetika **S01H, S01HA**
- Mydriatika **S01F**
- Zykloplegika **S01F**
Opialum **F3.298**
Opiate **F1.478, 483**
- DC-Screening **F1.507**
- Hund und Katze **F1.545**
Opiatnachweis **F1.478**
Opii pulvis normatus **F3.298**
Opii tinctura **F3.298**
Opii tinctura normata **F3.298**
Opioide **N02A**
- Antitussiva **R05DA**
- Hustenblocker **R05DA**
Opipramol, Monographie **N06AA F5.349**
Opium **F3.293, 310**
- Monographie **F3.293**
- ägyptisches **F3.295**
- bengalisches **F3.295**
- chinesisches **F3.295**
- eingestelltes **F3.298**
- eingestelltes verdünntes **F3.298**
- indisches **F3.294**
- iranisches **F3.295**
- kleinasiatisches **F3.294**

- mazedonisches **F3.295**
- persisches **F3.295**
- türkisches **F3.294**
Opium hom., Monographie **F3.310**
Opium concentratum **F3.298**
Opium crudum **F3.293**
Opium frigidum **F3.23**
Opium nativum **F3.293**
Opium officinal **F3.293**
Opium-poppy **F3.289**
Opium thebaicum **F3.293, 295**
Opium titratum **F3.298**
Opiumextrakt **F3.298**
Opiumpulver, eingestelltes **F3.298**
Opiumtinktur **F3.298**
- eingestellte **F3.298**
OP-Kleidung **F1.1010**
Oplopanax elatus, Verwechslung mit Eleutherococci radix **F2.560**
Oppio **F3.293**
Oppio brutto **F3.293**
Opsin **F1.30**
Optische Aufheller **F1.835**
Optische Drehung **F1.290**
Opulus glandulosus **F3.771**
Opulus vulgaris **F3.771**
Orale Antidiabetika
- Alphaglucosidasehemmer **A10BF**
- Biguanide **A10BA**
- α-Glucosidasehemmer **A10BF**
- Sulfonamide, heterocyclische **A10BC**
- Sulfonylharnstoffe **A10BB**
- Thiazolindione **A10BG**
Orale Einzeldosis **F1.383**
Orale Initialdosis **F1.383**
Orale Mehrfachdosierung **F1.383**
Oralpädon **F1.138**
Orange III **F5.166**
Orange IV **F5.686**
Orange apocynum **F2.198**
Orange flavor **F5.40**
Orange GS **F5.686**
Orange N **F5.686**
Orange swallow root **F2.198**
Orangeat **F1.91**
Orangegelb S, Monographie **V07AZ F5.350**
Orazamid, Monographie **A05BA F5.351**
Orchicyanin **F3.272, 276–281**
Orchicyanin II **F3.275**
Orchinol **F3.272, 278**
Orchis, Monographie **F3.271**
Orchis amoena **F3.281**
Orchis angustifolia **F3.275**
Orchis basilica **F3.277**
Orchis Biermanii **F3.277**
Orchis bifolia **F3.271, 282, 408**
Orchis brachiata **F3.280**
Orchis brûlé **F3.281**
Orchis buffon **F3.278**
Orchis cimicina **F3.272**
Orchis Columnae **F3.281**
Orchis comosa **F3.276–277**

Orchis coriophora, Monographie **F3.**272
Orchis crenulata **F3.**278
Orchis divaricata **F3.**275
Orchis ensifolia **F3.**276
Orchis extensa **F3.**275
Orchis fétide **F3.**272
Orchis fistulosa **F3.**276
Orchis à fleurs carneés **F3.**275
Orchis fragrans **F3.**272
Orchis Fuchsii **F3.**277
Orchis fusca **F3.**280
Orchis galeata **F3.**278
Orchis haematodes **F3.**275
Orchis imbricata **F3.**281
Orchis incarnata **F3.**271, 275
– Monographie **F3.**275
Orchis italica **F3.**280
Orchis lanceata **F3.**275
Orchis latifolia **F3.**271, 275
– Monographie **F3.**275
Orchis laxiflora **F3.**279
– Monographie **F3.**276
Orchis lithuanica **F3.**275
Orchis longibracteata **F3.**277
Orchis macer **F3.**280
Orchis maculata **F3.**271, 277
– Monographie **F3.**277
Orchis maculatus, Verwechslung mit Ari maculati rhizoma **F2.**188
Orchis majalis **F3.**276
Orchis de marais **F3.**279
Orchis mascula **F3.**271, 273
– Monographie **F3.**277
Orchis maxima **F3.**280
Orchis mediterranea **F3.**279
Orchis militaire **F3.**278
Orchis militaris **F3.**271
– Monographie **F3.**278
– Verwechslung mit Ari maculati rhizoma **F2.**188
Orchis mimusops **F3.**278
Orchis mixta **F3.**275, 277
Orchis monticola **F3.**276
Orchis morio **F3.**271
– Monographie **F3.**278
– Verwechslung mit Ari maculati rhizoma **F2.**188
Orchis ovalis **F3.**277
Orchis pallens **F3.**271
– Monographie **F3.**279
Orchis palmata **F3.**276
Orchis palmé des marais **F3.**276
Orchis palustris **F3.**276
– Monographie **F3.**279
Orchis papilionacea, Monographie **F3.**280
Orchis platychila **F3.**276
Orchis pourpré **F3.**280
Orchis purpurea **F3.**271
– Monographie **F3.**280
Orchis Rivini **F3.**278
Orchis sambucina **F3.**271
Orchis signifer **F3.**278
Orchis simia **F3.**281
– Monographie **F3.**280

Orchis solida **F3.**277
Orchis strictifolia **F3.**275
Orchis sulphurea **F3.**279
Orchis Tabernaemontani **F3.**276
Orchis taurica **F3.**281
Orchis tephrosanthos **F3.**280
Orchis tharandina **F3.**276
Orchis tridentata **F3.**271
– Monographie **F3.**281
Orchis ustulata **F3.**271
– Monographie **F3.**281
Orchis variegata **F3.**281
Orchis zoophora **F3.**280
Orchisknollen **F3.**273
Orcinol **F2.**611
Orcinolglucosid **F2.**611
Ordeal bean **F3.**353
Oreille de diable **F2.**538
Oreille de géant **F2.**141
ORF-11676 *[Nalmefen]* **F5.**246
ORF-17070 *[Histrelin]* **F4.**629
Org-770 *[Mirtazepin]* **F5.**190
Org-9426 *[Rocuroniumbromid]* **F5.**529
Org-32489 *[Follitropin beta]* **F4.**547
Organoleptische Prüfungen **F1.**458
Org-OD-14 *[Tibolon]* **F5.**643
Orgotein, Monographie M01AX **F5.**351
Oriental cockroach **F2.**238
Orientalin **F2.**170
Orientalische Schabe **F2.**238
Orientalischer Steinklee **F3.**198
Orientin **F2.**186; **F3.**781
Orinata **F3.**832
Oripavin **F3.**296
Orlistat, Monographie A08AB **F5.**354
Ormaplatin, Monographie L01X **F5.**356
Ormocere **F1.**810, 812
Orn *[Ornithin]* **F5.**356
L-(+)-Ornithin, Monographie **F5.**356
L-Ornithin-L-aspartat, Monographie A05BA **F5.**357
L-Ornithinhydrochlorid, Monographie **F5.**358
L-Ornithinmonohydrochlorid **F5.**358
Ornithonyssus sylviarum **F1.**570
Orogbo **F2.**767
Orogbo-Kola **F2.**767
Oronge cigue vert **F2.**70
Oronthium cochinchinensis **F2.**18
Orphenadin **F5.**359
Orphenadrin, Monographie M03B **F5.**359
Orris **F2.**875–876, 878
Orris absolute **F2.**879
Orris root **F2.**878
Orthophenylphenol **F1.**91
Orthophosphorsäure **F5.**428
Orthosporum anthelminticum **F2.**349
Ortica bianca **F3.**26
Ortica maschio **F3.**711
Ortica minore **F3.**732
Ortica che non punge **F3.**26, 31
Ortica piccola **F3.**732
Orticone **F3.**711

Ortie blanche **F3.**26
Ortie brulante **F3.**711, 732
Ortie dioique **F3.**711
Ortie grieche **F3.**732
Ortie de l'Inde **F2.**5
Ortie mechante **F3.**711
Ortie morte **F3.**26, 31
Ortie rouge **F3.**31
Ortiga blanca **F3.**26
Ortiga mayor **F3.**711
Ortiga morta **F3.**26
Os siaiti **F2.**2
Osateronacetat, Monographie L02B **F5.**360
O-shishi-udo **F2.**111
Osier rouge **F3.**483
Osmo-Color-Holzimprägnierung **F1.**797
Osmolalität **F1.**510
Osmoregulation **F1.**40
Osmotische Lücke **F1.**510
Osmotisches Gleichgewicht, Erhaltung **F1.**23
Ossa Sepiae **F3.**540
– Monographie **F3.**540
Ossentong bloesem **F2.**87
Ossentong kruid **F2.**87
Ossentong wortel **F2.**90
Ostamerikanischer Trompetenbaum **F2.**308
Ostasiatisches Baumöl **F2.**58
Osteomalazie **F1.**31, 125–126
– Hund und Katze **F1.**541
Osteoporose **F1.**125
– Hund und Katze **F1.**541
Osterblümli **F2.**608
Ostereierfarben, Naturstoffe **F1.**819
Osterluze **F2.**171
Osterluzei **F2.**171
– runde **F2.**179
Osterluzeikraut **F2.**171
Osterluzeiwurzel, runde **F2.**179
Österreichisches Alpenvorland **F1.**305
Osthenol **F2.**99, 103
Osthol **F2.**92, 99, 103, 114, 118
– Gehaltsbestimmung **F2.**115
Ostindisches Dammar(harz) **F3.**546
Ostindisches Kino **F3.**414
Ostwestfälisches Bergland **F1.**304
Otaheite gooseebery **F3.**339
Otenzepad, Monographie **F5.**363
Otimerat, Monographie **F5.**365
O-Tinke **F3.**306
Otologika S02
– Antiinfektiva S02A, S02AA
– Corticosteroide S02B, S02BA
Otosma aethiopica **F3.**808
Otu der bule **F2.**275
Ouabagenin **F2.**16
Ouabain **F2.**18
Ouabaïo-Baum **F2.**17
Ouo **F3.**832
Ourouparia enormis **F3.**697
Ourouparia formosana **F3.**697
Ourouparia guianensis **F3.**696
Ourouparia polycephala **F3.**706

Ourouparia rhynchophylla **F3.**699
Ouzuwo **F2.**38
Ovatestin **F4.**535
Ova-Testryl **F4.**535
Ovi-atufio **F3.**832
Ovidia, Monographie **F3.**283
Ovidia parviflora **F3.**283
Ovidia pillo-pillo, Monographie **F3.**283
Ovidia-pillo-pillo-Rinde, Monographie **F3.**283
Ovidia pillopillo **F3.**283
Ovo-lakto-vegetabil **F1.**174
Ovulationsstimulantien, Hormone G03G
Owalii **F2.**213
Owka **F3.**649
Owl's foot **F2.**168
Oxaceprol, Monographie D11AX, M01AX **F5.**365
2-Oxachlormachinonacetat **F5.**360
Oxalacetat **F1.**18
Oxalaldehyd **F4.**598
Oxalat **F2.**691; **F3.**362
Oxaliplatin, Monographie L01X **F5.**366
Oxalsäure **F1.**42; **F2.**545, 691
– Diammoniumsalz Monohydrat **F4.**76
Oxalsäuregehalt, Lebensmittel **F1.**154
Oxametacin, Monographie M01AB **F5.**367
Oxammoniumhydrochlorid **F4.**651
Oxaprozin, Monographie M01AE **F5.**369
Oxazepam **F1.**476, 504
Oxazidion, Monographie **F5.**370
Oxazolam **F1.**476, 504
Oxcarbazepin
– Monographie N03AF **F5.**370
– Pharmakokinetik **F1.**450
Oxetoron, Monographie N02CX **F5.**372
Oxfenicin, Monographie **F5.**373
Oxhygrinsäure **F2.**458
Oxicame
– Antiphlogistika M01AC
– Antirheumatika M01AC
Oxichinolini sulfas **F4.**241
Oxicinchofen **F5.**384
β-Oxidation **F1.**18
Oxidierbarkeit **F1.**614
1,4-Oxidobutan **F5.**634
Oxifenciclimin **F5.**385
Oxifentorexhydrochlorid, Monographie A08AA **F5.**374
Oxilapin **F5.**66
Oxinsulfat **F4.**241
Oxiracetam, Monographie N06BX **F5.**375
Oxitol **F4.**461
Oxitriptan, Monographie N06AX **F5.**377
Oxoalkoholpolyethylenglykolether **F1.**880
$(-)$-N-[(2S)-4-Oxo-2-azetidinylcarbonyl]-L-histidyl-L-polinamid **F4.**126
(RS)-2-(10-Oxo-10,11-dihydrodibenzo[b,f]thiepin-2-yl)propionsäure **F5.**740
7-Oxogedunin **F2.**823
2-Oxoglutarsäure, Monographie A05BA **F5.**380
3-Oxo-L-gulofuranolacton **F5.**258
3-Oxo-L-gulonsäure-γ-lacton, Calciumsalz **F4.**196
α-Oxo-p-(4-hydroxyphenyl)propionsäure **F4.**653

(±)-2-[p-(1-Oxo-2-isoindolinyl)phenyl]buttersäure
   F4.687
Oxomemazin
– Monographie R06A F5.381
– hydrochlorid, Monographie R06A F5.382
2-(1-Oxo-2(1H)-naphthalenyliden)hydrazincarboxamid F5.245
2-Oxopentandisäure F5.380
2-Oxo-1,5-pentandisäure F5.380
4-Oxopentansäure F5.15
5-(4-Oxo-1-phenoxy-4H-chinozilin-3-carboxamido)-tetrazol, Natriumsalz Monohydrat F5.485
2,2-[(4-Oxo-2-phenyl-4H-1-benzopyran-5,7-diyl)bis(oxyl)]diessigsäure F4.517
[(4-Oxo-2-phenyl-4H-1-benzopyran-5,7-diyl)dioxy]-diessigsäure F4.517
(4-Oxo-2-phenyl-4H-chromen-5,7-diyldioxy)diessigsäure F4.517
5-Oxo-L-prolyl-L-histidyl-L-tryptophyl-L-seryl-L-tyrosyl-3-(2-naphthyl)-D-alanyl-L-leucyl-L-arginyl-L-propylglycinamid F5.243
(R)-3-[(S)-5-Oxoprolyl]-4-thiazolidincarbonsäure
   F5.435
α-Oxo-propan-α,γ-dicarbonsäure F5.380
2-Oxo-1-pyrrolidin-1-(2',6'-dimethylacetanilid)
   F5.307
(RS)-2-(2-Oxopyrrolidinyl)butyramid F4.474
(R)-3-[(S)-(5-Oxo-2-pyrrolidinyl)carbonyl]thiazolidin-4-carbonsäure F5.435
1-[2-Oxo-2-(1-pyrrolidinyl)ethyl]-4-[1-oxo-3-(3,4,5-trimethyloxyphenyl)-2-propenyl]piperazin
   F4.261
[[2-Oxo-2-[(tetrahydro-2-oxo-3-thienyl)amino]ethyl]thio]essigsäure F4.443
N-[4-Oxo-2-(1H-tetrazol-5-yl)-4H-1-benzopyran-8-yl]-4-(4-phenylbutoxy)benzamid F5.459
(±)-[(2-Oxo-3-thionlanylcarbamoyl)methylthio]-essigsäure F4.443
11-Oxotriakontansäure F3.309
4-[1-Oxo-3-(3,4,5-trimethoxyphenyl)-2-propenyl]-1-piperazinessigsäure F4.261
4-Oxovalerinasäure F5.15
γ-Oxy-α-aminopimpelinsäure F2.207
Oxybutynin
– Monographie G04BD F5.382
– hydrochlorid, Monographie G04BD F5.382
Oxycarpus cochinensis F2.762
Oxycarpus indica F2.766
Oxychinol F4.241
Oxychinolinsulfat F4.241
Oxycinchophen, Monographie M01CA F5.384
Oxyclipin, Monographie F5.384
Oxycodon F1.480
Oxydolantin F4.653
Oxygenium F5.557
Oxymetazolinhydrochlorid, Monographie R01AA
   F5.384
Oxymorphon F1.480
Oxymyristinsäure F2.99
Oxynarcotin F3.296
15-Oxypentadecanlacton F2.108
Oxypethidin F4.653

Oxypeucedanin F2.97, 99, 112, 114, 118
Oxyphencyclimin, Monographie A03A F5.385
Oxypolygelatine F1.225
Oxytocika, Hund und Katze F1.551
Oxytocin F1.545
Oxyuren F1.558
Ozagrel, Monographie F5.386
Ozon F1.872
Ozonabbau F1.696

P

Pa **F2.**211
Pachycarpus schinzianus **F3.**795
Pachygenol **F3.**797
Pachylobus edulis, Verwechslung mit Resina Elemi **F2.**272
Pachylobus hexandrus **F2.**255
Pacl **F2.**319
Paclitaxel, Monographie L01C **F5.**387
Padang-Dammar **F3.**546
Padauk **F3.**413
Padaukholz **F3.**413
Pädiatrische Mischinfusionen **F1.**272
Pad(o)ukholz **F3.**413
PAF-Emulgator 103 **F5.**576
PAF-Emulgator 104 **F5.**578
PAF-Emulgator 105 **F5.**572
PAF-Emulgator 107 **F5.**574
PAF-Emulgator 108 **F5.**575
PAHs *[Polycyclic aromatic hydrocarbons]* **F1.**81
PAI-1 *[Plasminogenaktivator-Inhibitor 1]* **F1.**325
Pai-chi **F2.**111
Paico macho **F2.**344
Pai-ma-shih **F3.**829
Painted copper leaf **F2.**8
Painted daisy **F3.**616
Pai-shu **F2.**224
Pai-yu **F2.**58
Pako **F2.**211
Pakong-gubat **F2.**211
Pakpak-aluin na babae **F2.**211
Pakur **F2.**722
Palatinit® **F1.**94
Palaton **F5.**96
Pale Catechu **F3.**694
Palm butter **F2.**549
Palm oil **F2.**549
Palm seeds oil **F2.**549
Palma de aceite **F2.**547
Palma real **F3.**628
Palma spinosa **F2.**547
Palmarosaöl, Verfälschung von Rosae aetheroleum **F3.**457
Palmatin **F3.**824
Palmbutter **F2.**549
Palmeira andim **F2.**547
Palmfett **F2.**549
Palmier à huile **F2.**547, 552
Palmitinsäure **F1.**162; **F2.**54, 59, 61–63, 115, 122, 143, 154, 156, 159, 162, 202–204, 206, 767; **F3.**510, 682, 818
– Monographie V07AT, V07AZ **F5.**388

Palmitoleinsäure **F3.**682
Palmitoylascorbinsäure, Monographie A11 **F5.**389
L-(+)-6-O-Palmitoylascorbinsäure **F5.**389
Palmkernfett **F2.**549, 553
Palmkernöl
- fraktioniertes **F2.**549
- - Monographie **F2.**551
Palmlilie, fadentragende **F3.**804
Palmöl **F1.**12; **F2.**549
Palmtree **F2.**547
Palo amarillo **F3.**650
Palo de Arco **F3.**650
Palo de cuasia **F3.**433
Palo de fraile **F2.**897
Palo hediondo **F3.**283
Palo de hule **F2.**297
Palo isidoro **F3.**433
Palo de Juaco **F3.**379
Palo de lija **F2.**315
Palo ondo **F3.**44
Palo di ropa **F3.**649
Palo yugo **F3.**649
Pálok **F3.**349
Palo-leproso **F2.**257
L-PAM **F1.**265
Pamelier **F2.**698
Pan di cuculo **F3.**278
Pana **F2.**210
Panacea-polypore **F2.**752
Panama **F3.**435
Panama bark **F3.**435
Panamaholz **F3.**435
Panamarinde **F3.**435
Panamaspäne **F3.**435
Panamensis **F2.**297
Panarola rossa **F3.**465
Panarole rouge **F3.**465
Panax quinquefolius, Verfälschung von Aristolochia-serpentaria-Wurzel **F2.**180
Pancreastatin, Monographie **F5.**390
Pancytopenien **F1.**323
Pandharphali **F2.**731
Pane di Santo Giovanni **F2.**324
Panediol **F5.**119
Panjole **F3.**348
Pankreas-α-Amylase **F1.**362
Pankreasdiät, Nahrungsmittelauswahl **F1.**147
Pankreasfunktion, Diagnostika **V04CK**
Pankreasinsuffizienz **F1.**148
- exokrine **F1.**147
Pankreaslipase **F1.**13, 134
Pankreatektomie **F1.**148
Pankreatitis **F1.**116, 361
- akute **F1.**116, 146
- chronische **F1.**116, 146
Pankreopriver Diabetes mellitus **F1.**147
Panleukopenie-Impfstoff, für Katzen, Monographie **QJ57B F5.**853
D-Panthenol **F1.**766
Panther **F2.**69
Panther fungus **F2.**69
Panthère **F2.**69

Pantherpilz **F2.**69
Panthothenat **F1.**289
Pantoprazol, Monographie A02BC **F5.**391
Pantothensäure **F1.**38; **F3.**717
- Funktion **F1.**38
- Mangelerscheinungen **F1.**38
- tägliche Zufuhr **F1.**48
- Überdosierung **F1.**38
- Vorkommen **F1.**38
Päonidin **F1.**80
Päonosid **F3.**771
Papain **F2.**291, 293
- Monographie **F2.**294
Papainum crudum **F2.**293
Papatla **F2.**285
Papaver, Monographie **F3.**285
Papaver albiflorum, Verwechslung mit Papaver dubium **F3.**286
Papaver amplexicaule **F3.**289
Papaver argemone **F3.**285
- Verwechslung mit Papaver rhoeas **F3.**287
- Verwechslung mit Rhoeados flos **F3.**288
Papaver bracteatum **F3.**285
Papaver burseri **F3.**285
Papaver dubium **F3.**285-286
- Monographie **F3.**286
- Verwechslung mit Papaver rhoeas **F3.**287
- Verwechslung mit Rhoeados flos **F3.**288
Papaver dubium hom., Monographie **F3.**286
Papaver hybridum **F3.**285
- Verwechslung mit Papaver rhoeas **F3.**287
Papaver kerneri **F3.**285
Papaver lecoquii **F3.**285
- Verwechslung mit Papaver dubium **F3.**286
Papaver nigrum **F3.**289
Papaver nudicaule **F3.**285
Papaver obtusifolium **F3.**286
Papaver officinale **F3.**289
Papaver opiiferum **F3.**289
Papaver orientale **F3.**285
- Verwechslung mit Papaver somniferum **F3.**290
Papaver parviflorum **F3.**286
Papaver pavonicum **F3.**285
Papaver rhaeticum **F3.**285
Papaver rhoeados flos **F3.**287
Papaver rhoeas **F3.**285, 288-289
- Monographie **F3.**287
- Verfälschung von Croci stigma **F2.**440
Papaver rhoeas hom., Monographie **F3.**288-289
Papaver sendtneri **F3.**285
Papaver somniferum **F3.**285, 291, 293-294, 308, 310
- Monographie **F3.**289
Papaveraldin **F3.**296
Papaveramin **F3.**296
Papaveretum **F3.**298
Papaverin **F3.**290, 296, 309
- Gehaltsbestimmung **F3.**292
Papaveris Fructus **F3.**291
Papaveris rhoeados flos **F3.**287
Papaveris semen, Monographie **F3.**308
Papaveris seminis oleum, Monographie **F3.**310

Papavero F3.289
Papavero domestico F3.289
Papavero indiano F3.289
Papaverrubin F3.309
Papaya F2.291
Papaya carica F2.291
Papaya communis F2.291
Papaya cucumerina F2.291
Papaya Endo-1,3-β-Glucanase F2.293
Papaya Glutamin Cyclotransferase F2.293
Papaya Lysozym F2.293
Papaya Peptidase A F2.293
Papaya vulgaris F2.291
Papaye sauvage F2.897
Papayer F2.291
Papenkind F2.184
Paper bark tree F3.190, 192
Papierblume F3.808
Papo de gallo F2.176
Papo de Peru F2.176
Papoula rubra F3.287
PAP-R *[Pokeweed Antiviral Protein from Root]* F3.366
Papstkreuzspinne F2.138
Para rubber tree F2.838
Paracelsus-Quelle Bad Liebenzell F1.307
Paracetamol F1.180, 459, 500
Paracetamol-Resorption F1.182
Para-Copaivabalsam F2.423
Paracrol F3.522
Paradiesholz F2.256
Paradiesnessel F2.4
[6]-Paradol F3.842
Paradoxe Acidurie F1.213
Paraffinöl
– Verfälschung von Aleurites-fordii-Samenöl F2.58
– Verfälschung von Copaivae balsamum F2.423
Paraform F1.870
Paraformaldehyd F1.870
Parain F3.380
Parainfluenza-3-Impfstoff, für Rinder, Monographie QJ57D F5.854
Parakautschuk, gereinigter F2.840
Parakautschukbaum F2.838
Parallelinfusion F1.965
Parameter F1.360
– pharmakokinetische F1.378
Parameterwahl F1.641
Paramorphin F3.290
Paramunitätsinducer, für Tiere F5.855
Parapropamol, Monographie N02BE F5.393
Paraquat F1.459
Paraquat-Test F1.501
Pararauschbrand-Impfstoff für Tiere F1.527
Parasympathomimetika N07A
– Glaukommittel S01EB
Parathion F1.458
Parathormon F1.31, 41
Parathyroidhormone H05A, H05AA
Paravasat
– Etoposid F1.253
– Mitomycin F1.253
– Teniposid F1.253
Paravasate
– Anthracycline F1.252
– Dactinomycin F1.253
Paravasate-Set F1.252
Paravasation F1.251
Paretao F2.211
Paretau F2.211
Parica F2.82, 84
Paridin F3.313–314
Paridis herba F3.314
Parietaria de Espanha F2.76–77
Pariphyllin F3.313
Pariprazol-Natrium F5.489
Paris, Monographie F3.312
Paris formosana F3.313
Paris polyphylla F3.313
– Monographie F3.313
Paris-polyphylla-Rhizom, Monographie F3.313
Paris quadrifolia F3.314–316
– Monographie F3.314
Paris quadrifolia hom., Monographie F3.315–316
Paris quadrifolia ex herba hom., Monographie F3.315
Paris-quadrifolia-Kraut, Monographie F3.314
Paris à quatre feuilles F3.314
Paris verticillata F3.313
Parisette F3.314
Paristyphnin F3.313–314
Parnaparin, Monographie B01AB F5.394
Paroxetin, Monographie N06AB F5.396
Parsley F5.418
Parsley fern F3.628
Partenio F3.618
Parthenolid F3.619, 621, 630, 634
– Gehaltsbestimmung F3.623
Partholid F3.622
CO_2-Partialdruck, Messung F1.339
O_2-Partialdruck, Messung F1.340
Partialglycerida mediocatenalia F2.414
Partikelanalysen F1.292
Partikelzählung F1.255
Parvovirose-Impfstoff
– für Gänse, Monographie QJ57G F5.856
– für Hunde, Monographie QJ57A F5.857
– für Schweine, Monographie QJ57E F5.858
Parvovirose-Impfstoff für Schweine (inakt.) F1.527
Parvovirose-Lebend-Impfstoff für Hunde F1.527
Parzenkraut F2.364
Pasakorihii F3.832
Pasania fungus F3.61
Pasaniapilz F3.61
PASELLI SA2 F1.178
Pashyang kangtichey F3.572
Pasote F2.344
Pasotle F2.344
Passeriformes F1.563
Passerina chamaedaphne F3.781
Passerina racemosa F3.572
Passerina stelleri F3.572
Passivierung, Metalloberflächen F1.821
Paste, zur Fleckenentfernung F1.787

Patentblau, Monographie V04CX, V07AT F5.398
Patentblau V F1.75; F5.398
Pathani-Hing F2.701
Pathophysiologie F1.214
Patientennahe Drucküberwachung F1.970
Patientennahe Flußüberwachung F1.970
Patigia F3.424
Patji F3.424
Pa-tou F2.469, 474
Patrangan F3.419
Patte de loup F3.132
Patton-Reeder-Indikator F4.203
Patua Opium F3.295
Pau amarella F3.433
Pau de sebo F3.506
Pauls betony F3.141
Pausenräume F1.747
Pausinystala trillesii, Verwechslung mit Yohimbe cortex F3.318
Pausinystalia, Monographie F3.317
Pausinystalia yohimbe F3.318
– Monographie F3.317
Pavana F3.348
Pavitra F3.424
Pavot F3.289, 291, 308
Pavot des jardins F3.289
Pavot-coq F3.287
Paw-paw F2.291
Paxil F5.396
Payul F3.340
Pazinaclon, Monographie F5.398
Pazote F2.344
PCA-On-Demand-System F1.958
PCHE [Pseudocholinesterase] F1.357, 360
Peace Pill [Phencyclidin] F5.418
PeaCe Pills [Phencyclidin] F5.418
Peace Weed [Phencyclidin] F5.418
Peach wood F2.827–828
Pearl ash F4.739
Pearl lupin F3.115
Pech F2.694
Pectin F2.142, 292, 325, 717
Pectolinarin F2.385
Pedis Cati Flos F2.127
Peepul F2.722
Peepul tree F2.722
Pefloxacinmesilat, Monographie J01MA F5.399
PEG 8000 [Polyethylenglycol] F5.71
(+)-Peganin F2.742
PEG-Asparagase [PEG = Polyethylenglycol] F5.400
Pegasparagase, Monographie F5.400
PEGLA [Pegasparagase] F5.400
Pekinensis radix F2.651
Peking euphorbia root F2.651
Pektin F1.21, 137, 162; F3.314
Pektine F1.20
Pektinzucker F4.101
Pelargonidin F1.80; F3.837
Pelitre F3.618
Pellagra F1.36
Pellidol F4.327

Pellitorin F2.78–79; F3.833
Pellitory F2.76, 80; F3.616, 618
Pellitory root F2.77
Pellitory of Spain F2.76
Pelvirinsäure-n-propylester F5.472
PEM [Protein-Energie-Malnutrition] F1.11
Pemirolast, Kaliumsalz, Monographie F5.400
Penaihva F2.843
Penang sting bush F3.785
Penciclovir, Monographie D06BB, J05AB F5.400
Pencil tree F2.656
Peneme
– Antibiotika J01DH
– mit Enzyminhibitoren, Antibiotika J01DH
Penicilline
– Antibiotika J01C
– Breitspektrum~, Antibiotika J01CA
– β-Lactamase-empfindliche, Antibiotika J01CE
– β-Lactamase-Inhibitoren, Antibiotika J01CG
– in Komb. mit β-Lactamase-Inhibitoren, Antibiotika J01CR
– β-Lactamase-resistente, Antibiotika J01CF
Penniclavin F2.158–161
Pennogenin F3.314
Pentaaluminium-decamagnesium-hentriaconta-hydroxid-bis(sulfat)-n-Wasser F5.78
Pentachlorin F4.270
Pentaclethra macerophylla, Verfälschung von Semen calabar F3.355
1-Pentadecancarbonsäure F5.388
Pentadecanolid F2.108
– Gehaltsbestimmung F2.108
1-Pentadecen F2.149
Pentadiepan F3.63
Pentahydroxycapronsäure F4.583
Pentamagnesiumtetracarbonatdihydroxid Tetrahydrat F5.83
Pentamethylen F4.291
– tetrazol F5.403
1,5-Pentamethylentetrazol F5.403
Pentamidin F1.121
Pentamorphon, Monographie F5.402
Pentanatrium-colistinmethansulfonat F4.277
1,5-Pentandial F4.587
Pentanol, tertiäres F4.82
1-Pentanol, Monographie V07A F5.402
2-Pentanol, Monographie V07A F5.402
iso-Pentanol F4.82
3-Pentanon F4.350
Pentanon-(2)-disäure F5.380
Pentazol F5.403
Pentetrazol, Monographie R07AB F5.403
Pentetreotid, Monographie F5.404
Pentobarbital F1.473
1,5-Pentsion F4.587
Pentylacetat F4.81
14β-(Pentylamino)morphon F5.402
n-Pentylethanoat F4.81
Pentylphenylacetat, Monographie F5.404
Pepasan F2.394
Peperboompje F2.500
Pépin de coing F2.485

Pépins de rosier sauvage F3.448
Peplomycinsulfat, Monographie L01D F5.405
Pepper cinnamon F2.277
Pepper or wild turnip F2.165
Peprit® *[Fleckentferner]*
– DLP F1.789
– FER F1.789
– GES F1.789
– INK F1.789
– PIX F1.789
– TAN F1.789
Pepsin F1.8
Pepsinogen F1.8
Peptid-Impfstoffe F5.790
Peptidase F4.432
Peptidbindung F1.4
Peptidomannan KS-2 F3.62
Pepulbaum F2.722
Perbenzoesäure F1.871
Perbernsteinsäure F1.871
Perchlorethylen F1.787
Perequil F5.119
Peresal® F1.886
Peressigsäure F1.870
Perfluoralkane F5.407
Perfluorcarbon, Monographie F5.407
Perfluorierte Kohlenwasserstoffe F5.407
Per-glycerin F5.281
Pergolid
– Monographie N04BC F5.413
– mesilat, Monographie N04BC F5.413
Pericarpium Zanthoxyli F3.822
Periklas F5.87
Perilla F3.328
– Monographie F3.328
Perilla acuta F3.328
Perilla albiflora F3.328
Perilla arguta F3.328
Perilla avium F3.328
Perilla cavaleriei F3.328
Perilla citriodora F3.328
Perilla crispa F3.328
Perilla fruit F3.333
Perilla frutescens F3.328–329, 333, 335–336
– Monographie F3.328
Perilla frutescens hom., Monographie F3.336
Perilla leaf F3.329
Perilla macrostachya F3.328
Perilla mint F3.328
Perilla nankinensis F3.328
Perilla ocymoides F3.328, 336
Perilla shimadai F3.328
Perilla stem F3.328
Perilla urticaefolia F3.328
Perilla-Aldehyd F3.329
Perilla-Alkohol F3.330
Perilla-Blätter F3.329
Perilla caulis F3.328
– Monographie F3.328
Perillae folium F3.329
– Monographie F3.329
Perillae fructus F3.333

– Monographie F3.333
Perillae herba F3.335
– Monographie F3.335
Perilla-Keton F3.329, 335
Perilla-Kraut F3.335
Perillanin F3.329
Perillaöl, Verfälschung von Aleurites-fordii-Samenöl F2.58
Perilla-Samen F3.333
Perillen F3.335
Perillosid F3.329
Perinklavu F2.731
Perioperative Ernährung F1.169
Peripallosid F2.133
Periphere Kreislaufmittel, Hund und Katze F1.547
Peripheres Kompartiment F1.378
Periplaneta orientalis F2.238
Periplogenin F2.133, 298
Periplorhamnosid F2.133
Peritonitis, infektiöse, Impfstoff, für Katzen J07B F5.845
Perlière F3.79
Permethol F5.138
Perniziöse Anämie F1.38, 120
Peronilla del pasto F3.345
Perquietil F5.119
Persian insect flower F3.616
Persian insect plant F3.616
Persian pellitory F3.616
Persidskaja romaÜka F3.616
Persil de marais F2.364
Persisch vlokruid F3.616
Persische Insektenblüten F3.609, 616
Persische margriet F3.616
Persische Moschuswurzel F2.711
Persisches Opium F3.295
Persisches Pyrethrum F3.610
Personal F1.256
Perspiratio insensibilis F1.342
Pertussis F1.517
Pertussis-Adsorbat-Impfstoff (azellulär), Monographie J07A F5.813
Pertussis-Adsorbat-Impfstoff (Ganzkeim), Monographie J07A F5.815
Pertussis-Impfung F1.520
– Empfehlungen F1.520
Pestizidanalytik F1.488
Pestizide F1.83, 635
Pet animals F1.533
Petako F2.210
Petala rhoeados F3.287
Petala rosae rubrae F3.453
Petales de rosa F3.453
Pétales de rose F3.453
Petalos de amapola F2.146; F3.287
Petechien F1.326
Peterquelle F1.308
Peterstaler Mineralquellen Huber GmbH F1.307
Petite catapuce F2.645
Petite ortie F3.732
Petroläther F5.416; 9.139
Petrolether F4.139; F5.416

- Monographie V07A, V07AZ F5.416
Petroleum
- Monographie F5.416
- benzin F5.416
- Verfälschung von Melaleuca-cajuputi-Öl F3.188
Petroleum crudum F5.416
Petroleum Ether F5.416
Petroleum plant F2.656
Petroleum rectificatum, Monographie F5.417
Petroleum Spirit F5.416
Petroselinsäure F2.122; F3.229, 384
Petunidin F1.80
Petunidin-3,5-diglucosid F2.87
Peu de gat F2.126
Peucedanum alliaceum F2.697
Peucedanum ammoniacum F2.530
Peucedanum aucheri F2.531
Peucedanum ferula F2.698
Peucedanum galbanifluum F2.705
Peucedanum jaeschkeanum F2.706
Peucedanum narthex F2.710
Peucedanum palustre, Verfälschung von Phellandri fructus F3.259
Peucedanum persicum F2.710
Peucedanum sumbul F2.709
Pfaffenblut F2.184
Pfaffenpint F2.184
Pfalz F1.304
Pfanderhebungspflicht F1.682
Pfannkuchenkraut F3.603
Pfeffer, deutscher F2.503
Pfefferbaumrinde F2.500
- deutsche F2.500
Pfefferbeere F2.499
Pfefferblatt F3.603
Pfefferkraut F3.520–521
Pfeilgift F2.17–18, 39–40, 42, 133, 470, 679, 803, 807, 847, 861, 890, 893; F3.825
Pferde-Rhinopneumonie-Impfstoff, Monographie QJ57C F5.859
Pferdeinfluenza-Impfstoff, Monographie QJ57C F5.858
Pferdepest F1.528
Pferdepurganz F2.901
Pferdesaat F3.258
Pfingstblume F2.184
Pflanzenbauliche Verfahren F1.590
Pflanzenleime F1.805
Pflanzenpaß F1.590
Pflanzenquarantäne F1.589
Pflanzenschutz
- Anwendungsverordnung F1.593
- Aufgaben, Landesebene F1.591
- Institutionen
- - Bundesebene F1.591
- - Landesebene F1.591
- integrierter F1.589
- physikalische Verfahren F1.590
- rechtliche Grundlagen F1.586
- Rechtsgrundlagen F1.593
- Regelungen, Europäische Union (EU) F1.594
- Sachkunde F1.587

- Sachkundeverordnung F1.587
Pflanzenschutzämter F1.588
Pflanzenschutzmittel
- Anwendung F1.588
- Gebrauchsanleitung F1.588
- Höchstmengenverordnung F1.592
- Prüfung und Zulassung F1.592
- Zulassung in der EU F1.594
- Zulassungsverfahren F1.593
Pflanzenschutzmittelverordnung F1.593
Pflaster F3.656
- Drouotisches F2.502
Pflasterbinden F1.990, 997; F2.502–503
Pflasterstreifen F1.987
Pflegegeld F1.730
Pflegemittel, medizinisch F1.1013
Pflegeprodukte, nichttextile F1.1012
Pflegestoffe F1.766
PGI$_2$ [Prostaglandin I$_2$] F4.441
Phallacidin F2.71
Phallacin F2.71
Phallisacin F2.71
Phallisin F2.71
Phalloidin F2.71
Phalloin F2.71
Pharmabox F1.686
Pharmaka mit Wirkung auf Herz und Kreislauf
- Hund und Katze F1.546
- Kleinnager, Kaninchen und Frettchen F1.560
- Ziervögel F1.571
Pharmakokinetik F1.388
Pharmakokinetische Modelle F1.377
Pharmakokinetische Parameter F1.378
Pharnaceum suffruticosum F2.725
Ph-CJ-91B [Olsalazin, Natriumsalz] F5.343
Phellandral F3.258
Phellandre F3.258
Phellandren F3.398, 602
α-Phellandren F2.92, 99, 108, 121–122; F3.399
β-Phellandren F2.92, 97–99, 108, 115, 121–122; F3.39, 822, 831, 843
(+)-β-Phellandren F3.258
Phellandrene, Verfälschung von Oleum Angelicae F2.108
Phellandri aetheroleum, Monographie F3.258
Phellandri fructus, Monographie F3.259
Phellandrium aquaticum F3.258, 260
Phellandrium aquaticum hom., Monographie F3.260
Phellandrium divaricatum F3.258
Phellopterin F2.97, 112
Phenadoxon, Monographie F5.417
Phenazone, Hund und Katze F1.546
Phencyclidin F1.481, 483
- Monographie F5.418
Phenethylamin F3.251
N-Phenethyl-3-morphinanol F5.424
N-(1-Phenethyl-4-piperidyl)-N-pyrazinyl-2-furamid F5.188
p-Phenetolcarbamid F4.462
p-Phenetylurea F4.462
Phenicarbazid, Monographie N02B F5.420

Phenidylat **F5.**168
Phenindion, Monographie **B01AA** **F5.**420
Phenistix-Teststäbchen **F1.**467
Phenmetrazin
- Monographie **F5.**422
- hydrochlorid, Monographie **F5.**423
Phenobarbital **F1.**473
- Interaktionen **F1.**445
- Pharmakokinetik **F1.**444
Phenodoxon **F5.**417
Phenol **F1.**876
Phenolactin **F4.**461
Phenole
- Analytik **F1.**619
- Grenzwerte **F1.**619
Phenoloxidase **F3.**292
Phenomorphan, Monographie **F5.**424
Phenothiazin-Test **F1.**501
Phenoxyethanol **F1.**876
- Monographie **F5.**425
3'-Phenoxy-4'-fluoro-α-cyanobenzyl-2,2-dimethyl-3-[2-(4-chlorophenyl)-2-chlorovinyl]cyclopropancarboxylat **F4.**529
6-[4-(Phenoxy)-phenoxy-methyl]-1-hydroxy-4-methyl-2-(1H)-pyridon **F5.**519
Phenoxypropanole **F1.**876
Phenylacetaldehyd **F2.**149
Phenylalanin **F1.**7
Phenylamin **F4.**89
3-[[4-(Phenylamino)phenyl]azo]benzensulfonsäure, Mononatriumsalz **F5.**134
N-Phenylanilin **F4.**372
4-(Phenylazo)-p-aminoazobenzen **F4.**64
(Phenylazo)thioameisensäure-2-phenylhydrazid **F4.**380
Phenylbenzimidazole Sulfonic Acid **F1.**766
2-Phenyl-1,2-benzisoselenazol-3(2H)-on **F4.**404
2-Phenylbenzopyryliumsalze **F1.**79
1-Phenyl-3,3-bis(4-pyridylmethyl)-2-indolinon **F5.**42
Phenylbutazon und Dextropropoxyphen, äquimolare Verbindung **F5.**474
8-[4-(4-Phenylbutoxy)benzamido]-2-(tetrazol-5-yl)-4H-1-benzopyran-4-on **F5.**459
Phenylbutylcarbinol **F4.**500
2-Phenyl-4-chinolincarbonsäure **F4.**259
2-Phenyl-chinolin-2-carbonsäuremethylester **F4.**260
2-Phenylcinchoninsäure **F4.**259
1-(1-Phenylcyclohexyl)piperidin **F5.**418
2,2'-p-Phenylenbis(4-methyl-5-phenyloxazol) **F5.**170
Phenylessigsäurepentylester **F5.**404
Phenylessigsäure-n-pentylester **F5.**404
Phenylethylalkohol, Verfälschung von Rosae aetheroleum **F3.**457
4-[2-[[6-(Phenylethylamino)hexyl]amino]ethyl]-1,2-benzendiol **F4.**390
4-{2-[6-(Phenylethylamino)hexylamino]ethyl}brenzcatechin **F4.**390
3-[(S)-1'-Phenylethylamino]-propylaminobleomycinsulfat **F5.**405

(6R,7S)-7-[(R)-Phenylglycinamido]-3-chlor-1-dethia-1-carbaceph-3-em-4-carbonsäure **F5.**57
(6R,7S)-7-[(R)-Phenylglycinamido]-3-chlor-8-oxo-1-azabicyclo-[4.2.0]oct-2-en-2-carbonsäure **F5.**57
Phenylglycinheptylester
- Monographie **F5.**427
- hydrochlorid, Monographie **F5.**427
C-Phenylglycin-n-heptylester **F5.**427
DL-2-Phenylglycin-heptylester **F5.**427
2-Phenylhydrazincarboxamid **F5.**420
Phenylhydroxymethylphosphinsäure **F4.**645
1-Phenyl-1-hydroxypentan **F4.**500
2-Phenyl-1,3-indandion **F5.**420
2-Phenyl-1H-inden-1,3(2H)-dion **F5.**420
N-(2-Phenyl-2-isoamyloxy)ethylpyrrolidin **F4.**69
Phenylisothiocyanat **F3.**429
Phenylketonurie *[PKU]* **F1.**166
Phenylmethanal **F4.**138
(RS)-1-[1-(Phenylmethyl)butyl]pyrrolidin **F5.**462
Phenylmethylchlorid **F4.**143
2-Phenyl-3-methyl-tetrahydro-1,4-oxazin **F5.**422
(RS)-1-Phenylpentanol **F4.**500
(RS)-1-(1-Phenyl-2-pentyl)pyrrolidin **F5.**462
(−)-N,N-α-Phenylphenethylamin **F5.**15
o-Phenylphenol **F1.**876
4-Phenyl-1-(3-phenylaminopropyl)piperidin-4-carbonsäureethylester **F5.**438
α-Phenyl-2-piperidinessigsäuremethylesterhydrochlorid **F5.**168
α-Phenyl-1-piperidinessigsäure-2-(1-piperidinyl)-ethylester **F4.**375
2-Phenyl-1,3-propandioldicarbamat **F4.**491
α-Phenyl-α-propoxyphenylessigsäure-1-methyl-4-piperidinylesterhydrochlorid **F5.**468
Phenylquecksilberborat **F1.**877
Phenylquecksilberchlorid **F1.**877
1-Phenyl-semicarbazid **F5.**420
1-Phenyl-1-(3-trifluormethylphenyl)propanol **F4.**528
Phenytoin
- Arzneimittelinteraktionen **F1.**432
- Pharmakokinetik **F1.**430
- Proteinbindung **F1.**433
Phenytoin-3-norvalin, Monographie **F5.**427
Pheophorbid, Monographie **F5.**427
Pheromone **F1.**595
Philippinisches Elemi **F2.**272
Phillyrin **F2.**352
pHisohex **F4.**616
Phloroglucinderivate, Gehaltsbestimmung **F3.**170
Phloropropiophenon **F4.**519
Phloruglucin **F3.**415
pH-Messung, Teststäbchen **F1.**600
Pholcodin **F1.**479
Phomopsin **F3.**110
Phorbinsäure **F2.**620, 635, 649, 654, 659
Phorbol **F3.**506
Phorbol-12,13-diester **F2.**465−466, 475; **F3.**506−507
Phorbolester **F2.**459−463, 469, 471, 476; **F3.**510
- Gehaltsbestimmung **F2.**472, 478
Phosphat **F1.**200

- Analytik **F1.**628
- Richt- und Grenzwerte **F1.**627
Phosphatase **F2.**555
Phosphatidsäure **F3.**843
Phosphatidylcholin **F2.**206; **F3.**843
Phosphatidylethanolamin **F2.**206; **F4.**234
Phosphatidylinositol **F2.**206; **F3.**843
Phosphatidylserin **F1.**13
Phosphatierung, Metalloberflächen **F1.**821
Phosphatmangel **F1.**200
Phosphat-Silikat-Schleuse **F1.**613
Phosphodiesterasehemmer, Herztherapeutika **C01CE**
Phospholipase A2-Inhibitor **F2.**165
Phospholipide **F1.**11–12; **F4.**234
N-(Phosphonoacetyl)-L-aspartinsäure **F5.**580
D-O^1-Phosphono-glycerin **F4.**591
rac.-O^1-Phosphono-glycerin **F4.**591
Phosphonomycin-Calcium **F4.**549
O-Phosphono-DL-serin **F5.**431
Phosphor **F1.**42
- Bedarf, aluminiumhaltige Antacida **F1.**43
- Resorption **F1.**43
- Vorkommen **F1.**43
- Zufuhr **F1.**42
Phosphorsäure **F2.**486
- Monographie V07AZ **F5.**428
- 85 %ige **F5.**428
- Calciumsalz **F4.**202
- dichlorethyldimethylester **F4.**341
- Dikaliumsalz **F4.**750
- -(±)-mono-(2,3-dihydroxypropylester) **F4.**591
- mono-(2,3,4,-trihydroxy-5,6-bisphosphonooxy-cyclohexyl)ester **F5.**680
- -tri-n-butylester **F5.**674
Phosphorsäureester-Intoxikation **F1.**458
Phosphorus, Monographie **F5.**429
DL-O-Phosphoserin, Monographie V03AT **F5.**431
Photoaddition **F1.**761
Photoallergische Reaktion **F1.**762
Photochemische Sensitivierung **F1.**762
Photochemische Wirkung **F1.**761
Photodynamische Desinfektionsverfahren **F1.**864
Photodynamische Substanzen **F1.**762
Photoimmunologische Sensibilisierung **F1.**762
Photoisomerisation **F1.**761
Photolyse **F1.**761
Photonen-Korrelationsspektroskopie **F1.**292
Photopolymerisation **F1.**761
Photosensitivierung **F1.**762
Photosynthese **F1.**16
Phototoxische Reaktion **F1.**762
Phototsehla **F3.**794
pHPT *[Primärer Hyperparathyreoidismus]* **F1.**200
pH-Schnelltest **F1.**611
pH-Testpapiere, nichtblutende **F1.**600
Phthalate **F1.**766
Phthalazolin **F5.**431
Phthalylsulfathiazol, Monographie A07AB **F5.**431
Phthivazidum **F4.**553
pH-Wert **F1.**466
- Grenz- und Richtwerte **F1.**610
- Harn, Getränkeeinfluß **F1.**155

Phycocolle **F2.**778
Phyllalbin **F2.**725
Phyllanthenol **F3.**339, 346
Phyllanthenon **F3.**346
Phyllantheol **F3.**346
Phyllanthin **F3.**339, 341–342, 346
- Gehaltsbestimmung **F3.**342
Phyllanthol **F3.**339
Phyllanthosid **F3.**340
Phyllanthurinolacton **F3.**349
Phyllanthus, Monographie **F3.**338
Phyllanthus acidissima **F3.**339
Phyllanthus acidissimus **F3.**339
Phyllanthus acidus **F3.**338–339
- Monographie **F3.**339
Phyllanthus-acidus-Blätter, Monographie **F3.**339
Phyllanthus acuminatus **F3.**338, 340
- Monographie **F3.**340
Phyllanthus-acuminatus-Ganzpflanze, Monographie **F3.**340
Phyllanthus alatus **F3.**349
Phyllanthus amarus **F3.**338, 341
- Monographie **F3.**341
- Verwechslung mit Phyllanthus niruri **F3.**346
- Verwechslung mit Phyllanthus urinaria **F3.**349
- Verwechslung mit Phyllanthus-urinaria-Kraut **F3.**349
Phyllanthus-amarus-Kraut, Monographie **F3.**341
Phyllanthus angulatus **F2.**730
Phyllanthus brasiliensis, Verwechslung mit Phyllanthus acuminatus **F3.**340
Phyllanthus carolinianus **F3.**345
Phyllanthus chamissonis **F3.**348
Phyllanthus cicca **F3.**339
Phyllanthus conami **F3.**340
Phyllanthus debilis **F3.**345
- Verwechslung mit Phyllanthus amarus **F3.**341
- Verwechslung mit Phyllanthus niruri **F3.**346
- Verwechslung mit Phyllanthus-amarus-Kraut **F3.**342
Phyllanthus dioicus **F2.**730
Phyllanthus disticha **F3.**339
Phyllanthus distichus **F3.**339
Phyllanthus echinatus **F3.**349
Phyllanthus emblica **F3.**338, 344
- Monographie **F3.**343
Phyllanthus-emblica-Früchte, Monographie **F3.**344
Phyllanthus fluggeoides **F2.**725
Phyllanthus fraternus
- Verwechslung mit Phyllanthus amarus **F3.**341
- Verwechslung mit Phyllanthus-amarus-Kraut **F3.**342
- Verwechslung mit Phyllanthus niruri **F3.**346
Phyllanthus glaucus **F2.**730
Phyllanthus griseus **F2.**730
Phyllanthus hookeri **F3.**349
Phyllanthus jamaicensis **F3.**348
Phyllanthus kirganelia **F3.**345
Phyllanthus lathyroides **F3.**345
Phyllanthus lepidocarpus **F3.**349
Phyllanthus leprocarpus **F3.**349
Phyllanthus leucophyllus **F2.**730

Phyllanthus lucidus **F2.**730
Phyllanthus mairei **F3.**343
Phyllanthus mulitiflorus **F3.**348
Phyllanthus niruri **F3.**338, 341, 346
– Monographie **F3.**345
– Verwechslung mit Phyllanthus amarus **F3.**341
– Verwechslung mit Phyllanthus-amarus-Kraut **F3.**342
– Verwechslung mit Phyllanthus urinaria **F3.**349
– Verwechslung mit Phyllanthus-urinaria-Kraut **F3.**349
Phyllanthus-niruri-Kraut, Monographie **F3.**346
Phyllanthus obtusus **F2.**730
Phyllanthus polygamus **F2.**730
Phyllanthus polyspermus **F3.**348
Phyllanthus portoricensis **F2.**730
Phyllanthus prieurianus **F3.**348
Phyllanthus racemosa **F3.**339
Phyllanthus ramiflorus **F2.**725
Phyllanthus reichenbachianus **F2.**730
Phyllanthus reticulatus **F3.**338, 348
– Monographie **F3.**348
– Verwechslung mit Phyllanthus muellerianus **F3.**348
Phyllanthus-reticulatus-Blätter, Monographie **F3.**348
Phyllanthus rotundans **F2.**730
Phyllanthus rotundatus **F2.**730
Phyllanthus rotundifolius
– Verwechslung mit Phyllanthus amarus **F3.**341
– Verwechslung mit Phyllanthus niruri **F3.**346
Phyllanthus rubens **F3.**349
Phyllanthus tenellus, Verwechslung mit Phyllanthus urinaria **F3.**349
Phyllanthus urinaria **F3.**338, 349
– Monographie **F3.**349
– Verwechslung mit Phyllanthus amarus **F3.**341
– Verwechslung mit Phyllanthus-amarus-Kraut **F3.**342
Phyllanthus-urinaria-Kraut, Monographie **F3.**349
Phyllanthus verrucosus **F3.**349
Phyllanthus virens **F2.**730
Phyllanthus virosus **F2.**730
Phyllanthusiin D **F3.**342
Phyllanthusin **F3.**339
Phyllantidin **F2.**726–727
Phyllemblin **F3.**339, 344
Phyllemblinsäure **F3.**344
Phylligenin **F3.**818
(–)-Phylligenin **F3.**819
Phyllnirurin **F3.**346
Phyllnirurinacetat **F3.**346
Phylloanthostatin **F3.**340
Phyllochinon **F1.**33
Phyllochrysin **F2.**727
Phyltetralin **F3.**346
Physic nut **F2.**888, 893
Physic-nut oil **F2.**891
Physikalisch abbindende Klebstoffe **F1.**803
Physikalischer Brennwert **F1.**22
Physiologie, Wasser-Natrium-Status **F1.**193
Physiologische Aminosäuren **F1.**5

Physostigma, Monographie **F3.**353
Physostigma cylindrospermum **F3.**353
– Verfälschung von Semen calabar **F3.**354
Physostigma venenosum **F3.**353–354, 358–360
– Monographie **F3.**353
Physostigma venenosum hom., Monographie **F3.**359–360
Physostigmin, Gehaltsbestimmung **F3.**356
(–)-Physostigmin **F3.**355
(–)-Physovenin **F3.**355
Phytat **F1.**42
Phytelephas macrocarpa, Verfälschung von Rote Koralle **F2.**429
Phytinsäure **F3.**664; **F4.**553
Phytol **F2.**151
Phytolacca **F3.**368
– Monographie **F3.**360
Phytolacca abyssinica **F3.**370
Phytolacca acinosa **F3.**361
– Monographie **F3.**361
Phytolacca-acinosa-Wurzel, Monographie **F3.**361
Phytolacca americana **F3.**362, 366, 368–370
– Monographie **F3.**361
Phytolacca americana hom., Monographie **F3.**368
Phytolacca americana e baccis hom., Monographie **F3.**369
Phytolacca-americana-Früchte, Monographie **F3.**362
Phytolacca-americana-Wurzel, Monographie **F3.**365
Phytolacca e baccis **F3.**369
Phytolacca decandra **F3.**361, 368–370
Phytolacca decandra hom., Monographie **F3.**369–370
Phytolacca dodecandra **F3.**370
– Monographie **F3.**370
Phytolacca-dodecandra-Früchte, Monographie **F3.**370
Phytolacca vulgaris **F3.**361
Phytolaccagenin **F3.**361, 363, 366
Phytolaccagensäure **F3.**361, 363, 366
Phytolaccanidin **F3.**362
Phytolaccanin **F3.**362
Phytolaccanol **F3.**361
Phytolaccasaponin **F3.**366
Phytolaccosid **F3.**361, 366
Phytosterol **F2.**59, 128
Phytosterolin **F2.**166
Phytovakzine ad us. vet. **F5.**792
Phytyllinoleat **F3.**370
Phytyloleat **F3.**370
Phytylpalmitat **F3.**370
PI-3-Vakzine *[Parainfluenza 3]* **F5.**854
Piao (branco) **F2.**888
Piaropus crassipes **F2.**545
Piatanilla de Cuba **F2.**285
Piazi **F2.**202, 205
Piazi seeds **F2.**202
Picafibrat, Monographie C10AB **F5.**432
Pica-pica **F3.**461
Piccola corteccia **F2.**454
Picein **F3.**389, 471, 479–480

Picenadolhydrochlorid, Monographie F5.433
Picodralazin, Monographie C02D F5.434
Picotamid, Monographie B01AC F5.434
Picraena excelsa F3.379
Picraquassiosid F3.384
Picrasan-16-on F3.379, 433
Picrasidin F3.384–385
Picrasin F3.385
Picrasinoisid F3.384
Picrasinol F3.385
Picrasinosid F3.385
Picrasma F3.379
– Monographie F3.374
Picrasma ailanthoides F3.379, 384
Picrasma excelsa F3.380, 383, 434
– Monographie F3.379
Picrasma excelsa hom., Monographie F3.383, 434
Picrasma quassioides F3.384
– Monographie F3.384
Picrasma-quassioides-Holz, Monographie F3.384
Picrasmae lignum F3.384
Picrasmin F3.380
Picrocrocin F2.441
– Gehaltsbestimmung F2.443
Picrorhiza, Monographie F3.387
Picrorhiza kurroa F3.387–388
– Monographie F3.387
Picrorhiza-kurroa-Rhizom, Monographie F3.388
Picrorhiza lindeleyana F3.387
Picrorhiza scrophulariflora F3.387
Picrorhiza-Tinktur, zusammengesetzte F3.389
Picrorhizin F3.389
Picrosid F3.389
Picrosid I, Gehaltsbestimmung F3.390
Picrosid II, Gehaltsbestimmung F3.390
Pidotimod, Monographie L03A F5.435
Pie de chat F2.127
Piè di gallo F2.608
Pie di gato F2.126
Pie di gatto F2.126
Pied de chat F2.126
Pied de loup F3.132
Pied d'oie F2.344
Pied de veau F2.184, 189
Piede di igatto F2.126
Pietaryritin F3.628
Pig lily F3.808
Pigeonberry F3.361
Pigment Black 15 F4.772
Pigmente F1.765–766, 813
– organische F1.813
– für wäßrige Anstriche F1.814
Pigmentfarben F1.80
Pigmentgelb 4b F4.160
Pigmentierungstyp
– dunkelhäutiger Europäer F1.763
– hellhäutiger Europäer F1.763
– keltischer Typ F1.763
– mediterraner Typ F1.763
Pigmentkalksteine F1.116
Pigmentschmutz F1.830
Pigmentschwarz F4.772

Pigmentweiß 10 F4.131
Pignet F2.141
Pignon d'inde F2.888
Pikrinsäure, Monographie V07AZ F5.437
Pikrinsaures Eisen F4.511
Pilatro F2.76
Pildralazinhydrochlorid, Monographie C02D F5.438
Pili F2.271
Piliöl F2.271
Pillar rose F3.461
Pill-bearing spurge F2.633
Pill-bearing spurge herb F2.634
Pillenüberzug F3.656
Pillenwolfsmilch F2.633
Pillenwolfsmilchkraut F2.634
Pilloin F3.283
Pillo-pillo F3.283
Pillulariskrankheit F1.579
Pilulae Agaricini F3.34
Pilze F1.847
– holzverfärbende F1.795
Pilzinfektionen, Zierfische F1.579
Pimaricin [Natamycin] F1.90
Pimarsäure F3.40, 656
Pimela luzonica F2.271
Pimelea-Faktor F2.803; F3.575
Pimelea-Faktor P2 F3.573
Piment F2.349
Pimenta racemosa, Verwechslung mit Laurus-nobilis-Blattöl F3.57
Pimientillo F3.340
Piminodin, Monographie F5.438
Pimobendan, Monographie F5.439
Pimonidazol, Monographie F5.441
Pimoolak F2.205
Pimpernuß F3.405
Pimpinella saxifraga, Verwechslung mit Angelicae radix F2.101
Pimpinellin F3.573
Pin de Briancon F3.38
Pinabete F2.304
Pinacea pix, Monographie F3.43
Pinacidil, Monographie C02D F5.441
3-Pinanon F3.833
Pinardia coronaria F2.358
Pinazepam F1.476
Pindara F3.670
Pine agaric F2.738
Pine gum F2.264
Pineland croton F2.459
Pinen F3.39, 50, 57, 182, 397–399, 401, 403, 630, 656, 820, 822, 833
α-Pinen F2.20, 92, 97–99, 108, 115, 117, 121–122, 516; F3.57, 183, 189, 403, 405, 629–630, 830, 843
β-Pinen F2.20, 92, 97–98, 108, 115, 122, 522, 870–871
1-α-Pinen F2.171
Pinhao bravo F2.888
Pinhao do paraguai F2.888
Pinhao de purga F2.888

Pinicolsäure F2.738
Pinitol F3.363
Pink poui F3.649
Pink trumpet F3.649
Pinnarpuli F2.775
Pino de Australia F2.304
Pino australiano F2.304
Pinocampheol F3.630
1-Pinocamphon F2.870–871
Pinocarvon F2.870
Pinol F2.888
Pinon de botija F2.888
Pinon de cercas F2.888
Pinon de espana F2.897
Pinon de indias F2.888
Pinon (negro) F2.893
Pinon de paraguay F2.888
Pinon de purga(nte) F2.888
Pinon vomico F2.897
Pinoresinol F3.780, 786
Pinta F1.851
Pinus larix F3.38
Pinus nigra, Verfälschung von Olibanum F2.246
Pioglitazonhydrochlorid, Monographie F5.442
Pipal F2.722
Piper germanicum F2.503
Piper pinnatum F3.829
Piperamindihydrochlorid F4.129
Piperazinium-bio-theophyllin-7-acetat F4.11
Piperazin-theophyllinacetat F4.11
1-Piperidinethanol-α-phenyl-α-piperidinacetatdihydrochlorid F4.376
2-Piperidinoethyl-α-phenyl-α-piperidinacetat F4.375
– dihydrochlorid F4.376
(RS)-α-Piperidinophenylessigsäure-2-piperidinoethylester F4.375
α-Piperidinophenylessigsäure-β'-piperidinoethylesterdihydrochlorid F4.376
3-Piperidino-4'-propoxypropiophenonhydrochlorid F5.467
Piperiton F3.629–630, 822
Pipernuß F3.405
Piperonal, Monographie P03A, V07AT F5.443
Piperonylbutoxid, Monographie P03BX F5.444
10-[(4-Piperonyl-1-piperazinyl)acetyl]phenothiazin F4.503
Pipida F4.716
Pippala F2.722
Piptadenia peregrina F2.82
Pireotu F3.616
Piretro F2.76–77; F3.609
Piretro di Dalmazia F3.607
Piretro della razzia F3.607
Piretrum bal'zamiceskij F3.603
Piretrum cinerarielistnyj F3.607
Piretrum devicij F3.618
Piretrum kavkazkij F3.616
Piriquitaya F2.281
Pirosaram F3.414
Piroximon, Monographie C01CE F5.444
Pirsidomin, Monographie C01D F5.446

Pista F3.405
Pistacchi F3.398
Pistacchio F3.405
Pistache F3.405–406
Pistachier F3.398
Pistachier d'Atlas F3.396
Pistachier de Kaboul F3.396
Pistachio F3.406
Pistachio nut F3.405
Pistachio tree F3.405
Pistacho F3.405–406
Pistacia, Monographie F3.395
Pistacia atlantica F3.395–398
– Monographie F3.396
– Verfälschung von Mastix F3.399
Pistacia-atlantica-Gallen, Monographie F3.397
Pistacia chia F3.398
Pistacia chinensis F3.395, 397
– Monographie F3.397
– Verfälschung von Mastix F3.399
Pistacia chinensis ssp. integerrima F3.398
Pistacia formosana F3.397
Pistacia integerrima F3.397–398
Pistacia-integerrima-Gallen, Monographie F3.398
Pistacia khinjuk F3.398
Pistacia lentiscus F3.395, 399, 402
– Monographie F3.398
Pistacia-lentiscus-Blätter, Monographie F3.402
Pistacia mutica F3.396, 398
– Verfälschung von Mastix F3.399
Pistacia narbonensis F3.405
Pistacia nigricans F3.405
Pistacia officinarum F3.405
Pistacia palaestina F3.404
Pistacia philippensis F3.397
Pistacia reticulata F3.405
Pistacia simaruba F2.258
Pistacia terbinthus F3.404
Pistacia terebintha F3.404
Pistacia terebinthus F3.395–396, 398, 404–405
– Monographie F3.404
Pistacia-terebinthus-Gallen, Monographie F3.404
Pistacia terebinthus ssp. vulgaris F3.398, 404
Pistacia trifolia F3.405
Pistacia variifolia F3.405
Pistacia vera F3.395, 406
– Monographie F3.405
– Verfälschung von Mastix F3.400
Pistaciae galla F3.397
Pistaciae integerrimae galla F3.398
Pistaciae lentisci folium F3.402
Pistaciae semen, Monographie F3.406
Pistacienonsäure F3.398
Pistacigerrimon F3.398
Pistakinuß F3.405
Pistakistrauch F3.398
Pistazie
– atlantische F3.396
– echte F3.405
Pistazien F3.406
– echte F3.406
Pistazienblätter F3.402

Pistaziengalläpfel F3.404
Pistaziengallen F3.404
Pistazienmandeln F3.406
Piste F3.405
Pitáli F3.670
PIT-Zellen F1.355
Pix Fagi F2.692, 694
– Monographie F2.694
Pix fagina F2.694
Pix liquida F2.694
Pix liquida hom., Monographie F3.43
Pi-Yu F3.510
Pizma F3.628
PJ 1976 F2.111
PKU [Phenylketonurie] F1.166
Placidon F5.119
Placodes lucidus F2.752
Placodes ungulatus F2.737
Plananthus fastigiatus F3.129
Plananthus recurvus F3.129
Plananthus selago F3.129
Plane-tree F3.411
Planinin F3.818–819
Plantanillo F2.285
Plasco®-Flaschen F1.247
Plasmabicarbonatkonzentration F1.340
Plasmaersatz B05, B05AA
Plasmaexpander, Hund und Katze F1.548
Plasmakonzentration F1.382
– durchschnittliche F1.381
– maximale F1.381
– minimale F1.381
Plasmaproteinlösung F1.381
Plasmaspiegel, Theophyllin F1.182
Plasma-Sterilisation F1.864
Plasmatransglutaminase F1.325
Plasmin F1.325
Plasminogen F1.325
Plasminogenaktivator F1.325
– Gewebetyp- F1.325
– Urokinasetyp- F1.325
Plasminogen-Streptokinase-4-amidinophenyl(p-anisat)hydrochlorid, (1:1:1)-Komplex F4.91
Plasmodieninfektionen F1.569
Plastelline F1.842
Platane
– abendländische F3.411
– ahornblättrige F3.408
– amerikanische F3.411
Platane hybride F3.408
Platanetin F3.409
Platanillo F2.282
Platanillo de Cuba F2.281
Platanillo de monte F2.281
Platanin F3.409
Plataninsäure F3.408, 411
Platano comune F3.408
Platanosid F3.409
Platanthera, Monographie F3.408
Platanthera bifolia F3.271, 408
– Monographie F3.282
– Verwechslung mit Ari maculati rhizoma F2.188

Platanthera solstitialis F3.282
Platanus F3.409–410
– Monographie F3.408
Platanus hom., Monographie F3.409–411
Platanus acerifolia F3.408
Platanus hispanica F3.409–410
– Monographie F3.408
Platanus hybrida F3.408
Platanus occidentalis F3.409–410
– Monographie F3.411
Platanus occidentalis × Platanus orientalis F3.408
Platanus orientalis F3.408
Platiblastin® F1.260
Platin F5.447
Platinex® F1.260
Platinum metallicum, Monographie F5.447
Plättchen-Faktor 4, rekombinanter humaner, Monographie F5.540
Plausibilitätskontrolle F1.644
Plectranthus nankinensis F3.328
Pleiotrope Resistenz F1.232
Pleistophora hyphessobriconis F1.581
Pleuring root F2.198
Pleurisy root F2.197
Plo de zope F3.340
Plumbagin F2.526, 536, 540
Plumbi acetas F4.158
Plumbi oxidum flavum F4.160
Plumbum aceticum F4.158
Plumbum iodatum F4.159
Plumbum nitricum F4.160
Plumbum oxydatum F4.160
Plumleaved viburnum F3.774
Pluripotent-CSF [Colony stimulating factor] F5.18
Pneumokokken-Polysaccharid-Impfstoff, Monographie J07A F5.816
Pneumonie, Hib- F1.519
Po F2.54
Poach wood F2.827–828
Pobilukast, Monographie R03DC F5.447
Pobwe F3.823
Pocan F3.361
Pocken-Lebend-Impfstoff, Monographie J07B F5.817
Pockenraute F2.741
Podocarpusflavon F3.427
Podocyten F1.364
Podophyllotoxin F2.264, 266
Podrazec obecny F2.171
Poespa midra F2.289
Poespa n(j)idra F2.289
Pogdjinsgwewiwazis F2.166
Poireau de chien F2.201
Poirier F3.649
Poirier des Antilles F3.649
Poirier blanc F3.649
Poirier de la Martinique F3.649
Poirier rouge F3.649
Poiseron F3.465
Poison ash F2.352
Poison guava F2.843
Poison parsnip F2.362

Poison tree **F2**.858
Poisonous lettuce **F3**.21, 25
Poisonous lettuce leaves **F3**.22
Poivrette **F3**.520
Pokdjinzkwes **F2**.166
Poke **F3**.361, 370
Poke berries **F3**.362
Poke root **F3**.365
Pokeberrygenin **F3**.363
Pökeln **F1**.83
Pokeweed **F3**.361
Pokok ipoh **F2**.132
Pokrzywa **F3**.711
Polaprezinc, Monographie **F5**.449
Polarographie **F1**.494
Policosanol, Monographie **F5**.450
Polierpasten **F1**.822
Poliglusam **F4**.241
Poliomyelitis-Impfstoff (inaktiviert), Monographie J07B **F5**.820
Poliomyelitis-Lebend-Impfstoff, Monographie J07B **F5**.821
Poliomyelitis-Lebendimpfung **F1**.517
Politrico **F2**.213
Pollenallergiker **F1**.126
Polsterfilz **F1**.1003
Polstermaterial **F1**.1002
Polstermöbel, Reinigung **F1**.820, 827
Po-lun **F3**.785
Polva insecticida **F3**.612
Polvere di licopodio **F3**.125
Polvo insecticida **F3**.609
Polvos de Persia **F3**.609, 612
Polyacrylat-Dichtungsmassen **F1**.802
Polyacrylate **F1**.805
Polyadditionsklebstoffe **F1**.806
Polyase **F4**.614
Polybenzimidazole **F1**.808
Polychemotherapie **F1**.291
Polycyclic aromatic hydrocarbons *[PAHs]* **F1**.81
Polydextrose **F4**.326
Poly(2,6-diphenyl-*p*-phenylenoxid) **F4**.374
Polyenmakrolid **F1**.90
Polyensäuren, gesättigte **F1**.162
Polyensäurezufuhr, Ungleichgewicht **F1**.59
Polyesterharze
– gesättigte **F1**.810
– ungesättigte **F1**.810
Polyesterharzlacke **F1**.811
Polyesterkitt, ungesättigter, für silikatische Stoffe **F1**.802
Poly(ethylacrylat-methylmethacrylat)-Dispersion 30 %, Monographie **F5**.450
Polyethylenglycol 8000 **F5**.71
Polyethylenglycoladipat **F5**.72
Polyethylenglycol-L-Asparaginase **F5**.400
Polygalactomannan **F4**.608
Polygalacturonsäureverbindung **F1**.20
Polygalasäure **F2**.816
Polyglobulien **F1**.322
Polyglycolysierte gesättigte Glyceride, Monographie **F5**.451

Polyglycolysierte ungesättigte Glyceride, Monographie **F5**.451
Polyhexamethylenbiguanid **F1**.882
Polyhexanidum **F1**.911
Poly(1-hydroxyethylen) **F5**.454
Polyimide **F1**.808
Polykondensationsklebstoffe **F1**.808
Polymerasetest **F1**.903
Polymerisationsklebstoffe **F1**.806
Polymorphe Lichtdermatose **F1**.762
Polynesian ironwood **F2**.304
Polyole **F1**.94
Polyoxyethylen-7-glycerolcocoat, Monographie **F5**.452
Polyoxyethylenglyceroltrihydroxystearat, Monographie **F5**.453
Poly(oxyethylenoxyadipoyl) **F5**.72
Polyoxyethylensorbitanmonooleat **F1**.882
Polyoxyl-20-stearylether, Monographie **F5**.453
Polyoxymethylen **F1**.870
Polyphenyloxid *[PPO]* **F4**.374
Polyphyllin **F3**.313
Polypore du meleze **F3**.33
Polyporensäure C **F2**.738
Polyporus applanatus **F2**.751
Polyporus lucidus **F2**.752
Polyporus officinalis **F3**.33, 35
Polyporus officinalis hom., Monographie **F3**.35
Polyporus pinicola **F2**.738–739
Polyporus pinicola hom., Monographie **F2**.738–739
Polyporus vegetus **F2**.751
Polysaccharid **F3**.635
Polysaccharide, Nicht-Stärke-∼ **F1**.20
Polysaccharidhydrolysate **F1**.19
Poly-Solv **F4**.349
Polysulfid-Dichtungsmassen **F1**.802
Polytric **F2**.213
Polyurethan-Dichtungsmassen **F1**.801
Polyurethane **F1**.810
– formbare, für Kavitäten **F1**.984
Polyurethan-Hydrogele, transparente, wasserfeste **F1**.983
Polyurethan-Klebstoffe **F1**.806
Polyvidon, unlösliches **F4**.283
Polyvinylalkohol *[PVAL]* **F5**.454
– Monographie V07AZ **F5**.454
Polyvinylharze **F1**.809
Polyvinylpyrrolidon **F1**.874
Poly(1-vinyl-2-pyrrolidon), kreuzvernetztes **F4**.283
Pomceau **F3**.287
Ponalrestat, Monographie A10XA **F5**.455
Pontianak-Dammar **F3**.546
Ponticin **F5**.507
Pontine Myelinolyse **F1**.193
Poovalai **F2**.285
Poperagrothwurz **F2**.184
Poppy capsule **F3**.291
Poppy capsules **F3**.291
Poppy heads **F3**.291
Poppy seed **F3**.308
Populin **F3**.471

Porenschwamm, weißer **F1.**795
Poriferasterol **F3.**569–570
Poris ketjil **F2.**136
Porphyrinfarbstoffe **F1.**79
Porraccio **F2.**201, 203
Porte-musc **F3.**221
Portkatheter **F1.**950
Portland-Arrow **F2.**188
Portland rose **F3.**455
Portlandrose **F3.**455
Positiv inotrop wirkende Stoffe **F1.**546
Possomwood **F2.**858
Postoperative Infusionstherapie **F1.**205
Pota de gat **F2.**126
Potato bush **F3.**348
Potentilla erecta, Verwechslung mit Sanguinariae canadensis rhizoma **F3.**498
Potentillin **F2.**49
Potenzrinde **F3.**317
Pottasche **F1.**841; **F4.**739
Poudre persanne **F3.**609, 612
Poudre de Safran **F2.**438
Pouom **F3.**832
Pourghere **F2.**888
Powdered Atractylodes lancae Rhizome **F2.**222
Powdered Atractylodes Rhizome **F2.**217
Powdered Cascarilla **F2.**454
Powdered Catechu **F3.**695
Powdered Gambir **F3.**694
Powdered Magnolia Bark **F3.**154
Powdered pyrethrum **F3.**612
Powdered rose fruit **F3.**462
Pozote **F2.**344
PPO [*Polyphenyloxid*] **F4.**374
Präanalytische Identifizierung **F1.**458
Pramipexolhydrochlorid, Monographie N04BC **F5.**456
Pramiracetam, Monographie N06BX **F5.**457
Pramoxinhydrochlorid **F5.**458
Pranlukast, Monographie R03DC **F5.**459
Präoperative Infusionstherapie **F1.**204
Prasanthalin **F2.**894
Pratelle **F3.**199
Pratello **F3.**197
Prävalenz von Lactoseintoleranz **F1.**118
Prazepam **F1.**476, 504
Präzionsregler **F1.**945
Preblauer **F1.**308
Prednison **F1.**119
Pregnanolon **F4.**425
Pregnenolon **F2.**103
Δ_{16}-Pregnenolon **F3.**742
Prellies [*Phenmetrazin*] **F5.**422
Prellies [*Phenmetrazinhydrochlorid*] **F5.**423
Prenyletin **F2.**835
Prenylpiperitol **F3.**818
Prenylpluviatilol **F3.**818
Prickley-yellowwood **F3.**825
Prickly ash **F3.**827
Prickly ash bark **F3.**826
Prickly lettuce **F3.**21, 25
Pricklyash peel **F3.**822

Priem-Holzschutzlasur **F1.**797
Prieurianin **F2.**823
Primärbatterien **F1.**777
Primärelemente **F1.**778
Primärer Hyperparathyreoidismus [*pHPT*] **F1.**200
Primär-Knopfzellen **F1.**781
Primavera **F3.**649
Primer **F1.**800
Primidon, Pharmakokinetik **F1.**449
Prinomida **F5.**460
Prinomidtriethanolamin, Monographie **F5.**460
Prinz-Ludwig-Quelle Kondrau **F1.**307
Prionen **F1.**853
Privolic **F3.**389
Probamyl **F5.**119
Probenanzahl **F1.**464
Probenlagerung **F1.**641
Probenregistrierung **F1.**640
Procatechusäure **F2.**611
o-Procatechusäure **F2.**610
Procyanidin **F2.**466; **F3.**344, 474, 661, 707
Procyanidin B-3 **F3.**460
CO-Produktion, endogene **F1.**500
Produktschutz **F1.**241
Profadol, Monographie **F5.**461
Proflavin, Monographie **F5.**461
Prokin **F5.**552
Prolactin, Monographie **F5.**462
Prolactininhibitoren G02CB
Prolamine **F1.**5, 117
Proletan **F5.**462
Prolin **F1.**7
Prolintan, Monographie N06BX **F5.**462
Promat **F5.**119
Promedol **F5.**679
γ-Promedol **F5.**679
Propacetamolhydrochlorid, Monographie N02BE **F5.**463
Propagermanium, Monographie **F5.**465
Propagin **F5.**471
Propallylonal **F1.**473
(*R*)-1-Propanaminium-3-carboxy-2-hydroxy-*N,N,N*-trimethylhydroxid, Inneres Salz **F5.**26
1,2-Propandiamin **F2.**182
Propanidid, Monographie N01AX **F5.**465
2-Propanol **F4.**727
Propan-2-ol **F4.**727
i-Propanol **F4.**727
2-Propanon **F4.**13
– deuteriertes **F4.**15
1,2,3-Propantriolmono(dihydrogenphosphat) **F4.**591
– Calciumsalz **F4.**591
Propan-1,2,3-triol-1-monophosphat, Calciumsalz **F4.**591
Propargylalkohol **F1.**822
Propenamid **F4.**31
Propenzolat **F5.**384
Properidin, Monographie **F5.**466
Prophalloin **F2.**71
Propildazindihydrochlorid **F5.**438
Propionsäure **F3.**188

Propionsäurederivate
- Antiphlogistika M01AE
- Antirheumatika M01AE
Propionyl-L-carnitin, Monographie F5.467
Propipocainhydrochlorid, Monographie A01AE, C05AD, N01BX F5.467
Propiverinhydrochlorid, Monographie G04BD F5.468
Propizepin, Monographie N05CD F5.470
1-Propoxy-2-acetamido-4-nitrobenzen F4.16
Propoxycainhydrochlorid, Monographie N01BA F5.470
Propoxyphen F1.481, 483
(+)-Propoxyphen-phenylbutazonat F5.474
4-Propoxy-β-piperidinopropiophenonhydrochlorid F5.467
L-3-Propoxy-4-trimethyl-ammoniobutyrat F5.467
Propranolol F1.181
- Blutspiegel, Raucher F1.181
Propterol F3.416
Propylcopin F2.186
Propyl-[4-(diethylcarbamoylmethoxy)-3-methoxyphenyl]acetat F5.465
($\pm$)-1-n-Propyl-3a-diethylsulfamoylamino-6-hydroxy-1,2,3,4,4aa,5,10,10aβ-octahydrobenzo[g]chinolinhydrochlorid F5.485
Propyl-(1,4-dihydro-3,5-diiod-4-oxo-1-pyridyl)acetat F5.472
(−)-1-Propyl-2,6′-dimethyl-2-piperidincarboxanilidhydrochlorid F5.535
N-(1-Propyl-2,3-diol)-3,5-diiod-4-pyridon F4.711
Propylenglycoli octanoas et decanoas F2.414
Propylenglycoloctanoatdecanoat F2.414
Propyl-p-hydroxybenzoat F1.87; F5.471
Propylhydroxybenzoat F5.471
Propyl-4-hydroxybenzoat, Monographie F5.471
Propyliodon, Monographie V08A F5.472
Propylis hydroxybenzoas F5.471
Propylis oxybenzoas F5.471
Propylis parahydroxybenzoas F5.471
Propylis paraoxibenzoas F5.471
Propylium hydroxybenzoicum F5.471
Propylparaben F5.471
(RS)-1-(a-Propylphenethyl)pyrrolidin F5.462
(−)-(S)-N-(n-Propyl)-9-piperidin-2-carbonsäure-2,6-xylididhydrochlorid Monohydrat F5.535
6′-n-Propyl-spectinomycinsulfat F5.689
2-Propyl-5-thiazolcarbonsäure F5.654
Prostacyclin(e) F1.15; F4.441
Prostaglandin I$_2$ [PGI$_2$] F4.441
Prostaglandin(e) F1.12, 15; F3.42
- und Derivate F1.545
- Hund und Katze F1.551
Prostaglandine, Ulkustherapeutika A02BB
Prostenoglycin F5.585
Prostratin F3.580
Prosultiamin, Monographie A11 F5.474
Proteasen F1.8
Protein F1.4, 50
- Biosynthese F1.9
- Kartoffel~ F1.9
- Katabolismus F1.9

- Kombinationen F1.10
- Nahrungs~ F1.9
- Referenz~ F1.9
- Verdauung F1.7
26 kDa Protein F4.691
Proteine
- Bedarf F1.9
- Einteilung F1.4
- fibrilläre F1.4
- - Fibrin F1.4
- - Gerüstsubstanzen F1.4
- - Keratin F1.4
- - Myosin F1.4
- Funktion F1.4
- - Enzyme F1.4
- - Hormone F1.4
- - Immun~ F1.4
- - kolloidosmotischen Druck F1.4
- - Motilität F1.4
- - Strukturelemente F1.4
- - Stütz- und Schutz~ F1.4
- - Transport~ F1.4
- globuläre F1.5
- Halbwertszeit F1.8
- mikropartikuläre F1.178
Protein-Energie-Malnutrition [PEM] F1.11
Protein-Energie-Mangelzustände F1.121
Proteinhydrolysate, phenylalaninfreie F1.167
Proteinkinase F3.737
Proteinkombinationen F1.10
Proteinmangel F1.11
Proteinumsatz F1.8
Protektiva D02, D02A
- UV-Strahlung D02B
Prothrombin F1.33
Prothrombinasekomplex F1.325
Prothrombinratio F1.329
Prothrombinzeit [PTZ] F1.327, 329, 511
Protium carana F2.256, 259
- Verwechslung mit Resina Elemi F2.272
Protium heptaphyllum F2.261
- Verwechslung mit Resina Elemi F2.272
Protium icicariba, Verwechslung mit Resina Elemi F2.272
Protium sagotianum, Verwechslung mit Resina Elemi F2.272
Protoanemonin F2.35
Protocatechusäure F2.669; F3.415, 659
Protokosin F2.831
Protonenpumpenhemmer, Ulkustherapeutika A02BC
Protopalina symphysodonis F1.581
Protopin F3.497−498
Protoporphyrin F3.717
Protoveratridin F3.743, 755
Protoveratrin F3.742−743, 746, 755
Protoveratrin A F3.754
Protoxin F3.296
Protoyuccosid C F3.804
Protozoen F1.568
- ektoparasitische F1.579
- endoparasitische F1.581
Protozoenmittel P01, P01A, P01C

- Malariamittel P01B
Provence rose F3.452
Provence-Rose F3.452
Provision Opium F3.294
Provitamin A F1.29
Provitamin 7-Dehydrocholesterol F1.31
Provitamin-A-Aktivität F1.77
Provolone-Käse F1.90
Proxifezon, Monographie F5.474
Proxigermanium F5.465
PRRS-Impfstoff [Porcine Reproductive and Respiratory Syndrome], für Schweine, Monographie QJ57E F5.860
Prüfungspflicht F1.755
Prunetin F3.412–413
Prunus laurocerasus
– Verfälschung von Lauri folia F3.52
– Verwechslung mit Laurus nobilis F3.51
Prunus lusitanica, Verwechslung mit Laurus nobilis F3.51
Prunusetin F3.412, 414
PS 207 [Teclothiazid] F5.621
Psalliota campestris F2.43
Pseudoallergie F1.126
Pseudo-Chinarinde F2.464
Pseudocholinesterase [PCHE] F1.357, 360
Pseudocydonia sinensis F2.482
Pseudodigitoxin F4.578
Pseudofructus caricae F2.715
Pseudofructus rosae laevigatae F3.460
Pseudofructus rosae sine seminibus F3.449
Pseudohyperkaliämie F1.346
Pseudohyperproteinämien F1.333
Pseudohyponatriämie F1.196
Pseudojervin F3.743, 753–754
Pseudomonas-Immunglobulin, Monographie J06BB F5.878
Pseudomorphin F3.296
Pseudowut-Impfstoff F5.831
Pseudoxanthin F5.729
Pseudoyohimbin F3.693
Psilocin, Monographie F5.475
Psilocina F5.475
Psilocyn F5.475
Psittacides F1.563
Psittakose, Ziervögel F1.565
Psoralen F1.764; F2.92, 98, 103, 115, 118, 715, 717, 719; F3.827, 832
P/S-Quotient F1.58, 162
Psychoanaleptika N06
Psycholeptika N05
Psychopharmaka N05, N06
– Hund und Katze F1.554
– Kleinnager, Kaninchen und Frettchen F1.561
Psychostimulantien N06B
Psychotonika N06B
P-Tabs [Phenmetrazin] F5.422
P-Tabs [Phenmetrazinhydrochlorid] F5.423
N-(6-Pteridyl-methyl)-p-aminobenzoesäure F1.37
Pterocarpdiolon F3.420
Pterocarpi Lignum F3.419
Pterocarpin F3.420

(–)-Pterocarpin F3.414
Pterocarpol F3.414, 420
Pterocarptriol F3.420
Pterocarpus F3.419
– Monographie F3.412
Pterocarpus adansonii F3.414, 419
Pterocarpus adventus F3.419
Pterocarpus advenus F3.414
Pterocarpus africanus F3.414, 419
Pterocarpus amazonicus F3.414, 420
Pterocarpus angolensis F3.412, 414
– Monographie F3.412
Pterocarpus-angolensis-Holz, Monographie F3.412
Pterocarpus bilobus F3.414, 419
Pterocarpus bussei F3.412
Pterocarpus cambodianus F3.419
Pterocarpus casteelsi F3.420
Pterocarpus dalbergioides F3.414, 419
Pterocarpus dekinditianus F3.412
Pterocarpus dracae, Verwechslung mit Croton-dracоnoides-Latex F2.453
Pterocarpus draco F3.418
Pterocarpus erinaceus F3.414, 419
Pterocarpus esculentus F3.414, 420
Pterocarpus grandis F3.414, 420
Pterocarpus gummifer F3.419
Pterocarpus indicus F3.413–414, 419
– Monographie F3.413
Pterocarpus indicus f. indicus F3.413–414
Pterocarpus-indicus-Rotsandelholz, Monographie F3.413
Pterocarpus-Kino F3.414
Pterocarpus macrocarpus F3.419
Pterocarpus marsupium F3.414, 416, 418–419
– Monographie F3.414
Pterocarpus-marsupium-Rotsandelholz, Monographie F3.416
Pterocarpus michelii F3.414, 420
Pterocarpus moutouchi F3.418
Pterocarpus officinalis F3.412, 419
– Monographie F3.412
Pterocarpus-officinalis-Harz, Monographie F3.418
Pterocarpus officinalis ssp. officinalis F3.418
Pterocarpus pallidus F3.413
Pterocarpus pubescens F3.413
Pterocarpus santalinoides F3.414, 420
Pterocarpus santalinus F3.413–414, 419
– Monographie F3.419
Pterocarpus senegalensis F3.414, 419
Pterocarpus soyauxii F3.420
Pterocarpus suberosus F3.418
Pterocarpus wallichii F3.413
Pterocarpus zollingeri F3.413
Pterocladia capillacea F2.778
– Verwechslung mit Gelidium latifolium F2.782
Pterocladia lucida F2.778
Pterofuran F3.414
Pteropodin F3.690, 692, 698, 706–707
Pterostilben F3.412, 414, 419–420
Pterosupin F3.416
Pteroylmonoglutaminsäure F1.36
PTZ [Prothrombinzeit] F1.327, 329, 511

Pubwe F3.823
Puding mas F2.415
Pudis F3.404
Puesilde F3.433
Puff ball F2.269
Pufferbasenkonzentration F1.338
Pufferkapazität, Eiweiß F1.136
Pula F2.731
Pulegon F1.99
Pullampusari gida F2.135
Pulver
– ABC-Trieb (Back~) F1.841
– Back~ F1.841
– Blitz~ F3.125
– dalmatinisches Insekten~ F3.610
– eingestelltes Oleander~ F3.242
– eingestelltes Opium~ F3.298
– Eisen~ F4.413
– Insekten~ F3.609, 612
– – dalmatinisches F3.610
– Juck~ F3.452
– Kapuziner~ F3.612
– Motten~ F3.612
– Nies~ F3.452, 754
– Oleander~, eingestelltes F3.242
– Opium~, eingestelltes F3.298
– Putz~ F1.817
– Rauch~ F1.820
– Räucher~ F1.820
– Scheuer~ F1.823
– Schnaken~ F3.612
– Sekusept ~® F1.887
– Virola-Schnupf~ F2.84
– Wasch~, auf Seifenbasis F1.835
Pulverbeschichtung F1.808
Pulverlacke F1.808, 813
Pulvis caroli F4.756
Pulvis florum Chrysanthemi F3.609, 612
Pulvis florum Pyrethri F3.609, 612
Pulvis fumalis nobilis F2.879
Pulvis insectorum F3.609, 612
Pulvis Lycopodii F3.125
Pulvis Opii F3.298
Pulvis Opii dilutus F3.298
Pulvis Swertiae F3.589
Pumpen, zur patientengesteuerten Analgesie F1.957
Pungent russula F3.465
Punica granatum, Verfälschung von Croci stigma F2.440
Punkt, grüner F1.679–680
Puom F3.832
Puppet root F3.754
Purga de cavallo F2.901
Purga de fraile F2.888, 893
Purga de gentio F2.901
Purga de huane F2.888, 893
Purga dos Paulistas F2.901
Purgeerboontjie F2.888
Purgeernoot F2.888
Purgierbärlapp F3.129
Purgierbaum F2.469
Purgierkörner F2.474, 646

Purgierkraut F2.809
– echtes F2.808
Purgiernuß F2.888
Purgiernüßchen F2.898
Purgiernußöl F2.891
Purgierschwamm F3.33
Purgierstrauch F2.888
Purging agaric F3.33
Purging fungus F3.33
Purging nut F2.888
Purging-nut oil F2.891
Purging tree F2.469
2,6-Purindiol F5.729
2,6(1H,3H)-Purindion F5.729
9H-Purin-2,6-(1H,3H)-dion F5.729
Puring F2.415
Puringehalt
– ausgewählte Lebensmittel F1.166
– Kost F1.166
Purin-6(1H)-on F4.656
Purinreiche Innereien F1.166
Puroahung F3.169
Purple angelica F2.110
Purple arrowroot F2.282
Purple iris F2.878
Purple lobelia F3.100
Purple mint plant F3.328
Purple perilla leaf F3.329
Purple willow F3.483
Purpuray F3.829
Purpurein F3.471, 486
Purpurfarbene Angelica F2.110
Purpur-Knabenkraut F3.280
Pururweide F3.483
Pussytoe flowers F2.127
Pussytoes F2.126
Putajan F3.424
Puthorin F3.384
Putijia F3.424
Putraflavon F3.427
Putrajiva F3.424
Putrajivak F3.427
Putranjasäure F3.425–426
Putranjiva F3.424
– Monographie F3.423
Putranjiva amblyocarpa F3.424
Putranjiva roxburghii F3.423, 427–428
– Monographie F3.424
Putranjiva-roxburghii-Blätter, Monographie F3.427
Putranjiva-roxburghii-Samen, Monographie F3.428
Putranjiva sphaerocarpa F3.424
Putranjiva zeylanica F3.423
Putranjivadion F3.425–426
Putranjivain A F3.344
Putranjivasäure F3.425, 427
Putranjivosid F3.426, 429
Putranosid F3.426–427, 429
Putrescin F2.182; F3.250, 736
Putrol F3.426–427
Putron F3.426–427
Putzmittel F1.820
Putzpasten F1.817

Putzpomaden **F1.**817
Putzpulver **F1.**817
Putzseifen **F1.**817
Putztücher **F1.**817
Putzwasser **F1.**818
PUVA *[Psoralen und UV-A]* **F1.**764
PUVA-Erythem **F1.**764
Puvalai **F2.**289
PVA-Hydrogele auf Polyurethanschaum **F1.**982
PVAL *[Polyvinylalkohol]* **F1.**805; **F5.**454
PVC-Dichtungsmassen **F1.**802
PVP *[Polyvinylpyrrolidon]* **F1.**805
PWM *[Poke Weed Mitogen]* **F3.**366
Pyajh **F2.**205
Pyiziu **F2.**135
Pyoctanium coeruleum **F4.**575, 765
Pyoktanin **F4.**765
Pyrantelcitrat, Monographie P02CC **F5.**476
Pyrazoline **F1.**834
Pyrazolone, Analgetika N02BB
Pyren **F3.**635
Pyrèthre **F2.**76; **F3.**607
Pyrèthre d'Afrique **F2.**76, 80
Pyrèthre d'Allemagne **F2.**74
Pyrèthre de Caucase **F3.**616
Pyrèthre de Dalmatie **F3.**607, 609
Pyrèthre d'Espagne **F2.**76
Pyrèthre de Perse **F3.**616
Pyrèthre romain **F2.**76
Pyrethri flos, Monographie **F3.**608, 617
Pyrethri flos pulv. **F3.**612
Pyrethri germanici radix, Monographie **F2.**75
Pyrethri radix, Monographie **F2.**77
Pyrethri romani radix **F2.**77
Pyrethrin **F2.**75, 78; **F3.**608, 611, 616
Pyrethrin I **F3.**605
– Gehaltsbestimmung **F3.**612
Pyrethrin II, Gehaltsbestimmung **F3.**612–613
Pyrethrine **F1.**595
(+)-*trans*-Pyrethrinsäure **F3.**611
Pyrethro **F2.**77
Pyrethro da Africa **F2.**76–77
Pyrethroide, Hund und Katze **F1.**542
(+)-Pyrethrolon **F3.**611
Pyrethrosin **F3.**611, 634
Pyrethrum **F2.**75; **F3.**607, 616
– persisches **F3.**610
Pyrethrum hom., Monographie **F2.**75
Pyrethrum balsamita **F3.**603
Pyrethrum carneum **F3.**616
Pyrethrum cinerariifolium **F3.**607
Pyrethrum coronopifolium **F3.**616
Pyrethrum flower **F3.**609
Pyrethrum flower heads **F3.**609
Pyrethrum hybridum **F3.**616
Pyrethrum indicum **F2.**515
Pyrethrum parthenium **F3.**618, 628
Pyrethrum parthenium hom., Monographie **F3.**628
Pyrethrum root **F2.**77
Pyrethrum roseum **F3.**616
Pyrethrum roseum e floribus **F3.**617

Pyrethrum roseum e floribus hom., Monographie **F3.**617
Pyrethrum segetum **F2.**360
Pyrethrum sinense **F2.**511
Pyrethrum solution **F3.**611
Pyrethrum tanacetum **F3.**603, 628
Pyrethrum turreyanum **F3.**607
Pyrethrum vulgare **F3.**628
Pyrethrum willemotii **F3.**607
Pyrethrumbloesem **F3.**607
Pyrethrumblüten **F3.**609
Pyretin **F3.**602
Pyridin, Monographie V07AZ **F5.**477
3-Pyridinaldehyd **F5.**316
3-Pyridincarbaldehyd **F5.**316
β-Pyridincarbonaldehyd **F5.**316
3-Pyridincarbonsäure
– ethylester **F4.**472
– isopropylester **F4.**730
– 1-methylethylester **F4.**730
– 1-[(1,2,3,6-tetrahydro-1,3-dimethyl-2,6-dioxo-7*H*-purin-7-yl)methyl]-1,2-ethandiylester **F4.**367
β-Pyridincarbonsäureethylester **F4.**472
Pyridin-3-nicotinsäure **F1.**36
Pyridinoxidase **F3.**591
2-(3-Pyridinyl)-1-hydroxyethan-1,1-biphosphat, Mononatriumsalz **F5.**520
4-(4-Pyridinylmethyl)hydrazon-phthalazinon **F5.**434
Pyridofyllin, Monographie **F5.**477
Pyridoglutethimid **F5.**530
Pyridoxal **F1.**35
Pyridoxamin **F1.**35
Pyridoxin **F1.**35, 289
3-Pyridylcarboxaldehyd **F5.**316
(*E*)-5-({[α-3-Pyridyl-*m*-(trifluormethyl)benzyliden]amino}oxy)valeriansäure **F5.**513
2,4,6-(1*H*,3*H*,5*H*)-Pyrimidinetrion **F4.**130
2-[4-[4-(2-Pyrimidinyl)-1-piperazinyl]butyl]-1,2-benzisothiazolin-3-on-1,1-dioxid **F4.**718
Pyrithioxin **F5.**478
Pyritinol
– Monographie N06BX **F5.**478
– dihydrochlorid Monohydrat, Monographie N06BX **F5.**479
Pyrobenzol **F4.**142
Pyrocatechin **F2.**320
Pyrogallol **F1.**794; **F2.**786
– Monographie V07AT **F5.**480
Pyroleum Fagi **F2.**694
Pyromuconaldehyd **F4.**555
Pyrosin **F3.**678
1-[(1-Pyrrolidinylcarbonyl)methyl]-4-(3,4,5-trimethoxycinnamoyl)piperazin **F4.**261
(*E*)-6-[(*E*)-3-(1-Pyrrolidinyl)-1-(*p*-tolyl)propenyl]-2-pyridinacrylsäure **F4.**30
Pyrro[b]monazol **F4.**680
Pyrus cydonia **F2.**482

Q

QAV *[Tetraalkylammoniumchlorid]* **F1.**832
Qing Hao Su **F4.**111
Qinghaohuzhi **F4.**113
Qinghaosu **F4.**111
Qingui **F2.**117
Qiyeyizhihua **F3.**313
Qua manh vat **F2.**394
Quadeblöme **F2.**360
Qualifizierte Stichprobe **F1.**640
Qualität, sensorische **F1.**71
Qualitätskontrolle **F1.**511
Qualitätssicherung **F1.**254
Quartäre Ammoniumverbindungen **F1.**882
Quarz, Monographie **F5.**483
Quashi bitters **F3.**433
Quassia **F1.**595; **F3.**379, 384, 433
– Monographie **F3.**433
Quassia alatifolia **F3.**433
Quassia amara **F3.**379–380, 383, 434
– Monographie **F3.**433
– Verfälschung von Picrasma-quassioides-Holz **F3.**384
Quassia amarga **F3.**379, 433
Quassia de caiena **F3.**433
Quassia cocea **F3.**433
Quassia excelsa **F3.**379
Quassia gujanensis **F3.**433
Quassia de la Jamaïque **F3.**379
Quassia polygama **F3.**379
Quassia surinam **F3.**433
Quassiae lignum, Monographie **F3.**379
Quassiaholzbaum **F3.**433
Quassin **F1.**99; **F3.**380, 385
– Gehaltsbestimmung **F3.**380
Quassinol **F3.**380
Quassol **F3.**380
Quatrimycin **F4.**440
Quazepam **F1.**476
– Monographie N05CD **F5.**484
Quebrachit **F2.**12
Quecksilber **F4.**636
– Analytik **F1.**633
– Grenz- und Richtwerte **F1.**633
Quecksilber-Diuretika C03BC
Quecksilber(II)cyanid **F4.**636
Quecksilber(II)iodid **F4.**634
Quecksilbermohr **F4.**638
Queen's delight **F3.**579–580
Queen's root **F3.**580
Queensland arrowroot **F2.**282–283
Queensland Arrowroot-Stärke **F2.**283

Queensland asthma weed F2.633
Queensland swamp oak F2.304
Quellstärken F1.805
Quellstoffe, Laxantien A06AC
Quellwasser F1.646
Quercetin F2.195–196, 198, 253, 264, 281, 286, 304–306, 324, 344, 360, 365, 370, 397, 400, 465, 513, 526, 621, 640, 727, 733, 827; F3.212, 266–267, 272, 278, 282, 346, 349, 396–397, 403, 408, 411, 451, 455, 507, 551, 652, 657, 660, 695, 760, 762, 822, 830
– 3-O-arabinosid F2.154
– 3-O-glucosid F2.154
– 5-glucosid F2.77
– 7-O-glucosid F2.154
– 3-O-rhamnoglucosid F2.154
Quercetin-3-O-β-D-galactopyranosid F4.655
Quercilicosid-A F2.88
Quercimeritrin F2.154
Quercitrin F2.13, 186, 635, 640, 658; F3.134, 266, 346, 448, 462, 482, 657, 660, 667, 822, 830
Quick-Test F1.327, 329
Quick-Wert F1.511
Quillaeae cortex, Monographie F3.435
Quillaia F3.435
Quillaia bark F3.435
Quillaia Liquid Extract F3.436
Quillaia Tincture F3.436
Quillaiae Cortex F3.435
Quillaiae Tinctura normata F3.436
Quillaiarinde F3.435
Quillaja F3.435
– Monographie F3.434
Quillaja molinae F3.434
Quillaja saponaria F3.435, 443
– Monographie F3.434
Quillaja saponaria hom., Monographie F3.443
Quillaja smegmadermos F3.435
Quillajasäure F3.435, 515
Quillay F3.434
Quillaya F3.443
Quillaya hom., Monographie F3.443
Quina aromatica F2.454
Quina blanca F2.464
Quina cayenna F3.433
Quina nova F2.454
Quinagolid
– Monographie F5.484
– hydrochlorid, Monographie G02CB F5.485
Quince F2.483
Quince apple F2.483
Quince seed F2.485
Quinina criolla F3.341
Quinine conk F3.33
Quinine creole F3.345
Quinine fungus F3.33
Quinine du pays F3.341
Quinine weed F3.345
Quino F3.414
Quinotolast, Natriumsalz, Monographie R03DC F5.485
Quinpirol, Monographie N04B F5.487

Quitte F2.483
Quittenbaum F2.483
Quittenfrüchte F2.483
Quittenkerne F2.485
Quotient, respiratorischer F1.24
P/S-Quotient F1.58, 162

R

R-610 *[Racemoramid]* **F5.**491
R-898 *[Levomoramid]* **F5.**37
R-2113 *[Desoximetason]* **F4.**319
R-86183 *[Tivaripin]* **F5.**653
Rabeprazol, Natriumsalz, Monographie **A02BC F5.**489
Rabies-Impfstoff, für Tiere **F5.**864
Racemisches Acetyltryptophan **F4.**21
Racemoramid, Monographie **N02AC F5.**491
Racemorphan, Monographie **F5.**491
Racemosin **F2.**375
Rachentherapeutika **R02, R02A**
– Antibiotika **R02AB**
– Antiseptika **R02AA**
– Lokalanästhetika **R02AD**
Rachitis **F1.**31
Racine d'acore vrai **F2.**26
Racine d'Angelique **F2.**99
Racine d'asclépiade tubereuse **F2.**198
Racine d'Asphodèle rameux **F2.**205
Racine de bardane **F2.**148
Racine de Buglosse **F2.**90
Racine de bugrane **F3.**266
Racine de la canne indienne **F2.**287
Racine d'éleuthérocoque **F2.**559
Racine d'iris **F2.**878
Racine d'iris varié **F2.**883
Racine de ményanthe **F3.**217
Racine d'ortie **F3.**724
Racine de phytolaque **F3.**365
Racine de Pyrèthre d'Afrique **F2.**77
Racine de Saint Christophe **F2.**36
Racine du Saint Esprit **F2.**99
Racine de sanguinaire **F3.**497
Racine de saponaire officinale **F3.**514
Racine de serpentaire de Virginie **F2.**180
Racine de Sumbul **F2.**711
Racine de l'Uzara **F3.**795
Racine de varaire **F3.**742
Racine de vipérine de Virginie **F2.**180
Racines de la fausse unicorne **F2.**342
Racloprid, Monographie **N05AL F5.**492
Radenska Königsquelle **F1.**308
Radice di angelica **F2.**99
Radice di lappola **F2.**148
Radice di ononide **F3.**266
Radice di saponaria rossa **F3.**514
Radioaktive Arzneimittel **V10**
Radix Aconiti hyemalis **F2.**609
Radix Aconitii racemosi **F2.**36
Radix Acori **F2.**26

Radix Acori veri F2.26
Radix Actaeae racemosae F2.374
Radix Anchusae F2.90
Radix Angelicae F2.99–100
Radix Angelicae dahuricae F2.111
Radix Angelicae sativae (majoris) F2.99
Radix Anonymos F2.785
Radix Archangelicae F2.99
Radix Arctii F2.148
Radix Arestae F3.266
Radix Ari F2.187
Radix Ari gallici (majoris) F2.183
Radix Ari Indici F2.166
Radix Ari italici F2.183
Radix Aristolochiae cymbiferae F2.176
Radix Aristolochiae ringentis F2.177
Radix Aristolochiae rotundae F2.179
Radix Aroni Triphylli F2.166
Radix Aronis F2.187
Radix Asphodeli F2.205
Radix Asphodeli albi F2.201
Radix Asphodeli ramosi F2.205
Radix Bardanae, Monographie F2.148, 155
Radix Buglossi F2.148, 155–156
Radix Calami F2.26
Radix Calami aromatici F2.26
Radix Cannae F2.287
Radix Christophorianae F2.36
Radix Christophorianae americanae F2.374
Radix Cicutae virosae F3.266
Radix Cimicifugae racemosae F2.374
Radix Cimicifugae serpentariae F2.374
Radix Cirsii japonici F2.383
Radix Colubrina viperina F2.180
Radix Contrayverae virginiae F2.180
Radix Dentariae F2.75
Radix Dracunculi majoris F2.187
Radix Dracunculi minoris F2.187
Radix Eleutherococci F2.559
Radix Euphorbiae kansui F2.641
Radix Euphorbiae pekinensis F2.651
Radix Gelsemii sempervirentis F2.785
Radix Hellebori albi F3.742
Radix Ireos alba granulata F2.879
Radix Ireos florentina F2.879
Radix Ireos granulata colorata F2.879
Radix Ireos mogador F2.879
Radix Ireos pro infantibus F2.879
Radix Ireos pulvis subtilis F2.879
Radix Ireos veronensis F2.879
Radix Iridis F2.878
Radix Kansui F2.641
Radix Lappae F2.148
Radix Lithospermi F3.73
Radix Mechoacannae spuria F3.365
Radix Menyanthidis F3.217
Radix Nerii odori F3.239
Radix Ononidis F3.266
Radix Pekinensis F2.651
Radix Personatae F2.148
Radix Phytolaccae F3.365
Radix Pyrethri F2.77

Radix Pyrethri germanici F2.75
Radix Pyrethri germanici sive communis F2.75
Radix Pyrethri romani F2.77
Radix Salep F3.273
Radix Sanguinariae canadensis F3.497
Radix Saponariae F3.514
Radix Saponariae officinalis F3.514
Radix Saponariae rubrae F3.514
Radix Serpentariae majoris F2.535
Radix Serpentariae racemosae F2.374
Radix Solani racemosi F3.365
Radix Stillingiae F3.580
Radix Sumbuli F2.711
Radix Syriaca F2.99
Radix Trifolii fibrini F3.217
Radix Urticae F3.724
Radix Veratri albi F3.742
Radix Viperinae virginiae F2.180
Radix Zingiberis F3.838–839
Raffinose F2.203–204; F3.109, 113, 115–116
Rai-den-giri F2.310
Railway daisy F2.233
Rainfarn F3.628, 638
– minzenartiger F3.603
Rainfarnblüten F3.632
Rainfarnöl F3.631
Raingerte F3.628
Rainha-das-ervas F3.618
Raisin d'Amérique F3.361
Raisin de renard F3.314
Raiz de bardana F2.148
Raiz de espadaña azul F2.883
Raiz de estillingia F3.580
Raiz de fitolacca F3.365
Raiz de gatuña F3.266
Raíz di jengibre F3.838
Raiz de lirio variado F2.883
Raiz de mil homens F2.176
Raiz de ortiga F3.724
Raíz de pelitre F2.77
Raiz de restaboi F3.266
Raiz de saponaria F3.514
Raiz de saponaria roja F3.514
Raketenbrennstoff [Phencyclidin] F5.418
Rakta chandan F3.419
Raktachandan F3.419
Ral F3.544
Rambeck-Nomogramm F1.434
Ramentaceon F2.538, 540
Ramenton F2.538
Ramoplanin
– Monographie D06AX, D10AF F5.493
– Faktor A_1 F5.493
– Faktor A_2 F5.493
– Faktor A_3 F5.493
Ramosin F2.200, 205
Ramp F2.187; F4.466
Ramritha F3.670
Ramulus Uncariae cum Uncis F3.700
Ranitidinbismutcitrat, Monographie A02BA F5.495
Ranolazin, Monographie F5.496
Ranunculin F2.35

Rapuntium erinus F3.95
Rapuntium inflatum F3.96
Rapuntium siphiliticum F3.100
Rare forest bridelia F2.252
Rasinbok F3.397
Ratambi F2.766
Rat's tail F2.45
Ratte F1.555
Rattengift F2.891
Rattenkraut F3.72
Rattle-snakeroot F2.374
Rattletop F2.374
Rattleweed F2.374
Raubasin F3.318–319
Rauchentwöhnung V03AJ
Raucherentwöhnung F1.843
Räucherkerzen F1.799
Räuchern F1.83
Räucherpulver F1.820
Rauchopium F3.298, 306
Rauchpulver F1.820
Rauh manh bat F2.394
Rauniticin F3.693
Rautenmilzkraut F2.212
Raw opium F3.293
Rayless goldenrod F2.836
rDNA-Hirudin F4.321
Reaktion
– anaphylaktoide F1.222
– photoallergische F1.762
– phototoxische F1.762
Reaktion erster Ordnung F1.377
Reaktion nullter Ordnung F1.377
Reaktionsgeschwindigkeiten F1.377
Reaktionslacke F1.813
Rebamipid, Monographie A02BX F5.497
Rebaudin F5.586
Rebendolde, giftige F3.260
BTM-Recht F1.545
Rechteck-Küvetten-Systeme F1.603
Rechtsrheinisches Schiefergebirge F1.304
Recycling F1.690
Red Acalypha F2.8
Red archangel F3.141
Red beech F2.687
Red belt fungus F2.738
Red cardinal plant F3.94
Red coral F2.428
Red hedge F2.8
Red indian paint F3.497
Red ink plant F3.361
Red lobelia F3.94
Red mother fungus F2.751
Red oil F2.549
Red physic nut F2.893
Red poppy F3.289
Red poppy flowers F3.287
Red Poppy petal F3.287
Red puccoon F3.497
Red root F3.497
Red rose F3.459
Red rose petals F3.453

Red sandal wood F3.419
Red sandalwood tree F3.419
Red sanders F3.419
Red sanders wood F3.419
Red saunders wood F3.419
Red willow F3.483
Red-belted conk F2.738
Red-belted polypore F2.738
Red-hot cattail F2.4
Redpoppy F3.287
Redrot F2.538
Redskin F3.180
Redskin bush F3.179
Referenzmaße
– Körpergewicht F1.4
– Körpergröße F1.4
Referenzprotein F1.9
Reflectoquant-System F1.601
Refluxösophagitis F1.135
Regale F1.748
Regeln, technische, für Druckgase F1.749
Regler F1.954
Regnfang F3.628
Regulation, Blutglucose F1.19
Rehabilitationsleistungen F1.729
Reifarn F3.628
Reifweide F3.476
Reinbeker Schloßquelle F1.307
Reini F3.169
Reinigung
– manuelle F1.825
– maschinelle F1.825
– Polstermöbel F1.820, 827
Reinigungsmittel F1.820, 827
Reinigungsverstärker, Emulgatoren F1.788
Reinräume, Funktionskontrollen F1.255
Reisediarrhoe F1.129
Reishi F2.752–753
Rejnfarn F3.628
Rekombinante Impfstoffe F5.790
Rekombinanter Human Plättchen Faktor 4, Monographie F5.540
Rekombinanter Human-Granulozyten-Makrophagen-kolonienstimulierender Faktor F5.213
Rekombinantes humanes follikelstimulierendes Hormon F4.547
Rekombiniertes Hirudin F4.321
Remifentanil, Monographie N01AH F5.498
Remikiren, Monographie C09XA F5.500
Remnant Hyperlipidämie F1.109
Remnants F1.14, 334
Remoxiprid
– Monographie N05AL F5.501
– hydrochlorid Monohydrat, Monographie N05AL F5.501
Renate-Heilquelle F1.307
Renfana F3.628
Renin-Angiotensin-System
– ACE-Hemmer, Antihypertensiva C09AA, [†]C02EA
– Angiotensin-II-Antagonisten, Antihypertensiva C09CA

- Conversions-Enzym-Hemmer, Antihypertensiva C09AA, †C02EA
- Renin-Hemmstoffe, Antihypertensiva C09XA
Renin-Angiotensin-Aldosteronsystem F1.40, 194
Renin-Hemmstoffe, Antihypertensiva C09XA
Rennmaus, mongolische F1.555
Rente, vorläufige F1.730
Renzapridhydrochlorid, Monographie F5.502
DNA-Repair F1.762
DNA-Repairenzyme F1.236
Repairmechanismen F1.762
DNA-Repairmechanismen F1.123
Repellentien P03B
Repellents F1.544
Reproduktionsfunktionen F1.70
Rescula F5.709
Reservekohlenhydrate F1.16, 20
Resina Ammoniacum F2.531
Resina Dammar, Monographie F3.546
Resina Dammaris F3.546
Resina Draconis F2.452
Resina Draconis Americana F3.418
Resina elastica F2.840
Resina Elemi F2.272
- Monographie F2.271
Resina Elemi depurata F2.271-272
Resina di euforbio F2.653
Resina di euforbio uso veterinario F2.655
Resina Kino F3.414
Resina laca F2.904
Resina lacca F1.808; F2.904
Resina laccae F2.904
Resina laricis F3.41
Resina mastix F3.399
Resina Pini, Verfälschung von Mastix F3.400
Resina Sandaraca F3.656
- Monographie F3.656
Résine de dammar F3.546
Résine élémi F2.272
Résine laque F2.904
Résine mastic F3.399
Resiniferafaktor F2.652-653
Resiniferatoxin F2.652
Resiniferol F2.654
Resiniferonol F3.179
Resinous euphorbia F2.653
Resistente Pflanzen, Anbau F1.590
Resistente Stärke F1.20
Resistenz
- bakterielle Sporen F1.857
- horizontale F1.590
- Mikroorganismen F1.855
- pleiotrope F1.232
- unkonventionelle Agenzien F1.859
- unspezifische F1.590
Resistenzeigenschaften F1.590
Resorbierbare Medizinprodukte F1.1015
Resorcin F2.786
- acetat F5.502
- monoacetat, Monographie D10AX F5.502
Resorcinol-acetat F5.502
Resorcinsäure F3.419

Resorcitat F5.503
Resorcylsäure F3.348
Resorption
- Aminosäuren F1.8
- Paracetamol F1.182
Resorptionsgeschwindigkeit F1.180
Respirationskammer F1.24
Respirationsstimulantien R07AB
Respiratorische Wasserstoffionen F1.209
Respiratorischer Quotient F1.24
Respirometer F1.24
Restharrow F3.265
Restharrow root F3.266
Restringe F3.398
trans-Resveratrol F3.742
Retamin F2.792-793
Retamo F3.650
Retelliptin, Monographie F5.503
Retentionsazidosen F1.211
Retentionsindices, gaschromatographische F1.492
Reticulin F3.51, 53, 153-154, 296
all-trans-Retinaldehyd F1.29
Retinol
- Resorption F1.30
- Speicherung F1.30
- Vorkommen, Fischlebertran F1.31
all-trans-Retinol F1.29
trans-Retinol-Äquivalente F1.29
all-trans-Retinsäure F1.29
Retinylacetat F1.29
Rettungswege F1.741
- ~plan F1.739
Rettungszeichen F1.741
Retusa F2.252
Reutealis trisperma F2.62
Réveil-matin F2.630
Reviparin, Natriumsalz, Monographie B01AB F5.505
Reynosin F3.621
Rezenter Kopal F2.424
Rezentfossiler Kopal F2.424
Alpha- und Beta-Rezeptorenblocker C07AG
Beta- und Alpha-Rezeptorenblocker C07AG
H_2-Rezeptorenblocker, Ulkustherapeutika A02BA
Rezeptur F1.742
R_f-Wert F1.484
R_f-Wert(e), korrigierte, ausgewählte Substanzen (500) F1.484, 488
R_{fc}-Wert F1.485
Rhamnoides hippophae F2.848
Rhamnose F1.20
Rhamnoveracintin F3.743
Rhaponticin, Monographie V07AZ F5.507
Rhapontin F5.507
Rhäzünser F1.307
RHD [Haemorrhagische Kaninchenkrankheit] F1.529
RHD-Vakzine [Rabbit Haemorrhagic Disease] F5.838
rhDNase [Desoxyribonuklease] F4.393
Rheic acid F5.507
Rhein F2.835

- Monographie A06AB, V07AZ F5.507
Rhenii sulfidi colloidalis et technetii[99Tc] solutio iniectabilis F5.619
Rheum-Emodin F4.427
rhFSH *[recombinant human follicle stimulating hormone]* F4.547
Rhinitis allergica F1.126
Rhinologika R01
- zur systemischen Anw. R01B
- - Sympathomimetika R01BA
- zur topischen Anw. R01A
- - Antiallergika R01AC
- - Corticosteroide R01AD
- - Sympathomimetika R01AA
Rhinopneumonitis F1.529
Rhinotracheitis-Impfstoff, für Katzen, Monographie QJ57B F5.861
Rhinotracheitis-Impfstoff, infektiöse, für Puten, Monographie QJ57G F5.846
Rhinotracheitis-Impfstoff, infektiöse bovine, für Rinder, Monographie QJ57D F5.841
Rhizanota cannabina F2.430
Rhizoma Acori F2.26
Rhizoma Actaeae racemosae F2.374
Rhizoma Ari F2.187
Rhizoma Ari Indici F2.166
Rhizoma Ari italici F2.183
Rhizoma Arisaematis F2.164
Rhizoma Aristolochiae rotundae F2.179
Rhizoma Asclepiadis cornuti F2.196
Rhizoma Asclepiadis tuberosae F2.198
Rhizoma Atractylodis F2.216, 221-222
Rhizoma Atractylodis macrocephalae F2.224-225
Rhizoma Calami F2.26
Rhizoma Cicutae virosae F2.366
Rhizoma Cimicifugae F2.374-375
Rhizoma cum radicibus Veratri F3.742
Rhizoma Dracunculi majoris F2.187
Rhizoma Dracunculi minoris F2.187
Rhizoma et Radix Eleutherococci F2.559
Rhizoma Gelsemii F2.785
Rhizoma Hellebori hyemalis F2.609
Rhizoma Helonias F2.342
Rhizoma Iridis F2.878
Rhizoma Menyanthidis F3.217
Rhizoma et radix Eleutherococci F2.559
Rhizoma Sanguinariae canadensis F3.497
Rhizoma Serpentariae F2.180
Rhizoma Urticae F3.724
Rhizoma Veratri F3.742
Rhizoma Veratri americani F3.754
Rhizoma veratri ad usum veterinarium F3.742
Rhizoma Veratri viridis F3.754
- Monographie F3.754
Rhizoma de zenzero F3.838
Rhizoma Zingiberis F3.838
Rhizome de gingembre F3.838
Rhodanid F1.120
Rhodopsin F1.30
Rhodoxanthin F1.78
Rhoeadin F3.287-288, 309
Rhoeados flos F3.287

- Monographie F3.287
Rhoeados petala F3.287
Rhombifolin F2.792-793, 796
Rhubarb yellow F5.507
Rhubarbe des paysans F2.623
rHuG-CSF *[Rekombinanter Human-Granulozyten-kolonienstimulierender Faktor]* F5.18
rHuGM-CSF *[Rekombinanter Human-Granulozyten-Makrophagen-kolonienstimulierender Faktor]* F5.213, 552
Rhus metopium, Verfälschung von Quassiae lignum F3.380
Rhynchophin F3.700
Rhynchophyllin F3.690, 692, 694, 697, 699, 705, 707
Ribavirin, Monographie J05AB F5.508
Ribocarbo F1.259
Ribocarbo-L F1.259
Riboflavin F1.81, 182, 289; F2.292, 545; F3.466
- 5'-aldehyd F3.529
- Funktion F1.35
- Körperbestand F1.35
- Mangelerscheinungen F1.35
- Resorption F1.35
- 5'-säure F3.529
- Überdosierung F1.35
- Vorkommen F1.35
Riboflavinphosphat, Natriumsalz, wasserfreies, Monographie A11 F5.510
1-β-D-Ribofuranosyl-1H-1,2,4-triazol-3-carboxamid F5.508
Ribonuclease H F3.737
Ribonucleinsäure, Monographie F5.512
Richardia africana F3.808
Richardianidin F2.386
AFNOR-Richtlinie, Viruzidie, Prüfung F1.902
DVG-Richtlinie, Viruzidie, Prüfung F1.902
DVV-Richtlinie, Viruzidie, Prüfung F1.902
EG-Richtlinie
- Badegewässer F1.651
- Oberflächengewässer F1.651
- Trinkwasser F1.651
Richtlinien
- für kraftbetätigte Fenster, Türen und Tore F1.739
- für Laboratorien F1.751
Richweed F2.374
Ricin F2.888
Ricinelle F2.4
Ricinelle indienne F2.5
Ricinidin F3.674
Ricinocarpus fruticosus F2.2
Ricinocarpus hispidus F2.4
Ricinocarpus indica F2.5
Ricinocarpus wilkesianus F2.8
Ricinoides tinctoria F2.357
Ricinolsäure F2.159, 726; F3.346, 414
Ridogrel, Monographie F5.513
Riemenblume F3.102
Riemenmistel, europäische F3.102
Riesenbovist F2.267
Riesenfenchel F2.698

Riesen-Stäubling F2.267
Rifapentin, Monographie J04AB F5.515
Rifaximin, Monographie A07AA, D06AX F5.515
Rijua F2.281–282
Rilmenidin, Monographie C02A F5.517
Rilopirox, Monographie G01AX F5.519
Riluzol, Monographie N07X F5.519
Rimcazoldihydrochlorid, Monographie F5.520
Rinde
- amerikanische Schneeballbaum~ F3.775
- Angostura~ F2.747
- Angustura~ F2.747
- Anthostema-senegalense-, Monographie F2.131
- Antidesma-ripicola-, Monographie F2.137
- Bridelia-retusa-, Monographie F2.254
- Buchen~ F2.688
- Canella~ F2.278
- Canella-winterana-, Monographie F2.278
- Carony~ F2.747
- Cascarill~ F2.456
- Cascarilla~ F2.454
- Casuarina~ F2.305
- Cecropia-hololeuca-, Monographie F2.318
- Cecropia-peltata-, Monographie F2.322
- Chionanthus-virginicus-Wurzel~, Monographie F2.352
- Chionanthus-Wurzel~ F2.352
- Clutia-abyssinica-, Monographie F2.387
- Cluytia-abyssinica- F2.387
- Copalchi~ F2.464
- Croton-gubouga-, Monographie F2.458
- Croton-macrostachys-, Monographie F2.462
- Croton-megalocarpus-, Monographie F2.463
- Croton-oblongifolius-, Monographie F2.465
- Daphne-genkwa-Wurzel~, Monographie F2.495
- Daphne-giraldii-, Monographie F2.497
- Daphne-tangutica-, Monographie F2.506
- deutsche Pfefferbaum~ F2.500
- falsche Fieber~ F2.454
- falsche Winters~ F2.278
- Fieber~
- - falsche F2.454
- - graue F2.454
- - mexikanische F2.464
- gepulverte Magnolia-obovata- F3.154
- graue Fieber~ F2.454
- Kaneel~ F2.278
- Kanell~ F2.278
- Kellerhals~ F2.500
- Keulenbaum~ F2.305
- Linden~ F3.659
- Magnolia-acuminata-, Monographie F3.148, 160–161
- Magnolia-grandiflora-, Monographie F3.152
- Magnolia-kobus-, Monographie F3.153
- Magnolia-obovata-
- - Monographie F3.153
- - gepulverte F3.154
- Magnolia-officinalis-, Monographie F3.156
- Mallotus-japonicus-, Monographie F3.167
- mexikanische Fieber~ F2.464
- Nectandra-megapotamica-, Monographie F3.232
- Ovidia-pillo-pillo-, Monographie F3.283
- Panama~ F3.435
- Pfefferbaum~ F2.500
- - deutsche F2.500
- Potenz~ F3.317
- Pseudo-China~ F2.464
- Quillaia~ F3.435
- Rinderpest F1.528
- Ruhr~ F2.454
- Salix-daphnoides-, Monographie F3.477
- Salix-fragilis-, Monographie F3.479
- Salix-pentandra-, Monographie F3.482
- Salix-purpurea-, Monographie F3.483
- Sapium-sebiferum-Wurzel~, Monographie F3.510
- Schneeball~ F3.771
- - virginische F3.775
- Schneeballbaum~ F3.771
- - amerikanische F3.775
- Seidelbast~, Monographie F2.500
- Seifen~ F3.435
- Tecoma-araliacea-, Monographie F3.647
- Tecoma-capensis-, Monographie F3.649
- Tecoma-pentaphylla-, Monographie F3.650
- Tecoma-stans-, Monographie F3.652
- Uncaria-guianensis-Stamm~, Monographie F3.697
- Uncaria-tomentosa-Wurzel~, Monographie F3.707
- Viburnum~ F3.775
- virginische Schneeball~ F3.775
- Wasch~ F3.435
- Wasserholder~ F3.771
- Weiden~ F3.483
- Winters~, falsche F2.278
- Yohimbe(he)~ F3.317
- Zanthoxylum-armatum-, Monographie F3.819
- Zanthoxylum-budrunga-, Monographie F3.821
- Zanthoxylum-chalybeum-Wurzel~, Monographie F3.824
- Zanthoxylum-clava-herculis-, Monographie F3.826
- Zanthoxylum-fraxineum-, Monographie F3.828
- Zanthoxylum-piperitum-, Monographie F3.831
- Zeiland~ F2.500
Rinderpest F1.528
Ringblume F2.74
Rio-Safran F2.439
Rippoldsauer Mineralwasser Huber GmbH & Co F1.308
Risedronat, Natriumsalz, Monographie M05B F5.520
Risikofaktoren, kardiovaskuläre F1.110
Risikopotential, atopisches F1.128
Riso F2.213
Rispenblütiger Seidelbast F2.498
Risperidon, Monographie N05AX F5.521
Rissole F2.538
Ritanserin, Monographie N06AB F5.522
Ritipenem Acoxil, Monographie J01DH F5.523
Ritterspornblüten F2.419
Ritterspornsamen F2.418, 420

Rivastatin, Monographie C10AA F5.526
Rivea cuneata F2.159
Rivea nervosa F2.160
River sponge F3.568
Rizinusöl, Verfälschung von Aleurites-fordii-Samen-
 öl F2.58
Rizolipase, Monographie A09AA F5.526
Rizoma d'iride F2.878
RNA [Ribonucleic Acid] F5.512
RNS [Ribonucleinsäure] F5.512
Ro 03-8799 [Pimonidazol] F5.441
Ro 5-2180 [Nordazepam] F5.331
Ro 10-1670 [Acritretin] F4.25
Ro 40-7592 [Tolcapon] F5.661
Roasted sponge F2.674
Robinin F3.196
Roble morado F3.649
Roble de Rio F3.649
Rock maple tree F2.13
Rocket fuel [Phencyclidin] F5.418
Rocuroniumbromid, Monographie M03A F5.529
Rodentizide F1.563
Rodiuran F4.640
Rogletimid, Monographie L02B F5.530
Rohkost F1.173
Rohopium F3.293
Rohpapain F2.293
Röhrengutti F2.763
Rohrheide F2.794
Röhriger Affodill F2.202
Rohschellack F2.904
Rojnik F3.535
Roki F3.823
Rolipram, Monographie F5.531
Rollenklemme F1.939, 944
Rollenperistaltik F1.954
Roman laurel F3.50
Roman pellitory F2.76
Roman plant F3.229
Romerillo F2.233
Römerquelle Edelstal/Burgenland F1.307
Romglizon F5.684
Römische Bertramwurzel F2.77
Römische Kamille F3.618
Römischer Balsam F3.603
Römischer Bertram F2.76
Romurtid, Monographie F5.534
Rong F2.762
Rongalit F5.275
Rongalit C F5.275
Rontyl F4.640
Rooitakkie F3.180
Rooitakkiebos F3.180
Ropivacainhydrochlorid Monohydrat, Monographie
 N01BB F5.535
Roquinimex, Monographie L03A F5.538
Rorela F2.539
Rorella F2.538
Rorella rotundifolia F2.538
Rorelle F2.538
Rosa F3.450, 454
– Monographie F3.445

Rosa hom., Monographie F3.454
Rosa affinis F3.462
Rosa alba F3.456
Rosa × alba, Monographie F3.447
Rosa alba × vulgaris F3.447
Rosa alpina F3.462
Rosa amygdalifolia F3.459
Rosa anemone F3.452
Rosa armata F3.447
Rosa aromatica F3.452
Rosa bifera F3.455
Rosa calendarum F3.455
Rosa del campo F3.461
Rosa canina F3.447–450, 452
– Monographie F3.447
Rosa canina hom., Monographie F3.452
Rosa canina flos hom., Monographie F3.452
Rosa caucasica F3.447
Rosa centifoglia F3.452
Rosa centifolia F3.452
Rosa × centifolia F3.453–454, 456
– Monographie F3.452
Rosa centifolia bifera F3.455
Rosa centifolia × vulgaris F3.452
Rosa cherokeanensis F3.459
Rosa de cien hojas F3.452
Rosa cinnamomea F3.462
Rosa colorada F3.459
Rosa commún F3.452
Rosa coral F3.461
Rosa cucumerina F3.459
Rosa damascena F3.455, 459
Rosa damascena hom., Monographie F3.459
Rosa × damascena F3.456
– Monographie F3.455
Rosa domestica F3.459
Rosa doppia F3.452
Rosa encarnada F3.459
Rosa ferox F3.463
Rosa florida F3.461
Rosa frances F3.459
Rosa frondosa F3.447
Rosa gallica F3.453, 455–456
– Monographie F3.459
Rosa gallica × centifolia F3.452
Rosa gallica × dumentorum F3.447
Rosa glauca F3.447
Rosa de grana F3.459
Rosa grandiflora F3.459
Rosa hystrix F3.459
Rosa incarnata F3.447
Rosa kamtschatica F3.463
Rosa laevigata F3.460
– Monographie F3.459
Rosa lutetiana F3.447
Rosa macrocarpa F3.447
Rosa menstrua F3.455
Rosa mistica F3.459
Rosa montana, Verwechslung mit Rosa pendulina
 F3.462
Rosa moschata F3.448–449
– Monographie F3.461

Rosa

Rosa mosqueta **F3**.461
Rosa multiflora **F3**.461–462
– Monographie **F3**.461
Rosa pendulina **F3**.449–450
– Monographie **F3**.462
Rosa polyantha **F3**.461
Rosa provincialis **F3**.452, 459
Rosa pumila **F3**.459
Rosa pyrenaica **F3**.462
Rosa regeliana **F3**.463
Rosa rossa **F3**.459
Rosa rubra **F3**.459
Rosa rugosa **F3**.449
– Monographie **F3**.463
Rosa ruscinonensis **F3**.461
Rosa selvatica **F3**.447
Rosa serpeggiante **F3**.459
Rosa silvestre **F3**.461
Rosa sinica **F3**.459
Rosa taurica **F3**.447
Rosa ternata **F3**.459
Rosa trifoliata **F3**.459
Rosa usitatissima **F3**.447
Rosa vermelha **F3**.459
Rosae aetheroleum, Monographie **F3**.447, 453, 456, 459
Rosae centifoliae Petala **F3**.453
Rosae flos, Monographie **F3**.453, 459
Rosae fructus **F3**.462
– Monographie **F3**.448, 461
Rosae Gallicae Petala **F3**.453
Rosae laevigatae pseudofructus, Monographie **F3**.460
Rosae multiflorae pseudofructus, Monographie **F3**.462
Rosae petalum **F3**.453
Rosae pseudofructus **F3**.449
– Monographie **F3**.449, 461, 463
Rosae pseudofructus cum fructibus, Monographie **F3**.450, 463
Rosal montes **F3**.461
Rosa-laevigata-Hagebutten **F3**.460
Rosamultin **F3**.462
Rosaniliumchlorid **F4**.553
Rose
– Damaszener **F3**.455
– französische **F3**.459
– gallische **F3**.459
– hängende **F3**.462
– hundertblättrige **F3**.452
– rote **F3**.459
– weiße **F3**.447
Rose anémone **F3**.452
Rose bay **F3**.240
Rose blanche **F3**.447
Rose à cent feuilles **F3**.452
Rose de chien **F3**.447
Rose de Damas **F3**.455
Rose fruit **F3**.450, 462
Rose des haies **F3**.447
Rose hip **F3**.450
Rose hip peel **F3**.449
Rose laurel **F3**.240
Rose de mai **F3**.452
Rose oil **F3**.456
Rose otto **F3**.456
Rose pale **F3**.452
Rose pâle **F3**.453
Rose petals **F3**.453
Rose de Provence **F3**.452, 459
Rose de Provins **F3**.459
Rose de Puteaux **F3**.455
Rose rouge **F3**.453, 459
Rose de tous les mois **F3**.455
Rosebay leaves **F3**.240
Roseberry spurge **F3**.238
Rose-colored silkweed **F2**.195
Rosée du soleil **F2**.538
Rosenabsolut **F3**.456
Rosen-Attar **F3**.456
Rosenbeere **F3**.450
Rosenblüten
– rote **F3**.453
– weiße **F3**.453
Rosen-Dammar **F3**.546
Rosenfuran **F3**.335, 458
Rosenkonkret **F3**.456
Rosenlorbeer **F3**.240
Rosenlorbeerblätter **F3**.240
Rosenöl **F3**.456
– ägyptisches **F3**.457
– ätherisches **F3**.456
– bulgarisches **F3**.456
– französisches **F3**.456
– marokkanisches **F3**.456
– türkisches **F3**.456
Rosenoxid **F3**.457
Rosenrote Wucherblume **F3**.616
Rosette **F2**.538
Rosier des bois **F3**.447
Rosier sauvage **F3**.447
Rosinweed **F2**.813
Rosmarinsäure **F2**.86–87, 872; **F3**.73–74, 80, 87, 133–134, 142, 328–329, 520, 522, 526
Rosolida **F2**.538
Roßfenchel **F3**.258
Roßkerbel **F3**.258
Roßklettenwurzel **F2**.148
Roßkümmel **F3**.258
Rosseau aromatique **F2**.18
Rossetta **F3**.465
Rossola emetica **F3**.465
Rossolis septentrionalis **F2**.538
Rossolisid **F2**.540
Rostentferner **F1**.821
Rostflecken, Entfernung auf Textilien **F1**.789
Rostkoviana **F2**.668
Rostschutzmittel **F1**.821
Rostumwandler **F1**.821
Rota-Virus-Impfstoff, für Rinder, Monographie **QJ57D** **F5**.862
Rotbuche **F2**.687
Rotbuchenfrüchte **F2**.690
Rote Essigrosenblüten **F3**.453

Rote Immortellen F2.127
Rote Katzenpfötchen F2.127
Rote Koralle F2.428
– Monographie F2.429
Rote Rose F3.459
Rote Sandelholztinktur F3.421
Rote Seifenwurzel F3.514
Roteisen F4.613
Röteln, Impfung F1.521
Röteln-Antikörper-Globuline F5.878
Röteln-Immunglobulin, Monographie J06BB F5.878
Röteln-Lebend-Impfstoff, Monographie J07B F5.822
Roter Bienensaug F3.31
Roter Fliegenpilz F2.66
Roter Sandelbaum F3.419
Rotes Blutbild F1.321
Rotes Blutlaugensalz F4.747
Rotes Frauenhaar F2.213
Rotes Kaliaturholz F3.419
Rotes Sandelholz, Monographie F3.419
Rotes Widerton F2.213
Rothinidin F3.267
Rotholzextrakt F1.794
Rotrandiger Baumschwamm F2.738
Rotsalz F5.257
Rotsandelholz F3.419
– indisches F3.413
Rottlera F3.169
Rottlera affinis F3.168
Rottlera aurantioca F3.168
Rottlera indica F3.670
Rottlera japonica F3.164
Rottlera manilensis F3.168
Rottlera philippinensis F3.168
Rottlera tinctoria F3.168
Rottlerae glandulae F3.169
Rottlère des teinturiers F3.169
Rottlerin F3.170, 174
Rotundifolin F3.692, 694
Rou doku F3.575
Round-leaved poison-bush F2.17
Round-leaved sundew F2.538
Routineschutzimpfungen F1.519
– im Erwachsenenalter F1.518
– im Kindesalter F1.517
Roxburghin F3.693–694
Roxburgholon F3.425–426
Roxburghonsäure F3.425, 427
Roxindol, Monographie F5.539
RP 16091 [Metiazinsäure] F5.174
Rubber F2.840
Rubber hedge F2.656
Rubber tree F2.838
Rubidium monochlorid F5.540
[^{86}Rb]Rubidiumchlorid, Monographie V04CX F5.540
Rubijervin F3.743, 753–755
Rubinpigment BK F1.74
Rubiverin F3.743
Rubixanthin F1.78

Rubner F1.23
Rüböl, Verfälschung von Aleurites-fordii-Samenöl F2.58
Rubrum Congoensis F4.765
Ruby wood F3.419
Rückhaltevermögen F1.240
Rücknahmepflichten
– für Transportverpackungen F1.678
– für Umverpackungen F1.678
– für Verkaufsverpackungen F1.679
Rückschlagventile F1.970
Ruda de muro F2.212
Rude de paret F2.212
Rue de chèvre F2.741
Rue de muraille F2.212
Rue des murailles F2.212
Rufloxacinhydrochlorid, Monographie J01MA F5.540
Rugiada del sole F2.538
Rugosal F3.463
Rugosasäure F3.463
Rugosin F3.463
Ruhrgebiet F1.303
Ruhrkraut F2.126
Ruhrkrautblüten F2.127
Ruhrrinde F2.454
Ruixianglangdu F3.575
Rulac negundo F2.11
Rumex obtusifolius, Verwechslung mit Radix Bardanae F2.149
Rumi mastiki F3.398
Rumpel-Leede-Stautest F1.326, 328
Rundblättriger Sonnentau F2.538
Runde Osterluzei F2.179
Runde Osterluzeiwurzel F2.179
Rundfinnet F2.213
Rundkapseljute F2.430
Rundküvettentest(e) F1.603
Rung F2.762
Running nine F3.122
Runzelrose F3.463
Russischer Flußschwamm F3.568
Russischer Moschus F3.222
Russischer Weihrauch, Verfälschung von Olibanum F2.246
Russisches Bibergeil F2.300
Russula, Monographie F3.465
Russula betularum F3.465
Russula emetica F3.466–467
– Monographie F3.465
Russula foetens F3.467
– Monographie F3.467
Russula foetens hom., Monographie F3.467
Russula fragilis F3.465
Russula mairei F3.466
– Monographie F3.467
Russule émétique F3.465
Russule fétide F3.467
Russule de maire F3.467
Russupteridin-sIII F3.465
Rúsula emética F3.465
Rúsula fétida F3.467

Ruta di mure **F2.**212
Rutae murariae herba, Monographie **F2.**212
Rutaecarpin **F3.**820–821
Rutarensin **F2.**501
Rutenkraut **F2.**698
Rutin **F2.**154, 186, 195, 198, 365, 720, 727; **F3.**165, 280, 693, 760, 762, 822
Rutosid **F2.**89, 195, 198, 214, 232, 253, 382, 635, 727; **F3.**27, 45, 72, 80, 86–87, 134, 165, 212, 214, 241, 266–267, 342, 346, 349, 411, 419, 453, 657, 660, 693, 716
RWJ 17070 *[Histrelin]* **F4.**629

R

4105 S *[Medibazin]* **F5.**109
Saarland **F1.**304
Saatgut, primäres **F5.**767
Saatmaterialien, sekundäre **F5.**768
Saatmohn **F3.**286
Saatweizen **F3.**678
Saat-Wucherblume **F2.**360
Saat-Wunderblume **F2.**360
Sabbajaya **F2.**285, 289
Säbelbein-Krankheit **F1.**44
Sabi star **F2.**39
Sabinen **F2.**122; **F3.**51, 57, 190, 602, 629–630, 634, 820
Sabinenhydrat **F3.**191
trans-Sabinol **F3.**602
trans-Sabinylacetat **F3.**602
Sablier blanc **F2.**858
Saccharase **F1.**17
Saccharin
– Monographie **F5.**544
– Calciumsalz **F1.**95
– Calciumsalz, wasserhaltig, Monographie **F5.**543
– Kaliumsalz **F1.**95
– Natriumsalz **F1.**95
– – Monographie **F5.**544
Saccharose **F1.**17; **F2.**12–14, 717
– Monographie **F5.**545
Saccharosepolyester **F1.**178
Saccharum amylaceum **F4.**586
Sacred fig **F2.**722
Sadrée **F3.**520
Saffran **F2.**437
Saffraon **F2.**437
Saffron **F2.**438
Safran **F2.**437–438
– echter **F2.**437
– griechischer **F2.**437–438
– spanischer **F2.**439
Safranal **F2.**441
– Gehaltsbestimmung **F2.**443
Safranpigmente, Gehaltsbestimmung **F2.**443–444
Safranrebendolde **F3.**260
Safranspitzen **F2.**439
Safrol **F1.**99; **F2.**33, 93, 118
Safron **F2.**438
Saftfasten **F1.**176
Sagbi **F2.**767
Saging-saging **F2.**285
Sagu **F2.**283
Saikogenin A **F3.**768
St. Johns bean **F2.**335

St. Johns bread F2.324, 335
St. Mary's thistle F3.549
St. Mary's thistle fruit F3.550
Sakhu F3.543
Sal F3.543–544, 546
Sal Amarum F5.91
Sal Carlsbadense factitium F4.756
Sal Carolinum factiticum F4.756
Sal diureticum F4.736
Salad F3.18
Salade F3.18
Salago F3.785
Salai F2.249
Salai tree F2.249
Sálaigugul F2.249
Salamander tree F2.135
Salamanderbaum F2.135
Salamanderboom F2.135
Salat F3.18
SALATRIM®, Monographie A08AB F5.546
Salazosulfamid, Monographie A07EC F5.547
Salbaum F3.543
Salbenherstellung F2.61; F3.175
Salbenkompressen F1.979
Salep F3.273
– levantinischer F3.273
Salep root F3.273
Salep tuber, Monographie F3.273, 275–282
Salep-Knabenkraut F3.278
Salepknollen F3.273
Salepmannan F3.274
Salepschleim F3.274
Salepwurzel F3.273
Salgueiro F3.483
Salharz F3.544, 546
Salice barbuto F3.476
Salice bianco F3.474
Salice comune F3.474
Salice di monte F3.480
Salice nero F3.476, 480
Salice odoroso F3.482
Salice da pertiche F3.474
Salice ripaiolo F3.477
Salice rosso F3.483
Salicella F3.483
Salicin F3.471, 474, 477–478, 480–481, 483, 486, 493, 771
– Gehaltsbestimmung F3.487
Salicis cortex F3.477, 479, 482–483
– Monographie F3.477, 479, 482
Salicis folium, Monographie F3.477, 479, 482–483
Salicis herba, Monographie F3.478, 481, 494
Salicortin F3.471, 474, 476–481, 483, 486, 493
Salicoylpopulin F3.471
Salicoyltremuloidin F3.471
Salicylaldehyd F2.300, 512; F3.201
Salicylanilid(β-diethylaminoethylether) F5.549
Salicylat F2.279
Salicylate F1.481
– Analgetika N02BA
Salicylat-Test F1.503

Salicylcollodium, Monographie D01AE, D02A, D05A, D11AF F5.548
Salicylsäure F1.86; F2.47, 375, 397, 531, 884; F3.54, 201, 267, 346, 348, 462, 471, 522
– 2-hydroxypropylester F4.654
– isoamylester F4.727
– isopentylester F4.727
Salicylsäurederivate, Antirheumatika M02AC
Salidrodid F3.471
Saligenin F3.775
Salireposid F3.471, 486
Salivaria F2.76–77
Salix, Monographie F3.469
Salix alba F3.469–470, 475–476, 483, 493
– Monographie F3.474
– Verwechslung mit Salix fragilis F3.479
Salix alba hom., Monographie F3.475
Salix alba ssp. vitellina F3.476
Salix amaniana F3.480
Salix ambigua F3.479
Salix arbuscula F3.478, 481, 484, 494
Salix arbusculoides F3.484
Salix artrocinerea F3.469
Salix babylonica F3.484
Salix bicolor F3.469
Salix brachicarpa F3.484
Salix caesia F3.484
Salix caprea F3.469–470, 484, 493
Salix cinerea F3.469
Salix daphnoides F3.469, 477, 483, 493
– Monographie F3.476
Salix-daphnoides-Rinde, Monographie F3.477
Salix elaeagnos F3.469, 478, 481, 493–494
– Monographie F3.477
Salix-elaeagnos-Kraut, Monographie F3.478
Salix falcata F3.479
Salix fragilior F3.478
Salix fragilis F3.469–470, 479, 483
– Monographie F3.478
Salix-fragilis-Rinde, Monographie F3.479
Salix glabra F3.484, 493
Salix hastata F3.484
Salix hegetschweileri F3.469
Salix incana F3.477
Salix interior F3.484
Salix lasiandra F3.484
Salix lasiolepis F3.484
Salix ligustrina F3.479
Salix monandra F3.483
Salix myrsinifolia F3.469, 480
Salix myrsinites F3.484
Salix nigra F3.469, 480
– Monographie F3.479
Salix nigra hom., Monographie F3.480
Salix nigra falcata F3.479
Salix nigricans F3.469, 478, 481, 493–494
– Monographie F3.480
– Verwechslung mit Salix daphnoides F3.476
Salix-nigricans-Kraut, Monographie F3.481
Salix orestera F3.484
Salix pentandra F3.469–470, 483, 493
– Monographie F3.482

- Verwechslung mit Salix daphnoides F3.476
Salix-pentandra-Rinde, Monographie F3.482
Salix persicifolia F3.478
Salix phylicifolia F3.469, 480
Salix pratensis F3.483
Salix purpurea F3.469, 478, 481, 483, 493–494
- Monographie F3.483
Salix purpurea hom., Monographie F3.494
Salix-purpurea-Blätter, Monographie F3.493
Salix-purpurea-Kraut, Monographie F3.494
Salix-purpurea-Rinde, Monographie F3.483
Salix purshiana F3.479
Salix repens F3.478, 481, 484, 494
Salix riparia F3.477
Salix rosmarinifolia F3.477–478, 481, 484, 494
Salix × rubens, Verwechslung mit Salix fragilis F3.479
Salix triandra F3.469–470, 484, 493
- Verwechslung mit Salix daphnoides F3.476
- Verwechslung mit Salix fragilis F3.479
Salix viminalis F3.484, 493
- Verwechslung mit Salix elaeagnos F3.477
Salix vitellina flos F3.476
Salix vitellina flos hom., Monographie F3.476
Salk-Impfstoff F1.523
Sallaki F2.249
Sallow thorn F2.848
Salmonella enteritidis F1.129
Salmonella enteritis F1.529
Salmonella typhimurium F1.529
Salmonellen, beim Haushuhn F1.528
Salmonellosen F1.129
Saloniki Opium F3.295
Salonitenolid F2.389
Salpeter, deutscher F4.76
Salpetrige Säure F4.473
Salpetrigsäureethylester F4.473
Salt of tartar F4.739
Saluron F4.640
Salutaridin F2.456
Salva vida F2.212
Salva vita F2.212
Salvablätter F3.605
Salvado de trigo F3.683
Salverin, Monographie N02B F5.549
Salvia romana F3.603
Salzfaktor F1.383
Salzfehler F1.601
Salzsensitivität F1.155
Samandura indica, Verfälschung von Angosturae cortex F2.748
Sambuci fructus F1.819
Sambuco aquatico F3.771
Sambucyanin F3.652
Samen
- Acokanthera~ F2.18
- Adenium-multiflorum- F2.40
- Aleurites-moluccana- F2.60
- Aleurites-trisperma- F2.63
- amerikanischer Wurm~ F2.344
- Anadenanthera-colubrina- F2.82
- Anadenanthera-peregrina- F2.83

- Angelika~ F2.97
- Antiaris-toxicaria- F2.133
- Argyreia-nervosa- F2.161
- Argyreia-speciosa- F2.161
- Asphodelus-fistulosus- F2.202
- Asphodelus-tenuifolius- F2.206
- Baliospermum-montanum- F2.230
- Bärlapp~ F3.125
- Canna-coccinea- F2.282
- Canna-indica- F2.287
- Canna-orientalis- F2.289
- Caroben~ F2.340
- Castilla-elastica- F2.299
- Castilloa-elastica- F2.299
- Chrozophora-tinctoria- F2.357
- Consolida-ambigua- F2.418
- Consolida-regalis- F2.420
- Corchorus-capsularis- F2.433
- Corchorus-olitorius- F2.435
- Croton~ F2.474
- Croton-gubouga- F2.458
- Croton-macrostachys- F2.463
- Croton-oblongifolius- F2.466
- Croton-sparsiflorus- F2.469
- Curcas~ F2.888
- Engelwurz~ F2.97
- Eseré~ F3.354
- Euphorbia-lathyris- F2.645
- Garcinia-kola- F2.768
- Garten-Rittersporn- F2.418
- Hagebutten~ F3.448
- Hura-crepitans- F2.861
- Jatropha-curcas- F2.888
- Jatropha-gossypifolia- F2.895
- Jatropha-multifida- F2.898
- Jute~ F2.433
- Kalabar~ F3.354
- Karoben~ F2.340
- Kola~ F2.768
- Lithospermum-arvense- F3.72
- Lithospermum-officinale- F3.86
- Lumbang- F2.63
- Lupinus-albus- F3.108
- Lupinus-angustifolius- F3.113
- Lupinus-luteus- F3.114
- Lupinus-mutabilis- F3.116
- Lupinus-polyphyllus- F3.118
- Magendistel~ F3.550
- Mallotus-philippinensis- F3.174
- Perilla- F3.333
- Putranjiva-roxburghii- F3.428
- Rittersporn~ F2.418, 420
- Samenbärlapp F3.129
- Schlafmohn~ F3.308
- Seifenkraut~ F3.517
- Stein~ F3.86
- Stich~ F3.550
- Trewia-nudiflora- F3.672
- Wurm~, amerikanischer F2.344
- Zanthoxylum-piperitum- F3.832
Samenbärlapp F3.129
Sammelbehältnisse F1.702

Sammellogistik F1.681
Sam(m)etblume F3.72
Samoroda F3.535
Sampasampalúkuan F3.345
Samtkrankheit F1.579
Samtrose F3.459
Samudra sokh F2.160
Samudrapalaka F2.160
San juan de cobre F2.893
San-chiau F3.829
Sancho F3.830
Sancupran F4.771
Sandalo rubro F3.419
Sandarac F3.656
– afrikanischer F3.656
– australischer F2.264
– marokkanischer F3.656
Sandarac gum F3.656
Sandarac Gummi Juniper F3.656
Sandaraca F3.656
Sandaraca electa F3.656
Sandaraca naturalis (in sortis) F3.656
Sandarach F3.656
Sandaracholz, australisches F2.265
Sandaracinolsäure F3.656
Sandaracinsäure F3.656
Sandaracolsäure F3.656
Sandaracopimarsäure F3.656
Sandaracoresen F3.656
Sandarak F1.808; F3.656
Sandarakharz F3.656
Sandaraque F3.656
Sandbox tree F2.858
Sandbüchsenbaum F2.858
Sanddorn F2.848
Sanddornbeeren F2.850
Sandelbaum, roter F3.419
Sandelholz, rotes, Monographie F3.419
Sandelholztinktur, rote F3.421
Sandeltinktur F3.421
Sangoja genika l'oisug-i F3.823
Sangre de drago jiza F2.452
Sangree root F2.180
Sangregrado F2.888
Sangsue médicinale F2.853
Sangue de drago F2.452
Sanguidimerin F3.498
Sanguido F3.397
Sanguijuela F2.853
Sanguilutin F3.498
Sanguinaire du Canada F3.497
Sanguinaria F2.126; F3.497, 503
– Monographie F3.497
Sanguinaria acaulis F3.497
Sanguinaria canadensis F3.497, 503–505
– Monographie F3.497
Sanguinaria canadensis hom., Monographie F3.503–505
Sanguinaria grandiflora F3.497
Sanguinaria minor F3.497
Sanguinaria root F3.497
Sanguinaria vernalis F3.497

Sanguinariae canadensis rhizoma, Monographie F3.497
Sanguinarin F3.497–499
Sanguinarinum nitricum crudum F3.504
Sanguinarinum nitricum crudum hom., Monographie F3.504
Sanguinella F3.361
Sanguirubin F3.498
Sanguis Draconis F2.452; F3.418
Sanguisuga F2.853
Sanguisuga medicinalis F2.853
Sanguisuga officinalis F2.853
Sanitärräume F1.747
Sanitätsräume F1.735
St. Anna Quelle, Bad Windsheim F1.307
St. Gero-Heilwasser F1.308
St. Ottilienblume F2.419
Sannattuvarai F3.670
Sanshoamid F3.831
Sanshoöl F3.831
α-Sanshoöl F3.826
γ-Sanshoöl F3.833
Santa Maria F3.345, 618
Santakraut F2.616
Santal F3.420
Santali lignum rubri F1.819
Santali rubri lignum, Monographie F3.419
Santalin F3.420–421
Santalum rubrum F3.419
Santamarin F3.602–603, 621, 630, 635
Santolina dolorosa F3.628
Santonin F1.99
Santoreggia F3.524
Santoreggia (ortense) F3.520
Saphansi F2.714
Sapintoxin A F3.509
Sapium, Monographie F3.506
Sapium crassifolium F2.135
Sapium sebiferum F3.506–507, 509–510
– Monographie F3.506
Sapium-sebiferum-Blätter, Monographie F3.507
Sapium-sebiferum-Samenöl, Monographie F3.508
Sapium-sebiferum-Samentalg, Monographie F3.510
Sapium-sebiferum-Wurzelrinde, Monographie F3.510
Sapium sylvaticum F3.579
Sapo kalinus F4.733
Sapogenin glycosid F5.549
Saponaire F3.512
Saponaire officinale F3.512
Saponaire (parties aériennes de) F3.513
Saponaire (souche radicante de) F3.514
Saponaretin F2.186
Saponaria F3.512, 514, 518
– Monographie F3.511
Saponaria hybrida F3.512
Saponaria nervosa F3.512
Saponaria officinalis F3.512–514, 517–519
– Monographie F3.512
Saponaria officinalis hom., Monographie F3.518–519

Saponaria root F3.514
Saponaria vulgaris F3.512
Saponariae herba F3.513
– Monographie F3.513
Saponariae radix F3.514
Saponariae rubrae radix F3.514
– Monographie F3.514
Saponariae semen, Monographie F3.517
Saponarin F2.183, 186; F3.513
Saponarosid F3.515
Saponasid F3.515
Saponella F3.512
Saponin F3.515, 771
– Monographie V07AZ F5.549
– aus *Gypsophila* L. F5.549
Saponin C F3.313
Saponosid F5.549
Sapopyrosid F3.513
Saporin SO-6 F3.517
Saprolegnia F1.579
Saquinavir, Monographie J05AE F5.550
Sarangum F3.361
Sarawan F3.397
Sarba arba F2.40
Sarba jaya F2.285
Sarbajaya F2.289
Sar-bug F2.205
Sarcolysin, Monographie L01A F5.552
L-Sarcolysin F1.265
Sardine F3.483
Sardinillo F3.650
Sargatillo F3.483
Sargramostim, Monographie L03A F5.552
Saris F3.398
Sarmazenil, Monographie V03AB F5.553
D-Sarmentose F3.234
Sarpogrelathydrochlorid, Monographie F5.553
Sarrasine F2.171
Sarrête des champs F2.382
Sarriette annuelle F3.520
Sarriette des jardins F3.520
Sarriette des montagnes F3.524–526
Sarriette vivace F3.524
Sarsasapogenin F3.804–805
Sarsasaponin F3.805
Sarugudu F2.304
Saruku F2.304
Saruma F2.321
Sarvajaya F2.285, 289
Sarvajjaya F2.289
Sarve mara F2.304
SAS *[Alkansulfonate]* F1.833, 879
Sasil® F1.834
Saterinon, Monographie F5.554
Satigrel, Monographie B01AC F5.555
Satirion F3.276
Satumomab, Monographie V09I F5.556
Saturei F3.521
Satureja, Monographie F3.520
Satureja brachiata F3.520
Satureja hortensis F3.521, 523
– Monographie F3.520

– Verwechslung mit Saturejae montanae herba F3.526
Satureja juliana F3.524
Satureja laxiflora F3.520
Satureja montana F3.526
– Monographie F3.524
– Verfälschung von Saturejae herba F3.522
Satureja-montana-Öl F3.524
Satureja officinarum F3.520
Satureja pachyphylla F3.520
Satureja viminea F3.520
Saturejae aetheroleum F3.524
Saturejae herba, Monographie F3.521
Saturejae hortensis aetheroleum, Monographie F3.523
Saturejae montanae aetheroleum, Monographie F3.524
Saturejae montanae herba, Monographie F3.525
Satuwa F3.313
Satyrium bifolium F3.282
Saudin F2.386
Saudre F3.474
Sauerstoff
– Monographie V03AN F5.557
– Analytik, Methode nach Winkler F1.635
– Grenz- und Richtwerte F1.634
– Sättigungskonzentrationen, im Wasser F1.634
Sauerstoffbedarf *[CSB]*, chemischer F1.614–615
Saugkompressen
– geschlossene F1.977
– kombinierte F1.976
Saugmaterial F1.1002
Saugwürmer F1.580
Saul F3.544
Saulbaum F3.543
Saule blanc F3.474
Saule à bois glauque F3.476
Saule brillant F3.482
Saule à cinq étamines F3.482
Saule drapé F3.477
Saule faux daphné F3.476
Saule à feuille cotonneuses F3.477
Saule à feuilles de laurier F3.476
Saule à feuilles odorantes F3.482
Saule fragile F3.478
Saule laurier F3.482
Saule noir F3.476
Saule noircissant F3.480
Saule pourpre F3.483
Saule précoce F3.476
Saule rouge F3.478
Saulharz F3.544
Saurab F2.438
Säure-Basen-Fehler F1.600
Säure-Basen-Haushalt F1.40
– Störungen F1.338
Säure-Basen-Kapazität F1.612
Säurefarbstoffe F1.828
Säuregelb F5.135
Säuregelb D F5.686
Säurekapazität F1.612
Säuren-Basen-Status F1.208

Säurepräparate, Digestiva A09AB
Säureproduktion, endogene F1.338
Saures Kaliumtartrat F4.749
Saures Magnesiumcitrat F5.86
Saures weinsaures Kalium F4.749
Sausse F3.474
Sauvevie F2.212
Sauwurzel F3.742
Savanilla-Copaivabalsam F2.423
Savannah-yoke F2.82
Savon de fossé F3.513
Savonière F3.512
Savonniére F3.513
Savoreggia F3.520
Savoria F3.520
Savory F3.520
Savory oil F3.523
Savory wort F3.521
Savourée F3.520
Savukku F2.304
Sawchuck und Zaske, Aminoglykosid-Dosierung F1.392
SB-Lacke F1.811
Scalarin F2.673
Scammonium europaeum F2.626
Scandix odorata F3.229
Scarfano F3.211
Scarlet gourd F2.394
Scarlet-seeded iris F2.877
SCE *[Sister chromatid exchange]*, Schwesterchromatid-Austauschrate F1.237
Sch-32088 *[Mometasonfuroat]* F5.214
Schabe, orientalische F2.238
Schabenkraut F2.349
Schadensschwellen, Unkräuter F1.589
Schadkomponenten, wasserlösliche F1.659
Schädlingsbekämpfer, geprüfter F1.588
Schädlingsbekämpfung F3.253, 614, 616, 633
Schadstoffanteil, wasserauslaugbar F1.659
Schadstoffe
– in Böden, bei Altlastverdacht F1.658
– flüchtige F1.660
– königswasserlösliche F1.660
– nichtflüchtige, unlösliche F1.660
– säurelösliche F1.659
– wasserlösliche F1.659
Schair F2.705
Scharfe Wolfsmilch F2.628
Scharfnessel F3.711
Scharlachbeere(n) F3.361–362
Scharlachranke F2.394
Scharlachrote Lobelie F3.94
Scharlach-Schildlaus F1.79
Schaumbooster F1.835
Schaumregulatoren F1.835
Schaumstabilisatoren F1.835
Schdanitzl F2.184
Scheibenwaschanlagen, Mittel für ~ F1.785
Schellack F1.808; F2.904–905
– blondraffinierter F2.905
– gereinigter F2.906
– gereinigter weißer F2.906
– weißer F2.905
Schellolsäure F2.905–906
Scheuerdesinfektion F1.916
Scheuermittel F1.822
– flüssige, Rahmenrezepturen F1.823
– pulverförmige, Rahmenrezepturen F1.823
Scheuerpulver F1.823
Schienen, moderne F1.1008
Schienenmaterial, thermoplastisches F1.1000
Schierlingsschwamm, grüner F2.70
Schiffsbohrwurm F1.795
Schiffsleim nach Hildebrandt F1.806
Schilddrüsenfunktion, Diagnostika V04CJ
Schilddrüsenhormone H03AA F1.47
Schilddrüsenpräparate H03A
Schilddrüsentherapeutika H03
Schilderleim F1.806
Schimmelbefall, Schutz vor ~ F1.83
Schimmelweide F3.476
Schiniallylol F3.832
Schinicumarin F3.832
Schinifolin F3.832
Schinilenol F3.832
Schinindiol F3.832
Schinus molle, Verfälschung von Mastix F3.400
Schirmmagnolie F3.160
Schizoflavin F3.529
Schizoglossum shirenze F3.795
Schizogyne fruticosa F2.2
Schizophyllan(e) F3.529
– Monographie F3.529
Schizophylle F3.528
Schizophyllum, Monographie F3.528
Schizophyllum alneum F3.528
Schizophyllum commune F3.529
– Monographie F3.528
Schizophyllum multifidum F3.528
Schizophyllum radiatum F3.528
Schizostatin F3.529
Schlafkrankheit F1.581
Schlafmittel N05C
Schlafmohn F3.289
Schlafmohnsamen F3.308
Schlaftee F3.291
Schlaganfall F1.110
Schlangenbärlapp F3.122
Schlangengift-Immunserum (Europa), Monographie J06AA F5.883
Schlangenkraut F2.634; F3.123
Schlangenmoos F3.122–123
Schlangenwurz F2.534
– gemeine F2.534
– virginische F2.179
Schlangenwurzel
– nordamerikanische F2.179–180
– schwarze F2.374
Schlauchbandagen, dauerelastische F1.990
Schlauchverbände F1.989
Schlauchverbinder F1.947
Schleifendiuretika C03C
Schleimhautantiseptik F1.910
Schleimhautdekontaminationspräparate F1.894

Schleimhautdesinfektion F1.910
Schleimkörner F2.485
Schmalblättrige Lupine F3.112
Schmeckblatt F3.603
Schmelzkitte F1.800
Schmerzmittel
– Hund und Katze F1.545
– Kleinnager, Kaninchen und Frettchen F1.561
Schmerz-watch F1.958
Schmetterlings-Orchis F3.280
Schmetterlingsporling F1.795
Schmierseife F4.733
Schminkbeere F3.361
Schminke F3.72
Schmutzarten F1.830
Schnakenpulver F3.612
Schneeball
– gemeiner F3.771
– gewöhnlicher
– virginischer F3.774
Schneeballbaum, amerikanischer F3.774
Schneeballbaumrinde F3.771
– amerikanische F3.775
Schneebälleli F3.618
Schneeballfrüchte F3.772
– gemeine F3.772
– gewöhnliche F3.772
Schneeballrinde F3.771
– virginische F3.775
Schneeberger Schnupftabak F2.108; F3.751
Schneeflockenbaum F2.352
Schneeflockenstrauch F2.352
Schnelltest
– auf CO-Vergiftung F1.498
– auf Giftstoffe F1.494
pH-Schnelltest F1.611
Schnitzer, Johann-Georg F1.175
Schnitzer-Kost F1.175
Schnupftabak, Schneeberger F2.108; F3.751
Schock
– anaphylaktischer, Hund und Katze F1.552
– hämorrhagischer F1.214
Schollen-Gummi F2.763
Schränke F1.748
Schreibtinten F1.827
Schroth, Johann F1.176
Schroth-Kur F1.176
Schuhweiß F1.843
Schutzanstriche F1.796
Schutzbrille F1.244
– mit Seitenschutz F1.244
Schutzimpfung, Tierseuchen F1.526
Schutzkittel F1.244
Schutzkleidung F1.243
Schutzmaßnahmen F1.756
– persönliche F1.756
Schwäbischer Kaffee F3.112
Schwäbisch-fränkisches Schichtstufenland F1.304
Schwalbenwurz
– fleischfarbene F2.195
– knollige F2.197
Schwalbenwurzel

– knollige F2.198
– syrische F2.196
Schwammbeere F2.863
Schwammkohle F2.674
Schwamm-Reinigung F1.843
Schwangerschaft F1.46
Schwarz-Bartter-Syndrom F1.196
Schwarze Brechnuß F2.888
Schwarze, große Küchenschabe F2.238
Schwarze Königskerze F3.759
Schwarze Nachtspinne F3.36
Schwarze Schlangenwurzel F2.374
Schwarzer Germer F3.753
Schwarzer Streifenfarn F2.208
Schwarzes Dammar F3.546
Schwarzkernige Ölpalme F2.553
Schwarznessel F3.328
Schwarznesselblätter F3.329
Schwarznesselfrüchte F3.333
Schwarznesselkraut F3.335
Schwarznesselstengel F3.328
Schwarzroter Aronstab F2.165
Schwarzwald F1.304
Schwarzweide F3.480
Schwarzwerdende Weide F3.480
Schweden-Diät F1.152
Schwefel F1.595
– vegetabilischer F3.125
Schwefeldioxid F1.88
– ~ entwickelnde Stoffe F1.85
Schwefelhexafluorid, Monographie V07AZ F5.558
Schwefelsäuredodecylester, Natriumsalz F5.267
Schweinebrucellose F1.848
Schweinegrippe-Impfstoff F1.527
Schweinepest-Impfstoff, Monographie QJ57E F5.849
Schweinepestvakzine F1.529
Schweizer Alpen F1.305
Schweizer Faltenjura F1.305
Schwellenwert, sensorischer F1.98
Schwerbenzin F1.787
Schwerkraftbefüllung F1.271
Schwerkraftinfusion F1.937
Schwermetallgehalte
– in Klärschlämmen der VDLUFA F1.654
– nach König und Krämer F1.654
Schwertelwurz F2.878
Schwertlilie F2.875
– amerikanische F2.883
– blasse F2.881
– buntfarbige F2.883
– deutsche F2.883–884
– gelbe F2.881
– verschiedenfarbige F2.883
Schwesterchromatid-Austauschrate [SCE], Sister chromatid exchange F1.237
Scolopendrium ruta-muraria F2.212
Scolymus hispanicus, Verfälschung von Croci stigma F2.440
Sconcordia F3.276
Scoparon F3.214, 462, 832

Scopoletin F2.93, 112, 225, 237, 361, 639, 719, 786; F3.165, 199, 214, 380, 510, 573, 605, 619, 635, 716, 725, 775, 832
- Gehaltsbestimmung F3.720, 728
Scopolin F3.605, 775
Scornabecco F3.404
Scorodosma assa-foetida F2.700
Scorodosma foetida F2.700
Scorodosma foetidum F2.704
Scoulerin F3.296
Scrapie F1.860
Screening
- Benzodiazepine F1.476
- Bromazepam F1.477
- Flunitrazepam F1.474
- Triazolam F1.477
- Verfahren
- - dünnschichtchromatographische F1.484
- - einfache F1.465
- - immunchemische, Störmöglichkeiten F1.469
- - immunologische, Spezifität F1.481
DC-Screening
- Benzodiazepine F1.503
- Opiate F1.507
Screeningverfahren
- dünnschichtchromatographische F1.484
- einfache F1.465
- immunchemische, Störmöglichkeiten F1.469
- immunologische, Spezifität F1.481
Scuffle *[Phencyclidin]* F5.418
Scyllitol F2.86-87
SDMAO *[Stearyldimethylaminooxid]* F5.584
SDZ-215-811 *[Pentetreotid]* F5.404
Sea-buckthorn F2.848
Seaside balsam F2.454
Sebe(h) F2.289
Sebeh tasbe F2.289
Sebifereninsäure F3.506
Sebiferinsäure F3.506
Seborrhoe, naso-labiale F1.35
Secale cereale, Verwechslung mit Triticum aestivum F3.679
Secale cornutum F1.130
Secbutabarbital F1.474
Secobarbital F1.474
5,6-*trans*-9,10-Seco-5,7,10(19)-cholestatrien-3β,25-diol F5.672
5E,7E-9,10-Seco-5,7,10(19)-cholestatrien-3β,25-diol F5.672
(+)-(5Z,7E,14R)-9,10-Secocholesta-5,7,10(19)trien-1α,3β,24-triol F5.607
Secoisolariciresinol F3.38
seco-Tanapartholid F3.621
Securinega abyssinica F2.730
Securinega fluggeoides F2.725
Securinega japonica F2.725
Securinega leucopyrus F2.730
Securinega melanthesoides F2.730
Securinega microcarpa F2.730
Securinega obovata F2.730
Securinega ovata F2.730
Securinega ramiflora F2.725

Securinega suffruticosa F2.724-725
Securinega virosa F2.724, 730
Securinegin F2.727
Securinin F2.725-727; F3.346
- Gehaltsbestimmung F2.728
Securinol F2.727; F3.346
Securitinin F2.726
Sedativa N05C
- Hund und Katze F1.553
- Ziervögel F1.572
Sedazil F5.119
Sedoheptulose F3.536
Seedorn F2.848
Seedornbeeren F2.850
Seefisch F1.48
Sefufudua F2.767
Sehpurpur F1.30
Seiche F3.539
Seidelbast F2.500
- immergrüner F2.499
- italienischer F2.498
- rispenblütiger F2.498
Seidelbastfrüchte F2.503
Seidelbastrinde, Monographie F2.500
Seidelbastweide F3.476
Seidenfaden
- steriler, geflochtener F2.242
- - Monographie F2.242
Seidenfaden im Fadenspender
- steriler, geflochtener F2.243
- - Monographie F2.243
Seidenfaden im Fadenspender für Tiere, steriler, geflochtener F2.244
Seidenpflanze F2.193
- echte F2.196
- knollige F2.197
- syrische F2.196
Seidenpflanzenkraut F2.194
Seidenpflanzenwurzel
- knollige F2.198
- syrische F2.196
Seidenspinner, echter F2.241
Seidenstoffe, Fleckenwasser F1.787
Seidenwurm F2.241
Seidenwurz, syrische F2.196
Seife F1.831
Seifen F1.833
Seifenholz F3.435
Seifenkraut F3.512-513
- echtes F3.512
- gemeines F3.512
Seifenkrautsamen F3.517
Seifenkrautwurzel F3.514
Seifenrinde F3.435
Seifenrindenbaum F3.434
Seifenwurz F3.512
Seifenwurzel, rote F3.514
Sekretin F1.13
Sekudrill® F1.886
Sekumatik FD® F1.889
Sekumatik FDR® F1.889
Sekundäre Gallensäuren F1.14, 22

Sekundäre Hypertriglyceridämien F1.337
Sekundärer Hyperaldosteronismus F1.151
Sekundenkleber F1.807
Sekurinega polukustarnikovaja F2.725
Sekusept extra Neu® F1.885
Sekusept forte® F1.885
Sekusept plus® F1.885
Sekusept Pulver® F1.887
Selagin F3.129
Selaginis herba, Monographie F3.129
Selbstbräunende Zusätze F1.766
Selbstbräuner F1.766
Selbstglanzemulsion, kunststoffreiche, lösemittelfreie F1.793
Selbstverteidigungssprays F1.823
Seldinger-Technik F1.948
Selen F1.49; F2.267, 269
- amorphes F5.558
Selenicereus grandiflorus F2.263
Selenium, Monographie A12 F5.558
[75Se]Selenomethionin, Monographie V09D F5.559
L-[75Se]Selenomethionin F5.559
L-[75Se]Selenomethionini solutio injectabilis F5.559
[75Se]Seleno-L-methionin-Injektionslösung F5.559
Selgin F3.129
β-Selinen F2.117
Selinum archangelica F2.95
Selinum myrrhis F3.229
Selinum phellandrium F3.258
Selinum virosum F2.364
Semaba F2.304
Semance d'Eglantine F3.448
Semances de Cynorrhodon F3.448
Semburi F3.587
Seme di cotogna F2.485
Semen Acokantherae F2.18
Semen Acokantherae venenatae F2.18
Semen contra d'Amérique F2.344
Semen Angelicae F2.97
Semen Bardanae F2.142
Semen calabar F3.354
- Monographie F3.354
Semen Calabaricae F3.354
Semen Calcatrippae F2.420
Semen Cardui mariae F3.550
Semen Carobae F2.340
Semen Cataputiae minoris F2.474, 645
Semen Ceratoniae F2.340
Semen Chamlaeleae F2.503
Semen Coccognidii F2.503
Semen Consolidae regalis F2.420
Semen contra d'Amérique F2.344
Semen Crotonis F2.474
Semen Cydoniae F2.485
Semen Cynorrhodi F3.448
Semen Cynosbati F3.448
Semen Euphorbiae F2.645
Semen Euphorbiae pulveratum F2.646
Semen Jatrophae curcadis F2.888
Semen Lappae majoris F2.142
Semen Lathyridis majoris F2.645

Semen Lithospermi F3.86
Semen Lithospermi nigri F3.72
Semen Lycopodii F3.125
Semen Mezerei F2.503
Semen Milii solis F3.86
Semen Papaveris F3.308
Semen Phellandri aquatici F3.259
Semen Physostigmatis F3.354
Semen Pistaciae F3.406
Semen Ricini majoris F2.888
Semen Saponariae F3.517
Semen Tiglii F2.474
Semen Tithymali latifolii F2.645
Semence de caroube F2.340
Semence de cognassier F2.485
Semence de croton F2.474
Semence d'épurge F2.646
Semence de pignon F2.888
Semences de pavot F3.308
Sementes de dormideira F3.308
2-Semicarbazono-1(2H)-naphthalinon F5.245
Semiessentielle Aminosäuren F1.5
Semilla en la hoja F3.345
Semillas de adormidera F3.308
Semillas de escaramujo F3.448
Seminose F5.101
Semperosid F2.784
Sempervirin F2.783, 786
Sempervivum, Monographie F3.535
Sempervivum alpinum F3.535
Sempervivum glaucum F3.535
Sempervivum majoris folium, Monographie F3.536
Sempervivum murale F3.535
Sempervivum Schottii F3.535
Sempervivum tectorum F3.535-538
- Monographie F3.535
Sempervivum tectorum hom., Monographie F3.538
Sempervivum tectorum alpinum F3.535
Sempervivum tectorum ssp. alpinum F3.535
Sempervivum tectorum ssp. schottii F3.535
Sempervivum tectorum ssp. tectorum F3.537
Sempervivum tectorum ssp. tectorum hom., Monographie F3.537
Senburi F3.587
Senecio longilobus, Verwechslung mit Verbasci flos F3.762
Senföl F4.50
Sensho F3.822
Sensibilisierung, photoimmunologische F1.762
Sensitivierung, photochemische F1.762
Sensorische Qualität F1.71
Sensorischer Schwellenwert F1.98
Sepat F2.135
Sepharose F4.40
Sepia F3.540, 542
- Monographie F3.539
Sepia hom., Monographie F3.542
Sepia officinalis F3.540, 542
- Monographie F3.539
Sepia officinalis hom., Monographie F3.540, 542
Sepiaknochen F3.540
Sepia-Melanin F3.541

Sepiaschale F3.540
Sepiaschulp F3.540
Sepreverde F3.603
Septas hypericifolia F3.572
Seranin F3.272, 280
Serapianin F3.272, 275, 280
Sergo go F2.731
Serin F1.7; F2.138–139, 182
DL-Serin-dihydrogenphosphat F5.431
Seringueira F2.840
Serish-i-sefid F2.203
Serjanasäure F3.424
Sermorelin, Monographie H01AC, V04CD F5.560
Serotonin F2.65, 850; F3.711, 716
Seroxat F5.396
Serpalit 2000 F1.798
Serpantaria F2.180
Serpentaire F2.534
Serpentaire de Virginie F2.179
Serpentaria F2.180, 534
Serpentaria hom., Monographie F2.180
Serpentariae radix F2.180
Serpentary F2.180
Serpentary root F2.180
Serpula lacrymans S. F. G. F1.795
Serratula arvensis F2.382
Sertaconazolnitrat, Monographie D01AC F5.561
Sertindol, Monographie N05A F5.563
Sertralin
– Monographie N06AB F5.563
– hydrochlorid, Monographie N06AB F5.566
Serumamylase F1.222
Serum-Creatinin F1.366
Serum-Ferritin F1.57
Serumkonserve F1.217
Sesamin F3.818
(−)-Sesamin F3.826, 829
(+)-Sesamin F2.79; F3.819, 824
D-Sesamin F3.821
L-Sesamin F3.822
Sesamol F3.824
Sesamöl
– Verfälschung von Aleurites-fordii-Samenöl F2.58
– Verfälschung von Triticum-aestivum-Keimöl F3.682
Sesquiphellandren F2.20
(−)-β-Sesquiphellandren F3.843
Sethotop F5.559
Setoclavin F2.158–161
Seuchenschutz
– Rechtsakte der Europäischen Gemeinschaft F1.525
– Rechtsverordnungen F1.525
Sevanti F2.515
Sexton F4.289
Sexualhormone G03
– Androgene G03B
– Estrogene G03C
– Gestagene G03D
Shagar lubiyah kalabar F3.353
Shake-wood F2.321
Shakuladani F3.387

Sham-baringi F3.384
Shampoos, medizinische D11AC
Shang-lu F3.361
Shataparva F3.387
Sheepberry American sloe F3.774
Sheets F2.840
Sheets [Phencyclidin] F5.418
Shellac F2.904
Shengma F2.371
Shepherds club F3.768
Shepherds needles F2.233
Shevati F2.515
Shexiang F3.222
Shexiang ren F3.222
Shi Chang Pu F2.32
Shih Leih F2.60
Shii-take F3.61
Shiitake F3.62
Shiitakepilz F3.61
Shijnoot F2.888
Shikatape F2.166
Shikimisäure F2.882; F3.507
Shikon F3.73
Shikonin F3.73, 75, 80
Shikonofuran F3.74
Shima-kan-giku F2.515
Shimeatti F2.714
Shina aburagiri F2.54
Shinia F3.398
Shiny bramble F3.829
Shirane-senkyu F2.117
Shiro-ne F3.140
Shishi-udo F2.114
Shiso F3.328
Shiunko F3.79
Shivappunelli F3.349
Shizophyllan F3.529
Shlipadapaha F3.424
Shogaol F3.842
Shokoyu-giku F2.511
Shore apple F2.843
Shore Asplenium F2.211
Shorea, Monographie F3.543
Shorea bracteolata F3.546
Shorea crassifolia F3.546
Shorea koordersii F3.546
Shorea robusta F3.544, 546
– Monographie F3.543
Shorea-robusta-Harz, Monographie F3.544
Shorea talura F3.543
Shorea tumbuggaia F3.546
Shorea wiesneri F3.546
– Monographie F3.545
Shoreaphenol F3.544
Shoreasäure F3.544, 547
Shouk El-Meseeh F2.649
Shu F2.310
Shuang-mien-tzu F3.829
Shue F3.397
Shyobunon-Isomere F2.20, 32
Siamese gamboge tree F2.762
Siamesisches Gamboge F2.762

Siam-Gummi F2.762
Siberian Ginseng F2.557, 559
Siberian larch F3.42
Sibirische Engelwurz F2.111
Sibirische Lärche F3.42
Sibirischer Biber *[auch europ. Biber]* F2.302
Sibirischer Moschus F3.222
Sibirisches Bibergeil F2.300
Sicherheitsbeauftragte F1.734
Sicherheitsbeleuchtung F1.741
Sicherheitsschränke F1.746
Sicherheitstechnische Anforderungen F1.739
– an Betriebsmittel F1.748
Sicherheitswerkbank F1.239
– Dekontamination F1.242
– Desinfektion F1.242
– Klasse 2, Betrieb F1.241
– Luftführung F1.240
– Prüfung F1.242
– Reinigung F1.242
– Strömungsgeschwindigkeit, Messung F1.243
– Undichtigkeit, Prüfung F1.242
– Wartung F1.242
Sick-Cell-Syndrom F1.196
Sickener F3.465
Sickerwasser, Ermittlung der Herkunft F1.649
Sickerwasserkontaminationen, Richtwerte F1.652
Sickle spleenwort F2.210
Sidhida F3.424
Siedlungsabfälle F1.672
Sierra Leone arrowroot F2.282–283
Sierra Leone-Ingwer F3.840
Sierra-Safran F2.439
Siframix F1.279
Sigge F2.18
Sigi-sigi F2.289
Sigmoidin F2.133
Siitake F3.61
Sike F2.834
Sikokianin F3.780
Silandrin F3.551
Silber F1.80
– kolloidales F4.104
– Löten F1.825
Silberacetat F1.877
Silberdistel F3.549
Silberkerzenwurzelstock F2.371
Silberlegierungen
– Pflege F1.823
– – Anlaufschichten F1.824
– – Glanzverstärkung F1.824
– – Reinigung nach Spannungsreihe F1.824
Silberlinde, ungarische F3.667
Silberlindenblüten F3.667
Silbernitrat F1.877
Silberweide F3.474
Silberwinde F2.160
Sildenafil
– Monographie G04BE F5.567
– citrat, Monographie F5.568
Silene officinarum F3.512
Silene saponaria F3.512

Silibinin F3.551
Silichristin F3.551
Silicium F3.716
Silicolin F2.363
Silicone F1.810
Silidianin F3.551
Siliqua Bignoniae F2.308
Siliqua dulcis F2.335
Silkweed F2.196
Silkworm F2.241
Silnet® F1.884
Silver morning glory F2.160
Silverleaf F3.579
Silybe F3.549
Silybin F3.550
Silybum, Monographie F3.548
Silybum eburneum F3.548
Silybum maculatum F3.549
Silybum marianum F3.548, 550, 564–566
– Monographie F3.549
– Verfälschung von Cnici benedicti herba F2.389
Silybum marianum hom., Monographie F3.564
Silybum marianum äthanol. Decoctum F3.565
Silybum marianum, äthanol. Decoctum hom.,
  Monographie F3.565
Silychristin F3.550
Silydianin F3.550
Silyhermin F3.551
Silymarin F3.550
– Gehaltsbestimmung F3.552
Silymonin F3.551
Simaba quassioides F3.384
Simaruba excelsa F3.379
Simplesse F1.178
Simplexin F2.803; F3.573, 575, 780–783
Simulin F3.822
Simulinochinolin F3.822
Sinapinsäure F2.172, 877; F3.133
Sinduria F3.169
Singapur-Dammar F3.546
Sinnenbefund F1.608–609
Sinni F2.2
Sinoacutin F2.457
Sinogan F5.33
Sinu gaga F2.677
Sinuatol F3.759
Sinuszellen F1.355
Siphonia brasiliensis F2.838
Sippy-Diät F1.136
Sirop d'érable F2.13
Sirop de figue compose F2.718
Sirupus Caricae compositus F2.718
Sirupus Croci F2.441
Sirupus Lactucarii F3.24
Sirupus Papaveris F3.292
Sirupus Rhoeados F3.288
Sirupus Zingiberis F3.843
Sister chromatid exchange *[SCE]*, Schwester-
  chromatid-Austauschrate F1.237
Sisuril F4.640
Sitosin F3.678
β-Sitostenon F3.380

Sitosterin **F2.**56
β-Sitosterin **F3.**667, 818
Sitosterol **F2.**75, 103, 112, 147, 151, 159, 254, 275, 304, 390, 397, 452, 560, 642, 778, 782, 839, 876, 879; **F3.**123, 128, 134, 164, 176, 267, 339, 348, 361, 408, 419, 564, 619, 682, 742, 833
β-Sitosterol **F2.**635, 640, 645–646, 649, 657–658, 666, 669, 690, 692, 720, 722, 732, 734, 743, 772, 801, 822–823, 851, 872, 888, 891, 895; **F3.**429, 455, 462, 506, 510, 522, 526, 544–545, 551, 603, 635, 650, 652, 671, 693, 707, 711, 717, 725, 787, 809, 822, 832
– Gehaltsbestimmung **F3.**720
γ-Sitosterol **F2.**5, 225
β-Sitosterolglucosid **F2.**158, 279; **F3.**141, 507, 544
β-Sitosterol-β-D-glucosid **F2.**5, 195, 204; **F3.**698
β-Sitosterylpalmitat **F2.**118
Sium alterum **F2.**364
Sium cicuta **F2.**364
Sium latifolium, Verfälschung von Phellandri fructus **F3.**259
Sivasinolid **F3.**603
Sixofilan **F3.**529
Sizofilan **F3.**529
Skabiesmittel **P03A**
Skarnitzelblume **F2.**184
Skatol **F2.**182
SKF 5137 *[Racemoramid]* **F5.**491
Skimmianin **F3.**809, 818, 821, 824, 829, 832–833
Škoć **F2.**321
Skunk cabbage **F3.**753
Skunk head **F2.**166
Slangerod **F2.**171
Slangerot **F2.**171
Sleznik cerveny **F2.**213
Sloe bark **F3.**775
Slow reacting substance **F3.**712
SM-8144 *[Sermorelin]* **F5.**560
Small gourd **F2.**394
Small magnolia **F3.**161
Small nettle **F3.**732
Smalogenin **F3.**797–798
SMANCS *[Styrene-co-maleic-acid-conjugated neocarcinostatin]* **F5.**750
Smipin **F3.**105
Smoking bean **F2.**308
Smokovnica obyknovennaja **F2.**714
Smyrna-Opium **F3.**294
Snak lily **F2.**883
Snake butter **F3.**61
Snake milk **F2.**622
Snake weed **F2.**633
Snake weed herb **F2.**634
Snakeweed **F2.**362
Snowball tree **F3.**771
Snowball tree fruits **F3.**772
Snowberry **F2.**731
Snow-in-summer **F3.**182, 191
Soap bark **F3.**435
Soap root **F3.**512, 514
Soap tree **F3.**434

Soapberry tree **F3.**370
Soap-root **F3.**512, 514
Soapwort **F3.**512
Soapwort root **F3.**514
Soda **F5.**264
– gereinigte **F5.**251
– kaustische **F5.**273
Sodbrot **F2.**335
Soft Lumbang **F2.**62
Soft shipping opium **F3.**294
Soies tressées et stériles **F2.**242
– en distributeur **F2.**243
Sojabohnenöl, Verfälschung von Aleurites-fordii-Samenöl **F2.**58
Sokou lénié **F2.**731
Solanesol **F3.**507
Solanidin **F3.**741
γ-Solanin **F3.**743
Solanum dulcamara, Verfälschung von Saponariae rubrae radix **F3.**515
Solanum quadrifolium bacciferum **F3.**314
Solarien **F1.**762
Solbrol P **F5.**471
Soldaten-Knabenkraut **F3.**278
Soldier orchid **F3.**278
Solucanotu **F3.**628
Solutio masticis composita **F3.**401
Solutio methalkonii chlorati **F5.**141
Solvay Soda **F5.**264
Soma **F2.**67
Somalin **F2.**39, 42
Somatoliberin **F5.**569
Somatorelin
– Monographie V04CD **F5.**569
– human **F5.**569
Somatotropin-Releasing hormone **F5.**569
Somatulin **F5.**10
Somfilan **F3.**529
Sommer-Linde **F3.**666
Sommité fleurie de grindélie **F2.**813
Sommité fleurie de mélilot **F3.**198
Somniferin **F3.**296
Son de blé **F3.**683
Sonchus oleraceus, Verwechslung mit Lactuca virosa **F3.**21–22
Sonderabfall **F1.**674
Sonderabfälle
– Entsorgung **F1.**704
– Kennzeichnung der Sammelbehältnisse **F1.**707
– Vermeidung **F1.**711
– Vorbehandlung **F1.**708
Sonderabfallordnungen **F1.**705
Sondrio **F3.**398
Sondro **F3.**398
Sonermin, Monographie **F5.**570
Songarosaponin **F3.**758
Sonifilan **F3.**529
Sonnenbaden **F3.**618
Sonnenbaden **F1.**761
Sonnenblumenöl **F1.**163
– Verfälschung von Aleurites-fordii-Samenöl **F2.**58
Sonnengele, emulgatorfreie **F1.**763

Sonnenkraut F2.539
Sonnenlicht F1.761
Sonnenschutzmittel F1.764
– Zusammensetzung F1.765
Sonnentau F2.538
– afrikanischer F2.537
– langblättriger F2.536
– mittlerer F2.537
– rundblättriger F2.538
Sonnentaukraut F2.537
– Monographie F2.539
– afrikanisches F2.537
Sonnenwolfsmilch F2.630
Sorbinil, Monographie A10XA F5.571
Sorbinsäure F1.86
Sorbit F1.94; F2.482–483
Sorbitanlaurat, Monographie F5.572
Sorbitanmonolaurat F5.572
Sorbitanmonoleat F5.573
Sorbitanmonopalmitat F5.574
Sorbitanmonostearat F5.576
Sorbitanoleat, Monographie F5.573
Sorbitanpalmitat, Monographie F5.574
Sorbitansesquioleat, Monographie F5.575
Sorbitanstearat, Monographie F5.576
Sorbitantrioleat, Monographie F5.577
Sorbitantristearat, Monographie F5.578
Sorbitol F2.635
Sorbus cydonia F2.482
Soriatan F4.25
Soripal F5.174
Sorivudin, Monographie J05AB F5.578
Soroses F2.318
Sortieranlagen, quantitative Anforderungen F1.683
Sortierungsquoten F1.683
Soufre végétal F3.123, 125
Soupe à vin F3.276
South African thornbush root F3.795
South sea rose F3.240
Southern blackhaw F3.774
Southern catalpa F2.308
Southern prickly ash F3.825
Southern prickly ash bark F3.826
Spaltblättling F3.528
Spaltimpfstoff
– Herstellung F5.774
– Prüfung F5.774
Span 20 F5.572
Span 60 F5.576
Span 65 F5.578
Span 80 F5.573
Span 85 F5.577
Spandiuril F4.640
Spanischer Bertram F2.76
Spanischer Kerbel F3.229
Spanischer Safran F2.439
Spanischer Tee F2.347
Spanisches Fliegenpflaster F2.502
Spanischfliegen-Seidelbastpflaster F2.503
Spanish bayonet F3.804
Spanish chamomile F2.76
Spanish needles F2.233

Spanish pellitory F2.76; F3.618, 628
Spanish physic nut F2.897
Spanish physic-nut tree F2.893
Spanish rosemary F2.459
Spannungen, elektrochemische, bezogen auf Wasserstoff F1.778
Spannungsverhalten, Gerätebatterien F1.779
Sparfosinsäure, Monographie F5.580
Spartein F2.792–793, 796; F3.105, 107, 109, 113–118
Spartium tinctorium F2.794
Spasmolytika
– Hund und Katze F1.548
– Magen-/Darmmittel A03
– Urologika G04BD
Spatholobus roxburghii F3.414
Spathulenol F3.141
Spätlinde F3.657
Species pectorales F3.762
Speciophyllin F3.692, 697–698, 706–707
Specularit F4.613
Speed [Metamfetamin] F5.131
Speichelwurzel F2.75, 77
Speicherfett, menschliches F1.15
Speicheröfen, elektrische F1.743
Speiseröhre, Erkrankungen F1.135
Speisesalz, iodiertes F1.120
Speisesoda F5.270
Spei-Täubling F3.465
Speiteufel F3.465
Spendenauswahl, Immunglobuline F5.779
Sperlingsvögel F1.563
Spermidin F3.250
Spermidinoxidase F5.217
Spermin F2.139; F3.250
Spezialfett F5.546
Spezialkompressen F1.980
Spezialpflaster, Epikutantestung F1.1006
Spezialpolstermaterial F1.1003
Spezialvlies, klebendes F1.1003
Spezialwaschmittel F1.837
Spezial-Weizenkeimöl F3.682
SPG [Schizophyllan] F3.529
Sphingolipide F1.11–13
Sphingomyeline F1.13
Sphingosin F1.13
Sphondin F3.573
Spiegelbelag-Schutz F1.843
Spießglanzmohr F4.637
Spigelia marilandica, Verfälschung von Aristolochia-serpentaria-Wurzel F2.180
Spikenard of the ancients F2.711
Spilt nut F3.353
Spinasterol F3.264–265, 361
α-Spinasterol F3.267, 367
Spinasterolglucosid F3.512
Spinescin F3.819
Spinnendistelkraut F2.388
Spiny eleutherococc F2.557
Spirapril, Monographie C09AA F5.581
Spiritus F4.455
Spiritus Angelicae compositus F2.109

Spiritus Calami F2.20, 31
Spiritus Pyrolei Fagi F2.695
Spiroiridal F2.881
Spiroketolenolether F3.619
Spironucleus symphysodonis F1.581
Spitacid® F1.884
Spitaderm® F1.884
Spitzblättrige Magnolie F3.148
Spitzenspiegel F1.384
Splintholzkäfer F1.795
Split-gill F3.528
Spodoptera littoralis F1.590
Spogna F2.673
Sponge F2.673–674
Spongeberry F2.863
Spongia fluviatilis F3.569
Spongia lacustris F3.570
Spongia marina F2.673–674
Spongia marina tosta F2.674
Spongia officinalis F2.673
Spongia tosta F2.676
Spongia tosta hom., Monographie F2.675–676
Spongia usta F2.674
Spongiae ustae F2.674
Spongilla, Monographie F3.568
Spongilla amphizona F3.568
Spongilla fluviatilis F3.569, 571
Spongilla lacustris F3.569–571
– Monographie F3.570
Spongilla lacustris forma typica F3.570
Spongilla mülleri F3.568
Spongin F2.674
Spoonwood F3.169
Sporae Lycopodii F3.125
Sporcid® F1.886
Sporcid® FF F1.886
Sporen F1.852
Sporizidie F1.854
Sporonin F3.125
Sporopollenin F3.125
Sportler
– Energiemehrverbrauch, täglicher F1.53
– Energieverbrauch F1.53
– Energiezufuhr F1.53
– Körperreserveeisen F1.57
– Mineralstoffzufuhr F1.56
– Spurenelementezufuhr F1.56
– Trainingsumfang, täglicher F1.53
– Vitaminzufuhr F1.56
Sportlerernährung
– chronische Einflüsse F1.52
– körperliche Belastbarkeit F1.52
– Nahrungszusammensetzung F1.52
– regulierender Einfluß, Synthese- und Membranfunktionen F1.52
Sportmedizin F1.52
Sportplatz-Markierungen F1.843
Spotted amanita F2.69
Spotted arum F2.184, 189
Spotted cowbane F2.362
Spotted thistle F2.387
Spotted water hemlock F2.362

Sprengeri F3.148
Springkörner F2.646
Springwolfsmilch F2.644
Springwurz F2.644
Sprinkleranlagen F1.736
Sprossender Bärlapp F3.122
Sprue F1.117
– einheimische F1.139
Sprühdesinfektion F1.916
Sprühextraktion F1.826
Sprühkautschuk F2.840
Sprühpflaster F1.994
Spugna F2.673
Spülmittel F1.825
– alkalische, zum maschinellen Gebrauch F1.826
– zum manuellen Gebrauch F1.826
Spurenelemente F1.44, 182, 203, 289
– tägliche Aufnahme F1.43
– tägliche Zufuhr F1.48
Spurenelementezufuhr
– Leistungssportler F1.57
– Sportler F1.56
Spurenelementzufuhr, Leistungssportler F1.55
Spurge F2.653
Spurge flax F2.498
Spurge laurel F2.499
Spurge olive F2.500
Squalen F3.833
Squawroot F2.374
Ssopo F2.868
Stäbchen
– Boas-Oppler'sche F3.4
– Döderlein'sche F3.4
Stabilität F1.257
Stachelkraut F3.265
Stachelkrautwurzel F3.266
Stachelpanax F2.557
Stachelpanaxwurzel F2.559
Stachydrin F2.204; F3.28
Stachyose F2.203; F3.105, 109, 113, 115–116, 133, 141, 536
Stadacain F4.184
Stagbush F3.774
Staghorn clubmoss F3.122
Stags horn F3.123
Stahlkanülen F1.950
Stalagmitis indica F2.766
Stalagmitis purpurea F2.766
Stancabue F3.265
Stanitzlblume F3.808
Stanni pyrophosphatis et [^{99}Tc]technetii solutio injectabilis F5.620
Stannum iodatum, Monographie F5.582
Stansiosid F3.652
Staphylococcus aureus F1.130
Star goosebeery F3.339
Star of Rhodesia F2.39
Starch F3.679
Starch root F2.187
Starchwort F2.187

Stärke **F1.**17; **F2.**165–166, 183, 188, 281–285, 287–289, 401, 879; **F3.**274, 355, 678, 684, 726, 837, 843
– resistente **F1.**20
Stärkeglanz-Rezeptur **F1.**839
Stärkekleister **F1.**805
Stärkezucker **F4.**586
Stäubling, getäfelter **F2.**269
Staudenmargerite, bunte **F3.**616
Staupe-Impfstoff
– für Frettchen und Nerze, Monographie QJ57H **F5.**862
– für Hunde, Monographie QJ57A **F5.**863
Stautest, nach Rumpel-Leede **F1.**326, 328
Stavudin, Monographie J05AF **F5.**583
Steady state **F1.**380
Stearaminoxid, Monographie V07AT **F5.**584
Stearinsäure **F1.**162; **F2.**54, 59, 61–63, 115, 143, 159, 162, 202–204, 767; **F3.**411, 428, 544, 682
Stearylalkohol **F3.**74
Stearyldimethylaminooxid **F5.**584
Stearyl-4-hydroxyzimtsäureester **F2.**158
Steatorrhö **F1.**117
Stechkörner **F3.**550
Steckenkraut, gemeines **F2.**698
Steenbreekvaren **F2.**213
Steenhart **F3.**72
Steifverbände **F1.**999
– aus Gips **F1.**999
Steindammar **F3.**546
Steiner, Rudolf **F1.**175
Steinfeder **F2.**213
Steinharz **F3.**546
Steinhirse **F3.**79
Steinklee **F3.**198, 207
– echter **F3.**199
– hoher **F3.**197
– kleinblütiger **F3.**198
– kleiner gelber **F3.**199
– orientalischer **F3.**198
– weißer **F3.**195
Steinkraut **F3.**72
Steinlinde **F3.**657
Steinöl **F5.**416
Steinrute **F2.**212
Steinsaat **F3.**79
Steinsame **F3.**79
– echter **F3.**79
Steinsamen **F3.**86
Steinweide **F3.**483
Steinwurzel **F3.**265
Steirisches Becken **F1.**305
Stellera, Monographie **F3.**572
Stellera altaica **F3.**572
Stellera bodinieri **F3.**572
Stellera chamaejasme **F3.**573, 575
– Monographie **F3.**572
Stellera-chamaejasme-Kraut, Monographie **F3.**573
Stellera-chamaejasme-Wurzeln, Monographie **F3.**575
Stellera concinna **F3.**572

Stellera formosana, Verwechslung mit Stellera chamaejasme **F3.**572
Stellera hypericifolia **F3.**572
Stellwurzel **F3.**742
Stempelfarben **F1.**82, 826–827, 829
Stempelkissen **F1.**829
Stenolobium incisum **F3.**650
Stenolobium molle **F3.**650
Stenolobium quinquejugum **F3.**650
Stenolobium stans **F3.**650
Stenolobium tronodora **F3.**650
Stephanin **F2.**170
Stepronin, Monographie R05CB **F5.**585
Sterbegeld **F1.**731
Sterblichkeit **F1.**124
Sterculasäure **F2.**159
Stercus diaboli **F2.**700
Sterifix® **F1.**246
Steriler, geflochtener Seidenfaden **F2.**242
– Monographie **F2.**242
Steriler, geflochtener Seidenfaden im Fadenspender **F2.**243
– Monographie **F2.**243
Steriler, geflochtener Seidenfaden im Fadenspender für Tiere **F2.**244
Sterilisationsverfahren **F1.**860
Sternkraut **F3.**314
Sternostoma tracheacolum **F1.**570
Sternstachelbaum **F3.**339
Steroide, Anabolika A14A
Steroidproduktion, basale **F1.**59
Sterole **F1.**13
Stevin **F5.**586
Steviosid, Monographie **F5.**586
Steviosin **F5.**586
Stichprobe, qualifizierte **F1.**640
Stichsaat **F3.**550
Stichsamen **F3.**550
Stick-button **F2.**141
Stickstoff, Monographie V03AN **F5.**586
Stickstoffbilanz **F1.**9
Stickstoffbilanzen, negative **F1.**9
Stickstoffverbindungen
– anorganische **F1.**621
– in Böden **F1.**657
Stiedex **F4.**319
Stigma Croci **F2.**438
Stigmasterol **F2.**7, 56, 75, 112, 115, 118, 147, 151, 170, 202–203; **F3.**426, 506
Stigmata Croci **F2.**438
Stigmata maydis, Verfälschung von Croci stigma **F2.**440
STIKO **F1.**517
Stilbene **F1.**834
Stillen **F1.**42
Stillingia **F3.**579–580
– Monographie **F3.**579
Stillingia agallocha **F2.**677
Stillingia oil **F3.**508
Stillingia root **F3.**580
Stillingia sebifera **F3.**506
Stillingia silvatica **F3.**582

Stillingia silvatica hom., Monographie F3.582
Stillingia sylvatica F3.579-580, 582-583
- Monographie F3.579
Stillingia sylvatica hom., Monographie F3.583
Stillingia-sylvatica-Wurzel, Monographie F3.580
Stillingia Talg F3.510
Stillingiafaktor F3.580
Stillingiaöl F3.508
- Verfälschung von Aleurites-fordii-Samenöl F2.58
Stillingiawurzel F3.580
Stillingie F3.579
Stillingin F3.581
Stinging nettle F3.711, 732
Stinkasant F2.700
Stinkender Gänsefuß F2.350
Stinkendes Wanzenkraut F2.373, 378
Stinking Assa F2.700
Stinking gladwine F2.877
Stinking goosefoot F2.350
Stinking iris F2.877
Stinking-seeded iris F2.877
Stinkkraut F2.350
Stinksalat F3.21
Stink-Täubling F3.467
Stinkweed F2.344
Stipites Grindeliae F2.813
Stizolobinsäure F2.69
Stizolobsäure F2.69
Stocklack F2.904-905
- zerkleinerter, gewaschener F2.904
Stoffanreicherung F1.669
Stoffe
- fischtoxische, Oberflächenwasser F1.647
- mikrobizide F1.83
- positiv inotrop wirkende F1.546
Stoffliche Verwertung F1.676
Stoffumsatz, beschleunigter F1.669
Stoffumwandlung F1.669
Stoffwechsel
- Energiegewinnung F1.24
- Nahrungsbestandteile F1.4
Stoffwechselkrankheiten F1.105, 157
- seltene F1.166
Stomatitis, anguläre F1.35
Stomatologika A01, A01A
- Antiinfektiva A01AB
- Corticosteroide A01AC
- Kariesprophylaxe A01AA
Stone-fern F2.212
Stone fern herb F2.212
Störfallanalysen F1.599
Störungen, hypotone F1.196
Strahlendosis, erythemerzeugende, minimale F1.764
Stratum corneum F1.765
Stregonia F3.122
Streichblume F2.358
Streifenfarn
- brauner F2.213
- braunstieliger F2.213
- schwarzer F2.208
Streifentests F1.465

Streptococcus faecalis F2.599
Streptococcus faecium F2.602
Streptococcus lactis F1.90
Streptomyces griseus F1.37
Streptomycine, Antibiotika J01GA
Streptozocin, Monographie L01A F5.587
Strictanonsäure F2.815
Strictosamid F3.700
Strigolo selvatico F3.72
Strizzabucco F2.499
Strohblume F2.126
Stromerzeugung, elektrochemische F1.777
Strömung
- laminare F1.936
- turbulente F1.936
Strömungsverhältnisse F1.937
Strong Ginger Tincture F3.843
Strontium carbonicum, Monographie F5.588
Strontiumcarbonat F5.588
Strophallosid F2.133
Strophanthidin F2.433-435
k-Strophanthidin F2.133, 298
k-Strophanthidin β F2.299
Strophanthidol F2.435
Strophanthojavosid F2.133
Stroppioni F2.382
Strospesid F2.40; F3.240
Strukturspezifische Vitamine F1.27
Struma F1.120
Strychnin F2.160-161
Strychnos abyssinica F2.17
Strychnos nux vomica, Verfälschung von Angosturae cortex F2.748
Stützbandagen F1.998
Stylopin F3.497
Styptika, Hund und Katze F1.549
Styrax, Verfälschung von Copaivae balsamum F2.423
Styrol-Butadien-Copolymere F1.809
2-Styryl-benzoxazol F1.834
2-Styryl-naphthoxazol F1.834
Subrosion F1.302
Substanzen, photodynamische F1.762
Substitutionsgrad
- Dextran, Infusionslösungen F1.222
- Infusionslösungen, kolloidale F1.222
Subtoxin A F3.573, 575
Subtraktionsacidosen F1.341
Suc de Papayer F2.293
Succinchlorimid F1.874
Succinylsulfathiazol, Monographie A07AB F5.589
Succus Acalyphae F2.6
Succus cyrenaicus antiquorum F2.700
Succus thebaicus F3.293
Suchanalyse, Benzodiazepine F1.504
Suchtkraut F2.741
Sucrose F5.545
Sudangelb R F4.64
Südwester Alpenrose F2.38
Suffruticodin F2.726
Suffruticonin F2.726
Sugandharaju F2.285

Sugar maple tree   F2.13
Suged daga   F2.731
Sukhteh   F3.299
Sulbentin, Monographie D01AE   F5.590
Sulfabenzamid, Monographie   F5.592
Sulfacarbamid, Monographie D06BA, J01EB   F5.592
Sulfacetamid, Monographie D06BA, S01AB   F5.593
Sulfadicramid, Monographie S01AB   F5.594
Sulfaethidol, Monographie   F5.595
Sulfaguanidin Monohydrat, Monographie A07AB   F5.596
Sulfamidsäure, Ammoniumsalz   F4.77
5-(p-Sulfamoylphenylazo)salicylsäure   F5.547
7-Sulfamoyl-6-trifluormethyl-1,2,4-benzothiadiazin-1,1-dioxid   F4.529
Sulfanilamidothiazol   F5.599
Sulfanilazetamid   F5.593
N-Sulfanilbenzamid   F5.592
Sulfanilguanidin   F5.596
Sulfanilharnstoff   F5.592
Sulfanilthiocarbamid   F5.600
N-Sulfanilylacetamid   F5.593
1-Sulfanilyl-2-thioharnstoffderivat von α-Amino-p-toluol-sulfonamid   F5.601
1-Sulfanilyl-2-thiourea   F5.600
Sulfanitrothiazol   F5.328
Sulfanylguanidin   F5.596
1-Sulfanyl-2-thiourea   F5.600
Sulfaperin, Monographie J01ED   F5.597
Sulfapyridin, Monographie J01EB   F5.598
Sulfat
- Analytik   F1.626
- Richt- und Grenzwerte   F1.626
Sulfathiazol, Monographie D06BA, J01EB   F5.599
Sulfathiocarbamid   F5.600
Sulfathiourea, Monographie J01EB   F5.600
Sulfatide   F1.13
Sulfatolamid, Monographie D06BA, G01AE   F5.601
Sulfat-Wässer   F1.302, 307
Sulfaurea   F5.592
Sulfhydrylessigsäure   F5.639
Sulfid
- Analytik   F1.627
- Richt- und Grenzwerte   F1.627
Sulfinylbismethan   F4.362
Sulfinyldimethan   F4.362
Sulfisomidin, Monographie D06BA, S01AB, S02AA   F5.602
2-Sulfobernsteinsäure-mono-2-(10-undecenamido)ethylester, Dinatriumsalz   F5.708
Sulfobetaine   F1.890
12-Sulfodehydroabietsäure, Mononatriumsalz   F4.405
α-Sulfofettsäureester   F1.833
Sulfofettsäuremethylester   F1.879
3-Sulfoisonicotinsäure, Neodym(III)Salz   F4.367
Sulfonamide
- Antiinfektiva J01E
- - intestinale, Antidiarrhoika A07AB

- Diuretika C03BA
- heterocyclische, Orale Antidiabetika A10BC
- Hund und Katze   F1.538
- Kleinnager, Kaninchen und Frettchen   F1.556
- Ziervögel   F1.566
6,6'-[4,4'-Sulfonyldi(phenylazo)]dithymol   F4.330
Sulfonylharnstoffe, Orale Antidiabetika A10BB
Sulfur vegetabile   F3.125
Sulfuris colloidalis et [^{99}Tc]technetii solutio iniectabilis   F5.620
Sulginum   F5.596
Suloctidil, Monographie   F5.603
Sulprosal, Monographie   F5.604
Sultopridhydrochlorid, Monographie N05AL   F5.604
Sumbul   F2.709, 711
Sumbul hom., Monographie   F2.709
Sumbul moschatus   F2.709
Sumbul root   F2.711
Sumbuli Radix, Monographie   F2.709, 711
Sumbulsäure   F2.711
Sumbulus moschatus   F2.709
Sumbulwurzel, echte   F2.711
Summenparameter   F1.608
Summer savory   F3.520
Summer savory oil   F3.523
Summer savory wort   F3.521
Summitates Grindeliae   F2.813
Summitates Hyssopi cum flore   F2.871
Summitates Meliloti   F3.198, 200
Sumpf-Bärlapp   F3.128
Sumpf-Bitterklee   F3.211
Sumpfheide   F2.612
Sumpfheideblüten   F2.612
Sumpfklee   F3.211
Sumpf-Knabenkraut   F3.279
Sumpf-Schwertlilie   F2.881
Sumpf-Steinklee   F3.197
Sumpfzweizahn   F2.236
Sun spurge   F2.630
Sundew   F2.538
Sundew herb   F2.539
Sungur-kung   F3.817
Sunset Yellow FCF [Phencyclidin]   F5.350
Super Weed [Phencyclidin]   F5.418
Superoxidismutase, bovine   F5.351
Suppositorienhilfsstoff   F2.767
Surefuser   F1.961
Surfer [Phencyclidin]   F5.418
Surgicen   F4.616
Suriclon, Monographie N05CF   F5.605
Surinam Bitterholz   F3.379
Surinam greenheart   F3.647
Surinam Grünherz   F3.649
Surinam quassia   F3.433
Surofen   F4.616
Surrogat-Antigen   F5.791
Suru   F2.304
Süßdolde   F3.229
- wohlriechende   F3.229
Süßklee   F3.195
Süßkleekraut   F3.196

Süßstoffe X01   F1.92
- intensive   F1.95
- zugelassene, Bundesrepublik Deutschland   F1.93
- Zulassungsanforderungen   F1.93
Süßung   F1.92
Süßwasserschwamm   F3.568–569
Sutajivaka   F3.424
Sutejasi   F3.820
Sutera atropurpurea, Verfälschung von Croci stigma   F2.440
Suterberry   F3.827
Sutrajiva   F3.424
Su-tzu   F3.328
Suzuka-zeri   F2.117
Svaertevaelt   F3.132
Svec 31   F2.762
Svobodnojagodnik koljucij   F2.557
Swallow root   F2.198
Swa-meh   F2.767
Swamp hellebore   F3.754
Swamp laurel   F3.161
Swamp milkweed   F2.195
Swamp oak   F2.304
Swamp sassafras   F3.161
Swamp silkweed   F2.195
Swamp tea tree   F3.190
Swar-shell   F3.603
Sweet bark   F2.454
Sweet bay   F3.50, 161
Sweet bay berries   F3.55
Sweet bay oil   F3.57
Sweet briar fruit   F3.450
Sweet bugle   F3.141
Sweet cicely   F3.229
Sweet clover   F3.199
Sweet flag   F2.18
Sweet flag root   F2.26
Sweet grass   F2.18
Sweet magnolia   F3.161
Sweet melilot   F3.199
Sweet-scented clover   F3.195
Sweet scented myrrh   F3.229
Sweet scented oleander   F3.238
Sweet scented spurge laurel   F2.491
Sweet viburnum   F3.774
Sweet wood   F2.454
Sweetwood bark   F2.454
Swerchirin   F3.585, 588
Swerosid   F3.214, 217, 585, 587
Swertanon   F3.585
Swertia   F3.587
- Monographie   F3.584
Swertia affinis, Verfälschung von Chiratae indicae herba   F3.584
Swertia alata, Verfälschung von Chiratae indicae herba   F3.584
Swertia angustifolia, Verfälschung von Chiratae indicae herba   F3.584
Swertia chinensis, Verfälschung von Chiratae indicae herba   F3.584
Swertia chirata   F3.584, 586
- Monographie   F3.584

Swertia decusata, Verfälschung von Chiratae indicae herba   F3.584
Swertia indica   F3.584
Swertia japonica   F3.587
- Monographie   F3.587
Swertia purpurascens, Verfälschung von Chiratae indicae herba   F3.584
Swertiae Herba   F3.587
Swertiae Herba Pulverata   F3.587
Swertiae japonicae herba, Monographie   F3.587
Swertiajaponin   F3.588
Swertiamarin   F3.585, 587
Swertianin   F3.585, 588
Swertianol   F3.588
Swertianolin   F3.588
Swertiapunicosid   F3.585
Swertifranchesid   F3.584
Swertisin   F3.585, 588
Swordlike Atractylodes rhizome   F2.221
Sycamore   F3.411
Sylvacrol   F3.581
Sylvan-Ester SL   F5.572
Sylvan-Ester SP   F5.574
Sylvan-Ester SS   F5.576
Sylvan-Ester STS   F5.578
β-Sympatholytika   C07, C07A
Sympathomimetika
- Dekongestionsmittel, Ophthalmologika   S01GA
- Glaukommittel   S01EA
- Herztherapeutika   C01CA
- Rhinologika   R01AA
- zur Inhalation
- - Antiasthmatika   R03A
- - Antiasthmatika [α- und β-Agonisten]   R03AA
- - Antiasthmatika [β-Agonisten, nicht-selektive]   R03AB
- - Antiasthmatika [β_2-Agonisten, selektive]   R03AC
- zur systemischen Anw.
- - Antiasthmatika   R03C
- - Antiasthmatika [α- und β-Agonisten]   R03CA
- - Antiasthmatika [β-Agonisten, nicht-selektive]   R03CB
- - Antiasthmatika [β_2-Agonisten, selektive]   R03CC
Symphytum officinale, Verwechslung mit Radix Bardanae   F2.149
Symplocarpus foetidus, Verfälschung von Rhizoma Veratri viridis   F3.755
Synadenium, Monographie   F3.590
Synadenium grantii   F3.592
- Monographie   F3.590
Synadenium-grantii-Latex, Monographie   F3.592
Synadenium umbellatum   F3.590
Synadenium-Faktor   F3.592
Synadenium-Substanz-SG$_5$ F3.592
Synain   F3.743
Synaptolepis, Monographie   F3.597
Synaptolepis bussei   F3.597
Synaptolepis kirkii   F3.597
- Monographie   F3.597
Synaptolepis-kirkii-Wurzel, Monographie   F3.597
Synaptolepis macrocarpa   F3.597

Synaptolepis pachyphylla **F3**.597
Synaptolepisfaktor **F2**.678, 680; **F3**.597
Syndets **F1**.891
Syndrom, metabolisches **F1**.113
Synthetischer Moschus **F3**.222
Syphilobin **F3**.101
Syphon **F1**.939
Syringaaldehyd **F2**.14
Syringaresinol **F2**.801; **F3**.780, 787
(–)-Syringaresinol **F3**.829
Syringasäure **F2**.611; **F3**.133
Syringin **F3**.780
– Gehaltsbestimmung **F2**.563
Syringinosid **F3**.780
Syriobiosid **F2**.196–197
Syriosid **F2**.196–197
Syrische Nüsse **F3**.406
Syrische Schwalbenwurzel **F2**.196
Syrische Seidenpflanze **F2**.196
Syrische Seidenpflanzenwurzel **F2**.196
Syrische Seidenwurz **F2**.196
Syrupus caricae compositus **F2**.718
Syrupus Zingiberis **F3**.843
System Drauschke **F1**.703
IEC-System **F1**.781
Systeme, elektrochemische, Systematik **F1**.780
DC-Systeme **F1**.488
– DFG-vorgeschlagene **F1**.487
– empfohlene **F1**.487
Szafrana **F2**.437
Szechuanpfeffer **F3**.823, 831

T

T *[Phencyclidin]* **F5.**418
T-Lymphozyten-Antiserum **F5.**783
TA 1 *[Morpheridin]* **F5.**221
TA Abfall **F1.**653
TA Siedlungsabfall **F1.**653
Tabac **F3.**249
Tabacco **F3.**249
Tabaco **F3.**249
Tabacum **F3.**254, 256
Tabacum hom., Monographie **F3.**255–256
Tabacum e seminibus **F3.**255
Tabacum e seminibus hom., Monographie **F3.**255
Tabacum Rh **F3.**255
Tabak **F3.**249
– indischer **F3.**97
– virginischer **F3.**250
Tabakblätter **F3.**250
Tabakrauch **F1.**123
Tabaksamenöl, Verfälschung von Aleurites-fordii-Samenöl **F2.**58
Tabebuia chrysantha **F3.**649
Tabebuia impetiginosa **F3.**646
Tabebuia pentaphylla **F3.**649
Tabellae Acanthopanacis senticosi **F2.**561
Tabi **F3.**349
Tablettenbindemittel **F2.**334, 781
Tablettenhilfsstoff **F2.**908; **F3.**656
Tablettenzählverfahren **F1.**606
Tabonuco **F2.**256
Taca mahac **F2.**256, 261
Tacalcitol, Monographie **D05A** **F5.**607
Tacamahac **F2.**256, 261
– westindisches **F2.**261
Tacamahaca occidentalis **F2.**261
Tacamahac-Elemi **F2.**258
Tachardia lacca **F2.**903
Ta-chi **F2.**651
Tacrin, Monographie **N07AA** **F5.**610
Taenia saginata **F1.**130
Taenioloba **F2.**710
Tafuta **F3.**179
D-Tagatose, Monographie **A06AD** **F5.**611
Tagesbedarf
– essentielle Fettsäuren **F1.**10
– Proteine **F1.**10
Tageskalorienverteilung
– Eiweiße **F1.**54
– Fette **F1.**54
– Kohlenhydrate **F1.**54
Tageskalorienzufuhr, Leistungssportler **F1.**53
Tagesmehrumsatz **F1.**53

Tagesproteinzufuhren **F1.**54
Tagesumsatz
– kalkulierter
– – Ausdauersportler **F1.**53
– – Ausdauersportler der Weltklasse **F1.**53
– – Sportler der nationalen Klasse **F1.**53
– – Vereinsausdauersportler **F1.**53
Tag-und-Nachtblume **F2.**608
Tahitian goosebeery **F3.**339
Taigawurzel **F2.**557, 559
Taipoca **F3.**649
Taiwan-Ingwer **F3.**840
Takamahak-Harz **F2.**261
Takao-kyokatsu **F2.**114
Takum-takum **F3.**349
Talg
– chinesischer **F3.**510
– vegetabilischer **F3.**510
Talgbaum, chinesischer **F3.**506
Talgbaumsamenöl, Verfälschung von Aleurites-fordii-Samenöl **F2.**58
Talindanon **F3.**349
Taltalíkod **F3.**345
Taludipin **F5.**621
Tamal **F2.**775
Tamarin **F3.**602, 634
Tambol **F3.**820
Tambu **F3.**817
Tambuletin **F3.**817–818, 822
Tambulin **F3.**817, 822
Tamel **F2.**775
Tamilnadu **F2.**515
Tamin **F1.**92
Tamsulosinhydrochlorid, Monographie G04CA **F5.**612
Tanacée **F3.**628
Tanaceti aetheroleum, Monographie **F3.**631
Tanaceti flos **F3.**632
– Monographie **F3.**632
Tanaceti herba, Monographie **F3.**633
Tanaceti parthenii folium **F3.**620
Tanaceti parthenii herba, Monographie **F3.**619
Tanaceto **F3.**628
Tanaceto balsamina **F3.**603
Tanacetol **F3.**602, 630, 634
Tanacetro **F3.**628
Tanacetum, Monographie **F3.**601
Tanacetum achilleifolium **F3.**601
Tanacetum annuum **F3.**601
Tanacetum audibertii **F3.**628
Tanacetum balsamita **F3.**601, 605, 607, 628
– Monographie **F3.**603
Tanacetum balsamita hom., Monographie **F3.**607
Tanacetum bipinnatum **F3.**601
Tanacetum carneum **F3.**616
Tanacetum cinerariaefolium **F3.**607
Tanacetum cinerariifolium **F3.**601, 609
– Monographie **F3.**607
Tanacetum coccineum **F3.**601, 609, 617
– Monographie **F3.**616
– Verfälschung von Pyrethri flos **F3.**610

– Verwechslung mit Tanacetum cinerariifolium **F3.**608
Tanacetum indicum **F2.**515
Tanacetum marshallii, Verfälschung von Pyrethri flos **F3.**610
Tanacetum microphyllum **F3.**601, 617
– Monographie **F3.**617
Tanacetum-microphyllum-Kraut, Monographie **F3.**617
Tanacetum millefolium **F3.**601
Tanacetum morifolium **F2.**511
Tanacetum officinarum **F3.**628
Tanacetum parthenifolium **F3.**601
– Verwechslung mit Tanacetum parthenium **F3.**619
Tanacetum parthenii herba **F3.**620
Tanacetum parthenium **F3.**601, 620, 628
– Monographie **F3.**618
Tanacetum roseum **F3.**609, 616
Tanacetum santolina **F3.**601
Tanacetum sinense **F2.**511
Tanacetum vulgare **F3.**601, 631–633, 637–638
– Monographie **F3.**628
– Verfälschung von Pyrethri flos **F3.**610
– Verfälschung von Tanaceti parthenii herba **F3.**620
Tanacetum vulgare hom., Monographie **F3.**638
Tanachin **F3.**602, 634
Tanacrin **F3.**602
Tanaisie **F3.**628, 638
Tanalbin **F3.**602
Tanamarin **F3.**602
Tanaparthinperoxid **F3.**621
Tanaparthin-α-peroxid **F3.**619
seco-Tanapartholid **F3.**621
Tanaphyllin **F3.**603
Tanásia **F3.**628
Tanavea **F3.**628
Tanaves **F3.**628
Tanavulgarol **F3.**602, 634
Tanciloid **F3.**603
Taneia **F3.**628
Tangelkraut **F3.**129
Tanggute Ruixiang **F2.**506
Tang-kuei **F2.**92
Tanguticakin **F3.**781
Tannenklaue **F3.**129
Tannen-Teufelsklaue **F3.**129
Tannin **F2.**59, 253, 415, 611, 642, 746; **F3.**212, 397–399, 404, 406, 412
Tannunolid **F3.**603
Tansanin **F3.**602
Tansy **F3.**628, 638
Tansy flowers **F3.**632
Tapeten-Reinigung **F1.**843
Tapeverbände, funktionelle **F1.**994
Taprosten, Natriumsalz, Monographie **F5.**613
Tapuranga **F2.**285
Tarachia ruta-muraria **F2.**212
Taraje **F2.**304
Taraktogenos kurzii **F2.**863
Taraktophyllin **F2.**864–865
Tarantacua **F2.**297
Taraxasterol **F2.**75, 151; **F3.**22, 630

Taraxasterolacetat F2.147, 151
Taraxerol F2.452; F3.175
Taraxeron F2.452; F3.506, 671
Taraxerylacetat F2.452
Taray F2.304
Tartago F2.645
Tartago (emetico) F2.897
Tartar F4.749
Tartar cream F4.749
Tartara F2.897
Tartarus depuratus F4.749
Tartrat, lösliches F4.754
Tartrazin F1.75
Tarweed F2.614
Tarwi F3.115
Tashbi F2.289
Taspin F2.453
Tassel berry F2.137
Tasso barbasso F3.768
Tasto F3.650
Tatai F2.132
Tatarak zwyczajny F2.18
Tataworota F3.353
Tatridin F3.630, 634
Täubling
- giftiger F3.465
- kirschroter F3.465
Taubnessel
- gefleckte F3.31
- weiße F3.26
Taubnesselblüten F3.26
- weiße F3.26
Taubnesselkraut, weißes F3.28
Tauchbad F1.578
Tauchdesinfektion, chemothermische F1.913
Taurin F1.7; F2.778, 782
Tauromustin, Monographie L01A F5.615
Tausendnessel F3.711
Tavulin F3.602, 634
Taxifolin F2.49; F3.38
Taxiphyllin F3.160, 339
Taxol F5.387
Taxol A F5.387
TBPE [Tetrabromphenolphthalein-Ethylester] F1.467
TBPE-Farbkomplex F1.468
TBPE-Reagenz F1.467
TBPE-Test F1.467
TC [Gesamter Kohlenstoff] F1.617
Tcikatape F2.166
TCM [Trichlormelamin] F1.873
TCNU [Tauromustin] F5.615
Tea tree F3.182, 192
Tea-tree-oil F3.183
[^{99}Tc]Technetii microsphaerarum suspensio iniectabilis F5.618
[^{99}Tc]Technetium sestamibi, Monographie V09G F5.616
[^{99}Tc]Technetiumbicisat, Monographie V09A F5.617
[^{99}Tc]Technetium-Etifenin-Injektionslösung, Monographie V09D F5.618

[^{99}Tc]Technetium-HEXAMIBI F5.616
[^{99}Tc]Technetium-Iprofenin F4.716
[^{99}Tc]Technetium-N-(p-Isopropylacetanilid)iminodiacetat F4.716
[^{99}Tc]Technetium-MIBI [Methoxy-isobutylisonitrile] F5.616
[^{99}Tc]Technetium-Mikrosphären-Injektionslösung, Monographie V09E F5.618
[^{99}Tc]Technetium-Rheniumsulfid-Kolloid-Injektionslösung, Monographie F5.619
[^{99}Tc]Technetium-Schwefel-Kolloid-Injektionslösung, Monographie V09D F5.620
[^{99}Tc]Technetium-teboroxim, Monographie V09G F5.617
[^{99}Tc]Technetium-Zinndiphosphat-Injektionslösung, Monographie V09B F5.620
Technische Aufsichtsdienste F1.724
Technische Regel F1.756
Technische Regel für Gefahrstoffe [TRGS] F1.757
Technische Regeln für Druckgase F1.749
Technische Überwachungsorganisationen F1.725
Technische Unfallverhütung F1.728
Technischer Aufsichtsbeamter F1.725
Technischer Aufsichtshelfer F1.725
Teclothiazid, Monographie C03AA F5.621
Tecoma, Monographie F3.646
Tecoma araliacea F3.647
- Monographie F3.647
Tecoma-araliacea-Rinde, Monographie F3.647
Tecoma capensis F3.648-649
- Monographie F3.647
Tecoma-capensis-Blätter, Monographie F3.648
Tecoma-capensis-Rinde, Monographie F3.649
Tecoma chrysantha F3.649
- Monographie F3.649
Tecoma-chrysantha-Holzöl, Monographie F3.649
Tecoma fabrisii F3.650
Tecoma impetiginosa F3.646
Tecoma incisa F3.650
Tecoma ipé F3.646
Tecoma leucoxylon F3.649
Tecoma mollis F3.650
Tecoma pentaphylla F3.650
- Monographie F3.649
Tecoma-pentaphylla-Blätter, Monographie F3.650
Tecoma-pentaphylla-Blüten, Monographie F3.650
Tecoma-pentaphylla-Rinde, Monographie F3.650
Tecoma sorbifolia F3.650
Tecoma stans F3.650, 652-653
- Monographie F3.650
Tecoma-stans-Rinde, Monographie F3.652
Tecoma-stans-Wurzel, Monographie F3.653
Tecoma-stans-Zweige mit Blättern, Monographie F3.653
Tecomachinon F3.650
Tecomanin F3.652
Tecomaria capensis F3.647
Tecomaria krebsii F3.647
Tecomaria petersii F3.647
Tecomin F3.647
Tecomosid F3.648-649
Tecostanin F3.652

Tecostidin **F3.**652
Tecsol **F4.**455
Tedy kuspara lékarská **F2.**747
Tee
– Himmelbran~ **F3.**760
– Kartäuser~ **F2.**347
– Kernles~ **F3.**448
– Krallendorn~ **F3.**707
– mexikanischer **F2.**347, 347
– Schlaf~ **F3.**291
– spanischer **F2.**347, 347
– Welensali- **F2.**458
Teebaum **F3.**182
Teebaumöl **F3.**183
Teebusk **F3.**79
Teen barshomi **F2.**714
Teep **F2.**476; **F3.**635
Tee-Ränder **F1.**844
Teesamenöl, Verfälschung von Aleurites-fordii-Samenöl **F2.**58
Tegmina Sepiae **F3.**540
Tego 51 **F1.**882
Teichschwamm **F3.**569
Teijphal **F3.**817
Teinheie **F3.**628
Teinture de Grindélia **F2.**816
Tejabal **F3.**820
Tejmoi **F3.**829
Tejmuri **F3.**829
Tela kunch **F2.**394
Tela-kuncha **F2.**394
Telakucha **F2.**394
Tellapuli **F2.**731
Telmestein, Monographie R05CB **F5.**621
Teludipin, Monographie C08C **F5.**621
Temazepam **F1.**476, 504
Tembel gorel **F2.**731
Temberatin **F3.**826, 828
Tembetarin **F3.**809, 825
(+)-Tembetarin **F3.**824
Tenasekomplex **F1.**325
Tenazität **F1.**856
Tenidap
– Monographie M01AX **F5.**622
– Natriumsalz, Monographie M01AX **F5.**624
Teniposid **F1.**267
– Paravasation **F1.**253
Tenside **F1.**831, 877
– amphotere **F1.**832
– Analytik **F1.**618
– anionische **F1.**618–619
– Beurteilung **F1.**833
– Grenz- und Richtwerte **F1.**618; **F2.**619
– kationische **F1.**832, 881
– nichtionische **F1.**832, 881
– Waschmittel **F1.**831
Ten-thousand-year mushroom **F2.**752
Tepoxalin, Monographie M01AX **F5.**624
Teppichreiniger **F1.**827
Teppichreinigung **F1.**826
Teratogene Wirkung, Alkohol **F1.**123
Teratogenität **F1.**70

Terazosinhydrochlorid Dihydrat, Monographie G04CA **F5.**627
Terba **F2.**356
Terbinto **F3.**404
Tercatain **F3.**506
Terchebin **F2.**634
Terebinth tree **F3.**404
Terebinthe **F3.**404
Térébinthe **F3.**404
Terebinthina Chios **F3.**405
Terebinthina Chios hom., Monographie **F3.**405
Terebinthina chiotica, Monographie **F3.**405
Terebinthina Copaiferae **F2.**423
Terebinthina laricina **F3.**40–41
– Monographie **F3.**39
Terebinthina laricina hom., Monographie **F3.**41
Terebinthina laricis **F3.**39–40
Terebinthina Pistaciae **F3.**405
Terebinthina veneta **F3.**39–40
Terebinthinae aetheroleum medicinale **F5.**629
Terebinthinae aetheroleum rectificatum **F5.**629
Térébinthine du Mélèze **F3.**39–40
Térébinthine de Venise **F3.**39
Terebinthus vulgaris **F3.**398, 404
Terebintina de Veneta **F3.**39–40
Terebintina di Venezia **F3.**39
Terebinto **F3.**404
Teredo navalis **F1.**795
Terflavoxat
– Monographie **F5.**627
– hydrochlorid, Monographie **F5.**627
Tergurid, Monographie **F5.**628
Teriha-zansho **F3.**829
Terminalia bellerica **F3.**344
Terminalia chebula **F3.**344
Terpentin **F1.**809
– Venetianer **F3.**40
– venezianischer **F3.**39
– Verfälschung von Olibanum **F2.**246
– zyprischer **F3.**405
Terpentina cyprica **F3.**405
Terpentinbalsam, Verfälschung von Copaivae balsamum **F2.**423
Terpentingallen **F3.**404
Terpentinharz **F3.**405
Terpentinöl
– Monographie **F5.**629
– Verfälschung von Calami aetheroleum **F2.**19
– Verfälschung von Copaivae balsamum **F2.**423
– Verwechslung mit Aleurites-fordii-Samenöl **F2.**58
Terpentinpistazie **F3.**404
β-Terpenylacetat **F3.**629
Terpinen **F3.**39, 183, 403, 822
– 4-acetat **F3.**630
– 4-ol **F3.**51, 57, 182–183, 189–190, 192, 399, 602, 629–630, 824
α-Terpinen **F2.**99, 122; **F3.**630
γ-Terpinen **F2.**98; **F3.**522–523, 525–526
Terpineol **F3.**403, 822
– Monographie V07AT **F5.**630
α-Terpineol **F2.**171; **F3.**57, 182–183, 398

β-Terpineol, Monographie V07AT F5.631
1,8-Terpinhydrat, Monographie F5.631
cis-1,8-Terpinhydrat F5.631
Terpini hydras F5.631
α-Terpinol F3.399
Terpinolen F2.121-122; F3.39, 183, 192, 405, 662, 824
α-Terpinolen F3.831
1,8-Terpinolhydrat F5.631
α-Terpinylacetat F3.51
Terpinylsalicylat F2.345
Terra foliata tartari F4.736
Terra Japonica F3.694
Tertiärer Amylalkohol F4.82
Tertiäres Calciumphosphat F4.200; F5.674
Tescol F4.466
TESPA [Thiotepa] F1.267
Testa di papaveri F3.291
Testbenzin F1.787
Testororal F4.535
pH-Testpapiere, nichtblutende F1.600
Teststäbchen
– für Kationen und Anionen F1.601
– Phenistix- F1.467
– zur pH-Messung F1.600
Teststreifen F1.465
– Urinuntersuchung F1.365
Teta® clean F1.888
Teta® extra F1.888
Teta® S F1.888
Tetanus-Adsorbat-Impfstoff, Monographie J07A F5.824
Tetanus-Antikörper-Globulin F5.878
Tête de pavot F3.291
Tetraalkylammoniumchlorid [QAV] F1.832, 880
Tetrabrom-m-cresolsulfophthalein F4.171
Tetrabromfluorescin Natrium F4.433
3′,3′′,5′,5′′-Tetrabromophenolsulfophtalein F4.172
2-(2,4,5,7-Tetrabrom-6-oxido-3-oxo-3H-9-xanthenyl)benzoat, Dinatriumsalz F4.433
Tetrachlorethan, Monographie V07A, V07AZ F5.632
1,1,2,2-Tetrachlorethan F5.632
1,1,2,2-Tetrachlorethen F1.787
Tetrachlorkohlenstoff F1.621
Tetrachlormethiazid F1.621
(±)-trans-Tetrachloro(1,2-cyclohexandiamin)platin F5.356
DL-trans-Tetrachloro-1,2-diaminocyclohexanplatinum(IV) F5.356
Tetraclinis, Monographie F3.654
Tetraclinis articulata F3.656
– Monographie F3.654
– Verfälschung von Mastix F3.400
Tetracosanol F3.74
Tetracosansäure F2.122
4-epi-Tetracyclin F4.440
Tetracycline
– Antibiotika J01A, J01AA
– Hund und Katze F1.538

12-O-Tetradecanoylphorbol-13-acetat, Gehaltsbestimmung F2.472, 478
Tetradecansäure F5.231
n-Tetradecansäure F5.231
7,8,13,13a-Tetradehydro-9,10-dimethoxy-2β-(methylendioxy)berbinium F4.147
N,N,N′,N′-Tetraethyl-4′-aminofuchsonimonium-2′′,4′′-disulfonsäure, Calciumsalz F5.398
Tetragastris ossea F3.670
Tetrahydroalstonin F3.692-694
[6(RS)]-5,6,7,8-Tetrahydrobiopterin F5.632
5,6,7,8-Tetrahydrobiopterin, Monographie F5.632
Δ⁹-Tetrahydrocannabinol F4.400
1,2,3,6-Tetrahydro-1,3-dimethyl-2,6-dioxo-7H-purin-7-essigsäure F4.10
– Piperazinsalz F4.11
Tetrahydrofolsäure [THF] F1.37
Tetrahydrofuran, Monographie V07A, V07AZ F5.634
(6aα,10Z,11aβ,11bα)-6a,7,11a,11b-Tetrahydro-10-(1-hydroxyethyliden)-7,7-dimethyl-6H-pyrrolo[1′,2′:2,3]isoindolo[4,5,6-cd]indol-9,11-(2H,10H)-dion F4.292
2-[1,2,3,6-Tetrahydro-3-hydroxy-1-(1-methylethyl)-6-oxo-5H-indol-5-yliden]hydrazincarboxamid F4.715
(R)-1,2,3,4-Tetrahydro-2-(3-hydroxypropyl)-6,7-dimethoxy-2-methyl-1-(3,4,5-trimethoxybenzyl)isochinoliniumchlorid-(E)-4-octendioat F5.200
(1R,2S;1S,2R)-1,2,3,4-Tetrahydro-1-(3-hydroxypropyl)-6,7,8-trimethoxy-2-methyl-1-(3,4,5-trimethoxybenzyl)isochinoliniumchlorid-succinat F4.396
4-(5,6,7,8-Tetrahydroimidazo[1,5a]-pyridin-5-yl)benzonitrilhydrochlorid F4.483
4,5,6,7-Tetrahydroisoxazolo[5,4-c]pyridin-3-ol F4.559
4,5,6,7-Tetrahydroisoxazolo[5,4-c]pyridin-3(2H)-on F4.559
(–)-Tetrahydrolipstatin F5.354
1,2,3,4-Tetrahydro-2-methyl-1,4-dioxo-2-naphthylsulfonsäure, Natriumsalz F5.114
2,3,4,5-Tetrahydro-5-methyl-2-[(5-methyl-1H-imidazol-4-yl)methyl]-1H-pyrido[4,3-b]indol-1-on F4.53
{(R)-([4-(1,4,5,6-Tetrahydro-4-methyl-6-oxo-3-pyridazinyl)phenyl]hydrazon)propandinitril} F5.37
1-[2-(1,2,5,6-Tetrahydro-4-methyl-1-pyridyl)ethyl]-guanidin F4.606
(–)-(1R,2R)-Tetrahydro-N-methyl-2-(3-pyridyl)-2H-thiopyran-2-carbothioamid-1-oxid F4.98
1,4,5,6-Tetrahydro-1-methyl-2-pyrimidinmethanol-α-phenylcyclohexanglycolat F5.385
(RS)-1,4,5,6-Tetrahydro-1-methyl-2-pyrimidinylmethyl-α-cyclohexyl-α-phenyl-glycolat F5.385
1,4,5,6-Tetrahydro-1-methyl-2-[trans-2-(2-thienyl)vinyl]pyrimidinitrat F5.476
Tetrahydronaphthalin F1.787
6-Tetrahydrooxazin-4,4-diphenyl-3-heptanon F5.418
Tetrahydro-1,4-oxazinsalicylat F5.222

1-(1,2,3,4-Tetrahydro-2-oxo-6-chinolyl)-4-veratroyl-piperazin **F5.**721
(±)-[[[(Tetrahydro-2-oxo-3-thienyl)carbamoyl]me-thyl]thio]essigsäure **F4.**443
(S)-2,3,5,6-Tetrahydro-6-phenylimidazo[2,1-b]thia-zolhydrochlorid **F5.**21
6,7,8,9-Tetrahydro-5H-tetrazolo[1,5-a]azepin **F5.**403
6,7,8,9-Tetrahydro-5H-tetrazoloazepin **F5.**403
5,6,7,8-Tetrahydro-3-[2-(4-o-toluyl-1-piperazinyl)ethyl]-1,2,4-triazolo[4,3-a]pyridin **F4.**301
(6aR,10aR)-6a,7,8,10a-Tetrahydro-6,6,9-trimethyl-3-pentyl-6H-dibenzo[b,d]-pyran-1-ol **F4.**400
1,3,4,5-Tetrahydroxycyclohexancarbonsäure-3-(3,4-dihydroxy)cinnamoylester **F4.**243
(2R,3S,4R)-5-Tetrahydroxypentanal **F5.**733
Tetrahymena **F1.**579
Tetraiodfluorescein, Dinatriumsalz **F4.**447
Tetralin **F1.**787
Tetralix septentrionalis **F2.**612
Tetramagnesiumtricarbonatdihydroxid Trihydrat **F5.**83
6′,7′,10,11-Tetramethoxyemetan-bismut(III)iodid **F4.**426
N,2,3,3-Tetramethylbicyclo[2.2.1]heptan-2-amin **F5.**108
4,4′-Tetramethyldiaminodiphenylmethan **F5.**155
Tetramethylenoxid **F5.**634
N,N-Tetramethylen-2-[4-(3,4,5-trimethoxycinna-moyl)-1-piperazinyl]acetamid **F4.**261
Tetra-O-methylhaematoxylol B **F2.**828
1,2,2,6-Tetramethyl-4-piperidinylmandelatester **F4.**480
(±)-1,2,2,6-Tetramethyl-4-piperidylmandelat **F4.**480
Tetramethylthioninchlorid **F5.**156
a,a,a′,a′-Tetramethyl-5-(1H-1,2,4-triazol-1-ylme-thyl)-m-benzendiacetonitril **F4.**87
a,a,a′,a′-Tetramethyl-5-[(1,2,4-triazol-1-yl)methyl]-benzol-1,3-diacetonitril **F4.**87
(2R,4′R,8′R)-2,5,7,8-Tetramethyl-2-(4′,8′,12′-tri-methyltridecyl)-6-chromanylacetat **F5.**655
(2R,4′R,8′R)-2,5,7,8-Tetramethyl-2-(4′,8′,12′-tri-methyltridecyl)-6-chromanylsäuresuccinat **F5.**657
N,2,3,3-Tetramethyl-8,9,10-trinorbornan-2-bornan **F5.**108
1-Tetramisolhydrochlorid **F5.**21
Tetranatrium-2-[4-(4-sulfonato-1-phenylazo)-7-sulfo-nato-1-naphthylazo)-1-hydroxy-8-acetylamino-3,5-naphtalindisulfonat **F4.**168
1,3,4,6-Tetra-O-nicotinoyl-D-fructofuranose **F5.**313
Tetranitrol **F4.**444
2,4,5,6-Tetraoxo-hexahydro-pyrimidin **F4.**48
Tetraplatin **F5.**356
Tetrazepam **F1.**476
N-{4-[2-(Tetrazol-5-yl)phenyl]benzyl}-N-valeryl-L-valin **F5.**715
Tetroxoprim, Monographie **J01E F5.**634
Tetterwort **F3.**497
Teucvidin **F2.**452

Teufelsbiß **F2.**342
Teufelsbusch **F2.**557
Teufelsdreck **F2.**700
Teufelshand **F3.**273
Teufelsmilch **F2.**626
Teufelswolfsmilch **F2.**628
Texan snakeroot **F2.**180
Texapon K 14S **F1.**882
Texapon L 100 **F1.**882
Textilfasern **F1.**830
Textilien **F1.**765
– medizinische, im OP **F1.**1009
Textilreiniger **F1.**827
Tezamul **F3.**829
Tezbal **F3.**817
Tezmal **F3.**817
TGE-Impfstoff *[Transmissible-Gastroenteritis-Impfstoff]* **F5.**866
TH 2105 *[Hydracarbazin]* **F4.**633
Thach Xuong Bo **F2.**32
Thalictroides cimicifuga **F2.**373, 378
Thaliporphin **F2.**452
Thallium **F1.**459
Thallium aceticum oxydatum, Monographie **F5.**636
Thallium sulfuricum, Monographie **F5.**636
[^{201}Tl]Thalliumchlorid-Injektionslösung, Monogra-phie **V09G F5.**637
Thalliumsulfat **F5.**636
[^{201}Tl]Thallosi chloridi solutio iniectabilis **F5.**637
THAM *[Trometamol]* **F1.**212
Thapsuin **F3.**758, 768
Thapsus barbatus **F3.**767
Thaumatin E **F1.**94
Thaumatins **F1.**92
Δ^9-THC *[Δ^9-Tetrahydrocannabinol]* **F4.**400
Thé d'Europe ou de Fontainebleau **F3.**79
Thé de Jésuites **F2.**347
Thebacon **F1.**479
Thebaicum **F3.**293
Thebain **F1.**480; **F3.**296, 309
– Gehaltsbestimmung **F3.**292
Theekraut **F2.**344
(RS)-N-[2-(2-Thenoylthio)propionyl]glycin **F5.**585
Theodoxin **F5.**477
Theophyllin **F1.**181
– Arzneimittelinteraktionen **F1.**414
– Pharmakokinetik **F1.**412
– Plasmaspiegel **F1.**182
Theophyllin-7-essigsäure **F4.**10
Therapeutisches Drug Monitoring **F1.**376
Therapieschemata **F1.**232
Theriakwurzel **F2.**95, 99
Thermogenese **F1.**24, 53, 106
Thermoplastisches Schienenmaterial **F1.**1000
Thermopsin **F3.**106
D-Thevatose **F2.**40
THF *[Tetrahydrofolsäure]* **F1.**37
Thiabendazol **F1.**91
Thiambuten **F4.**351
Thiamin **F1.**33, 289; **F3.**717
– Funktion **F1.**34
– Körperbestand **F1.**34

- Mangelerscheinungen F1.34
- Reis F1.34
- Resorption F1.34
- Transketolase F1.34
- Überdosierung F1.35
- Vorkommen F1.34

Thiamin-propyl-disulfid F5.474
Thiaminpyrophosphat F1.34
Thiazidanaloge, Diuretika C03A
Thiazide, Diuretika C03A, C03AA
N-[4-(2-Thiazolylsulfamoyl)phenyl]phthalamsäure F5.431
N-[4-(2-Thiazolylsulfamoyl)phenyl]succinsäure F5.589
4'-(Thiazol-2-yl-sulfamoyl)phtalamsäure F5.431
N^1-(2-Thiazolyl)sulfanilamid F5.599
Thibenzazolin, Monographie F5.638
Thilla F2.677
Thioacetamid, Monographie V07AZ F5.638
Thiobarbitursäure, Monographie V07AZ F5.639
3,3'-Thiobispropansäuredioctadecylester F4.370
Thiocarbamidum F5.640
Thiochrom F1.33
Thioethazon F4.473
Thioether im Urin F1.236
β-Thioglucosidase F2.292
Thioglykolsäure, Monographie V07AT, V07AZ F5.639
2-Thioglykolsäure F5.639
Thioharnstoff, Monographie V07AZ F5.640
Thioharnstoff-Derivate, Antituberkulotika J04AD
Thiomersal F1.877
Thiosinamin F4.52
Thiotepa F1.267
Thiotepa [TESPA, TSPA] F1.267
Thiovaninsäure F5.639
4-[Thioxo(3,4,5-trimethoxyphenyl)methyl]morpholin F5.683
Third-space-Effekt F1.346
Thistle root F2.387
Thorny ginseng F2.557
Thready F3.804
Thready Adam's needle F3.804
Three seeded mercury F2.5
Threonin F1.7
Thridax, Monographie F3.19
Thridiacum F3.19
Thrombasthenie F1.328
Thrombin F1.325
Thrombinzeit [TZ] F1.327, 330
Thrombocyten, Funktion F1.15
Thrombocytenmorphologie F1.326, 328
Thrombocytenzahl F1.323, 326, 328
Thrombocytenzahlen F1.320
Thrombocythämien F1.323
Thrombocytopenien F1.323
Thrombocytosen F1.323
Thromboplastinzeit [TPZ] F1.327, 329, 511
- aktivierte partielle [aPTT] F1.327
Thromboseprophylaxe F1.327–328
Thromboxane F1.15
Thrombozyten-Hochkonzentrat

- Monographie B06 F5.927
- leukozytendepletiert, Monographie B06 F5.930
- leukozytendepletiert mit 30 Gy bestrahlt, Monographie B06 F5.931
- mit 30 Gy bestrahlt, Monographie B06 F5.928

Thrombozytenaggregationshemmer B01AC
Thrombozytenkonzentrat
- Monographie B06 F5.933
- Herstellung F5.894
- mit 30 Gy bestrahlt, Monographie B06 F5.934
- Qualitätskriterien F5.895

Thuja articulata F3.654
Thuja australis F2.264
3-Thujanol F3.822
Thujon F3.602, 605, 630, 634
α-Thujon F1.99; F2.511
β-Thujon F1.99; F3.617, 629
Alpha-Beta-Thujon F1.99
L-Thujon F3.604
Thujylalkohol F3.629
Thüringer Becken F1.304
Thüringer Wald F1.304
Thüringer Waldquell F1.307
Thylas fraxinifolium F3.827
Thymelaea gnidium F2.498
Thymelaea hirsuta F2.498
Thymelaea laureola F2.499
Thymelaea mezereum F2.500
Thymelaea praecox F2.500
Thymin F1.37
Thymochinon F3.656
Thymol F3.141, 201, 520, 522–524, 526, 630
Thymolsulfon F4.330
α-1-Thymosin, Monographie L03A F5.640
Thymus cunila F3.520
Thymus satureioides
- Verfälschung von Satureiae herba F3.522
- Verwechslung mit Satureiae hortensis aetheroleum F3.523
Thyreocalcitonin F1.41
Thyreostatika H03B, H03C
Thyroxin F1.9, 47
Thyrsoma F3.770
Tiagabin, Monographie N03AG F5.641
Tiampe F2.767
Tiannanxing F2.164
Tiase F5.585
Tibeten-Moschus F3.222
Tibolon, Monographie G03D F5.643
TIC [Gesamter anorganisch gebundener Kohlenstoff] F1.617
Tie jiao feng wei cao F2.213
Tiefengrundwässer F1.301
Tiefgefrieren F1.83
Tie-Hai-Tang F2.649
Tiendé F3.832
Tierarzneimittel
- Leitlinien der Guten Herstellungspraxis F1.526
- Nebenwirkungen, Erfassung, Dokumentation und Meldung F1.526
Tierärztliche Hausapotheken
- Abgabe F1.535

Tier

- Herstellung F1.534
- Verordnung über ~ F1.533
Tierhalter, Abgabe von Mitteln ad us. vet. F5.787
Tier-Impfstoff-Verordnung F1.525
Tierseuchen F1.526
- Schutzimpfung F1.526
Tierseuchenerreger-Einfuhr-Verordnung F1.526
Tierseuchengesetz F1.525; F5.764
- Neufassung vom 29.1.93 F1.525
Tierversuche F1.70
Tiger's milk F2.677
Tiglian F2.620, 801
Tiglibaum F2.469
Tiglinsäure F2.115, 471, 475
Tiglio drastico F2.469
Tiglio d'estate F3.666
Tiglio maremmano F3.657
Tiglio nostrale F3.666
Tiglio riccio F3.657
Tiglio selvatico F3.657
Tiglium officinale F2.469
Tignosa bigia F2.69
Tignosa bruna F2.69
Tignosa dorata F2.66
Tignosa paglierina F2.65
Tignosa velenosa F2.70
Tignosa verdognola F2.70
Tigogenin F3.804
Tikas F2.285
Tikas-tikas F2.285
Tikis-tikis F2.285
Tikta F3.387
Tiktarohanika F3.387
Tilia F3.659, 667
- Monographie F3.657
Tilia americana, Verfälschung von Tiliae flos F3.660
Tilia argentea F3.667–668
Tilia argentea hom., Monographie F3.668
Tilia chinensis, Verfälschung von Tiliae flos F3.660
Tilia cordata F3.659, 664–666
- Monographie F3.657
Tilia × euchlora, Verfälschung von Tiliae flos F3.660
Tilia europaea F3.657, 665–666
Tilia europaea hom., Monographie F3.665–667
Tilia grandiflora F3.666
Tilia mandschurica, Verfälschung von Tiliae flos F3.660
Tilia microphylla F3.657
Tilia officinarum F3.666
Tilia parviflora F3.657
Tilia platyphyllos F3.659, 664–666
- Monographie F3.666
Tilia pubescens, Verfälschung von Tiliae flos F3.660
Tilia sylvestris F3.657
Tilia tomentosa F3.667–668
- Monographie F3.667
- Verfälschung von Tiliae flos F3.660
- Verwechslung mit Tilia cordata F3.658
- Verwechslung mit Tilia platyphyllos F3.667

Tilia ulmiflora F3.657
Tilia × vulgaris F3.659
Tiliae cortex, Monographie F3.659, 667
Tiliae flos F3.659
- Monographie F3.659, 667
Tiliae folium, Monographie F3.664, 667
Tiliae lignum, Monographie F3.664, 667
Tiliae tomentosae flos, Monographie F3.667
Tilirosid F3.411, 451, 657, 661, 664, 668
Tilisololhydrochlorid, Monographie C07AA F5.644
Tilleul F3.657, 659
Tilleul femelle F3.666
Tilleul à grandes feuilles F3.666
Tillmanns Reagenz F4.341
Tiludronsäure
- Monographie M05B F5.645
- Dinatriumsalz, Monographie F5.646
Timal F3.817
Timbar F3.817
Timboco F3.651
Timru F3.817
Timur F3.829
Tinatinåan F3.348
Tinctorin F2.796
Tinctura Acalyphae F2.6
Tinctura Calami F2.27, 31
Tinctura Cascarillae F2.455
Tinctura Croci F2.441
Tinctura Gelsemii F2.787
Tinctura Kino F3.415
Tinctura Lactucarii F3.24
Tinctura Lobeliae F3.97
Tinctura odontalgica hamburgensis F2.80
Tinctura Opii F3.298
Tinctura Opii crocata F2.441
Tinctura Physostigmatis F3.355
Tinctura Quillaiae F3.436
Tinctura Santali rubri F3.421
Tinctura Spilanthis comp. F2.80
Tinctura Veratri F3.746
Tinctura Viburni prunifolii F3.775
Tinktur
- Berliner F3.293, 293
- Catechu- F3.695
- Curcuma~ F1.794
- eingestellte Opium~ F3.298
- Grindelia~ F2.816
- Indigo~ F1.794
- Moschus~ F3.223
- Nieswurz~ F3.746
- Opium~ F3.298
- - eingestellte F3.298
- Picrorhiza-, zusammengesetzte F3.389
- rote Sandelholz~ F3.421
- Sandel~ F3.421
- Sandelholz~, rote F3.421
- Viburnum-opulus- F3.772
- Viburnum-prunifolium- F3.775–776
- zusammengesetzte Picrorhiza- F3.389
Tinofedrin, Monographie F5.647
Tinta F3.361
Tintatintáhanmatáng-buiúd F3.348

Tinte
- für Kautschukgegenstände F1.829
- unauslöschliche, für Glas und Metall F1.828
- Wäschezeichen~ F1.829, 839
Tinten F1.829, 839
- sympathetische F1.828
Tintenfisch, gemeiner F3.539
Tintenfischbein F3.540
Tintenschnecke F3.539
Tinyatoxin F2.657–658
Tinyatoxin C F2.635
Tinzaparin
- Monographie B01AB F5.647
- Natriumsalz, Monographie B01AB F5.650
Tiracizinhydrochlorid, Monographie C01B, C01E F5.651
Tirilazadmesilat Monohydrat, Monographie F5.652
Tirucallicin F2.657
Tirucalli-Faktor F2.657
Tirucallin F2.658
Tirucallol F2.555, 620, 642, 658; F3.398, 400, 404–405, 593
Tirucallon F3.404–405
Tisercin F5.33
Titandioxid F1.81
Tithu F3.384
Tithymale F2.623
Tithymalus aymgdaloides F2.621
Tithymalus cyparissias F2.623
Tithymalus esula F2.628
Tithymalus helioscopius F2.630
Tithymalus indicus F2.656
Tithymalus lathyris F2.644
Tithymalus pekinensis F2.651
TIVA *[totale intravenöse Anästhesie]* F1.960
Tivirapin, Monographie J05AX F5.653
Tizoprolsäure, Monographie F5.654
Tlundopoda F3.817
TNF(a) *[Tumornekrosefaktor]* F1.121; F5.570
Toa F2.304
Tobacco F3.256
Tobacco cimarron F3.768
Tobacco indiano F3.97
Tobacco leaves F3.250
Tobramycin, Pharmakokinetik F1.396
TOC *[Gesamter organisch gebundener Kohlenstoff]* F1.614, 617
Tocole F1.32
Tocopherol F2.549–550; F3.117, 164, 509–510, 551, 682
α-Tocopherol F1.32, 766; F2.839; F3.370, 507
δ-Tocopherol F3.713
D-α-Tocopherol
- acetat, Monographie A11 F5.655
- succinat, Monographie A11 F5.657
Tocopherolmangel F1.32
Tocotrienol F2.549–550, 839; F3.682
- Monographie A11 F5.658
γ-Tocotrienol F3.509
all-*trans*-Tocotrienol F5.658
Tocotrienole F1.32
Togesoheba F3.697

Toki F2.92
Tokolytika
- Gynäkologika G02CA
- Hund und Katze F1.551
Tolcapon, Monographie N04BX F5.661
Tolfenaminsäure, Monographie M01AG F5.663
Tollkraut F2.364
Tollrübe F2.364
Tollwut, Populationsimpfung, Füchse F1.528
Tollwut-Immunglobulin, Monographie J06BB F5.880
Tollwut-Impfstoff
- Monographie J07B F5.825
- für Tiere, Monographie QJ57 F5.864
Toloman F2.282, 285
Tolomanstärke F2.283
Tolrestat, Monographie A10XA F5.667
Tolrestatin F5.667
Toluol-3,4-dithiol F4.380
p-Toluolsulfodichloramid F1.873
Tomas F2.415
Tomentin F2.888
Ton, weißer F4.756
Tong ta bod F2.680
Tong-yu F2.58
Toothache bark F3.826, 828, 832
Toothache tree F3.827
Topika, Kleinnager, Kaninchen und Frettchen F1.560
Topisolon F4.319
Topoisomerase F3.737
Topotecan, Monographie L01X F5.668
Torch tree F3.832
Torch weed flowers F3.760
Tormentinsäure F3.141
Tormentsäure F3.461
Torricelli'sches Ausflußgesetz F1.938
Tortomaligio di selva F2.621
Torviscol F2.490, 499
Tossa jute F2.433
Totale intravenöse Anästhesie *[TIVA]* F1.960
Tote Nessel F3.26
Totimpfstoffe F5.766
Touch-me-not F2.557
Tough-leaved iris F2.882
Toulema F2.283
Tournesol F2.357; F5.3
Tournesolia tinctoria F2.357
Tous les mois F2.282–283
Toxethol F2.837
Toxicaria macassariensis F2.132
Toxikokinetik F1.70
Toxikologisch-Chemische Untersuchung, Begleitschreiben F1.463
Toxin I F2.56
Toxin II F2.56
Toxizität
- akute F1.70
- chronische F1.70
- Ermittlung, biologische Verfahren F1.607
- subchronische F1.70
Toxoid-Impfstoff

Toxo

- Herstellung F5.773
- Prüfung F5.773
Toxol F2.837
Toxoplasmose F1.129, 569
Toxylangelat F2.837
Tozcuitlapilxo-chitl F2.285
TPE-Mischungen F1.286
- Zetapotential F1.291
TPZ *[Thromboplastinzeit]* F1.327, 329
Tragant F1.805
Trailing Christmas-green F3.128
Tramravalli F3.349
Tran, Verfälschung von Aleurites-fordii-Samenöl F2.58
Trandolapril, Monographie C09AA F5.670
Tränkwasseraufnahme F1.566
Tranquilan F5.119
Tranquilizer N05B
Tranquillantien N05B
Transaminasen F1.5
Transcalcifediol, Monographie A11 F5.672
9,10-Transdihydrolisurid F5.628
Transferrin F1.45
- mucosales F1.45
Transfusionsgesetz F5.764
Transmissible-Gastroenteritis-Impfstoff, für Schweine, Monographie QJ57E F5.866
Transportproteine F1.4, 332
Transportverpackungen F1.677
- Rücknahmepflichten F1.678
trans-Retinol-Äquivalente F1.29
Traubenkraut F2.349
- mexikanisches F2.347
Traubenschalenextrakte F1.80
Traubensilberkerze F2.374
Traubenzucker F4.586
Traumkraut F3.345
Traveller disease F1.129
Trébol acuático F3.211
Trébol de agua F3.211
Trébol fibrino F3.211
Trèfle d'eau F3.211
Trèfle des marais F3.211
Trèfle de mouches F3.199
Trèfle musqué F3.197
Trèfle des sorciers F3.197
Treflorin F3.672–673
Trematoden F1.580
- ektoparasitische F1.580
Trematodenmittel, Anthelmintika P02B
Trementina de alerce F3.39
Trementina del larice F3.39
Trementina de Venecia F3.39
Trementina Venezia F3.39
Tremetol F2.837
Tremeton F2.837
Tremulacin F3.471, 477–479, 486, 493
Tremuloidin F3.471
Trenudin F3.672–673
Trevo de água F3.211
Trevo aquatico F3.213
Trevo de Cheiro F3.198

Trevo-das-pozas F3.211
Trèvol d'aigua F3.211
Trèvol lluent F3.211
Trewia, Monographie F3.670
Trewia macrophylla F3.670
Trewia macrostachya F3.670
Trewia nudiflora F3.670–672
- Monographie F3.670
Trewia-nudiflora-Ganzpflanze, Monographie F3.671
Trewia-nudiflora-Samen, Monographie F3.672
Trewia polycarpa F3.670
Trewiasin F3.672–673
Trewinin F3.673
TRGS *[Technische Regel für Gefahrstoffe]* F1.757
Triaca F3.628
Triacetonamin F2.5
Triacontanol F3.781
1-Triacontanol F2.158, 161
Triacylglyceride F1.25
Triacylglycerolacylhydrolase F5.526
Triacylglycerolesterhydrolase F5.526
Triacylglycerollipase F5.526
Triadica sebifera F3.506
Triaga F3.628
Triandrin F3.471, 480
Triarylmethane F1.75
Triazin-Herbizide F1.636
1,3,5-Triazin-2,4,6-triyl(triimino)trismethanol F5.680
Triazolam F1.476–477
- Screening F1.477
Triazolinon F4.479
2,2'-[5-(1,2,4-Triazol-1-ylmethyl)-1,3-phenylen]-bis(2-methylpropionitril) F4.87
Tribavirin F5.508
Tribolo bianco F3.195
Tri-*n*-butylphosphat, Monographie F5.674
Tributylzinnbenzoat F1.877
Tricalcii phosphas F5.674
Tricalciumbisorthophosphat F4.200
Tricalciumdiphosphat F5.674
Tricalciumphosphat F4.200
- Monographie A12 F5.674
1,1,1-Trichlor-2,2-bis(4,4'dichlordiphenyl)ethan F4.270
1,1,1-Trichlor-2,2-bis(2-methyl-4-hydroxy-5-isopropyl-phenyl)ethan F5.675
Trichlordithymolethan, Monographie N02BE F5.675
1,1'-(2,2,2-Trichlorethyliden)bis[4-chlorbenzol] F4.270
2,2,2-Trichlorethyliden-2,2'-dithymol F5.675
2,2,2-Trichlor-4'-hydroxyacetanilid F5.676
2,2,2-Trichlor-*N*-(4-hydroxyphenyl)acetamid F5.676
Trichlorisocyanursäure F1.873
Trichlormelamin *[TCM]* F1.873
Trichlormethan, deuteriertes F4.243
[D]-Trichlormethan F4.243
Trichloroethylolmethylurea F5.109
Trichocarpin F3.471

Trichodina **F1**.579
Tricholomopsis edodes **F3**.61
Trichomonasinfektionen **F1**.569
Trichophytie, Impfstoff **F1**.529
Trichophyton verrucosum **F1**.529
Tricin **F3**.122, 130, 786, 789
Triclacetamol, Monographie **N02BE** **F5**.676
Triclodazol, Monographie **F5**.676
Triclodazolum **F5**.676
Tricomonas **F2**.213
Tricyclen **F3**.629
Tricyclische Antidepressiva **F1**.480
2-(1-Tricyclo[3.3.1.1^{3,7}]decylamino)ethyl(4-chlorphenoxy)acetat **F4**.34
Trideca-1,11-dien-3,5,7,9-tetrain **F2**.156
1-Tridecancarbonsäure **F5**.231
Tridecanolid **F2**.108
3-Tridecanon **F3**.833
Tridecatriin **F2**.75
6-[8-*trans*-Tridecenyl]-salicylsäure **F3**.406
6-*n*-Tridecylsalicylsäure **F3**.406
Trieisen(II)dicitrat, wasserhaltiges **F4**.418
Trieisendicitrat Decahydrat **F4**.418
Triethanolamin, Monographie **V07AZ** **F5**.676
Triethylcitrat, Monographie **V07AZ** **F5**.677
Triethyl-2-hydroxypropan-1,2,3-tricarboxylat **F5**.677
Triethylis citras **F5**.677
a,a,a-Trifluor-2,4-kresylsäureacetat **F5**.678
6-(Trifluormethoxy)benzothiazol-2-amin **F5**.519
(−)-6-Trifluormethoxy-3,4-dihydro-2,2-dimethyl-*trans*-4-isoindolon-2*H*-benzo[b]pyran-3-ol **F4**.233
2-Trifluormethyl-9-[3-[4-(2-hydroxyethyl)piperazin-1-yl]propyliden]thioxanthen **F4**.538
4-[3-(2-Trifluormethyl-9-thioxanthenyliden)propyl]-1-piperazinoethanol **F4**.538
Trifluoromethylhydrothiazid **F4**.640
N-[[5-(Trifluoromethyl)-6-methoxy-1-naphthalenyl]-thioxomethyl]-*N*-methylglycin **F5**.667
1-(3'-Trifluoromethyl-4'-nitrophenyl)-4,4-dimethyl-imidazolidin-2,5-dion **F5**.319
Triflusal, Monographie **B01AC** **F5**.678
Trifoglio d'acqua **F3**.211
Trifoglio fibrino **F3**.211
Trifoglio di padule **F3**.211
Trifoglione d'acqua **F3**.211
Trifoli lluent **F3**.211
Trifolin **F3**.214, 700
Trifolio fibrino **F3**.211
Trifolium album **F3**.195
Trifolium amarum **F3**.211
Trifolium aquaticum **F3**.211
Trifolium castoris **F3**.211
Trifolium fibrinum **F3**.211
Trifolium indicum **F3**.198
Trifolium macrorrhizum **F3**.197
Trifolium melilotus officinalis **F3**.199
Trifolium officinale **F3**.197
Trifolium palustre **F3**.211
Trifolium vulgare **F3**.195
Triformol **F1**.870

Triglochin **F2**.728
Triglochinin **F2**.186; **F3**.409
Triglycerida saturata media **F2**.414
Triglyceride **F1**.336−337
− mittelkettige *[MCT]* **F1**.14, 134; **F2**.414
Trigo **F3**.678
Trigonella coerulea
− Verfälschung von Meliloti herba **F3**.198
− Verwechslung mit Melilotus altissima **F3**.197
− Verwechslung mit Melilotus officinalis **F3**.199
Trigonellin **F2**.839
1,2,9-Trihydroxyanthracen **F4**.96
3,4,5-Trihydroxybenzoesäure Monohydrat **F4**.570
1,2,3-Trihydroxybenzol **F5**.480
3-(Trihydroxygermyl)propionsäure **F5**.465
1,3,8-Trihydroxy-6-methyl-anthrachinon **F4**.427
11β,17,21-Trihydroxy-6a-methyl-1,4-pregnadien-3,20-dion-21-acetat-17-propionat **F5**.171
N-[(3a,5β,7a,12a)-3,7,12-Trihydroxy-24-oxocholan-24-yl]glycin **F4**.594
1-(2,4,6-Trihydroxyphenyl)propan-1-on **F4**.519
(2,3,4-Trihydroxyphenyl)-(3,4,5-trihydroxyphenyl)-methanon **F4**.481
2',4',6'-Trihydroxypropiophenon **F4**.519
Triiodmethan **F4**.700
Triiodoarsin **F4**.107
Triiodthyronin **F1**.47
Triketohydridenhydrat **F5**.323
Trillin **F3**.313
Trimecain, Monographie **N01BX** **F5**.678
Trimeperidinhydrochlorid, Monographie **F5**.679
Trimethoprim, Hund und Katze **F1**.539
4-(3,4,5-Trimethoxycinnamoyl)-1-piperazinessigsäure **F4**.261
5,6,7-Trimethoxycumarin **F2**.55
7',10,11-Trimethoxy-6'-emetanoldihydrochlorid Heptahydrat **F4**.234
3,4,5-Trimethoxythiobenzoesäuremorpholid **F5**.683
4-(3,4,5-Trimethoxythiobenzoyl)morpholin **F5**.683
Trimethylamin **F2**.171, 350; **F3**.63
(+)-(*R*)-4-(*a*,2,3-Trimethylbenzyl)imidazol **F4**.325
exo-1,7,7-Trimethylbicyclo[2.2.1]heptan-2-ol-acetat **F4**.725
exo-1,7,7-Trimethylbicyclo[2.2.1]hept-2-yl-acetat **F4**.725
Trimethylcarbinol **F4**.183
N,N'-Trimethylenbis[lactobionamid]hexadeca-bis(natriumsulfat) **F4**.100
N,N,N-Trimethyl-2-furanmethanaminiumiodid **F4**.555
(±)-1,7,7-Trimethyl-3-[(4-methylphenyl)methylen]-bicyclo[2.2.1]heptan-2-on **F5**.154
Trimethylolmelamin, Monographie **F5**.680
6,6,9-Trimethyl-3-pentyl-6*H*-dibenzo[b,d]pyran-1-ol **F4**.204
(6a*R*)-6,6,9-Trimethyl-3-pentyl-(6ar,10at)-6a,7,8,10a-tetrahydro-6*H*-benzo[c]chromen-1-ol **F4**.400
(*RS*)-*N,N,β*-Trimethyl-10*H*-phenothiazin-10-propana-min-5,5-dioxid **F5**.381
(±)-1,2,5-Trimethyl-4-phenyl-4-piperidyl-propionat **F5**.679

1,2,5-Trimethyl-4-phenyl-4-propionyloxypiperidin **F5.**679
N,N,6-Trimethyl-2-*p*-tolylimidazol[1,2-a]pyridin-3-acetamid **F5.**754
Trinatriumphosphat **F5.**292
Trinatrium-1-(4-sulfonato-1-naphtylazo)-2-hydroxy-3,6-naphthalindisulfonat **F4.**58
Trinder-Reaktion **F1.**335
Trinitrin **F5.**326
Trinitroglycerol **F5.**326
2,4,6-Trinitrophenol **F5.**437
Trinkwasser **F1.**306
– EG-Richtlinie **F1.**651
– Eignung **F1.**646
Trinkwasseranalysen, Interpretation **F1.**650
Trinkwasserfluoridierung **F1.**48, 115
Trinkwasserimpfstoffe **F5.**787–788
Trinkwasserverordnung **F1.**86, 650
α-Trinositol, Monographie **F5.**680
Triorthocresylphosphat, Verfälschung von Zingiberis rhizoma **F3.**841
Tripalmitin **F2.**550
Triptolid, Monographie **F5.**680
Triptorelin **F4.**601
Tripviole **F3.**112
Tris *[Trometamol]* **F1.**212
Tris(4-dimethylaminophenyl)methyliumchlorid **F4.**575, 765
Tris(1,10-phenanthrolin)eisen(II)sulfat **F4.**510
Tristearin **F3.**673
Triterpen **F3.**768
Trithio(*p*-methoxyphenyl)propen **F4.**88
Trithiozin **F5.**683
Tritici Amylum **F3.**679
– Monographie **F3.**679
Triticum, Monographie **F3.**678
Triticum aestivum **F3.**679, 682–683
– Monographie **F3.**678
Triticum-aestivum-Keimöl, Monographie **F3.**682
Triticum-aestivum-Kleie, Monographie **F3.**683
Triticum cereale **F3.**678
Triticum dicoccon **F3.**678
Triticum durum, Verwechslung mit Triticum aestivum **F3.**679
Triticum monococcum **F3.**678
Triticum sativum **F3.**678
Triticum spelta **F3.**678
– Verwechslung mit Triticum aestivum **F3.**679
Triticum tenax ssp. vulgare **F3.**678
Triticum turgidum **F3.**678
– Verwechslung mit Triticum aestivum **F3.**679
Triticum vulgare **F3.**678
Triticum vulgare ssp. vulgare **F3.**678
Tritiozin, Monographie A02BX **F5.**683
Triton X 100 **F1.**882
Tritonia aurea, Verfälschung von Croci stigma **F2.**440
Triumbellin **F2.**490, 501
Trockenbatterien, Vergleich **F1.**783
Trockenholzinsekten **F1.**795
Trockenpulverreinigung **F1.**826
Trockenschaumreinigung **F1.**826

Trockenspiritus **F1.**844
Trocknung **F1.**83
Troglitazon, Monographie A10BG **F5.**684
Trolamin **F5.**676
Trometamol *[THAM, Tris]* **F1.**212
Trompetenbaum **F2.**308
– gemeiner **F2.**308
– japanischer **F2.**310
– ostamerikanischer **F2.**308
Trompet-tree **F2.**321
Tronodora **F3.**651
Tropalin G **F5.**134
3α-(1α*H*,5α*H*)-Tropanylbenzilatmethylchlorid **F5.**687
1α*H*,5α*H*-Tropan-3α-yl-3,5-dichlorbenzoat **F4.**137
3α-Tropanyl-1*H*-indol-3-carbonsäureester **F5.**687
1α*H*,5α*H*-Tropan-3α-yl-3-indolcarboxylat **F5.**687
Tropäolin D **F5.**166
Tropäolin OO, Monographie V07AZ **F5.**686
Tropfenzähler **F1.**953
Tropinbenzilatmethylchlorid, Monographie A03 **F5.**687
Tropische Wasserpest **F2.**545
Tropischer Holzölbaum **F2.**60
Tropisetron, Monographie A04A **F5.**687
Trospectomycinsulfat, Monographie J01X **F5.**689
Trovafloxacinmesilat, Monographie J01MA **F5.**692
D-Trp-6-Gonadorelin **F4.**601
True Frankincense **F2.**246
Trumpet flower **F3.**650
Trumpet tree **F2.**308
Trypsin **F1.**8
Trypsininhibitor, aus menschlichem Urin **F5.**706
Trypsinogen **F1.**8
Tryptophan **F1.**7, 10, 36
6-D-Tryptophan-LH-RH **F4.**601
6-D-Tryptophan-Luteinizing-Hormon-Releasing factor, vom Schwein **F4.**601
Tsa **F2.**731
Tsau-tsu **F2.**220
Tschakida **F3.**295
Tschandu **F3.**298
TSPA *[Thiotepa]* **F1.**267
Tsuruakamegashiwa **F3.**175
Tsu-wu-cha **F2.**557
TTPG *[Thenoylthiopropionylglycin = Stepronin]* **F5.**585
Tu yü **F2.**491
Tubaizhu **F2.**225
Tuber Ari **F2.**187
Tuber Ari gallici (majoris) **F2.**183
Tuber Aronis **F2.**187
Tuber Salep **F3.**273
Tubera Ari Indici, Monographie **F2.**166
Tubera Ari Triphylli **F2.**166
Tubera Aristolochiae rotundae **F2.**179
Tubera Salep **F3.**273
Tubercule d'arum **F2.**187
Tubercule de Salep **F3.**273
Tuberculini derivatum proteinosum purificatum ad usum humanum **F5.**826
Tuberkulin, gereinigtes, Monographie J07A **F5.**826

Tuberkulin PPD *[purified protein derivative]* **F5.**826
Tuberkulintestung **F5.**826
Tuberkuloseimpfung **F1.**523
Tuberroot **F2.**198
Tuinbalsem **F3.**603
Tukas-tukas **F2.**285
Tulitañgalong **F2.**731
Tumburu **F3.**817
Tumorerkrankungen **F1.**121
– ernährungsabhängige **F1.**124
– Gewichtsabnahme **F1.**168
Tumorimpfstoffe **F5.**777
Tumorkachexie **F1.**121
Tumornekrosefaktor a *[TNF(-a)]* **F1.**121; **F5.**570
3-157-Tumornekrosefaktor, vom Menschen **F5.**570
Tumorpromotoren **F1.**123
Tumri **F3.**670
Tumura **F3.**817
Tung Oil **F2.**58
Tung Oil Tree **F2.**54
Tungbaum **F2.**54
Tungfen **F2.**778
Tung-hao **F2.**360
Tungöl **F2.**58
Tungölbaum **F2.**54
Tung-shu **F2.**54
Tungu **F3.**397
Tung-yu **F3.**508
Tung-yu-shu **F2.**54
Turbulente Strömung **F1.**936
Türkische Minze **F3.**603
Türkisches Opium **F3.**294
Türkisches Rosenöl **F3.**456
Turmeric **F1.**79
Turosterid, Monographie G04CB **F5.**697
Turpentin galls **F3.**404
Turpentine tree **F3.**404
Turutalikod **F3.**345
Tuschen **F1.**827–829
TV-02 *[Tacalcitol]* **F5.**607
TVX-Q-7821 *[Ipsapiron]* **F4.**718
Twapea **F2.**767
Tween 80 **F1.**882
Twölfgrotenblume **F2.**360
Txardinbellar **F2.**213
Tydsk Bertram **F2.**74
Tylon **F5.**698
Tylosin, Monographie J01FA **F5.**698
Tymbra spicata, Verfälschung von Saturejae herba **F3.**522
Typ-I-Diabetes **F1.**107, 158
Typ-II-Diabetes **F1.**107, 158
Typhus-Lebend-Impfstoff, Monographie J07A **F5.**828
Tyramin **F3.**147, 150, 250
Tyraminase **F5.**217
Tyraminoxidase **F5.**217
Tyromycinsäure **F2.**753
Tyrosin **F1.**7, 766; **F3.**809
Tyrosinase **F3.**541
L-Tyrosin-Decarboxylase **F2.**600

TZ *[Thrombinzeit]* **F1.**327, 330
Tzu-Shu **F2.**309

U

U 6040 *[Fluoxymesteron]* **F4.**535
Übelkeit **F1.**169
Ubenimex, Monographie **F5.**703
Überführungskosten **F1.**731
Übergangsgeld **F1.**730
Übergewicht **F1.**105, 392, 395
– Bluthochdruck **F1.**111
Überleitsysteme **F1.**970
Übersäuertes Kaliumoxalat **F4.**755
Überspannung **F1.**779
Überwachungsgeräte **F1.**953
Überwachungsorganisationen, technische **F1.**725
Überwachungspflicht **F1.**756
Ubichinon **F2.**839; **F5.**705
Ubidecarenon, Monographie C01E **F5.**705
Uche **F3.**832
Udicil **F1.**261
Udo-tarashi **F2.**114
UF-021 *[Unoprostonisopropylester]* **F5.**709
Uferweide **F3.**477
Uferwolfstrapp **F3.**132
Uganda-Elemi **F2.**275
Uganiballi **F2.**159
Ughanghan **F3.**832
Ujo **F3.**832
UK 92480 *[Sildenafilcitrat]* **F5.**568
Uknankhan **F3.**832
Ulcus duodeni **F1.**136
Ulcus ventriculi **F1.**124, 136
Ulcusdiäten **F1.**136
Ulex europaeus, Verfälschung von Ononidis radix **F3.**267
Ulinastatin, Monographie **F5.**706
Ulinastatina **F5.**706
Ulkustherapeutika A02B
– H$_2$-Antihistaminika A02BA
– Prostaglandine A02BB
– Protonenpumpenhemmer A02BC
– H$_2$-Rezeptorenblocker A02BA
Ulmifolia **F3.**657
Ulminsäure **F4.**630
Ulobetasolpropionat **F4.**611
Ultandren **F4.**535
Ultra Scope® **F1.**886
Ultrasafe® **F1.**246
Ultraschallwellen **F1.**862
Ultrasol®F **F1.**888
Ultrasol®K **F1.**888
Ultrasol®S **F1.**889
Umbauda **F2.**315

Umbelliferon F2.93, 99, 103, 114, 122, 237, 361, 422, 490, 495, 497, 500–501, 639, 698, 711, 719, 800; F3.199, 573, 780, 818, 832
Umbelliprenin F2.97, 103, 114, 122
Umbellularia californica, Verwechslung mit Laurus nobilis F3.51
Umbellulon F3.630
Umespiron, Monographie N05BE F5.707
Umgebungskontrollen F1.235
– Environmental Monitoring F1.235
Umverpackungen F1.677
– Rücknahmepflichten F1.678
cis-trans-Umwandlung, UV-Filter, Lichtschutzpräparate F1.765
Umweltresistenz F1.856
Umweltschutz F1.722
Una de gato F3.706
Uncaramin F3.692
Uncaria, Monographie F3.689
Uncaria acida F3.691–692, 694
– Monographie F3.691
Uncaria-acida-Zweige mit Blättern, Monographie F3.692
Uncaria aculeata F3.696
Uncaria appendiculata F3.697
Uncaria avenia F3.692
Uncaria bernaysii F3.694
– Monographie F3.692
Uncaria bernaysioides F3.692
Uncaria callophylla F3.692, 694
– Monographie F3.692
– Verwechslung mit Uncaria acida F3.691
Uncaria dasyoneura F3.693
Uncaria elliptica F3.693–694
– Monographie F3.693
Uncaria-elliptica-Zweige mit Blättern, Monographie F3.693
Uncaria florida F3.697
Uncaria formosana F3.697
Uncaria gambir F3.693–694
– Monographie F3.693
Uncaria glabrescens F3.697
Uncaria guianensis F3.696–697
– Monographie F3.696
Uncaria-guianensis-Blatt, Monographie F3.696
Uncaria-guianensis-Stammrinde, Monographie F3.697
Uncaria hirsuta F3.701
– Monographie F3.697
Uncaria horsfieldiana F3.697
Uncaria jasminiflora F3.692
Uncaria kawakamii F3.697
Uncaria korrensis F3.697
Uncaria lanosa F3.694, 697–698
– Monographie F3.697
Uncaria-lanosa-Zweige mit Blättern, Monographie F3.698
Uncaria lobbii F3.697
Uncaria luzoniensis F3.692
Uncaria macrophylla F3.699, 701
– Monographie F3.699
Uncaria membranifolia F3.705

Uncaria ovalifolia F3.691
Uncaria philippinensis F3.697
Uncaria rhynchophylla F3.699, 701
– Monographie F3.699
Uncaria rhynchophylloides F3.699
Uncaria rostrata F3.693
Uncaria sclerophylla F3.692
Uncaria sessilifolia F3.699
Uncaria sessilifructus F3.701, 705
– Monographie F3.705
Uncaria setiloba F3.697
Uncaria sinensis F3.701, 705
– Monographie F3.705
Uncaria surinamensis F3.706
Uncaria thwaitesii F3.693
Uncaria tomentosa F3.706–707
– Monographie F3.706
Uncaria-tomentosa-Wurzelrinde, Monographie F3.707
Uncaria toppingii F3.697
Uncaria uraiensis F3.697
Uncaria warburgii F3.697
Uncaria wrayi F3.692
Uncariae extractum siccum F3.694
Uncariae ramulus cum uncis F3.700
Uncaria-Zweige, Monographie F3.697, 699–700, 705–706
Uncariazweige und Dornen F3.700
Uncarin F3.697, 705
Uncarin F F3.692, 698, 706–707
Uncarsäure F3.693
Undecan-2-on F3.399
2-(10-Undecenamido)ethyl-2-sulfohydrogensuccinat, Dinatriumsalz, Monographie D01AE F5.708
Unerwünschte Wirkungen, Infusionslösungen F1.222
Unfallanzeige F1.734
Unfallverhütende Betriebsregelungen F1.729
Unfallverhütung F1.728
– technische F1.728
Unfallverhütungsvorschrift(en) [UVV] F1.719, 724
– allgemeine Vorschrift F1.739
– arbeitsmedizinische Vorsorge F1.753
– Gesundheitsdienst F1.754
Unganangi F3.696
Ungarische Silberlinde F3.667
Ungarisches Ysopöl F2.870
Ungesättigte Fettsäuren F1.12
– ω-3-ω-6-Reihe F1.15
Ungesättigte Macrogolglycerole, Monographie F5.73
Ungesättigte polyglycolysierte Glyceride, Monographie A02A, A06AD F5.451
Ungesättigter Polyesterkitt, für silikatische Stoffe F1.802
Ungulina marginata F2.738
Unicorn plant F2.341
Universalwaschmittel F1.835–836
– flüssige F1.836
Unkräuter, Schadensschwellen F1.589
Unoprostonisopropylester, Monographie F5.709
Unreife Mohnfrüchte F3.291

Unreife Mohnkapseln F3.291
Unspezifische Resistenz F1.590
Unterhautfettgewebe F1.15
Unternehmerverzeichnis F1.731
Untersuchung, Wasser, mikrobiologische F1.636
Untersuchungshandschuhe F1.1011
Untersuchungsmaterial [Asservate] F1.458, 462
Uovolo malifico rosso F2.66
Upas tree F2.132
Upasbaum F2.132
Upasbaumsaft F2.133
Uposid F2.133
Uranin F1.610
Urbil F5.119
Urease F2.603
Urease-GLDH-UV-Test F1.365
Uredo maydis F3.736
3-Ureido-L-alanin, Monographie F5.709
4-Ureidophenetol F4.462
Urezigenin F3.797–798
Urezin F3.797
Uricostatika M04AA
Uricosurika M04AB
Urinmenge, obligatorische F1.26
Urinmutagenität F1.236
Urinsediment F1.366
Urinuntersuchung, Teststreifen F1.365
Urinvolumen F1.26
Uritrol F5.328
Urocoli F5.328
Urodilatin, Monographie F5.709
Urofollitrophin F4.545
Urokinasetyp-Plasminogenaktivator F1.325
Urologika G04
– Antiinfektiva G04A
– Harnansäuerung G04BA
– Harnantiseptika G04A
– Harnkonkrementauflösung G04BC
– Spasmolytika G04BD
Urolsäure F2.612
Uronsäure F3.635
Urostachys selago F3.129
Urostigma gummiferum F2.297
Urosulphanum F5.592
Urotropin F1.870
Ursaldehyd F3.544
Ursaldehydacetat F3.544
Ursodesoxycholsäure F1.116
Ursolsäure F2.47, 127, 151, 865, 872; F3.133–134, 176, 191, 237, 455, 460, 520, 522, 526, 544, 547, 652, 693, 707, 772, 775
Ursonsäure F3.661
Urtica F3.733
– Monographie F3.710
Urtica ad usum externum F3.734
Urtica atrovirens F3.710
Urtica cannabina F3.710
Urtica caudata F3.710
Urtica dioica F3.710, 712, 714, 724, 731–732
– Monographie F3.711
– Verwechslung mit Urtica urens F3.733
Urtica dioica hom., Monographie F3.731–732

Urtica-dioica-Agglutinin F3.727
– Gehaltsbestimmung F3.728
Urtica dodartii F3.710
Urtica dubia F3.710
Urtica galeopsifolia F3.710
Urtica herba, Monographie F3.733
Urtica kioviensis F3.710
– Verfälschung von Urticae radix F3.725
Urtica major F3.711
Urtica membranacea F3.710
Urtica minor F3.732
Urtica morifolia F3.710
Urtica oblongata, Verwechslung mit Urtica dioica F3.711
Urtica pilulifera F3.710
Urtica pubescens F3.710
Urtica rupestris F3.710
Urtica sondenii F3.710
Urtica urens F3.710, 712, 714, 724, 733–734
– Monographie F3.732
– Verwechslung mit Urtica dioica F3.711
Urtica urens hom., Monographie F3.733–734
Urtica urens maxima F3.711
Urtica urens minima F3.732
Urtica urens ad usum externum hom., Monographie F3.734
Urticae folium, Monographie F3.712, 733
Urticae fructus, Monographie F3.712, 733
Urticae herba F3.714
– Monographie F3.714
Urticae radix, Monographie F3.724, 733
Urtikaria F1.126
Uruparia bernaysii F3.692
Uruparia callophylla F3.692
Uruparia dasyoneura F3.693
Uruparia gambir F3.693
Uruparia guianensis F3.696
Uruparia macrophylla F3.699
Uruparia ovalifolia F3.691
Uruparia salomonensis F3.692
Uruparia sessilifructus F3.705
Uruparia tomentosa F3.706
Uruparia vesicolor F3.696
Uruparia warburgii F3.692
USA-Härtegrad F1.613
Usambanolin F3.824
(–)-Usambarin F3.824
Uscharidin F2.194
Uscharin F2.194
Ushsak F2.531
USP [Metamfetamin] F5.131
Ustilagin F3.737
Ustilaginsäure F3.737
Ustilago, Monographie F3.736
Ustilago maidis F3.737
Ustilago du mais F3.736
Ustilago maydis F3.737
– Monographie F3.736
Ustilago zeae F3.736–737
Ustilago zeae hom., Monographie F3.737
Ustilago-Melanin F3.737
Ustinsäure F3.737

Uteruswirksame Arzneimittel, Hund und Katze **F1.**551
UTI *[Urinary Trypsin Inhibitor]* **F5.**706
Utopians bliss balls **F2.**162
UV-A **F1.**761
Uva lupulina **F3.**314
Uva de raposa **F3.**314
Uva di spagna **F3.**361
Uva turca **F3.**361
Uva di volpe **F3.**314
Uva de zorro **F3.**314
UV-B **F1.**761
UV-B-Filter, selektive **F1.**765
UV-C **F1.**761
UV-Filter **F1.**765
UV-Strahlung **F1.**861
UVV *[Unfallverhütungsvorschriften]* **F1.**719, 724
UV-Vis-Spektroskopie **F1.**493
Uzara root **F3.**795
Uzarae radix, Monographie **F3.**795
Uzarawurzel **F3.**795
Uzarigenin **F2.**192, 194, 196; **F3.**164, 234, 239, 794, 797
Uzarin **F2.**194; **F3.**797–798
Uzarosid **F3.**797

V

Vaccine-Adjuvans **F3.**517
Vacumat SB **F1.**283
Vafos **F2.**213
Vagophemanilmethylsulfat **F4.**371
Vailahuen **F2.**834–835
Vakzine gegen Geflügelsalmonellose **F1.**529
Valaciclovir, Monographie **J05AB** **F5.**713
Valeraldehyd **F3.**188
Valeriana celtica, Verfälschung von Sumbuli Radix **F2.**711
Valeriansäure **F2.**458–459, 711; **F3.**54, 188, 634
n-Valerophenon-O-carbonsäure **F2.**118
(S)-N-Valeryl-N-{[2′-(1H-tetrazol-5-yl)-biphenyl-4-yl]methyl}-valin **F5.**715
Valin **F1.**7
L-Valin
– 2-[(2-amino-1,6-dihydro-6-oxo-9H-purin-yl)methoxy]ethylester **F5.**713
– 9-[(2-Hydroxyethoxy)methyl]guaninester **F5.**713
Vallesiachotamin **F3.**699
Valmethamid **F5.**714
Valnoctamid, Monographie **N05CM** **F5.**714
Valproat-Seminatrium **F4.**382
Valproinsäure, Pharmakokinetik **F1.**441
Valsartan, Monographie **C09C** **F5.**715
Valser St.Peterquelle **F1.**307
Vamaghni **F3.**387
Vancomycin, Pharmakokinetik **F1.**401
Vâng nghê **F2.**762
Vanillin **F2.**14, 561
– Monographie **V07AZ** **F5.**717
Vanillinsäure **F2.**47, 49, 93, 611; **F3.**133, 833
N'-Vanillyliden-isonicotinohydrazid **F4.**553
Vantida **F3.**387
Varadika **F3.**618
Varaire **F3.**753
Varaire blanc **F3.**742
Varicella-Zoster-Immunglobulin **F5.**880
Varizellen-Imunglobulin, Monographie **J06BB** **F5.**880
Varizellen-Lebend-Impfstoff, Monographie **J07B** **F5.**829
Varnish Tree **F2.**60
Vasicin **F2.**742
Vasodilatatoren
– glattmuskulär wirksame, Antihypertensiva **C02D**
– koronare, Herztherapeutika **C01D**
– periphere **C04**
Vasopressin **F1.**545
Vasoprotektiva **C05**
– Antivarikosa **C05B**

- Hämorrhoidenmittel, zur topischen Anw. C05A
- - Corticosteroide C05AA
- - Lokalanästhetika C05AD
Vatica robusta F3.543
VbF *[Verordnung über brennbare Flüssigkeiten]* F1.728, 744
VCR *[Vincristin]* F1.268
VDS *[Vindesin]* F1.268
Veganer F1.173
Vegetabilischer Fischleim F2.778
Vegetabilischer Schwefel F3.125
Vegetabilischer Talg F3.510
Vegetable gelatin F2.778
Vegetable sulfur F3.123, 125
Vegetarier F1.10
Vegetariervereine F1.173
Vegetarisch, streng, Ernährung F1.173
Vegetarismus F1.173
Veilchenwurzel F2.878
Vektorvakzine F1.529
Veladro F3.742
Velame preto F2.451
Velbe® F1.268
Velicin forte® F1.886
Veltol F5.96
Velutina F3.650
Venarterin F5.138
Venenatin F2.16
Venetianer Terpentin F3.40
Venezianischer Terpentin F3.39
Venga F3.414
Vengal F3.413
Venice Turpentine F3.39-40
Venlafaxin, Monographie N06AA, N06AX F5.719
Ventrice marina F2.848
Ventricosa F2.257
Venusfliegenfalle F2.525
Venusfliegenfallenkraut, frisches F2.527
Venus's flytrap F2.525
Vepesid® J F1.264
Ver à soie F2.241
(+)-Verabenzoamin F3.743
Veracintin F3.742
Veractil F5.33
Veraise blanc F3.742
Veralbidin F3.743
Veralinin F3.743
Veralkamin F3.743
Veralobin F3.743
Veralodin F3.746
Veralodinin F3.743
Veralodisin F3.743
Veralomin F3.743
Veralosidin F3.742-743
Veralosidinin F3.743
Veralosin F3.742-743
Veralosinin F3.742-743
Veramarin F3.743, 754
Veramilin F3.742
Veramin F3.743, 754
Veraminin F3.743
Veränderung F1.181

Veranovin F3.755
Verarein F3.743
Verarin F3.743
Verasin F3.743
Veratetrin F3.743
Veratramin F3.743
Veratran F3.741
Vératre blanc F3.742
Vératre noir F3.753
Vératre vert F3.754
Veratrenon F3.743
Veratri nigri radix et rhizoma F3.754
Veratri rhizoma F3.742
- Monographie F3.742
Veratro verde F3.754
Vératro verde F3.754
Veratrobasin F3.743
Veratrol, Monographie D08AH F5.720
Veratrosin F3.753, 755
Veratroylgermin F3.743
Veratroylzygadenin F3.743, 754-755
Veratrum F3.752
- Monographie F3.741
Veratrum album F3.742, 752
- Monographie F3.742
- Verfälschung von Rhizoma Veratri viridis F3.755
Veratrum album hom., Monographie F3.752
Veratrum album ssp. lobelianum F3.742
Veratrum californicum F3.753
- Monographie F3.753
- Verfälschung von Rhizoma Veratri viridis F3.755
Veratrum-californicum-Wurzelstock, Monographie F3.753
Veratrum eschscholtzii, Verfälschung von Rhizoma Veratri viridis F3.755
Veratrum lobelianum F3.742
Veratrum luteum F2.341
Veratrum maackii F3.754
Veratrum nigrum F3.754
- Monographie F3.753
- Verfälschung von Veratri rhizoma F3.743
Veratrum-nigrum-Wurzelstock, Monographie F3.754
Veratrum puberulum F3.754
Veratrum schindleri F3.754
Veratrum virens F3.754
Veratrum viride F3.754-756
- Monographie F3.754
Veratrum viride hom., Monographie F3.755
Veratrum woodii, Verfälschung von Rhizoma Veratri viridis F3.755
Veratrumsäure F3.741-742
Verazin F3.743, 754
Verbandbuch F1.736
Verbandfixierung F3.402
Verbandhilfsmittel, spezielle F1.1007
Verbandkästen, Größe und Anzahl F1.735
Verbandmittel
- zur Anwendung am Auge F1.1005
- mit Schutzfunktion F1.1005
- spezielle F1.1005
Verbandmull F1.1002

- Kompressen F1.976
Verbandstoffe
- Fertigprodukte F1.973
- Normen F1.973
Verbandstoffe mit Arzneimitteln F1.1008
Verbandstoff-Set F1.1018
Verbandwatte F1.1002
Verbandzellstoff F1.1002
Verbascenin F3.759
Verbasci flos F3.760-761
- Monographie F3.760, 767, 769
Verbasci folium, Monographie F3.765, 767, 769
Verbasco F3.768
Verbascosaponin F3.758, 760, 762
Verbascose F3.105, 109, 113, 115-116, 536, 766
Verbascosid F2.810; F3.760, 768
Verbascum F3.765, 767
- Monographie F3.758
Verbascum austriacum, Verfälschung von Agrimoniae herba F2.46
Verbascum crassifolium F3.767
Verbascum densiflorum F3.760, 765-767
Verbascum Flowers F3.760
Verbascum montanum F3.767
Verbascum nigrum F3.758
- Monographie F3.759
- Verfälschung von Agrimoniae herba F2.46
- Verfälschung von Verbasci flos F3.761
- Verwechslung mit Agromonia eupatoria F2.46
Verbascum phlomoides F3.758, 760, 765
- Monographie F3.759
Verbascum pseudothapsiforme F3.767
Verbascum rugulosum F3.759
Verbascum thapsiforme F3.758, 760, 765, 767
- Monographie F3.766
Verbascum thapsiforme hom., Monographie F3.767
Verbascum thapsus F3.758, 760, 765, 769
- Monographie F3.767
- Verfälschung von Verbasci flos F3.761
Verbascum thapsus hom., Monographie F3.769
Verbascum ad usum externum F3.767
Verbascum ad usum externum hom., Monographie F3.767
Verbasterol F3.768
trans-Verbenol F3.406
Verbenon F2.117
Verbindungen
- metabolisch essentielle F1.19
- oberflächenaktive F1.877
- stickstoffhaltige, Ausscheidung F1.8
Verblindboom F2.677
Verbrennungswunden F1.983
Verbund-Sicherheitsgläser F1.739
Verbundwerkstoff F1.808
Verdadeira seringueira F2.838
Verdauung
- Kohlenhydrate F1.17
- Protein F1.7
Verdauungsfördernde Diätetika F1.145
Verdauungsorgane, Erkrankungen F1.114
Verdecillo F3.649
Verdiau F3.483

Verdin F3.742, 746
Verdünntes eingestelltes Opium F3.298
Verdünnungshyponatriämie F1.346
Veredlung F1.796
Verfahren
- ackerbauliche F1.590
- biologische, Ermittlung der Toxizität F1.607
- biotechnologische, Aminosäureherstellung F1.10
- chemothermische F1.864
- HIAC/Royco-~ F1.293
- nach Jendrassik und Grof F1.356
- pflanzenbauliche F1.590
CO-Vergiftung, Schnelltest F1.498
Vergonil F4.640
Vergrauungsinhibitoren F1.834
Verhältnis BSB_5 [CSB] F1.617
Verin F3.743
Verkaufsverpackungen F1.677
- Rücknahmepflichten F1.679
Verlackung F1.808
Verlaufskontrolle F1.464
Verletzengeld F1.730
Verletzenrente F1.730
Verlustacidosen F1.211, 341
Verluste, obligatorische F1.9
Verlusthyponatriämien F1.346
Vermala F5.94
Vernicia cordata F2.54
Vernicia fordii F2.54
Vernicia montana F2.62
Vernolsäure F2.620; F3.18
Veronicosid F3.389
Veronikenwurz F2.184
Verordnung über brennbare Flüssigkeiten [VbF] F1.728, 744
Verpackungsverordnung F1.675
Verschiedenfarbige Schwertlilie F2.883
Verschleppungsschutz F1.241
Versicherungsberechtigung F1.731
Versicherungspflicht F1.731
Versiegelungen, Wasserleitungen F1.821
Versilberung F1.824-825
- Verfahren F1.824
Versorgungskonsole, elektrische F1.965
Verteilungsacidosen F1.341
Verteilungskoeffizient F1.395
Verteilungsvolumen F1.379
- Berechnung F1.385
Vertramin F3.753
Verussurinin F3.754
Verweilkanülen-Kurzkatheter F1.950
Verwertbare Kohlenhydrate F1.17
Verwertung
- direkte F1.18
- Kunststoffverpackungen F1.684
- stoffliche F1.676
Very Low Density Lipoproteins [VLDL] F1.14, 334
Verzweigtkettige Aminosäuren F1.149
Verzweigungsgrad
- Dextran, Infusionslösungen F1.222
- Infusionslösungen, kolloidale F1.222
Vesiculosin F2.803

Vesnarinon, Monographie C01CE F5.721
Vesse de loup F2.269
Vesse de loup ciselée F2.269
Vesse de loup géante F2.267
Viaflex Minibag System F1.247
Vialibran F5.109
Vianin F4.765
Viborrana F2.193
Viburni opuli cortex, Monographie F3.771
Viburni prunifolii cortex F3.775
– Monographie F3.775
Viburni prunifolii tinctura F3.775
Viburnin F3.771–772
Viburninsäure F3.772
Viburnitol F3.635
L-Viburnitol F2.198
Viburno prunifolio F3.774
Viburnum F3.775
– Monographie F3.770
Viburnum bark F3.775
Viburnum chinense F3.774
Viburnum cortex F3.775
Viburnum davidii F3.770
Viburnum edule F3.770
Viburnum erosum F3.770
Viburnum fragarans F3.770
Viburnum furcatum F3.770
Viburnum japonicum, Verwechslung mit Viburnum odoratissimum F3.774
Viburnum lantana F3.770
Viburnum lobatum F3.771
Viburnum odoratissimum F3.770, 774
– Monographie F3.774
Viburnum odoratissimum hom., Monographie F3.774
Viburnum opulus F3.770–773
– Monographie F3.771
Viburnum opulus hom., Monographie F3.773
Viburnum-opulus-Flüssigextrakt F3.772
Viburnum-opulus-Früchte, Monographie F3.772
Viburnum-opulus-Tinktur F3.772
Viburnum plicatum F3.770
Viburnum prunifolii cortex F3.775
Viburnum prunifolium F3.770, 775–776
– Monographie F3.774
Viburnum prunifolium hom., Monographie F3.776
Viburnum-prunifolium-Fluidextrakt F3.775
Viburnum-prunifolium-Tinktur F3.775–776
Viburnum rufidulum F3.770, 775
Viburnum ternatum F3.770
Viburnum tinus, Verwechslung mit Laurus nobilis F3.51
Viburnumrinde F3.775
Vichurunai F3.424
Victoriagrün F5.94
Vielblättrige Lupine F3.117
Vierblättrige Einbeere F3.314
Viernes santo F3.345
Vierstrichenkraut F3.72
Vigabatrin, Pharmakokinetik F1.450
Vijayasar F3.414
Viktoriagelb F5.134

Vilayati saur F2.304
Vilayatisaro F2.304
Vilca F2.84
Vimalin F3.471
Viminalis F2.656
Viminol, Monographie N02BG F5.723
Vinblastin F1.268
Vinblastin R. P. F1.268
Vincaalkaloidparavasate F1.253
Vincaleukoblastin [VLB] F1.268
Vincantenat F5.723
Vincetoxin F2.191–192, 195–197
Vincibivi F3.199
Vinconat, Monographie F5.723
Vincosidlactam F3.700
Vincristin [VCR] F1.268
Vincristin Bristol F1.268
Vincristin Liquid Lilly F1.268
Vincristinsulfat R. P.-Lösung F1.268
Vindesin [VDS] F1.268
Vinpocetin, Monographie N06BX F5.724
Vinylbital F1.473
[5-Vinyl-chinuclidyl-(2)]chinolyl-(4)-carbinol F4.255
Vinylharzlacke F1.811
1-Vinyl-2-pyrrolidinonpolymer, „crosslinked" F4.283
Vio-Bamate F5.119
Viocid F4.765
Violaxanthin F1.78; F2.881; F3.713, 717
Violet willow F3.476
Viorne américain F3.774
Viorne obier F3.771
Vipernwurz, virginische F2.180
Viquidil, Monographie C04 F5.725
Virale-Arthritis/Tenosynovitis-Impfstoff, für Geflügel, Monographie QJ57G F5.866
Viren F1.855
– Agenzien, unkonventionelle F1.852
– Einteilung F1.852–853
– humanpathogene F1.853
– Nachweis F1.900
Virginia horehound F3.141
Virginia snakeroot F2.179, 180
Virginian poke F3.361
Virginian snakeroot F2.179, 180
Virginian snowflower-tree F2.352
Virginische Lobelie F3.100
Virginische Magnolie F3.161
Virginische Schlangenwurz F2.179–180
Virginische Schneeballrinde F3.775
Virginische Vipernwurz F2.180
Virginischer Schneeball F3.774
Virginischer Tabak F3.250
Virginischer Wolfsfuß F3.141
Virginischer Wolfstrapp F3.141
Virginisches Wolfstrappkraut F3.142
Viridifloren F3.183
Viridiflorol F3.192–193
Viridoflorol F3.182
Virinos F1.853
Viroallosecurinin F2.733
Viroide F1.853

Virola-Schnupfpulver   F2.84
Virosecurinin   F2.733
Virosin   F2.735
Virus UMV 4   F3.737
Virusenteritis-Impfstoff, für Nerze, Monographie
  QJ57H   F5.867
Virusoide   F1.853
Viruspräparationen, Desinfektionsmitteltests
  F1.896
Virusrückgewinnung   F1.899
Virustatika   J05, J05A
Viruzide Wirksamkeit, Prüfung   F1.896
Viruzidie
– Prüfung
– – AFNOR-Richtlinie   F1.902
– – DVG-Richtlinie   F1.902
– – DVV-Richtlinie   F1.902
Visamminol   F2.370, 372
Viscio quercino   F3.102
Visciresen   F3.103
Viscum album, Verwechslung mit Loranthus europaeus   F3.103
Viscum quercinum, Verfälschung von Loranthus-europaeus-Blätter und -Zweige   F3.103
Viscum quercinum (cum foliis)   F3.103
Viscum quercus   F3.103
Vishambil   F2.766
Viskositätssteigernde Ballaststoffe   F1.137
Vismia cayennensis, Verfälschung von Gutti   F2.763
Vismia guayanensis, Verfälschung von Gutti   F2.763
Visnagin   F2.370, 372, 379
Visuelle Kolorimetrie   F1.601
Vitamin A   F1.29, 289; F2.292
– Funktion   F1.29
– Mangelerscheinungen   F1.30
– Speicher   F1.31
– Überdosierung   F1.31
Vitamin A-Säure   F3.448
Vitamin B   F2.292, 851; F3.717
Vitamin B_1 F1.33; F2.545, 642, 644; F3.63
Vitamin B_2 F1.35, 81; F2.441, 644
Vitamin B_6
– Funktion   F1.35
– Körperbestand   F1.36
– Mangelerscheinungen   F1.35
– Resorption   F1.35
– Überdosierung   F1.36
– Vorkommen   F1.36
Vitamin B_{12}
– Funktion   F1.37
– Mangel   F1.119
– Mangelerscheinungen   F1.37
– Resorption   F1.38
– Speicherung   F1.38
– Überdosierung   F1.38
– Vorkommen   F1.38
Vitamin B_T F5.26
Vitamin C   F1.39; F2.19, 147, 154, 292, 850, 878; F3.28, 63, 198, 202, 664, 717
– Funktion   F1.39
– Mangelerscheinungen   F1.39
– Überdosierung   F1.39

– Vorkommen   F1.39
Vitamin D   F1.31, 289; F2.292; F3.63
– Funktion   F1.31
– Mangelerscheinungen   F1.31
– Resorption   F1.31
– Speicherung   F1.31
– Überdosierung   F1.32
– Vorkommen   F1.32
Vitamin D_3-Cholesterin   F4.276
Vitamin E   F1.32, 289; F2.292, 561, 851; F3.86
– Funktion   F1.32
– Mangelerscheinungen   F1.32
– Überdosierung   F1.32
– Vorkommen   F1.32
Vitamin K   F1.33, 289
– Antagonisten
– – Antikoagulantien   B01AA
– – Cumarinderivate   F1.33
– Blutstillungsmittel   B02BA
– Funktion   F1.33
– Mangelerscheinungen   F1.33
– Resorption   F1.33
– Speicherung   F1.33
– Vorkommen   F1.33
Vitamin K_1 F3.717
Vitamin K_3 F2.208
– Natriumbisulfat   F5.114
Vitamin P   F2.851
Vitamin Q   F2.292
Vitamin U   F5.164
– chlorid   F5.165
Vitaminabbau   F1.288
– Verhinderung   F1.27
Vitamin-K-Antagonisten, Cumarinderivate   F1.33
Vitamin-Äquivalente   F1.27
Vitaminaufnahme
– Bestimmung
– – Verzehrsprotokolle   F1.28
– – Wachstumfaktoren für Mikroorganismen   F1.28
Vitamindefizite, Mangelsymptome   F1.29
Vitamine A11   F1.27
– fettlösliche   F1.29
– Funktionsbestimmung   F1.28
– Hund und Katze   F1.539
– Kleinnager, Kaninchen und Frettchen   F1.558
– lipophile   F1.11
– strukturspezifische   F1.27
– wasserlösliche   F1.33
– Zerstörbarkeit   F1.33
– Zierfische   F1.579
– Ziervögel   F1.567
Vitamin-A-Speicher   F1.31
Vitaminstatus
– Bestimmung   F1.28
– – Aktivierungskoeffizient   F1.28
– – Belastungstests   F1.28
– – Konzentration im Serum   F1.28
Vitaminzufuhr
– Leistungssportler
– – Antioxidantien   F1.57
– – fettlösliche Vitamine   F1.57

– – überproportional **F1.**58
– – überschießende Peroxidationsraten unter körperlicher Aktivität **F1.**58
– Sportler **F1.**56
Vitexin **F2.**186, 888, 895; **F3.**142, 818, 829
VitriFix **F1.**285
VitriMix **F1.**285
VLB *[Vincaleukoblastin]* **F1.**268
VLDL *[Very Low Density Lipoproteins]* **F1.**14, 334
Vliesstoff, Kompressen **F1.**976
Vliesstoffe **F1.**1003
Vliesstoffkompressen **F1.**976
VM 26 *[Teniposid]* **F1.**267
VM-26 Bristol **F1.**267
Vogelleim **F2.**133
Vogelmilbe **F1.**570
Vogesen **F1.**304
Vogtland **F1.**304
Vollei **F1.**9
Vollflächenpflaster **F1.**991
Vollkost, leichte **F1.**134
Vollwerternährung **F1.**174
Vollwertkost **F1.**174
Volta-Elemente **F1.**778
Voltametrie **F1.**494
Volumenersatz, Elektrolytlösungen **F1.**217
Volumenersatzlösungen, homologe kolloidale **F1.**217
Volumenersatzmittel **F1.**214
– heterologe kolloidale
– – Molekulargewicht **F1.**221
– – Substitutionsgrad **F1.**221
– – unerwünschte Wirkungen **F1.**221–222
– – Verzweigungsgrad **F1.**221
Volumenmangel, Klinik und Diagnostik **F1.**221–222
Volumensubstitution, generelle Möglichkeiten **F1.**215
Vomifoliol **F3.**384
von-Willebrand-Faktor, Hämostase **F1.**325
von-Willebrand-Syndrom, Blutuntersuchung **F1.**328
Vorfeldanalytik **F1.**465
Vorläufige Rente **F1.**730
Vorozol, Monographie L02B **F5.**725
Vorproben **F1.**458
Vorratsräume von Apotheken **F1.**745
Vorsorge, arbeitsmedizinische **F1.**729
Vorsorgemaßnahmen
– arbeitsmedizinische **F1.**238–239
– – Biomonitoring **F1.**239
– – Dokumentation **F1.**238
– – körperliche Untersuchungen **F1.**238
– – Laboruntersuchungen **F1.**238
Vorsorgeuntersuchungen, arbeitsmedizinische **F1.**753
Voruscharin **F2.**194
Vozeh-Nomogramm **F1.**434
VP 16 *[Etoposid]* **F1.**264
Vratić **F3.**628
Vrezian **F3.**483
Vrichara **F2.**160

Vriddha-daruka **F2.**160
Vridhara **F2.**160
Vrouwenkruid **F3.**603
Vulantrillo bastardo **F2.**213
Vulgarolid **F3.**630, 634
Vulgaron **F3.**634
Vulgaron B **F3.**602
Vuurwortel **F2.**76

W

Wabai **F2.**17
Wa-byakujutsu **F2.**216
Wabyakushi **F2.**111
Wacholderbärlapp **F3.**122
Wacholderbeeröl **F1.**99
Wachstumshormon-Freisetzungshormon, humanes **F5.**569
Wachstumsregler **F1.**588
Waerland, Arc **F1.**176
Waerland-Kost **F1.**176
Wahnsinnsdroge *[Phencyclidin]* **F5.**418
Wahrer Manzinellenbaum **F2.**843
Wake robin **F2.**184, 187, 189
Wake-robin **F2.**184, 187, 189
Waldbrustwurz **F2.**99
Waldhyazinthe, zweiblättrige **F3.**282
Waldlinde **F3.**657
Waldwolfsmilch **F2.**621
Wall rue herb **F2.**212
Wall-rue **F2.**212
Wall-rue-maidenhair **F2.**212
Wall-spleenwort **F2.**212
Walnußextrakte **F1.**766
Walrat, Verfälschung von Rosae aetheroleum **F3.**457
Wandering milkweed **F2.**622
Wangok **F3.**823
Wangsun **F3.**313
Wanja **F2.**40
Wanzen-Knabenkraut **F3.**272
Wanzenkraut **F2.**374
– stinkendes **F2.**373, 378
Wanzenkrautwurzel **F2.**375
Warmleime **F1.**805
Wartara-Öl **F3.**819
Warted puff ball **F2.**267
Wartwort **F2.**630
Warzenmittel **D11AF**
Waschbenzin **F1.**787
Wäschedesinfektionsmittel, Prüfung **F1.**896
Wäscheimprägnierung **F1.**839
– Everclean **F1.**839
Wäschestärken **F1.**838
Wäschezeichentinten **F1.**829, 839
Waschhilfsstoffe, technische Hilfsstoffe **F1.**834–835
Waschholz **F3.**435
Waschkraut **F3.**512
Waschmittel **F1.**829
– 60 °C-~ **F1.**837
– Aufheller **F1.**834

- Dosierung F1.837
- flüssige F1.836
- Inhaltsstoffe F1.831
- Nachbehandlungsmittel F1.838
- Tenside F1.831
- Vorbehandlungsmittel F1.838
Waschpasten F1.838
Waschpulver auf Seifenbasis F1.835
Waschrinde F3.435
Waschwurzel F3.514
Washiba F3.647, 649
Wasser F1.16
- Abgabe F1.26
- Aufnahme F1.26
- Bedarf F1.27
- Bewertungskriterien, chemische F1.608
- deuteriertes, Monographie V07AZ F5.727
- Fische, Eignung F1.647
- Gartenbau, Eignung F1.646
- Härteklassen F1.612
- Inhaltsstoffe F1.607, 617
- Intoxikation F1.607, 617
- Mangel F1.26
- phosphathaltiges, Beurteilung F1.649
- schweres F5.727
- tritiiertes, Monographie V07AZ F5.728
- Verluste F1.26
Wässer
- Chlorid-Vormacht F1.307
- mineralarme F1.302
- mineralarme (unter 1000 mg/L) F1.302
- Radioaktivität F1.302
- Sulfat-Vormacht F1.307
- Zusammensetzung F1.305
Wasserabstandsauflage F1.593
Wasseraktivität, Lebensmittel, beeinflussende Stoffe F1.83
Wasserandorn, gemeiner F3.132
Wasserandornkraut F3.133
Wasserbad, Temperaturerhöhung F1.844
Wasserdost
- dreiteiliger F2.236
- gelber F2.236
Wasserentzug. F1.27
Wasserfenchel F3.258
Wasserfenchelfrüchte F3.259
Wasserfenchelöl F3.258
Wasserfreies Kupfer(II)sulfat F4.773
Wassergehalt, des Menschen F1.26
Wasserhaltiges Saccharin, Calciumsalz, Monographie F5.543
Wasserhanf F2.236
Wasserhanfkraut F2.237
Wasserhärte
- Analytik F1.613
- Grenz- und Richtwerte F1.612
Wasserhaushaltsgesetz F1.612-613
Wasserholder F3.771
Wasserholderrinde F3.771
Wasserhyazinthe F2.545-546
Wasserklee F3.211
Wasserleitungen, Versiegelungen F1.821

Wasserlösliche Vitamine F1.33
- Tagesaufnahme F1.34
Wassermerk, giftiger F2.364
Wasser-Natrium-Status, Physiologie F1.193
Wasserpest, tropische F2.545
Wasserproben
- Analyse F1.638
- Analysenergebnisse, Bewertung F1.645
- Aufarbeitung F1.643
- mikrobiologische Untersuchung F1.636
- Probennahme F1.639
Wasserrebendolde F3.258
Wasserschierling F2.368; F3.258
- giftiger F2.364
Wasserschierlingsrhizom F2.366
Wasserschierlingswurzel F2.366
Wasserschimmel F1.579
Wasserschneeball F3.771
Wasserschwertlilie F2.881
Wasserstoffionen
- nichtrespiratorische F1.209
- respiratorische F1.209
Wasserstoffperoxid F1.871
Water [Metamfetamin] F5.131
Water bugle F3.141
Water drop F3.260
Water dropwort F3.262
Water fennel F3.258
Water hemlock F2.364; F3.258, 260
Water hemlock fruit F3.259
Water horehound F3.132, 141
Water hyacinth F2.545
Water proof F1.765
Water resistant F1.765
Water shamrock F3.211
Water-agrimony F2.236
Way thistle F2.382
WC-Desodorantien F1.840
WC-Reiniger F1.840
- flüssige F1.840
- Granulate F1.840
- pulverförmige F1.840
WC-Steine F1.840
Weak Ginger Tincture F3.843
Wechselwirkungen F1.179
Wederdood F2.213
Weed [Phencyclidin] F5.418
Weeping paper bark F3.190
Wegeunfälle F1.729
Wehenfördernde Mittel G02A
Wehenhemmende Mittel G02CA
Weiberkrieg F3.265
Weiches Galbanum F2.705
Weiches Lumbangöl F2.63
Weichhaariger Zweizahn F2.233
Weichschaum-Kompressen F1.980
Weichspülmittel F1.838
Weichweizen F3.678
Weide
- fünfstaubblättrige F3.482
- schwarzwerdende F3.480
- weiße F3.474

- zerbrechliche F3.478
Weidenblätter F3.493
Weidendorn F2.848
Weidenrinde F3.483
Weiheté F3.647
Weihrauch
- Monographie F2.246, 248
- gemeiner, Verfälschung von Olibanum F2.246
- indischer, Monographie F2.249
- russischer, Verfälschung von Olibanum F2.246
Wein, entalkoholisierter F1.92
Weingeist F4.455
Weinkraut F3.520
Weinsäure F2.483
L-(+)-Weinsäure, Monokaliumsalz F4.749
Weinstein F4.749
Weiße Hellebore F3.742
Weiße Katzenpfötchen F2.127
Weiße Lupine F3.106
Weiße Nesselblumen F3.26
Weiße Nieswurz F3.742, 752
Weiße oder rote Immortellen F2.127
Weiße Rose F3.447
Weiße Taubnessel F3.26
Weiße Taubnesselblüten F3.26
Weiße Weide F3.474
Weiße Zentifolienrosenblüten F3.453
Weißer Affodill F2.200
Weißer Caneelbaum F2.277
Weißer gereinigter Schellack F2.906
Weißer Germer F3.742
Weißer Honigklee F3.195
Weißer Kaneel F2.278
Weißer Porenschwamm F1.795
Weißer Schellack F2.905–906
Weißer Steinklee F3.195
Weißer Ton F4.756
Weißer Wirk F2.246
Weißer Zimt F2.278
Weißes Blutbild F1.322
Weißes Dammar(harz) F3.544, 546
Weißes Fischbein F3.540
Weißes Frauenhaar F2.212
Weißes Taubnesselkraut F3.28
Weißfäuleerreger F1.795
Weißkopf F3.72
Weißpünktchen F1.579
Weißrückige Magnolie F3.153
Weizen, gemeiner F3.678
Weizengluten F1.5
Weizenkeimöl F3.682
- kaltgepreßtes F3.682
- kaltgepreßtes entsäuert F3.682
- spezial F3.682
Weizenkleie F3.683
Weizensorten, Anfälligkeit F1.590
Weizenstärke F3.679–680
Welcome home husband F3.535
Welensalifaktor F$_1$ F2.457
Welensali-Tee F2.458
Wellensittich F1.563
Welscher F3.229

Wernicke-Enzephalopathie F1.122
D-Wert F1.862
ISI-Wert *[Internationaler Sensitivitätsindex]* F1.330
pH-Wert F1.466
- Grenz- und Richtwerte F1.610–611
- Harn, Getränkeeinfluß F1.155
hR$_f$-Wert F1.485
hR$_f$-Werte, korrigierte F1.508
hR$_{fC}$-Werte F1.488
BSB$_5$-Wertebereiche F1.617
Wertigkeit, biologische F1.9–10
Wertstoffverwertung F1.684
Weschak F2.531
West Indian ipecac F2.194
West Indian ipecacuanha F2.193
Westafrikanischer Ingwer F3.840
Western hellebore F3.753
Western stoneseed F3.86
Westindisches Blumenrohr F2.285
Westindisches Drachenblut F3.419
Westindisches Elemi F2.256
Westindisches Tacamahac F2.261
Wetterpropheten F1.844
Wetterprophezeiung, Lösungen F1.844
Wheat bran F3.683
Wheat germ oil F3.682
Wheat starch F3.679
Whiffledust *[Metamfetamin]* F5.131
Whistling pine F2.304
White agaric F3.33
White archangel F3.26
White bay F3.161
White calla lily F3.808
White cedar F3.649
White cinnamon F2.277
White cottage rose F3.447
White Cross *[Metamfetamin]* F5.131
White dead nettle F3.26
White deadnettle flowers F3.26
White flag root F2.878
White hellebore F3.754
White hellebore root F3.742
White Indian hemp F2.195
White jute F2.430
White lupin F3.106
White maiden-hair F2.212
White melilot F3.195, 197, 199
White physic nut F2.888
White rose F3.447
White sweet clover F3.197
White tea rose F3.190
White veratrum F3.742
White welsh willow F3.478
White willow F3.474
White wood F3.190
White-wood bark F2.278
Whiteroot F2.198
Whitewood F3.649
WHO-Leitlinien F1.651
Wickstroemia chamaedaphne F3.781
Wickstroemia fosterii F3.785

Widertad F2.213
Widerton, rotes F2.213
Widerton-Streifenfarn F2.213
Widertot F2.213
Widmark-Formel F1.497
Widritot F2.213
Wiedereingliederung F1.730
Wiederthon F2.213
Wiederverwertung F1.690
Wiener Becken F1.305
Wiesen-Augentrost F2.667–668
Wiesen-Champignon F2.43
Wiesen-Egerling F2.43
Wiesenkohl F2.385
Wiesenkohlkraut F2.385
Wigandia californica F2.614
Wighteon F3.106–107, 113
Wikstroemia, Monographie F3.779
Wikstroemia australis F3.779
Wikstroemia candolleana F3.785
Wikstroemia canescens F3.785
Wikstroemia chamaedaphne F3.781–783
– Monographie F3.781
– Verwechslung mit Stellera chamaejasme F3.572
Wikstroemia-chamaedaphne-Blätter, Monographie F3.781
Wikstroemia-chamaedaphne-Blüten, Monographie F3.782
Wikstroemia-chamaedaphne-Kraut, Monographie F3.783
Wikstroemia chamaejasme F3.572
– Verwechslung mit Stellera chamaejasme F3.572
Wikstroemia hypericifolia F3.572
Wikstroemia indica F2.491; F3.785–786, 789
– Monographie F3.785
Wikstroemia-indica-Ganzpflanze, Monographie F2.490; F3.786
Wikstroemia-indica-Polysaccharid-1 F3.787
Wikstroemia-indica-Wurzel(n), Monographie F2.490; F3.789
Wikstroemia ovata F3.785
Wikstroemia purpurata F3.785
Wikstroemia viridiflora F3.785
Wikstroemiafaktor F3.780
Wikstroemin F3.780, 789
Wikstromol F3.786
Wikstrosin F3.780, 786
Wild arum F2.184, 187
Wild cassada F2.893
Wild chamomile F3.618
Wild chrysanthemum F2.515–516
Wild cinnamon F2.277
Wild cinnamon bark F2.278
Wild cotton F2.196; F3.794
Wild dog seeds F3.448
Wild hippo F2.622
Wild ipecacuanha F2.194
Wild jessamine F2.784
Wild olive F3.424
Wild orange F3.825
Wild parsnip F2.95, 362
Wild pepper F2.557

Wild physic nut F2.893
Wild plantain F2.284
Wild rosemary F2.459
Wild savory oil F3.524
Wild tobacco F3.100
Wild turnip root F2.166
Wilder Anis F3.229
Wilder Aurin F2.808
Wilder Ingwer, deutscher F2.184
Wilder Jasmin F2.784
Wildrose F3.447
Wildtierimpfung
– Problematik F5.789
– Schwäne, Botulismus F5.790
– Wildschweine, Europäische Schweinepest F5.790
Wildunger Helenenquelle F1.308
von-Willebrand-Faktor, Hämostase F1.325
von-Willebrand-Syndrom, Blutuntersuchung F1.328
Willow bark F3.483
WIN 1783 [Isomethadon] F4.726
Wind root F2.198
Windschutzscheibenreiniger F1.785, 840
Wine lees [Kalium-(2R,3R)-hydrogentartrat] F4.749
Winter aconite F2.608
Winter savory F3.524–525
Winter savory oil F3.524
Winterana alba F2.277
Winterana canella F2.277
Winterana obtusifolia F2.277
Winteraster F2.515–516
Winterblume F2.608
Winterbohnenkraut F3.524–525
Winterlinde F3.657
Winterling F2.608
Wintersrinde, falsche F2.278
Winterstern F2.608
Winterwolfskraut F2.608
WIP-1 [Wikstroemia-indica-Polysaccharid-1] F3.787
Wirk, weißer F2.246
Wirksamkeit, viruzide, Prüfung F1.896
Wirksamkeitsmodifikation von Arzneimitteln, Genußmittel F1.181
Wirkstoffherstellung F5.768
Wirkung
– photochemische F1.761
– spezifisch dynamische F1.24
Wirkungen, unerwünschte, Infusionslösungen F1.222
Wirkungsveränderungen F1.179
Wischdesinfektion F1.916
Wistarratten F1.561
Witch meal F3.123, 125
Wittelsbachia gossypium F2.400
Witwen F1.730
Witwerrenten F1.730
Wo F3.832
Wocosen-Holzschutzlasur F1.797
Wohlriechende Süßdolde F3.229

Wohlriechender Gänsefuß   F2.344, 347
Wohlriechender Odermennig   F2.51
Wohlriechender Oleander   F3.238
Wolf's claw   F3.123
Wolf's milk   F2.628
Wolfsbast   F2.499–500
Wolfsbeere   F3.314
Wolfsfuß   F3.132
– virginischer   F3.141
Wolfsfußkraut   F3.133
Wolfskraut   F2.171
Wolfsmilch
– blättrige   F2.640
– gemeine   F2.628
– kreuzblättrige   F2.644
– mandelblättrige   F2.621
– niederliegende   F2.639
– scharfe   F2.628
– zottige   F2.661
Wolfstrapp   F3.132
– gemeiner   F3.132
– virginischer   F3.141
Wolfstrappkraut   F3.133, 142
– virginisches   F3.142
Wolhynisches Fieber   F1.851
Wollblume(n)   F3.760, 769
Wollblumenkraut   F3.765
Wollkraut   F3.765–766
Wollkrautblumen   F3.760
Wolmanol BX   F1.798
Woman's plant   F3.618
Woo bang ja   F2.142
Wood betony   F3.141
Wood laurel   F2.499
Wood Oil Tree   F2.62
Wood rose   F2.160
Wood spurge   F2.621
Woodbine   F2.784
Woodoil   F2.58
Woodrose seed   F2.161
Woolly asia glory   F2.160
Woolly morning glory   F2.160
Wooly burdock   F2.155
Wrotecz   F3.628
Wrotycz   F3.628
Wucherblume
– rosenrote   F3.616
– zinerarienblättrige   F3.607
Wu-chia-p'i   F2.557
Wu-Chiu   F3.506, 510
Wu-hua-kuo   F2.714
Wu-jui   F3.506
Wulstling
– gelber   F2.65
– grüner   F2.70
Wundantiseptik   F1.911
Wundauflagen   F1.976
– aluminisierte   F1.977
– Produkte zur Fixierung   F1.988
Wundbenzin   F4.139
Wunderblume, indische   F2.515
Wunderkerzen   F1.800

Wunderstrauch   F2.415
Wundnahtstreifen   F1.988
Wundpflaster   F1.985
Wundreinigung, Produkte   F1.975
Wundschnellverbände   F1.985
Wundverschluß   F1.986
Wundverschlußstreifen   F1.986
Wundversorgung   F1.974
Würfelgambir   F3.694
Wurmblüten   F2.831
Würmer   F1.847
Wurmfarn   F3.628
Wurmfarnkraut   F3.633
Wurmkraut   F3.628, 633
– amerikanisches   F2.347
Wurmkrautblüten   F3.632
Wurmmehl   F3.125
Wurmsamen, amerikanischer   F2.344
Wurmsamenöl, amerikanisches   F2.345
Wurmtod   F3.628
Wurmtreibender Gänsefuß   F2.344
Wursters Rot   F1.635
Wurstkraut   F3.521
Wurzel
– Acalypha-fruticosa-, Monographie   F2.3
– Acalypha-indica-, Monographie   F2.7
– Adenium-boehmianum-, Monographie   F2.39
– Adenium-oleifolium-, Monographie   F2.42
– Amerikanische Nachtschatten~   F3.365
– Angelica~   F2.99–100
– – chinesische   F2.117
– Angelica-acutiloba-, Monographie   F2.92
– Angelica-dahurica-   F2.111
– Angelika~   F2.99–100
– – chinesische   F2.117
– Argyreia-nervosa-, Monographie   F2.162
– Argyreia-speciosa-   F2.162
– Aristolochia-ringens-, Monographie   F2.177
– Aristolochia-serpentaria-, Monographie   F2.180
– Arons~   F2.187, 189
– Aronstab~   F2.187
– Asclepias-syriaca-, Monographie   F2.196
– Asclepias-tuberosa-, Monographie   F2.198
– Asphodelus-albus-, Monographie   F2.201
– Asphodelus-microcarpus-, Monographie   F2.203
– Asphodelus-ramosus-, Monographie   F2.205
– Asphodill~   F2.205
– Atractylodes-, großköpfige   F2.224
– Baliospermum-montanum-, Monographie   F2.230
– Bertram~   F2.74, 77
– – deutsche   F2.75
– – römische   F2.77
– Bitterklee~   F3.217
– Blumenrohr~, indische   F2.287
– Blut~, kanadische   F3.497
– Brennessel~   F3.724
– Bridelia-cathartica-, Monographie   F2.253
– Bridelia-ferruginea-, Monographie   F2.254
– Carissa-spinarum-, Monographie   F2.296
– chinesische Angelika~   F2.117
– Chrozophora-plicata-, Monographie   F2.356
– Cirsium-japonicum-, Monographie   F2.383

- Clutia-abyssinica-, Monographie F2.387
- Cluytia-abyssinica- F2.387
- Coccinia-indica-, Monographie F2.398
- Croton-campestris-, Monographie F2.451
- Croton-macrostachys-, Monographie F2.463
- Croton-oblongifolius-, Monographie F2.466
- Croton-pseudopulchellus-, Monographie F2.468
- Croton-tiglium-, Monographie F2.470
- deutsche Bertram~ F2.75
- Dollenkraut~ F2.148
- Drachen~ F2.168
- echte Sumbul~ F2.711
- Einkorn~, falsche F2.342
- Eleutherococcus~, Monographie F2.559
- Eleutherococcus-senticosus- F2.559
- Eselsohr~ F2.187
- Euphorbia-corollata-, Monographie F2.622
- Euphorbia-kansui-, Monographie F2.641
- Euphorbia-pekinensis-, Monographie F2.651
- falsche Einkorn~ F2.342
- Fieber~ F3.742
- Fieberklee~ F3.217
- Flueggea-virosa-, Monographie F2.735
- Franzosen~ F2.77
- Frauen~ F2.374–375
- Gelb~ F2.204–205
- Germer~ F3.742
- Ginfer~ F3.838
- Gnidia-kraussiana-, Monographie F2.803
- großköpfige Atractylodes- F2.224
- Haarnessel~ F3.724
- Hanfnessel~ F3.724
- Harnkraut~ F3.266
- Haudorn~ F3.266
- Hauhechel~ F3.266
- Hechelkraut~ F3.266
- Heiligen~ F2.99
- Helonias~ F2.342
- indische Blumenrohr~ F2.287
- indische Oleander~, Monographie F3.239
- Ingber~ F3.838
- Ingwer~ F3.838
- Iris~ F2.878
- Jarinha~ F2.176
- Jatropha-gossypifolia-, Monographie F2.896
- kanadische Blut~ F3.497
- Kermes~ F3.365
- Kermesbeeren~ F3.365
- Kinder~ F2.878
- Kleber~ F2.148
- Kletten~ F2.148
- Klettendistel~ F2.148
- Klissen~ F2.148
- knollige Schwalben~ F2.198
- knollige Seidenpflanzen~ F2.198
- Krätze~ F3.742
- Küchen~ F2.187
- Läuse~ F3.742
- Liebstöckel~, ätherisches Öl F2.108
- Lithospermum-ruderale-, Monographie F3.87
- Lobelia-laxiflora-, Monographie F3.99
- Maprounea-africana-, Monographie F3.180
- Marien~ F3.603
- Moschus~, persische F2.711
- Nachtschatten~, amerikanische F3.365
- Nessel~ F3.724
- nordamerikanische Schlangen~ F2.375
- Ochsenbrech~ F3.266
- Ochsenzungen~, Monographie F2.90
- Oleander~, indische F3.239
- Osterluzei~, runde F2.179
- persische Moschus~ F2.711
- Phytolacca-acinosa-, Monographie F3.361
- Phytolacca-americana-, Monographie F3.365
- römische Bertram~ F2.77
- Roßkletten~ F2.148
- rote Seifen~ F3.514
- runde Osterluzei~ F2.179
- Salep~ F3.273
- Sau~ F3.742
- Schlangen~
- – nordamerikanische F2.179–180
- – schwarze F2.374
- Schwalben~
- – knollige F2.198
- – syrische F2.196
- schwarze Schlangen~ F2.374
- Seidenpflanzen~
- – knollige F2.198
- – syrische F2.196
- Seifen~, rote F3.514
- Seifenkraut~ F3.514
- Speichel~ F2.75, 77
- Stachelkraut~ F3.266
- Stachelpanax~ F2.559
- Stein~ F3.265
- Stell~ F3.742
- Stellera-chamaejasme-, Monographie F3.575
- Stillingia~ F3.580
- Stillingia-sylvatica-, Monographie F3.580
- Sumbul~, echte F2.711
- Synaptolepis-kirkii-, Monographie F3.597
- syrische Schwalben~ F2.196
- syrische Seidenpflanzen~ F2.196
- Taiga~ F2.557, 559
- Tecoma-stans-, Monographie F3.653
- Theriak~ F2.95, 99
- Uzara~ F3.795
- Veilchen~ F2.878
- Wanzenkraut~ F2.375
- Wasch~ F3.514
- Wasserschierlings~ F2.366
- Wikstroemia-indica-, Monographie F2.490; F3.789
- Zahn~ F2.75, 77, 99, 878
- Zahnschmerz~ F2.75
- Zanthoxylum-nitidum-, Monographie F3.829
- Zanthoxylum-xanthoxyloides-, Monographie F3.833
- Zehr~ F2.165–166

Wurzelrinde
- Chionanthus- F2.352
- Chionanthus-virginicus-, Monographie F2.352
- Daphne-genkwa-, Monographie F2.495

– Sapium-sebiferum-, Monographie   F3.510
– Uncaria-tomentosa-, Monographie   F3.707
– Zanthoxylum-chalybeum-, Monographie   F3.824
Wurzelstock
– Arum-dracunculus-   F2.535
– Arum-italicum-   F2.183
– Arum-maculatum-   F2.187
– Bitterklee~   F3.217
– Blutwurzel~
– Cimicifuga-   F2.371, 375
– Cochlospermum-tinctorium-, Monographie
   F2.401
– Engelsüß~   F1.99
– Gelsemium~   F2.785
– – Monographie   F2.785
– Ingwer~   F3.838
– Silberkerzen~   F2.371
– Veratrum-californicum-, Monographie   F3.753
– Veratrum-nigrum-, Monographie   F3.754
Wüstenrennmaus   F1.555
Wüterich   F2.364
Wütherich Hahnemann   F2.368
WY 401 *[Ethoheptazin]*   F4.460
WY 21743 *[Oxoprozin]*   F5.369
WY 45030 *[Venlafaxin]*   F5.719

X

9-Xanthenol **F5**.730
Xanthin, Monographie **V07AZ** **F5**.729
Xanthin-Derivate, Diuretika **C03BD**
Xanthine, Antiasthmatika **R03DA**
Xanthinsäure **F5**.729
Xanthochymus pictorius **F2**.763
Xanthochymus tinctorius **F2**.763
Xanthophthalmum segetum **F2**.360
Xanthophyll(e) **F1**.78; **F2**.782; **F3**.717
Xanthoplanin **F3**.819
Xanthotoxin **F2**.97–98, 111–112, 115, 719; **F3**.827, 832
Xanthotoxol **F2**.97, 719
Xanthoxyletin **F3**.827–828
Xanthoxylin **F3**.822
Xanthoxylol **F3**.832–833
– Gehaltsbestimmung **F3**.833
Xanthoxylon fraxineum **F3**.828
Xanthoxylum **F3**.826, 828
Xanthoxylum caribaeum **F3**.827
Xanthoxylum fraxineum **F3**.828
Xanthoxylum fraxineum hom., Monographie **F3**.828
Xanthoxylum fraxinifolium **F3**.827
Xanthoxylum mite **F3**.827
Xanthoxylum ramiflorum **F3**.827
Xanthoxylum schinifolium **F3**.832
Xanthoxylum tricarpum **F3**.827
Xanthurensäure **F1**.35
Xanthydrol, Monographie **V07AZ** **F5**.730
Xanthyletin **F3**.827–828
Xe **F3**.832
[^{133}Xe]Xenoni solutio injectabilis **F5**.731
[^{133}Xe]Xenon-Injektionslösung, Monographie **V09E** **F5**.731
Xerophthalmie **F1**.30
Xeti **F3**.832
Xetsi **F3**.832
Xianhecao **F2**.49
Ximoane **F2**.39
Xinyi **F3**.150
Xiphium pseudacours **F2**.881
XMMEN-OE5 *[Edobacomab]* **F4**.409
Xomen-E5 *[Edobacomab]* **F4**.409
XXT *[Methylendioxymethamphetamin]* **F5**.157
Xyladecor U 4011 **F1**.797
Xyladecor U 4012 **F1**.797
Xylamon Echtbraun U 104 **F1**.798
Xylamon Farblos U 1023 **F1**.797
Xylamon Farblos W **F1**.797
Xylamon Grundierung U 2012 **F1**.798

Xylamon Grundierung W F1.798
Xylamon Holzschutzgrundierung F1.797
Xylamon Holzwurm-Tod F1.798
Xylanase F3.529
Xylavomarin F4.614
Xylenolorange, Monographie V07AZ F5.731
2,6-Xylidin F4.360
Xylit F1.95; F2.292
Xyloglucan F2.142; F3.762
Xylol, Monographie V07A, V07AZ F5.732
Xylol-Moschus F3.222
Xylophylla obovata F2.730
Xylophylla ramiflora F2.725
α-D-Xylopyranose F5.733
Xylose F1.20; F2.14, 207, 310, 315, 324, 336, 692; F3.370, 661, 685
D-Xylose F2.249
– Monographie F5.733
D-(+)-Xylose F5.733
Xylosylvitexin F2.200, 203
D-Xylo-2,3,4,5-tetrahydroxyvaleraldehyd F5.733
Xysmalobii radix F3.795
Xysmalobium, Monographie F3.793
Xysmalobium amplifolium F3.794
Xysmalobium dispar F3.794
Xysmalobium lapathifolium F3.794
Xysmalobium undulatum F3.793, 795
– Monographie F3.794
Xysmalobium undulatum hom., Monographie F3.800
Xysmalogenin F3.797
Xysmalorin F3.797–798

Y

Y-516 *[Mosapraminhydrochlorid]* **F5.**223
Yagruma hembra **F2.**321
Yagrumo **F2.**321
Yama-kiri **F2.**54
Yamato toki **F2.**92
Yang nong **F2.**132
(+)-Yangambin **F3.**819
Yashtipushpa **F3.**424
Yaw root **F3.**580
Ye hua jiao ye **F3.**822
Ye tang kuei **F2.**117
Yeah **F3.**832
Yebe-pol-rate **F2.**213
Yehuangju **F2.**510
Yejuhua **F2.**510–511, 515–516
Yekin **F2.**515
Yellow bells **F3.**650
Yellow bignonia **F3.**650
Yellow daphne **F3.**781
Yellow elder **F3.**650
Yellow flag **F2.**881
Yellow guayacan **F3.**647
Yellow heads **F2.**801
Yellow jessamine **F2.**784
Yellow lupin **F3.**114
Yellow melilot **F3.**199, 208
Yellow moth **F3.**768
Yellow prickly ash **F3.**825
Yellow silk cotton tree **F2.**400
Yellow water dropwort **F3.**260
Yerba di agrimonia **F2.**46
Yerba cuquera **F3.**633
Yerba de drosera **F2.**539
Yerba de lobelia **F3.**97
Yerba de meliloto **F3.**198
Yerba santa **F2.**614, 616, 618
Yerba Santa Maria **F3.**619
Yerra vegisa **F3.**413
Yersiniose **F1.**129
Yesquero medicinal **F3.**33
Ying zicao **F3.**73
Yo **F3.**832
Yohimban-16-carbonsäure-benz[g]indol[2,3-a]chinolizin **F5.**149
Yohimbe bark **F3.**317
Yohimbe cortex, Monographie **F3.**317
Yohimbe(he)rinde **F3.**317
Yohimbin **F3.**317–318, 692
– Gehaltsbestimmung **F3.**320
Yoke **F2.**82
Yopo **F2.**84

Youthwort F2.538
Ysop F2.868
Ysopblätter mit Blüten F2.871
Ysopkraut mit Blüten F2.871
Ysopöl F2.870
– ungarisches F2.870
Ysopzweigspitzen F2.871
[^{169}Yb]Ytterbium-Diethylentriaminpentaacetat F5.735
[^{169}Yb]Ytterbium-DTPA *[Diethylentriaminpentaacetat]*, Monographie F5.735
[^{90}Y]Yttriumcitrat, Monographie V10A F5.735
[^{90}Y]Yttriumoxid, Monographie V10A F5.736
[^{90}Y]Yttriumsilicat, Monographie V10A F5.736
Yüan hao F3.781
Yuanhua F2.491, 495
Yüan-hua F2.491
Yuanhuacin F2.490, 493, 496; F3.580, 781
Yuanhuadin F2.496; F3.781
Yuanhuafin F2.493; F3.781
Yuanhuanin F2.491
Yuanhuapin F2.493
Yuanhuatin F2.493, 496; F3.781
Yuankan B F2.495
Yuankanin F2.491–492, 495
Yuca cimarrona F2.897
Yucca F3.804
– Monographie F3.803
Yucca angustifolia F3.804
Yucca filamentosa F3.804
– Monographie F3.804
Yucca filamentosa hom., Monographie F3.804
Yucca schottii, Monographie F3.804
Yucca smalliana F3.804
Yuccae schottii folium, Monographie F3.804
Yuccagenin F3.805
Yuccageninglykosid F3.805
Yuccosid F3.804
Yüen hsiao F3.781
Yuen-hwa F3.781
Yumpo F2.253
Yungui F2.117
Yünnan-Moschus F3.222
Yu-tsing F2.58
Yutule F3.340

Z

Zafferano F2.437–438
Zafirlukast, Monographie R03DC F5.737
Zafrah F2.438
Zafrane hor F2.437
Zahnbelag F1.114
Zahnkaries F1.114
Zahnkraut F2.184
Zahnplaque F1.115
Zahnschmelzfluorose F1.48
Zahnschmerzwurzel F2.75
Zahnwehholz F3.827
Zahnwerkstoffe F1.1014
Zahnwurz F2.184
Zahnwurzel F2.75, 77, 99, 878
Zalcitabin, Monographie J05AF F5.739
Zaltoprofen, Monographie F5.740
Zamia spiralis, Verwechslung mit Cannae amylum F2.284
Zankiren, Monographie C09XA F5.741
Zanokcica skalna F2.213
Zantedeschia, Monographie F3.807
Zantedeschia aethiopica F3.807–809
– Monographie F3.808
Zantedeschia-aethiopica-Kraut, Monographie F3.808
Zantedeschia elliottiana F3.807
Zanthobischinolon F3.822
Zanthobungeanin F3.817, 821, 832
Zanthosimulin F3.822
Zanthoxyli cortex F3.826, 828
Zanthoxyli fructus F3.825, 827
Zanthoxyli pericarpium F3.822, 830, 832
Zanthoxylol F3.832
Zanthoxylum, Monographie F3.809
Zanthoxylum alatum F3.817, 822
Zanthoxylum alatum f. subtrifoliolatum F3.817
Zanthoxylum americanum F3.827
Zanthoxylum armatum F3.818–819
– Monographie F3.817
Zanthoxylum-armatum-Früchte, Monographie F3.818
Zanthoxylum-armatum-Rinde, Monographie F3.819
Zanthoxylum asperum F3.829
Zanthoxylum avicennae F3.822
Zanthoxylum bark F3.826, 828
Zanthoxylum berries F3.825
Zanthoxylum budrunga F3.820–821
– Monographie F3.820
Zanthoxylum-budrunga-Früchte, Monographie F3.820

Zanthoxylum-budrunga-Rinde, Monographie **F3.**821
Zanthoxylum bungeanum **F3.**822, 832
– Monographie **F3.**822
Zanthoxylum-bungeanum-Perikarp, Monographie **F3.**822
Zanthoxylum bungei **F3.**822
Zanthoxylum caribaeum, Verfälschung von Angosturae cortex **F2.**748
Zanthoxylum carolinianum **F3.**825
Zanthoxylum chalybeum **F3.**824
– Monographie **F3.**823
Zanthoxylum-chalybeum-Wurzelrinde, Monographie **F3.**824
Zanthoxylum clava-herculis **F3.**826, 828
– Monographie **F3.**825
Zanthoxylum-clava-herculis-Früchte, Monographie **F3.**825
Zanthoxylum-clava-herculis-Rinde, Monographie **F3.**826
Zanthoxylum fraxineum **F3.**826–828
– Monographie **F3.**827
Zanthoxylum fraxineum hom., Monographie **F3.**828
Zanthoxylum-fraxineum-Früchte, Monographie **F3.**827
Zanthoxylum-fraxineum-Rinde, Monographie **F3.**828
Zanthoxylum fruit **F3.**830
Zanthoxylum hamiltonianum **F3.**829
Zanthoxylum hirtelleum **F3.**829
Zanthoxylum limonella **F3.**820
Zanthoxylum nitidum **F3.**829
– Monographie **F3.**829
Zanthoxylum-nitidum-Blätter, Monographie **F3.**829
Zanthoxylum-nitidum-Früchte, Monographie **F3.**829
Zanthoxylum-nitidum-Wurzel, Monographie **F3.**829
Zanthoxylum olitorium **F3.**823
Zanthoxylum piperitum **F3.**830–832
– Monographie **F3.**830
Zanthoxylum-piperitum-Blätter, Monographie **F3.**830
Zanthoxylum-piperitum-Perikarp, Monographie **F3.**830
Zanthoxylum-piperitum-Rinde, Monographie **F3.**831
Zanthoxylum-piperitum-Samen, Monographie **F3.**832
Zanthoxylum planispinum **F3.**817, 822
Zanthoxylum polyganum **F3.**832
Zanthoxylum rhetsa **F3.**820
Zanthoxylum scabrum **F3.**829
Zanthoxylum schinifolium **F3.**822, 832
– Monographie **F3.**832
Zanthoxylum-schinifolium-Perikarp, Monographie **F3.**832
Zanthoxylum simulans **F3.**822
Zanthoxylum torvum **F3.**829
Zanthoxylum xanthoxyloides **F3.**833
– Monographie **F3.**832

Zanthoxylum-xanthoxyloides-Wurzel, Monographie **F3.**833
Zao xiu **F3.**313
Zapatero **F3.**649
Zaponlacke **F1.**811, 814
Zarak **F3.**361
Zascanolepoxid **F3.**832
Zatosetronmaleat, Monographie **A04A** **F5.**742
Zaunrose **F3.**447
Zaytun el ard **F2.**500
Zeatin **F3.**727
Zeaxanthin **F2.**441
Zebra-wood **F3.**397
Zeckenstich **F1.**522
Zecken-übertragene Borreliose **F1.**529
Zehrwurz **F2.**26, 184, 187
Zehrwurzel **F2.**165–166
Zeidelbast **F2.**500
Zeilandrinde **F2.**500
Zein **F1.**5
Zelan **F3.**141
Zellkulturimpfstoff **F1.**529
Zellmembran, Bioelektrizität **F1.**41
Zellspannung **F1.**779
Zellstofftupfer **F1.**1011
Zellwandbestandteile **F1.**20
Zenarestat, Monographie **A10XA** **F5.**742
ZEN-Buddhismus **F1.**173
Zentifolie **F3.**452
Zentifolienrosenblüten, weiße **F3.**453
Zentrales Kompartiment **F1.**378
Zentralvenöse Katheter **F1.**948
Zenzero **F3.**838
Ze-qi **F2.**631
Zerbrechliche Weide **F3.**478
Zerealien **F1.**173
Zerebrovaskuläre Erkrankungen **F1.**113
Zersetzung von Aminosäuren **F1.**288
Zerumbon **F3.**837
Zetapotential **F1.**293
– TPE-Mischungen **F1.**291
Zetasizer 3 **F1.**293
Zhu ye jiao **F3.**817
Ziegenraute **F2.**741
Zierfische
– Haltung
– – Abweichungen im pH-Wert **F1.**578
– – allgemeine präventive und wasserhygienische Maßnahmen **F1.**578
– – Inhaltsstoffe, toxische **F1.**578
– – Salzgehalt, fehlerhafter **F1.**578
– – Sauerstoffmangel oder -überschuß **F1.**578
– – Wasserhärte **F1.**578
– – Wasserqualität **F1.**578
– Infektionskrankheiten **F1.**581
Ziervögel, Inappetenz **F1.**567
Zigaretten **F1.**181
Zigeunerkraut **F3.**132–133
Zilander **F2.**500
Zileuton, Monographie **R03DC** **F5.**744
Zimmer-Calla **F3.**808
Zimt, weißer **F2.**278

Zimtsäure F3.348, 809
Zincum cyanatum, Monographie F5.746
Zincum isovalerianicum, Monographie F5.746
Zincum valerianicum F5.746
Zindoxifen, Monographie F5.747
Zinerarienblättrige Wucherblume F3.607
Zingeron F3.842
Zingiber F3.854–855
– Monographie F3.837
Zingiber cassumunar, Verfälschung von Zingiberis rhizoma F3.841
Zingiber nigrum, Verfälschung von Zingiberis rhizoma F3.841
Zingiber officinale F3.839, 854–856
– Monographie F3.838
Zingiber officinale hom., Monographie F3.854–855
Zingiber zerumbet, Verfälschung von Zingiberis rhizoma F3.841
(–)-α-Zingiberen F3.843
Zingiberis rhizoma F3.839
– Monographie F3.838
Zingiberol F3.843
Zink F1.56; F3.134
– Analytik F1.634
– basisches kohlensaures F5.749
– Grenz- und Richtwerte F1.633
– Körperbestand F1.46
– Mangel F1.46
– Resorption F1.46
– Vorkommen F1.47
Zinkacexamat, Monographie A02BX F5.748
Zinkcarbonat, basisches, Monographie F5.749
Zinkcarbonat-hydroxid F5.749
Zink-L-carnosin F5.449
Zinkcyanid F5.746
Zinkisovalerianat F5.746
Zinkleimbinden F1.998
Zinkoxid F1.877
Zink-Phytatkomplexe F1.46
Zink-Quecksilberoxid-Knopfzellen F1.783
Zink-Sauerstoff(kohle)-Zellen F1.783
Zink-Silberoxid-Knopfzellen F1.783
Zinkstearat, Monographie D02A, V07AT F5.749
Zinksubcarbonat F5.749
Zinngegenstände reinigen F1.844
Zinn(II)iodid F5.582
Zinostatin Stimalamer, Monographie F5.750
Zirrhose, biliäre F1.115
Zisugen F3.328
Zisuye F3.329
Zisuzi F3.333
Zitronat F1.91
Zitronenholz F2.256
Zitwer, deutscher F2.18
Zivilisationskrankheiten F1.21
Zizhi F2.310
Zofenopril, Calciumsalz, Monographie C09AA F5.752
Zolfaceio F3.199
Zöliakie F1.117, 139
Zoloft F5.566

Zolpidem, Monographie N05CF F5.754
Zonzella F3.278
Zoom F5.131
Zootierimpfung, Problematik F5.789
Zopolrestat, Monographie A10XA F5.756
Zotepin, Monographie N05AX F5.758
Zottelblume F3.211
Zottenblume F3.211
Zottige Wolfsmilch F2.661
Zucker F1.83
Zucker-Ahorn F2.13
Zuckeraustauschstoffe F1.93, 159
Zuckerkulöre
– Klasse I F1.81
– Klasse II F1.81
– Klasse III F1.82
– Klasse IV F1.82
Zuckern F1.83
Zuckerrose F3.459
Zug-Binden, Wirkungsweisen F1.996
Zulassungsanforderungen, Zusatzstoff-Zulassungs-VO F1.84
Zündgefahren, Vermeidung, Richtlinien F1.746
Zündquellen, gefährliche F1.743
Zunge, Geschmacksknospen F1.98
Zusammengesetzte Picrorhiza-Tinktur F3.389
Zusammengesetzter Feigensirup F2.718
Zusätze, selbstbräunende F1.766
Zusatzstoffe F1.69
Zusatzstoff-Verkehrsverordnung F1.71
Zusatzstoff-Zulassungsverordnung F1.72
Zushima F2.497
Zwart peperboompje F2.499
Zwartsteel F2.208
Zweiblättrige Waldhyazinthe F3.282
Zweiblättriges Breitkörbchen F3.282
Zwei-Eimer-Verfahren F1.916
Zweikammerbeutel F1.271, 285
Zwei-Kompartiment-Modell F1.378
Zweizahn
– dreiteiliger F2.236
– weichhaariger F2.233
Zwingerhusten-Impfstoff, für Hunde, Monographie QJ57A F5.868
Zwölffingerdarm, Erkrankungen F1.135
Zygacin F3.743
Zygophyllum tridentatum F3.44
Zykloplegika, Ophthalmologika S01F
Zypressenbärlappkraut F3.129
Zypressenwolfsmilch F2.623
Zyprischer Terpentin F3.405
Zytostatika L01 F1.231
– Alkaloide, pflanzliche L01C
– Alkylantien L01A
– Antibiotika, zytotoxische L01D
– Antimetabolite L01B
– Gefahren
– – akute Toxizität F1.233
– – Genotoxizität F1.234
– – lokale Toxizität F1.233
– – Teratogenität F1.234
– Hormonantagonisten L02B

Zyto

- Hormone L02A
- Kennzeichnung **F1**.254
- Klassifikation **F1**.232
- Kontamination **F1**.234
- Merkblatt „Sichere Handhabung von Zytostatika" **F1**.752
- Naturprodukte L01C
- Schutzkleidung **F1**.243
- Überwachungsuntersuchungen **F1**.235
- verschüttete **F1**.249

Zytostatika-Abfall **F1**.269
Zytostatikaabfälle **F1**.694
Zytostatikahandschuhe **F1**.244
Zytostatikaherstellung, zentrale, Anforderungsformular **F1**.250
Zytostatikalösungen, Haltbarkeitsfrist **F1**.257
Zytostatikaresistenz **F1**.232
Zytostatikatherapie
- Anordnung **F1**.250
- Entgiftungsmittel V03AF

Zytostatikawerkbänke **F1**.752
Zytostatikazubereitung
- Räume **F1**.239
- zentrale **F1**.232

Indikations- und Stoffgruppenregister

Bearbeitet von
K. FELIXBERGER und W. REUSS

Das nachfolgende Indikations- und Stoffgruppenregister beinhaltet die in den Textbänden beschriebenen Drogen bzw. Stoffe, geordnet nach Indikationsgebieten und Stoffklassen.

Grundlage dieser Einteilung bildet die ATC Classification der WHO in der Fassung vom Mai 1999.[4] ATC steht hierbei für »Anatomical Therapeutical Chemical«, d.h., daß die Untergliederung primär nach anatomischen, sekundär nach therapeutischen und schließlich nach chemischen Gesichtspunkten erfolgt. Im vorliegenden Register wurden Substanzen mit verschiedenen Indikationen entsprechend mehrfach zugeordnet. Von der Einteilung der ATC Classification abweichende Substanzklassen wurden mit einem '*' gekennzeichnet, nicht mehr aktuelle Einteilungen aus früheren Jahren mit '†'.

Als Basis für die Einteilung dienten für die Drogen neben der ATC Classification v.a. der HAGER selbst und die Aufbereitungsmonographien der Kommission E (Phyto-Therapie) des Bundesinstituts für Arzneimittel und Medizinprodukte. Für die Zuordnung der Stoffe wurden neben der ATC Classification und dem HAGER hauptsächlich der Martindale[1], die Rote Liste[3] und der European Drug Index[2] herangezogen.

Die Einteilung der Drogen erfolgte im allgemeinen bis zur dritten, die der Stoffe in der Regel bis zur dritten oder vierten der insgesamt maximal fünf Ebenen der ATC Classification. Die Untergliederung der ATC Classification nach chemisch-strukturellen Gesichtspunkten wurde in den Fällen übernommen, in denen es hinsichtlich der Beurteilung von Wirkungen bzw. unerwünschten Wirkungen sinnvoll erschien.

Nach der Einteilung gemäß ATC Classification in die verschiedenen Substanzklassen wurden in dem vorliegenden Register die einzelnen Stoff- bzw. Drogenbezeichnungen zusammen mit der entsprechenden Bandnummer und Seitenzahl in der gewohnten Weise aufgeführt.

Stoffe, die nur bzw. auch veterinärmedizinisch verwendet werden, sind mit 'vet.' gekennzeichnet.

Auf nur volksmedizinisch verwendete Drogen(zubereitungen) weist der Zusatz 'vomed.' hin. Diese Nennung stellt jedoch **keine** Therapieempfehlung dar. Oftmals sprechen toxikologische Aspekte oder fehlende Wirksamkeitsnachweise gegen eine therapeutische Anwendung.

Salze und Basen, die keine eigene pharmakologische Beschreibung im Hager besitzen, sondern nur einen Querverweis auf den entsprechenden pharmakologischen Monographieteil ihrer Wirkkomponente, wurden wie diese Basen bzw. Salze eingeordnet.

Literatur:
1. Reynolds JEF (Hrsg.) (1982–1996) Martindale, The Extra Pharmacopeia, 28th–31st Edition, The Pharmaceutical Press, London
2. Muller NF, Dessing RP (Hrsg.) (1994) European Drug Index, 3rd Edition, Deutscher Apotheker Verlag, Stuttgart
3. Bundesverband der Pharmazeutischen Industrie (1999) Rote Liste 1999, Editio Cantor, Aulendorf
4. Fricke U (1999) ATC-Code, Anatomisch-therapeutisch-chemische Klassifikation für den deutschen Arzneimittelmarkt, Wissenschaftliches Institut der AOK (WIdO), Bonn

Indikations- und Stoffgruppen-Übersicht

A	Ernährung, Verdauung, Stoffwechsel
A01	Mund- und Rachentherapeutika
A02	Antacida, Antiflatulentia und Ulkustherapeutika
A03	Spasmolytika, Anticholinergika und motilitätsfördernde Substanzen
A04	Antiemetika und Mittel gegen Übelkeit
A05	Gallen- und Lebertherapeutika
A06	Laxantien
A07	Antidiarrhoika, intestinale Entzündungshemmer/Antiinfektiva
A08	Antiadiposita, ausgenommen Diätprodukte
A09	Digestiva, incl. Enzyme
A10	Antidiabetika
A11*	Vitamine und Derivate
A12	Mineralstoffe
A14	Anabolika, systemische
A15	Appetitanregende Pharmaka
A16	Sonstige Produkte des alimentären Systems und Stoffwechsels
B	Blut und Blutbildung beeinflussende Pharmaka
B01	Blutgerinnungshemmende Stoffe
B02	Blutstillungsmittel
B03	Antianämika
B04†	Lipidsenker → C10
B05	Plasmaersatzmittel und Infusionslösungen
B06	Sonstige hämatologische Stoffe
C	Cardiovasculäres System
C01	Herztherapeutika
C02	Antihypertensiva
C03	Diuretika
C04	Periphere Vasodilatatoren [Mittel bei peripheren Durchblutungsstörungen]
C05	Vasoprotektiva
C07	β-Rezeptorenblocker
C08	Calciumantagonisten
C09	Hemmstoffe des Renin-Angiotensin-Systems
C10	Lipidsenker
D	Dermatotherapeutika
D01	Antimykotika
D02	Emollentia und Protektiva
D03	Therapeutika bei Wunden und Geschwüren
D04	Antipruriginosa, incl. Antihistaminika, Anästhetika etc.
D05	Antipsoriatika
D06	Antibiotika und Chemotherapeutika, dermatologisch verwendet
D07	Corticosteroide in Dermatotherapeutika
D08	Antiseptika, Desinfektionsmittel
D10	Aknetherapeutika
D11	Sonstige Dermatologika
G	Urogenitalsystem und Sexualhormone
G01	Gynäkologische Antiinfektiva und Antiseptika
G02	Gynäkologika, sonstige
G03	Sexualhormone und Modulatoren des Genitalsystems
G04	Urologika
H	Hormonales System, ausgenommen Sexualhormone
H01	Hypophysen-/Hypothalamushormone
H02	Corticosteroide, systemische
H03	Schilddrüsentherapeutika
H04	Pankreashormone
H05	Calcium-Homöostase-Therapeutika
J	Antiinfektiva, systemische
J01	Antibakterielle Substanzen, systemische
J02	Antimykotika, systemische
J04	Antimykobakterielle Substanzen
J05	Antivirale Pharmaka, systemische
J06	Immunsera und Immunglobuline
J07	Impfstoffe
L	Antineoplastika und Immunmodulatoren
L01	Zytostatika
L02	Endokrine Therapeutika
L03	Immunmodulatoren
L04	Immunsuppressiva
M	Muskel- und Skelettsystem
M01	Antiphlogistika und Antirheumatika
M02	Substanzen bei Gelenk- und Muskelschmerzen, topische
M03	Muskelrelaxantien
M04	Gichtmittel
M05	Therapeutika bei Knochenerkrankungen
M09	Sonstige Pharmaka für das Muskel- und Skelettsystem
N	Nervensystem
N01	Anästhetika
N02	Analgetika
N03	Antiepileptika
N04	Antiparkinsonmittel
N05	Psycholeptika
N06	Psychoanaleptika
N07	Sonstige Pharmaka des Nervensystems
P	Parasitenmittel, Insektizide und Repellentien
P01	Protozoenmittel
P02	Anthelmintika
P03	Ektoparasitenmittel, Skabiesmittel, Insektizide und Repellentien
Q	Veterinärmedizinisch verwendete Arzneimittel
QJ	Allgemeine Antiinfektiva, systemisch [vet.]
QN	Nervensystem
QP	Parasitenmittel, Insektizide und Repellentien
R	Respirationssystem
R01	Rhinologika
R02	Rachentherapeutika
R03	Antiasthmatika
R05	Pharmaka bei Husten und Erkältungskrankheiten
R06	Antihistaminika (H_1), systemische
R07	Sonstige das Respirationssystem beeinflussende Pharmaka
S	Sinnesorgane
S01	Ophthalmologika
S02	Otologika
V	Verschiedene Gruppen
V03	Weitere Therapeutika
V04	Diagnostika
V05	Chirurgische Antiseptika
V06	Diätetika, Nährmittel

A04A

V07 Sonstige nicht therapeutische Produkte
V08 Kontrastmittel
V09 Diagnostische Radiopharmazeutika
V10 Therapeutische Radiopharmazeutika
X Weitere wirksame Substanzen für die Rezeptur [nicht in der offiziellen ATC-Klassifizierung]
X01 Süßstoffe
X02 Konservierungsmittel
X03 Desinfektionsmittel
X04 Antioxidantien
X05 Antiseptika
X06 Adstringentia

A Ernährung, Verdauung, Stoffwechsel
A01 Mund- und Rachentherapeutika
A01A Mund- und Rachentherapeutika
A01AB Antiinfektiva [lokal applizierte]
 Chinolinolsulfat F4.241
 Natriumperborat Trihydrat F5.286

A01AD Weitere Pharmaka [lokal applizierte]
 Anacyclus / Pyrethri radix vomed. F2.77
 Anetholtrithion F4.87

A01AE Lokalanästhetika für die orale Lokaltherapie
 Butoxycain F4.184
 Propipocainhydrochlorid F5.467

A02 Antacida, Antiflatulentia und Ulkustherapeutika
A02A Antacida
 Almasilat F4.52
 Glycerol-1-dihydrogenphosphat, Calciumsalz Dihydrat F4.591
 Kieselerde, gereinigte F4.762
 Magaldrat F5.78
 Magnesiumoxid F5.87
 Magnesiumperoxid F5.89
 Magnesiumtrisilicat F5.92
 Natriumhydrogencarbonat F5.270

A02B Ulkustherapeutika
A02BA H$_2$-Rezeptorenblocker
 Ranitidinbismutcitrat F5.495

A02BC Protonenpumpenhemmer
 Atipamezol F4.119
 Lansoprazol F5.11
 Omeprazol, Natriumsalz F5.344
 Pantoprazol F5.391
 Rabeprazol, Natriumsalz F5.489

A02BX Andere Ulkustherapeutika
 Cetraxat F4.236
 Glycyrrhetinsäure F4.595
 Pistacia / Mastix vomed. F3.399
 Rebamipid F5.497
 Tritiozin F5.683
 Zinkacexamat F5.748

A02D Mittel gegen Blähungen
A02DA Mittel gegen Blähungen
 Acorus / Calami rhizoma vomed. F2.26
 Angelica / Angelicae radix F2.99
 Copaifera / Copaivae balsamum vomed. F2.423
 Galipea / Angosturae cortex vomed. F2.747
 Menyanthes / Menyanthidis folium F3.213
 Picrasma / Quassiae lignum vomed. F3.379
 Zingiber / Zingiberis rhizoma F3.838

A03 Spasmolytika, Anticholinergika und motilitätsfördernde Substanzen
 1-(4-Ethoxyphenyl)-*N,N*-diethyl-3-phenylbutylamin F4.462
 1-(4-Ethoxyphenyl)-*N,N*-diethyl-3-phenylbutylaminhydrochlorid F4.462
 Fencarbamid F4.498
 Fencarbamidnapadisilat F4.499
 Papaver / Fructus Papaveris immaturi vomed. F3.291
 Tropinbenzilatmethylchlorid F5.687

A03A Synthetische Spasmolytika und Anticholinergika
 Amixetrin F4.69
 Amixetrinhydrochlorid F4.69
 Amixetrinhydrochlorid F4.69
 Bietamiverin F4.154
 Caroverin F4.205
 Caroverinhydrochlorid Monohydrat F4.206
 Cinnamaverin F4.262
 Demelverin F4.312
 Demelverinhydrochlorid F4.312
 Denaverinhydrochlorid F4.313
 Dipiproverin F4.375
 Dipiproverindihydrochlorid F4.376
 Dotefoniumbromid F4.395
 Fenoverin F4.503
 Fenpiveriniumbromid F4.503
 Flopropion F4.519
 Hexocylliummetilsulfat F4.621
 Mepenzolatbromid F5.116
 Oxyphencyclimin F5.385

A03B Belladonnaalkaloide und Derivate
 Cimetropiumbromid F4.255
 N-Methylscopolaminiumnitrat F5.173

A03F Motilitätsfördernde Substanzen
A03FA Motilitätsfördernde Substanzen
 Cisapridtartrat F4.263
 Domperidonmaleat F4.390
 Mosaprid F5.223

A04 Antiemetika und Mittel gegen Übelkeit
A04A Antiemetika und Mittel gegen Reisekrankheit
 Alosetronhydrochlorid F4.53
 Azasetron F4.125
 Bemesetron F4.137
 Difenidol F4.352
 Dolasetronmesilat Monohydrat F4.388

Dronabinol F4.400
Granisetron F4.603
Isothipendylhydrochlorid F4.731
Ondansetron F5.347
Tropisetron F5.687
Zatosetronmaleat F5.742
Zingiber / Zingiberis rhizoma F3.838

A05 Gallen- und Lebertherapeutika
A05A Gallentherapeutika
Angelica / Angelica-archangelica-Früchte vomed. F2.97
Antennaria / Antennariae flos vomed. F2.127
Cnicus / Cnici benedicti herba vomed. F2.388
Cyclovalon F4.293
Devazepid F4.325
Fenipentol F4.500
Loxiglumid F5.67

A05B Lebertherapeutika
A05BA Lebertherapeutika
N-Acetyl-DL-methionin F4.18
L-(+)-Arginin F4.105
L-Arginin-L-Glutamat F4.106
Flumecinol F4.528
Lufironil F5.67
L-Methionin F5.146
DL-Methioninisopropylester F5.148
Orazamid F5.351
L-Ornithin-L-aspartat F5.357
2-Oxoglutarsäure F5.380
Silybum / Cardui mariae fructus F3.550
Silybum / Cardui mariae herbae F3.563
Uncaria / Gambir vomed. F3.694

A06 Laxantien
A06A Laxantien
A06AA Gleitmittel, Erweichungsmittel
Dioctylsuccinatsulfonsäure F4.370

A06AB Antiresorptiv und hydragog wirkende Laxantien
Natriumpicosulfat Monohydrat F5.292
Rhein F5.507

A06AC Quellstoffe
Gelidium / Agar. vomed. F2.778
Orchis / Salep tuber vomed. F3.273

A06AD Osmotisch wirkende Laxantien
Kaliummonohydrogenphosphat F4.750
Kaliumtartrat F4.754
Kaliumtartrat Hemihydrat F4.754
Karlsbader Salz, künstliches F4.756
Magnesiumhydrogencitrat Pentahydrat F5.86
Magnesiumoxid F5.87
Magnesiumperoxid F5.89
Magnesiumsulfat F5.91
Natriumsulfat, wasserfrei F5.297
D-Tagatose F5.611

A06AX Andere Laxantien
Ficus / Caricae fructus vomed. F2.715
Garcinia / Gutti vomed. F2.762
Gratiola / Gratiolae herba vomed. F2.809
Natriumhydrogencarbonat F5.270

A07 Antidiarrhoika, intestinale Entzündungshemmer/Antiinfektiva
A07A Intestinale Antiinfektiva
A07AA Antibiotika
Colistinmethat, Natriumsalz F4.277
Rifaximin F5.515

A07AB Sulfonamide
Formylsulfisomidin F4.547
Phthalylsulfathiazol F5.431
Succinylsulfathiazol F5.589
Sulfaguanidin Monohydrat F5.596

A07AX Andere intestinale Antiinfektiva
Broxaldin F4.173
Nifuroxazid F5.318

A07B Intestinale Adsorbentien
A07BC Andere intestinale Adsorbentien
Kaolin, leichtes F4.756

A07D Motilitätshemmende Substanzen
A07DA Motilitätshemmende Substanzen
Papaver / Opium F3.293

A07E Intestinale Entzündungshemmer
A07EC Aminosalicylate
Benzalazin F4.138
Olsalazin, Natriumsalz F5.343
Salazosulfamid F5.547

A07F Antidiarrhoisch wirkende Mikroorganismen
A07FA Antidiarrhoisch wirkende Mikroorganismen
Lactobacillus / Lactobacillus acidophilus F3.5

A07X Sonstige Antidiarrhoika
Pistacia / Mastix vomed. F3.399

A07XA Sonstige Antidiarrhoika
Agrimonia / Agrimoniae herba F2.46, 51–52
Atractylodis / Atractylodis lanceae rhizoma vomed. F2.221
Ceratonia / Ceratonia fructus vomed. F2.335
Gerbsäure F4.578
Haematoxylum / Haematoxyli lignum vomed. F2.828
Xysmalobium / Uzara radix F3.795

A08 Antiadiposita, ausgenommen Diätprodukte
A08A Antiadiposita, ausgenommen Diätprodukte
A08AA Zentral wirksame Antiadiposita
Clobenzorex F4.268

Clobenzorexhydrochlorid   F4.269
Ephedrin Hemihydrat   F4.436
(±)-Furfenorex   F4.554
(+)-Furfenorex   F4.554
Levofenfluramin   F5.28
Mazindol   F5.106
Oxifentorexhydrochlorid   F5.374

A08AB   Abmagerungsmittel, peripher wirkend
Orlistat   F5.354
SALATRIM   F5.546

A09   Digestiva, incl. Enzyme
A09A   Digestiva, incl. Enzyme
A09AA   Enzympräparate
Rizolipase   F5.526

A10   Antidiabetika
A10A   Insuline
A10AB   Insuline mit schnellem Wirkungseintritt
Insulin lispro   F4.688

A10AD   Intermediärwirksame Insuline mit schnellem Wirkungseintritt sowie Analoga
Insulin lispro   F4.688

A10B   Orale Antidiabetika
A10BB   Sulfonylharnstoffe
Glimepirid   F4.579

A10BF   α-Glucosidasehemmer
Miglitol   F5.184

A10BG   Thiazolindione
Troglitazon   F5.684

A10BX   Andere orale Antidiabetika
Ceratonia / Ceratonia vomed.   F2.325
Galega / Galegae herba vomed.   F2.742

A10C   Antihypoglykämika
A10CA   Antihypoglykämika
Glucagon   F4.580

A10X   Sonstige Antidiabetika
Guargalactomannan   F4.609

A10XA   Aldosereduktasehemmer
Ponalrestat   F5.455
Sorbinil   F5.571
Tolrestat   F5.667
Zenarestat   F5.742
Zopolrestat   F5.756

A11*   Vitamine und Derivate
Bisbentiamin   F4.156
Colecalciferol-Cholesterin   F4.276
Hippophae / Hippophae rhamnoides fructus vomed.   F2.850
Natriumascorbat   F5.258
Palmitoylascorbinsäure   F5.389

Prosultiamin   F5.474
Riboflavinphosphat, Natriumsalz, wasserfrei   F5.510
Rosa / Rosae fructus vomed.   F3.448
Rosa / Rosae pseudofructus vomed.   F3.449
Rosa / Rosae pseudofructus cum fructibus vomed.   F3.450
D-α-Tocopherolacetat   F5.655
D-α-Tocopherolsuccinat   F5.657
Tocotrienol   F5.658
Transcalcifediol   F5.672

A12   Mineralstoffe
Calciumascorbat Dihydrat   F4.196
Calciumascorbat Dihydrat   F4.196
Calciumgluconat Monohydrat (zur Injektion)   F4.197
Calciumlactat   F4.198
Calciumlactogluconat   F4.199
Calciumphosphat   F4.200
Calciumphosphinat   F4.202
Kaliumacetat   F4.736
Kaliumadipat   F4.738
Kaliumcarbonat   F4.739
Kaliumgluconat   F4.745
L-Kaliumhydrogenaspartat Hemihydrat   F4.747
Kaliumhydrogencarbonat   F4.748
Kalium-(2R,3R)-hydrogentartrat   F4.749
Kupfer(II)glycin-Komplex   F4.771
Magnesiumadipat Tetrahydrat   F5.82
Magnesiumbis(hydrogencarbonat)   F5.83
Magnesiumcarbonathydroxid   F5.83
Magnesiumdiacetat Tetrahydrat   F5.85
Magnesiumdilactat Trihydrat   F5.85
Magnesiumhydrogenphosphat Trihydrat   F5.86
Magnesiumoxid   F5.87
Magnesiumsulfat   F5.91
Selenium   F5.558
Tricalciumphosphat   F5.674

A15   Appetitanregende Pharmaka
Aristolochia / Aristolochiae serpentinae radix vomed.   F2.180
Swertia / Chiratae indicae herba vomed.   F3.584
Swertia / Swertiae japonicae herba vomed.   F3.587

A16   Sonstige Produkte des alimentären - Systems und Stoffwechsels
A16A   Sonstige Produkte des alimentären Systems und Stoffwechsels
Acyl-CoA-dehydrogenase   F4.32
Ademetionin   F4.36
Alglucerase   F4.46
Anetholtrithion   F4.87
Enteropeptidase   F4.432
L-Histidin   F4.625
L-Histidinhydrochlorid Monohydrat   F4.627
Levocarnitin   F5.26

B	**Blut und Blutbildung beeinflussende Pharmaka**
B01	**Blutgerinnungshemmende Stoffe**
B01A	**Antithrombotisch wirksame Pharmaka**
B01AA	**Vitamin K-Antagonisten**

Diarbaron **F4.**330
Phenindion **F5.**420

B01AB **Heparine**
Dalteparin **F4.**297
Enoxaparin **F4.**429
Nadroparin, Calciumsalz **F5.**240
Parnaparin **F5.**394
Reviparin, Natriumsalz **F5.**505
Tinzaparin **F5.**647
Tinzaparin, Natriumsalz **F5.**650

B01AC **Thrombozyten-Aggregationshemmer, ausgenommen Heparine**
Abciximab **F4.**2
Anagrelidhydrochlorid **F4.**83
Argatroban **F4.**102
Beraprost, Natriumsalz **F4.**146
Cicaprost **F4.**251
Cilostazol **F4.**254
Clopidogrelhydrogensulfat **F4.**271
Epoprostenol **F4.**441
Epoprostenol, Natriumsalz **F4.**442
Iloprost **F4.**673
Indobufen **F4.**687
Picotamid **F5.**434
Satigrel **F5.**555
Triflusal **F5.**678

B01AD **Enzyme [Fibrinolytika]**
Anistreplase **F4.**91

B01AX **Andere antithrombotisch wirkende Substanzen**
Aprosulat, Natriumsalz **F4.**100
Daltroban **F4.**299
Defibrotid **F4.**304
Hirudo / Hirudo (Blutegel) **F2.**855

B02 **Blutstillungsmittel**
B02A **Antifibrinolytika**
B02AB **Proteinase-Inhibitoren**
Nafamostatmesilat **F5.**242

B02B **Vitamin K und andere Hämostatika**
B02BA **Vitamin K**
Menadion, Natriumbisulfit Trihydrat **F5.**114

B02BC **Lokale Hämostatika**
Fibrin **F4.**514
Fibrinogen **F4.**516

B02BD **Blutgerinnungfaktoren**
Blutgerinnungsfaktor VIII **F5.**897
Blutgerinnungsfaktor VIII **F5.**898
Blutgerinnungsfaktor VIII **F5.**900
Blutgerinnungsfaktor IX **F5.**902
Blutgerinnungsfaktor IX **F5.**903
Blutgerinnungsfaktor XIII **F5.**904

B03 **Antianämika**
B03A **Eisenpräparate**
Ammoniumeisen(III)citrat **F4.**71
Eisen(II)-DL-aspartat **F4.**414
Eisen(II)carbonat **F4.**414
Eisen(II)carbonat-Lactose-Saccharose-Komplex **F4.**414
Eisen(II)chlorid Tetrahydrat **F4.**417
Eisen(II)citrat Decahydrat **F4.**418
Eisen(III)-Saccharose-Komplex **F4.**420
Eisen(II)succinat **F4.**421
Eisen(II)sulfat Heptahydrat **F4.**422

B03X **Andere Antianämika**
Erythropoietin **F4.**446

B05 **Plasmaersatzmittel und Infusionslösungen**
B05A **Blut und blutverwandte Produkte**
B05AA **Plasma-Ersatz**
Albunex, sonicated **F4.**42
Dextran 1 **F4.**326
Gefrierfrischplasma **F5.**923
Gefrierfrischplasma **F5.**925
Gefrierfrischplasma **F5.**924

B05C **Spüllösungen**
B05CX **Andere Spüllösungen**
Glucose Monohydrat **F4.**586
Glycin **F4.**593

B05X **Intravenöse Zusatzlösungen**
B05XA **Elektrolyte**
Magnesiumsulfat **F5.**91
Natriumphosphat Dodecahydrat **F5.**292

B05XB **Aminosäuren**
L-Aspartinsäure **F4.**117

B06 **Sonstige hämatologische Stoffe**
Erythrozytenkonzentrat **F5.**906
Erythrozytenkonzentrat **F5.**908
Erythrozytenkonzentrat **F5.**910
Erythrozytenkonzentrat **F5.**912
Erythrozytenkonzentrat **F5.**914
Erythrozytenkonzentrat **F5.**916
Erythrozytenkonzentrat **F5.**918
Erythrozytenkonzentrat **F5.**918
Thrombozyten-Hochkonzentrat **F5.**927
Thrombozyten-Hochkonzentrat **F5.**930
Thrombozyten-Hochkonzentrat **F5.**931
Thrombozyten-Hochkonzentrat **F5.**928
Thrombozytenkonzentrat **F5.**933
Thrombozytenkonzentrat **F5.**934

B06A **Sonstige hämatologische Stoffe**
B06AA **Enzyme**
Hyaluronglucuronidase **F4.**631

C Cardiovasculäres System
C01 Herztherapeutika
C01A Herzglykoside
Gitoxin F4.578
Lanatosid A F5.8
Nerium / Oleandri folium F3.240
Nerium / Oleandri folium F3.240

C01B Antiarrhythmika (Klasse I und III)
Acecainidhydrochlorid F4.6
Bidisomid F4.153
Bidisomid F4.153
Cibenzolin F4.250
Dofetilid F4.387
Moracizin F5.218
Tiracizinhydrochlorid F5.651

C01C Andere positiv inotrope Stoffe, ausgenommen Herzglykoside
C01CA Sympathikomimetika (adrenerge und dopaminerge Substanzen)
Dopexamin F4.390
Fenoldopammesilat F4.501
Ibopamin F4.661
Metaraminol(*RR*)-hydrogentartrat F5.135

C01CE Phosphodiesterasehemmstoffe
Acefyllin F4.10
Acefyllin, Piperazinsalz F4.11
Denbufyllin F4.315
Piroximon F5.444
Vesnarinon F5.721

C01CX Weitere Herzstimulantien
Levosimendan F5.37

C01D Koronare Vasodilatatoren [Angina pectoris]
Denopaminhydrochlorid F4.315
Erythrityltetranitrat F4.444
Flosequinan F4.519
Nicorandil F5.314
Pirsidomin F5.446

C01E Andere Herztherapeutika
Acadesin F4.4
Khellinum F4.761
Tiracizinhydrochlorid F5.651
Ubidecarenon F5.705

C02 Antihypertensiva
Anaritid F4.84
Atrialer natriuretischer Faktor F4.124
Levcromakalim F5.23

C02A Antiadrenerge Stoffe, zentral wirksame
Benzoclidin F4.140
Bosentan F4.163
Methoserpidin F5.149
Moxonidin F5.225
Rilmenidin F5.517

C02B Antiadrenerge Stoffe, Ganglienblocker
Ganglefen F4.571
Hexamethoniumbromid F4.619
Mecamylamin F5.108

C02C Antiadrenerge Stoffe, peripher wirksam
Bunazosin F4.181
Denopaminhydrochlorid F4.315
Doxazosin F4.398
Guabenxan F4.606
Guanaclin F4.606
Guanoxabenz F4.607
Guanoxan F4.607
Naftopidil F5.245

C02D Vasodilatatoren, glattmuskulär wirksam
Hydracarbazin F4.633
Picodralazin F5.434
Pildralazinhydrochlorid F5.438
Pinacidil F5.441

C02K Andere Antihypertensiva
Ketanserin F4.758
Metirosin F5.176

C03 Diuretika
Anaritid F4.84
Atrialer natriuretischer Faktor F4.124

C03A Diuretika, Thiazide
C03AA Thiazide
Flumethiazid F4.529
Hydroflumethiazid F4.640
Mebutizid F5.108
Teclothiazid F5.621

C03B Diuretika, Thiazidanaloge
C03BC Quecksilber-Diuretika
Merallurid F5.121
Mercaptomerin, Dinatriumsalz F5.122
Mercuderamid F5.123
Mercurophyllin F5.124

C03BD Xanthin-Derivate
Acefyllin F4.10
Acefyllin, Piperazinsalz F4.11

C03BX* Andere Diuretika, Thiazidanaloge
Cicletanin F4.251

C03D Kaliumsparende Diuretika
C03DA Aldosteron-Antagonisten
Mespirenon F5.129

C04 Periphere Vasodilatatoren [Mittel bei peripheren Durchblutungsstörungen]
Acefyllin F4.10
Adafenoxat F4.34
Allylisothiocyanat F4.50
Bufeniod F4.178
Celikalim F4.233

Cilostazol   F4.254
Cinepazid   F4.261
Cinepazinsäure   F4.261
Cromakalim   F4.281
Daltroban   F4.299
Denbufyllin   F4.315
Diisopropylamin   F4.353
Diisopropylammoniumchlorid   F4.353
Diisopropylammoniumdichloracetat   F4.354
Ifenprodil   F4.671
Isopropylnicotinat   F4.730
Nicergolin   F5.311
Viquidil   F5.725

C05   Vasoprotektiva
C05A   Hämorrhoidenmittel, topische
C05AD   Lokalanästhetika
Butoxycain   F4.184
Pramocainhydrochlorid   F5.458
Propipocainhydrochlorid   F5.467

C05B   Antivarikosa
Desulfatohirudin   F4.321
Desulfato-Hirugen   F4.320
Invertzucker   F4.692

C05C   Kapillarstabilisierende Stoffe
C05CX   Andere kapillarstabilisierende Stoffe
Gallussäure   F4.570

C07   β-Rezeptorenblocker
C07A   β-Rezeptorenblocker
C07AA   β-Rezeptorenblocker, nicht-selektiv
(RS)-Bopindolol   F4.161
Bucindololhydrochlorid   F4.177
Bufuralol   F4.179
Nipradilol   F5.324
Tilisololhydrochlorid   F5.644

C07AB   β-Rezeptorenblocker, kardioselektiv
Bevantolol   F4.149
Cicloprololhydrochlorid   F4.253
Esmolol   F4.447
Nebivolol   F5.303

C07AG   α- und β-Rezeptorenblocker
Amosulalol   F4.79
Carvedilol   F4.207
Dilevalol   F4.355

C08   Calciumantagonisten
C08C   Selektive Calciumantagonisten mit vorwiegend vaskulären Effekten
Aranidipin   F4.101
Barnidipinhydrochlorid   F4.133
Darodipin   F4.302
Efonidipinhydrochlorid Ethanol   F4.412
Elgodipinhydrochlorid   F4.423
Lacidipin   F5.1
Teludipin   F5.621

C08E   Nichtselektive Calciumantagonisten
Levemopamil   F5.23

C09   Hemmstoffe des Renin-Angiotensin-Systems
C09A   ACE-Hemmer, rein
C09AA   ACE-Hemmer, rein
Ceronapril   F4.235
Fosinopril   F4.550
Idrapril   F4.669
Imidaprilhydrochlorid   F4.678
Moexiprilhydrochlorid   F5.208
Spirapril   F5.581
Trandolapril   F5.670
Zofenopril, Calciumsalz   F5.752

C09C   Angiotensin-II-Antagonisten, rein
C09CA   Angiotensin-II-Antagonisten, rein
Losartan, Kaliumsalz   F5.64
Valsartan   F5.715

C09X   Andere Hemmstoffe des Renin-Angiotensin-Systems
Alatriopril   F4.41

C09XA   Renin-Hemmstoffe
Ciprokiren-Methansulfonat   F4.263
Enalkiren   F4.428
Remikiren   F5.500
Zankiren   F5.741

C10   Lipidsenker
C10A   Cholesterin- und Triglycerid-senkende Präparate
C10AA   HMG-CoA-Reduktasehemmer
Rivastatin   F5.526

C10AB   Fibrate
Beclobrat   F4.136
Nafenopin   F5.244
Picafibrat   F5.432

C10AD   Nicotinsäure und Derivate
Nicofuranose   F5.313

C10AX   Andere Cholesterin- und Triglycerid-senkende Mittel
Ceratonia / Ceratonia vomed.   F2.325
Ethyllinolat   F4.470
Khellosid   F4.762
Lifibrol   F5.39

D   Dermatotherapeutika
D01   Antimykotika
D01A   Antimykotika, topische
D01AC   Imidazolderivate
Croconazol   F4.280
Croconazolhydrochlorid   F4.281
Fenticonazol   F4.508
Fenticonazolnitrat   F4.508
Lanoconazol   F5.10

Neticonazol F5.309
Omoconazolnitrat F5.346
Sertaconazolnitrat F5.561

D01AE Andere topische Antimykotika
Anthrarobin F4.96
Brillantgrün F4.166
Butenafin F4.183
Dibromsalicylamid F4.335
Ethylformiat F4.467
Salicylcollodium F5.548
Sulbentin F5.590
2-(10-Undecenamido)ethyl-2-sulfohydrogensuccinat, Dinatriumsalz F5.708

D02 Emollentia und Protektiva
D02A Emollentia und Protektiva
9,12-Linolsäure F5.42
Methyl-2-O-(2-ethylbutyryl)salicylat F5.161
Salicylcollodium F5.548
Zinkcarbonat, basisches F5.749
Zinkstearat F5.749

D02B Protektiva gegen UV-Strahlung
Isopropyldibenzoylmethan F4.729
3-(4-Methylbenzyliden)-2-bornanon F5.154

D03 Therapeutika bei Wunden und Geschwüren
Allylthiourea F4.52
Bismutgallathydroxidiodid F4.157
Canarium / Resina Elemi vomed. F2.272
Catalase F4.208
Hemicellulase F4.614

D04 Antipruriginosa, incl. Antihistaminika, Anästhetika etc.
D04A Antipruriginosa, incl. Antihistaminika, Anästhetika etc.
D04AA Antihistaminika, topische
Bamipindihydrochlorid F4.129

D04AB Anästhetika, topische
Butoxycain F4.184
Cyclomethycainsulfat F4.290

D04AX Andere Antipruriginosa
Arctium / Radix Bardanae vomed. F2.148, 155
Haematoxylum / Haematoxyli lignum vomed.
  F2.828

D05 Antipsoriatika
D05A Antipsoriatika, topische
Ammoniumsulfobitol F4.77
Arctium / Radix Bardanae vomed. F2.148, 155
Calcipotriol F4.193
Ethylhydrogenfumarat F4.468
Fagus / Pix fagi (Buchenteer) F2.694
Kaliumsulfid F4.753
Lonapalen F5.56
Salicylcollodium F5.548
Tacalcitol F5.607

D05B Antipsoriatika, systemische
D05BB Retinoide als Antipsoriatika
Acitretin F4.25
Fenretinid F4.504

D05BX Andere systemische Antipsoriatika
Natriumfumarat F5.268

D06 Antibiotika und Chemotherapeutika, dermatologisch verwendet
D06A Antibiotika, topische
D06AX Andere topische Antibiotika
Mupirocin, Calciumsalz F5.227
Ramoplanin F5.493
Rifaximin F5.515

D06B Chemotherapeutika, topische
D06BA Sulfonamide
Mafenidacetat F5.75
Mafenidhydrochlorid F5.76
Sulfacarbamid F5.592
Sulfacetamid F5.593
Sulfathiazol F5.599
Sulfatolamid F5.601
Sulfisomidin F5.602

D06BB Antivirale Mittel
Penciclovir F5.400

D07 Corticosteroide in Dermatotherapeutika
D07A Corticosteroide
Desoximetason F4.319
Methylprednisolonaceponat F5.171
Mometasonfuroat F5.214

D08 Antiseptika, Desinfektionsmittel
D08A Antiseptika, Desinfektionsmittel
D08AE Phenol und Derivate
Dichloroxylenol F4.340
Hexachlorophen F4.616

D08AH Chinolin-Derivate
Chinolinolsulfat F4.241
Veratrol F5.720

D08AJ Quartäre Ammoniumverbindungen
Kristallviolett F4.765
Methalkoniumchloridlösung F5.141
Miristalkoniumchlorid F5.189

D08AK Quecksilber-Zubereitungen
Mercurobutol F5.124
Nitromersol F5.327

D08AX Andere Antiseptika und Desinfektionsmittel
Ammoniumpersulfat F4.77
Bismutgallathydroxidiodid F4.157
Butylglykol F4.188
Diacetylaminoazotoluol F4.327
Dibromsalicylamid F4.335

Eosin **F4.**433
Fuchsin **F4.**553
Gentianaviolett **F4.**575
Glyoxal **F4.**598
Iodoform **F4.**700
Isopropanol **F4.**727
Kaliumchlorat **F4.**740
Kupfer(II)citrat **F4.**770
Melaleuca / Melaleuca aetheroleum vomed.
 F3.183
Natriumboratperoxid **F5.**261

D10 Aknetherapeutika
D10A Aknetherapeutika, topische
D10AD Retinoide, topische [Aknetherapie]
Adapalen **F4.**35

D10AF Antiinfektiva zur Aknetherapie
Ramoplanin **F5.**493

D10AX Andere topische Aknetherapeutika
Hexachlorophen **F4.**616
Melaleuca / Melaleuca aetheroleum vomed.
 F3.183
Natriumtetraborat **F5.**299
Natriumtetraborat Decahydrat **F5.**300
Resorcinmonoacetat **F5.**502

D11 Sonstige Dermatologika
D11A Sonstige Dermatologika
Cocos / Oleum cocos **F2.**405

D11AF Warzen- und Hühneraugenmittel
Salicylcollodium **F5.**548

D11AH Medizinische Seifen
Natriumdodecylsulfat **F5.**267

D11AX Weitere Dermatologika
Alloxan **F4.**48
Anthrarobin **F4.**96
Oxaceprol **F5.**365

G Urogenitalsystem und Sexualhormone
G01 Gynäkologische Antiinfektiva und Antiseptika
G01A Antiinfektiva/Antiseptika [ohne Corticosteroide]
G01AC Chinolin-Derivate
Broxaldin **F4.**173

G01AD Organische Säuren
Glycolsäure **F4.**595

G01AE Sulfonamide
Sulfatolamid **F5.**601

G01AF Imidazol-Derivate
Fenticonazol **F4.**508
Fenticonazolnitrat **F4.**508

G01AX Andere Antiinfektiva und Antibiotika
Rilopirox **F5.**519

G02 Gynäkologika, sonstige
G02A Wehenfördernde Mittel
G02AD Prostaglandine
Beraprost, Natriumsalz **F4.**146

G02C Sonstige Gynäkologika
Cimicifuga / Cimicifugae racemorae rhizoma
 F2.374
Lactobacillus / Lactobacillus acidophilus **F3.**5
Lycopus / Lycopus-europaeus-Kraut **F3.**133
Lycopus / Lycopus-virginicus-Kraut **F3.**142

G02CA Wehenhemmende Mittel
Atosiban **F4.**121

G02CB Prolactin-Inhibitoren
Cabergolin **F4.**189
Metergolin **F5.**138
Quinagolid **F5.**484
Quinagolidhydrochlorid **F5.**485

G03 Sexualhormone und Modulatoren des Genitalsystems
G03A Hormonelle Kontrazeptiva, systemische
Anordrin **F4.**94
Norgestimat **F5.**332

G03B Androgene
Fluoxymesteron **F4.**535

G03C Estrogene
17α-Estradiol **F4.**449
Estradiol Hemihydrat **F4.**452
Estron-3-hydrogensulfat, Piperazinsalz **F4.**453
Methallenestril **F5.**141

G03D Gestagene
17β-Hydroxy-17-methyl-4-estren-3-on **F4.**652
Norgestimat **F5.**332
Tibolon **F5.**643

G03G Gonadotropine und sonstige Ovulationsstimulantien
G03GA Gonadotropine
Follitropin **F4.**545
Follitropin beta **F4.**547
Lutropin **F5.**69

G04 Urologika
G04A Harnantiseptika und Antiinfektiva
G04AD Salicylate
Isopentylsalicylat **F4.**727

G04AG Weitere Harnantiseptika und Antiinfektiva
Calciummandelat **F4.**200
Copaifera / Copaivae balsamum vomed. **F2.**423
Nitroxolin **F5.**328

G04B Sonstige Urologika, Spasmolytika
G04BA Mittel zum Ansäuern des Harnes
L-Methionin F5.146

G04BB Alkalisierende Mittel
Natriumhydrogencarbonat F5.270

G04BD Spasmolytika der ableitenden Harnwege
Oxybutynin F5.382
Oxybutyninhydrochlorid F5.382
Propiverinhydrochlorid F5.468

G04BE Arzneimittel bei Erektionsstörungen
Pausinystalia / Yohimbe cortex vomed. F3.317
Sildenafil F5.567
Sildenafilcitrat F5.568

G04BX Andere Urologika
Galega / Galegae herba vomed. F2.742
Ononis / Ononidis radix F3.266

G04C Arzneimittel bei gutartiger Prostatahyperplasie
G04CA α-Rezeptorenblocker
Alfuzosinhydrochlorid F4.44
Doxazosin F4.398
Tamsulosinhydrochlorid F5.612
Terazosinhydrochlorid Dihydrat F5.627

G04CB Testosteron-5-α-Reduktasehemmer
Turosterid F5.697

G04CE Pflanzliche Prostatamittel
Urtica / Urticae herba F3.714
Urtica / Urticae radix F3.724

H Hormonales System, ausgenommen Sexualhormone
H01 Hypophysen-/Hypothalamushormone
H01A Hypophysenvorderlappenhormone
H01AA Adrenocorticotrope Hormone (ACTH)
ACTH 4–9 F4.32

H01AC Somatotropin und Analoge
Sermorelin F5.560

H01C Hypothalamushormone
H01CA Gonadotropin-releasing-Hormone
Gonadorelin-6-D-Trp F4.601
Histrelin F4.629
Nafarelin F5.243

H01CB Wachstumshemmende Hormone
Lanreotid F5.10
Lanreotidacetat F5.11

H02 Corticosteroide, systemische
H02A Corticosteroide, systemische
H02AB Glucocorticoide
Deflazacort F4.307
Halobetasonpropionat F4.611

H03 Schilddrüsentherapeutika
H03A Schilddrüsenpräparate
Lycopus / Lycopus-europaeus-Kraut F3.133
Lycopus / Lycopus-virginicus-Kraut F3.142

H03AA Schilddrüsenhormone
Liothyronin, Natriumsalz F5.42

H03C Iodtherapeutika
H03CA Iodtherapeutika
Glycerin, iodiertes F4.590

H04 Pankreashormone
H04A Glycogenolytische Hormone
H04AA Glycogenolytische Hormone
Glucagon F4.580

J Antiinfektiva, systemische
J01 Antibakterielle Substanzen, systemische
J01A Tetracycline
J01AA Tetracycline
Epitetracyclin F4.440
Metacyclinhydrochlorid F5.130

J01C Betalactam-Antibiotika, Penicilline
J01CE Beta-Lactamase-empfindliche Penicilline
Benzylpenicillin-Procain Monohydrat F4.143

J01D Sonstige Betalactam-Antibiotika
J01DA Cephalosporine und verwandte Substanzen
Cefatrizinpropylenglykolat F4.212
Cefcapen-Pivoxilhydrochlorid F4.213
Cefdinir F4.215
Cefditorenpivoxil F4.217
Cefepim F4.219
Cefetametpivoxil F4.222
Cefpirom F4.225
Cefprozil F4.226
Ceftibuten F4.230
Loracarbef F5.57

J01DH Carbapeneme
Biapenem F4.149
Faropenem, Natriumsalz F4.488
Meropenem F5.125
Ritipenem Acoxil F5.523

J01E Sulfonamide und Trimethoprim
Diathymosulfon F4.330
Tetroxoprim F5.634

J01EA Trimethoprim
Aditoprim F4.37
Baquiloprim F4.130
Brodimoprim F4.168
Epiroprim F4.439

J01EB Kurzwirksame Sulfonamide
Acetylsulfafurazol F4.19
Sulfacarbamid F5.592

Sulfapyridin F5.598
Sulfathiazol F5.599
Sulfathiourea F5.600

J01EC Mittellang wirkende Sulfonamide
Acetylsulfamethoxypyridazinyl F4.20

J01ED Langwirksame Sulfonamide
Maleinylsulfametazin F5.95
Sulfaperin F5.597

J01F Makrolide und Lincosamide
J01FA Makrolide
Dirithromycin F4.377
Flurithromycin F4.540
Miocamycin F5.186
Tylosin F5.698

J01G Aminoglycoside
J01GB Weitere Aminoglycoside
Isepamicin F4.722

J01M Chinolone
J01MA Fluorchinolone
Levofloxacin F5.28
Nadifloxacin F5.238
Pefloxacinmesilat F5.399
Rufloxacinhydrochlorid F5.540
Trovafloxacinmesilat F5.692

J01X Andere antibakterielle Substanzen
Fosfomycin, Calciumsalz F4.549
Trospectomycinsulfat F5.689

J04 Antimykobakterielle Substanzen
J04A Antituberkulotika
J04AB Antibiotika
Rifapentin F5.515

J04AC Hydrazide
Ftivazid F4.553

J04AD Thioharnstoff-Derivate
Etocarlid F4.474

J04B Lepratherapeutika
Etocarlid F4.474
Hydnocarpus / Chaulmoograe oleum vomed.
F2.864
Hydnocarpus / Hydnocarpi oleum vomed. F2.865

J05 Antivirale Pharmaka, systemische
J05A Direktwirkende Virustatika
J05AB Nucleoside
Alovudin F4.54
Famciclovir F4.485
Penciclovir F5.400
Ribavirin F5.508
Sorivudin F5.578
Valaciclovir F5.713

J05AE Proteinase-Hemmer
Indinavirsulfat F4.684
Saquinavir F5.550

J05AF Hemmstoffe der Nukleosid-Reversen Transkriptase
Stavudin F5.583
Zalcitabin F5.739

J05AG Hemmstoffe der Non-Nukleosid-Reversen Transkriptase
Nevirapin F5.310

J05AX Weitere antivirale Pharmaka
Atevirdinmesilat F4.118
Delavirdinmesilat F4.309
GEM 91 F4.571
Tivirapin F5.653

J06 Immunsera und Immunglobuline
J06A Immunsera
J06AA Immunsera
Botulismus-Antitoxin F5.881
Diphtherie-Antitoxin F5.882
Gasbrand-Antitoxin (polyvalent) F5.883
Schlangengift-Immunserum (Europa) F5.883

J06B Immunglobuline
J06BB Spezifische Immunglobuline
Anti-D-Immunglobulin F5.875
Cytomegalie-Immunglobulin F5.877
FSME-Immunglobulin F5.877
Hepatitis-A-Immunglobulin F5.877
Hepatitis-B-Immunglobulin F5.877
Pseudomonas-Immunglobulin F5.878
Röteln-Immunglobulin F5.878
Tollwut-Immunglobulin F5.880
Varizellen-Immunglobulin F5.880

J07 Impfstoffe
J07A Bakterielle Impfstoffe
BCG-Impfstoff F5.793
Cholera-Impfstoff F5.795
Diphtherie-Adsorbat-Impfstoff F5.796
Diphtherie-Pertussis-Tetanus-Adsorbat-Impfstoff F5.797
Diphtherie-Tetanus-Adsorbat-Impfstoff F5.799
Haemophilus-Typ-B-Impfstoff F5.803
Meningokokken-Polysaccharid-Impfstoff F5.811
Pertussis-Adsorbat-Impfstoff (azellulär) F5.813
Pertussis-Adsorbat-Impfstoff (Ganzkeim) F5.815
Pneumokokken-Polysaccharid-Impfstoff F5.816
Tetanus-Adsorbat-Impfstoff F5.824
Tuberkulin F5.826
Typhus-Lebend-Impfstoff F5.828

J07B Virus-Impfstoffe
FSME-Impfstoff F5.800
Gelbfieber-Lebend-Impfstoff F5.801
Hepatitis-A-Impfstoff F5.804
Hepatitis-B-Impfstoff F5.805
Influenza-Impfstoff F5.807

Masern-Lebend-Impfstoff F5.809
Mumps-Lebend-Impfstoff F5.812
Pocken-Lebend-Impfstoff F5.817
Poliomyelitis-Impfstoff (inaktiviert) F5.820
Poliomyelitis-Lebend-Impfstoff F5.821
Röteln-Lebend-Impfstoff F5.822
Tollwut-Impfstoff F5.825
Varizellen-Lebend-Impfstoff F5.829

L   **Antineoplastika und Immunmodulatoren**
L01   **Zytostatika**
L01A   **Alkylierende Substanzen**
Fotemustin F4.552
(R)-Ifosfamid F4.673
(S)-Ifosfamid F4.673
Mafosfamid, Cyclohexylaminsalz F5.77
Mitobronitol F5.191
Mitolactol F5.192
Sarcolysin F5.552
Streptozocin F5.587
Tauromustin F5.615

L01B   **Antimetabolite**
Cladribin F4.265
Cytarabinocfosfat F4.293
Floxuridin F4.523
Fludarabinphosphat F4.526
Gemcitabin F4.572
Mizoribin F5.203

L01C   **Pflanzliche Alkaloide und sonstige Naturprodukte**
Docetaxel F4.384
Paclitaxel F5.387

L01D   **Zytotoxische Antibiotika und verwandte Substanzen**
Bisantrendihydrochlorid F4.155
Idarubicin F4.665
Idarubicinhydrochlorid F4.667
Leurubicin F5.21
Mitomycin F5.193
Mitoxantron F5.198
Mitoxantrondihydrochlorid F5.200
Peplomycinsulfat F5.405

L01X   **Sonstige Zytostatika**
Bryostatin 1 F4.175
Camptothecin F4.203
Didemnin B F4.345
Edelfosin F4.408
Hydroxycarbamid F4.646
Irinotecanhydrochlorid F4.719
Lonidamin F5.57
Masoprocol F5.105
Miboplatin F5.183
Ormaplatin F5.356
Oxaliplatin F5.366
Topotecan F5.668

L02   **Endokrine Therapeutika**
L02A   **Hormone und verwandte Stoffe**
Azetirelin Dihydrat F4.126
Fosfestrol F4.548
Hexarelin F4.620

L02B   **Hormonelle Antagonisten und verwandte Stoffe**
Anastrozol F4.87
Bicalutamid F4.152
Cetrorelix F4.237
Fadrozolhydrochlorid F4.483
Hydroxytamoxifen F4.655
Nilutamid F5.319
Osateronacetat F5.360
Rogletimid F5.530
Vorozol F5.725

L03   **Immunmodulatoren**
L03A   **Immunstimulantien**
4-Acetamidobenzolarsonsäure, Natriumsalz Tetrahydrat F4.12
Ebselen F4.404
Interleukin 12 F4.691
Interleukin 3 F4.691
Interleukin 4 F4.690
Interleukin 6 F4.691
Lenograstim F5.18
Molgramostim F5.213
Nartograstim F5.250
Pidotimod F5.435
Roquinimex F5.538
Sargramostim F5.552
α-1-Thymosin F5.640

L04   **Immunsuppressiva**
L04A   **Immunsuppressiva**
Ascomycin F4.116
Basiliximab F4.133
Brequinar, Natriumsalz F4.165
Daclizumab F4.295
Leflunomid F5.16
Muromonab-CD_3 F5.227
Mycophenolsäure F5.230

M   **Muskel- und Skelettsystem**
M01   **Antiphlogistika und Antirheumatika**
M01A   **Antiphlogistika/Antirheumatika, nichtsteroidale**
M01AB   **Essigsäure- und Acetamid-Derivate**
Aceclofenac F4.7
Bromfenac F4.171
Etodolac F4.475
Fentiazac F4.506
Glucametacin F4.582
Ketorolac F4.759
Metiazinsäure F5.174
Mofezolac F5.212
Oxametacin F5.367

M01AC

M01AC Oxicame
Ampiroxicam F4.80
Isoxicam, Megluminsalz F4.731
Lornoxicam F5.61
Meloxicam F5.111

M01AE Propionsäure-Derivate
Butibufen F4.184
Fenbufen F4.495
Mexoprofen F5.180
Oxaprozin F5.369

M01AG Fenamate
Tolfenaminsäure F5.663

M01AX Andere nichtsteroidale Antiphlogistika und Antirheumatika
Ademetionin F4.36
Fepradinol F4.509
Flosulid F4.521
Glucosamin F4.585
Morniflumat F5.220
Nabumeton F5.235
Nimesulid F5.320
Orgotein F5.351
Oxaceprol F5.365
Tenidap F5.622
Tenidap, Natriumsalz F5.624
Tepoxalin F5.624

M01C* Remissions-induzierende Antirheumatika
M01CA Chinoline
Oxycinchophen F5.384

M01CB Goldzubereitungen
Goldkeratinat F4.600

M02 Substanzen bei Gelenk- und Muskelschmerzen, topische
M02A Substanzen bei Gelenk- und Muskelschmerzen, topische
M02AA Antiphlogistische Zubereitungen, topisch, nicht-steroidal
Ampiroxicam F4.80
Felbinac F4.493
Fentiazac F4.506

M02AC Zubereitungen mit Salicylsäurederivaten
Morpholiniumsalicylat F5.222

M02AD Topische Nikotinsäurepräparate
Ethylnicotinat F4.472

M02AX Weitere topische Zubereitungen bei Gelenk- und Muskelschmerzen
Boswellia / Indischer Weihrauch vomed. F2.249
Boswellia / Olibanum vomed. F2.246
Botulinustoxin F4.164
Croton / Crotonis oleum F2.471
Croton / Crotonis semen vomed. F2.474

Daphne / Mezerei cortex vomed. F2.500
Dimethylsulfoxid F4.362
Melaleuca / Niauli aetheroleum F3.193
Mylabris / Cantharis chinensis vomed. F3.226

M02B Balneotherapeutische Antirheumatika
Allylisothiocyanat F4.50
Huminsäuren F4.630

M03 Muskelrelaxantien
M03A Muskelrelaxantien, peripher angreifende
Diphemanilmetilsulfat F4.371
Doxacuriumchlorid F4.396
Fazadiniumbromid F4.489
Gallamintriethiodid F4.568
Hexafluroniumbromid F4.618
Laudexiniummethylsulfat F5.13
Mivacuriumchlorid F5.200
Rocuroniumbromid F5.529

M03B Muskelrelaxantien, zentral angreifende
Ether F4.457
Idrocilamid F4.670
Memantin F5.113
Meprobamat F5.119
Orphenadrin F5.359

M04 Gichtmittel
M04A Gichtmittel
M04AB Uricosurika
Amflutizol F4.60

M04AC Gichtmittel ohne Effekt auf den Harnsäurestoffwechsel
Cinchophen F4.259
Cinchophenmethylester F4.260

M05 Therapeutika bei Knochenerkrankungen
M05B Den Mineralhaushalt beeinflussende Pharmaka
Alendronsäure F4.42
Alendronsäure, Natriumsalz Trihydrat F4.42
Ibandronsäure, Mononatriumsalz F4.659
Risedronat, Natriumsalz F5.520
Tiludronsäure F5.645
Tiludronsäure, Dinatriumsalz F5.646

M09 Sonstige Pharmaka für das Muskel- und Skelettsystem
M09A Sonstige Pharmaka für das Muskel- und Skelettsystem
Chondroitin AC-Lyase F4.246
Chondroitinsulfotransferasen F4.247

N Nervensystem
N01 Anästhetika
N01A Narkotika
N01AA Ether
Ether F4.457

N01AB Halogenkohlenwasserstoffe
Methoxyfluran F5.151

N01AH Opioidanästhetika
Mirfentanil F5.188
Remifentanil F5.498

N01AX Andere Narkotika
4-Hydroxybuttersäure F4.645
Propanidid F5.465

N01B Lokalanästhetika
N01BA Aminobenzoesäureester
Butoxycain F4.184
Propoxycainhydrochlorid F5.470

N01BB Amide
Ropivacainhydrochlorid Monohydrat F5.535

N01BX Weitere Lokalanästhetika
Propipocainhydrochlorid F5.467
Trimecain F5.678

N02 Analgetika
Anpirtolinhydrochlorid F4.95
Diethylthiambuten F4.351
Epibatidin F4.436

**N02A Opioide [Opiat-Antagonisten →
 V03AB]**
Normorphin F5.334

N02AA* Natürliche Opium-Alkaloide und Derivate
Papaver / Opium F3.293

N02AB Phenylpiperidin-Derivate
Hydroxypethidin F4.653
Morpheridin F5.221

N02AC Diphenylpropylamin-Derivate
Isomethadon F4.726
Levomethadonhydrochlorid F5.36
Levomoramid F5.36
Racemoramid F5.491

N02AD Benzomorphan-Derivate
Metazocin F5.137
Metopon F5.177

N02AF Morphinan-Derivate
Desomorphin F4.318
Hydromorphinol F4.643
Methyldihydromorphin F5.155

N02AX Weitere Opioide
Ethoheptazin F4.460

N02B Sonstige Analgetika, Antipyretika
Butibufen F4.184
p-Ethoxylactanilid F4.461
2-Hydroxypropylsalicylat F4.654

Phenicarbazid F5.420
Salverin F5.549

N02BA Salicylsäure und Derivate
Flufenisal F4.528
Magnesiumsalicylat Tetrahydrat F5.90
Natriumsalicylat F5.293
Salix / Salicis cortex F3.477, 479, 482, 483

N02BB Pyrazolone
4-Aminophenazon F4.65
Dichloralhydrat-Phenazon F4.335

N02BE Anilide
Acetylaminonitropropoxybenzen F4.16
Lactylphenetidin F5.4
Parapropamol F5.393
Propacetamolhydrochlorid F5.463
Trichlordithymolethan F5.675
Triclacetamol F5.676

N02BG Sonstige Analgetika, Antipyretika
Berberin F4.147
Berberinchlorid Dihydrat F4.147
Viminol F5.723

N02C Migränetherapeutika
N02CA Ergotalkaloide
Amesergid F4.59

N02CX Weitere Migränetherapeutika
Dimetotiazin F4.364
Iprazochrom F4.715
Oxetoron F5.372

N03 Antiepileptika
Gaboxadol F4.559

N03A Antiepileptika
N03AA Barbiturate und Derivate
DL-Cathinphenobarbital F4.211
Difebarbamat F4.351

N03AB Hydantoin-Derivate
Mephenytoin F5.117

N03AC Oxazolidin-Derivate
Ethadion F4.454

N03AF Carboxamid-Derivate
Oxcarbazepin F5.370

N03AG Fettsäure-Derivate
Divalproex F4.382
Tiagabin F5.641

N03AX Weitere Antiepileptika
Felbamat F4.491
Gabapentin F4.557

N04 Antiparkinsonmittel
N04A Anticholinergika

N04AC Tropin- oder Tropinderivat-Ether
Etybenzatropin F4.480

N04B Dopaminerge Stoffe
Quinpirol F5.487

N04BC Dopamin-Agonisten
Cabergolin F4.189
Pergolid F5.413
Pergolidmesilat F5.413
Pramipexolhydrochlorid F5.456

N04BX Weitere dopaminerge Stoffe
Dihydrexidin F4.352
Entacapon F4.431
Tolcapon F5.661

N05 Psycholeptika
N05A Neuroleptika
Lithiumacetat F5.45
Lithiumbenzoat F5.46
Lithiumgluconat F5.48
Lithiumhydrogenaspartat Monohydrat F5.49
Lithium-(R,R)-hydrogentartrat Monohydrat F5.51
Lithiumsulfat Monohydrat F5.52
Mezilamin F5.181
Sertindol F5.563

N05AA Phenothiazine mit Dimethylaminopropyl-Gruppe
Levomepromazin F5.33
Levomepromazinhydrochlorid F5.34
Methiomeprazin F5.146

N05AC Phenothiazine mit Piperidinstruktur
Mesoridazinbesilat F5.129

N05AD Butyrophenon-Derivate
Fluanison F4.524
Haloperidoldecanoat F4.612

N05AF Thioxanthen-Derivate
Flupentixol F4.538
Flupentixoldecanoat F4.539
Flupentixoldihydrochlorid F4.540

N05AH Dibenzodiazepin- und Dibenzoxazepin-Derivate
Loxapin F5.66

N05AL Benzamide
Amisulprid F4.67
Racloprid F5.492
Remoxiprid F5.501
Remoxipridhydrochlorid Monohydrat F5.501
Sultopridhydrochlorid F5.604

N05AX Weitere Neuroleptika
1-Amino-5-bromuracil F4.64
Cannabinol F4.204
Eltoprazinhydrochlorid F4.426

Mosapraminhydrochlorid F5.223
Risperidon F5.521
Zotepin F5.758

N05B Anxiolytika
N05BA Benzodiazepine
Cinolazepam F4.262
Halazepam F4.611
Nordazepam F5.331

N05BC Carbamate
Mebutamat F5.107
Meprobamat F5.119

N05BD Dibenzobicyclooctadien-Derivate
Benzoctamin F4.141

N05BE Azaspirodecadion-Derivate
Ipsapiron F4.718
Umespiron F5.707

N05BX Weitere Anxiolytika
Alpidem F4.55
Dizocilpin F4.383
DL-Kavain F4.756

N05C Hypnotika und Sedativa
N05CA Barbiturate
Crotylbarbital F4.284
5-Ethyl-5-allylbarbitursäure F4.462

N05CC Aldehyde und Derivate
Dichloralhydrat-Phenazon F4.335

N05CD Benzodiazepine
Estazolam F4.448
Nortetrazepam F5.336
Propizepin F5.470
Quazepam F5.484

N05CF Cyclopyrrolone
Suriclon F5.605
Zolpidem F5.754

N05CM Weitere Hypnotika und Sedativa
Eltanolon F4.425
Mecloralurea F5.109
Methaqualon F5.143
Methaqualonhydrochlorid F5.146
Methylpentynol F5.166
Methylpentynolcarbamat F5.167
Valnoctamid F5.714

N05CX Hypnotika und Sedativa, in Kombination verwendete
Ethylbromisovalerat F4.463

N06 Psychoanaleptika
N06A Antidepressiva
N06AA Tricyclische Verbindungen
Amineptin F4.63
Dibenzepin F4.331

Dibenzepinhydrochlorid F4.331
Iprindolhydrochlorid F4.716
Lofepramin F5.54
Maprotilinhydrochlorid F5.102
Melitracenhydrochlorid F5.109
Metapramin F5.135
Nortriptylinhydrochlorid F5.336
Opipramol F5.349
Venlafaxin F5.719

N06AB Bicyclische Verbindungen
Cericlaminhydrochlorid F4.234
Etoperidon F4.479
Paroxetin F5.396
Ritanserin F5.522
Sertralin F5.563
Sertralinhydrochlorid F5.566

N06AF Monoaminooxidase-Hemmstoffe, nicht selektiv
Clorgylin F4.273
Iproniazidphosphat F4.717

N06AG Monoaminoxidase-A-Hemmer
Moclobemid F5.205

N06AX Weitere Antidepressiva
Bifemelan F4.154
Mianserinhydrochlorid F5.181
Milnacipranhydrochlorid F5.185
Mirtazepin F5.190
Nefazodon F5.305
Nefazodonhydrochlorid F5.307
Oxitriptan F5.377
Venlafaxin F5.719

N06B Psychostimulantien
N06BA Phenylethylamin-Derivate
Metamfetamin F5.131
Metamfetaminhydrochlorid F5.133
Methylendioxymethamphetamin F5.157
Methylphenidathydrochlorid F5.168
Modafinil F5.208

N06BX Andere Psychostimulantien
Adrafinil F4.39
Amfonelinsäure F4.60
Aniracetam F4.90
2-Diethylaminoethyl-4-nicotinamidobenzoat F4.348
Etiracetam F4.474
Idebenon F4.667
Levetiracetam F5.24
Linopirdin F5.42
Nefiracetam F5.307
Oxiracetam F5.375
Pramiracetam F5.457
Prolintan F5.462
Pyritinol F5.478
Pyritinoldihydrochlorid Monohydrat F5.479
Vinpocetin F5.724

N07 Sonstige Pharmaka des Nervensystems
N07A Parasympathomimetika
N07AA Cholinesterase-Hemmstoffe
Demecariumbromid F4.310
Edrophoniumchlorid F4.410
Tacrin F5.610

N07B Nikotinentwöhnung
N07BA Nicotinentwöhnung
Nicotinpolacrilex F5.317

N07X Sonstige Pharmaka des Nervensystems
Alglucerase F4.46
Epalrestat F4.434
Riluzol F5.519

P Parasitenmittel, Insektizide und Repellentien
P01 Protozoenmittel
P01A Stoffe gegen Amöbiasis und andere Protozoenerkrankungen
P01AA Hydroxychinolin-Derivate
Broxaldin F4.173

P01AR Arsen-Verbindungen
Dichlorophenarsin F4.339
Dichlorophenarsinhydrochlorid F4.340

P01AX Weitere Stoffe gegen Amöbiasis und andere Protozoenerkrankungen
Atovaquon F4.122
Chiniofon F4.239
Emetin Bismut(III)iodid F4.426
Euphorbia / Euphorbia-pilulifera-Kraut vomed. F2.634
Letrazuril F5.20

P01B Malariamittel
P01BA Aminochinoline
Hydroxychloroquinsulfat F4.647

P01BC Chininalkaloide
Cinchonidin F4.255
Cinchonin F4.256

P01BX Weitere Malariamittel
Arteflene F4.108
Artemether F4.110
Artemisinin F4.111
Artesunat F4.113
Artesunat, Natriumsalz F4.114
Berberin F4.147
Berberinchlorid Dihydrat F4.147

P01C Stoffe gegen Leishmaniasis und Trypanosomiasis
P01CB Antimon-Verbindungen
Natriumstibogluconat Nonahydrat F5.295

P02 Anthelmintika
Mallotus / Kamalla vomed. F3.169

P02B

P02B Trematodenmittel
Chenopodium / Chenopodium-Kraut vomed.
F2.347
Chenopodium / Chenopodium-Öl vomed. **F2.**345

P02C Nematodenmittel
P02CC Tetrahydropyrimidin-Derivate
Pyrantelcitrat **F5.**476

P02CE Imidazothiazol-Derivate
Levamisolhydrochlorid **F5.**21

P02CF Avermectine
Abamectin **F4.**1

P02D Cestodenmittel
Hagenia / Koso flos vomed. **F2.**830

P03 Ektoparasitenmittel, Skabiesmittel, Insektizide und Repellentien
Veratrum / Veratri rhizoma vomed. **F3.**742

P03A Ektoparasitenmittel, Skabiesmittel
Clofenotan **F4.**270
Flumethrin **F4.**529
Imidacloprid **F4.**677
Piperonal **F5.**443

P03AC Pyrethrine, incl. synthetische
Flucythrinat **F4.**525
Tanacetum / Pyrethri flos **F3.**608

P03B Insektizide und Repellentien
P03BX Weitere Insektizide und Repellentien
Clofenetaminhydrochlorid **F4.**270
2-Ethyl-1,3-hexandiol **F4.**467
4-(3-Ethyureido)benzaldehydthiosemicarbazon **F4.**473
Malachit **F5.**93
Piperonylbutoxid **F5.**444

Q Veterinärmedizinisch verwendete Arzneimittel
QJ Allgemeine Antiinfektiva, systemisch [vet.]
QJ57 Impfstoffe, veterinärmedizinische
Hämorrhagische-Krankheit-Impfstoff **F5.**838
Myxomatose-Impfstoff **F5.**852
Tollwut-Impfstoff **F5.**864

QJ57A Impfstoffe für Hunde
Infektiöse-Hepatitis-Impfstoff **F5.**845
Parvovirose-Impfstoff **F5.**857
Staupe-Impfstoff **F5.**863
Zwingerhusten-Impfstoff **F5.**868

QJ57B Impfstoffe für Katzen
Calicivirosis-Impfstoff **F5.**834
Infektiöse-Peritonitis-Impfstoff **F5.**845
Katzenleukämie-Impfstoff **F5.**848
Panleukopenie-Impfstoff **F5.**853
Rhinotracheitis-Impfstoff **F5.**861

QJ57C Impfstoffe für Pferde
Pferde-Rhinopneumonie-Impfstoff **F5.**859
Pferdeinfluenza-Impfstoff **F5.**858

QJ57D Impfstoffe für Rinder
BRSV-Impfstoff **F5.**832
BVD/MD-Impfstoff **F5.**833
Coronavirus-Impfstoff **F5.**835
Infektiöse-Bovine-Rhinotracheitis-Impfstoff **F5.**841
Maul-und Klauenseuche-Impfstoff **F5.**851
Parainfluenza-3-Impfstoff **F5.**854
Rota-Virus-Impfstoff **F5.**862

QJ57E Impfstoffe für Schweine
Aujeszkysche-Krankheit-Impfstoff **F5.**831
Influenza-Impfstoff **F5.**847
Klassische-Schweinepest-Impfstoff **F5.**849
Parvovirose-Impfstoff **F5.**858
PRRS-Impfstoff **F5.**860
Transmissible-Gastroenteritis-Impfstoff **F5.**866

QJ57F Impfstoffe für Schafe
Maul-und Klauenseuche-Impfstoff **F5.**851

QJ57G Impfstoffe für Geflügel
Egg-drop-Syndrom-Impfstoff **F5.**835
Entenhepatitis-Impfstoff **F5.**836
Geflügelpocken-Impfstoff **F5.**837
Hämorrhagische-Enteritis-Impfstoff **F5.**838
Hühneranämie-Impfstoff **F5.**839
Infektiöse-Aviäre-Enzephalomyelitis-Impfstoff **F5.**840
Infektiöse-Aviäre-Laryngotracheitis-Impfstoff **F5.**840
Infektiöse-Bronchitis-Impfstoff **F5.**843
Infektiöse-Bursitis-Impfstoff **F5.**843
Infektiöse-Rhinotracheitis-Impfstoff **F5.**846
Kanarienpocken-Impfstoff **F5.**847
Mareksche-Krankheit-Impfstoff **F5.**850
Newcastle-Krankheit-Impfstoff **F5.**852
Parvovirose-Impfstoff **F5.**856
Virale-Arthritis/Tenosynovitis-Impfstoff **F5.**866

QJ57H Impfstoffe für Pelztiere
Staupe-Impfstoff **F5.**862
Virusenteritis-Impfstoff **F5.**867

QN Nervensystem
QN05 Psycholeptika
QN05A Neuroleptika
QN05AD Butyrophenon-Derivate
Azaperon **F4.**124

QN05C Hypnotika und Sedativa
QN05CM weitere Hypnotika und Sedativa
Detomidinhydrochlorid **F4.**324
Dexmedetomidin **F4.**325

QP	Parasitenmittel, Insektizide und Repellentien	**R03DX**	Weitere Antiasthmatika, systemische

QP Parasitenmittel, Insektizide und Repellentien
QP52A Trematoden-, Nematoden- und Cestodenmittel
   Abamectin **F4.**1
   Dichlorvos **F4.**341

R Respirationssystem
R01 Rhinologika
R01A Dekongestionsmittel und andere Rhinologika zur topischen Anwendung
R01AA Sympathomimetika
   Oxymetazolinhydrochlorid **F5.**384

R01AC Antiallergika, ohne Corticosteroide
   Levocabastin **F5.**25

R01AD Corticosteroide
   Flunisolid Hemihydrat **F4.**532

R02 Rachentherapeutika
R02A Rachentherapeutika
R02AA Antiseptika
   Chinolinolsulfat **F4.**241
   Hexylresorcinol **F4.**623

R02AD Lokalanästhetika
   Butoxycain **F4.**184

R03 Antiasthmatika
R03A Sympathomimetika, inhalative
R03AC β₂-Rezeptoragonisten, selektive
   Bambuterol **F4.**127
   Broxaterol **F4.**174

R03B Andere Antiasthmatika, inhalative
R03BX Weitere Antiasthmatika, inhalative
   Apafant **F4.**98

R03C Sympathomimetika, systemische
R03CA α- und β-Rezeptoragonisten
   Ephedrin Hemihydrat **F4.**436

R03CC β₂-Rezeptoragonisten, selektive
   Bambuterol **F4.**127

R03D Sonstige Antiasthmatika, systemische
R03DA Xanthine
   Acefyllin **F4.**10
   Acefyllin, Piperazinsalz **F4.**11
   Diniprofyllin **F4.**367
   Doxofyllin **F4.**400

R03DC Leukotrien-Rezeptor-Antagonisten
   Pobilukast **F5.**447
   Pranlukast **F5.**459
   Quinotolast, Natriumsalz **F5.**485
   Zafirlukast **F5.**737
   Zileuton **F5.**744

R03DX Weitere Antiasthmatika, systemische
   Apafant **F4.**98
   Ibudilast **F4.**664

R05 Pharmaka bei Husten und Erkältungskrankheiten
Tilia / Tiliae flos **F3.**659

R05C Expektorantien, ausgenommen Kombinationen mit Antitussiva
R05CA Expektorantien
Boswellia / Indischer Weihrauch vomed. **F2.**249
Boswellia / Olibanum vomed. **F2.**246
Cydonia / Cydoniae semen vomed. **F2.**485
Dorema / Gummi Ammoniacum vomed. **F2.**531
Eriodictyon / Eriodictyonis folium vomed. **F2.**616
Ferula / Asa foetida vomed. **F2.**700
Grindelia / Grindeliae herba **F2.**813
Guarea / Cocileianae cortex vomed. **F2.**822
Hyssopus / Hyssopi herba (Ysop) vomed. **F2.**871
Iris / Iridis rhizoma vomed. **F2.**878
Lamium / Lamii albi flos vomed. **F3.**26
Lobelia / Lobeliae herba vomed. **F3.**97
Orchis / Salep tuber vomed. **F3.**273
Quillaja / Quillajae cortex vomed. **F3.**435
Saponaria / Saponariae herba vomed. **F3.**513
Saponaria / Saponariae rubrae radix **F3.**514
Verbascum / Verbasci flos **F3.**760

R05CB Mucolytika
   Dornase alfa **F4.**393
   Erdostein **F4.**443
Oenanthe / Phellandri fructus vomed. **F3.**259
   Stepronin **F5.**585
   Telmestein **F5.**621

R05D Antitussiva, ausgenommen Kombinationen mit Expektorantien
R05DA Opiumalkaloide und Derivate
   Codoxim **F4.**273

R05DB Weitere Antitussiva
Drosera / Droserae herba **F2.**541

R05X Sonstige Pharmaka bei Husten und Erkältungskrankheiten
   Natriumsalicylat **F5.**293

R06 Antihistaminika (H_1), systemische
R06A Antihistaminika (H_1), systemische
   Acrivastin **F4.**30
   Bamipindihydrochlorid **F4.**129
   Bromazin **F4.**169
   Bromazinhydrochlorid **F4.**170
   Clocinizin **F4.**269
   Ebastin **F4.**403
   Epinastinhydrochlorid **F4.**438
   Mizolastin **F5.**202
   Oxomemazin **F5.**381
   Oxomemazinhydrochlorid **F5.**382

R07	Sonstige das Respirationssystem beeinflussende Pharmaka
R07A	Sonstige das Respirationssystem beeinflussende Pharmaka
R07AA	Lungensurfactants

Colfoscerilpalmitat F4.276

R07AB	Respirationsstimulantien

Carbogen F4.204
Etamivan F4.453
Pentetrazol F5.403

S	Sinnesorgane
S01	Ophthalmologika
S01A	Antiinfektiva
S01AB	Sulfonamide

Sulfacetamid F5.593
Sulfadicramid F5.594
Sulfisomidin F5.602

S01AD	Antiviral wirksame Stoffe

Famciclovir F4.485

S01B	Antiinflammatorische Pharmaka
S01BC	Antiinflammatorische Pharmaka, nicht-steroidale

Ampiroxicam F4.80
Ketorolac F4.759

S01E	Glaukommittel und Miotika
S01EB	Parasympathomimetika

Demecariumbromid F4.310
Eptastigmintartrat F4.443
Physostigma / Semen Calaber vomed. F3.354

S01EC	Carboanhydrase-Hemmer

Dorzolamid F4.394

S01EX	Weitere Glaukommittel

Dapiprazol F4.301

S01F	Mydriatika und Zykloplegika
S01FA	Anticholinergika

Eucatropin F4.481

S01FB	Sympathomimetika, ausgenommen Glaukommittel

Ephedrin Hemihydrat F4.436

S01G	Dekongestionsmittel, Antiallergika
S01GX	Weitere Antiallergika

Levocabastin F5.25
Lodoxamid F5.54

S01J	Diagnostika
S01JA	Farbstoffe

Fluorescein, Natriumsalz F4.532

S01K	Chirurgische Hilfen
S01KA	Viskos-elastische Substanzen

Hypromellose F4.656

S01X	Sonstige Ophthalmologika
S01XA	Sonstige Ophthalmologika

Euphrasia / Euphrasiae herba vomed. F2.668

S01XC	Filmbildner

Crospolyvidon F4.283
Hypromellose F4.656

S02	Otologika
S02A	Antiinfektiva
S02AA	Antiinfektiva

Sulfisomidin F5.602

V	Verschiedene Gruppen
V03	Weitere Therapeutika
V03A	Weitere Therapeutika
V03AA	Mittel zur Alkoholismusbehandlung

Acamprosat F4.5
Nitrefazol F5.326

V03AB	Antidote

N-Acetyl-3-mercapto-D-valin F4.17
Ditiocarb, Natriumsalz F4.381
Ethanol F4.455
Glutathion F4.589
Kupfer(II)sulfat F4.773
(RS)-Methylmethioniniumchlorid F5.164
(S)-Methylmethioninsulfoniumchlorid F5.165
Nalmefen F5.246
Natriumperchlorat Monohydrat F5.288
Nitrefazol F5.326
Sarmazenil F5.553

V03AC	Eisenchelatoren

Deferipron F4.303

V03AF	Entgiftungsmittel bei Zytostatikatherapie

Amifostin Monohydrat F4.61

V03AG	Therapeutika zur Behandlung von Hypercalciämie

Cellulosephosphat, Natriumsalz F4.233
Galliumnitrat F4.570

V03AN	Medizinische Gase

Carbogen F4.204
Kohlendioxid F4.763
Luft, medizinische F5.68
Sauerstoff F5.557
Stickstoff F5.586

V03AT	Tonika und Roborantia

Eleuterococcus / Eleuterococci radix F2.559
Glycerol-1-dihydrogenphosphat F4.591
α-Hydroxybenzylphosphinsäure F4.645
DL-O-Phosphoserin F5.431

V03AZ	Nervendämpfende Mittel

Ethanol F4.455

V07A

V04 Diagnostika
V04C Sonstige Diagnostika
V04CC Tests auf Gallenkanaldurchlässigkeit
Iprofenin **F4**.716
Magnesiumsulfat **F5**.91

V04CD Hypophysenfunktionstests
Gonadorelin-6-D-Trp **F4**.601
Sermorelin **F5**.560
Somatorelin **F5**.569

V04CE Leberfunktionstests
α-D-Galactose **F4**.567
4-Hydroxyphenylbrenztraubensäure **F4**.653

V04CG Magensekretionstests
Natriumbenzoat **F5**.260

V04CX Weitere Diagnostika
Corticorelin **F4**.279
Ethyl-10-iodstearat **F4**.470
Ethyl-9-iodstearat **F4**.469
[^{24}Na]Natriumchlorid **F5**.265
Patentblau **F5**.398
[^{86}Rb]Rubidiumchlorid **F5**.540

V05 Chirurgische Antiseptika
V05A Antiseptika, chirurgische
Glutaral **F4**.587

V06 Diätetika, Nährmittel
V06B Proteinnahrungsergänzungsmittel
N-Acetyl-L-glutaminsäure **F4**.17
N-Acetyl-DL-tryptophan **F4**.21
N-Acetyl-L-tryptophan **F4**.21
N^IAcetyl-DL-tryptophan **F4**.21
N-Acetyl-L-tyrosin **F4**.23
Acetyltyrosinethylester **F4**.24
L-Aspartinsäure **F4**.117

V06C Säuglingsdiäten
(4-Ethoxyphenyl)harnstoff **F4**.462
Magnesiumhydrogenphosphat Trihydrat **F5**.86
Triticum / Tritici amylum **F3**.679

V06D Sonstige Nährmittel
V06DC Kohlehydrate
Maltodextrin **F5**.96

V06DD Aminosäuren, incl. Polypeptide
N-Acetyl-L-glutaminsäure **F4**.17
N-Acetyl-DL-tryptophan **F4**.21
N-Acetyl-L-tryptophan **F4**.21
N^IAcetyl-DL-tryptophan **F4**.21
N-Acetyl-L-tyrosin **F4**.23
Acetyltyrosinethylester **F4**.24
L-(+)-Arginin **F4**.105
L-Arginin-L-Glutamat **F4**.106
L-Aspartinsäure **F4**.117

V07 Sonstige nicht therapeutische Produkte
Arabinose **F4**.101
Natriumhydroxymethansulfinat **F5**.275

V07A Sonstige nicht therapeutische Produkte
Aceton **F4**.13
Acetonitril **F4**.15
Acyl-CoA-dehydrogenase **F4**.32
Ammoniumvanadanat **F4**.79
n-Amylacetat **F4**.81
β-Amylalkohol **F4**.82
Anionenaustauscher **F4**.89
Argon **F4**.107
Arsentriiodid **F4**.107
Benzin **F4**.139
Benzol **F4**.142
Blei(II)nitrat **F4**.160
Blei(II)oxid **F4**.160
1-Butanol **F4**.182
2-Butanol **F4**.183
tert-Butanol **F4**.183
2-Butoxyethanol **F4**.186
Butylacetat **F4**.186
Butylamin **F4**.187
1,3-Butylenglykol **F4**.187
tert-Butylmethylether **F4**.188
Cadmium **F4**.192
Cadmiumsulfid **F4**.192
Calconcarbonsäure, Trihydrat **F4**.203
Carboxymethylstärke, Natriumsalz (Typ A) **F4**.204
Cryofluoran **F4**.285
Cyclohexan **F4**.289
Cyclohexanon **F4**.289
Cyclopentan **F4**.291
Cyclopentyladenosin **F4**.291
Decylalkohol **F4**.303
Desoxyribonucleinsäure, Natriumsalz **F4**.320
Dibenzylsuccinat **F4**.334
1,2-Dichlorbenzol **F4**.336
1,1-Dichlorethan **F4**.338
1,2-Dichlorethan **F4**.338
Dichlormethan **F4**.339
Diethylamin **F4**.347
Diethylenglykoldiethylether **F4**.349
Diethylenglykoldimethylether **F4**.349
Diethylenglykolmonoethylether **F4**.349
Diethylketon **F4**.350
Diisopropylether **F4**.354
Diisopropylketon **F4**.355
N,N-Dimethylanilin **F4**.360
N,N-Dimethylformamid **F4**.360
Dimethylhydroxymethyldioxolan **F4**.361
Dotriacontan **F4**.396
2-Ethoxyethanol **F4**.461
Ethylmethylketon **F4**.472
Fibrin-Kleber **F4**.515
n-Heptan **F4**.616
Hevea / Cautschuc **F2**.840
Hevea / Cautschuc **F2**.840
n-Hexan **F4**.620
Isoborneolacetat **F4**.725

Isopropanol F4.727
Kaliumfluorid F4.744
Kerria / Lacca in tabulis (Schellack) F2.904
Levomenol F5.31
Malachitgrün F5.94
D-Mannose F5.101
Methylethylcellulose F5.162
2-Methyl-1-propanol F5.171
1-Methyl-2-pyrrolidon F5.172
Morpholin F5.222
Natriummetasilicat F5.282
Natriummolybdat F5.283
Natrium-Oxybat F5.286
1-Pentanol F5.402
2-Pentanol F5.402
Petrolether F5.416
Pterocarpus / Kino F3.414
Sepia / Ossa Sepiae F3.540
Shorea / Resina Dammar F3.546
Tetrachlorethan F5.632
Tetrahydrofuran F5.634
Xylol F5.732

V07AT Kosmetika
Anisaldehyd F4.91
Benzaldehyd F4.138
Butylglykol F4.188
Canarium / Resina Elemi vomed. F2.272
Crocus / Croci stigma F2.438
Dendranthema / Chrysanthemi indici flos vomed. F2.521
Geraniol F4.577
Guaran F4.608
(*RS*)-Isopentylmandelat F4.726
Isopentylsalicylat F4.727
Kaliseife F4.733
Keratin F4.758
DL-Limonen F5.40
Linalool F5.40
Linalylacetat F5.41
Menthon F5.114
(±)-Menthylacetat F5.115
Menthylsalicylat F5.116
Methyl-4-hydroxybenzoat F5.163
Methyl-4-hydroxybenzoat, Natriumsalz F5.162
Moschus / Moschus F3.222
Myristinsäure F5.231
Octanal F5.341
Palmitinsäure F5.388
Patentblau F5.398
Piperonal F5.443
Pyrogallol F5.480
Rosa / Rosae aetheroleum F3.456
Stearaminoxid F5.584
Terpineol F5.630
β-Terpineol F5.631
Thioglykolsäure F5.639
Triticum / Tritici amylum F3.679
Zinkcarbonat, basisches F5.749
Zinkstearat F5.749

V07AZ Chemikalien und Reagenzien zur Analytik
Acetaldehyd F4.11
Acetanhydrid F4.13
Aceton F4.13
Aceton, deuteriertes F4.15
Acetonitril F4.15
Acetylchlorid F4.16
N-Acetylneuraminsäure F4.19
Acetyltributylcitrat F4.20
Acrylamid F4.31
Agar F4.39
Agarose F4.40
Agarose-Polyacrylamid F4.40
β-Alanin F4.41
Alizarin S F4.48
Alloxan F4.48
Allylthioharnstoff F4.52
Aluminiumoxid, basisch zur Chromatographie F4.57
Aluminiumoxid, neutral zur Chromatographie F4.58
Amaranth F4.58
Amidoschwarz 10 B F4.61
Aminoazobenzol F4.64
Aminobutanol F4.64
Aminochlorbenzophenon F4.65
3-Aminophenol F4.65
4-Aminophenol F4.65
Ammoniumacetat F4.70
Ammoniumcer(IV)nitrat F4.71
Ammoniumeisen(III)citrat, braunes F4.72
Ammoniumeisen(III)citrat, grünes F4.73
Ammoniumeisen(III)sulfat Dodecahydrat F4.74
Ammoniumeisen(II)sulfat Hexahydrat F4.74
Ammoniumhydrogencarbonat F4.74
Ammoniummolybdat Tetrahydrat F4.75
Ammoniummonohydrogencitrat F4.75
Ammoniumnitrat F4.76
Ammoniumoxalat Monohydrat F4.76
Ammoniumpersulfat F4.77
Ammoniumsulfamat F4.77
Ammoniumsulfat F4.77
Ammoniumthiocyanat F4.78
Anilin F4.89
Anilinsulfat F4.89
Anthranilsäure F4.96
Barbitursäure F4.130
Bariumcarbonat F4.131
Bariumchlorid Dihydrat F4.131
Bariumhydroxid Octahydrat F4.132
Benzaldehyd F4.138
Benzil F4.139
Benzin F4.139
Benzoin F4.141
Benzol F4.142
Benzoylargininethylesterhydrochlorid F4.142
Benzoylchlorid F4.142
Benzylchlorid F4.143
Blei(II)acetat Trihydrat F4.158
Blei(II)iodid F4.159
Brillantgrün F4.166
Brillantschwarz BN F4.168

Brom F4.169
Bromcresolgrün F4.171
Bromcresolpurpur F4.171
Bromphenolblau F4.172
Bromthymolblau F4.172
Brucin Dihydrat F4.175
Cephaelindihydrochlorid F4.234
Cephalin-Reagenz F4.234
Chinhydron F4.239
Chitosanhydrochlorid F4.241
Chloracetanilid F4.242
Chloranilin F4.242
2-Chlor-4-nitroanilin F4.243
Chloroform F4.243
Chlorogensäure F4.243
Chromazurol S F4.249
Chromotrop 2B F4.249
Chromotropsäure, Dinatriumsalz Monohydrat F4.249
Chromschwefelsäure F4.250
Cinchonin F4.256
Citral F4.265
Cresolrot F4.280
Crocus / Croci stigma F2.438
Curcumin F4.287
Cyanessigsäureethylester F4.288
Cyclohexan F4.289
Dansylchlorid F4.301
Dextranblau 2000 F4.327
Dianisidin F4.330
Diazobenzolsulfonsäure F4.331
1,2-Dichlorbenzol F4.336
Dichlorchinonchlorimid F4.337
Dichlorphenolindophenol, Natriumsalz Dihydrat F4.341
Didodecyl(3,3'-thiodipropionat) F4.346
Diethanolamin F4.346
Diethoxytetrahydrofuran F4.347
Diethylamin F4.347
2-Diethylaminoethanol F4.348
Diethylhexylphthalat F4.350
Diethylphenylendiaminsulfat F4.350
1,3-Dihydroxynaphthalin F4.353
2,7-Dihydroxynaphthalin F4.353
Diisopropylether F4.354
4-(*N,N*-Dimethylamino)benzaldehyd F4.359
2,6-Dimethylanilin F4.360
N,N-Dimethylanilin F4.360
N,N-Dimethylformamid F4.360
Dimethylgelb F4.361
Dimethylpiperazin F4.361
Dimethylsulfoxid, deuteriertes F4.364
Dimethyltetradecylamin F4.364
Dimidiumbromid F4.365
Dinatriumsulfit Heptahydrat F4.366
Dinitrobenzoesäure F4.368
Dinitrobenzol F4.368
3,5-Dinitrobenzoylchlorid F4.368
Dinitrophenylhydrazin F4.369
Dinonylphthalat F4.370
Dioctadecyldisulfid F4.370
Dioctadecyl(3,3'-thiodipropionat) F4.370

Diphenylamin F4.372
9,10-Diphenylanthracen F4.373
Diphenylbenzidin F4.373
Diphenylboryloxyethylamin F4.373
Diphenylcarbazid F4.373
Diphenylcarbazon F4.374
Diphenyloxazol F4.374
Diphenylphenylenoxid-Polymer F4.374
Dipikrylamin F4.375
Dithiol F4.380
Dithizon F4.380
Echtblausalz B F4.408
Echtrotsalz B F4.408
Eisen, elementar F4.413
Eisen(III)chlorid F4.415
Eisen(III)chlorid Hexahydrat F4.416
Eisen(III)sulfat F4.421
Elaeis / Palmkernöl, fraktioniertes F2.551
Eriochromschwarz T F4.444
Ethoxychrysoidinhydrochlorid F4.461
Ethylbenzol F4.463
Ethylendiamin F4.464
Ethylenglycoldimethylether F4.466
Ethylenglykol F4.466
Ethylenglykolmonomethylether F4.466
Ferrocyphen F4.509
Ferroin-Lösung F4.510
Flußsäure F4.543
Formamid F4.547
Fucose F4.554
Furfural F4.555
Furtrethoniumiodid F4.555
Gesättigte Macrogolglycerole F5.72
Glycocholsäure F4.594
Gossypol F4.601
n-Heptan F4.616
Hexamethyldisilazan F4.620
n-Hexan F4.620
Hexyllaurat F4.622
Holmiumperoxid F4.630
Hydrazinsulfat F4.640
Hydroxylaminhydrochlorid F4.651
Hyperosid F4.655
Hypoxanthin F4.656
Imidazol F4.680
Iminobibenzyl F4.681
Iminodiessigsäure F4.681
Indigocarmin F4.682
Iodethan F4.697
Iodmonobromid F4.699
Kaliumbromat F4.738
Kaliumchromat F4.741
Kaliumdichromat F4.742
Kaliumdisulfit F4.744
Kaliumfumarat F4.745
Kaliumhexacyanoferrat(II) F4.746
Kaliumhexacyanoferrat(III) F4.747
Kaliumhydrogenphthalat F4.749
Kaliumnitrat F4.751
Kaliumpersulfat F4.752
Kaliumtetraoxalat Dihydrat F4.755
Kaliumthiocyanat F4.755

Kongorot **F4.**765
Kupfer(II)acetat Monohydrat **F4.**768
Kupfer(I)chlorid **F4.**769
Kupfer(II)chlorid Dihydrat **F4.**769
Kupfer(I)iodid **F4.**771
Kupfer(I)oxid **F4.**772
Kupfer(II)oxid **F4.**772
Lackmus **F5.**3
Laurinsäure **F5.**14
Linalool **F5.**40
Lithiumcarbonat **F5.**46
Lithiumchlorid **F5.**48
Magnesiumnitrat Hexahydrat **F5.**87
Mangan, elementar **F5.**97
Mangan(IV)oxid **F5.**99
Manganphosphinat Monohydrat **F5.**99
(±)-Menthylacetat **F5.**115
Metanilgelb **F5.**134
Methansulfonsäure **F5.**142
Methoxyphenylessigsäure **F5.**153
O-Methylbenzoin **F5.**153
2,2′-Methylenbis(6-*tert*-butyl-*p*-cresol **F5.**156
Methylenbisdimethylanilin **F5.**155
Methylenblau **F5.**156
Methylgrün **F5.**162
Methyl-(9,12,15)-linolenat **F5.**164
Methylorange **F5.**166
Methylphenyloxazolylbenzol **F5.**170
2-Methyl-1-propanol **F5.**171
1-Methyl-2-pyrrolidon **F5.**172
Methylrot **F5.**172
Molybdän(VI)oxid **F5.**214
Morpholin **F5.**222
1-Naphthol **F5.**249
Natriumbromid **F5.**261
Natriumcarbonat Decahydrat **F5.**262
Natriumcarbonat Monohydrat **F5.**263
Natriumcarbonat, wasserfrei **F5.**264
Natriumhydroxid **F5.**273
Natriumlactat-Lösung **F5.**281
Natriummolybdat Dihydrat **F5.**283
Natriumnitrat **F5.**285
Natriumsulfit Heptahydrat **F5.**299
Natriumthiocyanat **F5.**301
Nicotinaldehyd **F5.**316
Nilblau A **F5.**319
Ninhydrin **F5.**323
Octanal **F5.**341
Octansäure **F5.**341
Orangegelb S **F5.**350
Palmitinsäure **F5.**388
Petrolether **F5.**416
Phosphorsäure **F5.**428
Pikrinsäure **F5.**437
Polyvinylalkohol **F5.**454
Pyridin **F5.**477
Rhaponticin **F5.**507
Rhein **F5.**507
Saponin **F5.**549
Schwefelhexafluorid **F5.**558
Terpentinöl **F5.**629
Tetrachlorethan **F5.**632

Tetrahydrofuran **F5.**634
Thioacetamid **F5.**638
Thiobarbitursäure **F5.**639
Thioglykolsäure **F5.**639
Thioharnstoff **F5.**640
Triethanolamin **F5.**676
Triethylcitrat **F5.**677
Tropäolin OO **F5.**686
Vanillin **F5.**717
Wasser, deuteriertes **F5.**727
Wasser, tritiiertes **F5.**728
Xanthin **F5.**729
Xanthydrol **F5.**730
Xylenolorange **F5.**731
Xylol **F5.**732

V08 Kontrastmittel
V08A Röntgenkontrastmittel, iodiert
Bunamiodyl **F4.**180
Iocarminsäure **F4.**694
Iodamid **F4.**695
Iodixanol **F4.**697
Iodoxaminsäure **F4.**701
Iomeprol **F4.**703
Iopansäure **F4.**705
Iopentol **F4.**707
Iopodinsäure **F4.**708
Iopronsäure **F4.**710
Iopydol **F4.**711
Iopydon **F4.**712
Ioversol **F4.**713
Ioxilan **F4.**714
Metrizamid **F5.**178
Natriumtyropanoat **F5.**302
Propyliodon **F5.**472

V08C Magnetische Resonanz erzeugende Kontrastmittel
Eisen(II,III)oxide, paramagnetisch **F4.**419
Gadobutrol **F4.**560
Gadodiamid **F4.**561
Gadopentetsäure, Dimegluminsalz **F4.**562
Gadoteridol **F4.**563
Gadotersäure, Meglusminsalz **F4.**565

V08D Ultraschallkontrastmittel
Echovist **F4.**406
Levovist® **F5.**38

V09 Diagnostische Radiopharmazeutika
V09A Zentrales Nervensyste
[^{99}Tc]Technetium bicisat **F5.**617

V09B Skelett
[^{99}Tc]Technetium-Zinndiphosphat-Injektionslösung **F5.**620

V09C Nierensystem
Natrium[^{131}I]iodhippurat-Injektionslösung **F5.**276

V09D Leber- und Retikuloendothelialsystem
[^{75}Se]Selenomethionin F5.559
[^{99}Tc]Technetium-Etifenin-Injektionslösung
  F5.618
[^{99}Tc]Technetium-Schwefel-Kolloid-Injektionslösung F5.620

V09E Respiratorisches System
[^{99}Tc]Technetium-Mikrosphären-Injektionslösung F5.618
[^{133}Xe]Xenon-Injektionslösung F5.731

V09F Schilddrüse
Natrium[^{131}I]iodid-Lösung F5.279
Natrium[^{123}I]iodid-Lösung F5.278
Natrium[^{99}Tc]pertechnat-Injektionslösung nicht aus Kernspaltprodukten F5.289
Natrium[^{99}Tc]pertechnat-Injektionslösung aus Kernspaltprodukten F5.289

V09G Kardiovaskuläres System
Imciromabpentetat F4.675
Imciromabpentetat F4.675
Natrium[^{51}Cr]chromat F5.265
Natrium-2[^{125}I]iodhippurat-Injektionslösung F5.278
[^{99}Tc]Technetium sestamibi F5.616
[^{99}Tc]Technetium teboroxim F5.617
[^{201}Tl]Thalliumchlorid-Injektionslösung F5.637

V09I Tumorerkennung
[^{131}I]-Iobenguan F4.693
[^{131}I]Iobenguan-Injektionslösung F4.693
Satumomab F5.556

V09X Andere Radiodiagnostika
[^{131}I]Iodmethylnorcholesterol Injektionslösung F4.699
[^{64}Cu]Kupfer(II)chlorid F4.769

V10 Therapeutische Radiopharmazeutika
V10A Entzündungshemmende Pharmaka
[^{198}Au]Gold, kolloidales F4.599
[^{90}Y]Yttriumcitrat F5.735
[^{90}Y]Yttriumoxid F5.736
[^{90}Y]Yttriumsilicat F5.736

V10X Andere Radiodiagnostika zur Therapie
Natrium[^{32}P]phosphat-Injektionslösung F5.290

Formelabbildungsregister

Bearbeitet von
U. HINSPETER, B. KIRCHER, W. REUSS und
P. SEGRÄFE

Das nachfolgende Formelabbildungsregister berücksichtigt die in den Textbänden 2–5 von HAGERS HANDBUCH DER PHARMAZEUTISCHEN PRAXIS, 5. Auflage, Folgewerk, veröffentlichten Formelabbildungen chemisch definierter Substanzen.

Es ist analog dem Sachverzeichnis aufgebaut und dient dem Auffinden von Strukturformeln einzelner Substanzen.

Besonders hilfreich ist es für die Suche nach der Formeldarstellung von Drogeninhaltsstoffen, die nicht in einer Monographie des Giftbandes oder der Stoffbände beschrieben sind.

A

Abamectin **F4.**1
Abecarnil **F4.**3
Abogenin **F2.**38
Acacetin **F2.**613
– 7-*O*-β-D-galactopyranosid **F2.**518
Acaciin **F2.**517
Acadesin **F4.**4
Acalyphamid **F2.**5
Acalyphin **F2.**6
Acamprosat **F4.**5
Acecainidhydrochlorid **F4.**6
Aceclofenac **F4.**7
Acefyllin **F4.**10
– Piperazinsalz **F4.**11
Acerocin **F2.**11
Acerotin **F2.**11
Acetaldehyd **F4.**11
4-Acetamidobenzolarsonsäure, Natriumsalz Tetrahydrat **F4.**12
Acetanhydrid **F4.**13
Aceton **F4.**13
– deuteriertes **F4.**15
Acetonitril **F4.**15
Acetonyldihydrochelerythrin **F3.**810
3β-Acetoxyatractylon **F2.**221
Acetoxyaurapten **F3.**816
3β-Acetoxycinnamolid **F2.**278
Acetoxycollinin **F3.**816
3-β-Acetoxy-16(*S*),20(*R*)-dihydroxydammar-24-en **F2.**247
3-β-Acetoxy-20(*S*)-dihydroxydammar-24-en **F2.**247
25-Acetoxy-2β-D-glucosyloxy-3,16,20-trihydroxy-9-methyl-19-norlanosta-5,23-dien-22-on **F3.**389
N-Acetoxymethylflindersin **F3.**812
3β-Acetoxy-28-nor-urs-12-en **F3.**545
3β-Acetoxypolygodial **F2.**278
3β-Acetoxypolygonal **F2.**278
3α-Acetoxy-tirucalla-7,24-dienolsäure **F2.**275
3-Acetylaleuritolsäure **F3.**363
Acetylaminonitropropoxybenzen **F4.**16
Acetylatractylodinol **F2.**222
Acetylchlorid **F4.**16
25-Acetyl-cucurbitacin O **F3.**673
N-Acetyldehydroanonin **F3.**810
N-Acetylglucosamin **F3.**3
N-Acetyl-L-glutaminsäure **F4.**17
Acetyllithosenin **F3.**80
N-Acetyl-3-mercapto-D-valin **F4.**17
N-Acetyl-DL-methionin **F4.**18
N-Acetylmuraminsäure **F3.**3

16-*O*-Acetylneogitostin   **F3.**235
9-Acetyl-neo-olivil   **F3.**727
– 4-*O*-β-D-glucosid   **F3.**727
N-Acetylneuraminsäure   **F4.**19
2-Acetylnortrachelosid   **F2.**389
2'-*O*-Acetylsalicin   **F3.**472
3'-*O*-Acetylsalicin   **F3.**472
2'-*O*-Acetylsalicortin   **F3.**472
Acetylshengmanolxylosid   **F2.**372
Acetylshikonin   **F3.**75
Acetylsulfafurazol   **F4.**19
Acetylsulfamethoxypyridazinyl   **F4.**20
2-Acetylthiophen   **F2.**234
Acetyltributylcitrat   **F4.**20
N-Acetyl-DL-tryptophan   **F4.**21
N-Acetyl-L-tryptophan   **F4.**21
N^1-Acetyl-DL-tryptophan   **F4.**22
N-Acetyltyramin   **F2.**242
N-Acetyl-L-tyrosin   **F4.**23
Acetyltyrosinethylester   **F4.**24
3-Acetyl-15-veratroyl-germin   **F3.**744
Acinosolsäure   **F3.**363
Acitretin   **F4.**25
Acoragermacron   **F2.**20
Acoron   **F2.**20
Acovenosigenin A   **F2.**16
Acrifolin   **F3.**122
Acrivastin   **F4.**30
A-Crocin   **F2.**442
Acrylamid   **F4.**31
Acteol   **F2.**375
ACTH 4–9   **F4.**32
Actinidin   **F3.**652
4-*nor*-Actinidin   **F3.**652
Actinodaphnin   **F3.**53
Adafenoxat   **F4.**35
Adapalen   **F4.**35
Ademetionin   **F4.**37
Aditoprim   **F4.**37
Adrafinil   **F4.**39
Adynerigenin   **F3.**236
– digitalosylglucosid   **F3.**236
5-α-Adynerigenin   **F3.**236
Adynerin   **F3.**236
5-α-Adynerin   **F3.**236
Aesculetin   **F3.**775
– dimethylether   **F3.**816
Afzelin   **F2.**635; **F3.**661
Agaricinsäure   **F3.**33
Agaridoxin   **F2.**43
Agaritin   **F2.**43
Agaritinal   **F2.**43
Agaropektin   **F2.**780
Agarose   **F2.**780
Agrimol C   **F2.**50
Agrimol F   **F2.**50
Agrimol G   **F2.**50
Agrimoniin   **F2.**49
Agrimonin   **F3.**460
Agrimonolid   **F2.**49
Agrimophol   **F2.**50
Ajabicin   **F2.**417

Ajacin   **F2.**417
Ajaconin   **F2.**417
Akuammigin   **F3.**690
β-Alanin   **F4.**41
Alatriopril   **F4.**41
Albin   **F3.**106
Albosid A   **F3.**27
Albosid B   **F3.**27
Alendronsäure   **F4.**42
– Natriumsalz Trihydrat   **F4.**42
Aleurinin A   **F2.**55
Aleurinin B   **F2.**55
Aleurinin C   **F2.**55
Aleuritin   **F2.**55
Aleuritinsäure   **F2.**906
Aleuritolsäure   **F3.**180
Alfuzosinhydrochlorid   **F4.**44
Alizarin S   **F4.**48
1α-Alkyldaphnanderivate   **F2.**803
Alkylresorcinderivate   **F3.**265
all-*trans*-Crocin   **F2.**442
Allocryptopin   **F3.**498
α-Allocryptopin   **F3.**812
Allohedycaryol   **F2.**699
Allosecurinin   **F2.**725
Allo-Uzarigenin   **F3.**796
Allo-Uzarin   **F3.**796
Alloxan   **F4.**48
Allo-Xysmalogenin   **F3.**796
Allo-Xysmalorin   **F3.**796
Alloyohimbin   **F3.**319
Allylisothiocyanat   **F4.**50
Allylthiourea   **F4.**52
Almasilat   **F4.**52
Alnusenon   **F2.**752
Alosetronhydrochlorid   **F4.**53
Alovudin   **F4.**54
Alpidem   **F4.**55
Alypinhydrochlorid   **F4.**58
Amanin   **F2.**70
α-Amanitin   **F2.**70
β-Amanitin   **F2.**70
γ-Amanitin   **F2.**70
Amanullin   **F2.**70
Amaranth   **F4.**58
Amarelosid   **F3.**649
Amariin   **F3.**342
Amarogentin   **F3.**587
Amaroswerin   **F3.**587
Amatoxine, Übersicht   **F2.**70
Amavadin   **F2.**67
Amentoflavon   **F3.**427, 775
Americanin A   **F3.**363
Americanin B   **F3.**363
Americanin D   **F3.**363
Americanol A   **F3.**364
Amesergid   **F4.**59
Amflutizol   **F4.**60
Amfonelinsäure   **F4.**60
Amidefrin   **F4.**60
Amidoschwarz 10 B   **F4.**61
Amineptin   **F4.**63

Aminoazobenzol **F4**.64
1-Amino-5-bromuracil **F4**.64
Aminobutanol **F4**.64
Aminochlorbenzophenon **F4**.65
4-Aminophenazon **F4**.65
3-Aminophenol **F4**.66
4-Aminophenol **F4**.66
Amisulprid **F4**.67
Amixetrin **F4**.69
Ammodendrin **F2**.793; **F3**.106
Ammoniumacetat **F4**.70
Ammoniummonohydrogencitrat **F4**.76
Ammoresinol **F2**.532
Amosulalol **F4**.79
Ampiroxicam **F4**.80
Amplexosid A **F2**.192
Amplexosid B **F2**.192
Amplexosid C **F2**.192
n-Amylacetat **F4**.81
β-Amylalkohol **F4**.82
Amylalkohol, *tert.* **F4**.82
Amylopektin, Ausschnitt **F3**.681
Amylose **F3**.681
β-Amyrin **F3**.339
Anabasin **F3**.251
Anacyclin **F2**.79
Anagrelidhydrochlorid **F4**.83
Anagyrin **F2**.793; **F3**.106
Anaritid *[Aminosäuresequenz]* **F4**.84
Anastrozol **F4**.87
Anatabin **F3**.251
Anchusosid-1 **F2**.88
Anchusosid-1a **F2**.88
Anchusosid-2 **F2**.88
Anchusosid-7 **F2**.88
Anchusosid-7a **F2**.88
Anchusosid-8 **F2**.89
Anchusosid-9 **F2**.89
Androsin **F3**.389
Anetholtrithion **F4**.88
ANF *[Atrialer Natriuretischer Faktor]* **F4**.124
Angelicain **F2**.104
β-Angelicalacton **F2**.112
Angelicin **F2**.103
Angeloylajadin **F2**.517
Angeloylcumambrin B **F2**.516
13a-Angeloyloxylupanin **F3**.105
Angeloylzygadenin **F3**.744
Angeloylzygadeninsäure-δ-lacton **F3**.746
Angolensin **F3**.412
Angustifolin **F3**.106
Angustin **F3**.691
Angustolin **F3**.691
Δ^{16}-Anhydrodesacetylcryptograndosid A **F3**.236
Δ^{16}-Anhydrodesacetylnerigosid **F3**.236
3,6-Anhydro-α-L-Galactose **F2**.779
Δ^{16}-Anhydrostrospesid **F3**.236
Anilin **F4**.89
Anilinsulfat **F4**.89
Anionenaustauscher **F4**.90
Aniracetam **F4**.90
Anisaldehyd **F4**.91

Annopodin **F3**.122
Annotin **F3**.122
Annotinin **F3**.122
Anordrin **F4**.94
Anpirtolinhydrochlorid **F4**.96
Antamanid **F2**.71
Anthostema-Faktor S1 **F2**.130
Anthostema-Faktor S2 **F2**.130
Anthostema-Faktor S3 **F2**.130
Anthostema-Faktor S4 **F2**.130
Anthostema-Faktor S5 **F2**.131
Anthostema-Faktor S6 **F2**.131
Anthostema-Faktor S7 **F2**.130
Anthranilsäure **F4**.96
Anthrarobin **F4**.97
Antiarigenin **F2**.134
Antidesmanol **F2**.136
Antidesmin A **F2**.136
Antiogenin **F2**.134
Apafant **F4**.98
Apigenin **F2**.613
– 4'-O-(2'',6''-di-O-p-cumaroyl)-glucosid **F3**.124
Aplotaxen **F2**.384
Apocynin **F3**.389
Applanodixinsäure A **F2**.751
Applanodixinsäure B **F2**.751
Applanodixinsäure C **F2**.751
Applanodixinsäure D **F2**.751
Applanodixinsäure E **F2**.751
Applanodixinsäure F **F2**.751
Applanodixinsäure G **F2**.751
Applanodixinsäure H **F2**.751
Aprikalim **F4**.98
Aprosulat, Natriumsalz **F4**.100
L-Arabinofuranose **F3**.685
Arabinogalactan **F3**.761
Arabinose **F4**.101
Arabinoxylan **F3**.685
Aranidipin **F4**.102
Arbusculin **F3**.621
Arbutin **F4**.473
Archangelenon **F2**.103
Archangelicin **F2**.103
Arctigenin **F2**.389
(–)-Arctigenin **F2**.144
(+)-Arctigenin **F2**.787
Arctiin **F2**.143, 388
Arctinal **F2**.151
Arctinol A **F2**.151
Arctinol B **F2**.151
Arctinon A **F2**.151
Arctinon B **F2**.151
Arctiol **F2**.146
Arctiumsäure **F2**.151
Arctiumsäure B **F2**.151
Arctiumsäure C **F2**.151
Arenariosid **F3**.768
Argatroban **F4**.102
L-(+)-Arginin **F4**.105
– L-Glutamat **F4**.106
Aristolactam A Ib **F2**.178
Aristolactam A II **F2**.178

Aristolactam A IIIa   **F2.**178
Aristolactam IIIa   **F2.**178
Aristolacton   **F2.**180
Aristolochiasäure I   **F2.**170
Aristolochiasäure II   **F2.**170
Aristolochiasäure III   **F2.**170
Aristolochiasäure IIIa   **F2.**172
Aristolochiasäure IV   **F2.**170
Aristolochiasäure IVa   **F2.**172
Aristolochiasäuren   **F2.**170
Aristorot   **F2.**180
Arjunolsäure   **F2.**401
Arnottianamid   **F3.**813
Artecanin   **F3.**621
Arteflene   **F4.**108
Arteglasin A   **F2.**516
Artemether   **F4.**110
Artemisiifolin   **F2.**389
Artemisinin   **F4.**111
Artemorin   **F3.**54
Artesunat   **F4.**113
– Natriumsalz   **F4.**114
Asacumarin A   **F2.**701
Asacumarin B   **F2.**701
Asadisulfid   **F2.**702
(+)-Asarinin   **F3.**814
β-Asaron   **F2.**20
Ascaridol   **F2.**347
Aschantin   **F3.**151
Ascleposid   **F3.**797
Ascomycin   **F4.**116
Asiatsäure   **F3.**545
L-Aspartinsäure   **F4.**117
Asphodelin   **F2.**201
Astragalin   **F2.**434
Astralagin   **F3.**661
Atanin   **F3.**813
Atevirdinmesilat   **F4.**118
Atipamezol   **F4.**119
Atosiban   **F4.**121
Atovaquon   **F4.**122
Atractylenolid I   **F2.**216
Atractylenolid II   **F2.**216
Atractylenolid III   **F2.**216
Atractylenolid IV   **F2.**225
Atractylodin   **F2.**222
Atractylodinol   **F2.**222
Atractylon   **F2.**216
Atrialer natriuretischer Faktor *[Aminosäure-sequenz]*   **F4.**124
Aucubin   **F2.**669;   **F3.**649
6-epi-Aucubin   **F3.**647
Aurapten   **F3.**816
Azaperon   **F4.**124
Azasetron   **F4.**125
Azetirelin Dihydrat   **F4.**126

B

Baicalein **F3.**647
Baliospermin **F2.**230
Bambuterol **F4.**127
Baquiloprim **F4.**130
Barbitursäure **F4.**130
Barnidipinhydrochlorid **F4.**133
BAY X 1005 **F4.**134
Bayogenin **F3.**371
B-Crocin **F2.**442
Beclobrat **F4.**136
Bellidifolin **F3.**588
Bemesetron **F4.**137
Benzalazin **F4.**138
Benzaldehyd **F4.**138
Benzil **F4.**139
Benzoclidin **F4.**140
Benzoctamin **F4.**141
Benzoin **F4.**141
Benzol **F4.**142
Benzoylargininethylesterhydrochlorid **F4.**142
Benzoylchlorid **F4.**142
Benzylchlorid **F4.**143
Benzylglucosinolat **F2.**292
Benzylisothiocyanat **F2.**292
Benzylpenicillin-Procain Monohydrat **F4.**143
Benzylthioharnstoff **F2.**292
Beraprost, Natriumsalz **F4.**146
Berbamin **F3.**812
Berberin **F3.**498, 811; **F4.**147
– chlorid Dihydrat **F4.**147
Bergapten **F2.**104
Bergenin **F2.**734; **F3.**167
Bershacolon **F3.**180
Betamipron **F4.**148
Betanidin **F3.**362
Betanin **F3.**362
Betulin **F3.**238, 408
Betulinaldehyd **F3.**408
– acetat **F3.**408
Betulinsäure **F3.**238, 408
Betulonsäure **F3.**408
Bevantolol **F4.**149
Biapenem **F4.**149
Bicalutamid **F4.**152
Bicyclo[4.3.0]-nonane **F2.**484
Bidisomid **F4.**153
Bietamiverin **F4.**154
Bifemelan **F4.**154
Biflavanon GB-1 **F2.**768
Biflavanon GB-2 **F2.**768
Biochanin A **F3.**263

Biosid K **F3.**235
Bisabolangelon **F2.**122
9,9'-Bisacetyl-neo-olivil **F3.**727
– glucosid **F3.**727
Bisantrendihydrochlorid **F4.**155
Bisbentiamin **F4.**156
2,3-Bis-(hydroxymethyl)-6,7-methylendioxy-1-(3',4'-dimethoxyphenyl)naphthalen **F2.**894
Bismutgallathydroxidiodid **F4.**157
Bocconolin **F3.**811
Boldin **F3.**53
Bombycosterol **F2.**241–242
Bombykol **F2.**242
RS-Bopindolol **F4.**161
Bosentan **F4.**163
a-Boswelliasäure **F2.**246
β-Boswelliasäure **F2.**247
β-D-Bovinose **F2.**431
Brasosid **F2.**785
Brein **F2.**273
Brequinar, Natriumsalz **F4.**165
Brevifolin **F2.**271
Brillantgrün **F4.**167
Brillantschwarz BN **F4.**168
Brodimoprim **F4.**168
Bromazin **F4.**170
Bromcresolgrün **F4.**171
Bromcresolpurpur **F4.**171
Bromfenac **F4.**172
Bromphenolblau **F4.**172
Bromthymolblau **F4.**173
Broxaldin **F4.**173
Broxaterol **F4.**174
Brucin Dihydrat **F4.**175
Bryostatin 1 **F4.**175
Bucindololhydrochlorid **F4.**177
Bufeniod **F4.**179
Bufotenin **F2.**65, 82
Bufuralol **F4.**179
(+)-Bulnesol **F2.**705
Bunamiodyl **F4.**180
Bunazosin **F4.**181
1-Butanol **F4.**182
2-Butanol **F4.**183
tert-Butanol **F4.**183
Butenolid A **F2.**225
Butenolid B **F2.**225
Butibufen **F4.**184
Butoxycainhydrochlorid **F4.**184
2-Butoxyethanol **F4.**186
Butylacetat **F4.**187
Butylamin **F4.**187
1,3-Butylenglykol **F4.**187
Butylglykol **F4.**188
Butyliedenphthalid **F2.**93
2-Butylisothiocyanat **F3.**429
S-Butyl-3-methylbutenthioester **F2.**706
2-Butylmethyldisulfid **F2.**702
tert-Butylmethylether **F4.**188
2-Butylmethyltetrasulfid **F2.**702
2-Butyl-3-methylthioallyldisulfid **F2.**702
2-Butylmethyltrisulfid **F2.**702

Butylphthalid **F2.**93
2-Butyl-1-propenyldisulfid **F2.**702
Butyrospermol **F3.**364
Byakangelicin **F2.**112
Byakangelicol **F2.**112

C

Cabergolin **F4.**189
Cadambin **F3.**701
δ-Cadinen **F2.**317
4-*O*-α-Cadinylangolensin **F3.**413
Calactin **F2.**193
Calamen **F2.**317
Calcipotriol **F4.**193
Calciumascorbat Dihydrat **F4.**196
Calciumgluconat Monohydrat (zur Injektion) **F4.**197
Calciumlactat **F4.**199
Calciumlactogluconat **F4.**199
Calciummandelat **F4.**200
Calciumphosphinat **F4.**202
Calconcarbonsäure, Trihydrat **F4.**203
Callitrin **F2.**265
Callitrisin **F2.**265
Callitrisinsäure **F2.**265; **F3.**455, 656
Callophyllin **F3.**692
Callophyllin A **F3.**692
Callophyllin B **F3.**692
Calotoxin **F2.**193
Calotropagenin **F2.**192
Calotropin **F2.**193
Calvatinsäure **F2.**267
Camptothecin **F4.**203
Canadin **F3.**811
Candicin **F3.**813
Canin **F3.**621
10-epi-Canin **F3.**621
Cannabinol **F4.**204
Cannogenin **F2.**134
Cantharidin **F3.**226
Capsin **F2.**432
Capsugenin **F2.**432
– 30-*O*-β-D-glucosid **F2.**432
β-Carbolin-1-propionsäure **F3.**376
Carboxymethylstärke, Natriumsalz (Typ A) **F4.**204
Caroverin **F4.**205
Carpain **F2.**292
Carpasemin **F2.**292
Carpusin **F3.**417
Carvedilol **F4.**207
Caryolanmagnolol **F3.**154
Caryoptosid **F3.**27
Cascarillin **F2.**455
Cascarillin A **F2.**455
Cascarillsäure **F2.**455
Castoramin **F2.**301
Catalpalacton **F2.**311
Catalpin **F2.**311

Catalpol **F2.**311
Catalponol **F2.**311
Catalponon **F2.**311
Catalposid **F2.**311
Catechin **F3.**168
DL-Cathinphenobarbital **F4.**211
C-Crocin **F2.**442
Cedrelopsin **F2.**112
Cefatrizinpropylenglykolat **F4.**212
Cefcapen-Pivoxilhydrochlorid **F4.**213
Cefdinir **F4.**215
Cefditorenpivoxil **F4.**217
Cefepim **F4.**220
Cefetametpivoxil **F4.**222
Cefpirom **F4.**225
Cefprozil **F4.**226
Ceftibuten **F4.**230
Celikalim **F4.**233
Cembren **F2.**246
Cephaelindihydrochlorid **F4.**234
Cephalin-Reagenz **F4.**234
Cericlaminhydrochlorid **F4.**235
Cernuan **F3.**121
Ceronapril **F4.**235
Cetraxat **F4.**236
Cetrorelix **F4.**237
Chaenomeloidin **F3.**472
Chalkan-β-ol-Derivate **F3.**695
Chamaechromon, Biogenese **F3.**577
Chamaejasmenin A **F3.**576
Chamaejasmenin B **F3.**576
Chamaejasmenin C **F3.**576
Chamaejasmin **F3.**576
Chaulmoograsäure **F2.**864
Chelerythrin **F3.**498, 810
Chelidonin **F3.**498, 811
Chelidonsäure **F3.**94, 573, 781
Chelilutin **F3.**498
Chelirubin **F3.**498
Chinaldin **F2.**748
Chinchonain-Ia **F3.**700
Chinchonain-Ib **F3.**700
Chinchonain-Ic **F3.**700
Chinchonain-Id **F3.**700
Chinchonain-IIa **F3.**700
Chinchonain-IIb **F3.**700
Chinhydron **F4.**239
Chiniofon **F4.**239
Chinolin **F4.**240
Chinolinolsulfat **F4.**241
Chinovasäure-3β-O-[β-D-glucopyranosyl-(1→3)-β-D-fucopyranosyl]-(27→1)-β-D-glucopyranosylester **F3.**691
Chloracetanilid **F4.**242
Chloranilin **F4.**242
2-Chlor-4-nitroanilin **F4.**243
Chlorochrymorin **F2.**513
Chlorogensäure **F4.**243
3-Chlorplumbagin **F2.**526
Chondroitinsulfotransferasen **F4.**247
Chromazurol S **F4.**249
Chromotrop 2B **F4.**249

Chromotropsäure, Dinatriumsalz Monohydrat **F4.**249
Chrysandiol **F2.**513
Chrysanin **F3.**611
Chrysanolid **F3.**611
Chrysanthemate **F3.**611
Chrysanthemol **F2.**517
Chrysanthenon **F2.**511, 517
Chrysantherol **F2.**517
Chrysanthon **F2.**511
Chrysartemin A **F2.**513
Chrysartemin B **F2.**513
Chrysetunon **F2.**517
Chrysin **F2.**616
Chrysoeriol **F2.**616
Cibenzolin **F4.**250
Cicaprost **F4.**251
Cicletanin **F4.**251
Cicloprololhydrochlorid **F4.**253
Cicudiol **F2.**365
Cicutol **F2.**365
Cicutoxin **F2.**365
Cilostazol **F4.**254
Cimetropiumbromid **F4.**255
Cimifugin **F2.**379
Cimigenol **F2.**372, 375
Cinchonidin **F4.**255
Cinchonin **F4.**256
Cinchophen **F4.**259
Cinchophenmethylester **F4.**260
Cinepazid **F4.**261
Cinepazinsäure **F4.**262
Cinerin I **F3.**610
Cinerin II **F3.**611
Cinnamaverin **F4.**262
2'-Cinnamoylsalicortin **F3.**472
Cinolazepam **F4.**262
Ciprokiren-Methansulfonat **F4.**263
Cirsilineol **F2.**382
Cirsiliol **F2.**382
Cirsimaritin **F2.**382, 616
Ciryneol A **F2.**384
Ciryneol B **F2.**384
Ciryneol C **F2.**384
Ciryneol D **F2.**384
Ciryneol E **F2.**384
Cisapridtartrat **F4.**263
Citral **F4.**265
(–)-Citronellol **F3.**457
Citrusin B **F3.**379
Citrusin C **F3.**330
Cladribin **F4.**265
Cleomin **F3.**429
3-Cleroden-15-säure **F2.**178
3,13-Clerodien-15-säure **F2.**178
Clobenpropit **F4.**268
Clobenzorex **F4.**268
Clocinizin **F4.**269
Clofenetaminhydrochlorid **F4.**270
Clofenotan **F4.**270
Clopidogrelhydrogensulfat **F4.**271
Clorgylin **F4.**273
Clovandiol **F2.**279

Clovanmagnolol   F3.155
Clovin   F3.196
Cnicin   F2.389
Cnidiosid B   F3.379
Coatline A   F3.416
Cochloxanthin   F2.401
Codein   F3.296
Codoxim   F4.274
Coenzym A   F4.274
Colecalciferol-Cholesterin   F4.276
Colfoscerilpalmitat   F4.276
Collinin   F3.816
Colubrinol   F3.673
Columbamin   F3.811
Columellarin   F2.265
Coniferinosid   F3.781
α-Copaen   F2.316
Copaiferasäure   F2.424
Copaiferolsäure   F2.424
Copalsäure   F2.176
(–)-Copalsäure   F2.424
Coptisin   F3.498
Corchorgenin   F2.431
Corchorin   F2.431
Corchorosid A   F2.431
Corchorosid B   F2.431
Corchorosid C   F2.431
Corchsularin   F2.431
Corilagin   F3.167
Coroglaucigenin   F2.192;   F3.174, 797
Corollatadiol   F2.622
Corolosid   F2.431
Coronarsäure   F3.18
Corosin   F2.432
Corosolsäure   F2.432
Corotoxigenin   F3.174
Corynanthein   F3.691
Corynanthin   F3.319
Corynoxein   F3.690
Costinsäuremethylester   F3.621
Costunolid   F3.54
Costussäure   F2.149
Crenatidin   F3.377
Crenatin   F3.377
Cresolrot   F4.280
Crocetin   F2.442
A-Crocin   F2.442
B-Crocin   F2.442
C-Crocin   F2.442
13-cis-Crocin   F2.442
D-Crocin   F2.442
E-Crocin   F2.442
all-trans-Crocin   F2.442
Croconazol   F4.280
– hydrochlorid   F4.281
Cromakalim   F4.281
Crospolyvidon   F4.283
Crotepoxid   F2.462
Crotocaudin   F2.452
Crotonfaktor A1   F2.471
Crotonfaktor A2   F2.471
Crotonfaktor A3   F2.471
Crotonfaktor A4   F2.471
Crotonfaktor B1   F2.471
Crotonfaktor B2   F2.471
Crotonfaktor B3   F2.471
Crotonfaktor B4   F2.471
Crotonfaktor B5   F2.471
Crotonfaktor B6   F2.471
Crotonfaktor B7   F2.471
Crotonfaktor Li_{10} F2.460
Crotonfaktor Li_{13} F2.460
Crotonfaktor Li_{14} F2.460
Crotonfaktor Li_{15} F2.460
Crotonfaktor Li_{16} F2.460
Crotonfaktor O1   F2.466
Crotonfaktor O2   F2.466
Crotonfaktor O3   F2.466
Crotonfaktor O4   F2.466
Crotonfaktor O5   F2.466
Crotonfaktor O6   F2.466
Crotonosid   F2.475
Crotonosin   F2.459
Crotosparin   F2.468
Crotylbarbital   F4.284
Cryofluoran   F4.286
Cryptodorin   F3.53
Crysimosid   F2.431
Crytpograndosid A   F3.235
Cucurbitacin A   F3.180
Cumambrin A   F2.360, 517
Cumarin   F3.199
Cumarinsäure   F3.199
– glucosid   F3.199
Cumarsäure   F3.199
Curcumin   F4.287
Cusparein   F2.748
Cusparin   F2.748
Cyanessigsäureethylester   F4.288
Cyclitole   F3.266
Cycloamanid A   F2.71
Cycloamanid B   F2.71
Cycloamanid C   F2.71
Cycloamanid D   F2.71
Cycloartenol   F2.658
Cyclocreatin   F4.288
Cycloeuphordenol   F2.658
Cyclohexan   F4.289
Cyclohexanon   F4.289
5-β-Cyclolavanulyloxypsoralen-Derivat   F2.122
Cyclopamin   F3.745
Cyclopentan   F4.291
Cyclopentyladenosin   F4.291
Cyclopiazonsäure   F4.292
Cycloposin   F3.745
9,10-Cyclopropyl-terpin-2,4-diol   F3.406
9,10-Cyclopropyl-terpinen-4-ol   F3.406
Cyclovalon   F4.293
Cyparissiasfaktor Cy11   F2.624
Cyparissiasfaktor Cy14   F2.624
Cyparissiasfaktor Cy6   F2.624
Cyperen   F2.149
Cytarabinocfosfat   F4.293
Cytisin   F2.792;   F3.106

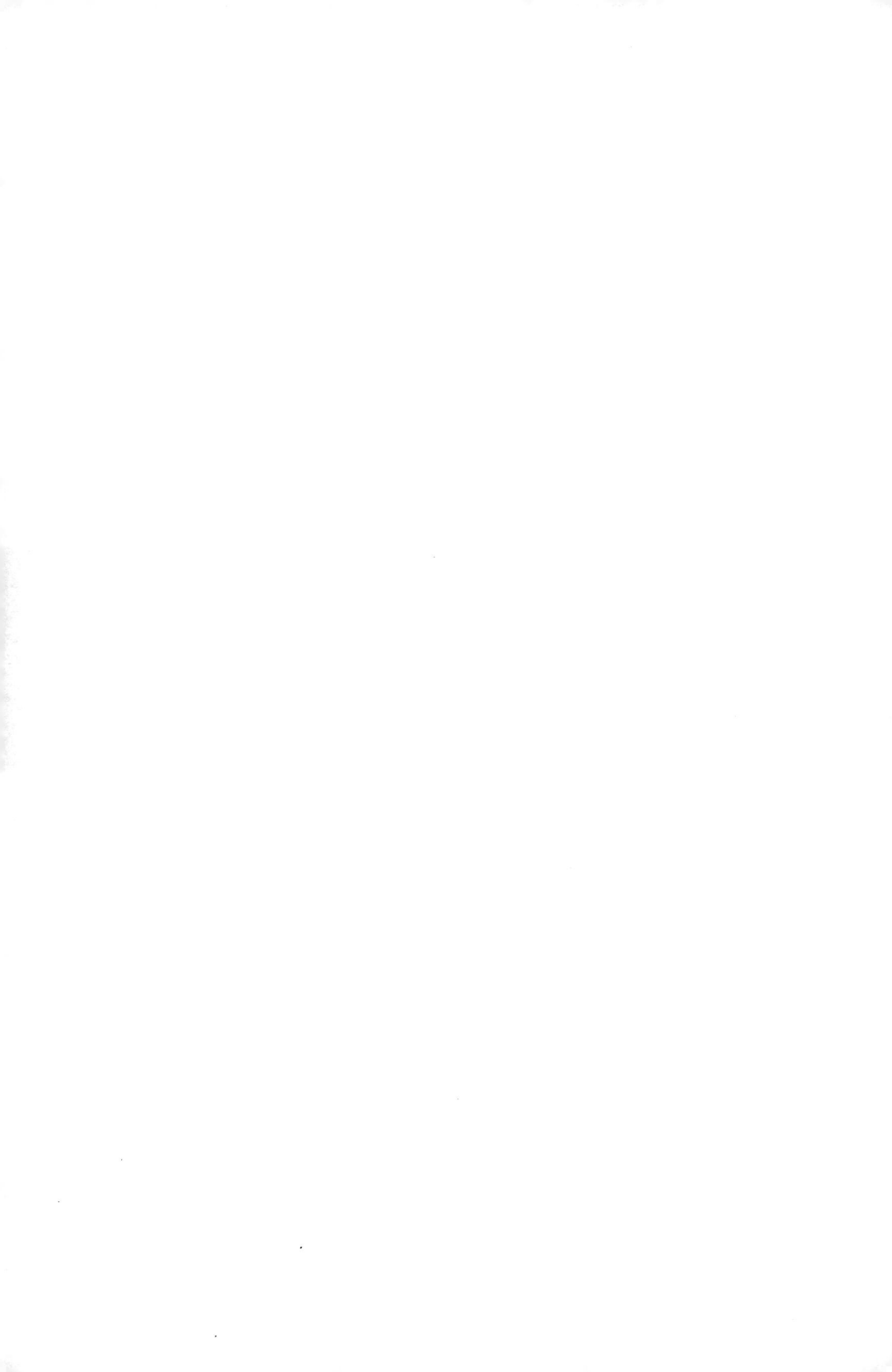

D

Daidzein **F2**.793; **F3**.263; **F4**.295
Dalteparin **F4**.297
Daltroban **F4**.299
β-Damascenon **F3**.457
β-Damascon **F3**.457
Damma(ra)dienol **F3**.547
Dammarendiol-II **F3**.545, 547
Dammarenolsäure **F3**.545, 547
Dansylchlorid **F4**.301
Daphnan **F2**.620, 801
Daphnetin **F2**.501, 646, 800
– 8-glucosid **F2**.501
Daphnetoxin **F2**.497
Daphnin **F2**.496, 501, 800; **F3**.780
Daphnodorine B **F2**.495
Daphnoretin **F2**.496, 501; **F3**.573, 786
Daphnorin **F2**.501
Dapiprazol **F4**.301
Darodipin **F4**.302
Daucosterol **F2**.145
D-Crocin **F2**.442
Decarboxyferulinolon **F2**.699
Decarin **F3**.810
Decussatin **F3**.588
Decylalkohol **F4**.303
Deferipron **F4**.303
Deflazacort **F4**.307
Δ^{16}-Dehydroadynerigenin **F3**.236
– digitalosid **F3**.236
– digitalosylglucosid **F3**.236
Δ^{16}-Dehydroadynerin **F3**.236
Dehydrocostuslacton **F2**.150; **F3**.54
Dehydrodiconiferylalkohol-4β-glucosid **F2**.669
Δ^{16}-Dehydrodigitoxigenin **F3**.236
Dehydrofukinon **F2**.146
[10]-Dehydrogingerdion **F3**.842
[6]-Dehydrogingerdion **F3**.842
11-Dehydro-(–)-hardwickiasäure **F2**.466
Dehydroisoerivanin **F3**.606
3-Dehydroplataninsäure **F3**.409
Dehydrotrewiasin **F3**.673
Delavirdinmesilat **F4**.309
Delcosin **F2**.417
Delsolin **F2**.417
Demecariumbromid **F4**.310
Demelverin **F4**.312
Demethoxyaschantin **F3**.149
3′-Demethoxyisoguaiacin **F3**.45
7-Demethyl-desoxynupharidin **F2**.301
Demethyltrewiasin **F3**.673
Denaverinhydrochlorid **F4**.314

Denbufyllin **F4**.315
Denopaminhydrochlorid **F4**.315
2-Deoxyecdyson **F2**.241
2-Deoxy-α-ecdyson **F2**.241
2-Deoxy-20-hydroxyecdyson **F2**.241
20-Deoxy-5α-hydroxyphorbol **F3**.593
– 12-tiglat-13-isobutyrat **F3**.593
20-Deoxy-5α-hydroxyphorbol-12-tiglat-13-phenylacetat **F3**.593
6-Deoxylamalbid **F3**.27
4-Deoxyphorbol **F3**.592
– 12-tiglat-13-phenylacetat **F3**.592
Deoxyshikonin **F3**.75
5-Deoxystansiosid **F3**.652
Desacetylcryptograndosid A **F3**.235
Desacetyllaurenobiolid **F3**.54
Desacetyloleandrin **F3**.235
Desacetylprotoveratrin A **F3**.744
Desacetylprotoveratrin B **F3**.744
Desacetylveralosin **F3**.748
Desglucocorolosid **F2**.431
Desglucosyriosid **F2**.194
Desmeninol **F4**.317
Desmethylbellidifolin **F3**.588
Des-N-Methylchelerythrin **F3**.811
Desomorphin **F4**.318
Desoximetason **F4**.319
12-Desoxy-16-hydroxyphorbol
– 13,16-diester *[DHPB]* **F2**.891
– 13-palmitat **F2**.230
4-Desoxy-16-hydroxyphorbol **F2**.457
8-Desoxylactucin **F3**.21
Desoxymorellin **F2**.775
Desoxynupharidin **F2**.301
1-epi-Desoxynupharidin **F2**.301
1-epi,7-epi-Desoxynupharidin **F2**.301
7-epi-Desoxynupharidin **F2**.301
12-Desoxyphorbol **F2**.657, 678
4-Desoxyphorbol **F2**.657
4-Desoxy-4a-phorbolester **F2**.471
12-Desoxyphorbol-13-palmitat **F2**.230
Desoxyribonucleinsäure, Natriumsalz **F4**.320
Desoxyvasicin **F2**.742
Desoxyvasicinon **F2**.742
Desulfatohirudin *[Aminosäuresequenz]* **F4**.321
Desulfato-Hirugen **F4**.320
Detomidinhydrochlorid **F4**.324
Deuteriertes Aceton **F4**.15
Devazepid **F4**.325
Dexmedetomidin **F4**.325
5α-(3,4-Diacetoxybenzoyl)-9β-angeloxyjaeschkeanadiol **F2**.707
Diacetoxyhexadiinylidendioxaspiro[4.5]decan **F2**.511
Diacetylaminoazotoluol **F4**.327
Diacetylatractylodiol **F2**.217
Diaeudesmin **F3**.815
Dianisidin **F4**.330
Diarbaron **F4**.330
Diarctigenin **F2**.145
Diathymosulfon **F4**.330
Diazobenzolsulfonsäure **F4**.331
Dibenzepinhydrochlorid **F4**.331

Dibenzylsuccinat **F4**.334
Dibromsalicylamid **F4**.335
Di-2-butyldisulfid **F2**.702
Di-2-butyltrisulfid **F2**.702
Dichloralhydrat-Phenazon **F4**.335
1,2-Dichlorbenzol **F4**.336
Dichlorchinonchlorimid **F4**.337
1,1-Dichlorethan **F4**.338
1,2-Dichlorethan **F4**.338
Dichlorophenarsin **F4**.339
Dichloroxylenol **F4**.340
Dichlorphenolindophenol, Natriumsalz Dihydrat **F4**.341
Dichlorvos **F4**.341
Dictamnin **F3**.813
Didanosin **F4**.342
3,4-Didehydro-β-ionol **F2**.484
Didemnin B **F4**.345
2,22-Dideoxy-20-hydroxyecdyson **F2**.241
4,20-Dideoxy-5α-hydroxyphorbol **F3**.592
– 12-tiglat-13-isobutyrat **F3**.592
– 12-tiglat-13-phenylacetat **F3**.592
Didesacetylprotoveratrin A **F3**.744
12,20-Didesoxyphorbol **F2**.657
Didodecyl(3,3′-thiodipropionat) **F4**.346
6,8(17)-Diengrindeliasäure **F2**.815
2,6-Diepi-Shyobunon **F2**.20
Diethanolamin **F4**.346
Diethoxytetrahydrofuran **F4**.347
Diethylamin **F4**.347
2-Diethylaminoethanol **F4**.348
2-Diethylaminoethyl-4-nicotinamidobenzoat **F4**.348
Diethylenglykoldiethylether **F4**.349
Diethylenglykoldimethylether **F4**.349
Diethylenglykolmonoethylether **F4**.349
Diethylhexylphthalat **F4**.350
Diethylketon **F4**.350
Diethylphenylendiaminsulfat **F4**.350
Diethylthiambuten **F4**.351
Difebarbamat **F4**.351
Difenidol **F4**.352
β-D-Diginose **F3**.234
Digistrosid **F3**.235
β-D-Digitalose **F3**.234
Digitoxigenin **F2**.38, 431; **F3**.235
– digitalosid **F3**.235
– glucosid **F3**.235
– α-L-oleandrosid **F3**.235
β-D-Digitoxose **F2**.431
Dihydrexidin **F4**.352
(–)-β-Dihydroagarofuran **F2**.705
Dihydroaplotaxen **F2**.384
Dihydrocadambin **F3**.701
Dihydrochelerythrin **F3**.810
Dihydrocochloxanthin **F2**.401
Dihydrocorynanthein **F3**.691
11,12-Dihydrocumambrin A **F2**.360
Dihydrodehydrocostuslacton **F2**.150
3,4-Dihydro-2,2-dimethyl-2H-1-benzopyran-6-buttersäure **F3**.816
Dihydroechinofuran **F3**.74

5,7-Dihydro-flavon F3.716
Dihydrofoliamenthin F3.214
Dihydrogambirtannin F3.695
Dihydroguaiaretsäure F3.44
2,3-Dihydroisoflavone F3.264
11β,13-Dihydrolactucin F3.21
Dihydronitidin F3.811
Dihydronorneoquassin F3.376
Dihydronorsecurinin F2.735
2,3-Dihydrooenanthetol F2.365
Dihydroononin F3.264
(Z,E)-2-(3,4-Dihydrophenyl)ethenylester der Kaffeesäure F3.330
(Z,E)-2-(3,5-Dihydrophenyl)ethenylester der Kaffeesäure F3.330
Dihydroprasanthalin F2.895
4(23)-Dihydroroburicsäure F2.247
Dihydrosecurinin F2.727
Dihydroshikonofuran F3.74
Dihydrositsirikin F3.319
3β,21-Dihydroxy-5β-carda-8,14,16,20(22)-tetraenolid F3.237
3-β-20(S)-Dihydroxydammar-24-en F2.247
8,9-Dihydroxydihydrohonokiol F3.156
5,4'-Dihydroxy-6,7-dimethoxyflavanon F2.615
5,7-Dihydroxy-6-methoxy-7-O-α-L-rhamnopyranosid F3.417
1,3-Dihydroxynaphthalin F4.353
2,7-Dihydroxynaphthalin F4.353
(8R)-3β,8-Dihydroxypolypoda-13E,17E,21-trien F3.400
Diisobutyldisulfid F2.706
Diisopropylamin F4.353
Diisopropylammoniumchlorid F4.353
Diisopropylammoniumdichloracetat F4.354
Diisopropylether F4.354
Diisopropylketon F4.355
Dilactophorbinsäure F2.653
Dilevalol F4.355
Dillapiol F3.329
β,β-Dimerhylacrylshikonin F3.75
4,5-Dimethoxycanthin-6-on F3.377
2,4-Dimethoxy-3-dimethylallyl-trans-cinnamoylpiperidid F2.677
4,9-Dimethoxy-1-vinyl-β-carbolin F3.377
3-Dimethylallyl-4-methoxy-2-chinolon F3.813
4-(N,N-Dimethylamino)benzaldehyd F4.359
2,6-Dimethylanilin F4.360
N,N-Dimethylanilin F4.360
3',4-O-Dimethylcedrusin F2.453
Dimethylcrocetin F2.442
7,3'-Dimethyldihydroquercetin F2.401
N,N-Dimethylformamid F4.360
Dimethylgelb F4.361
Dimethylhydroxymethyldioxolan F4.361
1,2-Dimethyl-6-methoxy-tetrahydro-β-carbolin F2.82
Dimethylpiperazin F4.361
Dimethylsulfoxid F4.362
– deuteriertes F4.364
Dimethyltetradecylamin F4.364
Dimethyltrisulfid F2.702
Dimethyltryptamin F2.82

Dimetotiazin F4.364
Dimidiumbromid F4.365
Dimoxylin F4.365
– phosphat F4.366
Dineodym(III)tris(3-sulfonatoisonicotinat) F4.367
Diniprofyllin F4.367
Dinitrobenzoesäure F4.368
Dinitrobenzol F4.368
3,5-Dinitrobenzoylchlorid F4.369
Dinitrophenylhydrazin F4.369
Dinonylphthalat F4.370
Dioctadecyldisulfid F4.370
Dioctadecyl(3,3'-thiodipropionat) F4.370
Dioctylsuccinatsulfonsäure F4.370
Diomuscinon F2.526
Diomuscipulon F2.526
Diosmin F2.872; F3.817
Dioxifedrin F4.371
Diphemanilmetilsulfat F4.371
Diphenylamin F4.372
9,10-Diphenylanthracen F4.373
Diphenylbenzidin F4.373
Diphenylboryloxyethylamin F4.373
Diphenylcarbazid F4.374
Diphenylcarbazon F4.374
Diphenyloxazol F4.374
Diphenylphenylenoxid-Polymer F4.375
Dipikrylamin F4.375
Dipiproverin F4.375
Dipogulsäure F4.377
Dipropenyldisulfid F2.706
Dipterocarpol F3.545
Dirithromycin F4.377
Diterpene mit 20-Deoxy-5α-hydroxyphorbol als Grundalkohol F3.593
Diterpene mit 4-Deoxyphorbol als Grundalkohol F3.592
Diterpene mit 4,20-Dideoxy-5α-hydroxyphorbol als Grundalkohol F3.592
Dithiol F4.380
Dithizon F4.380
Ditiocarb, Natriumsalz F4.381
Divalproex F4.382
Dizocilpin F4.383
Docetaxel F4.384
2,4-Dodecadiensäure-isobutylamid F2.79
Dofetilid F4.387
Dolasetronmesilat Monohydrat F4.388
Domperidonmaleat F4.390
Dopaol F2.669
Dopexamin F4.391
Doremon A F2.532
Dorzolamid F4.394
Dotefoniumbromid F4.395
Dotriacontan F4.396
Doxacuriumchlorid F4.396
Doxazosin F4.398
Doxofyllin F4.400
Drimatrol B F2.708
Drimenol F2.278
Dronabinol F4.400
Droseron F2.526

E

Ebastin **F4.**403
Ebselen **F4.**404
Eburicolsäure **F3.**33
Ecabet, Natriumsalz **F4.**405
Ecdyson **F2.**241
α-Ecdyson **F2.**241
β-Ecdyson **F2.**241
Ecdysteron **F2.**241
Echinofuran B **F3.**74
Echinofuran C **F3.**74
Echovist **F4.**406
Echtblausalz B **F4.**408
Echtrotsalz B **F4.**408
E-Crocin **F2.**442
Edelfosin **F4.**408
Edrophoniumchlorid **F4.**410
Efonidipinhydrochlorid Ethanol **F4.**412
Eglantol **F3.**447
Eichleriansäure **F3.**547
Eisen(III)chlorid Hexahydrat **F4.**416
Eisen(II)citrat Decahydrat **F4.**418
Eisen(III)glycerolphosphat **F4.**419
Eisen(II)succinat **F4.**421
Elemadienolsäure **F2.**273
Elemadienonsäure **F2.**273
Elemol **F2.**273
Eleutherosid B **F2.**561
Eleutherosid B1 **F2.**561
Eleutherosid B4 **F2.**560
Eleutherosid (D)E **F2.**560
Eleutherosid E1 **F2.**560
Eleutherosid I **F2.**557
Eleutherosid K **F2.**557
Eleutherosid L **F2.**557
Eleutherosid M **F2.**557
Elgodipinhydrochlorid **F4.**423
Ellagitannin(e) **F3.**454, 460
Ellagsäure **F2.**271
Eltanolon **F4.**425
Eltoprazinhydrochlorid **F4.**426
Emetin Bismut(III)iodid **F4.**427
Emodin **F4.**427
Enalkiren **F4.**428
Enoxaparin **F4.**429
Entacapon **F4.**431
Eosin **F4.**434
Epalrestat **F4.**434
Eperu-8(20)-en-15,18-dicarbonsäure **F2.**424
(+)-Epiashantin **F3.**815
6-epi-Aucubin **F3.**647
Epibatidin **F4.**436

10-epi-Canin F3.621
(−)-Epicatechin F3.414
Epideprid F4.437
1-epi-Desoxynupharidin F2.301
7-epi-Desoxynupharidin F2.301
1-epi,7-epi-Desoxynupharidin F2.301
(±)-Epieudesmin F3.814
Epiliguiyloxid F2.705
Epinastinhydrochlorid F4.438
Epiroprim F4.439
21-Episerratriol F3.124
(+)-Episesartemin B F3.815
6-epi-Shyobunon F2.20
Epi-ψ-Taraxastannol F3.545
Epitetracyclin F4.440
4,5-Epithiocaryophyllen F3.457
1,2-Epithiohumulen F3.457
4,5-Epithiohumulen F3.457
10-Epitrewiasin F3.673
Epivolkenin F2.864
(+)-Epiyangambin F3.815
Epoprostenol F4.441
− Natriumsalz F4.442
Epoxyartemorin F3.621
Epoxyaurapten F3.816
Epoxyfarnachrol F2.708
7α,8α-Epoxygrindeliasäure F2.815
1α,10β-Epoxyhaageanolid F3.605
3,4α-Epoxyjatrophatrion F2.896
3,4α-Epoxyjatrophon F2.896
14,15β-Epoxyprieurianin F2.823
Eptastigmintartrat F4.443
Eranthin-β-D
− gentiobiosid F2.609
− glucopyranosid F2.609
Erdostein F4.443
Eremanthin F3.54
Ergothionein F2.839
Eriocephalosid F2.800
Eriochromschwarz T F4.444
Eriodictyol F2.615
Eritadenin F3.63
Erivanin F3.606
Erysimosid F2.431
Erythrityltetranitrat F4.444
Erythrodiol F2.275
Erythrosin F4.447
Escholerin F3.744
Esculentsäure F3.363
Eseramin F3.355
Esmolol F4.447
Estazolam F4.448
17α-Estradiol F4.449
Estradiol Hemihydrat F4.452
Estron-3-hydrogensulfat, Piperazinsalz F4.453
Esulafaktor E 1 F2.629
Esulafaktor E 2 F2.629
Esulafaktor E 3 F2.629
Esulon A F2.629
Esulon B F2.629
Esulon C F2.629
Etamivan F4.454

Etanidazol F4.454
Ethadion F4.454
Ether F4.457
Ethoheptazin F4.460
1-Ethoxycarbonyl-β-carbolin F3.376
Ethoxychrysoidinhydrochlorid F4.461
6-Ethoxy-5,6-dihydrochelerythrin F3.811
2-Ethoxyethanol F4.461
p-Ethoxylactanilid F4.461
1-(4-Ethoxyphenyl)-N,N-diethyl-3-phenylbutylamin F4.462
(4-Ethoxyphenyl)harnstoff F4.462
5-Ethyl-5-allylbarbitursäure F4.463
Ethylbenzol F4.463
Ethylbromisovalerat F4.463
24R-Ethyl-5a-cholestan-3β,6a-diol F3.726
N-Ethylcrotonanilid F4.464
Ethylendiamin F4.464
Ethylenglykol F4.466
− dimethylether F4.466
− monomethylether F4.466
Ethylformiat F4.467
2-Ethyl-1,3-hexandiol F4.467
Ethylhydrogenfumarat F4.468
Ethyl-10-iodstearat F4.470
Ethyl-9-iodstearat F4.469
Ethyllinolat F4.470
Ethylmaltol F4.472
Ethylmethylketon F4.472
5-Ethyl-5-methyl-2-oxazolidinthion F3.429
Ethylnicotinat F4.472
Ethylnitrit F4.473
4-(3-Ethyureido)benzaldehydthiosemicarbazon F4.473
Etiolin F3.748
Etiracetam F4.474
Etocarlid F4.474
Etodolac F4.475
Etodroxizindihydrogenmaleat F4.478
Etoperidon F4.480
Etybenzatropin F4.480
Eucatropin F4.481
Eudeshonokiol A F3.154
Eudeshonokiol B F3.154
(+)-Eudesma-4(14),7(11)-dien-8-on F2.216
Eudesmagnolol F3.154
(±)-Eudesmin F3.814
β-Eudesmol F2.147, 220
Eudesobovatol A F3.154
Eudesobovatol B F3.154
Euphol F2.658
Euphorbetin F2.646
Euphorbin A F2.635
Euphorbinol F2.658
Euphorbol F2.658
Euphorbosterol F2.658
Euphorhelin F2.632
Euphornin F2.632
Euphorscopin F2.632
Euphoscopin F2.632
Euscaphorsäure F3.460
Evodiamin F3.813

Excoecariafaktor A1   **F2.**678
Excoecariafaktor A2   **F2.**678
Excoecariafaktor A3   **F2.**678
Excoecariafaktor A4   **F2.**678
Excoecariafaktor A5   **F2.**678
Excoecariafaktor A6   **F2.**678
Excoecariafaktor A7   **F2.**678
Excoecariafaktor A8   **F2.**678
Excoecariafaktor A9   **F2.**678
Excoecariafaktor B1   **F2.**680
Excoecariafaktor B2   **F2.**680
Excoecariafaktor B3   **F2.**680
Excoecariafaktor B4   **F2.**680
Excoecariafaktor B5   **F2.**680
Excoecariafaktor B6   **F2.**680
Excoecariafaktor O1   **F2.**681
Excoecariafaktor O2   **F2.**681
Excoecariafaktor O3   **F2.**681
Excoecariatoxin   **F2.**804
Exifon   **F4.**481

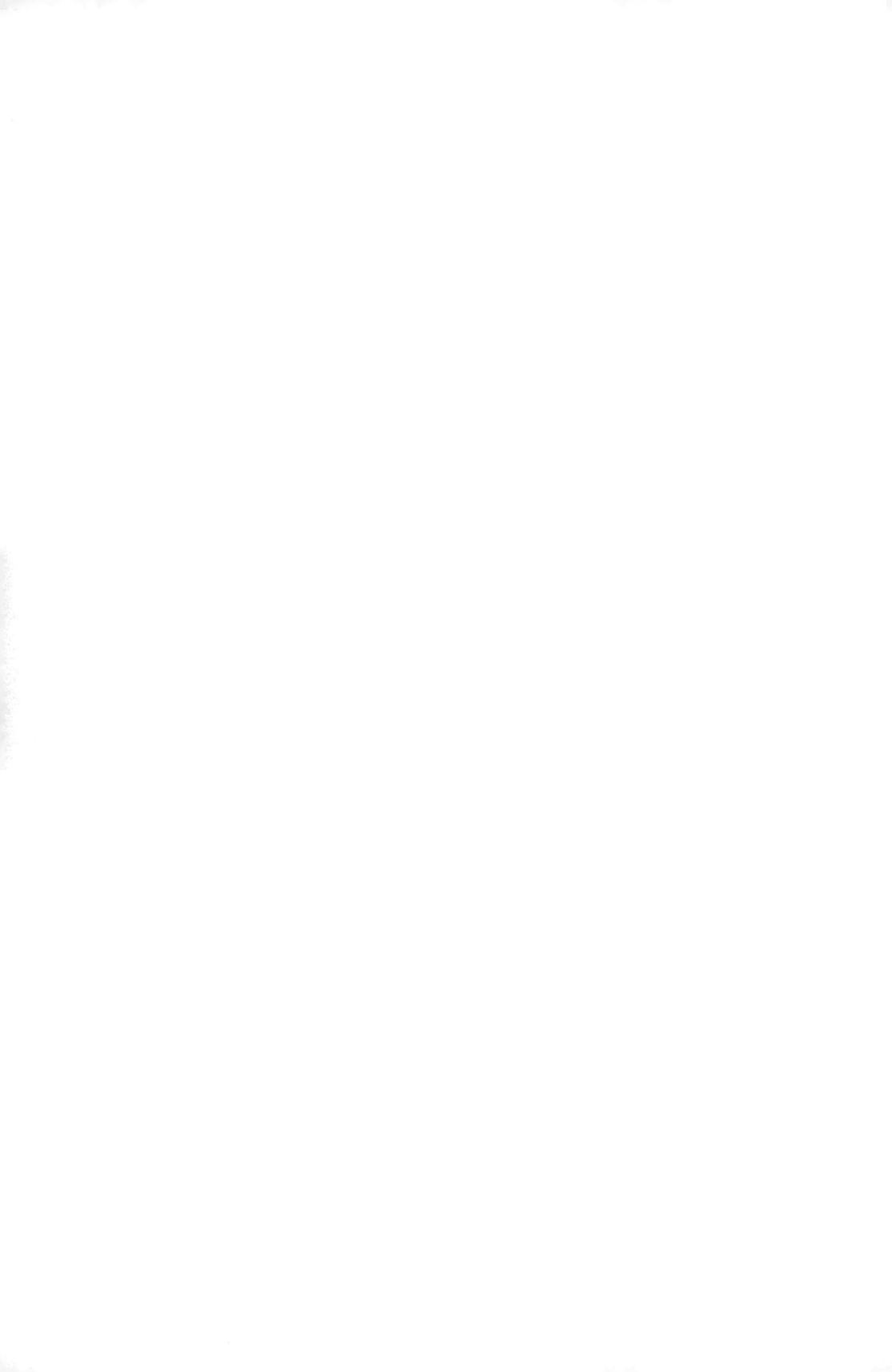

F

Fadrozolhydrochlorid **F4**.483
Fagaramid **F3**.813
Fagaridin **F3**.810
γ-Fagarin **F3**.813
Fagaronin **F3**.810
Faktor, atrialer natriuretischer *[Aminosäuresequenz]* **F4**.124
Falcarindiol **F2**.93, 365
Falcarinol **F2**.93
Falcarinolon **F2**.93
Falipamilhydrochlorid **F4**.484
Famciclovir **F4**.485
Fampridin **F4**.487
Farbstoff A **F2**.468
Fargesin **F2**.518
(+)-Fargesin **F3**.149, 814
Fargeson A **F3**.149
Fargeson B **F3**.149
Fargeson C **F3**.149
Farnesiferol A **F2**.701
Farnesiferol B **F2**.701
Farnesiferol C **F2**.701
Farnesylaceton **F2**.317
Faropenem, Natriumsalz **F4**.488
Fawcettidan **F3**.121
(−)-Fawcettin **F3**.123
Fazadiniumbromid **F4**.489
Felbamat **F4**.491
Felbinac **F4**.493
Fenalcomin **F4**.495
Fenbufen **F4**.495
Fencarbamid **F4**.498
– napadisilat **F4**.499
Fenipentol **F4**.500
Fenocinol **F4**.501
Fenoldopammesilat **F4**.501
Fenoverin **F4**.503
Fenpiveriniumbromid **F4**.504
Fenretinid **F4**.504
Fentiazac **F4**.506
Fenticonazol **F4**.508
Fepradinol **F4**.509
Fercolid **F2**.699
Fercomin **F2**.699
Fercoperol **F2**.699
Ferprenin **F2**.699
Ferrocyphen **F4**.509
Ferroin-Lösung **F4**.510
Feruginin **F2**.707
Ferujol **F2**.708
Ferulasäure **F2**.669

Ferulinolon F2.699
Ferunelol F2.698
Fialuridin F4.513
Fibrin F4.514
Fisetin F2.793
Fissinolid F2.823
Flavinantin F2.457
Flavinin F2.457
Flaviprenin 7,4′-diglucosid F3.378
Flavodinsäure F4.517
Flesinoxan F4.517
Flindersin F3.812
Flopropion F4.519
Flosequinan F4.519
Flosulid F4.521
Floxuridin F4.523
Fluanison F4.524
Flucythrinat F4.525
Fludarabinphosphat F4.526
Flueggeinether F2.732
Flueggeinol F2.732
Flufenisal F4.528
Flumecinol F4.528
Flumethiazid F4.529
Flumethrin F4.530
Fluorescein, Natriumsalz F4.532
DL-β-(4-Fluorphenyl)alanin F4.533
Fluoxymesteron F4.535
Flupentixol F4.538
– decanoat F4.539
Flurithromycin F4.541
Flurotyl F4.542
Fluticasonpropionat F4.543
Foliamenthin F3.214
Formamid F4.547
Formononetin F3.263
1-Formyl-β-carbolin F3.376
Formylsulfisomidin F4.547
Forsythosid B F3.768
Fosfestrol F4.548
Fosfomycin, Calciumsalz F4.549
Fosinopril F4.550
Fostriecin, Natriumsalz F4.551
Fotemustin F4.552
Fragilin F3.472
Friedelan F3.425
Friedelan-3α-ol F2.733
Friedelan-3β-ol F2.733
Friedelin F2.135, 733, 752
Ftivazid F4.553
Fuchsin F4.553
Fucose F4.554
Fukinon F2.147
Furandiol F3.466
(±)-Furfenorex F4.554
(+)-Furfenorex F4.554
Furfural F4.555
Furosin F3.167
Furospongin-1 F2.673
Furtrethoniumiodid F4.555
5-(3-Furyl)-8-methyl-octahydroindolizin F2.301
Fytinsäure F4.556

G

Gabapentin **F4.**557
Gaboxadol **F4.**559
Gadain **F2.**894
Gadobutrol **F4.**560
Gadodiamid **F4.**561
Gadoteridol **F4.**563
Gadotersäure, Megluminsalz **F4.**565
α-D-Galactose **F4.**567
α-L-Galactose, 6-O-sulfat **F2.**779
β-D-Galactose **F2.**779
– 4,6-Brenztraubensäureketal **F2.**779
2(R)-Galactosylacteosid **F3.**27
Galanolacton **F3.**843
Galegin **F2.**742
Galipin **F2.**748
Galipolin **F2.**748
Gallamintriethiodid **F4.**568
Galliumnitrat **F4.**570
Gallocatechin **F3.**168
Gallussäure **F4.**570
Galuteolin **F2.**492
Gambiriin A_1 **F3.**695
Gambiriin A_2 **F3.**695
Gambiriin A_3 **F3.**695
Gambiriin B_1 **F3.**695
Gambiriin B_2 **F3.**695
Gambiriin B_3 **F3.**695
Gambiriine A-Reihe **F3.**695
Gambiriine B-Reihe **F3.**695
Gambirtannin **F3.**695
cis-α-Gambogasäure **F2.**764
trans-α-Gambogasäure **F2.**764
Ganglefen **F4.**571
Ganoderal A **F2.**754
Ganodermsäure S **F2.**754
Ganoderol A **F2.**754
Ganodersäure D **F2.**754
Ganodersäure T **F2.**754
Ganodersäure V **F2.**754
Ganodersäure W **F2.**754
Garcifuran A **F2.**768
Garcifuran B **F2.**768
Garcipyran **F2.**768
Geissoschizinmethylether **F3.**700
Gelsedin **F2.**786
Gelsemicin **F2.**786
Gelsemid **F2.**784
– 7-glucosid **F2.**784
Gelsemin **F2.**786
Gelsemiol **F2.**785
– 1-glucosid **F2.**785

- 3-glucosid   F2.785
Gelsevirin   F2.786
Gemcitabin   F4.572
(–)-Geneserin   F3.355
Genistein   F2.793;   F3.106, 263
Genkwadaphnin   F2.492
Genkwanin   F2.492, 613
Genkwanol A   F2.495
Gentiacaulein   F3.588
Gentialutin   F3.214
Gentianaviolett   F4.575
Gentianidin   F3.214
Gentianin   F3.214
Gentiatibetin   F3.214
β-D-Gentiobiose   F2.442
Gentiobiosyl-Adynerin   F3.236
Gentiobiosyl-Δ^{16}-Dehydroadynerin   F3.236
Gentiobiosyl-Nerigosid   F3.235
Gentiobiosyl-Odorosid A   F3.235
Gentiobiosyl-Oleandrin   F3.235
Gentiopikrosid   F3.587
Geraniin   F3.167
Geraniol   F4.577
Geranylaceton   F2.317
O-Geranylconiferalkohol   F3.816
O-Geranylsinapylalkohol   F3.816
Germacranolid   F2.265
Germanitrin   F3.744
Germbudin   F3.744
Germerin   F3.744
Germidin   F3.744
Germin   F3.744
Germinalinin   F3.744
Germitetrin   F3.744
Germitrin   F3.744
[10]-Gingerol   F3.842
[6]-Gingerol   F3.842
[8]-Gingerol   F3.842
Gitoxigenin   F2.38;   F3.235
Gitoxin   F4.578
Glimepirid   F4.579
Glochidonol   F3.348
Glucagon *[Aminosäuresequenz]*   F4.581
Glucametacin   F4.582
Glucoascleposid   F3.797
Glucocleomin   F3.429
Glucocochlearin   F3.429
Glucocorchorosid A   F2.431
Glucojiaputin   F3.429
Glucomannan   F3.274
D-Gluconsäure   F4.583
Glucoolitorisid   F2.431
Glucoputranjivin   F3.429
7′(E)-7-O-β-D-Glucopyranosyl-4,4′,9,9′-tetra-
hydroxy-3,3′-dimethoxy-8.O.4′-lignan   F3.726
Glucosamin   F4.585
Glucose   F2.669
β-D-Glucose   F2.431, 442;   F3.234
Glucosyl-Nerigosid   F3.235
Glucosyl-Neritalosid   F3.235
Glucosyl-Oleandrin   F3.235

2-O-β-D-Glucosyl-trideca-3(E),11(E)-dien-5,7,9-
triin-1,2-diol   F2.233
2-O-β-D-Glucosyl-trideca-3(E),11(Z)-dien-5,7,9-
triin-1,2-diol   F2.233
2-O-β-D-Glucosyl-trideca-3(E),11(E)-dien-5,7,9-
triin-1,2,13-triol   F2.233
2-O-β-D-Glucosyl-trideca-11(E)-en-3,5,7,9-tetrain-
1,2-diol   F2.233
Glucotropaeolin   F2.292
Glucoveracintin   F3.747
Glutaral   F4.587
Glutathion   F4.589
Glycerin, iodiertes   F4.590
Glycerol-1-dihydrogenphosphat   F4.591
– Calciumsalz Dihydrat   F4.592
Glycin   F4.593
Glycocholsäure   F4.594
Glycolon   F3.812
Glycolsäure   F4.595
Glycyrrhetinsäure   F4.595
Glycyrrhizinsäure   F4.597
Glyoxal   F4.598
Gnidiafaktor K1   F2.803
Gnidiafaktor K10   F2.803
Gnidiafaktor K2   F2.803
Gnidiafaktor K3   F2.803
Gnidiafaktor K4   F2.804
Gnidiafaktor K5   F2.804
Gnidiafaktor K7   F2.803
Gnidiafaktor K8   F2.803
Gnidiafaktor K9   F2.803
Gnidicumarin   F2.800
Gnidilatidin   F2.804;   F3.581
Gnidilatin   F2.804
Gnidimacrin   F3.573
Gniditrin   F2.502
Gorlisäure   F2.864
Gossypol   F4.602
Granisetron   F4.603
Gratiosid   F2.810
Grenoblon   F3.409
Guabenxan   F4.606
(–)-Guaiol   F2.705
Guanaclin   F4.606
Guanoxabenz   F4.607
Guanoxan   F4.607
Guaran   F4.608
Gynocardin   F2.865

H

Haematein **F2.**828
Haematoxylin **F2.**828
Haematoxylol A **F2.**828
Halazepam **F4.**611
Halobetasonpropionat **F4.**612
Haloperidoldecanoat **F4.**612
Handelin **F2.**517
(–)-Hardwickiasäure **F2.**466
(+)-Hardwickiasäure **F2.**424
Hazaleamid **F3.**813
Hederagenin **F3.**371
Hederasaponin B **F2.**557
β-Hederin **F2.**557
Helioscopinin A **F2.**631
Helioscopinin B **F2.**631
Helmanticin **F2.**698
Helveticosid **F2.**431
Hemialbosid **F3.**28
Henze's Ketol **F3.**460
(1,8E,10E,12E)-Heptadecatetraen-4,6-diin-3-ol **F2.**365
(1,8Z,10E,12E)-Heptadecatetraen-4,6-diin-3-ol **F2.**365
(1,8E,10E)-Heptadecatrien-4,6-diin-3-ol **F2.**365
(9E)-Heptadecen-4,6-diin-1,10-diol **F2.**365
(9Z)-Heptadecen-4,6-diin-1,8-diol **F2.**365
n-Heptan **F4.**616
Heracleifolinol **F2.**372
Heraclenol **F2.**104
Hercynin **F2.**839
Hexachlorophen **F4.**616
12-O-Hexadecanoyl-4-deoxy-16-hydroxylumiphorbol-13-acetat **F2.**56
12-O-Hexadecanoyl-4-deoxy-16-hydroxyphorbol-13-acetat **F2.**56
12-O-Hexadecanoyl-16-hydroxyphorbol-13-acetat **F2.**56
12-O-Hexadecanoylphorbol-13-acetat **F3.**507
Hexafluroniumbromid **F4.**618
Hexahydroaplotaxen **F2.**384
Hexahydrocurcumin **F3.**842
Hexahydrofarnesylaceton **F2.**317
Hexamethoniumbromid **F4.**619
Hexamethyldisilazan **F4.**620
n-Hexan **F4.**620
Hexarelin **F4.**621
Hexathiepan **F3.**63
Hexocycliummetilsulfat **F4.**621
Hexyllaurat **F4.**622
Hexylresorcinol **F4.**623

HHPA *[12-O-Hexadecanoyl-16-hydroxyphorbol-13-acetat]* **F2.56**
Hinesol **F2.220**
Hippomanin A **F2.843**
Hirsutein **F3.690**
Hirsutin **F3.690**
Hirudin **F2.855**
Hispidulin **F2.613, 616**
DL-Histidin **F4.625**
L-Histidin **F4.625**
- hydrochlorid Monohydrat **F4.627**
Histrelin **F4.629**
Homoeriodictyol **F2.615**
Homolinearisin **F2.459**
Homomangiferin **F3.588**
Homopterocarpin **F3.264, 421**
Homovanillylalkohol **F3.726**
- glucosid **F3.726**
Honokiol **F3.148**
Hopeaphenol **F3.544**
Huajiaosimulin **F3.812**
Huperzin A **F3.129**
Hurafaktor Cr_6 **F2.859**
Hurafaktor Cr 7 **F2.859**
Hurafaktor Cr 8 **F2.859**
Huratoxin **F2.859; F3.575**
Hyaluronglucuronidase **F4.632**
Hydnocarpin **F2.865**
Hydnocarpussäure **F2.864**
Hydnowightin **F2.865**
Hydracarbazin **F4.633**
Hydrazinsulfat **F4.640**
Hydroflumethiazid **F4.640**
Hydromorphinol **F4.643**
Hydroplumbagin-4-*O*-β-glucosid **F2.526**
Hydroxyachillin **F3.617**
9β-Hydroxyartemorin **F3.606**
Hydroxyatractylolid **F2.216**
3β-Hydroxyatractylon **F2.221**
5α-(4-Hydroxybenzoyl)-9β-angeloxyjaeschkeanadiol **F2.707**
α-Hydroxybenzylphosphinsäure **F4.645**
Hydroxybutenolid **F2.225**
4-Hydroxybuttersäure **F4.645**
7-Hydroxy-Calamenen **F3.664**
Hydroxycarbamid **F4.646**
2α,14β-Hydroxy-5β-carda-16:17,20:22-dienolid **F3.237**
3β-Hydroxy-5β-carda-8,14,16,20(22)-tetraenolid **F3.237**
Hydroxychloroquinsulfat **F4.647**
2β-Hydroxy-1,4-cineol **F2.706**
3β-Hydroxycostunolid **F3.621**
Hydroxydammarenon-I **F3.547**
7-Hydroxy-8(17)-dehydrogrindeliasäure **F2.815**
2-Hydroxy-3,4-dimethyl-2-buten-4-olid **F2.112**
5-Hydroxydimethyltryptamin **F2.82**
20-Hydroxyecdyson **F2.241**
2α-Hydroxy-8,14β-epoxycarda-16:17,20:22-dienolid **F3.237**
2-*C*-Hydroxyeranthin-β-D-glucosid **F2.609**
ω-Hydroxyferulenol **F2.698**

14β-Hydroxygelsedin **F2.786**
14-Hydroxygelsemicin **F2.786**
4-Hydroxygrenoblon **F3.409**
(+)-7-Hydroxyhardwickiasäure **F2.424**
Hydroxyhopanon **F3.545, 547**
Hydroxyisovaleryloxyhexadiinylidendioxaspiro[4.5]-decan **F2.511**
β-Hydroxyisovalerylshikonin **F3.75**
9β-Hydroxyjaeschkeanadiol **F2.707**
11-Hydroxy-labd-8(20),13-dien-15-carbonsäure **F2.424**
Hydroxylaminhydrochlorid **F4.651**
13α-Hydroxylupanin **F2.793; F3.105**
3-Hydroxylupanin **F3.106**
3β-Hydroxymalabarica-14(26),17*E*,21-trien **F3.400**
5-Hydroxy-4-methoxycanthin-6-on **F3.377**
12β-Hydroxy-16-methoxy-pregna-4,6-dien-3,20-dion **F3.239**
4-Hydroxy-3-methylcanthin-5,6-dion **F3.378**
1-Hydroxymethyl-β-carbolin **F3.376**
17β-Hydroxy-17-methyl-4-estren-3-on **F4.652**
Hydroxymyoscorpin **F3.74**
2-Hydroxyoleanolsäure **F3.371**
Hydroxyoleansäure-Lacton **F3.547**
(*R*)-12-Hydroxy-ölsäure **F2.726**
Hydroxypethidin **F4.653**
N-(4-Hydroxyphenethyl)-2,4-decadienamid **F2.79**
N-(4-Hydroxyphenethyl)-2,4-dodecadienamid **F2.79**
N-(4-Hydroxyphenethyl)-2,4-tetradecadienamid **F2.79**
4-Hydroxyphenylbrenztraubensäure **F4.653**
16-Hydroxyphorbol **F2.457**
- 13-acetat **F2.56**
14-Hydroxypicrasin C **F3.375**
12β-Hydroxy-pregna-4,16-dien-3,20-dion **F2.785**
12β-Hydroxy-pregna-4,6-dien-3,20-dion **F3.239**
12β-Hydroxy-pregna-4-en-3,20-dion **F3.239**
12β-Hydroxy-5-pregn-16-en-3,20-dion **F2.785**
2-Hydroxypropylsalicylat **F4.654**
4-Hydroxypyrrolidon-2 **F2.66**
18-Hydroxyquassin **F3.375**
5β-Hydroxyresiniferonol-6α,7α-epoxid **F2.678, 680-681**
12β-Hydroxy-sandaracopimarsäure **F3.656**
Hydroxy-α-sanshoöl **F3.813**
9-Hydroxysemperosid **F2.785**
7α-Hydroxysitosterol **F3.726**
7β-Hydroxysitosterol **F3.726**
- 3-*O*-β-D-glucosid **F3.726**
Hydroxytamoxifen **F4.655**
Hyperosid **F2.271; F3.661; F4.655**
Hypophyllanthin **F3.342**
Hypoxanthin **F4.656**
Hystrin **F2.793**

I

Ibandronsäure, Mononatriumsalz F4.659
Ibopamin **F4.661**
Ibotensäure **F2.66**
Ibudilast **F4.664**
Icatibant **F4.665**
Idarubicin **F4.665**
Idebenon **F4.667**
Idrapril **F4.669**
Idrocilamid **F4.670**
Ifenprodil **F4.671**
(R)-Ifosfamid **F4.673**
(S)-Ifosfamid **F4.673**
Iloprost **F4.673**
Imidacloprid **F4.677**
Imidaprilhydrochlorid **F4.678**
Imidazol **F4.680**
3-(4-Imidazolyl)propionsäure **F3.736**
Iminobibenzyl **F4.681**
Iminodiessigsäure **F4.681**
Imperatorin **F2.104**
Incensol **F2.246**
Indicumenon **F2.517**
Indigocarmin **F4.682**
Indinavirsulfat **F4.684**
Indobufen **F4.687**
Ingenan **F2.620**
Ingenol **F2.555**
– 3-decadienoat **F2.629**
– 3-decatrienoat **F2.629**
– 3,20-dibenzoat **F2.629**
– 3-dodecatetraenoat **F2.629**
– 3-hexadecanoat **F2.646**
– 3-tetradecapentaenoat **F2.646**
myo-Inositol **F3.266**
Integriamid **F3.813**
Intermedin **F3.73**
Inundatan **F3.121**
[^{131}I]-Iobenguan **F4.693**
Iocarminsäure **F4.694**
Iodamid **F4.695**
Iodethan **F4.697**
Iodixanol **F4.698**
Iod[^{131}I]methylnorcholesterol-Injektionslösung **F4.699**
Iodoxaminsäure **F4.701**
Iomeprol **F4.703**
Ionol **F3.593**
β-Ionon **F3.457**
Iopansäure **F4.705**
Iopentol **F4.707**
Iopodinsäure **F4.709**

Iopronsäure **F4.**710
Iopydol **F4.**711
Iopydon **F4.**712
Ioversol **F4.**713
Ioxilan **F4.**714
Iprazochrom **F4.**715
Iprindolhydrochlorid **F4.**716
Ipsapiron **F4.**718
Iriflorental **F2.**876
α-Irigermanal **F2.**876
Irilon **F2.**879
Irinotecanhydrochlorid **F4.**719
Iripallidal **F2.**881
Irisolidon-7-*O*-α-L-rhamnopyranosid **F3.**417
Irisolon **F2.**879
β-Iron **F2.**876
(+)-*cis*-α-Iron **F2.**876
(+)-*cis*-γ-Iron **F2.**876
Isepamicin **F4.**722
Isoamericanin A **F3.**364
Isoamericanol A **F3.**364
Isoarnottianamid **F3.**813
cis-Isoasaron **F2.**20
Isobetanidin **F3.**362
Isobetanin **F3.**362
Isobornylacetat **F4.**725
Isobuttersäure **F3.**593
9β-Isobutyryloxy-costunolid **F3.**605
9β-Isobutyryloxy-1α,10β-epoxyhaageanolid **F3.**605
Isobutyrylshikonin **F3.**75
Isocastoramin **F2.**301
Isocembren **F2.**246
Isochamaejasmin **F3.**577
Isocicutol **F2.**365
Isocicutoxin **F2.**365
Isocorynoxein **F3.**690
Isocumarinderivate **F3.**264
Isodomesticin **F3.**53
Isoerivanin **F3.**606
Isoeuphorbetin **F2.**646
Isofagaridin **F3.**810
Isoflavonderivate **F3.**263
Isofraxidinglucosid **F2.**561
Isogentisin **F3.**588
Isoimperatorin **F2.**104
Isomangiferin **F3.**588
Isomasticadienonsäure **F3.**400
Isomethadon **F4.**726
Isomorellasäure **F2.**764
Isomorellin **F2.**775
(*RS*)-Isopentylmandelat **F4.**726
Isopentylsalicylat **F4.**727
Isopimpinellin **F2.**104
Isopinocamphon **F2.**871
Isoplatanin **F3.**409
Isopolygodial **F2.**278
Isopropanol **F4.**727
Isopropyldibenzoylmethan **F4.**729
4,4'-Isopropylidendiphenol **F4.**730
Isopropylisothiocyanat **F3.**429
Isopropylnicotinat **F4.**730
Isopteropodin **F3.**690

Isoquercetin **F2.**434
Isoquercitrin **F3.**661, 716
Isorhamnetin
– 3-*O*-β-D-glucosid **F3.**716
– 3-*O*-neohesperidosid **F3.**716
– 3-*O*-rutinosid **F3.**716
Isorhynchophyllin **F3.**690
Isorottlerin **F3.**170
Isorubijervin **F3.**747
Isorubijervosin **F3.**747
Isoshyobunon **F2.**20
Isosilibinin **F3.**551
Isovaleryl-Rest **F2.**217
Isovalerylshikonin **F3.**75

J

Jacquinelin **F3.**21
Jacularin **F2.**459
Jaeschkeanadiol **F2.**707
5a-Jaeschkeanadiol
– *p*-Hydroxybenzoesäureester **F2.**707
– 3-Methoxy-4-hydroxybenzoesäureester **F2.**707
Jalarinsäure **F2.**906
Jaligonsäure **F3.**363
Jasmolin I **F3.**610
Jasmolin II **F3.**611
Jatrophafaktor C1 **F2.**891
Jatrophatrion **F2.**896
Jatropholon A **F2.**896
Jatropholon B **F2.**896
Jatrophon **F2.**896
Jatrorrhizin **F3.**811
Jervin **F3.**745
Juglanin **F2.**434

K

1-Kaffeoyllaminaribiose F2.209
Kaliumacetat F4.736
Kaliumadipat F4.738
Kaliumfumarat F4.745
Kaliumgluconat F4.745
L-Kaliumhydrogenaspartat Hemihydrat F4.747
Kaliumhydrogenphthalat F4.749
Kalium-(2R,3R)-hydrogentartrat F4.749
Kaliumtartrat F4.754
– Hemihydrat F4.754
Kaliumtetraoxalat Dihydrat F4.755
Kamlolensäure F3.674
Kammogenin F3.805
Kämpferol F3.661
– 3-O-β-D-glucopyranosid F3.786
– 3-O-β-D-glucosid F3.716
– 3-O-rutinosid F3.716
Kanerin F3.238
Kanerocin F3.238
Kanerosid F3.237
Kansuinin A F2.642
Kansuiphorin A F2.642
Kansuiphorin B F2.642
Kansuiphorin C F2.642
Kansuiphorin D F2.642
(–)-16β-Kauren-19-carbonsäure F2.424
(–)-Kaur-16-en-19-carbonsäure F2.424
DL-Kavain F4.757
Ketanserin F4.758
11-Keto-β-boswelliasäure F2.247
Ketorolac F4.759
Khellol-β-D-glucopyranosid F2.609
Khellosid F4.762
Koaburasid F3.378
(+)-Kobusin F3.814
Kolaflavanon F2.768
Kolanon F2.768
(–)-Kolavenol F2.424
Kongorot F4.765
Korberin A F2.459
Korberin B F2.459
Kosin K6 F2.832
Kosin K8 F2.832
Kosotoxin F2.832
Koumbalon A F3.180
Koumbalon B F3.180
Kraussianin F2.803
Kristallviolett F4.766
k-Strophanthidin F2.134, 298
Kupfer(II)citrat F4.770
Kupfer(II)glycin-Komplex F4.771
3-OH-Kynurenin F2.242

L

Labd-8(17)-en-15-säure **F2.**178
Labd-8β-ol-14-en **F2.**176
Labriformidin **F2.**194
Labriformin **F2.**194
Laburninacetat **F2.**88
Laccainsäure A **F2.**906
Laccainsäure B **F2.**906
Laccainsäure C **F2.**906
Laccijalarinsäure **F2.**906
Lacidipin **F5.**1
Lackmus **F5.**3
Lactarorufin **F3.**465
Lactobionsäure **F5.**3
– Calciumsalz Dihydrat **F5.**4
Lactucin **F3.**21
Lactucopikrin **F3.**21
Lactusid A **F3.**18
Lactylphenetidin **F5.**4
Laevigatin B **F3.**460
Laevigatin C **F3.**460
Laevigatin D **F3.**461
Laevigatin E **F3.**460
Laksholsäure **F2.**906
Lamalbid **F3.**27
Lamalbosid **F3.**27
Lamivudin **F5.**6
Lanatosid A **F5.**8
Lanoconazol **F5.**10
Lanreotid **F5.**10
Lansoprazol **F5.**12
Lapachol **F3.**647
α-Lapachon **F2.**311
Lapachonon **F3.**652
Lappaol A **F2.**144
Lappaol B **F2.**144
Lappaol C **F2.**144
Lappaol D **F2.**144
Lappaol E **F2.**144
Lappaol F **F2.**144
Lappaol H **F2.**145
Lappaphen a **F2.**150
Lappaphen b **F2.**150
Lariciresinol **F3.**40, 780
Larixol **F3.**40
Larixylacetat **F3.**40
Lasiandrin **F3.**472
Lasiocephalin **F2.**800
Lasioerin **F2.**801
Lathyrisfaktor L 5 **F2.**646
Lathyrisfaktor L 6 **F2.**646
Lathyrissubstanz SL1 **F2.**646

Laudexiniummethylsulfat **F5.**13
Launobin **F3.**53
Laurenobiolid **F3.**54
Laurinsäure **F5.**14
Laurocapram **F5.**14
Lävulinsäure **F5.**15
Lefetaminhydrochlorid **F5.**15
Leflunomid **F5.**16
Leiopyrrol **F5.**17
Lelobanidin **F3.**94
Lelobanin **F3.**93
Lemmatoxin **F3.**371
Lemmatoxin-C **F3.**371
Lenograstim *[Aminosäuresequenz]* **F5.**18
Lenthionin **F3.**63
Lentinan, Grundstruktur **F3.**63
Lentininsäure **F3.**63
Letrazuril **F5.**20
Leucosceptosid B **F3.**768
Leucosceptrosid A **F2.**669
Leurubicin **F5.**21
Levamisolhydrochlorid **F5.**21
Levcromakalim **F5.**23
Levemopamil **F5.**23
Levetiracetam **F5.**24
Levocabastin **F5.**25
Levocarnitin **F5.**27
Levofenfluramin **F5.**28
Levofloxacin **F5.**28
Levomenol **F5.**31
Levomenthol **F5.**32
Levomepromazin **F5.**33
– maleat **F5.**36
Levomoramid **F5.**37
Levosimendan **F5.**37
Licoisoflavon A **F3.**106
Lifibrol **F5.**39
Limonen **F2.**316
DL-Limonen **F5.**40
Linalool **F5.**40
Linalylacetat **F5.**41
Linearisin **F2.**459
9,12-Linolsäure **F5.**42
Linopirdin **F5.**42
Lintetralin **F3.**346
Liothyronin, Natriumsalz **F5.**42
Liovil **F3.**38
Liriodendrin **F2.**560
Lirioresinol **F3.**576
– diglucosid **F2.**560
(+)-Lirioresinol **F2.**560
Lirioresinol B-dimethylether **F3.**149
Lithiumacetat **F5.**45
Lithiumbenzoat **F5.**46
Lithiumgluconat **F5.**48
Lithium-(R,R)-hydrogentartrat Monohydrat **F5.**51
Lithiumsalicylat **F5.**51
Lithosenin **F3.**80
Lithospermidin A **F3.**75
Lithospermidin B **F3.**75
Lithospermosid **F3.**80
Lithospermsäure **F3.**80

Lobelanin **F3.**93
Lobelin **F5.**53
(–)-Lobelin **F3.**94
Lobinanin **F3.**94
Lobinin **F3.**94
Lodoxamid **F5.**54
Lofepramin **F5.**55
Loganin **F3.**217
Lonapalen **F5.**56
Lonidamin **F5.**57
Loracarbef **F5.**57
Lornoxicam **F5.**61
Loroglossin **F3.**272
Losartan, Kaliumsalz **F5.**64
Loxapin **F5.**66
Loxiglumid **F5.**67
Lucidan **F3.**121
Lucidensäure A **F2.**754
Lucidensäure D_1 **F2.**754
(+)-Lucidulan **F3.**121
Lufironil **F5.**67
Lupanin **F2.**793; **F3.**106
Lup-20(30)-en-3β,7β-diol **F3.**104
Lupenon **F3.**344
Lupeol **F2.**733; **F3.**344
Lupeolacton **F2.**137
Lupinin **F3.**106
Luteon **F3.**106
Lycoclavanin **F3.**124
Lycoctonin **F2.**417
Lycodan **F3.**121
(–)-Lycopodan **F3.**121
(–)-Lycopodin **F3.**123
Lycopsamin **F2.**88
Lyratol **F2.**359
– acetat **F2.**359
– angelicat **F2.**359
– isobutyrat **F2.**359
– 2-methylbutyrat **F2.**359

M

Maackiain **F3.**264
Macrogol 8000 **F5.**71
Macrolide **F2.**706
Mafenidacetat **F5.**75
Mafosfamid, Cyclohexylaminsalz **F5.**77
Magnesiumdilactat Trihydrat **F5.**85
Magnesiumhydrogencitrat Pentahydrat **F5.**86
Magnesiumsalicylat Tetrahydrat **F5.**90
Magnoflorin **F2.**170; **F3.**811
Magnolianin **F3.**155
Magnolin **F3.**149
(±)-Magnolin **F3.**814
Magnolol **F3.**148
Magnolosid A **F3.**154
Malachitgrün **F5.**94
Maleinylsulfametazin **F5.**95
Mallophenon **F3.**165
Malloprenol-10 **F3.**165
Malloprenol-11 **F3.**165
Malloprenol-12 **F3.**165
Malloprenol-9 **F3.**165
Mallotinsäure **F3.**168
Mallotochromanol **F3.**165
Mallotochromen **F3.**165
Mallotojaponin **F3.**166
Mallotolerin **F3.**166
Mallotophenon **F3.**166
Mallotusinsäure **F3.**168
Maltol **F5.**96
Maltotriose **F5.**97
Mangan(II)acetat Tetrahydrat **F5.**98
Mangan(II)hydrogencitrat **F5.**98
Mangiferin **F3.**588
α-Mangostin **F2.**772
β-Mangostin **F2.**772
γ-Mangostin **F2.**772
Maniladiol **F2.**273
D-Mannose **F5.**101
Maprotilinhydrochlorid **F5.**102
Maprounsäure **F3.**180
(−)-*cis*-Marmelolacton **F2.**484
(+)-*trans*-Marmelolacton **F2.**484
cis-Marmelooxid **F2.**484
trans-Marmelooxid **F2.**484
Marmesin **F2.**112
Marsupin **F3.**417
Marsupol **F3.**417
Masoprocol **F5.**105
Masticadiendiol **F3.**379
Masticadienonsäure **F3.**400
Matairesinol **F2.**144; **F3.**576, 786

Mazindol F5.106
Mebiquin F5.107
Mebutamat F5.108
Mebutizid F5.108
Mecamylamin F5.108
Mecloralurea F5.109
Medibazin F5.109
Medicarpinglucosid F3.264
Megastigma-4,6,8-trien-3-one F2.484
Melampomagnolid A F3.147
Melampomagnolid B F3.147, 258
Melilotigenin F3.201
Melilotosid F3.199
Melitin F3.196
Melitracenhydrochlorid F5.109
Melle[4]cyclosporin F5.110
Meloxicam F5.111
Memantin F5.113
Menadion, Natriumbisulfit Trihydrat F5.114
p-Menthan-1β,2α-diol F2.706
p-Menthan-1β,4α-diol F2.706
p-Menth-1-en-9-al F3.457
p-Menth-3-en-1β,2β-diol F2.706
p-Menth-4-en-1β,2α-diol F2.706
p-Menth-8-en-1β,2β-diol F2.706
Menthiafolin F3.214
Menthon F5.115
(±)-Menthylacetat F5.115
Menthylisovalerat F5.115
Menthylsalicylat F5.116
Menyanthosid F3.218
Mepenzolatbromid F5.116
Mephenytoin F5.118
Meprobamat F5.119
Merallurid F5.121
Mercaptomerin, Dinatriumsalz F5.122
Mercuderamid F5.123
Mercurobutol F5.124
Mercurophyllin F5.124
Meropenem F5.125
Mesoinosit F3.266
Mesoridazinbesilat F5.129
Mespirenon F5.129
Metamfetamin F5.131
Metanilgelb F5.135
Metapramin F5.135
Metaraminol-(RR)-hydrogentartrat F5.136
Metazocin F5.137
Metergolin F5.138
Metescufyllin F5.139
Methacholinchlorid F5.139
Methallenestril F5.141
Methansulfonsäure F5.142
Methaqualon F5.143
Methiomeprazin F5.146
L-Methionin F5.146
DL-Methioninisopropylester F5.148
Methoctramin F5.148
Methoserpidin F5.149
2-Methoxycanthin-6-on F3.378
5-Methoxy-6-canthinon F3.378
1-Methoxycarbonyl-β-carbolin F3.376

6-Methoxy-5,6-dihydrochelerythrin F3.811
5-Methoxydimethyltryptamin F2.82
8-Methoxyflindersin F3.812
Methoxyfluran F5.151
Methoxyfuranalkohol F3.466
8-Methoxygalangin F3.409
4-Methoxy-5-hydroxycanthin-6-on F3.378
2-Methoxy-3-isobutyl-pyrazin F2.705
5'-Methoxylariciresinol F3.780
Methoxylatifolon F2.698
5-Methoxymethyltryptamin F2.82
8-Methoxy-β-peltatin A F2.257
4-Methoxy-2-pentanylchinolin F2.748
Methoxyphenylessigsäure F5.153
2-Methoxy-3-sec-butylpyrazin F2.705
N-Methoxy-1-vinyl-β-carbolin F3.377
N-Methylactinodaphnin F3.53
12-O-[2-Methylaminobenzoat]-4-desoxyphorbol-13-acetat F3.507
N-Methylanacyclin F2.79
Methylbellidifolin F3.588
O-Methylbenzoin F5.153
3-(4-Methylbenzyliden)-2-bornanon F5.153
9β-(2-Methyl)-butyryloxy-1,10-epoxyhaageanolid F3.605
Methylbutyryl-Rest F2.217
α-Methyl-n-butyrylshikonin F3.75
3-Methylcanthin-2,6-dion F3.378
4-O-Methylcedrusin F2.453
1-Methyl-2-chinolon F2.748
N-Methylcorydin F3.811
3-Methylcyclopentadecanon F3.222
N-Methylcytisin F2.792; F3.106
Methyldibromostyrylhydantoin F5.154
6-Methyldihydrochelerythrin F3.810
Methyldihydromorphin F5.155
7-O-Methylectorigenin F3.412
2,2'-Methylenbis(6-tert-butyl-p-cresol F5.156
Methylenbisdimethylanilin F5.155
Methylenblau F5.156
Methylendioxymethamphetamin F5.157
Methyl-2-O-(2-ethylbutyryl)salicylat F5.161
N-Methylflindersin F3.812
6-O-Methyl-β-D-Galactose F2.779
N-Methylglycosolon F3.812
Methylgrün F5.162
Methyl-4-hydroxybenzoat F5.163
Methyl-4-hydroxybenzoat, Natriumsalz F5.162
3'-O-Methyl-4'-isobutyryleriodictyol F2.615
N-Methylisocorydin F3.811
2-Methylisothiocyanat F3.429
Methyl-(9,12,15)-linolenat F5.164
(S)-Methylmethioniniumchlorid F5.165
(S)-Methylmethioninsulfoniumchlorid F5.165
2-Methyl-6-methoxy-tetrahydro-β-carbolin F2.82
N-Methyl-N-(2-methylpropyl)-2,8-decadien-4,6-diinamid F2.79
N-Methyl-N-(2-methylpropyl)-2-decen-4,6-diinamid F2.79
2-Methylnaphthalin F2.316
6-Methylnorchelerythrin F3.810
Methylorange F5.166

Methylpentynol F5.166
– carbamat F5.167
Methylphenidathydrochlorid F5.168
Methylphenyloxazolylbenzol F5.171
Methylprednisolonaceponat F5.171
2-Methyl-1-propanol F5.171
1-Methyl-2-pyrrolidon F5.172
Methylrot F5.172
N-Methylschinifolin F3.813
Methylscoulerin F3.811
N-Methyltetrahydro-β-carbolin F2.733
1-Methylthiopropyl-1-propenyldisulfid F2.702
N-Methyltrenudon F3.673
Methyltryptamin F2.82
Metiazinsäure F5.174
Metindizat F5.176
Metirosin F5.176
Metopon F5.178
Metrizamid F5.178
Mexoprofen F5.180
Mezerein F2.504
Mezilamin F5.181
Mianserinhydrochlorid F5.181
Miboplatin F5.183
Microcarpin F2.202
Miglitol F5.184
Milliamin A F2.649
Milliamin B F2.649
Milliamin C F2.649
Milliamin D F2.649
Milliamin E F2.649
Milliamin F F2.649
Milliamin G F2.649
Milliamin H F2.649
Milliamin I F2.649
Milnacipranhydrochlorid F5.185
α-Mintsulphid F3.457
Miocamycin F5.187
Mirfentanil F5.188
Miristalkoniumchlorid F5.189
Mirtazapin F5.190
Misonidazol F5.191
Mitobronitol F5.191
Mitolactol F5.192
Mitomycin F5.193
Mitotan F5.197
Mitoxantron F5.198
Mivacuriumchlorid F5.201
Mizolastin F5.202
Mizoribin F5.203
Moclobemid F5.205
Modafinil F5.208
Moexiprilhydrochlorid F5.208
Mofegilinhydrochlorid F5.211
Mofezolac F5.212
Moluccanin F2.60
Mometasonfuroat F5.214
Monodesmethyl-Dihydroguaiaretsäure F3.44
Mono- und Diacetylglyceride F5.216
Montanin F2.230
5-MOP [Bergapten] F2.104
8-MOP [Xanthotoxin] F2.104

Moracizin F5.218
Morellasäure F2.764
Morellin F2.775
Morelloflavon F2.775
Morniflumat F5.220
Morpheridin F5.221
Morphin F3.296
Morpholin F5.222
Morpholiniumsalicylat F5.222
Mosapraminhydrochlorid F5.223
Mosaprid F5.223
Moxonidin F5.224
MTP-PE F5.226
Mukaadial F2.279
Muldamin F3.747
Multifidol F2.898
– glucosid F2.898
Multiflorin F3.106, 462
Munigin F3.412
Mupirocin, Calciumsalz F5.227
Murein-Struktur F3.3
Muropeptid-Struktureinheit F3.3
Muscaaurin I F2.66
Muscaflavin F2.66
Muscapurpurin F2.66
Muscazon F2.66
Muscimol F2.66
Musclid-A1 F3.222
Musclid-A2 F3.222
Musclid-B F3.222
Muscon F3.222
Muscopyridin F3.222
Mussein B F2.557
Muzigaal F2.277
Muzigadial F2.277
Mycophenolat-Mofetil F5.228
Mycophenolsäure F5.230
Myoscorpin F3.74
Myricitrin F2.635
Myristicin F3.329
Myristinsäure F5.232
Myrophin F5.233

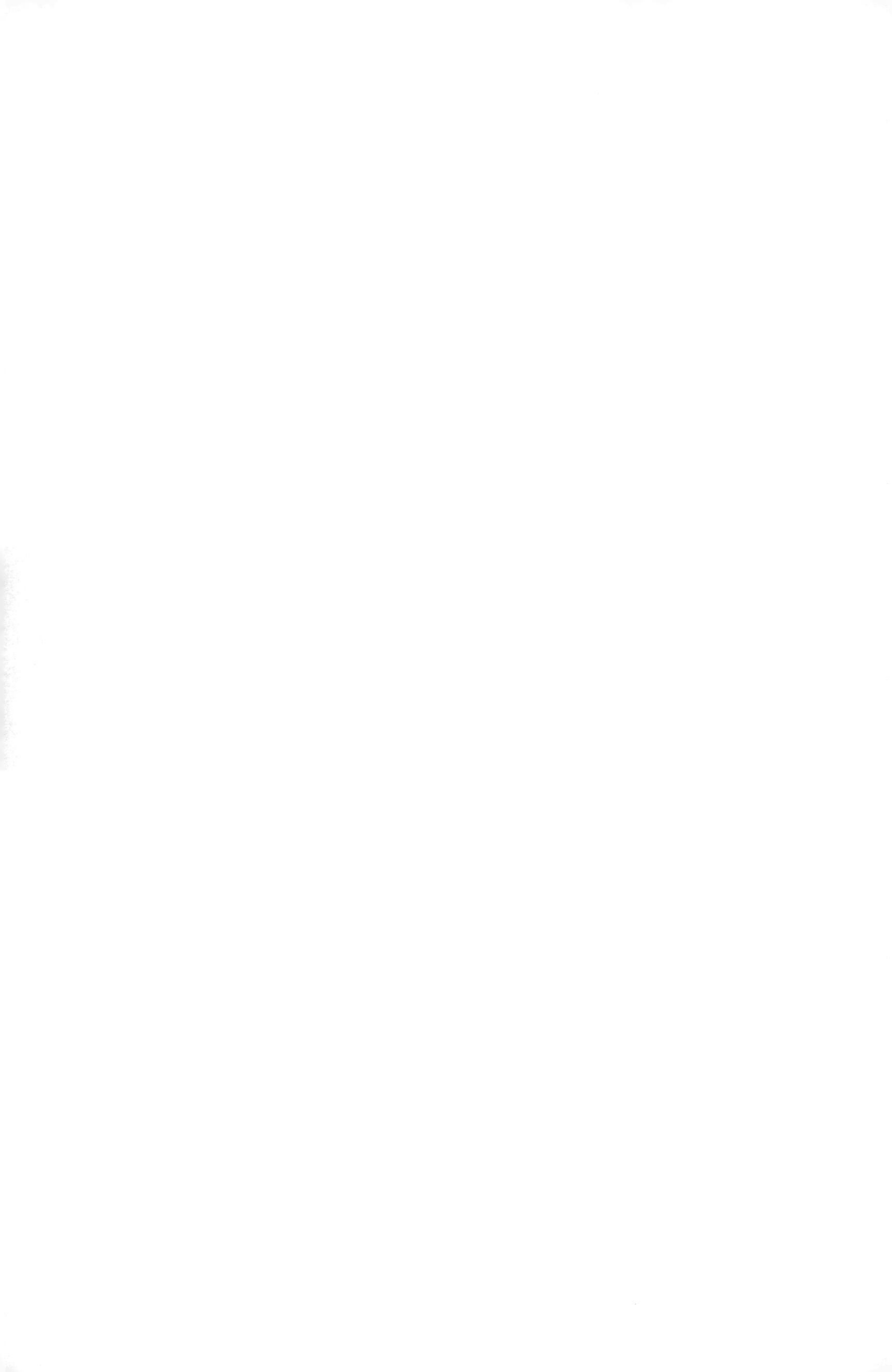

N

Nabumeton **F5**.235
Nadifloxacin **F5**.238
Nadroparin, Calciumsalz **F5**.240
Nafamostatmesilat **F5**.242
Nafarelin **F5**.243
Nafenopin **F5**.244
Naftazon **F5**.245
Naftopidil **F5**.245
Nalmefen **F5**.246
Naltrindol **F5**.248
Nandigerin **F3**.53
Naphthalin **F2**.316
1-Naphthol **F5**.249
Naphthonon **F5**.249
1-Naphthylessigsäure **F5**.250
Narcein **F3**.296
Narcotin **F3**.296
Naringenin **F3**.576
− 4′-O-methylether **F2**.615
Nartograstim [Aminosäuresequenz] **F5**.251
Natriumbenzoat **F5**.260
Natrium[^{51}Cr]chromat **F5**.265
Natriumdodecylsulfat **F5**.267
Natriumfumarat **F5**.268
Natriumgentisat **F5**.269
Natriumhydroxymethansulfinat **F5**.275
Natrium[^{131}I]iodhippurat-Injektionslösung **F5**.276
Natriumlactat-Lösung **F5**.281
Natriummonohydrogencitrat Sesquihydrat **F5**.284
Natrium-Oxybat **F5**.286
Natriumpicosulfat Monohydrat **F5**.292
Natriumsalicylat **F5**.293
Natriumstearylfumarat **F5**.294
Natriumstibogluconat Nonahydrat **F5**.295
Natriumtyropanoat **F5**.302
Nebivolol **F5**.303
Nefazodon **F5**.305
Nefiracetam **F5**.307
Neoarctin A **F2**.145
Neoarctin B **F2**.145
Neochamaejasmin A **F3**.577
Neochamaejasmin B **F3**.577
Neocinchophen **F5**.308
Neogermbudin **F3**.744
Neogermidin **F3**.744
Neogermitrin **F3**.744
Neohydnocarpin **F2**.865
Neolitsin **F3**.53
Neo-olivil **F3**.727
− 4-O-β-D-glucosid **F3**.727
Neoquassin **F3**.374

Neriagenin   F3.237
Neriasid   F3.237
Neridienon A   F3.239
Neridienon B   F3.239
Nerifol   F3.239
Nerigosid   F3.235
Neritalosid   F3.235
Neriumol   F3.239
Neriumosid   F3.237
Neriumosid A-1   F3.237
Neriumosid A-2   F3.237
Neriumosid B-1   F3.237
Neriumosid B-2   F3.237
Neriumosid C-1   F3.237
Neroloxid   F3.457
Neticonazol   F5.309
Nevadensin   F3.817
Nevirapin   F5.310
Nicergolin   F5.311
Nicofuranose   F5.313
Nicorandil   F5.314
Nicotin   F3.251
Nicotinaldehyd   F5.316
Nicotinpolacrilex   F5.317
Nifurizon   F5.317
Nifurmazol   F5.318
Nifuroxazid   F5.318
Nigakilacton B   F3.375
Nigakilacton C   F3.375
Nigakilacton E   F3.375
Nigakilacton F   F3.375
Nigakinon   F3.378
Nilblau A   F5.319
Nilutamid   F5.319
Nimesulid   F5.320
Ninhydrin   F5.323
Nipradilol   F5.324
Nitecapon   F5.325
Nitidin   F3.810
Nitrefazol   F5.326
Nitromersol   F5.327
Nitrosulfathiazol   F5.328
Nitroxolin   F5.328
Nocloprost   F5.330
Noracymethadol   F5.331
Nordazepam   F5.331
Nordihydroguaiaretsäure   F3.44
Norgestimat   F5.332
Norisodomesticin   F3.53
Norisoguaiacin   F3.45
Norlevorphanol   F5.333
Normethylskytanthin   F3.652
Normorphin   F5.334
Nornicotin   F3.251
(−)-Norphysostigmin   F3.355
Norpipanon   F5.335
Norsecurinin   F2.735
(−)-Norsecurinin   F3.346
Norsinoacutin   F2.456
Norswertianin   F3.588
Nortetrazepam   F5.336
(+)-Nortrachelogenin   F3.787

Nortrachelosid   F2.389
Nortrewiasin   F3.673
Nortriptylinhydrochlorid   F5.336
28-Nor-urs-12-en-3β-ol   F3.545
Noscapin   F3.296
Nudiflorin   F3.674

O

Oblongifoliol   **F2**.465
Obovatal   **F3**.153
Obovatol   **F3**.153
α-Obscurin   **F3**.122
Ocotein   **F3**.232
Octanal   **F5**.341
Octansäure   **F5**.341
Odorosid A   **F3**.235
Odorosid B   **F3**.235
Odorosid D   **F3**.235
Odorosid G   **F3**.235
Odorosid K   **F3**.235
Oenanthetol   **F3**.261
Oenantheton   **F3**.261
Oenanthotoxin   **F3**.261
Officinalinsäure   **F3**.33
3-OH-Kynurenin   **F2**.242
Okanin   **F2**.233
– 4′-O-(6″-trans-p-cumaroyl-β-D-glucosid)   **F2**.234
– 4-methylether-4′-O-primverosid   **F2**.233
Oleagenin   **F3**.236
Oleanderol   **F3**.238
Oleandrigenin   **F2**.16, 38;   **F3**.235
– glucosid   **F3**.235
Oleandrin   **F3**.235
α-L-Oleandrose   **F3**.234
Olean-12-en-3α,16β-diol   **F2**.271
Oleanoglykotoxin   **F3**.371
Oleanolsäure   **F2**.557;   **F3**.238, 371, 400
Oleasid A   **F3**.236
Oleasid B   **F3**.236
Oleasid C   **F3**.236
Oleasid D   **F3**.236
Oleasid E   **F3**.236
Oleasid F   **F3**.236
Olitorin   **F2**.431
Olitorisid   **F2**.431
Olitoriusin   **F2**.431
Olmidin   **F5**.343
Olsalazin, Natriumsalz   **F5**.343
Omeprazol, Natriumsalz   **F5**.344
Omoconazolnitrat   **F5**.346
Ondansetron   **F5**.347
α-Onocerin   **F3**.265
Onogenin   **F3**.264
Ononin   **F3**.263
D-Ononitol   **F3**.266
Onopordopicrin   **F2**.147
Onosid   **F3**.264
Ophrysanin   **F3**.272

Opipramol F5.349
Orangegelb S F5.350
Orazamid F5.351
Orchicyanin I F3.272
Orgotein *[Aminosäuresequenz]* F5.351
Orlistat F5.354
Ormaplatin F5.356
L-Ornithin F5.356
– L-aspartat F5.357
Orphenadrin F5.359
Osateronacetat F5.360
Osthenol F2.103
Otenzepad F5.363
Otimerat F5.365
Oxaceprol F5.365
Oxaliplatin F5.366
Oxametacin F5.367
Oxaprozin F5.369
Oxazidion F5.370
Oxcarbazepin F5.370
Oxetoron F5.373
Oxfenicin F5.373
Oxhygrinsäure F2.458
Oxifentorexhydrochlorid F5.374
Oxiracetam F5.375
Oxitriptan F5.377
2-Oxo-3-cleroden-15-säure F2.178
– methylester F2.178
2-Oxo-3,13-clerodien-15-säure F2.178
Oxogambirtannin F3.695
7-Oxogedunin F2.823
21-Oxogelsemin F2.786
2-Oxoglutarsäure F5.380
(8R)-3-Oxo-8-hydroxypolypoda-13E,17E,21-trien F3.400
1-Oxojaeschkeanadiolester F2.699
1-Oxojaeschkeanadiolester I F2.699
1-Oxojaeschkeanadiolester II F2.699
1-Oxojaeschkeanadiolester III F2.699
3-Oxomalabarica-14(26),17E,21-trien F3.400
Oxomemazin F5.381
3-Oxo-28-norlup-20(29)-en F3.401
3-Oxo-28-norolean-12-en F3.401
17-Oxospartein F3.106
Oxybutynin F5.382
Oxychelerythrin F3.811
Oxycinchophen F5.384
Oxyclipin F5.384
Oxymetazolinhydrochlorid F5.385
Oxynitidin F3.810
Oxypeucedanin F2.104
Oxypeucedaninhydrat F2.104
Oxyphencyclimin F5.385
Ozagrel F5.386

P

Pachygenol **F3**.797
Paclitaxel **F5**.387
Palmatin **F3**.811
Palmitinsäure **F5**.388
Palmitoylascorbinsäure **F5**.389
(6′-Palmitoyl)-sitosterol-3-*O*-β-D-glucosid **F3**.726
Pantoprazol **F5**.392
Papaverin **F3**.296
Parapropamol **F5**.393
Parnaparin **F5**.394
Paroxetin **F5**.396
Parthenolid **F3**.621
Patentblau **F5**.398
(–)-Paulownin **F3**.815
Pazinaclon **F5**.398
Pectolinarigenin **F2**.382, 613
Pefloxacinmesilat **F5**.399
Pellitorin **F2**.79
Pemirolast, Kaliumsalz **F5**.400
Penciclovir **F5**.400
7′(*E*)-4,4′,7,9,9′-Pentahydroxy-3,3′-dimethoxy-8.O.4′-lignan **F3**.726
Pentamorphon **F5**.402
1-Pentanol **F5**.402
2-Pentanol **F5**.403
Pentetrazol **F5**.403
Pentetreotid **F5**.404
Pentylphenylacetat **F5**.404
Peplomycinsulfat **F5**.405
Perfluorcarbon **F5**.407
Pergolid **F5**.413
Pergolidmesilat **F5**.413
Perilla-Aldehyd **F3**.329
Perilla-Alkohol **F3**.330
Perilla-Keton **F3**.329
Perillosid A **F3**.330
Perillosid B **F3**.330
1,4-*trans*-Perillosid C **F3**.330
1,4-*cis*-Perillosid D **F3**.330
Periplogenin **F2**.134, 298
Peucenin-7-methylether **F2**.103
Phallacidin **F2**.71
Phallisacin **F2**.71
Phallisin **F2**.71
Phalloidin **F2**.71
Phalloin **F2**.71
Phenadoxon **F5**.418
Phencyclidin **F5**.418
Phenicarbazid **F5**.420
Phenindion **F5**.420
Phenmetrazin **F5**.422

Phenomorphan F5.424
Phenoxyethanol F5.425
Phenylessigsäure F3.593
N-(2-Phenylethyl)-2,4-undecadien-8,10-diinamid F2.79
Phenylglycinheptylester F5.427
7-Phenyl-hepta-2-en-4,6-diinylacetat F2.234
Phenylheptatriin F2.234
Phenyllobelol F3.94
Phenytoin-3-norvalin F5.427
Phillyrin F2.352
Phlegmaran F3.121
Phlorin F3.378
Phorbinsäure F2.653
Phorbol F2.657
– 12,13-diester F2.471
– ester F2.462, 469
– 12,13,20-triester F2.460
Phosphorsäure F5.428
DL-O-Phosphoserin F5.431
Phthalylsulfathiazol F5.431
Phyllanthin F3.342
Phyllanthol F3.339
Phyllanthosid F3.340
Phyllanthostatin 1 F3.340
Phyllanthostatin 2 F3.340
Phyllanthurinolacton F3.349
Phyllanthusiin D F3.342
Phyllantidin F2.726
(–)-Phylligenin F3.814
(–)-Physostigmin F3.355
(–)-Physovenin F3.355
Phytolaccagenin F3.361
Phytolaccagensäure F3.363
Phytolaccasaponin B F3.366
Phytolaccasaponin E F3.367
Phytolaccasaponin G F3.366
Phytolaccosid A F3.366
Phytolaccosid B F3.366
Phytolaccosid C F3.366
Phytolaccosid D F3.367
Phytolaccosid D_2 F3.367
Phytolaccosid E F3.367
Phytolaccosid F F3.366
Picafibrat F5.432
Picein F3.473
Picenadolhydrochlorid F5.433
Picodralazin F5.434
Picotamid F5.434
Picraquassiosid A F3.379
Picraquassiosid B F3.379
Picrasidin E F3.376
Picrasidin F, hydrochlorid F3.376
Picrasidin G, hydrochlorid F3.376
Picrasidin H F3.377
Picrasidin I F3.377
Picrasidin J F3.377
Picrasidin K F3.377
Picrasidin L F3.378
Picrasidin M F3.378
Picrasidin P F3.377
Picrasidin Q F3.378

Picrasidin R F3.377
Picrasidin S, hydrochlorid F3.376
Picrasidin U F3.378
Picrasidin V F3.377
Picrasidin W F3.378
Picrasidin X F3.377
Picrasidin Y F3.377
Picrasin A F3.375
Picrasin B F3.375
Picrasin C F3.375
Picrasin D F3.375
Picrasin E F3.375
Picrasin G F3.375
Picrasin H F3.375
Picrasin L F3.375
Picrasinol A F3.376
Picrasinol B F3.375
Picrasinol C F3.374
Picrasinol D F3.375
Picrasinosid A F3.375
Picrasinosid B F3.376
Picrasinosid C F3.376
Picrasinosid D F3.376
Picrasinosid E F3.376
Picrasinosid F F3.376
Picrasinosid G F3.376
Picrasinosid H F3.376
Picrocrocin F2.441
Picropolygamain F2.259
Picrosid I F3.389
Picrosid II F3.389
Pidotimod F5.435
Pikrinsäure F5.437
Pildralazinhydrochlorid F5.438
Pimelea-Faktor P2 F3.575
Piminodin F5.438
Pimobendan F5.439
Pimonidazol F5.441
Pinacidil F5.441
β-Pinen F2.871
Pinicolsäure A F2.738
D-Pinitol F2.336
1-Pinocamphon F2.871
Pinocembrin F2.615
Pinoresinol F3.576, 780
(–)-Pinoresinol F3.815
Pinoresinoldimethylether F3.149
Pioglitazonhydrochlorid F5.442
Piperonal F5.443
Piperonylbutoxid F5.444
Piroximon F5.445
Pirsidomin F5.446
Pistacigerrimon A F3.398
Pistacigerrimon B F3.398
Pistacigerrimon C F3.398
(±)-Planinin F3.814
Plantarenalosid F3.652
Platanetin F3.409
Platanin F3.409
Plataninsäure F3.409
Platanosid F3.409
Plumbagin F2.526, 540

Pobilukast **F5.**448
Podocarpusflavon A **F3.**427
Podocarpusflavon B **F3.**427
Pokeberrygenin **F3.**363
Polaprezinc **F5.**449
Policosanol **F5.**450
Polyalthiasäure **F2.**424
Polyporensäure C **F2.**738
Polyvinylalkohol **F5.**454
Ponalrestat **F5.**455
Populin **F3.**472
Pramipexolhydrochlorid **F5.**456
Pramiracetam **F5.**457
Pramocainhydrochlorid **F5.**458
Pranlukast **F5.**459
Prasanthalin **F2.**894
Pregnenolon
– bis-β-D-glucopyranosyl-(1→2,1→6)-D-glucopyranosid **F3.**240
– β-D-glucopyranosid **F3.**240
– β-D-glucopyranosyl-(1→2)-D-glucopyranosid **F3.**240
– β-D-glucopyranosyl-(1→6)-D-glucopyranosid **F3.**240
– glykoside **F3.**240
(–)-Prenylpiperitol **F3.**815
(–)-Prenylpluviatilol **F3.**815
Prieurianin **F2.**823
Prinomidtriethanolamin **F5.**460
Profadol **F5.**461
Proflavin **F5.**461
Prolintan **F5.**462
Pronuciferin **F2.**459
Propacetamolhydrochlorid **F5.**463
Propagermanium **F5.**465
Propanidid **F5.**465
Properidin **F5.**466
Propionyl-L-carnitin **F5.**467
9β-Propionyloxy-costunolid **F3.**605
9β-Propionyloxy-1α,10β-haageanolid **F3.**605
Propipocainhydrochlorid **F5.**468
Propiverinhydrochlorid **F5.**468
Propizepin **F5.**470
Propoxycainhydrochlorid **F5.**470
Propterol **F3.**417
Propterol B **F3.**417
Propyl-4-hydroxybenzoat **F5.**471
Propyliodon **F5.**472
Prostratin **F3.**581
Prosultiamin **F5.**474
Protokosin **F2.**832
20(S)-Protopanaxadiol **F2.**247
Protopin **F3.**498, 812
Protoveratridin **F3.**744
Protoveratrin A **F3.**744
Protoveratrin B **F3.**745
Protoveratrin C **F3.**745
Proxifezon **F5.**475
Pseudojervin **F3.**745
Pseudoyohimbin **F3.**319
Psilocin **F5.**475
Psoralen **F2.**104

Pterocarpanderivate **F3.**264
Pterocarpin **F3.**420
Pterocarpol **F3.**421
Pterofuran **F3.**413
Pteropodin **F3.**690
Pterostilben **F3.**421
Pterosupin **F3.**416
Putraflavon **F3.**427
Putranjasäure **F3.**425
Putranjivadion **F3.**426
Putranjivasäure **F3.**425
Putranosid A **F3.**426
Putranosid B **F3.**426
Putranosid C **F3.**426
Putranosid D **F3.**426
Putrol **F3.**426
Putron **F3.**426
Pyrantelcitrat **F5.**476
Pyrethrate **F3.**611
Pyrethrin I **F3.**610
Pyrethrin II **F3.**611
Pyrethrosin **F3.**611
Pyridin **F5.**477
Pyridofyllin **F5.**477
Pyritinol **F5.**478
Pyrogallol **F5.**480

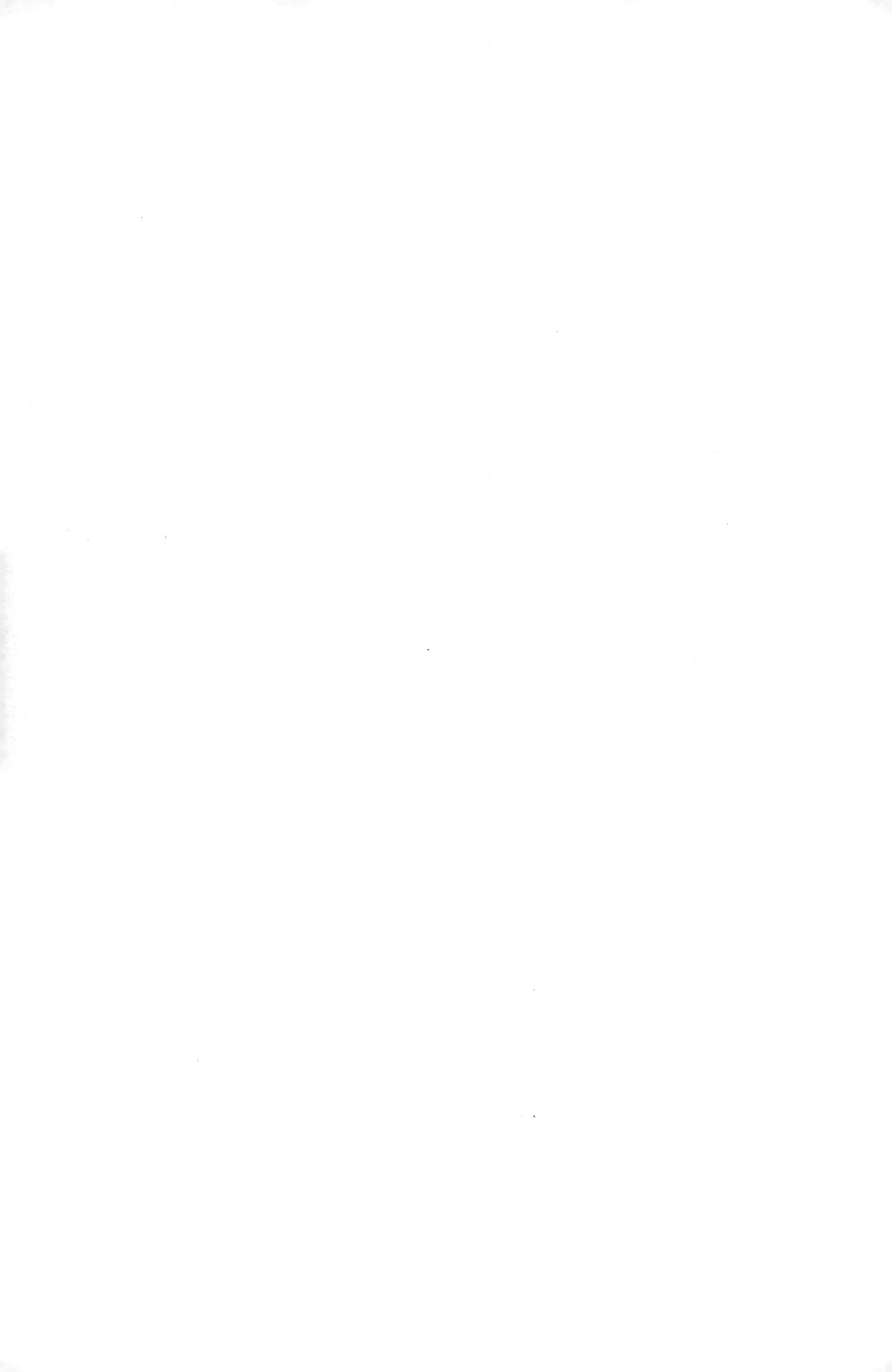

Q

Quassin **F3.**374
Quazepam **F5.**484
Quercetin **F3.**661
Quercilicosid-A **F2.**88
Quercitrin **F2.**635; **F3.**661
Quillajasaponin 17 **F3.**437
Quillajasaponin 18 **F3.**437
Quillajasaponin 21 **F3.**437
Quinagolid **F5.**484
– hydrochlorid **F5.**485
Quinotolast, Natriumsalz **F5.**485
Quinpirol **F5.**487

R

Rabeprazol, Natriumsalz F5.489
Racemoramid F5.491
Racemorphan F5.491
Racloprid F5.492
Ramentaceon F2.540
Ramenton F2.540
Ramoplanin F5.494
Ramosin F2.205
Ranitidinbismutcitrat F5.495
Ranolazin F5.496
Raubasin F3.319
Rauwolscin F3.318
Rebamipid F5.497
Remifentanil F5.498
Remikiren F5.500
Remoxiprid F5.501
Renzapridhydrochlorid F5.502
Repandusinsäure A F3.347
Resiniferafaktor RR1 F2.653
Resiniferafaktor RR2 F2.653
Resiniferafaktor RR3 F2.653
Resiniferatoxin F2.653
Resorcinmonoacetat F5.503
Retamin F2.793
Retelliptin F5.503
Reticulin F3.52
Retusin-7-O-β-D-glucopyranosid F3.417
Reynosin F3.621
Rhamnoveracintin F3.747
Rhaponticin F5.507
Rhein F5.507
Rhombifolin F2.793
Rhynchoin-Ia F3.700
Rhynchophin F3.700
Rhynchophyllin F3.690
Ribavirin F5.508
Riboflavinphosphat, Natriumsalz, wasserfrei F5.510
β-D-Ribose F2.431
Richardianin I F2.386
Richardianin II F2.386
Ricinidin F3.674
Ricinolsäure F2.726
Ridogrel F5.513
Rifapentin F5.515
Rifaximin F5.515
Rilmenidin F5.517
Rilopirox F5.519
Riluzol F5.519
Rimcazoldihydrochlorid F5.520
Risedronat, Natriumsalz F5.520

Risperidon F5.521
Ritanserin F5.522
Ritipenem Acoxil F5.523
Rivastatin F5.526
Robinin F3.196
Rocuroniumbromid F5.529
Rogletimid F5.530
Rolipram F5.531
Romurtid F5.534
Ropivacainhydrochlorid Monohydrat F5.535
Roquinimex F5.538
Rosamultin F3.461
Rosenfuran F3.336
Rosenfurane F3.457
Rosenoxide F3.457
Rothidin F3.263
Rottlerin F3.170
Roxburghin D F3.693
Roxburgholon F3.425
Roxburghonsäure F3.425
Roxindol F5.539
Rubijervin F3.746
Rufloxacinhydrochlorid F5.540
Rugosal A F3.463
Rugosasäure F3.463
Rutaecarpin F3.813
Rutosid F3.661, 716

S

Saccharin, Calciumsalz, wasserhaltig **F5**.543
Saccharose **F5**.545
Safranal **F2**.441
Safynol **F2**.233
– 2-isobutyrat **F2**.233
Sakuranetin **F2**.615
Salazosulfamid **F5**.547
Salicin **F3**.472
– Derivate **F3**.472
Salicortin **F3**.472
Salicoylpopulin **F3**.472
Salicoylsalicin **F3**.472
Salicoyltremuloidin **F3**.472
Salidrosid **F3**.473
Salireposid **F3**.473
Salutaridin **F2**.456
Salverin **F5**.549
Sanguilutin **F3**.498
Sanguinarin **F3**.498, 810
Sanguirubin **F3**.498
a-Sanshoöl **F3**.813
Santal **F3**.420
Santalin A **F3**.420
Santalin AC **F3**.420
Santalin B **F3**.420
Santamarin **F3**.621
Sapintoxin A **F3**.507
Saponarin **F3**.513
Saponarosid **F3**.515
Saponasid A **F3**.515
Saponasid D **F3**.515
Sapopyrosid **F3**.513
Saquinavir **F5**.550
Sarcolysin **F5**.552
Sarmazenil **F5**.553
β-D-Sarmentose **F3**.234
Sarpogrelathydrochlorid **F5**.553
Sarsasapogenin **F3**.804
Saterinon **F5**.554
Satigrel **F5**.555
Saudin **F2**.386
Schellolsäure **F2**.906
Schinicumarin **F3**.816
Schinifolin **F3**.813
Schizophyllan, Grundstruktur **F3**.529
Schizostatin **F3**.529
Schleimpolysaccharide **F3**.761
Scopoletin **F2**.112; **F3**.726, 775
Scopolin **F3**.775
Scoulerin **F3**.811
Scutellarein **F2**.382, 613

Sebifereninsäure F3.506
Sebiferinsäure F3.506
Secoisolariciresinol F3.38
– 9-O-β-D-glucosid F3.726
2,3-Secoolean-12-en-2,3,28-tricarbonsäure F2.258
Securinegin F2.727
Securinin F2.725; F3.346
Securinol A F2.727
Securinol B F2.727
Securinol C F2.727
Securitinin F2.726
Selagin F3.129
Selgin F3.129
5αH,10β-Selina-4(14),7(11)-dien-8-on F2.216
Selin-(4)15-en-1β,11-diol F3.417
Semperosid F2.785
Sempervirin F2.786
Senecioyl-Rest F2.217
Sertaconazolnitrat F5.561
Sertindol F5.563
Sertralin F5.563
Sertralinhydrochlorid F5.566
Sesamin F2.518
(–)-Sesamin F2.560
(+)-Sesamin F3.814
Sesterterpen 1 F2.485
Sesterterpen 2 F2.485
Sesterterpen 3 F2.485
Sesterterpen 4 F2.485
Shikonin F3.75
Shikonofuran A F3.74
Shikonofuran B F3.74
Shikonofuran C F3.74
Shikonofuran D F3.74
Shikonofuran E F3.74
[6]-Shogaol F3.842
Shoreaphenol F3.544
Shoreasäure F3.547
Shyobunon F2.20
6-epi-Shyobunon F2.20
Sildenafil F5.567
Silibinin F3.551
Silicristin F3.551
Silidianin F3.551
Simplexin F2.804; F3.575, 784
Simulansin F3.812
Siolanisat F2.699
β-Sitosterol F3.682, 726
– glucosid F3.726
Skimmianin F3.813
Skytanthin F3.652
Smalogenin F3.797
Solanidin F3.746
γ-Solanin F3.746
Solidagonalsäure F2.178
13,14H-Solidagonalsäure F2.178
Sorbinil F5.571
Sorbitanlaurat F5.572
Sorbitanoleat F5.573
Sorbitanpalmitat F5.574
Sorbitanstearat F5.576
Sorbitantrioleat F5.577

Sorbitantristearat F5.578
Sorivudin F5.578
Soyasapogenol B F3.201
Soyasapogenol E F3.201
Sparfosinsäure F5.580
Sparsiflorin F2.468
Spartein F2.793; F3.106
α-Spinasterol F3.265
Spirapril F5.581
Stanisiosid F3.652
Stansiosid F3.652
Stavudin F5.583
Stearaminoxid F5.584
Stepronin F5.585
Steviosid F5.586
β-Stigmasterol F3.426
Stillingiafaktoren
– Stillingiafaktor S1 F3.580
– Stillingiafaktor S2 F3.580
– Stillingiafaktor S3 F3.580
– Stillingiafaktor S4 F3.580
– Stillingiafaktor S5 F3.580
– Stillingiafaktor S7 F3.581
– Stillingiafaktor S8 F3.581
– Stillingiafaktor S9 F3.580
– vom Daphnan-Typ F3.580
– vom Tiglian-Typ F3.581
Stizolobinsäure F2.69
Stizolobsäure F2.69
Streptozocin F5.587
Strictanonsäure F2.815
Strictosamid F3.700
Strophanthidin F2.431
k-Strophanthidin F2.134, 298
Strophanthidol F2.134, 298, 431
Strospesid F3.235
Stylopin F3.498
Suberosin F3.816
Substanz 1 F2.460
Subtoxin A F3.575
Succinylsulfathiazol F5.589
Sulbentin F5.591
Sulfabenzamid F5.592
Sulfacarbamid F5.592
Sulfacetamid F5.593
Sulfadicramid F5.594
Sulfaethidol F5.595
Sulfaguanidin Monohydrat F5.596
Sulfaperin F5.597
Sulfapyridin F5.598
Sulfathiazol F5.599
Sulfathiourea F5.600
Sulfatolamid F5.601
Sulfisomidin F5.602
Suloctidil F5.603
Sulprosal F5.604
Sultopridhydrochlorid F5.605
Suriclon F5.605
Swerchirin F3.588
Swerosid F3.214, 587
Swertiamarin F3.587
Swertianin F3.588

Swertiaperenin **F3.**588
Synadenium-Faktor G_1 **F3.**592
Synadenium-Faktor G_2 **F3.**592
Synadenium-Faktor G_3 **F3.**592
Synadenium-Faktor G_4 **F3.**592
Synadenium-Faktor G_6 **F3.**593
Synadenium-Substanz SG_5 **F3.**593
Synaptolepsisfaktor K1 **F3.**597
Synaptolepsisfaktor K2 **F3.**597
Synaptolepsisfaktor K3 **F3.**598
Synaptolepsisfaktor K4 **F3.**598
Synaptolepsisfaktor K5 **F3.**598
Synaptolepsisfaktor K6 **F3.**598
Synaptolepsisfaktor K7 **F3.**598
Synaptolepsisfaktor K8 **F3.**598
Synaptolepsisfaktor K'1 **F3.**597
Synaptolepsisfaktor K'3 **F3.**598
Synaptolepsisfaktor K'4 **F3.**598
Synaptolepsisfaktor K'7 **F3.**598
Syringaresinol **F3.**780
(–)-Syringaresinol **F2.**560; **F3.**815
Syringin **F2.**561; **F3.**378, 473, 781
Syringinosid **F3.**781
Syriobiosid **F2.**194
Syriosid **F2.**194

T

Tacalcitol **F5.**607
Tacrin **F5.**610
D-Tagatose **F5.**611
Tambuletin **F3.**817
Tambulin **F3.**817
Tamsulosinhydrochlorid **F5.**612
Tanacetol A **F3.**634
Tanacetol B **F3.**634
Tanaparthin-α-peroxid **F3.**621
Tanaparthin-β-peroxid **F3.**621
Tanavulgarol **F3.**634
Tanguticacin **F2.**506
Tanguticadin **F2.**506
Tanguticafin **F2.**506
Taprosten, Natriumsalz **F5.**613
Taraktophyllin **F2.**864
Epi-ψ-Taraxastannol **F3.**545
Taraxerol **F2.**452
Taraxeron **F2.**452
Taraxerylacetat **F2.**452
Taspin **F2.**453
Tauromustin **F5.**615
[^{99}Tc]Technetium bicisat **F5.**617
[^{99}Tc]Technetium sestamibi **F5.**616
[^{99}Tc]Technetium teboroxim **F5.**617
Teclothiazid **F5.**621
Tecomachinon I **F3.**650
Tecomachinon II **F3.**650
Tecomachinon III **F3.**650
Tecomin **F3.**647
Tecomosid **F3.**648
Tecostanin **F3.**652
Telmestein **F5.**621
Teludipin **F5.**621
Tenidap **F5.**622
Tepoxalin **F5.**624
Terazosinhydrochlorid Dihydrat **F5.**627
Terflavoxat **F5.**627
Tergurid **F5.**628
Terpentinöl **F5.**629
Terpineol **F5.**630
β-Terpineol **F5.**631
1,8-Terpinhydrat **F5.**631
Tetrachlorethan **F5.**632
(6E,12E)-Tetradecadien-8,10-diyn-1,3-dioldiacetat **F2.**217
2,4-Tetradecadiensäure-isobutylamid **F2.**79
12-O-Tetradecanoylphorbol-13-acetat **F3.**507
(4E,6E,12E)-Tetradecatrien-8,10-diyn-1,3-dioldi-acetat **F2.**217

Tetradeca-4*E*,6*E*,12*E*-trien-8,10-diyn-1,3,14-triol **F2.225**
Tetrahydroaplotaxen **F2.384**
5,6,7,8-Tetrahydrobiopterin **F5.632**
Tetrahydrofuran **F5.634**
Tetrahydro-Rhombifolin **F3.106**
1,2,3,4-Tetrahydro-1,3,4-trioxo-β-carbolin **F3.377**
Tetra-*O*-methylhaematoxylol B **F2.828**
Tetroxoprim **F5.634**
Teucvidin **F2.452**
Theaspirane **F2.484**
Theaspirone **F2.484**
Thebain **F3.296**
Thibenzazolin **F5.638**
Thioacetamid **F5.638**
Thiobarbitursäure **F5.639**
Thioglykolsäure **F5.639**
Thioharnstoff **F5.640**
Thrombin **F2.855**
α-Thujon **F2.511**
Thymochinon **F3.656**
Tiagabin **F5.641**
Tibolon **F5.643**
Tiglian **F2.620, 801**
– Derivate **F2.803**
Tiglinsäure **F3.593**
13α-Tigloyloxylupanin **F3.105**
Tigogenin **F3.804**
Tilirosid **F3.661**
Tilisololhydrochlorid **F5.644**
Tiludronsäure **F5.645**
– Dinatriumsalz **F5.646**
Tinofedrin **F5.647**
Tinyatoxin **F2.658**
Tinzaparin, Natriumsalz **F5.650**
Tiracizinhydrochlorid **F5.651**
Tirilazadmesilat Monohydrat **F5.652**
Tirucalla-7,24-dienolsäure **F2.275**
Tirucalla-8,24-dienolsäure **F2.275**
Tirucalla-8,24-dienonsäure **F2.275**
Tirucallol **F2.658**; **F3.**364, 400
Tivirapin **F5.653**
Tizoprolsäure **F5.654**
α-Tocopherol **F3.682**
– acetat **F5.655**
– succinat **F5.657**
Tocotrienol **F5.658**
α-Tocotrienol **F2.550**
γ-Tocotrienol **F2.550, 839**
δ-Tocotrienol **F2.550**
Tolcapon **F5.661**
Tolfenaminsäure **F5.663**
Tolifolin **F2.434**
Tolrestat **F5.667**
Topotecan **F5.668**
Toxol **F2.837**
Trachelogenin **F2.389**
Trandolapril **F5.670**
Transcalcifediol **F5.672**
Treflorin **F3.673**
Tremeton **F2.837**
Tremulacin **F3.472**

Tremuloidin **F3.472**
Trenudin **F3.673**
Trewiasin **F3.673**
Trewinin **F3.673**
Triacetonamin **F2.5**
Triandrin **F3.473**
Tri-*n*-butylphosphat **F5.674**
Trichlordithymolethan **F5.675**
Trichocarpin **F3.473**
Tricin **F3.**129, 786
Triclacetamol **F5.676**
Triclodazol **F5.676**
Trideca-1,11(E)-dien-3,5,7,9-tetrain **F2.388**
Trideca-1,11-dien-3,5,7,9-tetrain **F2.234**
Trideca-2,12-dien-4,6,8,10-tetrainal **F2.234**
Trideca-2,12-dien-4,6,8,10-tetrainol **F2.234**
Trideca-2,12-dien-4,6,8,10-tetrainylacetat **F2.234**
Trideca-1-en-3,5,7,9,11-pentain **F2.388**
Triethanolamin **F5.676**
Triethylcitrat **F5.677**
Triflusal **F5.678**
Trifolirrhizin **F3.264**
Triglochinin **F2.186**
5,7,4′-Trihydroxy-6,3′-dimethoxyflavanon **F2.615**
3β,6β,19α-Trihydroxyurs-12-en-28-olsäure **F3.691**
3,7,8-Trihydroxyxanthon-1-*O*-β-cellobiosid **F2.209**
Trimecain **F5.678**
Trimeperidinhydrochlorid **F5.679**
Trimethylolmelamin **F5.680**
Trinositol *a* **F5.680**
Triptolid **F5.680**
Tritiozin **F5.683**
Triumbellin **F2.501**
Troglitazon **F5.684**
Tropäolin OO **F5.686**
Tropinbenzilatmethylchlorid **F5.687**
Tropisetron **F5.687**
Trospectomycinsulfat **F5.689**
Trovafloxacinmesilat **F5.692**
Tunefulin **F2.517**
Turosterid **F5.697**
Tylosin **F5.699**

U

Ubenimex **F5.**703
Ubidecarenon **F5.**705
Umespiron **F5.**707
1,3E,5E-Undecatrien **F2.**705
1,3E,5Z-Undecatrien **F2.**705
2-(10-Undecenamido)ethyl-2-sulfohydrogensuccinat, Dinatriumsalz **F5.**708
Unoprostonisopropylester **F5.**709
3-Ureido-L-alanin **F5.**709
Urezigenin **F3.**796
Urezin **F3.**796
Ursaldehyd **F3.**545
Ursaldehydacetat **F3.**545
Urs-12-en-3α,16β-diol **F2.**271
Urs-12-en-3β,16β-diol **F2.**271
Ursolsäure **F3.**238
Ursonsäure **F3.**547
Uscharidin **F2.**193
Uscharin **F2.**193
Ustinsäure **F3.**737
Uzarigenin **F2.**192; **F3.**235, 797
– digitalosid **F3.**235
– digitalosidglucosid **F3.**235
Uzarin **F3.**797
Uzarosid **F3.**797

V

Valaciclovir **F5.**713
Vallesiachotamin **F3.**699
Valnoctamid **F5.**714
Valsartan **F5.**715
Vanillin **F5.**717
Vasicin **F2.**742
Vasicinon **F2.**742
Venlafaxin **F5.**719
Veracintin **F3.**747
Veralinin **F3.**747
Veralkamin **F3.**747
Veralobin **F3.**747
Veralodin **F3.**745
Veralodinin **F3.**748
Veralodisin **F3.**748
Veralosidin **F3.**748
Veralosidinin **F3.**748
Veralosin **F3.**748
Veralosinin **F3.**748
Veramarin **F3.**745
Veramilin **F3.**747
Veramin **F3.**747
Verarin **F3.**746
Veratramin **F3.**746
Veratrenon **F3.**745
Veratrobasin **F3.**745
Veratrol **F5.**720
Veratrosin **F3.**746
15-Veratroylgermin **F3.**745
Veratroylzygadenin **F3.**745
Veratrum-Alkaloide **F3.**745–747
– ohne Etherbrücke **F3.**746
– mit Spiroether-Teilstruktur **F3.**745
Verazin **F3.**748
Verbascosaponin **F3.**759
Verlotorin **F3.**54
Vernolsäure **F3.**18
Vesnarinon **F5.**721
Vimalin **F3.**473
Viminol **F5.**723
Vinconat **F5.**724
Vinpocetin **F5.**724
1-Vinyl-4,8-dimethoxy-β-carbolin **F3.**376
Viquidil **F5.**725
Viroallosecurinin **F2.**733
Virosecurinin **F2.**733
Visamminol **F2.**372
Visnagin **F2.**379

Vitexin **F3.**817
Vitispirane **F2.**484
Vorozol **F5.**725
Voruscharin **F2.**193
Vulgarolid **F3.**634

W

Warburganal **F2.**279
Wasserhaltiges Saccharin, Calciumsalz **F5.**543
Welensalifaktor F_1 **F2.**457
Welensalifaktor F_2 **F2.**457
Welensalifaktor F'_1 **F2.**457
Welensalifaktor F'_2 **F2.**457
Wighteon **F3.**106
Wikstromol **F3.**787
Wikstrosin **F3.**786

W

Xanthin **F5.**729
Xanthone **F3.**588
Xanthoplanin **F3.**812
Xanthotoxin **F2.**104
Xanthoxyletin **F3.**816
Xanthoxylin **F3.**510
Xanthoxylol **F3.**816
Xanthydrol **F5.**730
Xylenolorange **F5.**731
Xyloglucan **F3.**761
Xylol **F5.**732
D-Xylose **F5.**733
Xysmalogenin **F3.**796
Xysmalorin **F3.**796

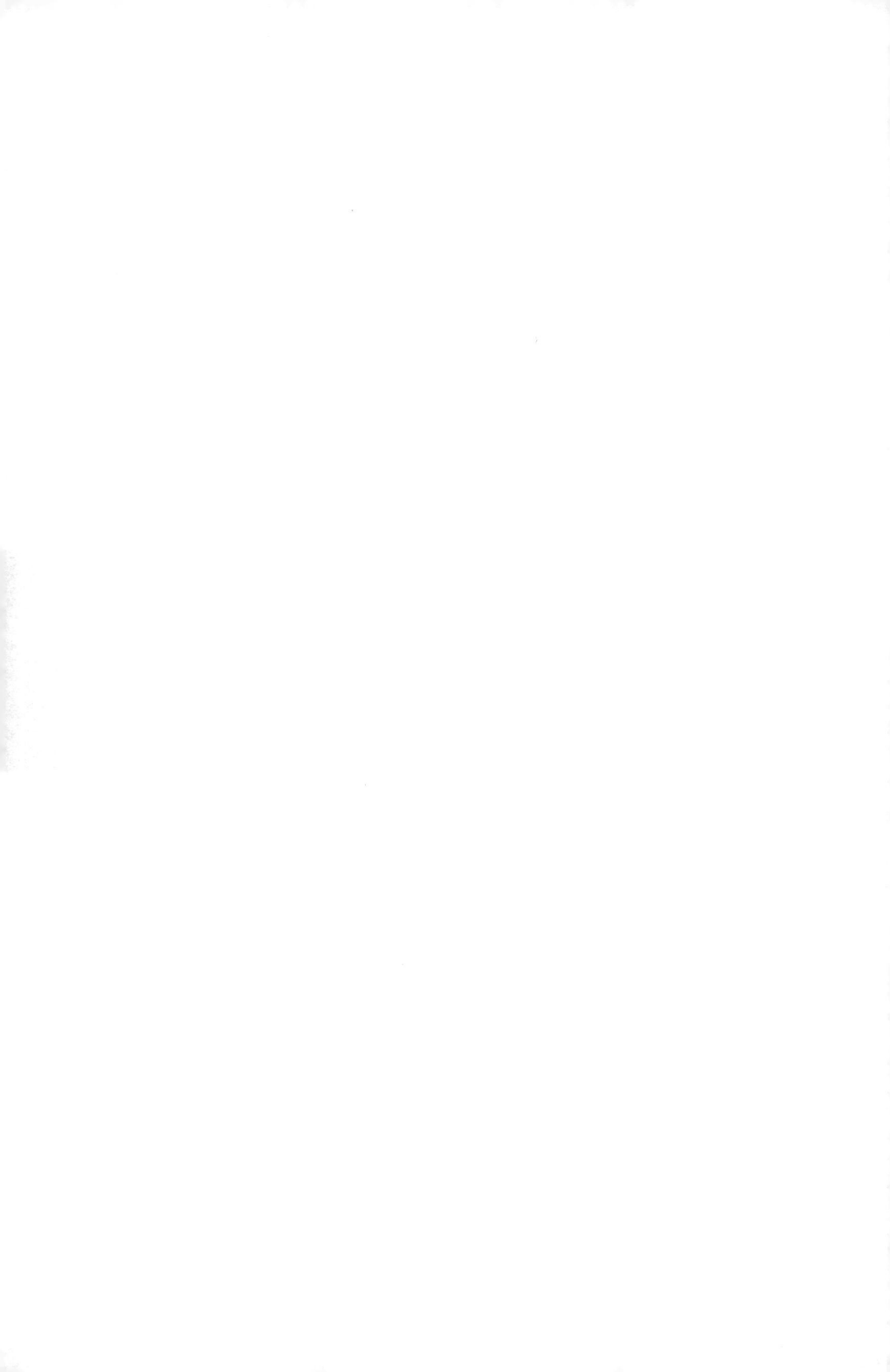

Y

(+)-Yangambin **F3.**815
Yejuhua-Lacton **F2.**517
Yohimbin **F3.**318
a-Yohimbin **F3.**318
β-Yohimbin **F3.**318
[^{169}Yb]Ytterbium-DTPA **F5.**735
Yuanhuacin **F2.**492; **F3.**581
Yuanhuadin **F2.**493
Yuanhuafin **F2.**493
Yuanhuanin **F2.**492
Yuanhuapin **F2.**493
Yuanhuatin **F2.**493
Yuankanin **F2.**492
Yuccagenin **F3.**805

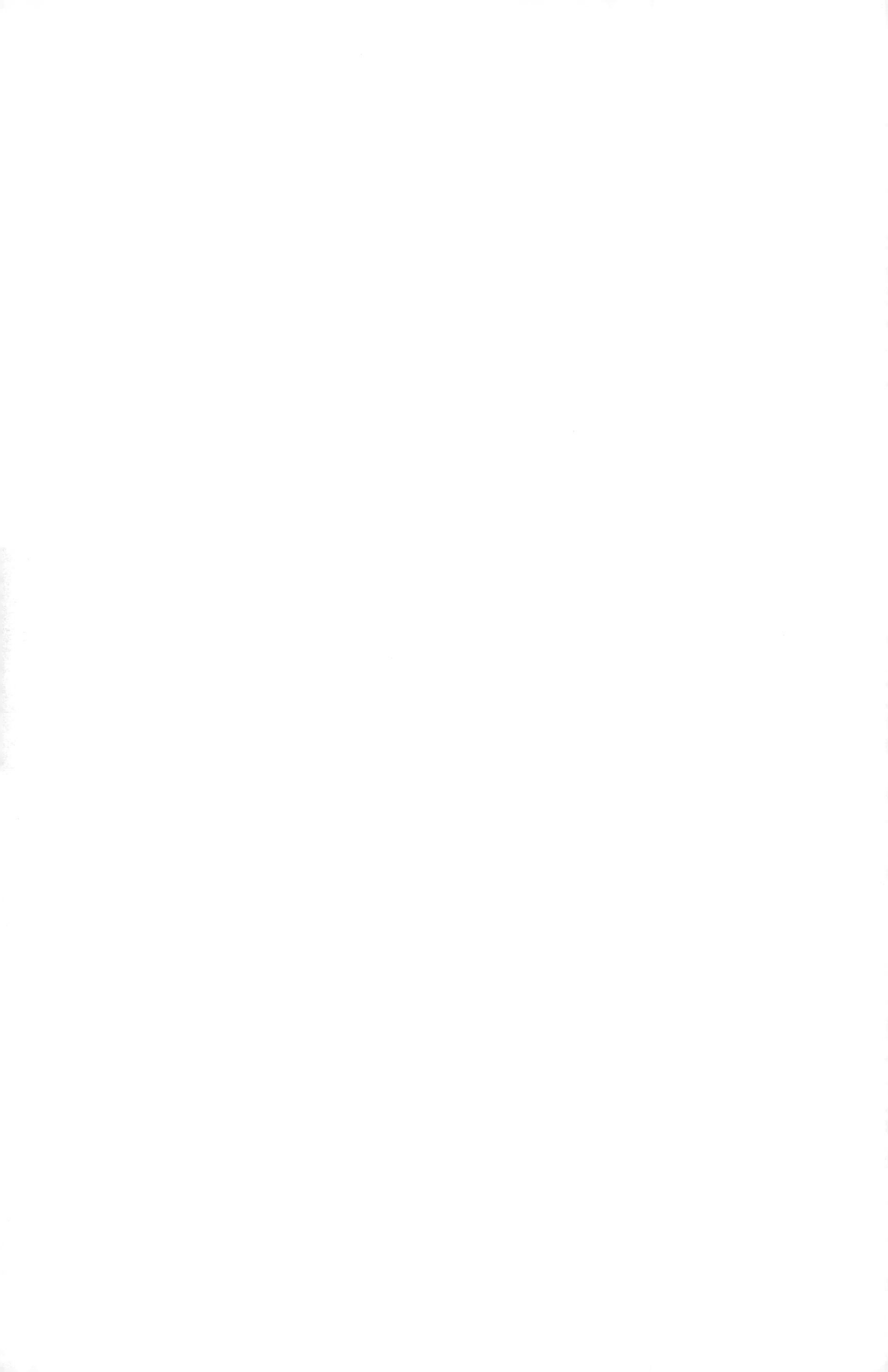

Z

Zafirlukast **F5.**737
Zalcitabin **F5.**739
Zaltoprofen **F5.**740
Zankiren **F5.**741
Zanthobungeanin **F3.**812
Zanthosimulin **F3.**812
Zascanolepoxid **F3.**813
Zatosetronmaleat **F5.**742
Zenarestat **F5.**742
Zerumbon **F3.**837
Zileuton **F5.**744
Zingeron **F3.**842
α-Zingiberen **F3.**843
Zingiberol **F3.**843
Zinkacexamat **F5.**748
Zinostatin Stimalamer *[Aminosäuresequenz]* **F5.**751
Zofenopril, Calciumsalz **F5.**752
Zolpidem **F5.**754
Zopolrestat **F5.**756
Zotepin **F5.**758
Zygacin **F3.**745
Zygadenin **F3.**745
Zygadeninsäure-δ-lacton **F3.**746

Summenformelregister

Bearbeitet von
B. KIRCHER, T. MAGER und W. REUSS

Das nachfolgende Summenformelregister berücksichtigt die in den Textbänden 4 und 5 von HAGERS HANDBUCH DER PHARMAZEUTISCHEN PRAXIS, 5. Auflage, Folgewerk, veröffentlichten Summenformeln der dort monographierten chemisch definierten Substanzen.

Das Register gibt neben der halbfett gesetzten Summenformel den Titel der Monographie des Stoffes bzw. der Stoffe mit Fundstelle an. Diese ist, analog den übrigen Teilregistern, Bandzahl in halbfett gesetzten arabischen Ziffern mit Punkt und die zugehörige Seitenzahl normal gesetzt.

Prinzipiell wurde von den Monographien die Bruttosummenformel aufgenommen. Bei komplexen Verbindungen, beispielsweise Hydraten oder Salzen, wurde die Summenformel zusätzlich unter Aufspaltung in die Einzelkomponenten, durch einen Punkt getrennt, registriert.

Die Anordnung der Elementsymbole innerhalb der Summenformeln erfolgt gemäß den für den Chemical Abstracts Service Formula Index benutzten Regeln. Dort wird für kohlenstoffhaltige Verbindungen zunächst **C** und unmittelbar darauf, falls vorhanden, **H** berücksichtigt. Für alle anderen Verbindungen sind die einzelnen Elementsymbole alphabetisch geordnet. Jedes chemische Elementsymbol wird zusammen mit seinem numerischen Suffix als Einheit betrachtet.

Die Summenformeln sind alphabetisch geordnet; Substanzen mit identischen Formeln werden darunter – alphabetisch nach den Regeln des Sachverzeichnisses – angegeben.

C_2H_3N

$Al(SiO)_2 \cdot H_2O$
　Kaolin, leichtes　F4.756
$AlH_2O_3Si_2$
　Kaolin, leichtes　F4.756
$Al_2H_2MgO_9Si_2$
　Almasilat　F4.52
$Al_2MgO_8Si_2 \cdot H_2O$
　Almasilat　F4.52
Al_2O_3
　Aluminiumoxid, basisch zur Chromatographie
　F4.57
$Al_5H_{31}Mg_{10}O_{39}S_2 \cdot 99\ H_2O$
　Magaldrat　F5.78
$Al_5Mg_{10}(OH)_{31}(SO_4)_2 \cdot 99\ H_2O$
　Magaldrat　F5.78
Ar
　Argon　F4.107
AsI_3
　Arsentriiodid　F4.107
$As_2Fe_8O_{15}$
　Ferrum arsenicosum　F4.510
^{198}Au
　[^{198}Au]Gold, kolloidales　F4.599
$AuCl_4Na \cdot 2\ H_2O$
　Natrium tetrachloroauratum　F5.256
$BH_2NaO_4 \cdot 3\ H_2O$
　Natriumboratperoxid (Trihydrat)　F5.261, 286
BH_8NaO_7
　Natriumperborat (Trihydrat)　F5.261, 286
$B_4Na_2O_7$
　Natriumtetraborat　F5.299
$B_4Na_2O_7 \cdot 10\ H_2O$
　Natrium tetraboracicum　F5.255
　Natriumtetraborat Decahydrat　F5.300
$BaCO_3$
　Bariumcarbonat　F4.131
$BaCl_2 \cdot 2\ H_2O$
　Bariumchlorid Dihydrat　F4.131
$BaCl_2H_4O_2$
　Bariumchlorid Dihydrat　F4.131
$BaH_2O_2 \cdot 8H_2O$
　Bariumhydroxid Octahydrat　F4.132
$BaH_{18}O_{10}$
　Bariumhydroxid Octahydrat　F4.132
$Ba^{2+} \cdot 2\ [OH]^- \cdot 8H_2O$
　Bariumhydroxid Octahydrat　F4.132
BrI
　Iodmonobromid　F4.699
$BrKO_3$
　Kaliumbromat　F4.738
BrNa
　Natriumbromid　F5.261
Br_2
　Brom　F4.169
$CBaO_3$
　Bariumcarbonat　F4.131
CCl_2F_2
　Dichlordifluormethan　F4.337
$CCuO_3 \cdot Cu(OH)_2$
　Malachit　F5.93
$CFeO_3$
　Eisen(II)carbonat　F4.414

C^2HCl_3
　Chloroform, deuteriertes　F4.243
CHI_3
　Iodoform　F4.700
$CHKO_3$
　Kaliumhydrogencarbonat　F4.748
$CHNaO_3$
　Natriumhydrogencarbonat　F5.270
CH_2Cl_2
　Dichlormethan　F4.339
$CH_2Cu_2O_5$
　Malachit　F5.93
CH_3NO
　Formamid　F4.547
CH_3NaO_3S
　Natriumhydroxymethansulfinat　F5.275
$CH_3NaO_3S \cdot 2\ H_2O$
　Natriumhydroxymethansulfinat Dihydrat　F5.275
$CH_4N_2O_2$
　Hydroxycarbamid　F4.646
CH_4N_2S
　Ammoniumthiocyanat　F4.78
　Thioharnstoff　F5.640
CH_4O_3S
　Methansulfonsäure　F5.142
CH_5NO_3
　Ammoniumhydrogencarbonat　F4.75
CKNS
　Kaliumthiocyanat　F4.755
CK_2O_3
　Kaliumcarbonat　F4.739
CLi_2O_3
　Lithium carbonicum　F5.45
　Lithiumcarbonat　F5.46
$CMnO_3$
　Mangan(II)carbonat　F5.98
CNNaS
　Natriumthiocyanat　F5.301
CNa_2O_3
　Natriumcarbonat, wasserfrei　F5.264
CO_2
　Kohlendioxid　F4.763
CO_3Sr
　Strontium carbonicum　F5.588
$C_2Cl_2F_4$
　Cryofluoran　F4.286
$C_2H_2Cl_4$
　Tetrachlorethan　F5.632
$C_2H_2KO_4$
　Kaliumfumarat　F4.745
$C_2H_2O_2$
　Glyoxal　F4.598
C_2H_3ClO
　Acetylchlorid　F4.16
$2\ [C_2H_3Cl_3O_2] \cdot C_{11}H_{12}N_2O$
　Dichloralhydrat-Phenazon　F4.335
$C_2H_3KO_2$
　Kaliumacetat　F4.736
$C_2H_3LiO_2$
　Lithiumacetat　F5.45
C_2H_3N
　Acetonitril　F4.15

Summenformelregister　423

$C_2H_3NaO_2 \cdot 3\, H_2O$
  Natriumacetat Trihydrat F5.257
$[C_2H_3O_2]^- \cdot NH_4^+$
  Ammoniumacetat F4.70
$2\, [C_2H_3O_2]^- \cdot Mg^{2+} \cdot 4\, H_2O$
  Magnesiumdiacetat Tetrahydrat F5.85
$C_2H_3O_2Tl$
  Thallium aceticum oxydatum F5.636
$C_2H_4Cl_2$
  1,1-Dichlorethan F4.338
  1,2-Dichlorethan F4.338
$[C_2H_4O]_n$
  Polyvinylalkohol F5.454
$C_2H_4O_2$
  Acidum aceticum F4.24
$C_2H_4O_2S$
  Thioglykolsäure F5.639
$C_2H_4O_3$
  Glycolsäure F4.595
C_2H_5OH
  Ethanol F4.455
C_2H_5I
  Iodethan F4.697
$C_2H_5NO_2$
  Ethylnitrit F4.473
  Glycin F4.593
C_2H_5NS
  Thioacetamid F5.638
C_2H_6O
  Ethanol F4.455
C_2H_6OS
  Dimethylsulfoxid F4.362
$C_2{}^2H_6OS$
  Dimethylsulfoxid, deuteriertes F4.364
$C_2H_6O_2$
  Ethylenglykol F4.466
$C_2H_7NO_2$
  Ammoniumacetat F4.70
$C_2H_8N_2$
  Ethylendiamin F4.464
$C_2H_{10}N_2O_5$
  Ammoniumoxalat Monohydrat F4.76
C_2HgN_2
  Hydrargyrum cyanatum F4.636
C_2N_2Zn
  Zincum cyanatum F5.746
$C_3H_4Cl_2F_2O$
  Methoxyfluran F5.151
$C_3H_4N_2$
  Imidazol F4.680
$C_3H_5CaO_4P$
  Fosfomycin, Calciumsalz F4.549
$[C_3H_5GeO_{3\frac{1}{2}}]_n$
  Propagermanium F5.465
C_3H_5NO
  Acrylamid F4.31
$C_3H_5N_3O_9$
  Nitroglycerinum F5.326
$C_3H_5NaO_3$
  Natriumlactat-Lösung F5.281
$2\, [C_3H_5O_3]^- \cdot Ca^{2+}$
  Calciumlactat F4.199

$[C_3H_5O_3]^- \cdot Na^+$
  Natriumlactat F5.281
C_3H_6O
  Aceton F4.13
$C_3{}^2H_6O$
  Aceton, deuteriertes F4.15
$C_3H_6O_2$
  Ethylformiat F4.467
$C_3H_7CaO_6P \cdot 2\, H_2O$
  Glycerol-1-dihydrogenphosphat, Calciumsalz Dihydrat F4.592
C_3H_7NO
  N,N-Dimethylformamid F4.360
$C_3H_7NO_2$
  β-Alanin F4.41
$C_3H_8O_{14}Mg_4$
  Magnesiumcarbonathydroxid F5.83
$C_3H_8NO_6P$
  DL-O-Phosphoserin F4.431
C_3H_8O
  Isopropanol F4.727
$C_3H_8O_2$
  Ethylenglykolmonomethylether F4.466
$C_3H_9O_6P$
  Glycerol-1-dihydrogenphosphat F4.591
$C_4H_2K_2O_4$
  Kaliumfumarat F4.745
$C_4H_2N_2O_4$
  Alloxan F4.48
$C_4H_2Na_2O_4$
  Natriumfumarat F5.268
$C_4H_3KO_8 \cdot 2\, H_2O$
  Kaliumtetraoxalat Dihydrat F4.755
$C_4H_4BrN_3O_2$
  1-Amino-5-bromuracil F4.64
$C_4H_4F_6O$
  Flurotyl F4.542
$C_4H_4FeO_4$
  Eisen(II)succinat F4.421
$C_4H_4K_2O_6$
  Kaliumtartrat F4.754
$[C_4H_4K_2O_6]_2 \cdot H_2O$
  Kaliumtartrat F4.754
$C_4H_4K_2O_6 \cdot \frac{1}{2}\, H_2O$
  Kaliumtartrat Hemihydrat F4.754
$C_4H_4N_2O_2S$
  Thiobarbitursäure F5.639
$C_4H_4N_2O_3$
  Barbitursäure F4.130
$[C_4H_4O_4]^{2-} \cdot Fe^{2+}$
  Eisen(II)succinat F4.421
$C_4H_5KO_6$
  Kalium-(2R,3R)-hydrogentartrat F4.749
$C_4H_5LiO_6 \cdot H_2O$
  Lithium-(RR)-hydrogentartrat Monohydrat F5.51
C_4H_5NS
  Allylisothiocyanat F4.50
$C_4H_6CuO_4 \cdot H_2O$
  Kupfer(II)acetat Monohydrat F4.768
$C_4H_6KNO_4 \cdot \frac{1}{2}\, H_2O$
  L-Kaliumhydrogenaspartat Hemihydrat F4.747

$C_4H_6LiNO_4 \cdot H_2O$
  Lithiumhydrogenaspartat Monohydrat F5.49
$C_4H_6MgO_4 \cdot 4 H_2O$
  Magnesiumdiacetat Tetrahydrat F5.85
$C_4H_6MnO_4 \cdot 4 H_2O$
  Mangan(II)acetat Tetrahydrat F5.98
  Manganum aceticum F5.100
$[C_4H_6NO_4]_2^- \cdot Fe^{2+}$
  Eisen(II)-DL-aspartat F4.414
$C_4H_6N_4O_{12}$
  Erythrityltetranitrat F4.444
$C_4H_6O_3$
  Acetanhydrid F4.13
$C_4H_6O_4Pb \cdot 3 H_2O$
  Blei(II)acetat Trihydrat F4.158
$C_4H_6O_6 \cdot C_9H_{13}NO_2$
  Metaraminol(RR)-hydrogentartrat F5.136
$C_4H_7Cl_2O_4P$
  Dichlorvos F4.341
$C_4H_7Cl_3N_2O_2$
  Mecloralurea F5.109
$C_4H_7NO_4$
  L-Aspartinsäure F4.117
  Iminodiessigsäure F4.681
$C_4H_7NO_4 \cdot C_6H_{14}N_4O_2$
  L-Aspartinsäure, Mono-L-Argininsalz F4.118
$C_4H_7O_3Na$
  Natrium-Oxybat F5.286
$[C_4H_7O_6]^{2-} \cdot Li^+ \cdot H_2O$
  Lithium-(R,R)-hydrogentartrat Monohydrat F5.51
$C_4H_8CuN_2O_4$
  Kupfer(II)glycin-Komplex F4.771
$C_4H_8CuN_2O_4 \cdot H_2O$
  Kupfer(II)glycin-Komplex F4.771
$C_4H_8N_2S$
  Allylthiourea F4.52
C_4H_8O
  Ethylmethylketon F4.472
  Tetrahydrofuran F5.634
$C_4H_8O_3$
  4-Hydroxybuttersäure F4.645
C_4H_9NO
  Morpholin F5.222
$C_4H_9N_3O_3$
  3-Ureido-L-alanin F5.709
$C_4H_{10}Mg_5O_{18}$
  Magnesiumcarbonathydroxid F5.83
$C_4H_{10}NO \cdot C_7H_5O_3$
  Morpholiniumsalicylat F5.222
$C_4H_{10}O$
  1-Butanol F4.182
  2-Butanol F4.183
  tert-Butanol F4.183
  Ether F4.457
  2-Methyl-1-propanol F5.171
$C_4H_{10}O_2$
  1,3-Butylenglykol F4.187
  Butylglykol F4.188
  2-Ethoxyethanol F4.461
  Ethylenglycoldimethylether F4.466

$C_4H_{11}N$
  Butylamin F4.187
  Diethylamin F4.347
$C_4H_{11}NO$
  Aminobutanol F4.64
$C_4H_{11}NO_2$
  Diethanolamin F4.346
$C_4H_{12}NNaO_7P_2 \cdot 3 H_2O$
  Alendronsäure, Natriumsalz Trihydrat F4.42
$C_4H_{13}NO_7P_2$
  Alendronsäure F4.42
$C_5H_3I_2NO$
  Iopydon F4.712
$C_5H_4N_2O_4 \cdot C_4H_6N_4O \cdot 2 H_2O$
  Orazamid F5.351
$C_5H_4N_4O$
  Hypoxanthin F4.656
$C_5H_4N_4O_2$
  Xanthin F5.729
$C_5H_4O_2$
  Furfural F4.555
C_5H_5N
  Pyridin F5.477
$C_5H_6N_2$
  Fampridin F4.487
$C_5H_6O_5$
  2-Oxoglutarsäure F5.380
$C_5H_7NO_2$
  Cyanessigsäureethylester F4.288
$[C_5H_7NO_4]^{2-} \cdot H^+ \cdot Na^+ \cdot H_2O$
  Natrium-L-hydrogenglutamat Monohydrat F5.272
$C_5H_7N_5O$
  Hydracarbazin F4.633
$C_5H_8NNaO_4$
  Natrium-L-hydrogenglutamat F5.272
$C_5H_8NNaO_4 \cdot H_2O$
  Natrium-L-hydrogenglutamat Monohydrat F5.272
$C_5H_8O_2$
  Glutaral F4.587
$C_5H_8O_3$
  Lävulinsäure F5.15
C_5H_9NO
  1-Methyl-2-pyrrolidon F5.172
$C_5H_9N_3O_2$
  Cyclocreatin F4.288
C_5H_{10}
  Cyclopentan F4.291
$C_5H_{10}NNaS_2$
  Dithiocarb, Natriumsalz F4.381
$C_5H_{10}O$
  Diethylketon F4.350
$C_5H_{10}O_3S$
  Desmeninol F4.317
$C_5H_{10}O_5$
  Arabinose F4.101
  D-Xylose F5.733
$C_5H_{11}NO_2S$
  L-Methionin F5.146
$C_5H_{11}NO_2Se$
  [^{75}Se]Selenomethionin F5.559

$C_5H_{11}NO_4S$
  Acamprosat F4.5
C_5H_{12}
  Benzin F4.139
$C_5H_{12}N_2O_2$
  L-(+)-Ornithin F5.356
$C_5H_{12}N_2O_2 \cdot C_4H_7NO_4$
  L-Ornithin-L-aspartat F5.357
$C_5H_{12}N_2O_2 \cdot HCl$
  L-Ornithinhydrochlorid F5.358
$C_5H_{12}O$
  β-Amylalkohol F4.82
  tert-Amylalkohol F4.82
  tert-Butylmethylether F4.188
  1-Pentanol F5.402
  2-Pentanol F5.403
$C_5H_{13}ClN_2O_2$
  L-Ornithinhydrochlorid F5.358
$C_5H_{15}N_2O_3PS$
  Amifostin Monohydrat F4.61
$C_6H_2Cl_3NO$
  Dichlorchinonchlorimid F4.337
$C_6H_3N_3O_7$
  Pikrinsäure F5.437
$C_6H_4Cl_2$
  1,2-Dichlorbenzol F4.336
$C_6H_4Cu_2O_7$
  Kupfer(II)citrat F4.770
$C_6H_4N_2O_3S$
  Diazobenzolsulfonsäure F4.331
$C_6H_4N_2O_4$
  Dinitrobenzol F4.368
$C_6H_5ClN_2O_2$
  2-Chlor-4-nitroanilin F4.243
C_6H_5NO
  Nicotinaldehyd F5.316
$C_6H_5O_7{}^{90}Y$
  [^{90}Y]Yttriumcitrat F5.736
C_6H_6
  Benzol F4.142
$C_6H_6AsCl_2NO$
  Dichlorophenarsin F4.339
C_6H_6ClN
  Chloranilin F4.242
$C_6H_6MnO_7 \cdot ½ H_2O$
  Mangan(II)hydrogencitrat F5.98
$C_6H_6MgO_7 \cdot 5 H_2O$
  Magnesiumhydrogencitrat Pentahydrat F5.86
$C_6H_6MnO_7$
  Mangan(II)hydrogencitrat F5.98
$C_6H_6N_4O_4$
  Dinitrophenylhydrazin F4.369
$C_6H_6Na_2O_7 \cdot 1½ H_2O$
  Natriummonohydrogencitrat Sesquihydrat F5.284
$C_6H_6O_2 \cdot C_6H_4O_2$
  Chinhydron F4.239
$C_6H_6O_3$
  Maltol F5.96
  Pyrogallol F5.480
$[C_6H_6O_7]^{2-} \cdot Mn^{2+}$
  Mangan(II)hydrogencitrat F5.98

$[C_6H_6O_7]^{2-} \cdot 2 Na^+ \cdot 1½ H_2O$
  Natriummonohydrogencitrat Sesquihydrat F5.284
$C_6H_7AsCl_3NO$
  Dichlorophenarsinhydrochlorid F4.340
C_6H_7N
  Anilin F4.89
C_6H_7NO
  3-Aminophenol F4.65
  4-Aminophenol F4.66
$C_6H_7NaO_6$
  Natriumascorbat F5.258
$2 [C_6H_7O_6]^- \cdot Ca^{2+} \cdot 2 H_2O$
  Calciumascorbat Dihydrat F4.196
$C_6H_8K_2O_4$
  Kaliumadipat F4.738
$C_6H_8MgO_4 \cdot 4 H_2O$
  Magnesiumadipat Tetrahydrat F5.82
$C_6H_8N_2O_2$
  Gaboxadol F4.559
$C_6H_8O_4$
  Ethylhydrogenfumarat F4.468
$[C_6H_9NO]_n$
  Crospolyvidon F4.283
$C_6H_9N_3O_2$
  DL-Histidin F4.625
  L-Histidin F4.625
$C_6H_9N_3O_2 \cdot HCl \cdot H_2O$
  L-Histidinhydrochlorid Monohydrat F4.627
$C_6H_{10}CaO_6$
  Calciumlactat F4.199
$[C_6H_{10}Ge_2O_7]_n$
  Propagermanium F5.465
$C_6H_{10}MgO_6 \cdot 3 H_2O$
  Magnesiumdilactat Trihydrat F5.85
$C_6H_{10}NO_8P$
  Sparfosinsäure F5.580
$C_6H_{10}N_2O_3$
  Oxiracetam F5.375
$C_6H_{10}N_4$
  Pentetrazol F5.403
$C_6H_{10}O$
  Cyclohexanon F4.289
  Methylpentynol F5.166
$[C_6H_{10}O_5]_n$
  Dextran 1 F4.326
  Maltodextrin F5.96
$C_6H_{11}IO_3$
  Glycerin, iodiertes F4.590
$C_6H_{11}KO_7$
  Kaliumgluconat F4.745
$C_6H_{11}LiO_7$
  Lithiumgluconat F5.48
$C_6H_{11}NaO_7$
  Natriumgluconat F5.270
$[C_6H_{11}O_7]^- \cdot [C_3H_5O_3]^- \cdot Ca^{2+}$
  Calciumlactogluconat F4.199
$[C_6H_{11}O_7]^- \cdot Na^+$
  Natriumgluconat F5.270
C_6H_{12}
  Cyclohexan F4.289

$C_6H_{12}Br_2O_4$
  Mitobronitol **F5**.191
  Mitolactol **F5**.192
$C_6H_{12}ClN_3O_3$
  L-Histidinhydrochlorid Monohydrat **F4**.627
$C_6H_{12}N_6O_3$
  Trimethylolmelamin **F5**.680
$C_6H_{12}O_2$
  Butylacetat **F4**.187
$C_6H_{12}O_3$
  Dimethylhydroxymethyldioxolan **F4**.361
$C_6H_{12}O_5$
  Fucose **F4**.554
$C_6H_{12}O_6$
  Echovist **F4**.406
  α-D-Galactose **F4**.567
  D-Tagatose **F5**.611
$C_6H_{12}O_6 \cdot H_2O$
  Glucose Monohydrat **F4**.586
$C_6H_{12}O_7$
  D-Gluconsäure **F4**.583
$C_6H_{13}N \cdot C_9H_{19}Cl_2N_2O_5PS_2$
  Mafosfamid, Cyclohexylaminsalz **F5**.77
$C_6H_{13}NO_5$
  Glucosamin **F4**.585
$[C_6H_{13}N_4O_2]^- \cdot H^+$
  L-(+)-Arginin **F4**.105
C_6H_{14}
  Benzin **F4**.139
  n-Hexan **F4**.620
$C_6H_{14}ClNO_2S$
  (RS) Methylmethioniniumchlorid **F5**.165
  (S)-Methylmethioninsulfoniumchlorid **F5**.165
$C_6H_{14}Cl_4N_2Pt$
  Ormaplatin **F5**.356
$C_6H_{14}N_2$
  Dimethylpiperazin **F4**.361
$C_6H_{14}N_2O_7$
  Ammoniummonohydrogencitrat **F4**.76
$C_6H_{14}N_4O_2$
  L-(+)-Arginin **F4**.105
$C_6H_{14}N_4O_2 \cdot C_5H_9NO_4$
  L-Arginin-L-Glutamat **F4**.106
$C_6H_{14}O$
  Diisopropylether **F4**.354
$C_6H_{14}O_2$
  2-Butoxyethanol **F4**.186
$C_6H_{14}O_3$
  Diethylenglycolmonoethylether **F4**.349
  Diethylenglykoldimethylether **F4**.349
$C_6H_{15}N$
  Diisopropylamin **F4**.353
$C_6H_{15}N \cdot C_2H_2Cl_2O_2$
  Diisopropylammoniumdichloracetat **F4**.354
$C_6H_{15}NO$
  2-Diethylaminoethanol **F4**.348
$C_6H_{15}NO_3$
  Triethanolamin **F5**.676
$C_6H_{15}O_{15}P_3$
  α-Trinositol **F5**.680
$C_6H_{16}ClN$
  Diisopropylammoniumchlorid **F4**.353

$C_6H_{16}N_2O_4S$
  Anilinsulfat **F4**.89
$C_6H_{18}O_{24}P_6$
  Fytinsäure **F4**.556
$C_6H_{19}NSi_2$
  Hexamethyldisilazan **F4**.620
$C_6H_{22}O_6$
  D-Mannose **F5**.101
$C_7H_3ClN_2O_5$
  3,5-Dinitrobenzoylchlorid **F4**.369
$C_7H_4NNaO_3S$
  Saccharin, Natriumsalz **F5**.544
$C_7H_4N_2O_6$
  Dinitrobenzoesäure **F4**.368
$C_7H_5Br_2NO_2$
  Dibromsalicylamid **F4**.335
C_7H_5ClO
  Benzoylchlorid **F4**.142
$C_7H_5HgNO_3$
  Nitromersol **F5**.327
$C_7H_5LiO_2$
  Lithiumbenzoat **F5**.46
$C_7H_5LiO_3$
  Lithiumsalicylat **F5**.51
$C_7H_5NaO_2$
  Natriumbenzoat **F5**.260
$C_7H_5NaO_3$
  Natriumsalicylat **F5**.293
$C_7H_5NaO_4$
  Natriumgentisat **F5**.269
$C_7H_5NaO_4 \cdot 2 H_2O$
  Natriumgentisat **F5**.269
$[C_7H_5O_3]^- \cdot Li^+$
  Lithiumsalicylat **F5**.51
$[C_7H_5O_3]^- \cdot Na^+$
  Natriumsalicylat **F5**.293
$[C_7H_5O_4]^- \cdot Na^+$
  Natriumgentisat **F5**.269
$[C_7H_5O_4]^- \cdot Na^+ \cdot 2 H_2O$
  Natriumgentisat Dihydrat **F5**.269
$C_7H_6BiIO_6$
  Bismutgallathydroxidiodid **F4**.157
C_7H_6O
  Benzaldehyd **F4**.138
C_7H_7Cl
  Benzylchlorid **F4**.143
$C_7H_7ClNa_2O_6P_2S$
  Tiludronsäure, Dinatriumsalz **F5**.646
$C_7H_7NO_2$
  Anthranilsäure **F4**.96
$C_7H_8N_4O_2 \cdot C_9H_{16}HgN_2O_6$
  Merallurid **F5**.121
$C_7H_8O_3$
  Ethylmaltol **F4**.472
$C_7H_8O_6$
  Gallussäure **F4**.570
$C_7H_8S_2$
  Dithiol **F4**.380
$C_7H_9ClO_6P_2S$
  Tiludronsäure **F5**.645
$C_7H_9NO_2$
  Deferipron **F4**.303

$C_7H_9NO_2S$
  Tizoprolsäure F5.654
$C_7H_9N_3O$
  Phenicarbazid F5.420
$C_7H_9N_3O_2S_2$
  Sulfathiourea F5.600
$C_7H_9N_3O_3S$
  Sulfacarbamid F5.592
$C_7H_9O_3P$
  α-Hydroxybenzylphosphinsäure F4.645
$C_7H_{10}NNaO_7P_2$
  Risedronat, Natriumsalz F5.520
$C_7H_{10}N_2O_2S \cdot C_2H_4O_2$
  Mafenidacetat F5.75
$C_7H_{10}N_2O_2S \cdot C_7H_9N_3O_2S_2$
  Sulfatolamid F5.601
$C_7H_{10}N_2O_2S \cdot HCl$
  Mafenidhydrochlorid F5.76
$C_7H_{10}N_4O_2S \cdot H_2O$
  Sulfaguanidin Monohydrat F5.596
$C_7H_{10}N_4O_4$
  Etanidazol F4.454
$C_7H_{11}ClN_2O_2S$
  Mafenidhydrochlorid F5.76
$C_7H_{11}NO_2$
  Methylpentynol carbamat F5.167
$C_7H_{11}NO_3$
  Ethadion F4.454
$C_7H_{11}NO_4$
  Oxaceprol F5.365
$C_7H_{11}NO_4S$
  Telmestein F5.621
$C_7H_{11}NO_5$
  N-Acetyl-L-Glutaminsäure F4.17
$C_7H_{11}N_3O_4$
  Misonidazol F5.191
$C_7H_{12}NO_3S \cdot H$
  NAcetyl-DL-methionin F4.18
$C_7H_{13}BrO_2$
  Ethylbromisovalerat F4.463
$C_7H_{13}NO_3S$
  N-Acetyl-3-mercapto-D-valin F4.17
  NAcetyl-DL-methionin F4.18
$C_7H_{14}O$
  Diisopropylketon F4.355
$C_7H_{14}O_2$
  n-Amylacetat F4.81
$C_7H_{15}ClN_4O_4S$
  Tauromustin F5.615
$C_7H_{15}Cl_2N_2O_2P$
  (R)-Ifosfamid F4.673
  (S)-Ifosfamid F4.673
$C_7H_{15}NO_3$
  Levocarnitin F5.27
C_7H_{16}
  n-Heptan F4.616
$C_8H_5F_3N_2OS$
  Riluzol F5.519
$C_8H_5KO_4$
  Kaliumhydrogenphthalat F4.749
$C_8H_6Cl_3NO_2$
  Triclactemol F5.676

$C_8H_6F_3N_3O_4S_2$
  Flumethiazid F4.529
$C_8H_6O_3$
  Piperonal F5.443
$C_8H_7Cl_4N_3O_4S_2$
  Teclothiazid F5.621
$C_8H_7NaO_3$
  Methyl-4-hydroxybenzoat, Natriumsalz F5.162
$2\ [C_8H_7O_3]^- \cdot Ca^{2+}$
  Calciummandelat F4.200
C_8H_8ClNO
  Chloracetanilid F4.242
$C_8H_8Cl_2N_4O$
  Guanoxabenz F4.607
$C_8H_8Cl_2O$
  Dichloroxylenol F4.340
$C_8H_8F_3N_3O_4S_2$
  Hydroflumethiazid F4.640
$C_8H_8O_2$
  Anisaldehyd F4.91
$C_8H_8O_3$
  Methyl-4-hydroxybenzoat F5.163
  Resorcinmonoacetat F5.503
  Vanillin F5.717
$C_8H_9AsNNaO_4 \cdot 4\ H_2O$
  4-Acetamidobenzolarsonsäure, Natriumsalz
  Tetrahydrat F4.12
$C_8H_9I_2NO_3$
  Iopydol F4.711
$C_8H_9NO_2$
  Ethylnicotinat F4.472
$C_8H_9NO_3$
  Oxfenicin F5.373
$C_8H_9N_3O_4$
  Nicorandil F5.314
C_8H_{10}
  Ethylbenzol F4.463
  Xylol F5.732
$C_8H_{10}{}^{131}IN_3$
  [^{131}I]-Iobenguan F4.693
  [^{131}I]-Iobenguan-Injektionslösung F4.693
$C_8H_{10}N_2O_3S$
  Sulfacetamid F5.593
$C_8H_{10}O_2$
  Phenoxyethanol F5.425
  Veratrol F5.720
$C_8H_{11}N$
  2,6-Dimethylanilin F4.360
  N,N-Dimethylanilin F4.360
$C_8H_{11}NO_3 \cdot C_9H_{12}N_4O_6S$
  Pyridofyllin F5.477
$C_8H_{11}NO_4S_2$
  Erdostein F4.443
$C_8H_{11}N_3O_3S$
  Lamivudin F5.6
$C_8H_{12}FeN_2O_8$
  Eisen(II)-DL-aspartat F4.414
$C_8H_{12}N_4O_5$
  Ribavirin F5.508
$[C_8H_{12}O_4]_n$
  Macrogoladipat F5.72

$C_8H_{14}INO$
  Furtrethoniumiodid F4.555
$[C_8H_{14}NO]^+ \cdot I^-$
  Furtrethoniumiodid F4.555
$C_8H_{14}N_2O_2$
  Etiracetam F4.474
  Levetiracetam F5.24
$C_8H_{14}N_2O_4Pt$
  Oxaliplatin F5.366
$C_8H_{15}N_3O_7$
  Streptozocin F5.587
$C_8H_{15}N_5O \cdot 2\ HCl$
  Pildralazinhydrochlorid F5.438
$C_8H_{16}O$
  Octanal F5.341
$C_8H_{16}O_2$
  Octansäure F5.343
$C_8H_{16}O_3$
  Diethoxytetrahydrofuran F4.347
$C_8H_{17}Cl_2NO_2$
  Diisopropylammoniumdichloracetat F4.354
$C_8H_{17}Cl_2N_5O$
  Pildralazinhydrochlorid F5.438
$C_8H_{17}NO$
  Valnoctamid F5.714
$C_8H_{17}NO_2S$
  DL-Methioninisopropylester F5.148
$C_8H_{17}NO_5$
  Miglitol F5.184
$C_8H_{18}ClNO_2$
  Methacholinchlorid F5.139
$C_8H_{18}NO_2^+ \cdot Cl^-$
  Methacholinchlorid F5.139
$C_8H_{18}O_2$
  2-Ethyl-1,3-hexandiol F4.467
$C_8H_{18}O_3$
  Diethylenglykoldiethylether F4.349
$C_9F_{21}N$
  Perfluorcarbon F5.407
$C_9H_1FN_2O_5$
  Floxuridin F4.523
$C_9H_6INO_4S \cdot NaHCO_3$
  Chiniofon F4.239
$C_9H_6N_2O_3$
  Nitroxolin F5.328
$C_9H_6O_4$
  Ninhydrin F5.323
$C_9H_7{}^{125}INNaO_3$
  Natrium-2[^{125}I]iodhippurat-Injektionslösung F5.278
C_9H_7N
  Chinolin F4.240
$2\ [C_9H_7NO] \cdot H_2SO_4$
  Chinolinolsulfat F4.241
$C_9H_7N_3O_4S_2$
  Nitrosulfathiazol F5.328
$C_9H_8O_2$
  4-Hydroxyphenylbrenztraubensäure F4.653
$C_9H_9N_3O_3S_2$
  Sulfathiazol F5.599
$C_9H_{10}ClN_5O_2$
  Imidacloprid F4.677

$C_9H_{10}FIN_2O_5$
  Fialuridin F4.513
$C_9H_{10}FNO_2$
  DL-β-(4-Fluorphenyl)alanin F4.533
$C_9H_{10}N_2O_2S$
  Thibenzazolin F5.638
$C_9H_{10}N_2O_3$
  Olmidin F5.343
$C_9H_{10}N_4O_4$
  Acefyllin F4.10
$2\ [C_9H_{10}N_4O_4]^- \cdot [C_4H_{10}N_2]^+$
  Acefyllin, Piperazinsalz F4.11
$C_9H_{10}O_3$
  Methoxyphenylessigsäure F5.153
$C_9H_{10}O_4$
  Flopropion F4.519
$C_9H_{11}F_2N_3O_4$
  Gemcitabin F4.572
$C_9H_{11}NO$
  4-(N,N-Dimethylamino)benzaldehyd F4.359
$C_9H_{11}NO_2$
  Isopropylnicotinat F4.730
  Parapropamol F5.393
$C_9H_{12}ClN_5O$
  Moxonidin F5.224
$C_9H_{12}N_2O_2$
  (4-Ethoxyphenyl)harnstoff F4.462
$C_9H_{12}N_2O_3$
  5-Ethyl-5-allylbarbitursäure F4.463
$C_9H_{12}N_2O_4S$
  Pidotimod F5.435
$C_9H_{12}N_3O_3Zn$
  Polaprezinc F5.449
$C_9H_{13}NO \cdot C_{12}H_{12}N_2O_3$
  DL-Cathinphenobarbital F4.211
$C_9H_{13}NO_2 \cdot C_4H_6O_6$
  Metaraminol(RR)-hydrogentartrat F5.136
$C_9H_{13}N_3O \cdot H_3PO_4$
  Iproniazidphosphat F4.717
$C_9H_{13}N_3O_3$
  Zalcitabin F5.739
$C_9H_{13}N_3O_6$
  Mizoribin F5.203
$C_9H_{14}N_2O_4S$
  Mafenidacetat F5.75
$C_9H_{14}N_4O_5$
  Acadesin F4.4
$C_9H_{14}N_6O_7$
  Orazamid F5.351
$C_9H_{15}BrN_2O_4$
  Broxaterol F4.174
$C_9H_{15}N_5O_3$
  5,6,7,8-Tetrahydrobiopterin F5.632
$C_9H_{16}CaO_{10}$
  Calciumlactogluconat F4.199
$C_9H_{16}HgN_2O_6 \cdot C_7H_8N_4O_2$
  Merallurid F5.121
$C_9H_{16}N_3PO_5$
  Iproniazidphosphat F4.717
$C_9H_{17}NO_2$
  Gabapentin F4.557

$C_9H_{18}N_2O_4$
Meprobamat F5.119
$C_9H_{18}N_4$
Guanaclin F4.606
$C_9H_{19}ClN_3O_5P$
Fotemustin F4.552
$C_9H_{19}Cl_2N_2O_5PS_2 \cdot C_6H_{13}N$
Mafosfamid, Cyclohexylaminsalz F5.77
$C_9H_{19}N_3O_6$
L-Ornithin-L-aspartat F5.357
$C_9H_{21}Fe_2O_{18}P_3$
Eisen(III)glycerolphosphat F4.419
$C_9H_{22}NNaO_7P_2 \cdot H_2O$
Ibandronsäure, Mononatriumsalz F4.659
$C_{10}F_{18}$
Perfluorcarbon F5.407
$C_{10}H_6Na_2O_8S_2 \cdot 2\ H_2O$
Chromotropsäure, Dinatriumsalz Monohydrat F4.249
$C_{10}H_7F_3O_4$
Triflusal F5.678
$C_{10}H_7INNaO_7S$
Chiniofon F4.239
$C_{10}H_7KN_6O$
Pemirolast, Kaliumsalz F5.400
$C_{10}H_8Cl_3N_3O$
Anagrelidhydrochlorid F4.83
$C_{10}H_8N_4O_4$
Nitrefazol F5.326
$C_{10}H_8O$
1-Naphthol F5.249
$C_{10}H_8OS_3$
Anetholtrithion F4.88
$C_{10}H_8O_2$
1,3-Dihydroxynaphthalin F4.353
2,7-Dihydroxynaphthalin F4.353
$C_{10}H_9HgNO_3S$
Otimerat F5.365
$C_{10}H_{10}BiNO_3$
Mebiquin F5.107
$C_{10}H_{10}O$
Citral F4.265
$C_{10}H_{11}I_2NO_3$
Propyliodon F5.472
$C_{10}H_{11}NO_3$
Betamipron F4.148
$C_{10}H_{11}NO_4S_2$
Stepronin F5.585
$C_{10}H_{12}ClN_5O_3$
Cladribin F4.265
$C_{10}H_{12}N_2O_4$
Stavudin F5.583
$C_{10}H_{12}N_4O_2S_2$
Sulfaethidol F5.595
$C_{10}H_{12}N_4O_3$
Didanosin F4.342
$C_{10}H_{12}O_3$
Propyl-4-hydroxybenzoat F5.471
$C_{10}H_{12}O_4$
2-Hydroxypropylsalicylat F4.654
$C_{10}H_{12}O_6S$
Sulprosal F5.604

$C_{10}H_{13}ClHgO$
Mercurobutol F5.124
$C_{10}H_{13}FN_2O_4$
Alovudin F4.54
$C_{10}H_{13}FN_5O_7P$
Fludarabinphosphat F4.526
$C_{10}H_{13}NO_3$
Metirosin F5.176
$C_{10}H_{13}N_3O_2$
Guabenxan F4.606
Guanoxan F4.607
$C_{10}H_{14}Cl_2N_2S$
Anpirtolinhydrochlorid F4.96
$C_{10}H_{14}N_2O_3$
Crotylbarbital F4.284
$C_{10}H_{15}N$
Metamfetamin F5.131
$C_{10}H_{15}N \cdot HCl$
Metamfetaminhydrochlorid F5.133
$C_{10}H_{15}NO \cdot ½\ H_2O$
Ephedrin Hemihydrat F4.436
$C_{10}H_{15}NO_3$
Dioxifedrin F4.371
$C_{10}H_{15}N_5O_3$
Penciclovir F5.401
$C_{10}H_{16}$
DL-Limonen F5.40
$C_{10}H_{16}ClN$
Metamfetaminhydrochlorid F5.133
$C_{10}H_{16}ClNO$
Edrophoniumchlorid F4.410
$C_{10}H_{16}NO^+ \cdot Cl^-$
Edrophoniumchlorid F4.410
$C_{10}H_{16}N_2O$
Rilmenidin F5.517
$C_{10}H_{16}N_2O_3S$
Amidefrin F4.60
$C_{10}H_{16}N_2O_4S_3$
Dorzolamid F4.394
$C_{10}H_{17}N_3O_6S$
Glutathion F4.589
$C_{10}H_{17}N_3S \cdot 2\ HCl$
Pramipexolhydrochlorid F5.456
$C_{10}H_{18}N_2O_4S$
Diethylphenylendiaminsulfat F4.350
$C_{10}H_{18}O$
Geraniol F4.577
Linalool F5.40
Menthon F5.115
Terpineol F5.630
β-Terpineol F5.631
$C_{10}H_{19}Cl_2N_3S$
Pramipexolhydrochlorid F5.456
$C_{10}H_{19}NO_4$
Propionyl-L-carnitin F5.467
$C_{10}H_{20}N_2O_4$
Mebutamat F5.108
$C_{10}H_{20}O$
Levomenthol F5.32
$C_{10}H_{20}O_2 \cdot H_2O$
1,8-Terpinhydrat F5.631

$C_{10}H_{21}N_5O_6$
L-Aspartinsäure, Mono-L-Argininsalz   F4.118
$C_{10}H_{22}O$
Decylalkohol   F4.303
$C_{11}H_6ClN_3O_6$
Lodoxamid   F5.54
$C_{11}H_7F_3N_2O_2S$
Amflutizol   F4.60
$C_{11}H_8O_2 \cdot NaHSO_3 \cdot 3\ H_2O$
Menadion, Natriumbisulfit Trihydrat   F5.114
$C_{11}H_9FN_2O_3$
Sorbinil   F5.571
$C_{11}H_9N_3O_2$
Naftazon   F5.245
$C_{11}H_{10}FNO_2S$
Flosequinan   F4.519
$C_{11}H_{10}N_4O_6$
Nifurmazol   F5.318
$C_{11}H_{11}N_3O_2$
Piroximon   F5.445
$C_{11}H_{11}N_3O_2S$
Sulfapyridin   F5.598
$C_{11}H_{12}I_3NO_2$
Iopansäure   F4.705
$C_{11}H_{12}N_2O \cdot 2\ [C_2H_3Cl_3O_2]$
Dichloralhydrat-Phenazon   F4.335
$C_{11}H_{12}N_2O_2S$
Zileuton   F5.744
$C_{11}H_{12}N_2O_3$
Oxitriptan   F5.377
$C_{11}H_{12}N_2S \cdot HCl$
Levamisolhydrochlorid   F5.21
$C_{11}H_{12}N_4O_2S$
Sulfaperin   F5.597
$C_{11}H_{13}BrN_2O_6$
Sorivudin   F5.578
$C_{11}H_{13}ClN_2$
Epibatidin   F4.436
$C_{11}H_{13}ClN_2S$
Levamisolhydrochlorid   F5.21
$C_{11}H_{13}F_2N \cdot HCl$
Mofegilinhydrochlorid   F5.211
$C_{11}H_{13}NO_2$
Idrocilamid   F4.670
$C_{11}H_{13}NO_4$
N-Acetyl-Ltyrosin   F4.23
$C_{11}H_{13}N_3O$
4-Aminophenazon   F4.65
$C_{11}H_{14}ClF_2N$
Mofegilinhydrochlorid   F5.211
$C_{11}H_{14}N_2O_3S$
Sulfadicramid   F5.594
$C_{11}H_{14}N_2O_4$
Acetylaminonitropropoxybenzen   F4.16
Felbamat   F4.491
$C_{11}H_{14}N_4O_4$
Doxofyllin   F4.400
$C_{11}H_{15}NO$
Phenmetrazin   F5.422
$C_{11}H_{15}NO \cdot HCl$
Phenmetrazinhydrochlorid   F5.423

$C_{11}H_{15}NO_2$
Methylendioxymethamphetamin   F5.157
$C_{11}H_{15}NO_3$
p-Ethoxylactanilid   F4.461
Lactylphenetidin   F5.4
$C_{11}H_{15}NO_4$
Morpholiniumsalicylat   F5.222
$C_{11}H_{15}N_5OS$
4-(3-Ethyureido)benzaldehydthiosemicarbazon   F4.473
$C_{11}H_{15}NaO_8S$
Menadion, Natriumbisulfit Trihydrat   F5.114
$C_{11}H_{16}ClNO$
Phenmetrazinhydrochlorid   F5.423
$C_{11}H_{16}O$
Fenipentol   F4.500
$C_{11}H_{18}ClN_5S$
Mezilamin   F5.181
$C_{11}H_{18}N_2O_4Pt$
Miboplatin   F5.183
$C_{11}H_{18}N_2O_5$
Idrapril   F4.669
$C_{11}H_{18}N_4O_3$
Pimonidazol   F5.441
$C_{11}H_{19}NO_9$
N-Acetylneuraminsäure   F4.19
$C_{11}H_{21}N$
Mecamylamin   F5.108
$C_{11}H_{23}N_5O_6$
L-Arginin-L-Glutamat   F4.106
$C_{12}F_{27}N$
Perfluorcarbon   F5.407
$C_{12}H_4N_6O_{14}Fe \cdot 5\ H_2O$
Ferrum picrinicum   F4.511
$C_{12}H_5N_7O_{12}$
Dipikrylamin   F4.375
$C_{12}H_6Cl_2NNaO_2 \cdot 2\ H_2O$
Dichlorphenolindophenol, Natriumsalz Dihydrat   F4.341
$C_{12}H_9F_3N_2O_2$
Leflunomid   F5.16
$C_{12}H_9N_3O_5$
Nifuroxazid   F5.318
$C_{12}H_{10}F_3N_3O_4$
Nilutamid   F5.319
$C_{12}H_{10}Fe_3O_{14} \cdot 10\ H_2O$
Eisen(II)citrat Decahydrat   F4.418
$C_{12}H_{10}O_2$
1-Naphthylessigsäure   F5.250
$C_{12}H_{10}O_4$
Chinhydron   F4.239
$C_{12}H_{11}I_3N_2O_4$
Iodamid   F4.695
$C_{12}H_{11}N$
Diphenylamin   F4.372
$C_{12}H_{11}NO_6$
Nitecapon   F5.325
$C_{12}H_{11}N_3$
Aminoazobenzol   F4.64
$C_{12}H_{12}Br_2N_2O_2$
Methyldibromostyrylhydantoin   F5.154

$C_{12}H_{12}ClNO_2S$
  Dansylchlorid F4.301
$C_{12}H_{12}N_2O_3 \cdot C_9H_{13}NO$
  DL-Cathinphenobarbital F4.211
$C_{12}H_{13}I_3N_2O_3$
  Iopodinsäure F4.709
$C_{12}H_{13}NO_3$
  Aniracetam F4.90
$C_{12}H_{13}N_5O_5$
  Nifurizon F5.317
$C_{12}H_{14}CaO_{12} \cdot 2\,H_2O$
  Calciumascorbat Dihydrat F4.196
$C_{12}H_{14}NNaO_5S$
  Faropenem, Natriumsalz F4.488
$C_{12}H_{14}N_2O_2$
  Mephenytoin F5.118
  Rogletimid F5.530
$C_{12}H_{14}N_4O_2S$
  Sulfisomidin F5.602
$C_{12}H_{15}N_2Cl$
  Detomidinhydrochlorid F4.324
$C_{12}H_{15}HgNO_6$
  Mercuderamid F5.123
$C_{12}H_{15}NO$
  N-Ethylcrotonanilid F4.464
$C_{12}H_{16}F_3N$
  Levofenfluramin F5.28
$C_{12}H_{16}N_2O$
  Psilocin F5.475
$C_{12}H_{16}N_2OS_2$
  Aprikalim F4.98
$C_{12}H_{16}N_2O_2 \cdot HCl$
  Eltoprazinhydrochlorid F4.426
$C_{12}H_{16}N_4O_3$
  Iprazochrom F4.715
$C_{12}H_{16}O_3$
  Isopentylsalicylat F4.727
$C_{12}H_{17}ClN_2O_2$
  Eltoprazinhydrochlorid F4.426
$C_{12}H_{17}NO_3$
  Etamivan F4.454
$C_{12}H_{17}Na_3O_{17}Sb_2 \cdot 9\,H_2O$
  Natriumstibogluconat Nonahydrat F5.295
$C_{12}H_{18}Cl_3NO$
  Cericlaminhydrochlorid F4.235
$C_{12}H_{18}O_2$
  Hexylresorcinol F4.623
$C_{12}H_{18}O_7$
  Diprogulsäure F4.377
$C_{12}H_{19}NO_2$
  Fepradinol F4.509
$C_{12}H_{20}O_2$
  Isobornylacetat F4.725
  Linalylacetat F5.41
$C_{12}H_{20}O_7$
  Triethylcitrat F5.677
$C_{12}H_{21}N$
  Memantin F5.113
$C_{12}H_{21}N_2O_5S_2{}^{99}Tc$
  [^{99}Tc]Technetium bicisat F5.617

$C_{12}H_{22}CaO_{14} \cdot H_2O$
  Calciumgluconat Monohydrat (zur Injektion) F4.197
$C_{12}H_{22}O_3$
  ($\pm$)-Menthylacetat F5.115
$C_{12}H_{22}O_{11}$
  Saccharose F5.545
$[C_{12}H_{22}O_{11}]_a \cdot [Fe(OH)_3]_n$
  Eisen(III)-Saccharose-Komplex F4.420
$C_{12}H_{22}O_{12}$
  Lactobionsäure F5.3
$C_{12}H_{24}CaO_{15}$
  Calciumgluconat Monohydrat (zur Injektion) F4.197
$C_{12}H_{24}O_2$
  Laurinsäure F5.14
$C_{12}H_{25}NaO_4S$
  Natriumdodecylsulfat F5.267
$C_{12}H_{27}O_4P$
  Tri-n-butylphosphat F5.674
$C_{12}H_{30}Br_2N_2$
  Hexamethoniumbromid F4.619
$C_{12}H_{30}Fe_3O_{24}$
  Eisen(II)citrat Decahydrat F4.418
$[C_{12}H_{30}N_2]^{2+} \cdot 2Br^-$
  Hexamethoniumbromid F4.619
$C_{13}H_6Cl_6O_2$
  Hexachlorophen F4.616
$C_{13}H_9NOSe$
  Ebselen F4.404
$C_{13}H_{10}ClNO$
  Aminochlorbenzophenon F4.65
$C_{13}H_{10}ClN_3O_4S_2$
  Lornoxicam F5.61
$C_{13}H_{10}O_2$
  Xanthydrol F5.730
$C_{13}H_{10}O_7$
  Exifon F4.481
$C_{13}H_{11}N_3$
  Proflavin F5.461
$C_{13}H_{11}N_3O_5S$
  Salazosulfamid F5.547
$C_{13}H_{12}N_2O_2$
  Ozagrel F5.386
$C_{13}H_{12}N_2O_3S$
  Sulfabenzamid F5.592
$C_{13}H_{12}N_2O_5S$
  Nimesulid F5.320
$C_{13}H_{12}N_3O_5S_2$
  Succinylsulfathiazol F5.589
$C_{13}H_{12}N_4O$
  Diphenylcarbazon F4.374
$C_{13}H_{12}N_4S$
  Dithizon F4.380
$C_{13}H_{13}N_3O_5S_2 \cdot H_2O$
  Succinylsulfathiazol F5.589
$C_{13}H_{14}N_2$
  Tacrin F5.610
$C_{13}H_{14}N_2O_3$
  N-Acetyl-DL-tryptophan F4.22
  N^1-Acetyl-DL-tryptophan F4.21
  N-Acetyl-L-tryptophan F4.21

$C_{13}H_{14}N_4O$
  Diphenylcarbazid F4.374
$C_{13}H_{14}N_4O_3S$
  Formylsulfisomidin F4.547
$C_{13}H_{14}N_4O_4S$
  Acetylsulfamethoxypyridazinyl F4.20
$C_{13}H_{15}BrN_4O_2$
  Brodimoprim F4.168
$C_{13}H_{15}Cl_2NO$
  Clorgylin F4.273
$C_{13}H_{15}N_3O_4S$
  Acetylsulfafurazol F4.19
$C_{13}H_{16}N_2$
  Dexmedetomidin F4.325
$C_{13}H_{16}N_2O_8S$
  Ritipenem Acoxil F5.523
$C_{13}H_{17}ClN_2O_2$
  Moclobemid F5.205
$C_{13}H_{17}NO_4 \cdot H_2O$
  Acetyltyrosinethylester F4.24
$C_{13}H_{18}Cl_2N_2O_2$
  Sarcolysin F5.552
$C_{13}H_{18}O_2$
  Pentylphenylacetat F5.404
$C_{13}H_{18}O_3$
  (RS)-Isopentylmandelat F4.726
$C_{13}H_{19}NO_8$
  Metaraminol(RR)-hydrogentartrat F5.136
$C_{13}H_{19}N_3O_4$
  Lufironil F5.67
$C_{13}H_{19}N_5 \cdot H_2O$
  Pinacidil F5.441
$C_{13}H_{20}ClN_3O_4S_2$
  Mebutizid F5.108
$C_{13}H_{20}N_6O_4$
  Valaciclovir F5.713
$C_{13}H_{21}N_3$
  Quinpirol F5.487
$C_{13}H_{21}N_5O_2 \cdot C_{12}H_{10}O_6$
  Metescufyllin F5.139
$C_{13}H_{22}N_4O_3S \cdot C_6H_5BiO_7$
  Ranitidinbismutcitrat F5.495
$C_{14}F_{28}N_2O_2$
  Perfluorcarbon F5.407
$C_{14}H_7O_7S \cdot Na \cdot H_2O$
  Alizarin S F4.48
$C_{14}H_8CaN_2O_6S_2 \cdot 3\frac{1}{2} H_2O$
  Saccharin, Calciumsalz, wasserhaltig F5.543
$C_{14}H_8ClN_2NaO_3S$
  Tenidap, Natriumsalz F5.624
$C_{14}H_8NH_2Na_2O_6$
  Olsalazin, Natriumsalz F5.343
$C_{14}H_9ClN_2O_3S$
  Tenidap F5.622
$C_{14}H_9Cl_5$
  Clofenotan F4.270
$C_{14}H_{10}ClN_3S_2$
  Lanoconazol F5.10
$C_{14}H_{10}Cl_4$
  Mitotan F5.197
$C_{14}H_{10}MgO_6 \cdot 4 H_2O$
  Magnesiumsalicylat Tetrahydrat F5.90

$C_{14}H_{10}N_2O_5$
  Benzalazin F4.138
$C_{14}H_{10}O_2$
  Benzil F4.139
$C_{14}H_{10}O_3$
  Anthrarobin F4.97
$C_{14}H_{11}NO_5$
  Tolcapon F5.661
$C_{14}H_{12}ClNO_2$
  Cicletanin F4.251
  Tolfenaminsäure F5.663
$C_{14}H_{12}Cl_2N_4O_2$
  Echtblausalz B F4.408
$C_{14}H_{12}N_6O$
  Levosimendan F5.37
$C_{14}H_{12}O_2$
  Benzoin F4.141
  Felbinac F4.493
$C_{14}H_{12}O_5$
  Khellinum F4.761
$C_{14}H_{13}N$
  Iminobibenzyl F4.681
$C_{14}H_{13}N_3 \cdot HCl$
  Fadrozolhydrochlorid F4.483
$C_{14}H_{13}N_3O_3$
  Ftivazid F4.553
$C_{14}H_{13}N_3O_4S_2$
  Meloxicam F5.111
$C_{14}H_{13}N_5$
  Picodralazin F5.434
$C_{14}H_{13}N_5O_5S_2$
  Cefdinir F4.215
$C_{14}H_{14}ClN_3$
  Fadrozolhydrochlorid F4.483
$C_{14}H_{14}N_3NaO_3S$
  Methylorange F5.166
$C_{14}H_{14}O_3$
  DL-Kavain F4.757
$C_{14}H_{15}N_3$
  Dimethylgelb F4.361
$C_{14}H_{15}N_3O_5$
  Entacapon F4.431
$C_{14}H_{16}BNO$
  Diphenylboryloxyethylamin F4.373
$C_{14}H_{16}N_2$
  Atipamezol F4.119
$C_{14}H_{16}N_2O_2$
  Dianisidin F4.330
$C_{14}H_{17}ClN_4O$
  Ethoxychrysoidinhydrochlorid F4.461
$C_{14}H_{17}ClN_4S$
  Clobenpropit F4.268
$C_{14}H_{17}NO_2$
  Benzoclidin F4.140
$C_{14}H_{18}N_2O$
  Ibudilast F4.664
$C_{14}H_{18}N_2O_2$
  Nefiracetam F5.307
$C_{14}H_{18}O_4$
  Methyl-2-O-(2-ethylbutyryl)salicylat F5.161
$C_{14}H_{19}NO_4S$
  Tritiozin F5.683

$C_{14}H_{19}N_5O_4$
 Famciclovir **F4**.485
$C_{14}H_{19}N_5O_4S_3$
 Sulfatolamid **F5**.601
$C_{14}H_{20}ClNO_2$
 Methylphenidathydrochlorid **F5**.168
$C_{14}H_{20}O_2$
 Butibufen **F4**.184
$C_{14}H_{21}ClN_2O_3$
 Propacetamolhydrochlorid **F5**.463
$C_{14}H_{21}NO$
 Profadol **F5**.461
$C_{14}H_{27}N_3O_2$
 Pramiracetam **F5**.457
$C_{14}H_{28}O_2$
 Myristinsäure **F5**.232
$C_{14}H_{49}N_3O_4$
 Proxifezon **F5**.475
$C_{15}H_8O_6$
 Rhein **F5**.507
$C_{15}H_{10}Cl_2N_2O_2$
 Lonidamin **F5**.57
$C_{15}H_{10}O_2$
 Phenindion **F5**.420
$C_{15}H_{10}O_4$
 Daidzein **F4**.295
$C_{15}H_{10}O_5$
 Emodin **F4**.427
$C_{15}H_{11}ClN_2O$
 Nordazepam **F5**.331
$C_{15}H_{11}I_3NNaO_4$
 Liothyronin, Natriumsalz **F5**.42
$C_{15}H_{11}NO$
 Diphenyloxazol **F4**.374
$C_{15}H_{11}N_4$
 Flufenisal **F4**.528
$C_{15}H_{12}BrNO_3$
 Bromfenac **F4**.172
$C_{15}H_{12}N_2O_2$
 Oxcarbazepin **F5**.370
$C_{15}H_{13}NO_2S$
 Metiazinsäure **F5**.174
$C_{15}H_{13}NO_3$
 Ketorolac **F4**.759
$C_{15}H_{13}NO_3S_2$
 Epalrestat **F4**.434
$C_{15}H_{13}N_3O_2 \cdot C_6H_{15}NO_3$
 Prinomidtriethanolamin **F5**.460
$C_{15}H_{14}ClN_3O_3$
 Sarmazenil **F5**.553
$C_{15}H_{14}N_4O$
 Nevirapin **F5**.310
$C_{15}H_{14}N_4O_5S$
 Maleinylsulfametazin **F5**.95
$C_{15}H_{14}N_4O_6S_2$
 Ceftibuten **F4**.230
$C_{15}H_{14}O_2$
 O-Methylbenzoin **F5**.153
$C_{15}H_{15}ClN_2O$
 Nortetrazepam **F5**.336
$C_{15}H_{15}NO_2S$
 Modafinil **F5**.208

$C_{15}H_{15}NO_3S$
 Adrafinil **F4**.39
$C_{15}H_{15}N_3O_2$
 Methylrot **F5**.172
$C_{15}H_{16}I_3NO_3$
 Bunamiodyl **F4**.180
$C_{15}H_{16}O_2$
 4,4-Isopropylidendiphenol **F4**.730
 Nabumeton **F5**.235
$C_{15}H_{17}Cl_2NO_2$
 Bemesetron **F4**.137
$C_{15}H_{17}I_3NNaO_3$
 Natriumtyropanoat **F5**.302
$C_{15}H_{17}I_3NO_3 \cdot Na$
 Natriumtyropanoat **F5**.302
$C_{15}H_{18}Cl_6N_2O_5$
 Dichloralhydrat-Phenazon **F4**.335
$C_{15}H_{18}I_3NO_5$
 Iopronsäure **F4**.710
$C_{15}H_{18}N_4O_4S$
 Biapenem **F4**.149
$C_{15}H_{18}N_4O_5$
 Mitomycin **F5**.193
$C_{15}H_{19}NO$
 (±)-Furfenorex **F4**.554
 (+)-Furfenorex **F4**.554
$C_{15}H_{20}Cl_2N_2O_3$
 Racloprid **F5**.492
$C_{15}H_{20}N_6O_4 \cdot 2\ H_2O$
 Azetirelin Dihydrat **F4**.126
$C_{15}H_{21}NO$
 Metazocin **F5**.137
$C_{15}H_{21}NO_3$
 Hydroxypethidin **F4**.653
$C_{15}H_{21}N_5O_2$
 Aditoprim **F4**.37
$C_{15}H_{21}N_5O_4$
 Cyclopentyladenosin **F4**.291
$C_{15}H_{22}N_2O_6$
 Nipradilol **F5**.324
$C_{15}H_{22}N_6O_5S$
 Ademetionin **F4**.37
$C_{15}H_{22}O_5$
 Artemisinin **F4**.111
$C_{15}H_{23}ClN_2O$
 Milnacipranhydrochlorid **F5**.185
$C_{15}H_{23}N$
 Prolintan **F5**.462
$C_{15}H_{23}NO_2$
 Phenylglycinheptylester **F5**.427
$C_{15}H_{23}NO_2 \cdot HCl$
 Phenylglycinheptylesterhydrochlorid **F5**.427
$C_{15}H_{23}N_3O_2 \cdot HCl$
 Acecainidhydrochlorid **F4**.6
$C_{15}H_{24}ClNO_2$
 Phenylglycinheptylesterhydrochlorid **F5**.427
$C_{15}H_{24}ClN_3O_2$
 Acecainidhydrochlorid **F4**.6
$C_{15}H_{24}N_2O$
 Trimecain **F5**.678
$C_{15}H_{24}N_4O_2S_2$
 Prosultiamin **F5**.474

$C_{15}H_{26}O$
  Levomenol F5.31
$C_{15}H_{28}O_2$
  Menthylisovalerat F5.116
$C_{15}H_{32}Cl_2N_3O_5PS_2$
  Mafosfamid, Cyclohexylaminsalz F5.77
$C_{16}F_{26}$
  Perfluorcarbon F5.407
$C_{16}H_8Na_2O_8S_2$
  Indigocarmin F4.682
$C_{16}H_9N_3Na_2O_{10}S_2$
  Chromotrop 2B F4.249
$C_{16}H_9N_3O_{10}S_2 \cdot 2$ Na
  Chromotrop 2B F4.249
$C_{16}H_{10}N_2Na_2O_7S_2$
  Orangegelb S F5.350
$C_{16}H_{11}ClN_4$
  Estazolam F4.448
$C_{16}H_{11}NO_2$
  Cinchophen F4.259
$C_{16}H_{11}NO_3$
  Oxycinchophen F5.384
$C_{16}H_{13}ClN_2O$
  Mazindol F5.106
$C_{16}H_{13}ClN_6$
  Vorozol F5.725
$C_{16}H_{13}Cl_2NO_4$
  Aceclofenac F4.7
$C_{16}H_{13}F_2NO_4S$
  Flosulid F4.521
$C_{16}H_{14}CaO_6$
  Calciummandelat F4.200
$C_{16}H_{14}F_3NO_3S$
  Tolrestat F5.667
$C_{16}H_{14}F_3N_3O_2S$
  Lansoprazol F5.12
$C_{16}H_{14}N_2O$
  Methaqualon F5.143
$C_{16}H_{14}O_3$
  Fenbufen F4.495
$C_{16}H_{15}ClN_2O$
  Methaqualonhydrochlorid F5.146
$C_{16}H_{15}ClO_6$
  Lonapalen F5.56
$C_{16}H_{15}F_2N_3O_4S$
  Pantoprazol F5.392
$C_{16}H_{15}F_3O$
  Flumecinol F4.528
$C_{16}H_{15}N$
  Dizocilpin F4.383
$[C_{16}H_{15}N_2O]^+ \cdot Cl^-$
  Methaqualonhydrochlorid F5.146
$C_{16}H_{15}N_3 \cdot HCl$
  Epinastinhydrochlorid F4.438
$C_{16}H_{16}ClNO_2S \cdot H_2SO_4$
  Clopidogrelhydrogensulfat F4.271
$C_{16}H_{16}ClNO_4S$
  Daltroban F4.299
$C_{16}H_{16}ClN_3$
  Epinastinhydrochlorid F4.438
$C_{16}H_{16}ClN_3O_4$
  Loracarbef F5.57

$C_{16}H_{16}O_2$
  Naphthonon F5.249
$C_{16}H_{17}NO_3$
  Normorphin F5.334
$C_{16}H_{18}ClN$
  Clobenzorex F4.268
$C_{16}H_{18}ClN \cdot HCl$
  Clobenzorexhydrochlorid F4.269
$C_{16}H_{18}ClNS_2O_6$
  Clopidogrelhydrogensulfat F4.271
$C_{16}H_{18}ClN_3S \cdot 4\frac{1}{2}$ H_2O
  Methylenblau F5.156
$C_{16}H_{18}N_2$
  Metapramin F5.135
$C_{16}H_{18}N_2O_3$
  Cromakalim F4.281
  Levcromakalim F5.23
$C_{16}H_{18}N_2O_4S \cdot C_{13}H_{20}N_2O_2 \cdot H_2O$
  Benzylpenicillin-Procain Monohydrat F4.143
$C_{16}H_{18}O_3$
  Fenocinol F4.501
$C_{16}H_{18}O_9$
  Chlorogensäure F4.243
$C_{16}H_{19}Cl_2N$
  Clobenzorexhydrochlorid F4.269
$C_{16}H_{19}N \cdot HCl$
  Lefetaminhydrochlorid F5.15
$C_{16}H_{20}ClN$
  Lefetaminhydrochlorid F5.15
$C_{16}H_{20}ClN_3S$
  Isothipendylhydrochlorid F4.731
  Tivirapin F5.653
$C_{16}H_{20}N_2O_4$
  Diarbaron F4.330
$C_{16}H_{20}N_2O_4S_2$
  Pyritinol F5.478
$C_{16}H_{20}N_2O_4S_2 \cdot 2$ HCl $\cdot H_2O$
  Pyritinoldihydrochlorid Monohydrat F5.479
$[C_{16}H_{20}N_3S]^+ \cdot Cl^-$
  Isothipendylhydrochlorid F4.731
$C_{16}H_{21}NO$
  Norlevorphanol F5.333
$C_{16}H_{21}NO_3$
  Rolipram F5.531
$C_{16}H_{21}NS_2$
  Diethylthiambuten F4.351
$C_{16}H_{22}ClN_3O_2 \cdot HCl$
  Renzapridhydrochlorid F5.502
$C_{16}H_{22}Cl_2N_2O_4S_2 \cdot H_2O$
  Pyritinoldihydrochlorid Monohydrat F5.479
$C_{16}H_{22}N_2O_5$
  [^{99}Tc]Technetium-Etifenin-Injektionslösung F5.618
$C_{16}H_{22}N_4O_4$
  Tetroxoprim F5.634
$C_{16}H_{22}O_2$
  Mexoprofen F5.180
$C_{16}H_{23}BrN_2O_3$
  Remoxiprid F5.501
$C_{16}H_{23}IN_2O_3$
  Epideprid F4.437

$C_{16}H_{23}NO_2$
  Bufuralol F4.179
  Ethoheptazin F4.460
  Properidin F5.466
$C_{16}H_{24}BrClN_2O_3 \cdot H_2O$
  Remoxipridhydrochlorid Monohydrat F5.501
$C_{16}H_{24}HgN_6O_8$
  Merallurid F5.121
$C_{16}H_{24}N_2O \cdot HCl$
  Oxymetazolinhydrochlorid F5.385
$C_{16}H_{24}N_2O_4$
  Ubenimex F5.703
$C_{16}H_{24}N_4O_3$
  Denbufyllin F4.315
$C_{16}H_{25}ClN_2O$
  Oxymetazolinhydrochlorid F5.385
$C_{16}H_{25}GdN_4O_8 \cdot C_7H_{17}NO_5$
  Gadotersäure, Megluminsalz F4.565
$C_{16}H_{25}HgNNa_2O_6S$
  Mercaptomerin, Dinatriumsalz F5.122
$(C_{16}H_{25}HgNO_6S)^{2-} \cdot 2\ Na^+$
  Mercaptomerin, Dinatriumsalz F5.122
$C_{16}H_{25}NO \cdot HCl$
  Picenadolhydrochlorid F5.433
$C_{16}H_{25}NO_4$
  Esmolol F4.447
$C_{16}H_{26}ClNO$
  Picenadolhydrochlorid F5.433
$C_{16}H_{26}N_2O_3 \cdot HCl$
  Propoxycainhydrochlorid F5.470
$C_{16}H_{26}O_5$
  Artemether F4.110
$C_{16}H_{27}ClN_2O_3$
  Propoxycainhydrochlorid F5.470
$C_{16}H_{28}N_2O_3Zn$
  Zinkacexamat F5.748
$C_{16}H_{30}GdN_5O_{10}$
  Gadodiamid F4.561
$C_{16}H_{31}NaO_4$
  Divalproex F4.382
$C_{16}H_{32}O_2$
  Palmitinsäure F5.388
$C_{16}H_{35}$
  Dimethyltetradecylamin F4.364
$C_{17}H_9Cl_2FN_4O_2$
  Letrazuril F5.20
$C_{17}H_{11}BrClFN_2O_4$
  Zenarestat F5.743
$C_{17}H_{11}Br_2NO_2$
  Broxaldin F4.173
$C_{17}H_{11}ClF_4N_2S$
  Quazepam F5.484
$C_{17}H_{11}N_6NaO_3 \cdot H_2O$
  Quinotolast, Natriumsalz F5.485
$C_{17}H_{12}BrFN_2O_3$
  Ponalrestat F5.455
$C_{17}H_{12}ClF_3N_2O$
  Halazepam F4.611
$C_{17}H_{12}ClNO_2S$
  Fentiazac F4.506
$C_{17}H_{13}NO_2$
  Cinchophenmethylester F4.260

$C_{17}H_{13}N_3O_5S_2$
  Phthalylsulfathiazol F5.431
$C_{17}H_{13}N_3O_9S_2$
  Echtrotsalz B F4.408
$C_{17}H_{14}O_3S$
  Zaltoprofen F5.740
$C_{17}H_{15}O_2N_2Cl_3$
  Triclodazol F5.676
$C_{17}H_{17}Cl_2N$
  Sertralin F5.563
$C_{17}H_{17}Cl_2N \cdot HCl$
  Sertralinhydrochlorid F5.566
$C_{17}H_{17}NO_2$
  Dihydrexidin F4.352
$C_{17}H_{18}Cl_3N$
  Sertralinhydrochlorid F5.566
$C_{17}H_{18}FN_3O_3S \cdot HCl$
  Rufloxacinhydrochlorid F5.540
$C_{17}H_{18}N_2S_2$
  Sulbentin F5.591
$C_{17}H_{18}NaN_3O_3S \cdot H_2O$
  Omeprazol, Natriumsalz F5.344
$C_{17}H_{19}ClFN_3O_3S$
  Rufloxacinhydrochlorid F5.540
$C_{17}H_{19}ClN_4O$
  Alosetronhydrochlorid F4.53
$C_{17}H_{19}N_3$
  Mirtazepin F5.190
$C_{17}H_{19}N_3O_3S$
  Omeprazol, Natriumsalz F5.344
$C_{17}H_{19}N_5$
  Anastrozol F4.87
$C_{17}H_{20}BrNO$
  Bromazin F4.170
$C_{17}H_{20}BrNO \cdot HCl$
  Bromazinhydrochlorid F4.170
$C_{17}H_{20}ClNO_6S$
  Fenoldopammesilat F4.501
$C_{17}H_{20}ClN_3O_3$
  Azasetron F4.125
$C_{17}H_{20}FN_3O_3 \cdot CH_4O_3S \cdot 2\ H_2O$
  Pefloxacinmesilat F5.399
$C_{17}H_{20}N_2O_2$
  Tropisetron F5.687
$C_{17}H_{20}N_2O_2S$
  Etocarlid F4.474
$C_{17}H_{20}N_4NaO_9P$
  Riboflavinphosphat, Natriumsalz, wasserfrei F5.510
$C_{17}H_{20}N_4O$
  Propizepin F5.470
$C_{17}H_{20}N_6$
  Baquiloprim F4.130
$C_{17}H_{20}O_6$
  Mycophenolsäure F5.230
$C_{17}H_{21}N$
  Demelverin F4.312
$C_{17}H_{21}N \cdot HCl$
  Demelverinhydrochlorid F4.312
$C_{17}H_{21}NO \cdot HCl$
  Oxifentorexhydrochlorid F5.374

$C_{17}H_{21}NO_2$
 Desomorphin F4.318
$C_{17}H_{21}NO_3$
 Etodolac F4.475
$C_{17}H_{21}NO_4$
 Hydromorphinol F4.643
$C_{17}H_{22}ClN$
 Demelverinhydrochlorid F4.312
$C_{17}H_{22}ClNO$
 Oxifentorexhydrochlorid F5.374
$C_{17}H_{22}I_3N_3O_8$
 Iomeprol F4.703
$C_{17}H_{22}N_2$
 Methylenbisdimethylanilin F5.155
$C_{17}H_{22}N_2OS$
 Neticonazol F5.309
$C_{17}H_{22}N_2O_7S$
 Pyrantelcitrat F5.476
$C_{17}H_{22}N_4O_3$
 Pirsidomin F5.446
$C_{17}H_{23}NO$
 Racemorphan F5.491
$C_{17}H_{23}NO_4$
 Cetraxat F4.236
$C_{17}H_{23}N_5O_9S$
 Pyridofyllin F5.477
$C_{17}H_{24}N_2O_3 \cdot HCl$
 Tilisololhydrochlorid F5.644
$C_{17}H_{24}O_3$
 Menthylsalicylat F5.116
$C_{17}H_{25}ClN_2O_3$
 Tilisololhydrochlorid F5.644
$C_{17}H_{25}N$
 Phencyclidin F5.418
$C_{17}H_{25}NO_2$
 Trimeperidinhydrochlorid F5.679
$C_{17}H_{25}NO_3$
 Eucatropin F4.481
$C_{17}H_{25}NO_4$
 Ibopamin F4.661
$C_{17}H_{25}N_3O_3S$
 Meropenem F5.125
$C_{17}H_{26}ClNO_2$
 Propipocainhydrochlorid F5.468
$C_{17}H_{26}N_2O \cdot HCl \cdot H_2O$
 Ropivacainhydrochlorid Monohydrat F5.535
$C_{17}H_{26}N_2O_4S \cdot HCl$
 Sultopridhydrochlorid F5.605
$C_{17}H_{27}NNa_2O_8S$
 2-(10-Undecenamido)ethyl-2-sulfohydrogensuccinat, Dinatriumsalz F5.708
$C_{17}H_{27}NO$
 Amixetrin F4.69
$C_{17}H_{27}NO \cdot HCl$
 Amixetrinhydrochlorid F4.69
$C_{17}H_{27}NO_2$
 Venlafaxin F5.719
$C_{17}H_{27}NO_3 \cdot HCl$
 Butoxycainhydrochlorid F4.184
$C_{17}H_{27}N_3O_4S$
 Amisulprid F4.67

$C_{17}H_{28}ClNO$
 Amixetrinhydrochlorid F4.69
$C_{17}H_{28}ClNO_3$
 Butoxycainhydrochlorid F4.184
 Pramocainhydrochlorid F5.458
$C_{17}H_{29}ClN_2O_2$
 Ropivacainhydrochlorid Monohydrat F5.535
$C_{17}H_{29}GdN_4O_7$
 Gadoteridol F4.563
$C_{17}H_{30}N_2O_7 \cdot H_2SO_4 \cdot 5\ H_2O$
 Trospectomycinsulfat F5.689
$C_{17}H_{32}N_2O_{11}S$
 Trospectomycinsulfat F5.689
$C_{18}H_9N_3Nd_2O_{15}S_3$
 Dineodym(III)tris(3-sulfonatoisonicotinat) F4.367
$C_{18}H_{13}ClFN_3O_2$
 Cinolazepam F4.262
$C_{18}H_{13}NNa_2O_8S_2 \cdot H_2O$
 Natriumpicosulfat Monohydrat F5.292
$C_{18}H_{14}F_4N_2O_4S$
 Bicalutamid F4.152
$C_{18}H_{14}N_3NaO_3S$
 Metanilgelb F5.135
 Tropäolin OO F5.686
$C_{18}H_{15}ClN_2O$
 Croconazol F4.280
$C_{18}H_{15}NO_3$
 Oxaprozin F5.369
$C_{18}H_{16}Cl_2N_2O$
 Croconazolhydrochlorid F4.281
$C_{18}H_{16}N_2O_3$
 Amfonelinsäure F4.60
 Roquinimex F5.538
$C_{18}H_{16}N_2O_6S$
 Chinolinolsulfat F4.241
$C_{18}H_{17}F_3N_2O_3$
 Ridogrel F5.513
$C_{18}H_{17}NO_3$
 Indobufen F4.687
$C_{18}H_{18}ClNOS$
 Zotepin F5.758
$C_{18}H_{18}ClN_3O$
 Loxapin F5.66
$C_{18}H_{18}N_2$
 Cibenzolin F4.250
$C_{18}H_{18}O_2$
 Isopropyldibenzoylmethan F4.729
$C_{18}H_{18}O_4$
 Dibenzylsuccinat F4.334
$C_{18}H_{19}ClN_2O_4$
 Picafibrat F5.432
$C_{18}H_{19}N$
 Benzoctamin F4.141
$C_{18}H_{19}N_3O$
 Ondansetron F5.347
$C_{18}H_{19}N_3O_2$
 Diacetylaminoazotoluol F4.327
$C_{18}H_{19}N_3O_5S$
 Cefprozil F4.226
$C_{18}H_{20}ClBrNO$
 Bromazinhydrochlorid F4.170

$C_{18}H_{20}FN_3O_4$
  Levofloxacin F5.28
$C_{18}H_{20}N_2O_2$
  Vinconat F5.724
$C_{18}H_{20}N_3NaO_3S$
  Rabeprazol, Natriumsalz F5.489
$C_{18}H_{21}ClN_2$
  Mianserinhydrochlorid F5.181
$C_{18}H_{21}NO_3$
  Metopon F5.178
$C_{18}H_{21}N_3O$
  Dibenzepin F4.331
$C_{18}H_{22}ClN_3O$
  Dibenzepinhydrochlorid F4.331
$C_{18}H_{22}I_3N_3O_8$
  Metrizamid F5.178
$C_{18}H_{22}N_2O_2S$
  Oxomemazin F5.381
$C_{18}H_{22}N_2O_2S \cdot HCl$
  Oxomemazinhydrochlorid F5.382
$C_{18}H_{22}O$
  3-(4-Methylbenzyliden)-2-bornanon F5.153
$C_{18}H_{22}O_3$
  Methallenestril F5.141
$C_{18}H_{22}O_4$
  Masoprocol F5.105
$C_{18}H_{22}O_5S \cdot C_4H_{10}N_2$
  Estron-3-hydrogensulfat, Piperazinsalz F4.453
$C_{18}H_{22}O_8P_2$
  Fosfestrol F4.548
$C_{18}H_{23}ClN_2O_2S$
  Oxomemazinhydrochloird F5.382
$C_{18}H_{23}NO$
  Bifemelan F4.154
  Orphenadrin F5.359
$C_{18}H_{23}NO_3$
  Methyldihydromorphin F5.155
$C_{18}H_{23}NO_4 \cdot HCl$
  Denopaminhydrochlorid F4.315
$C_{18}H_{24}ClNO_4$
  Denopaminhydrochlorid F4.315
$C_{18}H_{24}I_3N_3O_8$
  Ioxilan F4.714
$C_{18}H_{24}I_3N_3O_9$
  Ioversol F4.713
$[C_{18}H_{24}NO_4]^+ \cdot [NO_3]^-$
  N-Methylscopolaminiumnitrat F5.173
$C_{18}H_{24}N_2O_5S$
  Amosulalol F4.79
$C_{18}H_{24}N_2O_6$
  Cinepazinsäure F4.262
$C_{18}H_{24}N_2O_7$
  N-Methylscopolaminiumnitrat F5.173
$C_{18}H_{24}N_4O$
  Granisetron F4.603
$C_{18}H_{24}O_2$
  17α-Estradiol F4.449
$C_{18}H_{24}O_2 \cdot ½ H_2O$
  Estradiol Hemihydrat F4.452
$C_{18}H_{26}ClN_3O_5 \cdot H_2SO_4$
  Hydroxychloroquinsulfat F4.647

$C_{18}H_{27}NO_5$
  Propanidid F5.465
$C_{18}H_{28}ClN_3O_9S$
  Hydroxychloroquinsulfat F4.647
$C_{18}H_{28}FN_3O_8S$
  Pefloxacinmesilat F5.399
$C_{18}H_{29}NO_4 \cdot HCl$
  Cicloprololhydrochlorid F4.253
$C_{18}H_{29}N_3O_5$
  Bambuterol F4.127
$C_{18}H_{31}GdN_4O_9$
  Gadobutrol F4.560
$C_{18}H_{32}O_2$
  9,12-Linolsäure F5.42
$C_{18}H_{32}O_{16}$
  Maltotriose F5.97
$C_{18}H_{34}O_6$
  Sorbitanlaurat F5.572
$C_{18}H_{35}NO$
  Laurocapram F5.14
$C_{18}H_{36}O_2$
  Hexyllaurat F4.622
$C_{19}H_{10}Br_4O_5S$
  Bromphenolblau F4.172
$C_{19}H_{12}F_3N_3O_3S$
  Zopolrestat F5.756
$C_{19}H_{14}O_8$
  Flavodinsäure F4.517
$C_{19}H_{15}ClN_2O_4$
  Rebamipid F5.497
$C_{19}H_{17}ClN_2O_4$
  Oxametacin F5.367
$C_{19}H_{17}NO_2$
  Neocinchophen F5.309
$C_{19}H_{17}NO_4$
  Rilopirox F5.519
$C_{19}H_{17}NO_5$
  Mofezolac F5.212
$C_{19}H_{17}N_5O_2 \cdot 2 CH_4O_3S$
  Nafamostatmesilat F5.242
$C_{19}H_{18}F_6O_3$
  Arteflene F4.108
$C_{19}H_{18}N_4O_2$
  Pimobendan F5.439
$C_{19}H_{20}FNO_3$
  Paroxetin F5.396
$C_{19}H_{20}F_3N_3O_3$
  Morniflumat F5.220
$C_{19}H_{20}N_2O_3 \cdot CH_4O_3S \cdot H_2O$
  Dolasetronmesilat Monohydrat F4.388
$C_{19}H_{20}N_2O_3S \cdot HCl$
  Pioglitazonhydrochlorid F5.442
$C_{19}H_{20}N_2O_7$
  Aranidipin F4.102
$C_{19}H_{20}O_{10}$
  Khellosid F4.762
$C_{19}H_{21}ClN_2O_3S$
  Pioglitazonhydrochlorid F5.442
$C_{19}H_{21}FN_2O_4$
  Nadifloxacin F5.238
$C_{19}H_{21}N \cdot HCl$
  Nortriptylinhydrochlorid F5.336

$C_{19}H_{21}N_3O$
　Zolpidem　F5.754
$C_{19}H_{21}N_3O_5$
　Darodipin　F4.302
$C_{19}H_{22}ClN$
　Nortriptylinhydrochlorid　F5.336
$C_{19}H_{22}FN_3O$
　Azaperon　F4.125
$C_{19}H_{22}N_2O$
　Cinchonidin　F4.255
　Cinchonin　F4.256
$C_{19}H_{23}I_2NO_2$
　Bufeniod　F4.179
$C_{19}H_{23}N_3O_3$
　2-Diethylaminoethyl-4-nicotinamidobenzoat　F4.348
$C_{19}H_{23}N_5O_2$
　Epiroprim　F4.439
$C_{19}H_{23}N_5O_3S$
　Ipsapiron　F4.718
$C_{19}H_{24}N_2 \cdot 2\ HCl$
　Bamipindihydrochlorid　F4.129
$C_{19}H_{24}N_2OS$
　Fencarbamid　F4.498
　Levomepromazin　F5.33
$C_{19}H_{24}N_2OS \cdot C_4H_4O_4$
　Levomepromazinmaleat　F5.34
$C_{19}H_{24}N_2OS \cdot C_{10}H_8O_6S_2$
　Fencarbamidnapadisilat　F4.499
$C_{19}H_{24}N_2O_2$
　Salverin　F5.549
$C_{19}H_{24}N_2O_3$
　Dilevalol　F4.355
$C_{19}H_{24}N_2S_2$
　Methiomeprazin　F5.146
$C_{19}H_{24}N_6O_5S_2$
　Cefepim　F4.220
$C_{19}H_{25}ClN_2OS$
　Levomepromazinhydrochlorid　F5.34
$C_{19}H_{25}ClN_2O_2 \cdot C_4H_4O_4$
　Zatosetronmaleat　F5.742
$C_{19}H_{25}N_3O_2S_2$
　Dimetotiazin　F4.364
$C_{19}H_{25}N_5O_4 \cdot HCl \cdot 2\ H_2O$
　Terazosinhydrochlorid Dihydrat　F5.627
$C_{19}H_{26}Cl_2N_2$
　Bamipindihydrochlorid　F4.129
$C_{19}H_{26}N_2S$
　Pergolid　F5.413
$C_{19}H_{26}N_2S \cdot CH_4O_3S$
　Pergolidmesilat　F5.413
$C_{19}H_{26}NaO_9P$
　Fostriecin, Natriumsalz　F4.551
$C_{19}H_{27}N_3O_5S_2$
　Dofetilid　F4.387
$C_{19}H_{27}N_5$
　Dapiprazol　F4.301
$C_{19}H_{27}N_5O_3$
　Bunazosin　F4.181
$C_{19}H_{27}NaO_8$
　Artesunat, Natriumsalz　F4.114

$C_{19}H_{28}ClN_5O$
　Etoperidon　F4.480
$C_{19}H_{28}ClN_5O_4$
　Alfuzosinhydrochlorid　F4.44
$C_{19}H_{28}N_2 \cdot HCl$
　Iprindolhydrochlorid　F4.716
$C_{19}H_{28}O_2$
　17β-Hydroxy-17-methyl-4-estren-3-on　F4.652
$C_{19}H_{28}O_8$
　Artesunat　F4.113
$C_{19}H_{29}BClN_6O_6{}^{99}Tc$
　[^{99}Tc]Technetium teboroxim　F5.617
$C_{19}H_{29}ClN_2$
　Iprindolhydrochlorid　F4.716
$C_{19}H_{30}ClN_5O_6$
　Terazosinhydrochlorid Dihydrat　F5.627
$C_{19}H_{30}N_2O_2$
　Bietamiverin　F4.154
$C_{19}H_{30}O_5$
　Idebenon　F4.667
　Piperonylbutoxid　F5.444
$C_{19}H_{32}O_2$
　Methyl-(9,12,15)-linolenat　F5.164
$C_{20}H_6Br_4Na_2O_5$
　Eosin　F4.434
$C_{20}H_6I_4O_5Na_2 \cdot H_2O$
　Erythrosin　F4.447
$C_{20}H_{10}Na_2O_5$
　Fluorescein, Natriumsalz　F4.532
$C_{20}H_{11}N_2Na_3O_{10}S_3$
　Amaranth　F4.58
$C_{20}H_{12}N_3NaO_7S$
　Eriochromschwarz T　F4.444
$C_{20}H_{15}Cl_3N_2OS \cdot HNO_3$
　Sertaconazolnitrat　F5.561
$C_{20}H_{15}F_3N_4O_3 \cdot CH_4O_3S$
　Trovafloxacinmesilat　F5.692
$C_{20}H_{16}Cl_3N_3O_4S$
　Sertaconazolnitrat　F5.561
$C_{20}H_{16}N_2O_4$
　Camptothecin　F4.203
$C_{20}H_{18}BrN_3$
　Dimidiumbromid　F4.365
$C_{20}H_{18}ClNO_4 \cdot 2\ H_2O$
　Berberinchlorid Dihydrat　F4.147
$C_{20}H_{18}Cl_3N_3O_5$
　Omoconazolnitrat　F5.346
$[C_{20}H_{18}NO_4]^+ \cdot OH^-$
　Berberin　F4.147
$[C_{20}H_{18}NO_4]^+ \cdot Cl^- \cdot 2\ H_2O$
　Berberinchlorid Dihydrat　F4.147
$[C_{20}H_{18}O]_n$
　Diphenylphenylenoxid-Polymer　F4.375
$C_{20}H_{19}NO_3$
　Oxazidin　F5.370
$C_{20}H_{19}NO_4$
　Satigrel　F5.555
$C_{20}H_{19}NO_5$
　Berberin　F4.147
$C_{20}H_{20}ClN_3$
　Fuchsin　F4.553

$C_{20}H_{20}ClN_3O$
   Nilblau A   F5.319
$C_{20}H_{20}ClN_3O_3$
   Tepoxalin   F5.624
$C_{20}H_{20}ClN_5O_3S_2$
   Suriclon   F5.605
$C_{20}H_{20}N_2O_3$
   Cyclopiazonsäure   F4.292
$C_{20}H_{21}NOS_2$
   Tinofedrin   F5.647
$C_{20}H_{21}N_3O_4$
   Phenytoin-3-norvalin   F5.427
$C_{20}H_{21}N_3O_5S$
   Nilblau A   F5.319
$C_{20}H_{21}N_3O_7S$
   Ampiroxicam   F4.80
$C_{20}H_{22}ClNO_6$
   Berberinchlorid Dihydrat   F4.147
$C_{20}H_{22}O_3$
   Nafenopin   F5.244
$C_{20}H_{23}ClO_3$
   Beclobrat   F4.136
$C_{20}H_{23}N \cdot HCl$
   Maprotilinhydrochlorid   F5.102
$C_{20}H_{24}ClN$
   Maprotilinhydrochlorid   F5.102
$[C_{20}H_{24}N]^+ \cdot [CH_3O_4S]^-$
   Diphemanilmetilsulfat   F4.371
$C_{20}H_{24}N_2O_2$
   Viquidil   F5.725
$C_{20}H_{24}N_2O_5$
   Codoxim   F4.274
$C_{20}H_{24}O_6$
   Triptolid   F5.680
$C_{20}H_{25}NO_2S_2$
   Tiagabin   F5.641
$C_{20}H_{25}N_5O_7S_2$
   Cefetametpivoxil   F4.222
$C_{20}H_{26}ClNO_3$
   Adafenoxat   F4.35
$C_{20}H_{26}F_3NO_4$
   Celikalim   F4.233
$C_{20}H_{26}N_2O_7S$
   Dolasetronmesilat Monohydrat   F4.388
$C_{20}H_{27}BrN_2O_2S$
   Dotefoniumbromid   F4.395
$C_{20}H_{27}Cl_2NO$
   Clofenetaminhydrochlorid   F4.270
$C_{20}H_{27}NO_2$
   Fenalcomin   F4.495
$C_{20}H_{27}NO_4$
   Bevantolol   F4.149
$C_{20}H_{27}N_2O_2S^+ \cdot Br^-$
   Dotefoniumbromid   F4.395
$C_{20}H_{27}N_3O_6 \cdot HCl$
   Imidaprilhydrochlorid   F4.678
$C_{20}H_{27}N_5O_2$
   Cilostazol   F4.254
$C_{20}H_{27}NaO_5S$
   Ecabet, Natriumsalz   F4.405
$C_{20}H_{28}I_3N_3O_9$
   Iopentol   F4.707

$C_{20}H_{28}N_2O_3$
   Oxyphencyclimin   F5.385
$C_{20}H_{28}N_2O_5$
   Remifentanil   F5.498
$C_{20}H_{28}N_2O_5 \cdot HCl$
   Tamsulosinhydrochlorid   F5.612
$C_{20}H_{28}N_4O$
   Tergurid   F5.628
$C_{20}H_{29}ClN_2O_5$
   Tamsulosinhydrochlorid   F5.612
$C_{20}H_{29}FO_3$
   Fluoxymesteron   F4.535
$C_{20}H_{29}NO_3$
   Oxyclipin   F5.384
$C_{20}H_{30}N_2O_2$
   Dipiproverin   F4.375
$C_{20}H_{30}N_2O_2 \cdot 2\ HCl$
   Dipiproverindihydrochlorid   F4.376
$C_{20}H_{30}N_2O_3$
   Morpheridin   F5.221
$C_{20}H_{30}N_2O_3S_2$
   Pergolidmesilat   F5.413
$C_{20}H_{31}NaO_5$
   Epoprostenol, Natriumsalz   F4.442
$C_{20}H_{32}Cl_2N_2O_2$
   Dipiproverindihydrochlorid   F4.376
$C_{20}H_{32}O_5$
   Epoprostenol   F4.441
$C_{20}H_{33}NO_3$
   Ganglefen   F4.571
$C_{20}H_{33}N_2O^+ \cdot CH_3O_4S^-$
   Hexocycliummetilsulfat   F4.621
$C_{20}H_{33}N_3O_3S$
   Quinagolid   F5.484
$C_{20}H_{33}N_3O_3S \cdot HCl$
   Quinagolidhydrochlorid   F5.485
$C_{20}H_{34}ClN_3O_3S$
   Quinagolidhydrochlorid   F5.485
$C_{20}H_{34}O_8$
   Acetyltributylcitrat   F4.20
$C_{20}H_{35}NOS$
   Suloctidil   F5.603
$C_{20}H_{36}O_2$
   Ethyllinolat   F4.470
$C_{20}H_{38}O_7S$
   Dioctylsuccinatsulfonsäure   F4.370
$C_{20}H_{39}IO_2$
   Ethyl-10-iodstearat   F4.470
   Ethyl-9-iodstearat   F4.469
$C_{20}H_{43}NO$
   Stearaminoxid   F5.584
$C_{21}H_{14}Br_4O_5S$
   Bromcresolgrün   F4.171
$C_{21}H_{14}N_2O_7S \cdot 3\ H_2O$
   Calconcarbonsäure, Trihydrat   F4.203
$C_{21}H_{16}Br_2O_5S$
   Bromcresolpurpur   F4.171
$C_{21}H_{18}O_5S$
   Cresolrot   F4.280
$C_{21}H_{19}F_3N_4O_6S$
   Trovafloxacinmesilat   F5.692

$C_{21}H_{20}N_4O_3$
  Picotamid F5.434
$C_{21}H_{20}O_6$
  Curcumin F4.287
$C_{21}H_{20}O_{12}$
  Hyperosid F4.655
$C_{21}H_{21}NO_2$
  Oxetoron F5.373
$C_{21}H_{21}NO_4$
  Zindoxifen F5.747
$C_{21}H_{23}Cl_2N_3O$
  Alpidem F4.55
$C_{21}H_{24}N_6O_6S_2$
  Cefatrizinpropylenglykolat F4.212
$C_{21}H_{24}O_9$
  Rhaponticin F5.507
$C_{21}H_{25}ClFN_3O_3$
  Mosaprid F5.223
$C_{21}H_{25}FN_2O_2$
  Fluanison F4.524
$C_{21}H_{25}NO_2$
  Cinnamaverin F4.262
$C_{21}H_{25}NO_3$
  Nalmefen F5.246
$C_{21}H_{25}N_3O_4$
  DL-Cathinphenobarbital F4.211
$C_{21}H_{25}N_5O_2 \cdot CH_4O_3S$
  Atevirdinmesilat F4.118
$C_{21}H_{25}N_5O_8S_2$
  Nafamostatmesilat F5.242
$C_{21}H_{26}BrNO_3$
  Mepenzolatbromid F5.116
$C_{21}H_{26}ClN$
  Melitracenhydrochlorid F5.109
$[C_{21}H_{26}NO_3]^+ \cdot Br^-$
  Mepenzolatbromid F5.116
$C_{21}H_{26}N_3O_3 \cdot HCl$
  Tiracizinhydrochlorid F5.651
$C_{21}H_{26}O_2$
  Cannabinol F4.204
$C_{21}H_{26}O_3$
  Acitretin F4.25
$C_{21}H_{26}O_4$
  Lifibrol F5.39
$C_{21}H_{27}ClN_3O_3$
  Tiracizinhydrochlorid F5.651
$C_{21}H_{27}NO$
  Difenidol F4.352
  Isomethadon F4.726
$C_{21}H_{27}NO \cdot HCl$
  Levomethadonhydrochlorid F5.36
$C_{21}H_{27}NO_2$
  Ifenprodil F4.671
$C_{21}H_{27}NO_4S$
  Diphemanilmetilsulfat F4.371
$C_{21}H_{28}BrNO_4$
  Cimetropiumbromid F4.255
$C_{21}H_{28}ClNO$
  Levomethadonhydrochlorid F5.36
$C_{21}H_{28}N_4O_5$
  Prinomidtriethanolamin F5.460

$C_{21}H_{28}O_2$
  Tibolon F5.643
$C_{21}H_{29}Cl_2N_3$
  Rimcazoldihydrochlorid F5.520
$C_{21}H_{30}Cl_2N_2O_5$
  Loxiglumid F5.67
$C_{21}H_{30}N_4O_{10}S$
  Isoxicam, Megluminsalz F4.731
$C_{21}H_{30}O_2$
  Dronabinol F4.400
$C_{21}H_{31}ClN_2O$
  Viminol F5.723
$C_{21}H_{32}HgN_5NaO_7$
  Mercurophyllin F5.124
$C_{21}H_{33}N_2O_6P$
  Ceronapril F4.235
$C_{21}H_{33}N_3O_2 \cdot C_4H_6O_6$
  Eptastigmintartrat F4.443
$C_{21}H_{34}O_2$
  Eltanolon F4.425
$C_{21}H_{36}N_2O_5S$
  Hexocycliummetilsulfat F4.621
$C_{21}H_{36}N_7O_{16}P_3S$
  Coenzym A F4.274
$C_{22}H_{14}N_6Na_2O_9S_2$
  Amidoschwarz 10 B F4.61
$C_{22}H_{19}ClO_3$
  Atovaquon F4.122
$C_{22}H_{20}N_6O_6$
  Diniprofyllin F4.367
$C_{22}H_{22}ClN_5O_2S$
  Apafant F4.98
$C_{22}H_{22}ClKN_6O$
  Losartan, Kaliumsalz F5.64
$C_{22}H_{22}ClN_6O \cdot K$
  Losartan, Kaliumsalz F5.64
$C_{22}H_{22}FN_3O_3$
  Ketanserin F4.758
$C_{22}H_{22}N_2O_8 \cdot HCl$
  Metacyclinhydrochlorid F5.130
$C_{22}H_{22}N_6O_5S_2$
  Cefpirom F4.225
$C_{22}H_{22}N_8 \cdot 2\ HCl$
  Bisantrendihydrochlorid F4.155
$C_{22}H_{22}O_5$
  Cyclovalon F4.293
$C_{22}H_{23}ClN_2O_8$
  Metacyclinhydrochlorid F5.130
$C_{22}H_{24}N_2O_2$
  Acrivastin F4.30
$C_{22}H_{24}N_2O_8$
  Epitetracyclin F4.440
$C_{22}H_{24}N_4O_2$
  Mirfentanil F5.188
$C_{22}H_{25}F_2NO_4$
  Nebivolol F5.303
$C_{22}H_{25}NO_4$
  Dimoxylin F4.365
$C_{22}H_{25}NO_4 \cdot H_3PO_4$
  Dimoxylinphosphat F4.366
$C_{22}H_{25}N_3O_2 \cdot HCl$
  Bucindololhydrochlorid F4.177

$C_{22}H_{25}N_3O_4$
　Vesnarinon　F5.721
$C_{22}H_{25}N_3O_4S$
　Moracizin　F5.218
$C_{22}H_{26}ClN_3O_2$
　Bucindololhydrochlorid　F4.177
$C_{22}H_{26}FN_3O_4$
　Flesinoxan　F4.517
$C_{22}H_{26}N_2O_2$
　Vinpocetin　F5.724
$C_{22}H_{27}ClFN_3O_4$
　Flesinoxanhydrochlorid　F4.518
$C_{22}H_{27}ClF_2O_4 \cdot C_3H_4O$
　Halobetasonpropionat　F4.612
$C_{22}H_{27}ClO_5$
　Osateronacetat　F5.360
$C_{22}H_{27}Cl_3O_2$
　Trichlordithymolethan　F5.675
$C_{22}H_{27}NO$
　Etybenzatropin　F4.480
$C_{22}H_{27}NO_2$
　Amineptin　F4.63
　Lobelin　F5.53
$C_{22}H_{27}N_3O_2$
　Caroverin　F4.205
$C_{22}H_{27}N_3O_2 \cdot HCl \cdot H_2O$
　Caroverinhydrochlorid Monohydrat　F4.206
$C_{22}H_{28}ClN_3O_2 \cdot H_2O$
　Caroverinhydrochlorid Monohydrat　F4.206
$C_{22}H_{28}NO_8P$
　Dimoxylinphosphat　F4.366
$C_{22}H_{28}N_2O_3$
　Pentamorphon　F5.402
$C_{22}H_{28}N_4O_6$
　Mitoxantron　F5.198
$C_{22}H_{28}N_4O_6 \cdot 2\ HCl$
　Mitoxantrondihydrochlorid　F5.200
$C_{22}H_{28}N_6O_3S \cdot CH_4O_3S$
　Delavirdinmesilat　F4.309
$C_{22}H_{29}BrN_2O$
　Fenpiveriniumbromid　F4.504
$C_{22}H_{29}FO_4$
　Desoximetason　F4.319
$C_{22}H_{29}NO_2$
　Noracymethadol　F5.331
$C_{22}H_{29}NO_2 \cdot C_{19}H_{20}N_2O_2$
　Proxifezon　F5.475
$C_{22}H_{29}N_2O^+ \cdot Br^-$
　Fenpiveriniumbromid　F4.504
$C_{22}H_{29}N_5O_5S$
　Atevirdinmesilat　F4.118
$C_{22}H_{30}Cl_2N_4O_6$
　Mitoxantrondihydrochlorid　F5.200
$C_{22}H_{30}N_2O_5S_2$
　Spirapril　F5.581
$C_{22}H_{30}N_6O_4S$
　Sildenafil　F5.567
$C_{22}H_{30}N_6O_4S \cdot C_6H_8O_7$
　Sildenafilcitrat　F5.568
$C_{22}H_{30}N_{10}O_8$
　Acefyllin, Piperazinsalz　F4.11

$C_{22}H_{30}O_5$
　Cicaprost　F4.251
$C_{22}H_{31}NO$
　1-(4-Ethoxyphenyl)-N,N-diethyl-3-phenylbutylamin　F4.462
$C_{22}H_{31}NO \cdot HCl$
　1-(4-Ethoxyphenyl)-N,N-diethyl-3-phenylbutylaminhydrochlorid　F4.462
$C_{22}H_{31}NO_3$
　Oxybutynin　F5.382
$C_{22}H_{31}N_3O_5$
　Cinepazid　F4.261
$C_{22}H_{32}ClNO$
　1-(4-Ethoxyphenyl)-N,N-diethyl-3-phenylbutylaminhydrochlorid　F4.462
$C_{22}H_{32}ClNO_3$
　Oxybutyninhydrochlorid　F5.383
$C_{22}H_{32}N_2O_2$
　Dopexamin　F4.391
$C_{22}H_{32}N_2O_5S$
　Estron-3-hydrogensulfat, Piperazinsalz　F4.453
$C_{22}H_{32}O_4$
　Iloprost　F4.673
$C_{22}H_{33}NO_3 \cdot H_2SO_4$
　Cyclomethycainsulfat　F4.290
$C_{22}H_{34}ClN_3O_2$
　Bidisomid　F4.153
$C_{22}H_{35}NO_7S$
　Cyclomethycainsulfat　F4.290
$C_{22}H_{37}ClO_4$
　Nocloprost　F5.330
$C_{22}H_{38}O_7$
　Palmitoylascorbinsäure　F5.389
$C_{22}H_{39}NaO_4$
　Natriumstearylfumarat　F5.294
$C_{22}H_{42}O_6$
　Sorbitanpalmitat　F5.574
$C_{22}H_{43}N_5O_{12}$
　Isepamicin　F4.722
$C_{23}H_{13}Cl_2Na_3O_9S$
　Chromazurol S　F4.249
$[C_{23}H_{13}Cl_2O_9S]^{3-} \cdot 3\ Na^+$
　Chromazurol S　F4.249
$C_{23}H_{14}F_2NNaO_2$
　Brequinar, Natriumsalz　F4.165
$C_{23}H_{23}NO_3$
　BAY X 1005　F4.134
$C_{23}H_{23}N_3O_5$
　Topotecan　F5.668
$C_{23}H_{25}ClN_2$
　Malachitgrün　F5.94
$C_{23}H_{25}F_3N_2OS \cdot 2\ HCl$
　Flupentixoldihydrochlorid　F4.540
$C_{23}H_{25}NO_6S$
　Alatriopril　F4.41
$C_{23}H_{25}N_5O_5$
　Doxazosin　F4.398
$C_{23}H_{26}N_2O$
　Roxindol　F5.539
$C_{23}H_{26}N_2O_4 \cdot 2H_2O$
　Brucin Dihydrat　F4.175

$C_{23}H_{27}Cl_2F_3N_2OS$
Flupentixoldihydrochlorid F4.540
$C_{23}H_{27}FN_4O_2$
Risperidon F5.521
$C_{23}H_{27}N \cdot HCl$
Butenafinhydrochlorid F4.183
$C_{23}H_{27}NO_8 \cdot 3\ H_2O$
Narcein Trihydrat F5.250
$C_{23}H_{28}ClN$
Butenafinhydrochlorid F4.183
$C_{23}H_{28}ClNO_3$
Tropinbenzilatmethylchlorid F5.687
$C_{23}H_{28}NO_3 \cdot Cl$
Tropinbenzilatmethylchlorid F5.687
$C_{23}H_{28}N_2O$
Leiopyrrol F5.17
$C_{23}H_{28}N_2O_3$
(RS)-Bopindolol F4.161
$C_{23}H_{28}N_2O_5S$
Levomepromazinmaleat F5.34
$C_{23}H_{29}ClN_2O_6$
Zatosetronmaleat F5.742
$C_{23}H_{29}NO$
Norpipanon F5.335
$C_{23}H_{29}NO_2$
Phenadoxon F5.418
$C_{23}H_{29}NO_3 \cdot HCl$
Propiverinhydrochlorid F5.468
$C_{23}H_{29}N_3O$
Opipramol F5.349
$C_{23}H_{29}N_5O_8S_2$
Cefcapen-Pivoxilhydrochlorid F4.213
$C_{23}H_{30}ClNO_3$
Propiverinhydrochlorid F5.468
$C_{23}H_{30}ClN_5O_8S_2$
Cefcapen-Pivoxilhydrochlorid F4.213
$C_{23}H_{30}N_2$
Levemopamil F5.23
$C_{23}H_{30}N_2O_2$
Piminodin F5.438
$C_{23}H_{31}ClN_2O_3 \cdot 2\ C_4H_4O_4$
Etodroxizindihydrogenmaleat F4.478
$C_{23}H_{31}NO_3$
Norgestimat F5.332
$C_{23}H_{31}NO_7$
Mycophenolat-Mofetil F5.228
$C_{23}H_{32}N_6O_6S_2$
Delavirdinmesilat F4.309
$C_{23}H_{32}O_2$
2,2-Methylenbis(6-*tert*-butyl-*p*-cresol F5.156
$C_{23}H_{33}NO_{11}$
Narcein Trihydrat F5.250
$C_{23}H_{36}N_6O_5S$
Argatroban F4.102
$C_{23}H_{42}ClN$
Miristalkoniumchlorid F5.189
$C_{23}H_{42}GdN_5O_{13}$
Gadotersäure, Megluminsalz F4.565
$C_{23}H_{44}O_5$
Mono- und Diacetylglyceride F5.216
$C_{24}H_{20}Cl_2N_2OS$
Fenticonazol F4.508

$C_{24}H_{20}I_6N_4O_8$
Iocarminsäure F4.694
$C_{24}H_{20}N_2$
Diphenylbenzidin F4.373
$C_{24}H_{21}Cl_2N_3O_4S$
Fenticonazolnitrat F4.508
$C_{24}H_{24}N_2O_4$
Abecarnil F4.3
$C_{24}H_{25}FN_6O$
Mizolastin F5.202
$C_{24}H_{26}BrN_3O_3$
Nicergolin F5.312
$C_{24}H_{26}ClFN_4O$
Sertindol F5.563
$C_{24}H_{26}N_2O_4$
Carvedilol F4.207
$C_{24}H_{27}NO_5S$
Troglitazon F5.684
$C_{24}H_{28}N_2O_3$
Naftopidil F5.245
$C_{24}H_{29}NO$
Phenomorphan F5.424
$C_{24}H_{29}N_5O_3$
Valsartan F5.715
$C_{24}H_{29}NaO_5$
Beraprost, Natriumsalz F4.146
Taprosten, Natriumsalz F5.613
$C_{24}H_{31}FO_6 \cdot \frac{1}{2}\ H_2O$
Flunisolid Hemihydrat F4.532
$C_{24}H_{31}NO_6 \cdot HCl$
Sarpogrelathydrochlorid F5.553
$C_{24}H_{31}N_5O_2$
Otenzepad F5.363
$C_{24}H_{32}N_2O_5 \cdot HCl$
Falipamilhydrochlorid F4.484
$C_{24}H_{33}ClN_2O_5$
Falipamilhydrochlorid F4.484
$C_{24}H_{33}NO_3$
Denaverin F4.313
$C_{24}H_{33}NO_3 \cdot HCl$
Denaverinhydrochlorid F4.314
$C_{24}H_{33}N_3O_4$
Ranolazin F5.496
$C_{24}H_{34}ClNO_3$
Denaverinhydrochlorid F4.314
$C_{24}H_{34}N_2O_5$
Trandolapril F5.670
$C_{24}H_{34}N_4O_5S$
Glimepirid F4.579
$C_{24}H_{38}O_4$
Diethylhexylphthalat F4.350
$C_{24}H_{42}CaO_{24} \cdot 2\ H_2O$
Lactobionsäure, Calciumsalz Dihydrat F5.4
$C_{24}H_{44}O_6$
Sorbitanoleat F5.573
$C_{24}H_{46}CaO_{26}$
Lactobionsäure, Calciumsalz Dihydrat F5.4
$C_{24}H_{46}O_6$
Sorbitanstearat F5.576
$C_{25}H_{20}N_4O_6$
Devazepid F4.325

$C_{25}H_{23}ClN_4O_4$
  Pazinaclon F5.398
$C_{25}H_{26}N_2O_2$
  Medibazin F5.109
$C_{25}H_{27}ClN_2O_8$
  Glucametacin F4.582
$C_{25}H_{28}N_6O_7S_3$
  Cefditorenpivoxil F4.217
$C_{25}H_{29}N_3O_2$
  Metergolin F5.138
$C_{25}H_{30}ClN_3$
  Gentianaviolett F4.575
  Kristallviolett F4.766
$C_{25}H_{30}O_4S$
  Mespirenon F5.129
$C_{25}H_{31}ClF_2O_5$
  Halobetasonpropionat F4.612
$C_{25}H_{31}F_3O_5S$
  Fluticasonpropionat F4.543
$C_{25}H_{31}NO_3$
  Metindizat F5.176
$C_{25}H_{31}NO_6$
  Deflazacort F4.307
$C_{25}H_{32}ClN_5O_2$
  Nefazodon F5.305
$C_{25}H_{32}ClN_5O_2 \cdot HCl$
  Nefazodonhydrochlorid F5.307
$C_{25}H_{32}N_2O_2$
  Levomoramid F5.37
  Racemoramid F5.491
$C_{25}H_{32}N_4O$
  Retelliptin F5.503
$C_{25}H_{33}Cl_2N_5O_2$
  Nefazodonhydrochlorid F5.307
$C_{25}H_{34}N_4O_9$
  Emedastinhydrochlorid F4.426
$C_{25}H_{35}N_3O$
  Amesergid F4.59
$C_{25}H_{39}N_3O_8$
  Eptastigmintartrat F4.443
$C_{25}H_{44}O_5$
  Unoprostonisopropylester F5.709
$C_{25}H_{47}O_7$
  Mono- und Diacetylglyceride F5.216
$C_{26}H_{16}FeN_6$
  Ferrocyphen F4.509
$C_{26}H_{18}$
  9,10-Diphenylanthracen F4.373
$C_{26}H_{20}N_2O_2$
  Methylphenyloxazolylbenzol F5.171
$C_{26}H_{21}N_3O$
  Linopirdin F5.42
$C_{26}H_{23}F_2NO_4$
  Flucythrinat F4.525
$C_{26}H_{25}N_3O_3S$
  Fenoverin F4.503
$C_{26}H_{26}I_6N_2O_{10}$
  Iodoxaminsäure F4.701
$C_{26}H_{26}N_2O_3$
  Naltrindol F5.248
$C_{26}H_{27}ClN_2$
  Clocinizin F4.269

$C_{26}H_{27}ClN_2O$
  Lofepramin F5.55
$C_{26}H_{27}NO_9$
  Idarubicin F4.665
$C_{26}H_{27}NO_9 \cdot HCl$
  Idarubicinhydrochlorid F4.667
$C_{26}H_{28}ClNO_9$
  Idarubicinhydrochlorid F4.667
$C_{26}H_{28}ClN_5O_6$
  Domperidonmaleat F4.390
$C_{26}H_{29}FN_2O_2$
  Levocabastin F5.25
$C_{26}H_{29}NO_2$
  Hydroxytamoxifen F4.655
$C_{26}H_{29}NO_4$
  Terflavoxat F5.627
$C_{26}H_{30}ClNO_4$
  Terflavoxathydrochlorid F5.627
$C_{26}H_{33}Cl_2N_3$
  Methylgrün F5.162
$C_{26}H_{33}FNNaO_5$
  Rivastatin F5.526
$C_{26}H_{33}NO_2$
  Fenretinid F4.504
$C_{26}H_{33}NO_6$
  Lacidipin F5.1
$C_{26}H_{34}O_5S$
  Pobilukast F5.448
$C_{26}H_{37}N_5O_2$
  Cabergolin F4.189
$C_{26}H_{38}O_2$
  Tocotrienol F5.658
$C_{26}H_{42}CaO_9$
  Mupirocin, Calciumsalz F5.227
$C_{26}H_{42}O_4$
  Dinonylphthalat F4.370
$C_{26}H_{43}{}^{131}IO$
  [^{131}I]Iodmethylnorcholesterol Injektionslösung F4.699
$C_{26}H_{43}NO_6$
  Glycocholsäure F4.594
$C_{27}H_{23}N_5O_4$
  Pranlukast F5.459
$C_{27}H_{25}F_2N_3OS$
  Ritanserin F5.522
$C_{27}H_{28}Br_2O_5S$
  Bromthymolblau F4.173
$C_{27}H_{29}N_3O_6 \cdot HCl$
  Barnidipinhydrochlorid F4.133
$C_{27}H_{29}N_5O_6S$
  Bosentan F4.163
$C_{27}H_{30}ClN_3O_6$
  Barnidipinhydrochlorid F4.133
$C_{27}H_{30}Cl_2O_6$
  Mometasonfuroat F5.214
$C_{27}H_{30}N_4O_4$
  Saterinon F5.554
$C_{27}H_{32}N_2 \cdot H_2SO_4$
  Brillantgrün F4.167
$C_{27}H_{32}N_2O_4S_3$
  Mesoridazinbesilat F5.129

$C_{36}H_{24}FeN_6O_4S$

$C_{27}H_{34}N_2Na_{16}O_{70}S_{16}$
　Aprosulat, Natriumsalz　F4.100
$C_{27}H_{34}N_2O_4S$
　Brillantgrün　F4.167
$C_{27}H_{34}N_2O_7 \cdot HCl$
　Moexiprilhydrochlorid　F5.208
$C_{27}H_{35}ClFN_3O_{10}$
　Cisapridtartrat　F4.263
$C_{27}H_{36}S_3O_6(NH_4)_2$
　Ammonium bituminosulfonicum　F4.70
$C_{27}H_{36}O_7$
　Methylprednisolonaceponat　F5.171
$C_{27}H_{40}O_3$
　Calcipotriol　F4.193
$C_{27}H_{44}O \cdot C_{27}H_{46}O$
　Colecalciferol-Cholesterin　F4.276
$C_{27}H_{44}O_2$
　Transcalcifediol　F5.672
$C_{27}H_{44}O_3$
　Tacalcitol　F5.607
$C_{27}H_{45}N_3O_3$
　Turosterid　F5.697
$C_{27}H_{49}N_3NaO_8P \cdot H_2O$
　Cytarabinocfosfat　F4.293
$C_{27}H_{58}NO_6P$
　Edelfosin　F4.408
$C_{28}H_{17}N_5Na_4O_{14}S_4$
　Brillantschwarz BN　F4.168
$C_{28}H_{22}Cl_2FNO_3$
　Flumethrin　F4.530
$C_{28}H_{24}Br_2N_6$
　Fazadiniumbromid　F4.489
$C_{28}H_{28}O_3$
　Adapalen　F4.35
$C_{28}H_{37}Cl_3N_4O$
　Mosapraminhydrochlorid　F5.223
$C_{28}H_{38}N_2O_6$
　Teludipin　F5.621
$C_{28}H_{38}O_4$
　Anordrin　F4.94
$C_{28}H_{40}Cl_2N_2O_4 \cdot 7\ H_2O$
　Cephaelindihydrochlorid　F4.234
$C_{28}H_{40}N_4O_5$
　Umespiron　F5.707
$C_{28}H_{42}N_4O_9$
　Difebarbamat　F4.351
$C_{28}H_{54}GdN_5O_{20}$
　Gadopentetsäure, Dimegluminsalz　F4.562
$C_{28}H_{58}O$
　Policosanol　F5.450
$C_{29}H_{32}N_2O_7S_3$
　Fencarbamidnapadisilat　F4.499
$C_{29}H_{33}FN_2O_6 \cdot HCl$
　Elgodipinhydrochlorid　F4.423
$C_{29}H_{34}ClFN_2O_6$
　Elgodipinhydrochlorid　F4.423
$C_{29}H_{40}N_2O_4 \cdot BiI_3$
　Emetin Bismut(III)iodid　F4.427
$C_{29}H_{40}N_4O_7S$
　Benzylpenicillin-Procain Monohydrat　F4.143
$C_{29}H_{53}NO_5$
　Orlistat　F5.354

$C_{30}H_{24}N_4O_{10}$
　Nicofuranose　F5.313
$C_{30}H_{30}O_8$
　Gossypol　F4.602
$C_{30}H_{46}NO_7P$
　Fosinopril　F4.550
$C_{30}H_{46}O_4$
　Glycyrrhetinsäure　F4.595
$C_{30}H_{58}O_4S$
　Didodecyl(3,3'-thiodipropionat)　F4.346
$C_{30}H_{60}I_3N_3O_3$
　Gallamintriethiodid　F4.568
$C_{31}H_{28}N_2Na_4O_{13}S$
　Xylenolorange　F5.731
$C_{31}H_{33}N_3O_6S$
　Zafirlukast　F5.737
$C_{31}H_{39}ClN_2O_{11}$
　Etodroxizindihydrogenmaleat　F4.478
$C_{31}H_{41}ClFNO_3$
　Haloperidoldecanoat　F4.612
$C_{31}H_{52}O_3$
　D-α-Tocopherolacetat　F5.655
$C_{32}H_{22}N_6Na_2O_6S_2$
　Kongorot　F4.765
$C_{32}H_{34}N_4O_4S$
　Diathymosulfon　F4.330
$C_{32}H_{39}NO_2$
　Ebastin　F4.403
$C_{32}H_{52}Br_2N_4O_4$
　Demecariumbromid　F4.310
$[C_{32}H_{52}N_4O_4]^{2+} \cdot 2\ Br^-$
　Demecariumbromid　F4.310
$C_{32}H_{53}BrN_2O_4$
　Rocuroniumbromid　F5.529
$C_{32}H_{66}$
　Dotriacontan　F4.396
$C_{33}H_{38}N_4O_6 \cdot HCl$
　Irinotecanhydrochlorid　F4.719
$C_{33}H_{39}ClN_4O_6$
　Irinotecanhydrochlorid　F4.719
$C_{33}H_{40}N_2O_9$
　Methoserpidin　F5.149
$C_{33}H_{40}N_2O_{12}$
　Leurubicin　F5.21
$C_{33}H_{43}F_3N_2O_2S$
　Flupentixoldecanoat　F4.539
$C_{33}H_{50}N_4O_6S$
　Remikiren　F5.500
$C_{33}H_{54}O_5$
　D-α-Tocopherolsuccinat　F5.657
$C_{33}H_{60}O_{65}$
　Sorbitansesquioleat　F5.575
$C_{34}H_{38}N_3O_7P \cdot HCl \cdot C_2H_6O$
　Efonidipinhydrochlorid Ethanol　F4.412
$C_{35}H_{44}I_6N_6O_{15}$
　Iodixanol　F4.698
$C_{35}H_{55}N_5O_6S_2$
　Zankiren　F5.741
$C_{35}H_{56}N_6O_6$
　Enalkiren　F4.428
$C_{36}H_{24}FeN_6O_4S$
　Ferroin-Lösung　F4.510

$C_{36}H_{42}Br_2N_2$
  Hexafluroniumbromid   F4.618
$C_{36}H_{42}N_2^{2+} \cdot Br^{2-}$
  Hexafluroniumbromid   F4.618
$C_{36}H_{45}ClN_3O_8P$
  Efonidipinhydrochlorid Ethanol   F4.412
$C_{36}H_{49}N_5O_8S$
  Indinavirsulfat   F4.684
$C_{36}H_{62}N_4O_2$
  Methoctramin   F5.148
$C_{36}H_{66}N_6O_6{}^{99}Tc$
  [^{99}Tc]Technetium sestamibi   F5.616
$C_{36}H_{70}O_4Zn$
  Zinkstearat   F5.750
$C_{36}H_{74}S_2$
  Dioctadecyldisulfid   F4.370
$C_{37}H_{55}N_5O_8S \cdot CH_4SO_3$
  Ciprokiren-Methansulfonat   F4.263
$C_{37}H_{66}FNO_{13}$
  Flurithromycin   F4.541
$C_{38}H_{42}N_8O_6S_2$
  Bisbentiamin   F4.156
$C_{38}H_{50}N_6O_5$
  Saquinavir   F5.550
$C_{38}H_{51}NO_4$
  Myrophin   F5.233
$C_{38}H_{52}N_6O_2 \cdot CH_3SO_3H \cdot H_2O$
  Tirilazadmesilat Monohydrat   F5.652
$C_{38}H_{60}O_{18}$
  Steviosid   F5.586
$C_{39}H_{56}N_6O_5S \cdot H_2O$
  Tirilazadmesilat Monohydrat   F5.652
$C_{40}H_{80}NO_8P$
  Colfoscerilpalmitat   F4.276
$C_{41}H_{64}O_{17}$
  Gitoxin   F4.578
$C_{42}H_{56}N_{12}O_9S$
  ACTH 4–9   F4.32
$C_{42}H_{62}O_{16}$
  Glycyrrhizinsäure   F4.597
$C_{42}H_{71}NO_{12}$
  Ascomycin   F4.116
$C_{42}H_{78}N_2O_{14}$
  Dirithromycin   F4.377
$C_{42}H_{82}O_4S$
  Dioctadecyl(3,3′-thiodipropionat)   F4.370
$C_{43}H_{51}N_3O_{11}$
  Rifaximin   F5.515
$C_{43}H_{53}NO_{14}$
  Docetaxel   F4.384
$C_{43}H_{67}N_{11}O_{12}S_2$
  Atosiban   F4.121
$C_{43}H_{78}N_6O_{13}$
  Romurtid   F5.534
$C_{44}H_{44}CaN_2O_8S_4$
  Zofenopril, Calciumsalz   F5.752
$C_{45}H_{71}NO_{17}$
  Miocamycin   F5.187
$C_{46}H_{77}NO_{17}$
  Tylosin   F5.698
$C_{47}H_{51}NO_{14}$
  Paclitaxel   F5.387

$C_{47}H_{58}N_{12}O_6$
  Hexarelin   F4.621
$C_{47}H_{64}N_4O_{12}$
  Rifapentin   F5.515
$C_{47}H_{68}O_{17}$
  Bryostatin 1   F4.175
$C_{48}H_{72}O_{14}$
  Abamectin   F4.1
$C_{49}H_{76}O_{19}$
  Lanatosid A   F5.8
$[C_{52}H_{74}N_2O_8]^{2+} \cdot [CH_3O_4S]^-$
  Laudexiniummethylsulfat   F5.14
$C_{54}H_{62}N_4O_{14}S_4{}^{2-} \cdot Ca^{2+}$
  Patentblau   F5.398
$C_{54}H_{69}N_{11}O_{10}S_2$
  Lanreotid   F5.10
$C_{54}H_{69}N_{11}O_{10}S_2 \cdot C_2H_4O_2$
  Lanreotidacetat   F5.11
$C_{54}H_{80}N_2O_{16}S_2$
  Laudexiniummethylsulfat   F5.14
$C_{54}H_{90}O_2$
  Colecalciferol-Cholesterin   F4.276
$C_{56}H_{73}N_{11}O_{12}S_2$
  Lanreotidacetat   F5.11
$C_{56}H_{78}Cl_2N_2O_{16}$
  Doxacuriumchlorid   F4.396
$C_{57}H_{89}N_7O_{15}$
  Didemnin B   F4.345
$C_{57}H_{103}N_{16}Na_5O_{28}S_5$
  Colistinmethat, Natriumsalz   F4.277
$C_{58}H_{80}Cl_2N_2O_{14}$
  Mivacuriumchlorid   F5.201
$C_{58}H_{105}N_{16}Na_5O_{28}S_5$
  Colistinmethat, Natriumsalz   F4.277
$C_{59}H_{89}N_{19}O_{13}S$
  Icatibant   F4.665
$C_{59}H_{90}O_4$
  Ubidecarenon   F5.705
$C_{59}H_{109}N_6O_{19}P$
  MTP-PE   F5.226
$C_{60}H_{108}O_8$
  Sorbitantrioleat   F5.577
$C_{60}H_{114}O_8$
  Sorbitantristearat   F5.578
$C_{61}H_{88}N_{18}O_{21}S_2 \cdot H_2SO_4$
  Peplomycinsulfat   F5.405
$C_{61}H_{90}N_{18}O_{25}S_3$
  Peplomycinsulfat   F5.405
$C_{62}H_{111}N_{11}O_{12}$
  Melle[4]cyclosporin   F5.111
$C_{63}H_{86}N_{13}O_{19}S_2$
  Pentetreotid   F5.404
$C_{64}H_{82}N_{18}O_{13}$
  Gonadorelin-6-D-Trp   F4.601
$C_{66}H_{83}N_{17}O_{13}$
  Nafarelin   F5.243
$C_{66}H_{86}N_{18}O_{12}$
  Histrelin   F4.629
$C_{70}H_{92}ClN_{17}O_{14}$
  Cetrorelix   F4.237
$C_{112}H_{175}N_{39}O_{35}S_3$
  Anaritid   F4.84

$C_{118}H_{152}ClN_{21}O_{40}$
 Ramoplanin **F5**.493
$C_{119}H_{154}ClN_{21}O_{40}$
 Ramoplanin **F5**.493
$C_{120}H_{156}ClN_{21}O_{40}$
 Ramoplanin **F5**.493
$C_{135}H_{225}N_{43}O_{49}S$
 Glucagon **F4**.581
$C_{149}H_{246}N_{44}O_{42}$
 Sermorelin **F5**.560
$C_{215}H_{358}N_{72}O_{66}S$
 Somatorelin **F5**.569
$C_{257}H_{383}N_{65}O_{77}S_6$
 Insulin lispro **F4**.688
$C_{287}H_{440}N_{80}O_{111}S_6$
 Desulfatohirudin **F4**.321
$C_{639}H_{1002}N_{168}O_{196}S_8$
 Sargramostim **F5**.553
$C_{767}H_{1204}N_{210}O_{229}S_2$
 Sonermin **F5**.570
$C_{809}H_{1301}N_{229}O_2OS_5$
 Erythropoietin **F4**.446
$C_{1058}H_{1651}N_{277}O_{341}S_{14}$
 Mirimostim **F5**.189
$C_{1321}H_{1995}N_{339}O_{396}S_9$
 Dornase alfa **F4**.393
$C_{6394}H_{9888}N_{1696}O_{2012}S_{44}$
 Daclizumab **F4**.295
$Ca^{2+} \cdot 2\ [H_2PO_2]^-$
 Calciumphosphinat **F4**.202
$CaH_4O_4P_2$
 Calciumphosphinat **F4**.202
$3Ca^{2+} \cdot [PO_4]^{3-}$
 Calciumphosphat **F4**.200
$Ca_3O_8P_2$
 Calciumphosphat **F4**.200
 Tricalciumphosphat **F5**.674
Cd
 Cadmium **F4**.192
CdS
 Cadmiumsulfid **F4**.192
$CeH_8N_8O_{18}$
 Ammoniumcer(IV)nitrat **F4**.71
ClCu
 Kupfer(I)chlorid **F4**.769
ClH_4NO
 Hydroxylaminhydrochlorid **F4**.651
$ClKO_3$
 Kaliumchlorat **F4**.740
ClLi
 Lithiumchlorid **F5**.48
ClNa
 Natrium chloratum **F5**.252
$Cl^{24}Na$
 [^{24}Na]Natriumchlorid **F5**.265
$ClNaO_4 \cdot H_2O$
 Natriumperchlorat Monohydrat **F5**.288
$Cl^{86}Rb$
 [^{86}Rb]Rubidiumchlorid **F5**.540
$Cl_2^{64}Cu$
 [^{64}Cu]Kupfer(II)chlorid **F4**.769

$Cl_2Cu \cdot 2\ H_2O$
 Kupfer(II)chlorid Dihydrat **F4**.769
$Cl_2Fe \cdot 4\ H_2O$
 Eisen(II)chlorid Tetrahydrat **F4**.417
Cl_2Hg_2
 Hydrargyrum chloratum **F4**.635
$Cl_2Mg \cdot 6\ H_2O$
 Magnesium chloratum **F5**.80
$Cl_3Fe \cdot 6\ H_2O$
 Eisen(III)chlorid **F4**.415
 Eisen(III)chlorid Hexahydrat **F4**.416
 Ferrum sesquichloratum solutum **F4**.512
CrK_2O_4
 Kaliumchromat **F4**.741
$^{51}CrNa_2O_4$
 Natrium[^{51}Cr]chromat **F5**.265
$Cr_2K_2O_7$
 Kaliumdichromat **F4**.742
$Cu^{2+} \cdot 2\ [CH_3COO]^- \cdot H_2O$
 Kupfer(II)acetat Monohydrat **F4**.768
CuI
 Kupfer(I)iodid **F4**.771
CuO
 Kupfer(II)oxid **F4**.772
CuO_4S
 Kupfer(II)sulfat **F4**.773
Cu_2O
 Kupfer(I)oxid **F4**.772
Cu_2S
 Chalkosin **F4**.238
FH
 Flußsäure **F4**.543
FK
 Kaliumfluorid **F4**.744
F_2Mg
 Magnesiumfluorid **F5**.85
F_6S
 Schwefelhexafluorid **F5**.558
Fe
 Eisen, elementar **F4**.413
$FeCO_3$
 Eisen(II)carbonat **F4**.414
$FeH_4NO_8S_2$
 Ammoniumeisen(III)sulfat Dodecahydrat **F4**.74
$FeH_8N_2O_8S_2$
 Ammoniumeisen(II)sulfat Hexahydrat **F4**.74
FeI_2
 Ferrum iodatum **F4**.511
$FeO \cdot Fe_2O_3$
 Eisen(II,III)oxide, paramagnetisch **F4**.419
$FeO_4P \cdot 4\ H_2O$
 Ferrum phosphoricum **F4**.511
$FeO_4S \cdot 7\ H_2O$
 Eisen(II)sulfat Heptahydrat **F4**.422
$4\ Fe_2O_3 \cdot As_2O_3 \cdot 5\ H_2O$
 Ferrum arsenicosum **F4**.510
$Fe_2O_{12}S_2$
 Eisen(III)sulfat **F4**.421
Fe_3O_4
 Eisen(II,III)oxide, paramagnetisch **F4**.419
$Ga^{3+} \cdot 3\ [NO_3]^-$
 Galliumnitrat **F4**.570

GaN_3O_9
  Galliumnitrat   F4.570
HK_2O_4P
  Kaliummonohydrogenphosphat   F4.750
$HMgO_4P \cdot 3\ H_2O$
  Magnesium phosphoricum   F5.81
  Magnesiumhydrogenphosphat Trihydrat   F5.86
$HNaO$
  Natriumhydroxid   F5.273
$HNa_2O_4P \cdot 12\ H_2O$
  Natrium phosphoricum   F5.253
H_2KO_4P
  Kalium phosphoricum   F4.736
  Kaliumdihydrogenphosphat   F4.742
^2H_2O
  Wasser, deuteriertes   F5.727
^3H_2O
  Wasser, tritiiertes   F5.728
$H_3NO \cdot HCl$
  Hydroxylaminhydrochlorid   F4.651
H_3O_4P
  Phosphorsäure   F5.428
H_3PO_4
  Phosphorsäure   F5.428
H_4NO_3V
  Ammoniumvanadanat   F4.79
$H_4N_2O_3$
  Ammoniumnitrat   F4.76
$H_6N_2O_3S$
  Ammoniumsulfamat   F4.77;   F4.77
$H_6N_2O_4S$
  Hydrazinsulfat   F4.640
$H_8N_2O_8S_2$
  Ammoniumpersulfat   F4.77
$H_{24}Mo_7N_6O_{24} \cdot 4H_2O$
  Ammoniummolybdat Tetrahydrat   F4.75
Hg
  Hydrargyrum metallicum   F4.636
HgI_2
  Hydrargyrum biiodatum rubrum   F4.634
HgS
  Hydrargyrum sulfuratum rubrum (Cinnabaris)   F4.639
Ho_2O_3
  Holmiumperoxid   F4.630
IBr
  Iodmonobromid   F4.699
^{123}INa
  Natrium[^{123}I]iodid-Lösung   F5.279
I_2Pb
  Blei(II)iodid   F4.159
I_2Sn
  Stannum iodatum   F5.582
$KBrO_3$
  Kaliumbromat   F4.738
$KHCO_3$
  Kaliumhydrogencarbonat   F4.748
KNO_3
  Kalium nitricum   F4.735
  Kaliumnitrat   F4.751
$KSCN$
  Kaliumthiocyanat   F4.755

$2K^+ \cdot [CO_3]^-$
  Kaliumcarbonat   F4.739
K_2HPO_4
  Kaliummonohydrogenphosphat   F4.750
K_2O_4S
  Kalium sulfuricum   F4.736
$K_2O_5S_2$
  Kaliumdisulfit   F4.744
$K_2O_8S_2$
  Kaliumpersulfat   F4.752
$3K^+ \cdot [Fe(CN)_6]^{3-}$
  Kaliumhexacyanoferrat(III)   F4.747
$4K^+ \cdot [Fe(CN)_6]^{4-} \cdot 3\ H_2O$
  Kaliumhexacyanoferrat(II)   F4.746
$2Li^+ \cdot [CO_3]^-$
  Lithium carbonicum   F5.45
  Lithiumcarbonat   F5.46
$Li_2O_42Li^+ \cdot [CO_3]^- \cdot H_2O$
  Lithiumsulfat Monohydrat   F5.52
Mg
  Magnesium metallicum   F5.80
$Mg[Al_2Si_2O_8] \cdot H_2O$
  Almasilat   F4.52
$Mg[C_7H_5O_3]_2 \cdot 4\ H_2O$
  Magnesiumsalicylat Tetrahydrat   F5.90
$Mg(HCO_3)_2$
  Magnesiumbis(hydrogencarbonat)   F5.83
$Mg(NO_3)_2 \cdot 6\ H_2O$
  Magnesiumnitrat Hexahydrat   F5.87
MgO
  Magnesiumoxid   F5.87
  Magnesiumperoxid   F5.89
MgO_2
  Magnesiumperoxid   F5.89
MgO_4S
  Magnesium sulfuricum   F5.82
  Magnesiumsulfat   F5.91
$MgO_4S \cdot 7\ H_2O$
  Magnesiumsulfat   F5.91
$Mg_2O_8Si_3 \cdot 99\ H_2O$
  Magnesiumtrisilicat   F5.92
Mn
  Mangan, elementar   F5.97
$Mn^{2+} \cdot 2\ [H_2PO_2]^- \cdot H_2O$
  Manganphosphinat Monohydrat   F5.99
MnO_2
  Mangan(IV)oxid   F5.99
$MnO_4S \cdot H_2O$
  Manganum sulfuricum   F5.101
Mo
  Molybdän, elementar   F5.213
$MoNa_2O_4$
  Natriummolybdat   F5.283
$MoNa_2O_4 \cdot 2\ H_2O$
  Natriummolybdat Dihydrat   F5.283
MoO_3
  Molybdän(VI)oxid   F5.214
$NNaO_3$
  Natrium nitricum   F5.252
  Natriumnitrat   F5.285
N_2
  Stickstoff   F5.586

N_2O_6Pb
  Blei(II)nitrat **F4**.160
$NaBO_2 \cdot H_2O_2 \cdot 3\ H_2O$
  Natriumboratperoxid **F5**.261
  Natriumperborat (Trihydrat) **F5**.261, 286
NaBr
  Natriumbromid **F5**.261
$Na^+ \cdot [C_{14}H_{24}HgNO_5]^- \cdot C_7H_8N_4O_2$
  Mercurophyllin **F5**.124
$NaHCO_3$
  Natriumhydrogencarbonat **F5**.270
$Na^{131}I$
  Natrium[^{131}I]iodid-Lösung **F5**.279
$Na^{99}O_4Tc$
  Natrium[^{99}Tc]pertechnat-Injektionslösung nicht aus Kernspaltprodukten **F5**.290
  Natrium[^{99}Tc]pertechnat-Injektionslösung aus Kernspaltprodukten **F5**.289
$Na_2B_4O_7 \cdot 10\ H_2O$
  Natrium tetraboracicum **F5**.255
  Natriumtetraborat Decahydrat **F5**.300
Na_2CO_3
  Natriumcarbonat, wasserfrei **F5**.264
$Na_2CO_3 \cdot H_2O$
  Natrimcarbonat Monohydrat **F5**.263
  Natrium carbonicum **F5**.251
$Na_2CO_3 \cdot 10\ H_2O$
  Natriumcarbonat Decahydrat **F5**.262
$Na_2O_3S \cdot 7\ H_2O$
  Dinatriumsulfit Heptahydrat **F4**.366
  Natriumsulfit Heptahydrat **F5**.299
Na_2O_3Si
  Natriummetasilicat **F5**.282
Na_2O_4S
  Natrium sulfuricum **F5**.254
  Natriumsulfat, wasserfrei **F5**.297
$Na_3O_4P \cdot 12\ H_2O$
  Natriumphosphat Dodecahydrat **F5**.292
OPb
  Blei(II)oxid **F4**.160
O_2
  Sauerstoff **F5**.557
O_2Si
  Quarz **F5**.483
$O_3^{90}Y_2$
  [^{90}Y]Yttriumoxid **F5**.736
$O_{42}STl$
  Thallium sulfuricum **F5**.636
P
  Phosphorus **F5**.429
$Pb^{2+} \cdot 2\ [C_2H_3O_2^-] \cdot 3\ H_2O$
  Blei(II)acetat Trihydrat **F4**.158
PbI_2
  Blei(II)iodid **F4**.159
$Pb^{2+} \cdot [NO_3]^-$
  Blei(II)nitrat **F4**.160
PbO
  Blei(II)oxid **F4**.160
Pt
  Platinum metallicum **F5**.447
S
  Schwefelhexafluorid **F5**.558

Se
  Selenium **F5**.558
SnI_2
  Stannum iodatum **F5**.582
^{133}Xe
  [^{133}Xe]Xenon **F5**.731
$Zn^{2+} \cdot 2\ [C_2H_9O_2]^- \cdot 2\ H_2O$
  Zincum isovalerianicum **F5**.747
$2\ ZnCO_3 \cdot 3\ Zn(OH)_2$
  Zinkcarbonat, basisches **F5**.749

Chemical-Abstracts-Service-Registry-Number-Register

Bearbeitet von
B. KIRCHER, M. LIESER und W. REUSS

Das nachfolgende CAS-Nummern-Register ist nach den ersten beiden Zifferngruppen und der Prüfziffer geordnet und beinhaltet die diesbezüglichen Angaben in HAGERS HANDBUCH DER PHARMAZEUTISCHEN PRAXIS, 5. Auflage, Folgewerk, Bände 4 und 5.

Es gibt neben der Bezeichnung der Substanz im Handbuch die Fundstelle der Registry-Number an. Dabei ist die Nummer des Bandes in halbfetten arabischen Ziffern mit nachfolgendem Punkt und die Seitenzahl(en) normal gesetzt.

50-07-7
Mitomycin F5.193
50-12-4
Mephenytoin F5.118
50-28-2
Estradiol Hemihydrat *[Estradiol]* F4.452
50-29-3
Clofenotan F4.270
50-71-5
Alloxan *[Tetrahydrat]* F4.48
50-91-9
Floxuridin F4.523
51-03-6
Piperonylbutoxid F5.444
51-57-0
Metamfetaminhydrochlorid F5.133
51-65-0
DL-β-(4-Fluorphenyl)alanin F4.533
53-19-0
Mitotan F5.197
53-31-6
Medibazin F5.109
54-21-7
Natriumsalicylat F5.293
54-35-3
Benzylpenicillin-Procain Monohydrat F4.143
54-95-5
Pentetrazol F5.403
55-06-1
Liothyronin, Natriumsalz F5.42
55-63-0
Nitroglycerinum F5.326
55-97-0
Hexamethoniumbromid F4.619
56-40-6
Glycin F4.593
56-69-9
Oxitriptan *[DL-5-Hydroxytryptophan]* F5.377
56-84-8
L-Aspartinsäure F4.117
56-94-0
Demecariumbromid F4.310
57-06-7
Allylisothiocyanat F4.50
57-08-9
Zinkacexamat F5.748
57-10-3
Palmitinsäure F5.388
57-50-1
Saccharose F5.545
57-53-4
Meprobamat F5.119
57-67-0
Sulfaguanidin Monohydrat *[wasserfrei]* F5.596
57-68-1
Maleinylsulfametazin *[Sulfamethazin]* F5.95
57-88-5
Colecalciferol-Cholesterin *[Cholesterol]* F4.276
57-91-0
17α-Estradiol F4.449
58-86-6
D-Xylose *[Aldehydform]* F5.733

58-95-7
D-α-Tocopherolacetat F5.655
59-23-4
Echovist F4.406
α-D-Galactose F4.567
59-58-5
Prosultiamin F5.474
60-09-3
Aminoazobenzol F4.64
60-10-6
Dithizon F4.380
60-11-7
Dimethylgelb F4.361
60-29-7
Ether F4.457
60-33-3
9,12-Linolsäure F5.42
60-40-2
Mecamylamin F5.108
60-99-1
Levomepromazin F5.33
62-51-1
Methacholinchlorid F5.139
62-53-3
Anilin F4.89
62-55-5
Thioacetamid F5.638
62-56-6
Thioharnstoff F5.640
62-73-7
Dichlorvos F4.341
62-97-5
Diphemanilmetilsulfat F4.371
63-68-3
L-Methionin F5.146
63-89-8
Colfoscerilpalmitat F4.276
64-17-5
Ethanol F4.455
64-55-1
Mebutamat F5.108
65-29-2
Gallamintriethiodid F4.568
67-52-7
Barbitursäure F4.130
67-63-0
Isopropanol F4.727
67-64-1
Aceton F4.13
67-68-5
Dimethylsulfoxid F4.362
67-97-0
Colecalciferol-Cholesterin *[Colecalciferol]* F4.276
68-11-1
Thioglykolsäure F5.639
68-12-2
N,N-Dimethylformamid F4.360
68-94-0
Hypoxanthin F4.656
69-89-6
Xanthin F5.729

70-18-8
Glutathion   F4.589
70-26-8
L-(+)-Ornithin   F5.356
70-30-4
Hexachlorophen   F4.616
71-00-1
L-Histidin   F4.625
71-36-3
1-Butanol   F4.182
71-41-0
1-Pentanol   F5.402
71-43-2
Benzol   F4.142
72-14-0
Sulfathiazol   F5.599
72-17-3
Natriumlactat-Lösung   F5.281
72-44-6
Methaqualon   F5.143
74-79-3
L-(+)-Arginin   F4.105
75-03-6
Iodethan   F4.697
75-05-8
Acetonitril   F4.15
75-09-2
Dichlormethan   F4.339
75-12-7
Formamid   F4.547
75-34-3
1,1-Dichlorethan   F4.338
75-36-5
Acetylchlorid   F4.16
75-47-8
Iodoform   F4.700
75-65-0
tert-Butanol   F4.183
75-71-8
Dichlordifluormethan   F4.337
75-75-2
Methansulfonsäure   F5.142
75-85-4
tert-Amylalkohol   F4.82
76-14-2
Cryofluoran   F4.285
76-38-0
Methoxyfluran   F5.151
76-43-7
Fluoxymesteron   F4.535
76-59-5
Bromthymolblau   F4.173
76-60-8
Bromkresolgrün   F4.171
76-90-4
Mepenzolatbromid   F5.116
77-10-1
Phencyclidin   F5.418
77-15-6
Ethoheptazin   F4.460
77-75-8
Methylpentynol   F5.166

77-90-7
Acetyltributylcitrat   F4.20
77-93-0
Triethylcitrat   F5.677
78-70-6
Linalool   F5.40
78-83-1
2-Methyl-1-propanol   F5.171
78-92-2
2-Butanol   F4.183
78-93-3
Ethylmethylketon   F4.472
79-06-1
Acrylamid   F4.31
79-14-1
Glycolsäure   F4.595
79-34-5
Tetrachlorethan   F5.632
79-85-6
Epitetracyclin   F4.440
80-05-7
4,4′-Isopropylidendiphenol   F4.730
80-74-0
Acetylsulfafurazol   F4.19
83-07-8
4-Aminophenazon   F4.65
83-12-5
Phenindion   F5.420
83-63-6
Diacetylaminoazotoluol   F4.327
83-86-3
Fytinsäure   F4.556
83-98-7
Orphenadrin   F5.359
84-55-9
Viquidil   F5.725
85-61-0
Coenzym A   F4.274
85-73-4
Phthalylsulfathiazol   F5.431
86-14-6
Diethylthiambuten   F4.351
86-87-3
1-Naphthylessigsäure   F5.250
87-20-7
Isopentylsalicylat   F4.727
87-32-1
N-Acetyl-DL-tryptophan   F4.22
87-62-7
2,6-Dimethylanilin   F4.360
87-66-1
Pyrogallol   F5.480
87-81-0
D-Tagatose   F5.611
88-89-1
Pikrinsäure   F5.437
89-46-3
Menthylsalicylat   F5.116
89-47-4
Menthylisovalerat   F5.116
90-15-3
1-Naphthol   F5.249

90-46-0
    Xanthydrol   F5.730
90-69-7
    Lobelin   F5.53
91-16-7
    Veratrol   F5.721
91-22-5
    Chinolin   F4.240
92-62-6
    Proflavin   F5.461
92-71-7
    Diphenyloxazol   F4.374
94-13-3
    Propyl-4-hydroxybenzoat   F5.471
94-19-9
    Sulfaethidol   F5.595
94-96-2
    2-Ethyl-1,3-hexandiol   F4.467
95-50-1
    1,2-Dichlorbenzol   F4.336
96-22-0
    Diethylketon   F4.350
96-74-2
    Dithiol   F4.380
96-83-3
    Iopansäure   F4.705
98-01-1
    Furfural   F4.555
98-88-4
    Benzoylchlorid   F4.142
99-33-2
    3,5-Dinitrobenzoylchlorid   F4.368
99-34-3
    Dinitrobenzoesäure   F4.368
99-65-0
    Dinitrobenzol   F4.368
99-76-3
    Methyl-4-hydroxybenzoat   F5.163
100-10-7
    4-(N,N-Dimethylamino)benzaldehyd   F4.359
100-37-8
    2-Diethylaminoethanol   F4.348
100-41-4
    Ethylbenzol   F4.463
100-44-7
    Benzylchlorid   F4.143
100-52-7
    Benzaldehyd   F4.138
100-79-8
    Dimethylhydroxymethyldioxolan   F4.361
100-91-4
    Eucatropin   F4.481
101-38-2
    Dichlorchinonchlorimid   F4.337
102-29-4
    Resorcinmonoacetat   F5.503
102-71-6
    Triethanolamin   F5.676
103-43-5
    Dibenzylsuccinat   F4.334
105-56-6
    Cyanessigsäureethylester   F4.288

106-24-1
    Geraniol   F4.577
106-34-3
    Chinhydron   F4.239
106-47-8
    Chloranilin   F4.242
107-06-2
    1,2-Dichlorethan   F4.338
107-15-3
    Ethylendiamin   F4.464
107-21-1
    Ethylenglykol   F4.466
107-22-2
    Glyoxal   F4.598
107-88-0
    1,3-Butylenglykol   F4.187
    Butylglykol   F4.188
107-95-9
    β-Alanin   F4.41
108-20-3
    Diisopropylether   F4.354
108-24-7
    Acetanhydrid   F4.13
108-94-1
    Cyclohexanon   F4.289
109-57-9
    Allylthiourea   F4.52
109-73-9
    Butylamin   F4.187
109-86-4
    Ethylenglykolmonomethylether   F4.466
109-89-7
    Diethylamin   F4.347
109-94-4
    Ethylformiat   F4.467
109-95-5
    Ethylnitrit   F4.473
109-99-9
    Tetrahydrofuran   F5.634
110-54-3
    n-Hexan   F4.620
110-71-4
    Ethylenglykoldimethylether   F4.466
110-80-5
    2-Ethoxyethanol   F4.461
110-82-7
    Cyclohexan   F4.289
110-86-1
    Pyridin   F5.477
110-97-4
    Diisopropylamin   F4.353
111-30-8
    Glutaral   F4.587
111-42-2
    Diethanolamin   F4.346
111-76-2
    2-Butoxyethanol   F4.186
111-96-6
    Diethylenglykoldimethylether   F4.349
112-30-1
    Decylalkohol   F4.303

112-36-7
Diethylenglykoldiethylether F4.349
113-45-1
Methylphenidathydrochlorid F5.168
113-50-8
Merallurid F5.121
115-39-9
Bromphenolblau F4.172
115-40-2
Bromcresolpurpur F4.171
115-63-9
Hexocycliummetilsulfat F4.621
115-68-4
Sulfadicramid F5.594
115-95-7
Linalylacetat F5.41
116-38-1
Edrophoniumchlorid F4.410
116-43-8
Succinylsulfathiazol F5.589
117-30-6
Dipiproverin F4.375
117-74-8
Berberin F4.147
118-10-5
Cinchonin F4.256
118-23-0
Bromazin F4.170
118-71-8
Maltol F5.96
118-92-3
Anthranilsäure F4.96
119-26-6
Dinitrophenylhydrazin F4.369
119-47-1
2,2'-Methylenbis(6-*tert*-butyl-*p*-cresol) F5.156
119-53-9
Benzoin F4.141
119-90-4
Dianisidin F4.330
120-57-0
Piperonal F5.443
121-33-5
Vanillin F5.717
121-69-7
N,N-Dimethylanilin F4.360
121-87-9
2-Chlor-4-nitroanilin F4.243
122-39-4
Diphenylamin F4.372
122-41-8
4-(3-Ethyureido)benzaldehydthiosemicarbazon F4.473
122-99-6
Phenoxyethanol F5.425
123-11-5
Anisaldehyd F4.91
123-28-4
Didodecyl(3,3'-thiodipropionat) F4.346
123-30-8
4-Aminophenol F4.65

123-51-3
β-Amylalkohol F4.82
123-76-2
Lävulinsäure F5.15
123-86-4
Butylacetat F4.186
124-04-9
Kaliumadipat *[Adipinsäure]* F4.738
124-07-2
Octansäure F5.341
124-13-0
Octanal F5.341
124-38-9
Kohlendioxid F4.763
125-53-1
Oxyphencyclimin F5.385
125-60-0
Fenpiveriniumbromid F4.504
125-80-4
Trimeperidinhydrochlorid F5.679
126-95-4
Glycerol-1-dihydrogenphosphat, Calciumsalz Dihydrat *[a-Form, wasserfrei]* F4.592
127-07-1
Hydroxycarbamid F4.646
127-08-2
Kaliumacetat F4.736
127-09-3
Natriumacetat Trihydrat *[wasserfrei]* F5.257
127-71-9
Sulfabenzamid F5.592
128-20-1
Eltanolon F4.425
128-44-9
Saccharin, Natriumsalz F5.544
130-22-3
Alizarin S F4.48
130-37-0
Menadion, Natriumbisulfit Trihydrat *[wasserfrei]* F5.114
130-40-5
Riboflavinphosphat, Natriumsalz *[wasserfrei]* F5.510
131-48-6
N-Acetylneuraminsäure F4.19
131-73-7
Dipikrylamin F4.375
132-60-5
Cinchophen F4.259
133-58-4
Nitromersol F5.327
134-03-2
Natriumascorbat F5.258
134-31-6
Chinolinolsulfat F4.241
134-49-6
Phenmetrazin *[(±)-Form]* F5.422
134-81-6
Benzil F4.139
134-95-2
Calciummandelat F4.200

135-09-1
Hydroflumethiazid   F4.640
136-77-6
Hexylresorcinol   F4.623
137-66-6
Palmitoylascorbinsäure   F5.389
138-37-4
Mafenidhydrochlorid   F5.76
138-58-9
Bismutgallathydroxidiodid   F4.157
138-86-3
DL-Limonen   F5.40
139-08-2
Miristalkoniumchlorid   F5.189
139-56-0
Salazosulfamid   F5.547
140-22-7
Diphenylcarbazid   F4.374
142-47-2
Natrium-L-hydrogenglutamat Monohydrat [wasserfrei]   F5.272
142-72-3
Magnesiumdiacetat Tetrahydrat [wasserfrei] F5.85
142-73-4
Iminodiessigsäure   F4.681
142-82-5
n-Heptan   F4.616
143-07-7
Laurinsäure   F5.14
143-52-2
Metopon   F5.178
144-33-2
Natriummonohydrogencitrat Sesquihydrat F5.284
144-55-8
Natriumhydrogencarbonat   F5.270
144-80-9
Sulfacetamid   F5.593
144-83-2
Sulfapyridin   F5.598
147-27-3
Dimoxylin   F4.365
147-90-0
Morpholiniumsalicylat   F5.222
147-94-4
Cytarabinocfosfat [Cytarabin]   F4.293
148-18-5
Ditiocarb, Natriumsalz   F4.381
148-25-4
Chromotropsäure, Dinatriumsalz Monohydrat F4.249
149-17-7
Ftivazid   F4.553
149-44-0
Natriumhydroxymethansulfinat   F5.275
150-69-6
(4-Ethoxyphenyl)harnstoff   F4.462
151-21-3
Natriumdodecylsulfat   F5.267
155-58-8
Rhaponticin   F5.507

156-39-8
4-Hydroxyphenylbrenztraubensäure   F4.653
287-92-3
Cyclopentan   F4.291
288-32-4
Imidazol   F4.680
297-90-5
Racemorphan   F5.491
298-14-6
Kaliumhydrogencarbonat   F4.748
298-55-5
Clocinizin   F4.269
298-59-9
Methylphenidathydrochlorid   F5.168
299-27-4
Kaliumgluconat   F4.745
299-61-6
Ganglefen   F4.571
301-00-8
Methyl-(9,12,15)-linolenat   F5.164
302-66-9
Methylpentynolcarbamat   F5.167
303-45-7
Gossypol   F4.602
303-98-0
Ubidecarenon   F5.705
304-84-7
Etamivan   F4.454
305-33-9
Iproniazidphosphat   F4.717
305-80-6
Diazobenzolsulfonsäure   F4.331
315-72-0
Opipramol   F5.349
315-80-0
Dibenzepinhydrochlorid   F4.331
317-52-2
Hexafluroniumbromid   F4.618
321-64-2
Tacrin   F5.610
322-79-2
Triflusal   F5.678
327-97-9
Chlorogensäure   F4.243
328-50-7
2-Oxoglutarsäure   F5.380
333-20-0
Kaliumthiocyanat   F4.755
333-36-8
Flurotyl   F4.542
340-56-7
Methaqualonhydrochlorid   F5.146
350-12-9
Sulbentin   F5.591
357-57-3
Brucin Dihydrat   F4.175
382-67-2
Desoximetason   F4.319
407-41-0
DL-O-Phosphoserin   F5.431
427-00-9
Desomorphin   F4.318

428-37-5
Profadol F5.461
440-58-4
Iodamid F4.695
455-83-4
Dichlorophenarsin F4.339
458-37-7
Curcumin F4.287
466-40-0
Isomethadon F4.726
466-97-7
Normorphin F5.334
467-18-5
Myrophin F5.233
467-84-5
Phenadoxon F5.418
468-07-5
Phenomorphan F5.424
468-56-4
Hydroxypethidin F4.653
469-81-8
Morpheridin F5.221
471-53-4
Glycyrrhetinsäure F4.595
473-42-7
Nitrosulfathiazol F5.328
475-31-0
Glycocholsäure F4.594
479-81-2
Bietamiverin F4.154
480-30-8
Dichloralhydrat-Phenazon F4.335
482-36-0
Hyperosid F4.655
483-60-3
Mycophenolsäure F5.230
485-34-7
Neocinchophen F5.309
485-47-2
Ninhydrin F5.323
485-71-2
Cinchonidin F4.255
485-89-2
Oxycinchophen F5.384
486-66-8
Daidzein F4.295
488-41-5
Mitobronitol F5.191
493-52-7
Methylrot F5.172
493-92-5
Prolintan F5.462
494-19-9
Iminobibenzyl F4.681
497-19-8
Natriumcarbonat, wasserfrei F5.264
498-73-7
Mercurobutol F5.124
500-22-1
Nicotinaldehyd F5.316
500-38-9
Masoprocol F5.105

500-64-1
DL-Kavain F4.757
502-85-2
Natrium-Oxybat F5.286
504-17-6
Thiobarbitursäure F5.639
504-24-5
Fampridin F4.487
509-56-8
Methyldihydromorphin F5.155
511-75-1
Methyldibromostyrylhydantoin F5.154
513-77-9
Bariumcarbonat F4.131
514-61-4
17β-Hydroxy-17-methyl-4-estren-3-on F4.652
515-49-1
Sulfathiourea F5.600
515-64-0
Sulfisomidin F5.602
517-18-0
Methallenestril F5.141
518-47-8
Fluorescein, Natriumsalz F4.532
518-67-2
Dimidiumbromid F4.365
518-82-1
Emodin F4.426
520-53-6
Psilocin F5.475
520-77-4
Ethadion F4.454
521-35-7
Cannabinol F4.204
522-40-7
Fosfestrol F4.548
524-83-4
Etybenzatropin F4.480
524-95-8
Diphenylboryloxyethylamin F4.373
525-30-4
Mercuderamid F5.123
526-95-4
D-Gluconsäure F4.583
527-07-1
Natriumgluconat F5.270
531-76-0
Sarcolysin F5.552
531-91-9
Diphenylbenzidin F4.373
532-11-6
Anetholtrithion F4.88
532-32-1
Natriumbenzoat F5.260
536-29-8
Dichlorophenarsinhydrochlorid F4.340
537-46-2
Metamfetamin F5.131
537-55-3
N-Acetyl-L-tyrosin F4.23
538-62-5
Diphenylcarbazon F4.374

539-08-2
  p-Ethoxylactanilid **F4.**461
  Lactylphenetidin **F5.**4
540-72-7
  Natriumthiocyanat **F5.**301
541-15-1
  Levocarnitin **F5.**27
541-64-0
  Furtrethoniumiodid **F4.**555
544-35-4
  Ethyllinolat **F4.**470
544-63-8
  Myristinsäure **F5.**232
544-85-4
  Dotriacontan **F4.**396
545-59-5
  Racemoramid **F5.**491
546-89-4
  Lithiumacetat **F5.**45
547-44-4
  Sulfacarbamid **F5.**592
547-58-0
  Methylorange **F5.**166
548-62-9
  Gentianaviolett [R =CH$_3$] **F4.**575
  Kristallviolett **F4.**765
548-80-1
  Chromotrop 2B **F4.**249
550-83-4
  Propoxycainhydrochlorid **F5.**470
552-38-5
  Lithiumsalicylat **F5.**51
553-20-8
  Acetylaminonitropropoxybenzen **F4.**16
553-54-8
  Lithiumbenzoat **F5.**46
553-60-6
  Isopropylnicotinat **F4.**730
554-13-2
  Lithiumcarbonat **F5.**46
554-73-4
  Tropäolin OO **F5.**686
557-05-1
  Zinkstearat **F5.**750
557-61-9
  Policosanol *[Octacosanol]* **F5.**450
561-48-8
  Norpipanon **F5.**335
561-76-2
  Properidin **F5.**466
563-71-3
  Eisen(II)carbonat **F4.**414
565-80-0
  Diisopropylketon **F4.**355
569-64-2
  Malachitgrün **F5.**94
573-58-0
  Kongorot **F4.**765
577-33-3
  Anthrarobin **F4.**96
579-23-7
  Cyclovalon **F4.**293

582-17-2
  2,7-Dihydroxynaphthalin **F4.**353
583-03-9
  Fenipentol **F4.**500
583-91-5
  Desmeninol **F4.**317
584-08-7
  Kaliumcarbonat **F4.**739
587-61-1
  Propyliodon **F5.**472
587-98-4
  Metanilgelb **F5.**135
591-27-5
  3-Aminophenol **F4.**66
591-81-1
  4-Hydroxybuttersäure **F4.**645
598-62-9
  Mangan(II)carbonat **F5.**98
599-88-2
  Sulfaperin **F5.**597
602-48-2
  Cresolrot **F4.**280
605-65-2
  Dansylchlorid **F4.**301
609-12-1
  Ethylbromisovalerat **F4.**463
613-10-5
  Methylenblau **F5.**156
614-18-6
  Ethylnicotinat **F4.**472
616-68-2
  Trimecain **F5.**678
617-45-8
  L-Kaliumhydrogenaspartat Hemihydrat
  [DL-Aspartinsäure] **F4.**747
628-63-7
  n-Amylacetat **F4.**81
631-61-8
  Ammoniumacetat **F4.**70
632-99-5
  Fuchsin **F4.**553
633-03-4
  Brillantgrün **F4.**167
633-65-8
  Berberinchlorid Dihydrat **F4.**147
637-58-1
  Pramocainhydrochlorid **F5.**458
652-37-9
  Acefyllin **F4.**10
660-27-5
  Diisopropylammoniumdichloracetat **F4.**354
666-52-4
  Aceton, deuteriertes **F4.**15
672-87-7
  Metirosin **F5.**176
693-36-7
  Dioctadecyl(3,3'-thiodipropionat) **F4.**370
719-59-5
  Aminochlorbenzophenon **F4.**65
747-36-4
  Hydroxychloroquinsulfat **F4.**647

795-13-1
Formylsulfisomidin F4.547
814-80-2
Calciumlactat F4.199
819-79-4
Diisopropylammoniumchlorid F4.353
860-22-0
Indigocarmin F4.682
865-04-3
Methoserpidin F5.149
865-49-6
Chloroform, deuteriertes F4.243
866-82-0
Kupfer(II)citrat F4.770
868-14-4
Kalium-(2R,3R)-hydrogentartrat F4.749
872-50-4
1-Methyl-2-pyrrolidon F5.172
881-17-4
Natrium[^{131}I]iodhippurat-Injektionslösung F5.276
894-71-3
Nortriptylinhydrochlorid F5.336
915-67-3
Amaranth F4.58
921-53-9
Kaliumtartrat F4.754
965-52-6
Nifuroxazid F5.318
972-02-1
Difenidol F4.352
999-97-3
Hexamethyldisilazan F4.620
1007-42-7
L-Histidinhydrochlorid Monohydrat F4.627
1017-56-7
Trimethylolmelamin F5.680
1064-48-8
Amidoschwarz 10B F4.61
1066-33-7
Ammoniumhydrogencarbonat F4.75
1088-11-5
Nordazepam F5.331
1098-97-1
Pyritinol F5.478
1109-28-0
Maltotriose F5.97
1115-47-5
N-Acetyl-DL-methionin F4.18
1115-84-0
(RS)-Methylmethioniniumchlorid F5.165
(S)-Methylmethioninsulfoniumchlorid F5.165
1151-11-7
Iopodinsäure [Calciumsalz] F4.709
1161-88-2
Sulfatolamid F5.601
1185-57-5
Ammoniumeisen(III)citrat F4.71
Ammoniumeisen(III)citrat, braunes F4.72
Ammoniumeisen(III)citrat, grünes F4.73
1187-56-0
[^{75}Se]Selenomethionin F5.559

1188-37-0
N-Acetyl-L-glutaminsäure F4.17
1221-56-3
Iopodinsäure [Natriumsalz] F4.709
1225-60-1
Isothipendylhydrochlorid F4.731
1233-53-0
Bunamiodyl F4.180
1233-70-1
Diarbaron F4.330
1234-30-6
Etocarlid F4.474
1236-99-3
Levomepromazinhydrochlorid F5.34
1303-96-4
Natriumtetraborat Decahydrat F5.300
1306-23-6
Cadmiumsulfid F4.192
1309-48-4
Magnesiumoxid F5.87
1310-73-2
Natriumhydroxid F5.273
1313-13-9
Mangan(IV)oxid F5.99
1313-27-5
Molybdän(VI)oxid F5.214
1314-13-2
Zinkoxid F5.749
1317-36-8
Blei(II)oxid F4.160
1317-38-0
Kupfer(II)oxid F4.772
1317-39-1
Kupfer(I)oxid F4.772
1317-60-8
Hämatit F4.613
1330-20-7
Xylol F5.732
1330-43-4
Natriumtetraborat F5.299
1335-26-8
Magnesiumperoxid [MgO_2] F5.89
1335-56-4
Eisen(II)carbonat-Lactose-Saccharose-Komplex F4.414
1338-39-2
Sorbitanlaurat F5.572
1338-41-6
Sorbitanstearat F5.576
1338-43-8
Sorbitanoleat F5.573
1393-92-6
Lackmus F5.3
1401-69-0
Tylosin F5.699
1405-86-3
Glycyrrhizinsäure F4.597
1415-93-6
Huminsäuren F4.631
1421-14-3
Propanidid F5.465

1463-28-1
Guanaclin   F4.606
1477-39-0
Noracymethadol   F5.331
1480-19-9
Fluanison   F4.524
1483-07-4
3-Ureido-L-alanin   F5.709
1490-04-6
Levomenthol   F5.32
1499-10-1
9,10-Diphenylanthracen   F4.373
1508-65-2
Oxybutyninhydrochlorid   F5.383
1510-29-8
Ganglefen *[Hydrochlorid]*   F4.571
1531-12-0
Norlevorphanol   F5.333
1618-50-4
Phenmetrazin *[(±)-trans-Form]*   F5.422
1634-04-4
tert-Butylmethylether   F4.188
1649-18-9
Azaperon   F4.124
1667-99-8
Chromazurol S   F4.249
1679-75-0
Cinnamaverin   F4.262
1693-37-4
Parapropamol   F5.393
1707-14-8
Phenmetrazinhydrochlorid *[(±)-Form]*   F5.423
1744-22-5
Riluzol   F5.519
1762-95-4
Ammoniumthiocyanat   F4.78
1787-61-7
Eriochromschwarz T   F4.444
1808-12-4
Bromazinhydrochlorid   F4.170
1952-67-6
Crotylbarbital *[E-Form]*   F4.284
1954-79-6
Mecloralurea   F5.109
1972-08-3
Dronabinol   F4.400
1977-10-2
Loxapin   F5.66
2019-16-1
Clofenetaminhydrochlorid   F4.270
2086-83-1
Berberin   F4.147
2090-64-4
Magnesiumbis(hydrogencarbonat)   F5.83
2165-19-7
Guanoxan   F4.607
2183-56-4
Hydromorphinol   F4.643
2206-27-1
Dimethylsulfoxid, deuteriertes   F4.364
2216-51-5
Levomenthol   F5.32

2295-58-1
Flopropion   F4.519
2313-87-3
Ethoxychrysoidinhydrochlorid   F4.461
2315-02-8
Oxymetazolinhydrochlorid   F5.385
2350-32-5
Butoxycainhydrochlorid   F4.184
2373-84-4
5-Ethyl-5-allybaritursäure   F4.462
2404-18-4
Dipiproverindihydrochlorid   F4.376
2410-07-3
Methacholinchlorid   F5.139
2413-38-9
Flupentixoldihydrochlorid   F4.540
2451-01-6
1,8-Terpinhydrat   F5.631
2459-05-4
Ethylhydrogenfumarat   F4.468
2460-44-8
D-Xylose *[β-D-Xylopyranose]*   F5.733
2497-78-1
Iopansäure *[Natriumsalz]*   F4.705
2500-88-1
Dioctadecyldisulfid   F4.370
2519-30-4
Brillantschwarz BN   F4.168
2551-62-4
Schwefelhexafluorid   F5.558
2571-88-2
Stearaminoxid   F5.584
2627-69-2
Acadesin   F4.4
2667-89-2
Bisbentiamin   F4.156
2709-56-0
Flupentixol   F4.538
2783-94-0
Orangegelb S   F5.350
2802-06-4
Iminodiessigsäure *[Hydrochlorid]*   F4.681
3012-65-5
Ammoniummonohydrogencitrat   F4.76
3056-17-5
Stavudin   F5.583
3073-87-8
Methylphenyloxazolylbenzol   F5.171
3184-13-2
L-Ornithinhydrochlorid   F5.358
3230-94-2
L-Ornithin-L-aspartat   F5.357
3253-60-9
Laudexiniummethylsulfat   F5.14
3321-06-0
Denaverinhydrochlorid   F4.314
3416-24-8
Glucosamin   F4.585
3440-28-6
Betamipron   F4.148
3458-28-4
D-Mannose   F5.101

3486-35-9
Zinkcarbonat, basisches *[Zinkcarbonat]* F5.749
3536-49-0
Patentblau F5.398
3568-00-1
Mebutizid F5.108
3568-43-2
Acetylsulfamethoxypyridazinyl F4.20
3579-62-2
Denaverin F4.313
3614-47-9
Hydracarbazin F4.633
3618-43-7
Xylenolorange F5.731
3625-57-8
Nilblau A F5.319
3670-68-6
Propipocainhydrochlorid *[Propipocain]* F5.467
3671-05-4
Fenocinol F4.501
3684-46-6
Broxaldin F4.173
3687-45-4
Oleyloleat F5.342
3689-50-7
Oxomemazin F5.381
3734-52-9
Metazocin F5.137
3735-90-8
Fencarbamid F4.498
3736-36-5
Tropinbenzilatmethylchlorid *[Tropinbenzilat]* F5.687
3737-95-9
Calconcarbonsäure, Trihydrat F4.203
3771-19-5
Nafenopin F5.244
3776-93-0
(+)-Furfenorex F4.554
3811-04-9
Kaliumchlorat F4.740
3963-95-9
Metacyclinhydrochlorid F5.130
4008-48-4
Nitroxolin F5.328
4070-80-8
Natriumstearylfumarat F5.294
4075-88-1
Oxifentorexhydrochlorid *[Base]* F5.374
4171-13-5
Valnoctamid F5.714
4267-05-4
Teclothiazid F5.621
4291-63-8
Cladribin F4.265
4320-30-3
L-Arginin-L-Glutamat F4.106
4345-03-3
D-α-Tocopherolsuccinat F5.657
4350-09-8
Oxitriptan F5.377

4354-45-4
Oxyclipin F5.384
4429-42-9
Kaliumdisulfit F4.744
4498-32-2
Dibenzepin F4.331
4562-36-1
Gitoxin F4.578
4784-40-1
Oxomemazinhydrochlorid F5.382
4940-11-8
Ethylmaltol F4.472
4945-47-5
Bamipindihydrochlorid *[Bamipin]* F4.129
4955-90-2
Natriumgentisat F5.269
4991-47-3
Zinkpalmitat F5.750
4998-57-6
DL-Histidin F4.625
5026-62-0
Methyl-4-hydroxybenzoat, Natriumsalz F5.162
5137-52-0
Pentylphenylacetat F5.404
5392-40-5
Citral F4.265
5421-04-5
(*RS*)-Isopentylmandelat F4.726
5579-92-0
Iopydol F4.711
5579-93-1
Iopydon F4.712
5587-89-3
Iopodinsäure *[freie Säure]* F4.709
5630-53-5
Tibolon F5.643
5633-16-9
Leiopyrrol F5.17
5633-20-5
Oxybutynin F5.382
5634-39-9
Glycerin, iodiertes F4.590
5666-11-5
Levomoramid F5.37
5667-46-9
Dimoxylinphosphat F4.366
5728-52-9
Felbinac F4.493
5743-27-1
Calciumascorbat Dihydrat F4.196
5843-53-8
Clobenzorexhydrochlorid F4.269
5856-63-3
Aminobutanol F4.64
5964-62-5
Diathymosulfon F4.330
5967-73-7
Levomethadonhydrochlorid F5.36
5968-11-6
Natrimcarbonat Monohydrat F5.263
6009-70-7
Ammoniumoxalat Monohydrat F4.76

6028-35-9
Thibenzazolin   F5.638
6032-29-7
2-Pentanol   F5.403
6035-47-8
Natriumhydroxymethansulfinat *[Dihydrat]*
F5.275
6036-47-1
Narcein Trihydrat   F5.250
6046-93-1
Kupfer(II)acetat Monohydrat   F4.768
6054-98-4
Olsalazin, Natriumsalz   F5.343
6080-56-4
Blei(II)acetat Trihydrat   F4.158
6100-19-2
Kaliumtartrat Hemihydrat   F4.754
6106-46-3
N-Methylscopolaminiumnitrat   F5.173
6130-64-9
Benzylpenicillin-Procain Monohydrat   F4.143
6131-90-4
Natriumacetat Trihydrat   F5.257
6132-02-1
Natriumcarbonat Decahydrat   F5.262
6147-37-1
Menadion, Natriumbisulfit Trihydrat   F5.114
6155-57-3
Saccharin, Natriumsalz *[Dihydrat]*   F5.544
6156-78-1
Mangan(II)acetat Tetrahydrat   F5.98
6190-55-2
Sulfaguanidin Monohydrat   F5.596
6340-87-0
Triclactemol   F5.676
6376-26-7
Salverin   F5.549
6381-91-5
Saccharin, Calciumsalz, wasserhaltig   F5.543
6484-52-2
Ammoniumnitrat   F4.76
6696-41-9
Fucose   F4.554
6763-34-4
D-Xylose *[a-D-Xylopyranose]*   F5.733
6829-55-6
Tocotrienol   F5.658
6834-92-0
Natriummetasilicat   F5.282
6961-46-2
Idrocilamid   F4.670
7009-43-0
Methiomeprazin   F5.146
7104-38-3
Levomepromazinmaleat   F5.34
7114-03-6
Methylgrün   F5.162
7114-11-6
Naphthonon   F5.249
7125-76-0
Codoxim   F4.273

7230-65-1
Natrium-2[^{125}I]iodhippurat-Injektionslösung
F5.278
7246-21-1
Natriumtyropanoat   F5.302
7248-21-7
Iprazochrom   F4.715
7262-75-1
Lefetaminhydrochlorid *[Base]*   F5.15
7280-37-7
Estron-3-hydrogensulfat, Piperazinsalz   F4.453
7297-25-8
Erythrityltetranitrat   F4.444
7299-41-4
β-Terpineol   F5.631
7439-89-6
Eisen, elementar   F4.413
7439-93-2
Lithiumhydrogenaspartat Monohydrat *[Lithium]*
F5.49
Lithium-(*R*,*R*)-hydrogentartrat Monohydrat
[Lithium]   F5.51
7439-96-5
Mangan, elementar   F5.97
7439-98-7
Molybdän, elementar   F5.213
7440-37-1
Argon   F4.107
7440-43-9
Cadmium   F4.192
7447-41-8
Lithiumchlorid   F5.48
7456-24-8
Dimetotiazin   F4.364
7481-89-2
Zalcitabin   F5.739
7486-39-7
Magnesiumadipat Tetrahydrat   F5.82
7487-88-9
Magnesiumsulfat *[wasserfrei]*   F5.91
7487-94-7
Hydrargyrum bichloratum   F4.634
7601-89-0
Natriumperchlorat Monohydrat *[wasserfrei]*
F5.288
7631-86-9
Kieselerde, gereinigte   F4.763
7631-95-0
Natriummolybdat   F5.283
7631-99-4
Natriumnitrat   F5.285
7647-14-5
Natrium chloratum   F5.252
7647-15-6
Natriumbromid   F5.261
7664-39-3
Flußsäure   F4.543
7675-83-4
L-Aspartinsäure, Mono-L-Argininsalz   F4.118
7681-65-4
Kupfer(I)iodid   F4.771

7689-03-4
Camptothecin   F4.203
7704-72-5
Kaliumfumarat   F4.745
7705-14-8
DL-Limonen   F5.40
7723-14-0
Phosphorus   F5.429
7726-95-6
Brom   F4.169
7727-21-1
Kaliumpersulfat   F4.752
7727-37-9
Stickstoff   F5.586
7727-54-0
Ammoniumpersulfat   F4.77
7757-79-1
Kaliumnitrat   F4.751
7757-82-6
Natriumsulfat, wasserfrei   F5.297
7758-01-2
Kaliumbromat   F4.738
7758-11-4
Kaliummonohydrogenphosphat   F4.750
7758-23-8
Calciumphosphat   F4.200
7758-87-4
Calciumphosphat   F4.200
Tricalciumphosphat   F5.674
7758-89-6
Kupfer(I)chlorid   F4.769
7758-98-7
Kupfer(II)sulfat   F4.773
7773-06-0
Ammoniumsulfamat   F4.77
7778-50-9
Kaliumdichromat   F4.742
7778-77-0
Kaliumdihydrogenphosphat   F4.742
7778-80-5
Kalium sulfuricum   F4.736
7782-44-7
Sauerstoff   F5.557
7782-49-2
Selenium [Selen, elementar]   F5.558
7782-63-0
Eisen(II)sulfat Heptahydrat   F4.422
7782-75-4
Magnesiumhydrogenphosphat Trihydrat   F5.86
7783-40-6
Magnesiumfluorid   F5.85
7783-83-7
Ammoniumeisen(III)sulfat Dodecahydrat   F4.74
7784-45-4
Arsentriiodid   F4.107
7789-00-6
Kaliumchromat   F4.741
7789-23-3
Kaliumfluorid   F4.744
7789-79-9
Calciumphosphinat   F4.202

7790-26-3
Natrium[^{131}I]iodid-Lösung   F5.279
7791-07-3
Natriumperchlorat Monohydrat   F5.288
7791-11-9
[^{86}Rb]Rubidiumchlorid   F5.540
7791-18-6
Magnesium chloratum   F5.80
7794-68-5
O-Methylbenzoin   F5.153
7803-55-6
Ammoniumvanadanat   F4.79
8000-41-7
Terpineol   F5.630
8001-15-8
Emetin Bismut(III)iodid   F4.427
8002-90-2
Chiniofon   F4.239
8006-64-2
Terpentinöl   F5.629
8007-43-0
Sorbitansesquioleat   F5.575
8012-34-8
Mercurophyllin   F5.124
8013-17-0
Invertzucker   F4.692
8029-68-3
Ammoniumsulfobitol   F4.78
8030-30-6
Benzin   F4.139
8032-32-4
Petrolether   F5.416
8047-15-2
Saponin   F5.549
8047-67-4
Eisen(III)-Saccharose-Komplex   F4.420
8063-82-9
Hypromellose   F4.656
8068-28-8
Colistinmethat, Natriumsalz [Komponente A]   F4.277
9000-30-0
Guaran   F4.608
9001-05-2
Catalase   F4.208
9001-31-4
Fibrin   F4.514
9001-32-5
Fibrinogen   F4.516
9001-53-0
Diaminoxidase   F4.328
9001-62-1
Rizolipase   F5.526
9001-66-5
Monoaminoxidase, flavinhaltig   F5.217
9002-18-0
Agar   F4.39
9002-62-4
Prolactin   F5.462
9002-67-9
Lutropin   F5.69

9002-68-0
Follitropin **F4**.546
9002-89-5
Polyvinylalkohol **F5**.454
9003-39-8
Crospolyvidon **F4**.283
9004-54-0
Dextran 1 *[Dextran]* **F4**.326
9004-65-3
Hypromellose *[Methylhydroxypropylcellulose]* **F4**.656
9012-36-6
Agarose *[Agarose zur Chromatographie/Elektrophorese]* **F4**.40
9012-78-6
Cholinacetyltransferase **F4**.244
9012-81-1
Chondroitin AC Lyase *[Chondroitinase AC]* **F4**.246
9014-02-2
Zinostatin **F5**.750
9014-74-8
Enteropeptidase **F4**.433
9016-01-7
Orgotein **F5**.351
9025-56-3
Hemicellulase **F4**.614
9026-07-7
Chondroitinsulfotransferasen *[ohne Festlegung der Sulfatposition]* **F4**.247
9032-68-2
Cathepsin C **F4**.210
9038-41-9
Cellulosephosphat, Natriumsalz **F4**.233
9041-08-1
Dalteparin *[Heparin, Natriumsalz]* **F4**.297
Enoxaparin *[Heparin, Natriumsalz]* **F4**.429
9046-05-3
Prolactin *[Schwein]* **F5**.462
9047-57-8
Chondroitin AC Lyase **F4**.246
9050-36-6
Maltodextrin **F5**.96
9063-38-1
Carboxymethylstärke, Natriumsalz (Typ A) **F4**.204
9078-78-8
Goldkeratinat **F4**.600
10025-77-1
Eisen(III)chlorid **F4**.415
Eisen(III)chlorid Hexahydrat **F4**.416
Ferrum sesquichloratum solutum **F4**.512
10028-22-5
Eisen(III)sulfat **F4**.421
10030-90-7
Eisen(II)succinat **F4**.421
10034-93-2
Hydrazinsulfat **F4**.640
10034-99-8
Magnesiumsulfat *[Heptahydrat]* **F5**.91
10039-53-9
Natrium[^{51}Cr]chromat **F5**.265

10041-19-7
Dioctylsuccinatsulfonsäure **F4**.370
10042-94-1
Natriumboratperoxid **F5**.261
Natriumperborat Trihydrat **F5**.287
10043-49-9
[^{198}Au]Gold, kolloidales **F4**.599
10045-89-3
Ammoniumeisen(II)sulfat Hexahydrat **F4**.74
10049-83-9
Pyritinoldihydrochlorid Monohydrat **F5**.479
10098-91-6
[^{90}Y]Yttriumcitrat *[[^{90}Y]Yttrium]* **F5**.735
[^{90}Y]Yttriumoxid *[[^{90}Y]Yttrium]* **F5**.736
[^{90}Y]Yttriumsilicat *[[^{90}Y]Yttrium]* **F5**.736
10099-74-8
Blei(II)nitrat **F4**.160
10101-63-0
Blei(II)iodid **F4**.159
10101-89-0
Natriumphosphat Dodecahydrat **F5**.292
10102-15-5
Dinatriumsulfit Heptahydrat **F4**.366
Natriumsulfit Heptahydrat **F5**.299
10102-25-7
Lithiumsulfat Monohydrat **F5**.52
10102-40-6
Natriummolybdat Dihydrat **F5**.283
10125-13-0
Kupfer(II)chlorid Dihydrat **F4**.769
10318-26-0
Mitolactol **F5**.192
10321-12-7
Propizepin **F5**.470
10326-27-9
Bariumchlorid Dihydrat **F4**.131
10329-60-9
Dioxifedrin **F4**.370
10347-81-6
Maprotilinhydrochlorid **F5**.102
10377-48-7
Lithiumsulfat Monohydrat *[wasserfrei]* **F5**.52
10379-11-0
Nortetrazepam **F5**.336
10397-75-8
Iocarminsäure **F4**.694
10486-00-7
Natriumperborat Trihydrat **F5**.287
10535-87-2
1-(4-Ethoxyphenyl)-*N,N*-diethyl-3-phenylbutylaminhydrochlorid **F4**.462
10563-70-9
Melitracenhydrochlorid **F5**.109
12054-85-2
Ammoniummolybdat Tetrahydrat **F4**.75
12069-69-1
Malachit **F5**.93
12179-39-4
Galenit **F4**.567
12230-71-6
Bariumhydroxid Octahydrat **F4**.132

12585-34-1
Prolactin *[Schaf]* F5.462
12758-40-6
Propagermanium F5.465
13009-99-9
Mafenidacetat F5.75
13364-32-4
Clobenzorex F4.268
13424-56-1
2-Diethylaminoethyl-4-nicotinamidobenzoat F4.348
13445-60-8
(±)-Furfenorex F4.554
13446-18-9
Magnesiumnitrat Hexahydrat F5.87
13478-10-9
Eisen(II)chlorid Tetrahydrat F4.417
13479-54-4
Kupfer(II)glycin-Komplex F4.771
13495-09-5
Piminodin F5.438
13517-20-9
Natriumperborat Trihydrat F5.287
13551-87-6
Misonidazol F5.191
13580-23-9
Phenmetrazin *[(±)-cis-Form]* F5.422
13580-35-3
Phenmetrazinhydrochlorid *[(±)-trans-Form]* F5.423
13710-19-5
Tolfenaminsäure F5.663
13746-66-2
Kaliumhexacyanoferrat(III) F4.747
13850-47-0
Phenmetrazinhydrochlorid *[(±)-cis-Form]* F5.424
13977-33-8
Demelverin F4.312
13981-25-4
[^{64}Cu]Kupfer(II)chlorid *[[^{64}Cu]Kupfer]* F4.769
13983-27-2
[^{85}Kr]Krypton F4.767
13988-32-4
1-(4-Ethoxyphenyl)-*N,N*-diethyl-3-phenylbutylamin F4.462
13993-65-2
Metiazinsäure F5.174
14073-97-3
Menthon F5.115
14133-76-7
[^{99}Tc]Technetium-Schwefel-Kolloid-Injektionslösung *[[^{99}Tc]-Technetium]* F5.620
14148-99-3
Lefetaminhydrochlorid F5.15
14269-78-4
[^{169}Yb]Ytterbium-DTPA F5.735
14431-43-7
Glucose Monohydrat F4.586
14452-57-4
Magnesiumperoxid *[MgO]* F5.89
14459-95-1
Kaliumhexacyanoferrat(II) F4.746
14484-47-0
Deflazacort F4.307
14634-91-4
Ferroin-Lösung F4.510
14768-11-7
Ferrocyphen F4.509
14817-79-9
(±)-Furfenorex F4.554
14932-42-4
[^{133}Xe]Xenon-Injektionslösung *[[^{133}Xe]Xenon]* F5.731
14987-04-3
Magnesiumtrisilicat *[wasserfrei]* F5.92
15180-02-6
Amfonelinsäure F4.60
15351-13-0
Nicofuranose F5.313
15518-82-8
Metescufyllin F5.139
15537-71-0
N-Acetyl-3-mercapto-D-valin F4.17
15687-09-9
Difebarbamat F4.351
15687-33-9
Metindizat F5.176
15687-37-3
Naftazon F5.245
16037-91-5
Natriumstibogluconat Nonahydrat F5.295
16409-45-3
(±)-Menthylacetat F5.115
16423-68-0
Erythrosin F4.447
16595-80-5
Levamisolhydrochlorid F5.21
16731-55-8
Kaliumdisulfit F4.744
16759-28-7
[^{24}Na]Natriumchlorid *[[^{24}Na]Natrium]* F5.265
16774-21-3
Ammoniumcer(IV)nitrat F4.71
16852-81-6
Benzoclidin F4.140
16941-32-5
Glucagon F4.581
17013-01-3
Natriumfumarat F5.268
17226-75-4
Khellosid F4.762
17243-39-9
Benzoctamin F4.141
17283-45-3
Isobornylacetat F4.725
17372-87-1
Eosin F4.434
17528-72-2
5,6,7,8-Tetrahydrobiopterin F5.632
17575-20-1
Lanatosid A F5.8

17692-30-7
Diniprofyllin F4.367
17692-43-2
Picodralazin F5.434
17692-51-2
Metergolin F5.138
17780-72-2
Clorgylin F4.273
17892-25-0
Dibromsalicylamid F4.335
17993-64-5
Iprindolhydrochlorid F4.716
18016-24-5
Calciumgluconat Monohydrat (zur Injektion) F4.197
18046-21-4
Fentiazac F4.506
18172-33-3
Cyclopiazonsäure F4.292
18467-77-1
Diprogulsäure F4.377
18672-38-3
Ethyl-9-iodstearat F4.469
18719-09-0
Demelverinhydrochlorid F4.312
18833-13-1
Acefyllin, Piperazinsalz F4.11
18857-59-5
Nifurmazol F5.318
18883-66-4
Streptozocin F5.587
18917-89-0
Magnesiumsalicylat Tetrahydrat *[wasserfrei]* F5.90
18917-93-6
Magnesiumdilactat Trihydrat *[wasserfrei]* F5.85
18917-95-8
Magnesiumsalicylat Tetrahydrat F5.90
18917-96-9
Magnesiumdilactat Trihydrat F5.85
19356-17-3
Transcalcifediol F5.672
19889-45-3
Guabenxan F4.606
19982-08-2
Memantin F5.113
20064-19-1
Propionyl-L-carnitin F5.467
20085-29-4
Diniprofyllin *[Hydrochlorid]* F4.367
20085-30-7
Diniprofyllin *[Oxalat]* F4.367
20493-34-9
Diniprofyllin *[Dimethoiodid]* F4.367
21256-18-8
Oxaprozin F5.369
21259-76-7
Mercaptomerin, Dinatriumsalz F5.122
21362-08-3
Colistinmethat, Natriumsalz *[Komponente B]* F4.277

21363-18-8
Viminol F5.723
21535-47-7
Mianserinhydrochlorid F5.181
21721-92-6
Nitrefazol F5.326
21730-16-5
Metapramin F5.135
22103-14-6
Bufeniod F4.179
22232-71-9
Mazindol F5.106
22668-01-5
Etanidazol F4.454
22693-65-8
Olmidin F5.343
23047-25-8
Lofepramin F5.54
23068-56-6
Otimerat F5.365
23089-26-1
Levomenol F5.31
23092-17-3
Halazepam F4.611
23210-56-2
Ifenprodil F4.671
23288-60-0
Natrium[^{99}Tc]pertechnat-Injektionslösung nicht aus Kernspaltprodukten F5.290
Natrium[^{99}Tc]pertechnat-Injektionslösung aus Kernspaltprodukten F5.289
23389-32-4
Guanaclin *[Sulfat]* F4.606
23389-33-5
Magnesiumcarbonathydroxid *[Hydrat]* F5.83
23465-76-1
Caroverin F4.205
23694-17-9
Sultopridhydrochlorid F5.605
23887-46-9
Cinepazid F4.261
23910-07-8
Mebiquin F5.107
24047-25-4
Guanoxabenz F4.607
24280-93-1
Mycophenolsäure F5.230
24622-52-4
Amixetrinhydrochlorid F4.69
24622-72-8
Amixetrin F4.69
25155-35-5
Dimethylpiperazin F4.361
25287-52-9
Phenylglycinheptylesterhydrochlorid F5.427
25451-15-4
Felbamat F4.491
25526-93-6
Alovudin F4.54
26020-55-3
Oxetoron F5.373

26058-50-4
Dotefoniumbromid   F4.395
26266-57-9
Sorbitanpalmitat   F5.574
26266-58-0
Sorbitantrioleat   F5.577
26350-39-0
Nifurizon   F5.317
26615-21-4
Zotepin   F5.758
26650-05-5
2-(10-Undecenamido)ethyl-2-sulfohydrogen-
succinat, Dinatriumsalz   F5.708
26658-19-5
Sorbitantristearat   F5.578
27035-30-9
Oxametacin   F5.367
27082-31-1
Glycerol-1-dihydrogenphosphat   F4.591
27214-00-2
Glycerol-1-dihydrogenphosphat, Calciumsalz
Dihydrat *[wasserfrei]*   F4.592
27591-42-0
Oxazidion   F5.370
27686-84-6
Masoprocol   F5.105
27848-84-6
Nicergolin   F5.312
28602-75-7
Phosphorsäure   F5.428
28704-27-0
Copolymer-1   F4.278
28721-07-5
Oxcarbazepin   F5.370
28841-62-5
α-Trinositol   F5.680
29611-66-3
Ethyl-10-iodstearat   F4.470
29908-03-0
Ademetionin   F4.36
29975-16-4
Estazolam   F4.448
30652-11-0
Deferipron   F4.303
30709-69-4
Tizoprolsäure   F5.654
30909-51-4
Flupentixoldecanoat   F4.539
31112-62-6
Metrizamid   F5.178
31127-82-9
Iodoxaminsäure   F4.701
31883-05-3
Moracizin   F5.218
32462-30-9
Oxfenicin   F5.373
32560-48-8
Phenylglycinheptylester   F5.427
32672-69-8
Mesoridazinbesilat   F5.129
32828-81-2
Picotamid   F5.434

33069-62-4
Paclitaxel   F5.387
33402-03-8
Metaraminol(*RR*)-hydrogentartrat   F5.136
33425-90-0
Orphenadrin   F5.359
33431-17-3
Eisen(II)-DL-aspartat   F4.414
33996-33-7
Oxaceprol   F5.365
33996-58-6
Etiracetam   F4.474
34118-92-8
Acecainidhydrochlorid   F4.6
34156-69-9
Mangan(II)carbonat *[MnCO$_3$ · H$_2$O]*   F5.98
34256-82-1
Chloracetanilid   F4.242
34316-64-8
Hexyllaurat   F4.622
34427-79-7
Proxifezon   F5.475
34616-39-2
Fenalcomin   F4.495
34675-84-8
Cetraxat   F4.236
35121-78-9
Epoprostenol   F4.441
35189-28-7
Norgestimat   F5.332
35404-50-3
Cyclocreatin   F4.288
35619-65-9
Tritiozin   F5.683
36253-62-0
Fencarbamidnapadisilat   F4.499
36330-85-5
Fenbufen   F4.495
36546-50-6
Acetyltyrosinethylester   F4.24
36702-83-7
Tinofedrin   F5.647
36735-22-5
Quazepam   F5.484
36791-04-5
Ribavirin   F5.508
36861-47-9
3-(4-Methylbenzyliden)-2-bornanon   F5.153
37228-64-1
Alglucerase   F4.46
37251-07-3
Acyl-CoA-dehydrogenase   F4.32
37288-34-9
Hyaluronglucuronidase   F4.632
37292-93-6
Chondroitinsulfotransferasen *[6-Sulfotransferase,
6-ST]*   F4.247
37470-13-6
Flavodinsäure   F4.517
37529-08-1
Mexoprofen   F5.180

37561-27-6
 Fenoverin F4.503
37571-84-9
 Amidefrin F4.60
37577-24-5
 Levofenfluramin F5.28
37686-84-3
 Tergurid F5.628
37723-78-7
 Iopronsäure F4.710
38748-32-2
 Triptolid F5.680
38964-88-4
 Phenytoin-3-norvalin F5.427
39365-87-2
 Magnesiumtrisilicat F5.92
39382-08-6
 Cephalin-Reagenz F4.234
39409-82-0
 Magnesiumcarbonathydroxid *[MgCO₃]* F5.83
39809-25-1
 Penciclovir F5.401
40796-97-2
 Bemesetron F4.137
41340-25-4
 Etodolac F4.475
41552-82-3
 Cyclopentyladenosin F4.291
41927-88-2
 Natrium[^{123}I]iodid-Lösung F5.278
42542-10-9
 Methylendioxymethamphetamin F5.157
42924-53-8
 Nabumeton F5.235
42971-09-5
 Vinpocetin F5.724
45012-54-2
 DL-Methioninisopropylester F5.148
49564-56-9
 Fazadiniumbromid F4.489
50264-69-2
 Lonidamin F5.57
50335-55-2
 Mezilamin F5.181
50847-11-5
 Ibudilast F4.664
50906-05-3
 Ephedrin Hemihydrat F4.436
50924-49-7
 Mizoribin F5.203
50978-10-4
 Cyclomethycainsulfat F4.290
51321-79-0
 Sparfosinsäure F5.580
51598-60-8
 Cimetropiumbromid F4.255
51627-14-6
 Cefatrizinpropylenglykolat F4.212
51803-78-2
 Nimesulid F5.320
52080-72-5
 Calciumlactogluconat F4.199

52443-21-7
 Glucametacin F4.582
52479-85-3
 Exifon F4.481
52705-43-8
 α-Hydroxybenzylphosphinsäure F4.645
52942-31-1
 Etoperidon F4.480
53188-82-2
 N-Ethylcrotonanilid F4.464
53267-01-9
 Cibenzolin F4.250
53403-97-7
 Pyridofyllin F5.477
53808-87-0
 Tetroxoprim F5.634
53813-83-5
 Suriclon F5.605
53859-10-2
 Etodroxizindihydrogenmaleat F4.478
53882-12-5
 Lodoxamid F5.54
54063-23-9
 Cinepazinsäure F4.262
54063-56-8
 Suloctidil F5.603
54187-04-1
 Rilmenidin F5.517
54277-48-4
 Natrium[^{32}P]phosphat-Injektionslösung F5.290
54340-62-4
 Bufuralol F4.179
54556-98-8
 Propiverinhydrochlorid F5.468
55079-83-9
 Acitretin F4.25
55096-26-9
 Nalmefen F5.246
55134-11-7
 Metrizamid *[Glucopyranose-Form]* F5.178
55750-05-5
 Caroverinhydrochlorid Monohydrat F4.206
55837-18-8
 Butibufen F4.184
55881-07-7
 Miocamycin F5.187
55937-99-0
 Beclobrat F4.136
56066-63-8
 Aditoprim F4.37
56236-83-0
 ACTH 4–9 F4.32
56430-99-0
 Flumecinol F4.528
56470-64-5
 Anordrin F4.94
56518-41-3
 Brodimoprim F4.168
56832-36-1
 Prolactin *[Rind]* F5.462
57076-71-8
 Denbufyllin F4.315

57149-07-2
Naftopidil F5.245
57333-96-7
Tacalcitol F5.607
57548-79-5
Picafibrat F5.432
57574-09-1
Amineptin F4.63
57773-63-4
Gonadorelin-6-D-Trp F4.601
57817-89-7
Steviosid F5.586
57852-57-0
Idarubicinhydrochlorid F4.667
57919-12-7
Phenmetrazin [(+)-trans-Form (Dexphenmetrazin)] F5.422
58152-03-7
Isepamicin F4.722
58186-27-9
Idebenon F4.667
58579-51-4
Anagrelidhydrochlorid F4.83
58703-77-8
Sulprosal F5.604
58957-92-9
Idarubicin F4.665
58970-76-6
Ubenimex F5.703
59170-23-9
Bevantolol F4.149
59227-89-3
Laurocapram F5.14
60104-30-5
Orazamid F5.351
60142-96-3
Gabapentin F4.557
60560-33-0
Pinacidil [freie Base] F5.441
60816-70-8
Lithiumgluconat F5.48
60940-34-3
Ebselen F4.404
60987-07-7
Falipamilhydrochlorid F4.484
61337-67-5
Mirtazepin F5.190
61379-65-5
Rifapentin F5.515
61413-54-5
Rolipram F5.531
61849-14-7
Epoprostenol, Natriumsalz F4.442
61869-08-7
Paroxetin F5.396
61918-28-3
Eisen(II)citrat Decahydrat F4.418
61970-08-9
Agarose [Agarose zur Chromatographie, quervernetzt] F4.40
62013-04-1
Dirithromycin F4.377

62613-82-5
Oxiracetam F5.375
62658-63-3
(RS)-Bopindolol F4.161
62774-96-3
Tilisololhydrochlorid F5.644
62816-98-2
Ormaplatin F5.356
63075-47-8
Fepradinol F4.509
63231-63-0
Ribonucleinsäure F5.512
63250-25-9
Isopropyldibenzoylmethan F4.729
63547-13-7
Adrafinil F4.39
63610-08-2
Indobufen [(±)-Form] F4.687
63612-50-0
Nilutamid F5.319
63686-79-3
Cicloprololhydrochlorid F4.253
63717-27-1
Amifostin Monohydrat F4.61
63968-64-9
Artemisinin F4.111
63971-49-3
Phenmetrazinhydrochlorid [(±)-trans-Form] F5.423
63971-50-6
Phenmetrazin [(±)-trans-Form] F5.422
64000-73-3
Pildralazinhydrochlorid [Base] F5.438
64299-19-0
Denopaminhydrochlorid F4.315
64603-91-4
Gaboxadol F4.559
64706-27-0
SALATRIM F5.546
64896-26-0
Benzalazin F4.138
65099-79-8
Agarose [Agarose zur Chromatographie, quervernetzt] F4.40
65141-46-0
Nicorandil F5.314
65195-55-3
Abamectin [B 1a] F4.1
65195-56-4
Abamectin [B 1b] F4.1
65243-33-6
Cefetametpivoxil F4.222
65271-80-9
Mitoxantron F5.198
65646-68-6
Fenretinid F4.504
65847-85-0
Morniflumat F5.220
66104-22-1
Pergolid F5.413
66104-23-2
Pergolidmesilat F5.413

66195-31-1
  Ibopamin   F4.661
66376-36-1
  Alendronsäure   F4.42
66532-85-2
  Propacetamolhydrochlorid [Propacetamol]   F5.463
66849-33-0
  (S)-Ifosfamid   F4.673
66849-34-1
  (R)-Ifosfamid   F4.673
66852-54-8
  Halobetasonpropionat   F4.612
67227-57-0
  Fenoldopammesilat   F4.501
68238-35-7
  Keratin   F4.758
68367-52-2
  Sorbinil   F5.571
68497-62-1
  Pramiracetam   F5.457
68616-83-1
  Pentamorphon   F5.402
68693-11-8
  Modafinil   F5.208
69123-98-4
  Fialuridin   F4.513
69521-94-4
  Thymosin alpha 1   F5.640
69655-05-6
  Didanosin   F4.342
69669-25-6
  Kaliseife   F4.733
69770-45-2
  Flumethrin   F4.530
69975-86-6
  Doxofyllin   F4.400
70024-40-7
  Terazosinhydrochlorid Dihydrat   F5.627
70124-77-5
  Flucythrinat   F4.525
70132-50-2
  Pimonidazol   F5.441
70369-47-0
  Bucindololhydrochlorid   F4.177
70374-39-9
  Lornoxicam   F5.61
70384-29-1
  Peplomycinsulfat   F5.405
70458-95-6
  Pefloxacinmesilat   F5.399
70476-82-3
  Mitoxantrondihydrochlorid   F5.200
70641-51-9
  Edelfosin   F4.408
70704-03-9
  Vinconat   F5.724
70774-25-3
  Leurubicin   F5.21
71125-38-7
  Meloxicam   F5.111

71205-22-6
  Almasilat   F4.52
71320-77-9
  Moclobemid   F5.205
71439-68-4
  Bisantrendihydrochlorid   F4.155
71672-82-7
  2-Hydroxypropylsalicylat   F4.654
71675-85-9
  Amisulprid   F4.67
71799-92-3
  Mangan(II)hydrogencitrat   F5.98
72238-02-9
  Retelliptin   F5.503
72324-18-6
  Stepronin   F5.585
72432-03-2
  Miglitol   F5.184
72432-10-1
  Aniracetam   F4.90
72479-26-6
  Fenticonazol   F4.508
72573-82-1
  Gadotersäure, Megluminsalz   F4.565
72702-95-5
  Ponalrestat   F5.455
72803-02-2
  Darodipin   F4.302
72822-12-9
  Dapiprazol   F4.301
72956-09-3
  Carvedilol   F4.207
73049-39-5
  Desoxyribonucleinsäure, Natriumsalz   F4.320
73090-70-7
  Epiroprim   F4.439
73151-29-8
  Fenticonazolnitrat   F4.508
73220-03-8
  Remoxipridhydrochlorid Monohydrat   F5.501
73873-87-7
  Iloprost   F4.673
73963-72-1
  Cilostazol   F4.254
74007-05-9
  Mephenytoin   F5.118
74050-97-8
  Haloperidoldecanoat   F4.612
74050-98-9
  Ketanserin   F4.758
74103-06-3
  Ketorolac   F4.759
74150-27-9
  Pimobendan   F5.439
74191-85-8
  Doxazosin   F4.398
74685-16-8
  Picenadolhydrochlorid   F5.433
74863-84-6
  Argatroban   F4.102
74978-16-8
  Magaldrat   F5.78

75438-57-2
  Moxonidin   F5.224
75607-67-9
  Fludarabinphosphat   F4.526
75659-07-3
  Dilevalol   F4.355
75696-02-5
  Cinolazepam   F4.262
75706-12-6
  Leflunomid   F5.16
75859-03-9
  Rimcazoldihydrochlorid   F5.520
76168-82-6
  Ramoplanin   F5.493
76470-66-1
  Loracarbef   F5.57
76496-28-1
  Artemether [10a-Isomer]   F4.110
76496-29-2
  Artemether   F4.110
76568-02-0
  Flosequinan   F4.519
76584-70-8
  Divalproex   F4.382
76596-57-1
  Broxaterol   F4.174
76712-82-8
  Histrelin   F4.629
76932-56-4
  Nafarelin   F5.243
77086-21-6
  Dizocilpin   F4.383
77175-51-0
  Croconazol   F4.280
77181-69-2
  Sorivudin   F5.578
77191-36-7
  Nefiracetam   F5.307
77326-96-6
  Flunisolid Hemihydrat   F4.532
77327-05-0
  Didemnin B   F4.345
77337-76-9
  Acamprosat   F4.5
77679-27-7
  [^{131}I]Iobenguan   F4.693
  [^{131}I]Iobenguan-Injektionslösung   F4.693
78113-36-7
  Romurtid   F5.534
78649-41-9
  Iomeprol   F4.703
78771-13-8
  Sarmazenil   F5.553
78816-67-8
  Tiracizinhydrochlorid   F5.651
79094-20-5
  Daltroban   F4.299
79360-43-3
  Nocloprost   F5.330
79516-68-0
  Levocabastin   F5.26

79559-97-0
  Sertralinhydrochlorid   F5.566
79617-96-2
  Sertralin   F5.563
80012-43-7
  Epinastinhydrochlorid [freie Base]   F4.437
80125-14-0
  Remoxiprid   F5.501
80449-31-6
  Ulinastatin   F5.706
80474-14-2
  Fluticasonpropionat   F4.543
80621-81-4
  Rifaximin   F5.515
80755-51-7
  Bunazosin   F4.181
80937-31-1
  Flosulid   F4.521
81403-68-1
  Alfuzosinhydrochlorid   F4.44
81409-90-7
  Cabergolin   F4.189
81486-22-8
  Nipradilol   F5.324
81525-10-2
  Nafamostatmesilat   F5.242
81627-83-0
  M-CSF   F4.286
81669-57-0
  Anistreplase   F4.91
81732-65-2
  Bambuterol   F4.127
81840-15-5
  Vesnarinon   F5.721
81938-43-4
  Zofenopril, Calciumsalz   F5.752
82114-19-0
  Amflutizol   F4.60
82159-09-9
  Epalrestat   F4.434
82168-26-1
  Adafenoxat   F4.34
82413-20-5
  Hydroxytamoxifen   F4.655
82571-53-7
  Ozagrel   F5.386
82586-52-5
  Moexiprilhydrochlorid   F5.208
82626-01-5
  Alpidem   F4.55
82626-48-0
  Zolpidem   F5.754
82664-20-8
  Flurithromycin   F4.541
82752-99-6
  Nefazodonhydrochlorid   F5.307
82964-04-3
  Tolrestat   F5.667
83314-01-6
  Bryostatin 1   F4.175
83366-66-9
  Nefazodon   F5.305

83461-56-7
  MTP-PE F5.226
83589-04-2
  Chondroitinsulfotransferasen *[4-Sulfotransferase, 4-ST]* F4.247
83647-97-6
  Spirapril F5.581
83712-60-1
  Defibrotid F4.305
83919-23-7
  Mometasonfuroat F5.214
83930-13-6
  Somatorelin F5.569
84025-82-1
  Phenmetrazin *[(2R)-cis-Form]* F5.422
84057-95-4
  Ropivacainhydrochlorid Monohydrat *[Ropivacain]* F5.535
84088-42-6
  Roquinimex F5.538
84225-95-6
  Racloprid F5.492
84490-12-0
  Piroximon F5.446
84611-23-4
  Erdostein F4.443
84633-94-3
  Echtblausalz B F4.408
84957-29-9
  Cefpirom F4.225
85320-68-9
  Amosulalol F4.79
85760-74-3
  Quinpirol F5.487
85977-49-7
  Tauromustin F5.615
86050-77-3
  Gadopentetsäure, Dimegluminsalz F4.562
86111-26-4
  Zindoxifen F5.747
86168-78-7
  Sermorelin F5.560
86197-47-9
  Dopexamin F4.390
86401-95-8
  Methylprednisolonaceponat F5.171
86408-72-2
  Ecabet, Natriumsalz F4.405
86433-39-8
  Terflavoxathydrochlorid F5.627
86433-40-1
  Terflavoxat F5.627
86780-90-7
  Aranidipin F4.101
87051-43-2
  Ritanserin F5.522
87056-78-8
  Quinagolid F5.484
87233-61-2
  Emedastindifumarat *[freie Base]* F4.426
87233-62-3
  Emedastindifumarat F4.426

87233-76-9
  Emedastindifumarat *[2 : 3]* F4.426
87238-52-6
  Ritipenem Acoxil F5.523
87440-45-7
  Taprosten, Natriumsalz F5.613
87679-37-6
  Trandolapril F5.670
87771-40-2
  Ioversol F4.713
87848-99-5
  Acrivastin F4.30
87860-39-7
  Fostriecin, Natriumsalz F4.551
87915-38-6
  Dextranblau 2000 F4.327
87952-98-5
  Mespirenon F5.129
88040-23-7
  Cefepim F4.220
88475-69-8
  Beraprost, Natriumsalz F4.146
88495-63-0
  Artesunat F4.113
88851-61-0
  Trospectomycinsulfat F5.689
88859-04-5
  Mafosfamid, Cyclohexylaminsalz *[freie Säure]* F5.77
89396-94-1
  Imidaprilhydrochlorid F4.679
89419-40-9
  Mosapraminhydrochlorid F5.223
89482-00-8
  Zaltoprofen F5.740
89565-68-4
  Tropisetron F5.687
89796-99-6
  Aceclofenac F4.7
89797-00-2
  Iopentol F4.707
89943-82-8
  Cicletanin F4.251
89987-06-4
  Tiludronsäure F5.645
90098-04-7
  Rebamipid F5.497
90293-01-9
  Bifemelan F4.154
90357-06-5
  Bicalutamid F4.152
90729-43-4
  Ebastin F4.403
90779-69-4
  Atosiban F4.121
91431-42-4
  Lonapalen F5.56
91714-94-2
  Bromfenac F4.172
91832-40-5
  Cefdinir F4.215

92118-27-9
Fotemustin F4.552
92339-11-2
Iodixanol F4.698
92569-65-8
Aprikalim F4.98
92623-85-3
Milnacipranhydrochlorid F5.185
92665-29-7
Cefprozil F4.226
93413-69-5
Venlafaxin F5.719
93479-97-1
Glimepirid F4.579
94424-50-7
Quinagolidhydrochlorid F5.485
94470-67-4
Cromakalim F4.281
94535-50-9
Levcromakalim F5.23
95058-81-4
Gemcitabin F4.572
95233-18-4
Atovaquon F4.122
95510-70-6
Omeprazol, Natriumsalz F5.344
95635-55-5
Ranolazin F5.496
95722-07-9
Cicaprost F4.251
95729-65-0
Azetirelin Dihydrat *[wasserfreie Substanz]* F4.126
95847-70-4
Ipsapiron F4.718
95896-08-5
Anaritid F4.84
96036-03-2
Meropenem F5.125
96055-45-7
Nicotinpolacrilex F5.317
96201-88-6
Brequinar, Natriumsalz F4.165
96609-16-4
Lifibrol F5.39
96829-58-2
Orlistat F5.354
97322-87-7
Troglitazon F5.684
97519-39-6
Ceftibuten F4.230
98048-97-6
Fosinopril F4.550
98206-09-8
Eltoprazinhydrochlorid F4.426
98206-10-1
Flesinoxan F4.517
99200-09-6
Nebivolol F5.303
99201-87-3
Anpirtolinhydrochlorid F4.96

99283-10-0
Molgramostim F5.213
99464-64-9
Ampiroxicam F4.80
99497-03-7
Domperidonmaleat F4.390
99592-39-9
Sertaconazolnitrat F5.561
100158-38-1
Otenzepad F5.363
100299-08-9
Pemirolast, Kaliumsalz F5.400
100986-85-4
Levofloxacin F5.28
101193-40-2
Quinotolast, Natriumsalz *[wasserfrei, freie Säure]* F5.485
101193-62-8
Quinotolast, Natriumsalz *[wasserfrei]* F5.485
101238-51-1
Levemopamil F5.23
101530-10-3
Lanoconazol F5.10
101828-21-1
Butenafinhydrochlorid *[Base]* F4.183
102280-35-3
Baquiloprim F4.130
102625-70-7
Pantoprazol F5.392
102669-89-6
Saterinon F5.554
102676-31-3
Fadrozolhydrochlorid F4.483
102676-96-0
Fadrozolhydrochlorid *[Racemat]* F4.483
102767-28-2
Levetiracetam F5.24
103177-37-3
Pranlukast F5.459
103185-28-0
Masoprocol F5.105
103255-66-9
Pazinaclon F5.398
103337-74-2
Letrazuril F5.20
103420-77-5
Devazepid F4.325
103475-41-8
Tepoxalin F5.624
103577-45-3
Lansoprazol F5.12
103598-03-4
Esmolol F4.447
103775-10-6
Moexipril F5.208
103775-75-3
Miboplatin F5.183
103890-78-4
Lacidipin F5.1
104054-27-5
Atipamezol F4.119

104153-37-9
Rilopirox   F5.519
104227-87-4
Famciclovir   F4.485
104632-25-9
Pramipexolhydrochlorid   F5.456
104716-22-5
[^{99}Tc]Technetium teboroxim   F5.617
104757-53-1
Barnidipinhydrochlorid   F4.133
104807-40-1
Methoctramin   F5.148
104987-12-4
Ascomycin   F4.116
105149-00-6
Osateronacetat   F5.360
105219-56-5
Apafant   F4.98
105431-72-9
Linopirdin   F5.42
105827-78-9
Imidacloprid   F4.677
105889-45-0
Cefcapen-Pivoxilhydrochlorid   F4.213
106017-08-7
Rufloxacinhydrochlorid   F5.540
106266-06-2
Risperidon   F5.521
106463-17-6
Tamsulosinhydrochlorid   F5.612
106516-24-9
Sertindol   F5.563
106685-40-9
Adapalen   F4.35
106819-53-8
Doxacuriumchlorid   F4.396
106861-44-3
Mivacuriumchlorid   F5.201
107023-40-5
Probilukast   F5.448
107023-41-6
Probilukast   F5.448
107097-80-3
Loxiglumid   F5.67
107188-72-7
Epideprid   F4.437
107188-87-4
Epideprid   F4.437
107667-60-7
Polaprezinc   F5.449
107736-98-1
Umespiron   F5.707
107753-78-6
Zafirlukast   F5.737
107793-72-6
Ioxilan   F4.714
108116-15-0
Probilukast   F5.448
108612-45-9
Mizolastin   F5.202
108687-08-7
Teludipin   F5.622

108736-35-2
Lanreotid   F5.10
109581-73-9
[^{99}Tc]Technetium sestamibi   F5.616
109872-41-5
Renzapridhydrochlorid   F5.502
109889-09-0
Granisetron   F4.603
110101-67-2
Tirilazadmesilat Monohydrat   F5.652
110140-89-1
Ridogrel   F5.513
110638-68-1
Lactobionsäure, Calciumsalz Dihydrat   F5.4
110703-94-1
Zopolrestat   F5.756
110765-49-6
Zopolrestat, Natriumsalz   F5.756
111011-76-8
Efonidipinhydrochlorid Ethanol   F4.412
111223-26-8
Ceronapril   F4.235
111406-87-2
Zileuton   F5.744
111555-53-4
Naltrindol   F5.248
111753-73-2
Satigrel   F5.555
111841-85-1
Abecarnil   F4.4
111911-87-6
Rebamipid [(±)-Form]   F5.497
112192-04-8
Roxindol   F5.539
112529-15-4
Pioglitazonhydrochlorid   F5.442
112733-06-9
Zenarestat   F5.743
112828-00-9
Calcipotriol   F4.193
112885-41-3
Mosaprid   F5.223
113082-98-7
Enalkiren   F4.428
113427-24-0
Erythropoietin   F4.446
113665-84-2
Clopidogrelhydrogensulfat [Clopidogrel]   F4.271
113775-47-6
Dexmedetomidin   F4.325
114084-78-5
Ibandronsäure, Natriumsalz [Ibandronsäure]   F4.659
114977-28-5
Docetaxel   F4.384
115007-34-6
Mycophenolat-Mofetil   F5.228
115103-54-3
Tiagabin   F5.641
115224-65-2
Flumethrin   F4.530

115224-66-3
Flumethrin   F4.530
115224-67-4
Flumethrin   F4.530
115224-68-5
Flumethrin   F4.530
115256-11-6
Dofetilid   F4.387
115436-72-1
Risedronat, Natriumsalz   F5.520
116002-70-1
Ondansetron   F5.347
116078-65-0
Bidisomid   F4.153
116313-94-1
Nitecapon   F5.325
117148-67-1
Pancreastatin   F5.390
117467-28-4
Cefditorenpivoxil   F4.217
117523-47-4
Mirfentanil   F5.188
117976-90-6
Rabeprazol, Natriumsalz   F5.489
119117-13-4
Broxaterol [(−)-Enantiomer]   F4.174
119302-91-9
Rocuroniumbromid   F5.529
119413-55-7
Elgodipinhydrochlorid   F4.423
119584-39-3
Masoprocol   F5.105
119584-40-6
Masoprocol   F5.105
119596-01-9
Broxaterol [Racemat]   F4.174
119784-94-0
Tenidap, Natriumsalz   F5.624
120066-54-8
Gadoteridol   F4.563
120210-48-2
Tenidap   F5.622
120279-96-1
Dorzolamid   F4.394
120287-85-6
Cetrorelix   F4.237
120373-24-2
Unoprostonisopropylester   F5.709
120410-24-4
Biapenem   F4.149
120511-73-1
Anastrozol   F4.87
120521-74-6
Pobilukast   F5.448
120635-25-8
Mofegilinhydrochlorid   F5.211
121191-32-0
Quinotolast, Natriumsalz   F5.485
121268-17-5
Alendronsäure, Natriumsalz Trihydrat   F4.42
121281-41-2
[^{99}Tc]Technetium bicisat   F5.617

121547-04-4
Mirimostim   F5.189
121588-75-8
Amesergid   F4.59
121808-62-6
Pidotimod   F5.435
121840-95-7
Rogletimid   F5.530
122547-49-3
Faropenem, Natriumsalz   F4.488
122795-43-1
Gadodiamid   F4.561
122852-69-1
Alosetronhydrochlorid   F4.53
122946-43-4
Telmestein   F5.621
123039-93-0
Dihydrexidin   F4.352
123040-69-7
Azasetron   F4.125
123072-45-7
Aprosulat, Natriumsalz   F4.100
123407-36-3
Arteflene   F4.108
123482-23-5
Zatosetronmaleat   F5.742
123774-72-1
Sargramostim   F5.553
123948-87-8
Topotecan   F5.668
124750-99-8
Losartan, Kaliumsalz   F5.64
124832-26-4
Valaciclovir   F5.713
124858-35-1
Nadifloxacin   F5.238
126222-34-2
Remikiren   F5.500
127420-24-0
Idrapril   F4.669
127779-20-8
Saquinavir   F5.550
127984-74-1
Lanreotidacetat   F5.11
127984-93-4
1-Amino-5-bromuracil   F4.64
128075-79-6
Lufironil   F5.67
128253-31-6
BAY X 1005   F4.134
128345-62-0
Ranitidinbismutcitrat   F5.495
129162-62-5
Cericlaminhydrochlorid   F4.235
129618-40-2
Nevirapin   F5.310
129731-10-8
Vorozol   F5.725
130167-69-0
Pegasparagase   F5.400
130308-48-4
Icatibant   F4.665

130465-15-5
　Pobilukast　F5.448
130726-68-0
　Neticonazol　F5.309
130929-57-6
　Entacapon　F4.431
131484-83-8
　Indobufen *[R-Form]*　F4.687
132722-74-8
　Pirsidomin　F5.446
132875-61-7
　Remifentanil　F5.498
133107-64-9
　Insulin lispro　F4.688
134088-74-7
　Nartograstim　F5.251
134678-17-4
　Lamivudin　F5.6
135038-57-2
　Alatriopril　F4.41
135159-51-2
　Sarpogrelathydrochlorid　F5.553
135968-09-1
　Lenograstim　F5.18
137099-09-3
　Turosterid　F5.697
137330-26-8
　Flumethrin　F4.530
137332-54-8
　Tivirapin　F5.653
137862-53-4
　Valsartan　F5.715
138068-37-8
　Desulfatohirudin　F4.321
　Desulfato-Hirugen　F4.320
138071-82-6
　Gadobutrol　F4.560
138540-32-6
　Atevirdinmesilat　F4.118
138660-99-8
　Imciromabpentetat　F4.675
138661-02-6
　Pentetreotid　F5.404
138742-43-5
　Zankiren　F5.741
139755-83-2
　Sildenafil　F5.567
140111-52-0
　Epibatidin　F4.436
140703-51-1
　Hexarelin　F4.621
141505-33-1
　Levosimendan　F5.37
143003-46-7
　Alglucerase　F4.46
143201-11-0
　Rivastatin　F5.526
143205-42-9
　MeIle[4]cyclosporin　F5.110
143631-62-3
　Ciprokiren-Methansulfonat　F4.263

143653-53-6
　Abciximab　F4.2
143831-71-4
　Dornase alfa　F4.393
144916-42-7
　Sonermin　F5.570
145231-45-4
　Clobenpropit　F4.268
147059-75-4
　Trovafloxacinmesilat　F5.692
147221-93-0
　Delavirdinmesilat　F4.309
147536-97-8
　Bosentan　F4.163
148408-66-6
　Docetaxel *[Trihydrat]*　F4.384
149845-07-8
　Tiludronsäure, Dinatriumsalz　F5.646
150103-82-5
　Albunex　F4.42
150490-84-9
　Follitropin beta　F4.547
152923-56-3
　Daclizumab　F4.295
152923-57-4
　Lutropin *[Lutropin alpha]*　F5.69
157810-81-6
　Indinavirsulfat　F4.684
171599-83-0
　Sildenafilcitrat　F5.568
179045-86-4
　Basiliximab　F4.133
618125-94-3
　Oxaliplatin　F5.366

GPSR Compliance
The European Union's (EU) General Product Safety Regulation (GPSR) is a set
of rules that requires consumer products to be safe and our obligations to
ensure this.

If you have any concerns about our products, you can contact us on

ProductSafety@springernature.com

In case Publisher is established outside the EU, the EU authorized
representative is:

Springer Nature Customer Service Center GmbH
Europaplatz 3
69115 Heidelberg, Germany

www.ingramcontent.com/pod-product-compliance
Ingram Content Group UK Ltd.
Pitfield, Milton Keynes, MK11 3LW, UK
UKHW022229230426

12048UKWH00016BA/1157